Diagnóstico por Imagem da Face

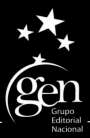

O GEN | Grupo Editorial Nacional reúne as editoras Guanabara Koogan, Santos, Roca, AC Farmacêutica, Forense, Método, LTC, E.P.U. e Forense Universitária, que publicam nas áreas científica, técnica e profissional.

Essas empresas, respeitadas no mercado editorial, construíram catálogos inigualáveis, com obras que têm sido decisivas na formação acadêmica e no aperfeiçoamento de várias gerações de profissionais e de estudantes de Administração, Direito, Enfermagem, Engenharia, Fisioterapia, Medicina, Odontologia, Educação Física e muitas outras ciências, tendo se tornado sinônimo de seriedade e respeito.

Nossa missão é prover o melhor conteúdo científico e distribuí-lo de maneira flexível e conveniente, a preços justos, gerando benefícios e servindo a autores, docentes, livreiros, funcionários, colaboradores e acionistas.

Nosso comportamento ético incondicional e nossa responsabilidade social e ambiental são reforçados pela natureza educacional de nossa atividade, sem comprometer o crescimento contínuo e a rentabilidade do grupo.

Diagnóstico por Imagem da Face

2ª Edição

Marcelo Cavalcanti

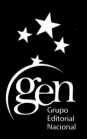 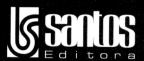

Título:	Diagnóstico por Imagem da Face
Autor:	Marcelo Gusmão Paraiso Cavalcanti
Revisão de texto:	Marilda Ivanov
Diagramação:	Fábio Ichikawa Cruz
Desenhos:	Reynaldo Uezima
Capa:	Gilberto R. Salomão

Copyright © 2012 by
LIVRARIA SANTOS EDITORA LTDA.
Uma editora integrante do GEN | Grupo Editorial Nacional
1ª edição, 2010
2ª edição, 2012

Todos os direitos reservados à Livraria Santos Editora Com. Imp. Ltda. Nenhuma parte desta publicação poderá ser reproduzida sem a permissão prévia do Editor.

CIP-BRASIL. CATALOGAÇÃO-NA-FONTE
SINDICATO NACIONAL DOS EDITORES DE LIVROS, RJ

C366d
2.ed.

Cavalcanti, Marcelo
    Diagnóstico por imagem da face / Marcelo Cavalcanti. - 2.ed. - São Paulo : Santos, 2012.
    524p. : il.; 32 cm

    ISBN 978-85-7288-974-2

    1. Diagnóstico por imagem. 2. Face - Imagem. 3. Odontologia. I. Título.

11-7134.   CDD: 616.0754
                  CDU: 616-071

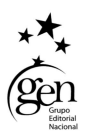
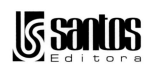

Rua Dona Brígida, 701 | Vila Mariana
Tel.: 11 5080-0770 | Fax: 11 5080-0789
04111-081 | São Paulo | SP
www.grupogen.com.br

Autor

Marcelo Gusmão Paraiso Cavalcanti

- Graduado pela Faculdade de Odontologia da Universidade Federal Fluminense, Niterói.
- Professor do Curso de Graduação da Disciplina de Radiologia do Departamento de Estomatologia da Faculdade de Odontologia da Universidade de São Paulo.
- Professor do Programa de Pós-graduação em Ciências Odontológicas do Curso de Odontologia da Faculdade de Odontologia da Universidade de São Paulo.
- Mestre em Diagnóstico Bucal pela Faculdade de Odontologia da Universidade de São Paulo.
- Doutor em Diagnóstico Bucal pela Faculdade de Odontologia da Universidade de São Paulo.
- Pós-doutorado pelo Departamento de Radiologia da Faculdade de Medicina da Universidade de Iowa, EUA.
- Professor Assistente Adjunto do Departamento de Radiologia da Faculdade de Medicina da Universidade de Iowa, EUA.
- Pesquisador do Conselho Nacional de Pesquisa e Desenvolvimento (CNPq).
- Livre-docente pela Disciplina de Radiologia do Departamento de Estomatologia da Faculdade de Odontologia da Universidade de São Paulo.
- Coordenador do Curso de Extensão Universitária: Tomografia computadorizada. Conhecer, indicar e interpretar da FUNDECTO – FOUSP.
- Coordenador do Curso de Especialização em Radiologia Odontológica e Imaginologia da Faculdade de Odontologia da Universidade de São Paulo.
- Coordenador do Laboratório de Imagem em 3D da Faculdade de Odontologia da Universidade de São Paulo.

Colaboradores

Alexandre Perez Marques
- Graduado pela Faculdade de Odontologia da Universidade Gama Filho – Rio de Janeiro (RJ).
- Especialista em Radiologia Odontológica e Imaginologia pelo Instituto de Especialização Odontológica da Policlínica Geral do Rio de Janeiro (RJ).
- Mestre em Radiologia Odontológica pela Faculdade de Odontologia de São José dos Campos – Universidade Estadual Paulista – UNESP,
- Doutor em Diagnóstico Bucal pela Faculdade de Odontologia da Universidade de São Paulo (SP).
- Professor da Disciplina de Radiologia Odontológica (Curso de Graduação) da Universidade Gama Filho – Rio de Janeiro (RJ).
- Professor do Curso de Especialização em Radiologia Odontológica e Imaginologia da Universidade Gama Filho – Rio de Janeiro (RJ).
- Professor Adjunto da Disciplina de Radiologia Odontológica da Faculdade de Odontologia da Universidade do Estado do Rio de Janeiro.
- Coordenador do Curso de Aperfeiçoamento em Radiologia Odontológica para Técnicos em Radiologia da Escola Politécnica CENIB – Rio de Janeiro (RJ).

Andréia Perrella
- Graduada pela Faculdade de Odontologia da Universidade de São Paulo.
- Especialista em Imaginologia e Radiologia Odontológica pela Associação Paulista de Cirurgiões-dentistas.
- Mestre em Ciências Odontológicas, Área de Concentração Clínica Integrada, pela Faculdade de Odontologia da Universidade de São Paulo.
- Doutora em Ciências Odontológicas, Área de Concentração Clínica Integrada, pela Faculdade de Odontologia da Universidade de São Paulo.

Bruno Felipe Gaia
- Graduado pela Faculdade de Odontologia da Universidade de São Paulo.
- Especialista em Cirurgia e Traumatologia Bucomaxilofacial pelo Colégio Brasileiro de CTBMF.
- Doutorando em Ciências Odontológicas pela Faculdade de Odontologia da Universidade de São Paulo.
- Cirurgião Bucomaxilofacial do Instituto do Câncer do Estado de São Paulo (ICESP).

Carla Ruffeil Moreira
- Graduada pela Faculdade de Odontologia da Universidade Federal do Pará (UFPA).
- Especialista em Radiologia Odontológica e Imaginologia (APCD-Bauru).
- Mestre em Estomatologia pela Faculdade de Odontologia de Bauru – USP.
- Doutora em Estomatologia pela Faculdade de Odontologia de Bauru – USP.
- Professora Adjunta II da Disciplina de Radiologia da Faculdade de Odontologia da Universidade Federal do Pará (UFPA).

Denise Takehana dos Santos
- Graduada pela Faculdade de Odontologia da Universidade Estadual Julio de Mesquita Filho – UNESP, São Jose dos Campos, SP.
- Especialista em Radiologia Odontológica pela Universidade Estadual Julio de Mesquita Filho – UNESP, São Jose dos Campos (SP).
- Mestre em Radiologia Odontológica pela Universidade Estadual Julio de Mesquita Filho – UNESP, São Jose dos Campos (SP).
- Doutora em Diagnóstico Bucal pela Faculdade de Odontologia da Universidade de São Paulo.
- Coordenadora da Disciplina de Radiologia Odontológica da Universidade de Araras.

Estevam Rubens Utumi
- Graduado pela Faculdade de Odontologia da Universidade Paulista (UNIP).
- Especialista em Cirurgia Traumatologia Bucomaxilofacial pelo Hospital das Clínicas da Faculdade de Medicina da Universidade de São Paulo.
- Mestre em Ciências Odontológicas com área de concentração em Clínica Integrada pela Faculdade de Odontologia da Universidade de São Paulo.

Lucas Rodrigues Pinheiro
- Graduado pelo Centro Universitário do Pará – CESUPA, Belém (PA).
- Especialista em Radiologia Odontológica e Imaginologia pela Faculdade de Odontologia da Universidade de São Paulo.
- Doutorando em Ciências Odontológicas pela Faculdade de Odontologia da Universidade de São Paulo.

Marcelo Augusto Oliveira Sales
- Graduado pela Faculdade de Odontologia da Universidade Federal do Rio Grande do Norte (UFRN).
- Especialista em Radiologia Odontológica pela Faculdade de Odontologia da Universidade de Pernambuco (FOP/UPE).
- Mestre em Diagnóstico Bucal – Universidade Federal da Paraíba (UFPB).
- Doutor em Estomatologia pela Universidade Federal da Paraíba (UFPB).
- Pós-doutorado (FAPESP) em Radiologia pela Faculdade de Odontologia da Universidade de São Paulo (FOUSP).
- Professor Adjunto II da Disciplina de Radiologia da Faculdade de Odontologia da Universidade Federal da Paraíba (UFPB).
- Coordenador do Curso de Especialização em Radiologia e Imaginologia Odontológica do Centro Universitário de João Pessoa – UNIPÊ.

Marco Antônio Portela Albuquerque
- Graduado pela Faculdade de Odontologia da Universidade de Fortaleza (UNIFOR), Ceará.
- Especialista em Radiologia e Imaginologia Odontológica pelo Hospital de Reabilitação de Anomalias Craniofaciais da USP – Bauru (HRAC-Centrinho).
- Mestre em Diagnóstico Bucal, pela Faculdade de Odontologia da Universidade de São Paulo.
- Doutor em Diagnóstico Bucal, pela Faculdade de Odontologia da Universidade de São Paulo.

Mauricio Adriano de Olivério Accorsi
- Graduado pela Faculdade de Odontologia da Universidade Federal do Paraná (UFPR).
- Especialista em Ortodontia e Ortopedia Facial pela Faculdade de Odontologia da Universidade Federal do Paraná – UFPR.
- Mestre em Ortodontia pela Faculdade de Odontologia da Universidade de São Paulo – FOUSP.
- Professor convidado do curso de Pós-graduação em Ortodontia da Universidade Federal do Paraná (UFPR).

Otavio Shoiti Umetsubo
- Graduado pela Faculdade de Odontologia da Universidade Estadual Julio de Mesquita Filho – UNESP, São Jose dos Campos (SP).
- Especialista em Imaginologia e Radiologia Odontológica pela ABCD- São Paulo, SP
- Mestre em Diagnóstico Bucal pela Faculdade de Odontologia da Universidade de São Paulo.
- Doutorando em Ciências Odontológicas pela Faculdade de Odontologia da Universidade de São Paulo.

Patrícia de Medeiros Loureiro Lopes
- Graduada pela Faculdade de Odontologia da Universidade Federal da Paraíba (UFPB).
- Especialista em Ortodontia e Ortopedia Facial e em Imaginologia Odontológica pela UNICID.
- Mestre em Ortodontia pela Universidade Cidade de São Paulo – UNICID.
- Doutora em Diagnóstico Bucal pela Faculdade de Odontologia da Universidade de São Paulo.
- Coordenadora Adjunta do Curso de Odontologia do Centro Universitário de João Pessoa – UNIPÊ.
- Professora do Curso de Especialização em Radiologia Odontológica da ABO-PB/UNIPÊ.
- Professora Adjunto II da Disciplina de Radiologia da Faculdade de Odontologia da UFPB.

Rubens Chojniak
- Graduado pela Faculdade de Medicina do ABC (Santo André) (FM-ABC).
- Especialista (Residência Médica) em Radiologia pela Fundação Antonio Prudente Hospital do Câncer de São Paulo.
- Especialista em Diagnóstico por Imagem pela Associação Médica Brasileira (AMB).
- Especialista em Radiodiagnóstico pela Associação Médica Brasileira (AMB).
- Especialista em TC e IRM pela Universidade da Califórnia, Faculdade de Medicina de San Diego, EUA.
- Mestre em Oncologia pela Fundação Antonio Prudente – Hospital do Câncer de São Paulo.
- Doutor em Oncologia pela Fundação Antonio Prudente – Hospital do Câncer de São Paulo.
- Diretor do Departamento de Imagem do Hospital do Câncer de São Paulo.

Dedicatória

Dedico esta obra aos meus filhos Rafael e Clara. Minhas alegrias e forças.

Um dia, Rafael me perguntou sobre qual o livro que mais me marcou, pois ele precisava de um resumo deste para a lição de Português. De tantos que li, sem dúvida, o que me marcou foi um livro infantil que eu lia sempre para ele quando tinha 5 anos de idade. Um livro de poucas páginas, que contava uma história de amor entre o coelho pai e o coelhinho filho. Depois, contei a mesma história para Clara, o que continuo fazendo com muita alegria.

Rafael passou para a professora o resumo da história daquele livro. Segundo ele, a professora estranhou muito, mas com certeza ele já sabia o que significava.

E, assim, isso tem marcado sempre nossa história e nosso amor.

Até o céu voando, ida e volta.

Para vocês, Rafael e Clara.

Apresentação

Baseados na mesma proposta pioneira em que a primeira edição do livro Diagnóstico por Imagem foi lançada, decidimos desenvolver esta segunda edição com o intuito de atualizar e refinar os conteúdos com a mesma coerência, e solidamente embasados em vasta experiência prática e experimental em tomografia computadorizada. Desse modo, à semelhança da edição anterior, foi adotado o mesmo conceito, com a divisão de maneira didática em quatro partes. Inicialmente, técnicas, indicações e limitações referentes à tomografia computadorizada (TC), imagem por ressonância magnética (IRM), medicina nuclear (MN) e ultrassonografia (US) são abordadas direcionando o leitor ao alcance real dessas modalidades de imagem para a Odontologia em suas bases conceituais atuais.

No capítulo referente à TC, demonstramos a importância da técnica *multislice* e da TC por feixe cônico. Tal importância, seu impacto e a repercussão na Radiologia Odontológica são novamente ressaltados, bem como a atualização dos equipamentos disponíveis nos mercados internacional e brasileiro.

O capítulo de IRM continua sendo direcionado a uma das principais aplicações desta modalidade de imagem: análise do disco da articulação temporomandibular (ATM) e sua posição em relação à cabeça da mandíbula. Em MN, são demonstradas as indicações do método de fusão de imagens PET/TC com novos casos de CEC (carcinoma espino-celular) da cabeça e pescoço, no estudo do metabolismo de neoplasias malignas, bem como suas repercussões na avaliação de estadiamento tumoral, planejamento e tratamento radioterápico.

Na segunda parte do livro, é enfatizada a anatomia seccional por meio de imagens de TC. Algumas estruturas anatômicas craniofaciais foram incluídas e mostradas por meio de reconstruções em 3D, imagens axiais, coronais e sagitais, tendo adicionalmente imagens parassagitais, muito utilizadas pelo cirurgião-dentista para a avaliação da região maxilomandibular.

A terceira parte traz as aplicações da TC nas diferentes especialidades da Odontologia. Na Implantodontia, novos casos foram incluídos com o intuito de reforçar e aprimorar a importância do conhecimento de variações anatômicas do seio maxilar, da fossa nasal e do canal da mandíbula. Diversos exemplos são demonstrados, como, a aplicabilidade clínica da técnica por cirurgia guiada.

No capítulo referente à ATM, novos casos demonstram protocolos de análise validados por meio de TCFC para a análise de lesões ósseas observadas na TC e alterações do disco articular por meio de IRM. Em cirurgia e traumatologia bucomaxilofacial, a análise de tecidos moles cervicofaciais e o uso da TC no planejamento virtual voltado à cirurgia ortognática levam o leitor a uma visão clara e objetiva sobre a importância da fusão entre tecnologia e conhecimento, e os passos necessários para o seu uso prático. Em Ortodontia, são discutidas as perspectivas e suas reais aplicações, com vistas à sua prática em um futuro próximo, mostrando o que realmente a TC pode fornecer a essa especialidade, de maneira sensata e cientificamente embasada. No capítulo Odontologia para Pacientes com Necessidades Especiais foi inserido um tópico sobre pacientes portadores de fendas palatinas. É ressaltada a necessidade de TC para o diagnóstico dessas deformidades, bem como para a avaliação das estruturas ósseas e do planejamento de enxertos ósseos, assunto de recentes publicações e objeto de estudo do LABI-3D.

Nos capítulos referentes à Patologia, as afecções foram separadas em benignas e malignas. Em Lesões Benignas, algumas afecções do grupo de lesões fibro-ósseas foram adicionadas, assim como novos casos de aspecto pouco usual, com ênfase na interpretação por meio da TCFC. A importância do conhecimento dos componentes dessas lesões e suas relações biológicas com as estruturas adjacentes continuam sendo ressaltados, com atenção na análise dessas estruturas no pós-tratamento de algumas lesões como ameloblastoma e lesão central de células gigantes. Outro tópico que contempla um novo espaço nesse capítulo, refere-se a aspectos tomográficos de lesões inflamatórias dos seios maxilares. Muitos desses casos são provenientes de TCFC, o que mostra a importância do conhecimento da fisiopatologia desta estrutura anatômica no contexto do radiologista odontológico.

Com relação às neoplasias malignas, sua classificação de acordo com os espaços craniofaciais de ocorrência primária foi modificada com a inclusão de dois espaços. A diferença de processo neoplásico e infeccioso como osteomielites foi mais discutida, assim como a abordagem de uma TCFC em uma lesão maligna, mesmo salientando sua limitação em relação à análise de partes moles.

No capítulo sobre Odontologia Legal, a importância da TC na análise quantitativa para Antropometria foi descrita com revisão da literatura.

De maneira atual e decisiva, dois novos capítulos foram incluídos nesta segunda edição.

Critérios e Interpretação em Tomografia Computadorizada. Para esse capítulo, são enfocados os critérios de interpretação, bem como a abordagem e a linguagem correta para a elaboração de laudo descritivo bem executado, enfatizando a importância de uma interpretação meticulosa de todo o volume obtido. Diversos casos são expostos não só demonstrando a forma correta de desenvolver um relatório, como também chama a atenção sobre a relação da razão do exame com os achados tomográficos presentes no volume adquirido. Vasto material é discutido com o intuito de direcionar o relatório para a análise de todas as estruturas envolvidas dentro do volume e ressaltando a descrição de alterações que possam ocorrer nesta região.

O capítulo referente à Imagem Digital e Telerradiologia discute o estado atual da Radiologia, inserindo-se progressivamente na realidade digital e usufruindo dos recursos de computação, cada vez mais acessíveis. O desenvolvimento e gerenciamento do formato DICOM de imagens são demonstrados com interações de diversos programas e o uso da telerradiologia, que atua fortemente na educação e na prestação de serviço à distância.

Esta segunda edição continua demonstrando a filosofia e a linha de trabalho do LABI-3D da FOUSP, que neste ano está completando 10 anos. Nesses anos de muita dedicação, continuamos em nosso caminho vivenciando a TC. Os embasamentos técnico, clínico, científico e ético continuam fortemente preservados frente à Radiologia Odontológica Brasileira.

Neste momento, abro um espaço especial dedicado ao LABI-3D da FOUSP (www.labi3d.com.br). Desde a sua idealização até os dias de hoje é referência mundial em TC na Odontologia. Seu alcance é amplo e, nesses 10 anos, conceitos foram consolidados, sempre com o intuito de direcionar a tomografia computadorizada ao mais alto patamar. Numericamente, nestes 10 anos de LABI-3D foram publicados 38 trabalhos completos no exterior, 51 no Brasil, 19 teses, e trabalhos finalizados de Iniciação Científica, Especialização, Mestrado, Doutorado, Pós-doutorado e Livre-docência, provenientes das Disciplinas da FOUSP, como: Radiologia, Patologia, Estomatologia Clínica, Periodontia, Clínica Integrada, Endodontia, Prótese Bucomaxilofacial, Ortodontia, Odontologia Legal.

De maneira multidisciplinar, colaborações importantes têm sido desenvolvidas. Alianças pioneiras com o Hospital do Câncer de São Paulo, Departamento de Imagem, Setor de Cabeça e Pescoço do Hospital Beneficência Portuguesa e Hospital Universitário da USP, Departamento de Radiologia da Faculdade de Odontologia da Universidade de Iowa e com a iniciativa privada, como: Vital Images Inc, Plymouth, Minnesota, EUA e Toshiba Medical do Brasil, São Paulo, demonstram a vitalidade, o pioneirismo e a liderança do LABI-3D no contexto da radiologia atual.

Adicionalmente, 17 projetos finalizados individuais, multidisciplinares e interinstitucionais, 8 projetos em andamento, 25 auxílios à pesquisa e bolsas e 450 citações em periódicos indexados no SCOPUS tornam incontestáveis a importância e excelência desse centro formador.

O LABI-3D se orgulha de continuar contribuindo para a formação de recursos humanos tão preciosos, a exemplo dos colaboradores desta obra. As parcerias estão consolidadas, e esse espírito de profissionalismo, ética e determinação entre todos marcam a história do laboratório.

Isso é apenas a continuação de uma filosofia de trabalho traduzida em resultados, especialmente quando se acredita que as ideias e ideais se completam.

E, então, novamente me perguntam:

"O que vem de novo?" O melhor e muito mais que o previsível.

Esta é a continuação da história de uma criança que há 35 anos conheceu uma câmara escura portátil em um consultório odontológico. Hoje, essa criança que aqui vos escreve, possui discernimento suficiente para dizer que essa câmara escura foi o início do LABI-3D. Os princípios e a busca continuam os mesmos, sendo

Apresentação

gratificante idealizar o que há de novo, o que vem de novo, e ter a oportunidade de apresentar este trabalho com a dedicação, simplicidade e transparência de sempre.

Parabéns a todos os colaboradores, às gerações pregressas e presentes que estarão sempre na história do LABI-3D. E parabéns a este, pela sua singular e marcante estrela.

Mais uma vez, me sinto privilegiado em saber que estaremos participando juntos de outro desafio da Odontologia.

Obrigado pelo incentivo de sempre.

Marcelo Cavalcanti

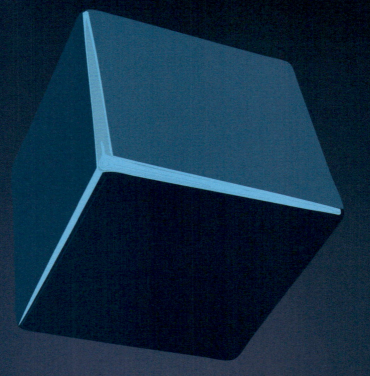

Sumário

PARTE I	Aquisição de Imagens Volumétricas: Princípios, Técnicas e Indicações

Capítulo 1 Tomografia Computadorizada 3

Capítulo 2 Ressonância Magnética 47

Capítulo 3 Medicina Nuclear 59

Capítulo 4 Ultrassonografia 77

PARTE II	Anatomia em Tomografia Computadorizada

Capítulo 5 Anatomia em Tomografia Computadorizada 95

PARTE III	Aplicações nas Especialidades

Capítulo 6 Implantodontia 151

Capítulo 7 Disfunção Temporomandibular 201

Capítulo 8 Cirurgia e Traumatologia Bucomaxilofacial 227

Capítulo 9 Ortodontia 271

Capítulo 10 Odontologia para Pacientes com Necessidades Especiais (Anomalias Craniofaciais de Desenvolvimento) 311

Capítulo 11 Patologia – Lesões Benignas 331

Capítulo 12 Patologia – Lesões Malignas..395

Capítulo 13 Odontologia Legal 447

Capítulo 14 Critérios de Interpretação em Tomografia Computadorizada................................457

PARTE IV	Tecnologia Aplicada a Imagens Volumétricas

Capítulo 15 Imagem Digital e Telerradiologia 479

Parte I

Aquisição de Imagens Volumétricas: Princípios, Técnicas e Indicações

Capítulo 1

Tomografia Computadorizada

Marcelo Gusmão Paraiso Cavalcanti
Marcelo Augusto Oliveira Sales

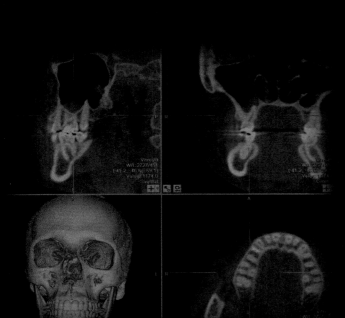

A palavra tomografia é um termo genérico para designar qualquer técnica que gere uma imagem em corte de um tecido, sendo esta técnica descrita inicialmente por volta de 1917. Na técnica tomográfica, os cortes ou planos podem ser orientados para atender à necessidade de avaliação da estrutura anatômica em questão. A tomografia computadorizada (TC) difere da tomografia linear, pois a primeira é uma aquisição volumétrica, ou seja, permite obter imagens tridimensionais, eliminando desta maneira a sobreposição de estruturas anatômicas, bem como a capacidade de diferenciar tecidos moles e estruturas ósseas.

Na técnica tomográfica, filme e fonte de raios X se movem de maneira sincrônica e antagonista, criando uma área de foco ou plano focal. Dessa forma, as estruturas que estão dentro do plano focal permanecem nítidas para visualização, enquanto as demais áreas aparecem borradas. Através da mudança na trajetória (horizontal ou vertical) do feixe de raios X e da espessura do mesmo (feixe largo ou estreito), as imagens obtidas são de melhor ou pior qualidade, dando origem às tomografias lineares, e demais variações da técnica, culminando com a invenção da tomografia computadorizada.

Desde os trabalhos iniciais realizados por Hounsfield na década de 1960 e que resultaram no prêmio Nobel em 1979, inúmeras inovações ocorreram com o intuito de melhorias na forma de aquisição e avaliação dos dados obtidos, sendo reconhecidas 4 gerações de tomógrafos para TC que ficaram conhecidas como TC convencional. Nelas a fonte (tubo de raios X) e os detectores são rigidamente acoplados e fazem um movimento rotacional sobre o paciente que não se movimenta durante a exposição (Fig. 1). A cada exposição de um ponto anatômico a mesa (sobre a qual encontra-se o paciente) se movimenta e para. Porém este

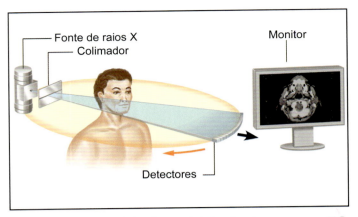

Figura 1 – Princípio de aquisição das imagens em TC. Os raios X são atenuados pelo volume físico e captados através dos detectores existentes no sistema. É realizada a conversão dos dados (analógico-digital) e após o processamento computacional estes são exibidos em um monitor de vídeo.

sistema tinha como desvantagem o tempo total do exame, que era muito longo e com isso o paciente se mexia gerando artefatos na imagem tomográfica. Estas desvantagens levaram ao desenvolvimento da técnica da tomografia computadorizada espiral.

Tomografia computadorizada espiral

O primeiro caso registrado da prática com TC espiral data de 1989. Os tomógrafos desenvolvidos depois disso foram referidos como TC espiral *singleslice*, que produziam 1 corte por segundo e utilizavam um único anel de detectores em movimento contínuo, o que não eliminava os possíveis artefatos provenientes de restaurações metálicas ou de movimentos respiratórios do paciente. A partir de 1990, instituiu-se a primeira geração da TC espiral com movimentos simultâneos entre a mesa, os detectores e a fonte, diminuindo sensivelmente o tempo de aquisição das imagens. Além disto, esta técnica proporcionou melhoria da resolução e das reconstruções minimizando consideravelmente a existência do efeito de volume parcial (Figs. 2 a 4).

Conceitos básicos em tomografia computadorizada

Técnica: em relação à aquisição das imagens originais, a TC permite obter 2 tipos de cortes: axial e coronal. Primeiramente, o paciente é posicionado no tomógrafo onde são obtidos os topogramas (*scout*) na devida posição (axial ou coronal). Após a seleção dos parâmetros e protocolos para cada caso e região anatômica, as imagens originais são obtidas (Figs. 5 e 6).

Matriz, Pixel e Voxel

A matriz pode ser definida como um arranjo bidimensional formado através da intersecção dos planos (linhas e colunas) entre o eixo das abcissas e das ordenadas (x e y). Dessa maneira, são formados elementos contíguos de figuras geométricas com tamanho conhecido e que correspondem aos elementos gráficos que dão forma à imagem (pixels). A matriz é composta por inúmeros elementos (pixel - *picture elements*), onde o tamanho da mesma, o tamanho dos pixels e o número destes são calculados dependendo do número de projeções às quais o objeto (paciente) estará sendo submetido. Em TC, a quantidade e espessura dos cortes realizados estão diretamente ligadas ao tamanho dos pixels e consequentemente haverá reflexo destes fatores na qualidade final da imagem exibida no monitor. A matriz pode variar em tamanho (número de linhas e colunas), o que definirá a resolução da imagem. Nestes casos, quanto maior a matriz, maior o número de cortes e mais delgados sejam estes, maior a resolução da imagem e consequentemente menor o tamanho do pixel com alta qualidade da imagem. Na matriz estão representados os diferentes coeficientes de atenuação dos tecidos do corpo que está sendo obtido pelo tomógrafo.

Nos pixels, estão representados os valores dos tons de cinza de tecidos que foram radiografados. A partir destes, são formados os elementos tridimensionais (eixo Z) que correspondem aos voxels. Por analogia, tomando como parâmetro um dado, um pixel corresponderia a uma face do mesmo, enquanto o voxel corresponderia ao volume total em 3 dimensões (altura, largura e profundidade).

A partir dos voxels e por meio de técnicas matemáticas, é realizada a obtenção do volume do objeto e, por conseguinte, o modelo para a reconstrução da imagem radiográfica (Figs. 7 a 9).

Uma das características mais desejadas para os voxels é a isotropia. Nesta condição, as dimensões são iguais para todas as dimensões (eixos x, y e z), ou seja, em um voxel isotrópico de 0,5 mm, todas as suas dimensões são iguais, gerando um cubo perfeito. Desta maneira, a qualidade de imagem é excelente, permitindo a perfeita visualização das estruturas corpóreas e correspondência dimensional com as estruturas físicas. Na técnica *multislice*, os aparelhos possuem essa característica, o que aliado à técnica de aquisição, explica a melhor resolução da imagem final. Os aparelhos de feixe cônico atuais também possuem essa característica, o que explica a alta qualidade das imagens obtidas.

Tomografia Computadorizada

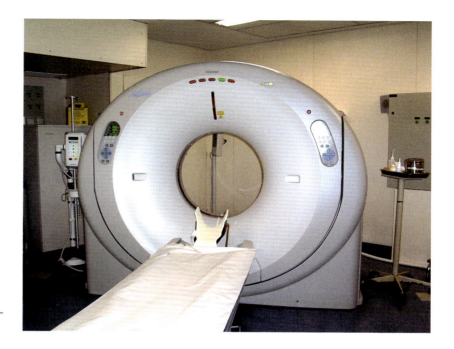

▲ **Figura 2** – Tomógrafo computadorizado *multislice* 64 canais (Incor/FMUSP – São Paulo).

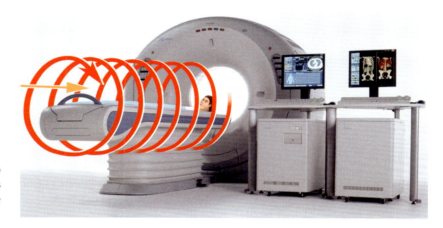

▲ **Figura 3** – Princípio de aquisição (conformação do feixe de radiação) nos sistemas tomográficos espirais, baseados no feixe em forma de leque (*fan beam*).

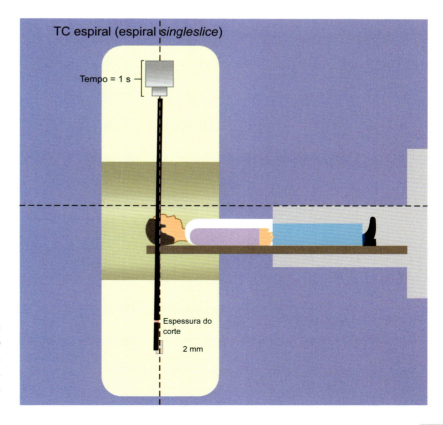

▲ **Figura 4** – Técnica de aquisição espiral *singleslice*. Um feixe único de radiação é atenuado pelo paciente e captado pelos detectores para formar uma única imagem tomográfica com espessura determinada durante a rotação da ampola.

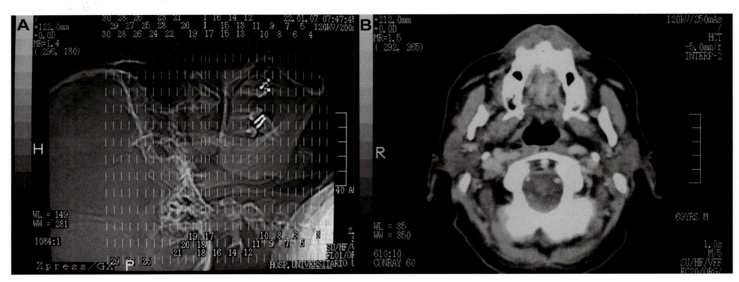

▲ **Figura 5** – Aquisição da imagem tomográfica – plano de orientação axial. **(A)** *Scout* utilizado para a seleção da área de interesse para a aquisição dos cortes axiais originais. **(B)** Corte axial original.

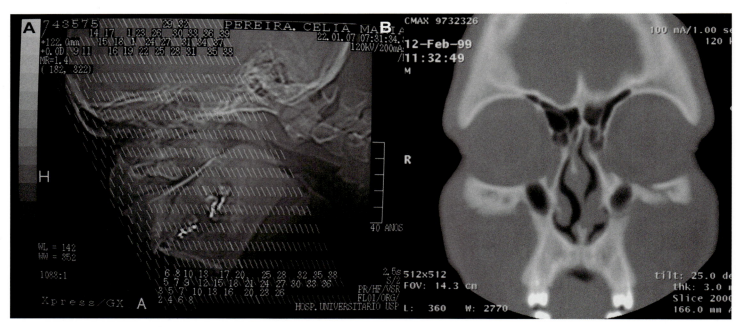

▲ **Figura 6** – Aquisição da imagem tomográfica – plano de orientação coronal. **(A)** Topograma utilizado para selecionar a área de interesse para a aquisição dos cortes coronais originais. **(B)** Corte coronal original.

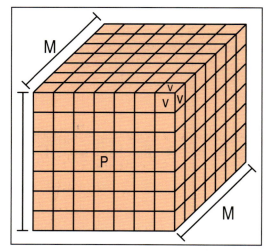

▲ **Figura 7** – Princípio de formação da imagem eletrônica através dos pixels (*picture element*) (eixos X e Y) e seus correspondentes voxels (eixos X, Y e Z – volume). P = pixel, V = voxel, M = matriz.

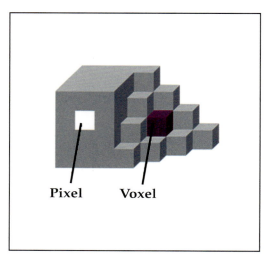

▲ **Figura 8** – Correspondência entre pixel (representação bidimensional) e voxel (representação tridimensional). Imagem gentilmente cedida pela Toshiba Medical do Brasil.

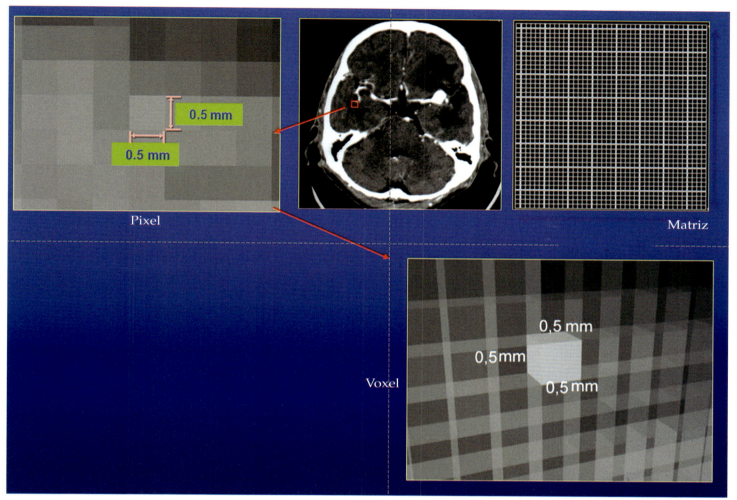

▲ **Figura 9** – Representação dos elementos constituintes da imagem (pixel, voxel, matriz) na resolução final em tomografia computadorizada e presença de isotropia dos voxels (voxels com tamanhos iguais em todas as dimensões). Imagem gentilmente cedida pela Toshiba Medical do Brasil.

FOV (*Field of view* ou campo de visão): responde pelo tamanho do campo visual a ser estudado e pode ser colimado de acordo com a área a ser escaneada. Exames realizados para visualizar as estruturas de áreas como o complexo facial tem em média um FOV de 14 cm. A divisão do FOV pelo tamanho da matriz do tomógrafo vai fornecer o tamanho do pixel a ser exibido no monitor. O uso de matrizes de alta definição possibilita a obtenção de imagens mais fiéis e maior resolução espacial no exame.

Janela: caracteriza o processo utilizado pelo computador para o cálculo dos valores das Unidades Hounsfield, que são peculiares à capacidade de atenuação de cada tecido dentro do corpo. As diferenças entre os coeficientes de atenuação são expressas em tons de cinza e podem se distribuir em uma escala numérica.

Cada estrutura tem sua atenuação média expressa em unidades Hounsfield. A escala de Hounsfield é a representação quantitativa para a radiodensidade de cada tecido existente no objeto a ser examinado. Em TC, a escala de HU varia de -1000 a +1000, onde os valores próximos ao extremo inferior da escala correspondem ao ar (-1000) e os valores próximos ao extremo superior (+1000), ao osso. Como ponto central da escala (valor 0) está a água. Como exemplo, podemos citar a gordura (-40), o músculo (+40), o osso trabecular (+500), etc. Com isto, o operador pode individualizar estruturas ósseas ou moles, de acordo com sua necessidade de visualização, originando as janelas de tecido ósseo ou mole, para a visualização respectivamente de tecido ósseo e tecido mole. A janela representa a exibição seletiva de uma faixa de tons de cinza específica que nos interessa, de forma a permitir a visualização dos dados obtidos pelo tomógrafo. Após a aquisição dos dados originais, por intervenção do operador ou através de configurações predeterminadas, realiza-se a definição do número máximo de tons de cinza entre o valor numérico em HU do branco e qual será o do preto (*window width*). O nível ou altura (*window level*) é definido como o valor (em HU) da média da janela (Figs. 10 e 11).

Espessura de corte: corresponde à espessura da "fatia" obtida durante a aquisição do exame tomográfico. Nas aquisições através da técnica espiral, a espessura de corte corresponde ao eixo "Z" do voxel. Em exames de tomografia por feixe cônico, a espessura de corte é definida após a aquisição do volume inicial e é obtida através de reformatação direta do volume original. Na tomografia por feixe cônico, todas as imagens são obtidas por pós-processamento, seja ele primário ou secundário.

Intervalo de reconstrução: espaçamento virtual entre os cortes tomográficos onde através de cálculos matemáticos (interpolação) são calculadas densidades médias dos voxels adjacentes e inseridas (superpostas) como dados adicionais para o refino da imagem. Quanto menor o intervalo de reconstrução em relação aos cortes axiais originais, melhor será a qualidade da reformatação multiplanar.

Alcance dinâmico: está vinculado à capacidade de sinais que podem ser detectados pelo receptor de imagem. O alcance dinâmico tem um papel importante na qualidade da imagem, principalmente na diferenciação entre estruturas teciduais com coeficientes de atenuação próximos. Os detectores cerâmicos utlizados em sistemas espirais têm grande alcance dinâmico, o que se reflete na alta qualidade da imagem obtida por estes sistemas. O alcance dinâmico é expresso em escala logarítmica de tons de cinza.

Resolução temporal: refere-se à habilidade de diferenciação entre dados sequencialmente projetados por intervalo. Durante a aquisição tomográfica, "pedaços" da estrutura são projetados sobre os sensores responsáveis pela conversão da radiação X em dados digitais. Neste contexto, quanto maior a capacidade de projeções obtidas em unidade de tempo sem saturação do sistema de aquisição (*after glow effect*), melhor a resolução de contraste obtida na imagem. Equipamentos com baixa resolução temporal têm taxas de aquisição limitadas, o que resulta em tempos mais extensos para a obtenção do volume tomográfico, com efeitos práticos na dose de radiação empregada e redução da qualidade da imagem, principalmente em estruturas com alto contraste.

Resolução espacial: um dos principais conceitos na Radiologia de maneira geral está vinculada à capacidade de diferenciação entre estruturas contíguas. Pode ser expressa em medidas como pares de linha (LP/cm) ou como percentual de função de transferência de modulação (MTF). A alta resolução espacial é um dos principais atrativos de sistemas atuais de TCFC e deve-se principalmente ao desenvolvimento dos detectores planos e aquisição isotrópica dos voxels nestes sistemas.

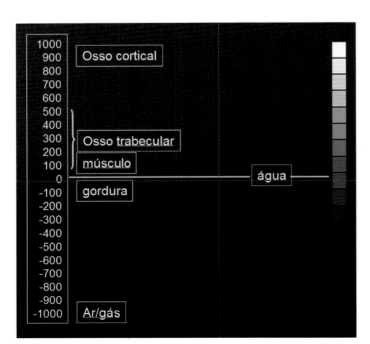

▲ **Figura 10** – Escala de HU (unidades Hounsfield) e suas respectivas correspondências com as estruturas corpóreas.

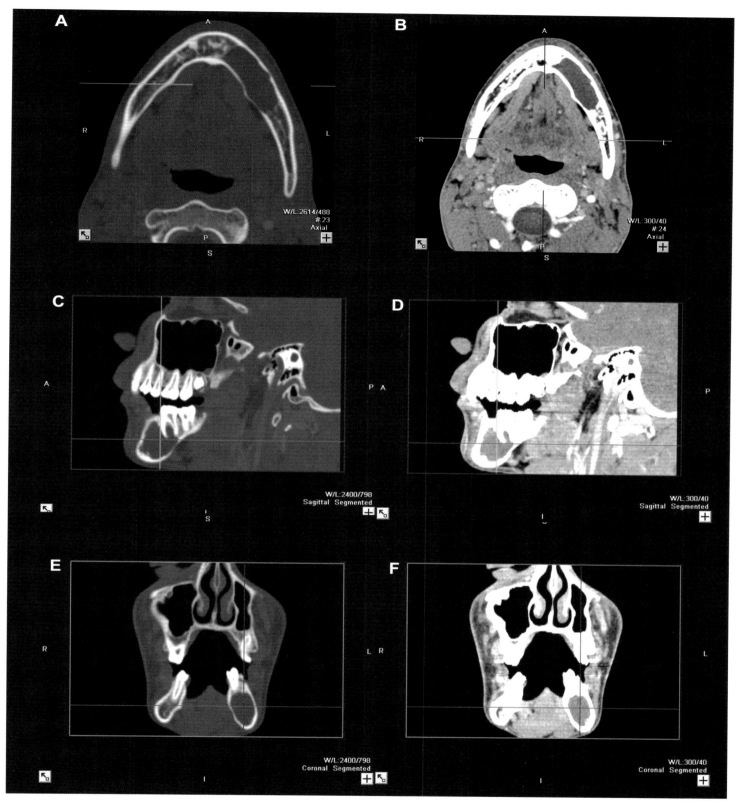

▲ **Figura 11** – Visualização das janelas tomográficas: tecido ósseo **(A)** (corte axial), **(C)** (reconstrução sagital), **(E)** (reconstrução coronal) demonstrando a destruição óssea causada por um cisto ósseo simples. Tecido mole **(B)** (corte axial), **(D)** (reconstrução sagital), **(F)** (reconstrução coronal) demonstrando imagem hipodensa em relação às estruturas de tecido mole adjacentes, realçando a pouca vascularização da lesão.

DICOM (*Digital Imaging and Communication in Medicine*): acrônimo usado para definir o padrão tecnológico global, cujo desenvolvimento iniciou-se em 1993 e foi designado para permitir a interoperabilidade dos sistemas usados para produção, armazenamento, visualização, processamento, envio e impressão de imagens médicas e documentos correlatos, bem como otimização do fluxo de trabalho inerente às imagens médicas. Tal padrão é mantido e avaliado constantemente pela *Medical Imaging & Technology Alliance (MITA)*, que é uma subdivisão da *NEMA (National Eletrical Manufacturers Association)*, que representa as empresas fabricantes de equipamentos e desenvolvedores de produtos. Através do padrão DICOM, as informações presentes nos arquivos, tais como nome do paciente, aparelho que produziu o exame, data e local do exame, fatores de trabalho, entre outros são codificados e podem ser lidos por qualquer programa que tenha capacidade de receber imagens em formato DICOM. Dessa maneira, é garantida a integridade dos dados presentes no exame, requisito crucial para companhias de seguro médico e afins (valor legal), bem como a ampla portabilidade do exame, podendo este ser lido tanto em estações de trabalho especializadas como em computadores pessoais. Utilizando o formato DICOM, as imagens adquiridas em quaisquer tomógrafos, independentemente do processo de aquisição (*single/multislice*/feixe cônico) podem ser lidas em *softwares* de pós-processamento partindo das suítes mais complexas as quais processam imagens de um extenso volume até programas acessíveis, podendo também ser utilizado em ambiente doméstico e obtido de forma gratuito por meio de *download* na Internet, como explicado no capítulo 15.

Esse formato de arquivo torna os dados obtidos nos exames tomográficos intercambiáveis entre as plataformas de hardware (estações de trabalho) e diversos sistemas operacionais (Windows XP, Windows 7, Snow Leopard, Lion, Solaris, Unix, etc.) e os diversos aplicativos existentes citados anteriormente. As informações sobre o formato DICOM podem ser acessadas no site http://medical.nema.org/. O padrão DICOM também é responsável pela comunicação e padronização entre os periféricos e os sistemas de aquisição de imagem. Dessa forma, monitores, impressoras, computadores e demais periféricos são regulamentados de modo a otimizar todos os processos envolvidos na cadeia produtiva da imagem, partindo da aquisição até a elaboração de relatórios e impressão ou armazenamento destas.

Mesmo com a evolução dos tomógrafos computadorizados, ainda existem problemas a serem contornados, tais como a presença de artefatos metálicos decorrentes de restaurações, necessidade de sincronização com a injeção de meio de contraste endovenoso e artefatos decorrentes da movimentação do paciente, principalmente em exames de tórax e abdome. Modificações na técnica de aquisição (*hardware*) e de processamento (algoritmos) possibilitaram a criação de novos tomógrafos com múltiplos anéis de detectores.

Tais avanços resultaram em 1998 na introdução comercial de uma nova geração de tomógrafos. Esta nova geração foi chamada TC espiral *multislice*. São chamadas assim porque são baseadas no uso de múltiplos anéis detectores que escaneam mais de dois cortes por cada rotação da ampola (múltiplos cortes por 0,5 segundo – tomógrafos *"sub-second"*), permitindo um escaneamento rápido e a reconstrução de imagem de alta resolução. Ela foi introduzida no ano 2000 (4 canais) e permite cortes de até 0,5 mm com intervalo de reconstrução de 0,25 mm/0,3 mm em apenas 0,5 segundo. Isto em tempo real, ou seja, as reconstruções são obtidas ao mesmo tempo em que o paciente é escaneado.

As imagens obtidas são adquiridas por meio de um feixe de raios X, estreito ou em forma de leque, que rotaciona em trajetória circular ou espiral, enquanto o indivíduo é movido pelo tomógrafo (Figs. 12 e 13). Existem hoje sistemas que adquirem 4, 8, 16, 32, 64 ou até 128 cortes simultâneos em uma única aquisição de 0,4 segundo (Figs. 14 e 15) e, recentemente, foi desenvolvido um novo sistema que adquire 256 cortes em uma única aquisição. Isso significa que uma imagem da face, por exemplo, poderá ser adquirida em, aproximadamente, 4 segundos, diminuindo drasticamente a presença de artefatos. Este avanço em TC *multislice* de cabeça e encéfalo está sendo desenvolvido na Escola de Medicina do Japão, Departamento de Radiologia da Universidade de Fujita. O dr. Kazuhiro Katada e colaboradores têm trabalhado em um protótipo de *scanner* de 256 canais para imagens cardíacas e aplicações na área de imagem encefálica (neuroimagem) utilizando um aparelho Aquilion da Toshiba Medical.

O sistema utiliza o mesmo módulo de detectores empregado no aparelho de 64 canais Aquilion, modificado para uma configuração de 256 x 0,5 mm, gerando uma área de cobertura de 128 mm por rotação. Existem 912 canais x 256 segmentos, com um tamanho de elemento de aproximadamente 1 x 1 mm,

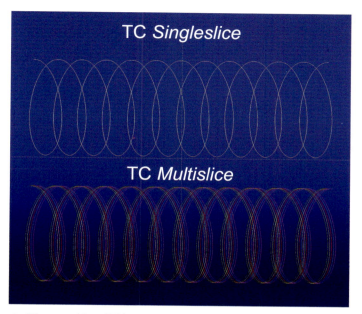

▲ **Figura 12** – Diferenciação da quantidade de cortes obtidos por meio das técnicas *singleslice* e *multislice* para um determinado tempo (rotação da ampola).

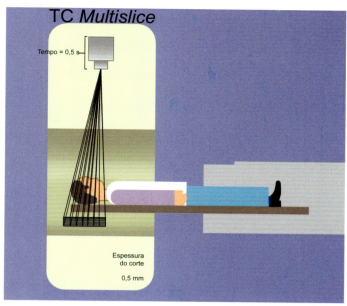

▲ **Figura 13** – Diagrama do princípio de aquisição por meio da técnica *multislice* onde vários cortes são obtidos de maneira simultânea durante o movimento de rotação do tubo de raios X.

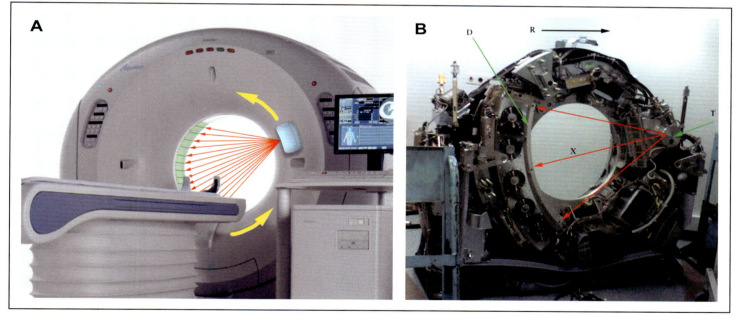

▲ **Figura 14** – (A) Representação pictórica do conjunto de fonte de raios X (ampola) e detectores dentro do *gantry* do tomográfo computadorizado *multislice* 16 canais. (B) Demonstração do funcionamento de uma máquina *multislice*. R (rotação), T (tubo de raios X), X (cortes), D (detectores).

o que corresponde a um feixe de 0,5 mm (transverso) x 0,5 mm (longitudinal) de largura no centro de rotação. O tempo de rotação do *gantry* é 1,0 segundo e a taxa de amostragem corresponde a 900 aquisições por segundo. Como o aparelho ainda está em fase de protótipo, o tempo de rotação ainda é considerado alto, entretanto será substancialmente mais rápido no modelo comercial. De acordo com o fabricante, este tomógrafo estará avalizado pela *FDA* (*U. S. Food Drug Administration*) e disponível para lançamento comercial em um ano.

A TC *multislice* 256 permite a aquisição de áreas superiores a 128 mm em uma única aquisição, sem a necessidade de aquisição espiral. Isto, de acordo com Katada, permitirá a avaliação de estudos de perfusão cerebral em alta resolução e em pouco tempo. Por meio do tomógrafo 256 canais, as imagens poderão

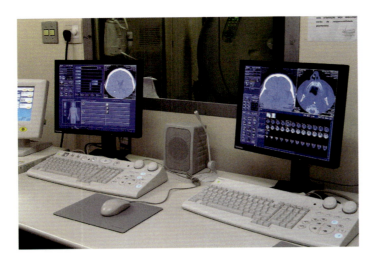

▲ **Figura 15** – Mesa de controle e computadores do tomógrafo computadorizado *multislice* 64 canais (situado no Incor/FMUSP – São Paulo) demonstrando o processo de aquisição de cortes axiais.

ser adquiridas de duas maneiras: na forma "snapshot" ou através de aquisição contínua, o que pode ser usado como fonte de dados para estudos de perfusão cerebral, angiografia por subtração, reconstruções multiplanares dinâmicas e outras aplicações, todas em uma única aquisição.

A otimização dos regimes de trabalho também possibilita a melhora nos artefatos da imagem e diminui o tempo de realização dos exames de perfusão, que nos aparelhos helicoidais requer repetidas aquisições da mesma área anatômica, aumentando a dose de radiação. No momento, doses da ordem de 5-7 mSv para estudos com 0,5 mm de espessura em intervalos de 1 segundo (fase arterial) e 3 segundos de intervalo após 50 segundos (para fase venosa) têm sido mensuradas. Diante de tais avanços, o uso de TC 256 canais traz melhorias significativas para os procedimentos de angiossubtração do crânio e estudos vasculares. As limitações dos aparelhos helicoidais, tais como *delay* entre fase de opacificação e fase tardia, artefatos de movimento e diferenças entre as trajetórias dos cortes, podem ser eliminadas. Dessa maneira, após a subtração do crânio, imagens acuradas dos vasos sanguíneos, mesmo na base do crânio, podem ser realizadas. Artefatos oriundos dos processos ósseos e clipes de aneurismas podem ser eliminados no processo de subtração. Assim, agora será possível visualizar veias superficiais que eram difíceis de serem observadas no passado devido a efeitos de volume parcial, bem como diferenciar veias emissárias e doenças vasculares na superfície interna do crânio. A capacidade de aquisição de dados sequenciados temporalmente permite a visualização de anomalias vasculares, como malformações arteriovenosas em TC, sem a realização de procedimentos invasivos, o que vai contornar a falta de informações dinâmicas como atraso na circulação ou *shunting* arteriovenoso existentes em TC *angiomultislice*.

Além disso, com essa nova tecnologia é possível obter grandes volumes como o coração e o fígado, dependendo da colimação ajustada para o aparelho. As imagens podem ser monitoradas em tempo real, ou seja, as reconstruções são obtidas ao mesmo tempo em que o paciente é submetido à TC.

Paralelamente, a busca de novas tecnologias não cessa, e novos métodos de aquisição e desenvolvimento de novos aparelhos têm tido destaque na Radiologia. O desenvolvimento dos aparelhos de TC tem buscado por anos o equilíbrio perfeito entre velocidade e poder (rapidez de aquisição). Entretanto, até então a abordagem que resultasse em tal equilíbrio era limitada pela tecnologia atual. A nova geração de aparelhos de fonte dual (*dual-source* TC – DSTC) avançou consideravelmente na resolução do dilema existente.

Antes de obter alta velocidade de aquisição apenas pela adição de detectores adicionais, os aparelhos duais (DSTC) alternativamente empregam duas ampolas de raios X e dois arranjos de detectores em um único *gantry* (Fig. 16), montado em posição ortogonal (90°). Os sistemas DSCT podem obter imagens acuradas do sistema cardiovascular sem o uso de beta-bloqueadores, fazer diferenciação entre árvore vascular, osso, tecido mole e permitir acesso a pacientes que previamente não eram candidatos a exames de TC, como obesos e indivíduos com arritmia. A resolução temporal dos DSTC é 83 mseg por *slice*, comparado com os aproximadamente 160 mseg em unidades *multislice* 64, e com o uso de algoritmos de reconstrução multissetor, a resolução pode ser reduzida ainda mais, chegando a 42 mseg. Os aparelhos DSTC podem adquirir imagens cardíacas em uma apneia de 5 a 6 segundos, em contrapartida a 10 segundos dos sistemas *multislice* 64 canais. Nos aparelhos duais, existem dois tubos no *gantry*, dessa forma a qualidade da imagem é estável

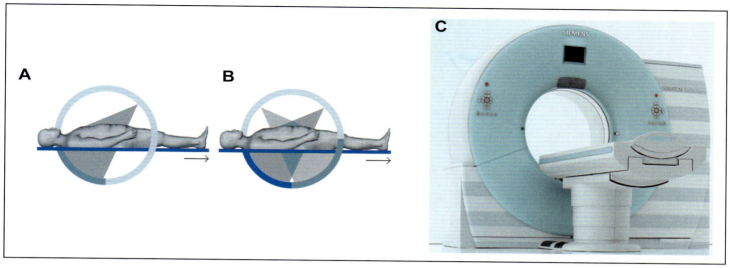

▲ **Figura 16** – **(A)** Tomógrafo computadorizado *multislice* com feixe único. **(B)** Presença de dois feixes de radiação no aparelho *Dual-source*. **(C)** Tomógrafo computadorizado Dual-source Siemens Somaton Definition.

em todos os níveis. Existe a possibilidade de captura de imagens claras e nítidas das artérias coronárias independentemente da fase cardíaca. Dessa forma, é possibilitada melhor chance de detecção de estenose coronariana e visualização dos ramos colaterais menores do coração, bem como menos quantidade de artefatos oriundos das calcificações densas e dos *stents* devido a sua menor movimentação.

Como os tomógrafos com 64 canais, os aparelhos DSTC oferecem a capacidade de sincronia com eletrocardiograma, ou adaptação da dose de radiação ao ritmo cardíaco, diminuindo a dose durante a fase sistólica do ciclo cardíaco. Os mesmos permitem a adaptação da mesa ao ritmo cardíaco, dessa forma pacientes com ritmo cardíaco rápido tem um avanço de mesa mais rápido, o que também minimiza a dose exposição. Em adição à área cardiovascular, o DSTC oferece também benefícios clínicos na área de angiografia. Nesses casos, exames são realizados rapidamente, podendo ser realizados exames do diafragma aos pés em 36 segundos. Essa velocidade de aquisição também faz-se primordial em situações de emergência e nas quais o paciente não pode manter a respiração suspensa por muito tempo. As duas ampolas oferecem melhores imagens de pacientes obesos através de um aumento de fatores radiográficos, bem como a possibilidade de alterar esses fatores durante a realização do exame, propiciando assim melhores imagens em pacientes com dor torácica aguda. O uso de duas fontes de emissão em diferentes regimes de trabalho simultaneamente permite a aquisição de conjuntos de imagens diversas, o que possibilita a diferenciação, caracterização e o isolamento dos tecidos visualizados e obtenção de detalhes específicos dos órgãos estudados indo além do estudo morfológico.

Pela primeira vez, é permitida a diferenciação confiável entre cartilagem e tendões (Fig. 17). O uso simultâneo de regimes de trabalho diferentes amplia o espectro de aplicações conhecido em tomografia computadorizada. A nova tecnologia também auxilia na visualização de problemas cruciais em TC, como diferenciação de placas calcificadas e meios de contraste endovenoso. Atualmente, pode-se visualizar o lúmen vascular sem interferência das placas calcificadas. Isto é um exemplo convincente de como o uso de aparelhos duais pode auxiliar na prática radiológica diária.

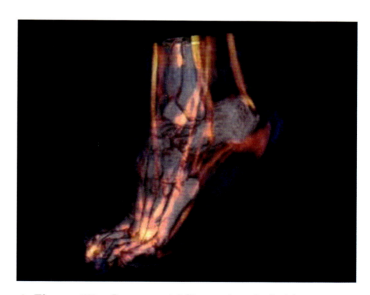

▲ **Figura 17** – Imagem tridimensional obtida no aparelho *Dual-source* demonstrando a riqueza de detalhes obtidos. Verifica-se clara diferenciação entre os tecidos (cartilagens, tendões e ligamentos) do metatarso. Esse aparelho utiliza 02 fontes de raios X e 02 detectores no mesmo momento.

Após a detecção das mensurações dos coeficientes de atenuação radiográfica correspondentes a cada tecido existente na região anatômica estudada, estas são enviadas para um computador central para o processamento. As mensurações adquiridas pelos detectores são como se fossem fatias do objeto que foi escaneado e é no computador que estas fatias seriam unidas, ou seja, reconstruídas, tornando o objeto com volume único. Isso permite alta resolução da imagem, assim como uma alta tecnologia para sua execução o que justifica o alto custo do aparelho. Após o computador realizar o processo de reconstrução da imagem, a imagem reconstruída pode ser exibida, armazenada para análise posterior, o que caracteriza a fase de pós-processamento, que será abordada em um momento posterior do texto. Um histórico gráfico da evolução da TC espiral está representado na figura 18, partindo desde a TC convencional até os dias atuais. Diante deste impulsivo avanço tecnológico, continuamos a nos questionar para quais destinos a TC nos levará.

Uma outra técnica desenvolvida recentemente para Odontologia é a tomografia computadorizada por feixe cônico (TCFC). O advento desta tecnologia permitiu o desenvolvimento de tomógrafos mais baratos, menores em tamanho e com doses de radiação mais baixas para o paciente, além de mais precisão que as técnicas radiográficas convencionais.

Sendo de especial interesse à Odontologia devido às suas características peculiares, baixa dose de radiação e custo mais baixo, é necessário enfatizar que a TCFC não foi uma evolução da TC espiral. É uma técnica diferente e com ampla aplicação em várias áreas e que vem sendo estudada havia algum tempo, aplicando-se não só à Odontologia, como também à Medicina e suas diversas áreas.

Tomografia computadorizada por feixe cônico (TCFC)

A tomografia computadorizada por feixe cônico desenvolveu-se a partir de técnicas angiográficas utilizadas por pesquisadores da Clínica Mayo nos EUA. Em 1894, Feldkamp, Davis e Kress publicam o algoritmo

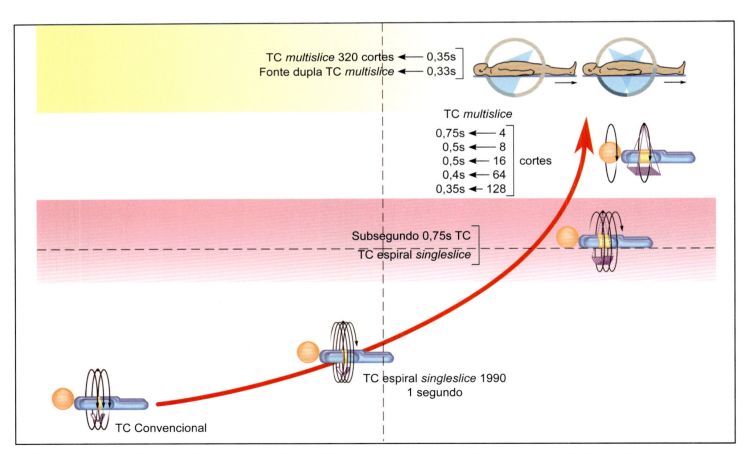

▲ **Figura 18** – Histórico gráfico de evolução da TC espiral, partindo da TC convencional até os dias atuais com os aparelhos TC *multislice* 320 canais.

que possibilitaria a produção e popularização dos tomógrafos baseados neste princípio de aquisição. Concomitantemente, a descoberta e melhoria dos sistemas de detecção por meio de detectores planos somaram-se aos avanços nos sistemas de aquisição e tornou possível a produção de aparelhos de baixo custo e mais acessíveis aos profissionais. Estes dispositivos são geralmente utilizados para tarefas específicas em regiões anatômicas restritas, tais como o complexo maxilofacial e a região de cabeça e pescoço. Para o entendimento da TCFC é necessária a compreensão dos mecanismos que envolvem a formação da imagem, partindo das suas características físicas de aquisição e detalhes pertinentes à resolução temporal e espacial, bem como toda a cadeia produtiva (fluxograma) da imagem até o processo final de elaboração de relatórios.

Princípios físicos de aquisição

Na tomografia computadorizada por feixe cônico, o feixe de raios X é em forma de cone em largura o suficiente para abranger toda a região de interesse em contraposição à morfologia de feixe em forma de leque dos sistemas espirais. O feixe é produzido em ângulo constante e sua morfologia (colimação) é adaptada pela sobreposição de um filtro de alumínio (*Bow-tie filters*). Neste processo, a radiação é, de maneira geral, produzida de maneira pulsada, o que *per si* diminui a dose de radiação em relação aos sistemas espirais. Um diferencial importante nos sistemas de TCFC é a ausência de deslocamento da fonte no eixo "Z", o que torna possível a aquisição das imagens com o paciente em posição ortostática e/ou em cadeiras de roda. Adicionalmente, uma única rotação ao redor do campo de aquisição é suficiente para a formação do volume tomográfico. Para efeito comparativo, com as atuais mudanças nos sistemas de aquisição espiral *multislice*, estes se aproximam bastante dos sistemas de TCFC, visto que as múltiplas fileiras de detectores tornam imprescindível o uso de algoritmos baseados em aquisição com feixes de radiação cônicos. Para os sistemas de feixe cônico, quanto maior o número de projeções obtidas durante o processo de rotação do *gantry*, melhor a qualidade final da imagem.

O feixe é produzido em um ângulo constante de 14º pela sobreposição de um filtro de alumínio de 0,7 mm. Os raios X são capturados por um intensificador de imagens (substituto do filme radiográfico) ou um sensor sólido: CCD – dispositivo de carga acoplada (pode também ser uma placa amorfa de silício ou selênio) que, junto com a fonte de raios X, rotaciona em torno da cabeça do paciente durante o mapeamento. Neste processo são produzidas 360 imagens (uma por grau de rotação) unidas por um programa, que acompanha o equipamento, formando assim o modelo tridimensional do crânio. A voltagem do tubo é constante e medida em *Kv*, a corrente elétrica, em *mA* e verificada através de um controlador de exposição automática.

Recentemente foi criado um novo tipo de sensor, diferente do dispositivo de carga acoplada. É um sensor feito de silício amorfo na forma de detector plano que permite mais qualidade na detecção de imagem e em sua resolução e, por isso, representa uma modalidade promissora na Radiologia.

Como o sistema de detecção é um dos principais elementos que tem influência na qualidade geral da imagem, é importante compreendê-los, no que diz respeito a sua constituição e características.

Detectores planos

Nos detectores planos, o processo de conversão da radiação X em sinais digitais é feito por meio de uma camada de cintilação, um conjunto de cristais formados por fotodiodos embebidos em uma matriz de silício ou selênio amorfo. Para a produção destes painéis, é utilizado um processo muito semelhante ao de produção de semicondutores, como combinação de fotolitografia e sobreposição de camadas. Dessa maneira, tem-se uma estrutura muito semelhante a um conjunto de fibras ópticas que permite nestes detectores a conversão rápida dos sinais incidentes com redução do ruído que degradaria a qualidade da imagem. Durante a exposição à radiação, os fótons incidentes são convertidos proporcionalmente de acordo com o coeficiente de atenuação tecidual em luz e esta é captada diretamente pelos fotodiodos para os sistemas de conversão analógico-digital. Estas propriedades permitem o aumento da resolução espacial com quantidade de ruído similar à dos sistemas de detecção baseados em sensores CCD.

Há uma diferença importante entre a TCFC e a TC espiral em relação à aquisição da imagem que deve ser considerada. Uma das diferenças primárias entre os sistemas é a característica isotrópica entre os sistemas de TCFC. Devido ao pequeno tamanho dos voxels, as imagens podem ser reconstruídas em qualquer plano anatômico, com conservação da qualidade. Isso se deve em parte à redução dos efeitos de volume parcial encontrados nos sistemas espirais. Nos sistemas de

TCFC, devido à resolução temporal menor quando comparados com os sistemas espirais, menos quantidade de dados é coletada durante a aquisição (frames), sendo desta maneira o exame altamente sensível a artefatos, como movimento durante o processo. Adicionalmente, devido ao posicionamento do paciente (ombros largos, pescoço curto, pacientes idosos) há dificuldade adicional para a aquisição da imagem. No sentido de reduzir estes problemas, alguns fabricantes limitam o tempo de projeções. Neste contexto, é necessário avaliar se não há redução de capacidade diagnóstica nas imagens adquiridas. O uso de tamanhos diferentes de FOV (*field of view* - campo de visão) nos diversos aparelhos existentes também esta ligado a diferenças na resolução espacial e temporal. Hassam e colaboradores (2010) avaliaram tamanhos diferentes de FOV em intensificadores de imagem e, de acordo com estes autores, o uso de FOV tamanho reduzido proporcionaria melhores imagens, entretanto mais estudos são necessários para a validade dos resultados obtidos com o uso de detectores planos.

Entretanto, o uso de FOV de tamanho reduzido levaria a múltiplas aquisições com o intuito de cobertura de áreas maiores. Isto tem sido controverso, pois achados incidentais são comuns na prática clínica do radiologista, e interpretações errôneas podem levar a sérios problemas legais. De acordo com Pazera et al, alto percentual de aquisições por TCFC possuem achados em seio maxilar não associados à indicação primária. Estes achados, desse modo, não estariam relacionados ao FOV utilizado para a aquisição do exame. Popat e colaboradores (2008) relatam inclusive problemas como fendas em vértebras cervicais, que só poderiam ser detectados com o uso de aparelhos com FOV grande.

Em TCFC, a imagem do crânio é formada como um todo pelo tomógrafo, e é o programa do computador que realiza os cortes da imagem (Figs. 19A e B). Em TC espiral, a imagem do crânio é adquirida em fatias e o computador fica com a função de uni-las para a obtenção da imagem como um todo (Figs. 20A e B).

Desta maneira, durante a aquisição por TCFC, o volume de uma região é estabelecido e a partir deste são obtidos os cortes axiais e posteriormente reformatações multiplanares e parassagitais (Figs. 21 e 22). Essa diferença justifica a maior resolução da TC espiral quando comparada com a TC por feixe cônico. Mesmo assim, a resolução e precisão de imagens da TCFC quando comparadas com as radiografias convencionais são maiores. Lofthag-Hansen e colaboradores (2007) realizaram um estudo comparativo entre a TCFC e a radiografia periapical intrabucal no diagnóstico de doenças periapicais e chegaram à conclusão de que com a técnica do feixe cônico foi possível visualizar mais raízes dentárias com lesões periapicais do que com a técnica radiográfica periapical.

Como exemplos de tomógrafos por feixe cônico, inúmeros destes podem ser citados (Figs. 23 a 28). Com a popularização da tecnologia e queda do valor de aquisição dos equipamentos, novos aparelhos estão sendo lançados no mercado. As características dos principais aparelhos de TCFC disponíveis no mercado nacional e internacional estão relacionadas nas tabelas 1 e 2.

A maioria dos tomógrafos por feixe cônico pode ser ajustada para abranger pequenas regiões para requisitos de diagnóstico específicos. Outros tomógrafos são capazes de abranger todo o complexo craniofacial, quando necessário. Isso tudo é possível porque a TCFC permite a redução do tamanho da área irradiada através da colimação dos raios X em feixe cônico. O mapeamento total abrange a área compreendida entre a borda inferior da órbita e a margem inferior da mandíbula. O tempo de captura varia de 20 a 45 segundos para toda a face; a 7 segundos para uma região. A dose de radiação emitida pela TC por feixe cônico é bem menor, cerca de 20% da dose total da TC espiral e o equivalente a tomadas radiográficas periapicais de todos os dentes.

Na vista lateral do volume adquirido, o examinador pode ajustar o campo de visão (FOV) e realizar cortes axiais de até 0,12 mm de espessura. Posteriormente, o profissional pode gerar imagens parasagital, coronal, sagital e em 3D.

Uma importante limitação das imagens por TCFC é a impossibilidade da visualização adequada dos tecidos moles. Nesta técnica, a reduzida miliamperagem fornecida pela ampola torna inviável a perfeita diferenciação entre os sutis coeficientes de atenuação dos tecidos moles presentes no complexo maxilofacial. Como a miliamperagem é baixa, os voxels obtidos possuem uma extrema proximidade de valores, tornando uniformes as áreas preenchidas por estes tecidos. De acordo com os princípios básicos de obtenção da imagem radiográfica, a diferenciação entre os tecidos duros e moles (escala de contraste) é razão direta da quilovoltagem e miliamperagem fornecidas pela fonte de raios X (ampola) e tempo de exposição empregado para o exame. Para que a TCFC proporcione diferenciação entre os tecidos moles, seria necessária maior miliamperagem, o que tornaria a dose de radiação proporcionalmente maior e o custo mais alto do aparelho.

As exigências de energia elétrica na tecnologia do feixe cônico são reduzidas em relação à TC espiral, o que permite o uso de componentes menores e mais baratos. Além disso, para a aquisição de imagens da TCFC, não é necessário um mecanismo adicional para mover o paciente durante a aquisição [24]. Entretanto, a questão do custo deve ser avaliada criticamente. Devido às limitações técnicas (FOV reduzido para alguns aparelhos), também da região a ser analisada (estudo) e da necessidade de pós-processamento para a obtenção das imagens (axiais, coronais, sagitais, parassagitais e em 3D), o que implica em amplo tempo de ocupação de recursos humanos e computacionais, o custo da TCFC pode se equivaler ao custo final dos exames quando comparado com os exames realizados através da técnica *multislice*.

O uso da tecnologia por feixe cônico dispõe de características para a obtenção de imagens da região maxilofacial (Tabela 1).

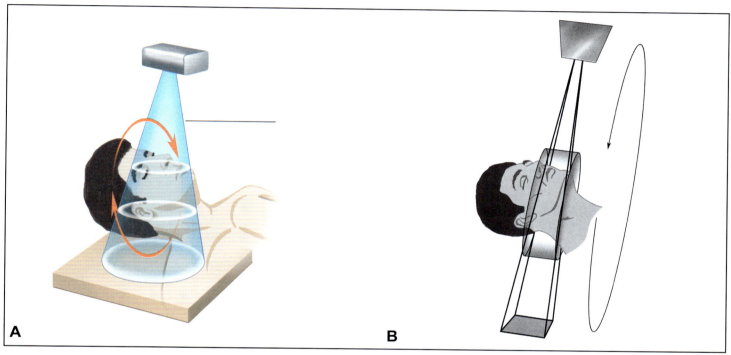

▲ **Figura 19** – Princípio de aquisição (conformação do feixe de radiação) nos sistemas tomográficos de feixe cônico, baseados no feixe em forma de cone (*cone-beam*). **(A)** Conformação do feixe. **(B)** Movimento da ampola.

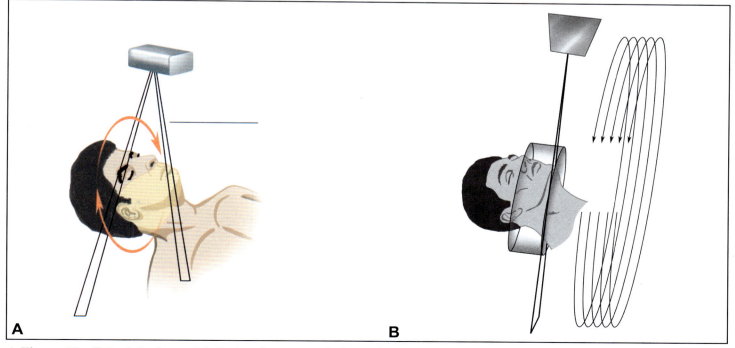

▲ **Figura 20** – Princípio de aquisição (conformação do feixe de radiação) nos sistemas tomográficos espirais, baseados no feixe em forma de leque (*fan beam*). **(A)** Conformação do feixe. **(B)** Movimento da ampola.

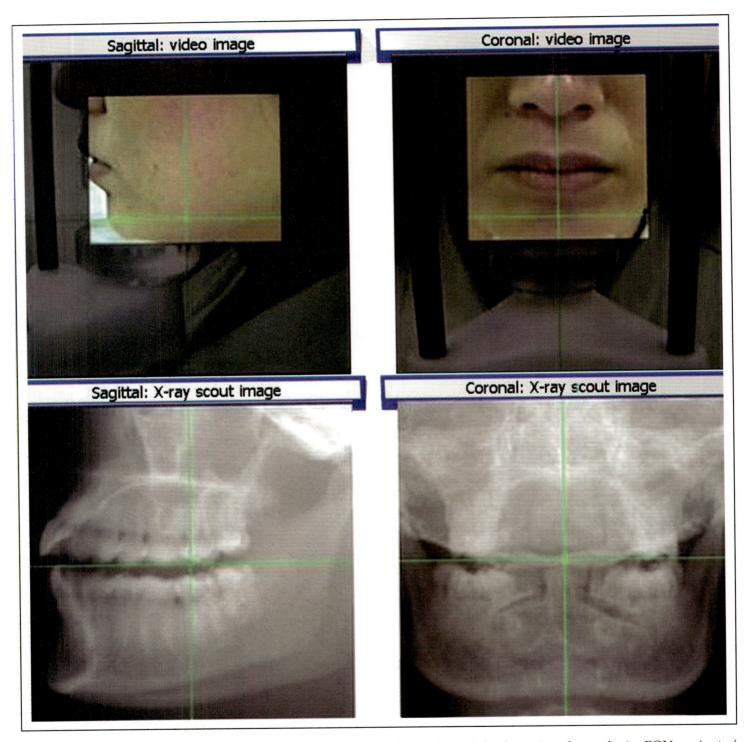

▲ **Figura 21** – Aquisição tomográfica em sistema por feixe cônico. *Scout* inicial mostrando a relação FOV paciente/imagem.

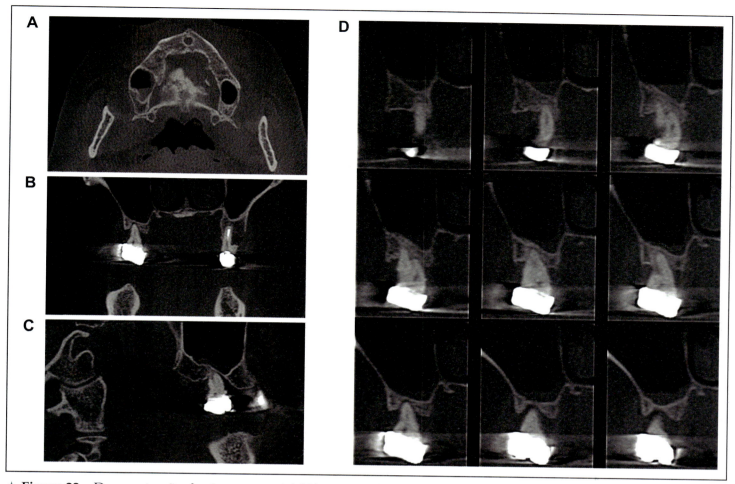

▲ **Figura 22** – Demonstração das imagens axial (A), coronal (B) e sagital (C) geradas simultaneamente pelo programa de aquisição do tomógrafo por feixe cônico. (D) Cortes parassagitais provenientes das imagens axiais.

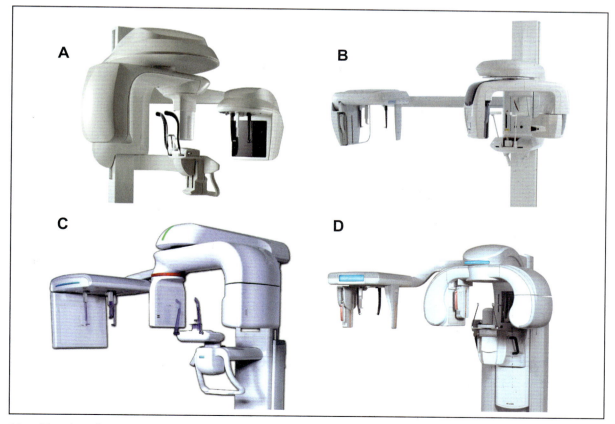

▲ **Figura 23** – Tomógrafos computadorizados por feixe cônico, os quais contêm também radiografia panorâmica e telerradiografias. (A) Kodak 9000c, Carestream. (B) Veraviewepocs 3D, J Morita. (C) Pax 3D, Vatech. (D) Picasso Trio, Vatech.

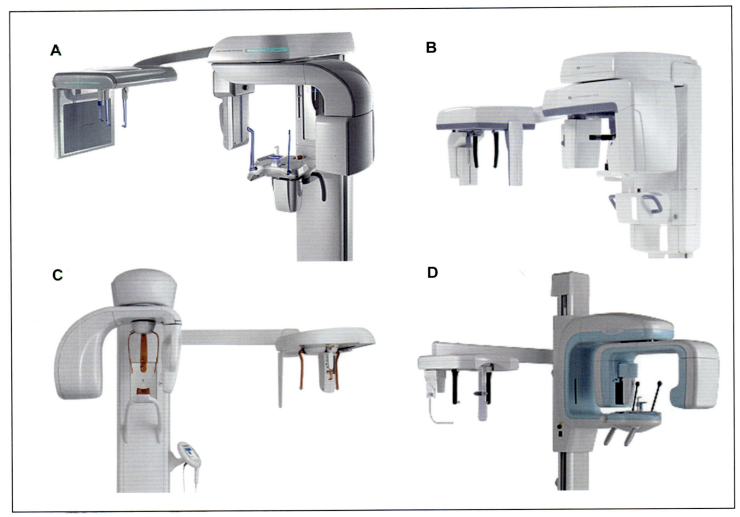

▲ **Figura 24** – Tomógrafos computadorizados por feixe cônico, os quais contêm também radiografia panorâmica e telerradiografias. **(A)** Pax 500, Vatech. **(B)** OP 300, Instrumentarium. **(C)** Imax touch, Owandy. **(D)** Auge series, Asahi.

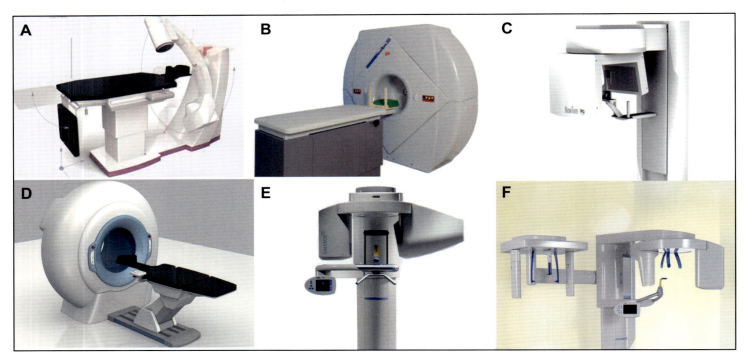

▲ **Figura 25** – Tomógrafos computadorizados por feixe cônico. **(A)** Skyview 3D, Myray. **(B)** NewTom 3G, QR. **(C)** NewTom VGi, Imageworks. **(D)** NewTom 5G, QR. **(E)** Galileos, Sirona. **(F)** Orthophos XG 3D, Sirona.

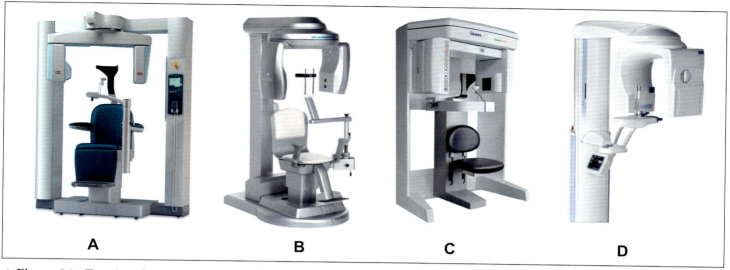

▲ **Figura 26** – Tomógrafos computadorizados por feixe cônico: **(A)** Accuitomo 80, J Morita. **(B)** Prexion Elite 3D, XTrillion. **(C)** CB-500, Gendex. **(D)** Promax 3D, Planmeca.

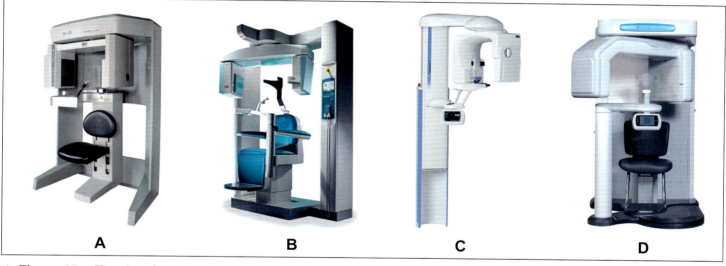

▲ **Figura 27** – Tomógrafos computadorizados por feixe cônico: **(A)** iCAT, Imaging Sciences. **(B)** Accu-i-tomo 170, J Morita. **(C)** Picasso Master, Vatech. **(D)** Promax 3D Max, Planmeca.

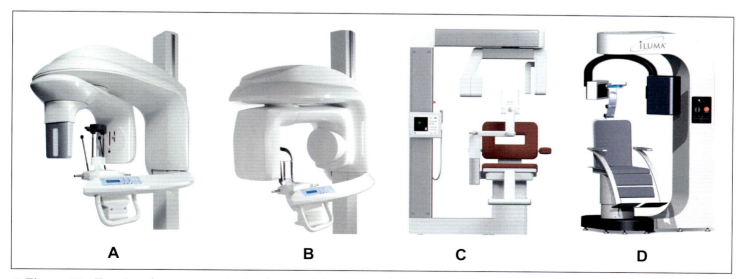

▲ **Figura 28** – Tomógrafos computadorizados por feixe cônico: **(A)** Kodak 9000, Carestream. **(B)** Kodak 9500, Carestream. **(C)** Scanora 3D, Soredex. **(D)** Iluma Elite, IMTEC.

Tabela 1 – Principais características dos modelos de aparelhos de TCFC disponíveis comercialmente na atualidade.

Aparelhos	iCAT classic	iCAT next generation	Gendex CB-500	Accu-i-tomo 170	Accu-i-tomo 80	Veraviewepocs 3D	Picasso Master	Picasso trio	PaX-Uni3D	Planmeca PROMAX 3D	Planmeca PROMAX 3D MAX	Kodak 9000 & 9000c	Kodak 9500
Sensor	Amourphous silicon flat panel	Amourphous silicon flat panel	Amourphous silicon flat panel	Amourphous silicon flat panel	Amourphous silicon flat panel	CMOS Sensor / flat panel detector	Amourphous silicon flat panel	Amourphous silicon flat panel	Flat panel	Flat panel sensor	Flat panel sensor	CMOS Sensor with optical fibre	Amourphous silicon flat panel
Resolução (níveis de cinza)	14 Bit	14 Bit	14 Bit	14 Bit	14 Bit	13 Bit	14 Bit	14 Bit	16 Bit	12 Bit	15 bit	15 Bit	16 Bit
Tamanho do Voxel	0,2-0,4mm	0.125-0.4mm	0.125-0.4mm	0.08-0.25mm	0,08-0,16mm	0.125mm	0.2mm	0.2mm	0.08-0.2mm	0.16-0.4mm	0.1-0.6mm	0.1mm	0.2-0.3mm
Colimação	Total	Total	Limitada	N/F						Ausente			
Tempo de Aquisição	10-40 seg	5-26.9 seg	8.9-23 seg	5.4-30.8 seg	18 seg	9.4 seg	15-24 seg	15-24 seg	8,3-20 seg	18 seg	35 seg	13.9 seg	10.8 seg
Tipo de Dose	Pulsada	Pulsada	Pulsada	N/F	N/F					Pulsada	Pulsada		
Campo de Visão (FOV)	16(d) x 6-22(a) cm	16(d) x 2-23(a) cm	8-14(d) x 8(a) cm	4-17(d) x 4-12(a)cm	4-8(d) x 4-8(a)cm	4-8(d) x 4-8(a)cm	20 x 15-19 cm	12 x 7 cm	5 x 5 cm	8 x 8 cm	23 x 16-26 cm	5 x 3.8 cm	15 x 9 cm / 20 x 18 cm
Forma de Reconstrução	Cilindro	Cilindro	Cilindro	Cilindro	Cilindro	Cilindro	N/F	N/F	N/F	N/F	Cilindro	N/F	N/F
Tempo de Reconstrução	<2 min	30 seg	20-95 seg	N/F	N/F			15 seg	<1 min	<3 minutos	15 seg	10-55 seg	10-35 seg
Tamanho Típico do Arquivo	50 mb	50 mb	50 mb	N/F	N/F	N/F	N/F	N/F	N/F	30-250 mb	250 mb	N/F	N/F
Pacotes de softwares	Xoran Cat, iCAT Vision e 3DVR	iCAT Vision, InVivo dental e 3DVR	iCAT Vision, InVivo dental e 3DVR	i-Dixel 2.0	i-Dixel 2.0	i-Dixel 2.0	Easy Dent EzImplant IC	Easy Dent EzImplant IC	Ez3D/ Easydent	Romexis	Romexis	Kodak Imaging software	Kodak Imaging software
Tamanho da Unidade	112x183x 112 cm	121x176x 92 cm	122x180x 90 cm	162x125x 208	162x120x 208 cm	N/F	N/F	N/f	192x232x 145.5 cm	N/F	150x163x 243 cm	N/F	N/F
Posição do Paciente	Sentado	Sentado	Sentado	Sentado	Sentado	Em pé	Sentado	Em pé	Em pé	Em pé	Em pé	Em pé	Em pé
Dose Efetiva	69 µSv	26-87 µSv	28-53 µSv	N/F	22-93 µSv	22-93 µSv	N/F	N/F	12-60 µSv	8-250 µSv	N/F	5-38 µSv	76-93 µSv

Tomografia Computadorizada

Aparelhos	PreXion- 3D	Iluma	NewTom 3G	NewTom VGi	Scanora 3D	Skyview	Galileos	Mercuray Dental X-Ray	AUGE X ZIO maxim	I-Max Touch 3D	Instrumentarium OP 300	Orthophos XG 3D	NewTom 5G
Sensor	Flat panel detector	Amourphous silicon flat panel	Intensificador de imagem	Amourphous silicon flat panel	Detector plano	CCD	Intensificador de imagem	CCD	Detector plano	Amourphous silicon flat panel	CMOS	Auflösung	Flat Panel
Resolução (níveis de cinza)	16 bit	14 bit	12 bit	14 bit	N/F	12 bit	12 bit	12 bit	N/F		14 bit	N/F	16 bit
Tamanho do Voxel	0,1mm	0,1-0,4 mm	0,2-0,4mm	0,3 mm	0,13-0,35 mm	0,2 x 0,2 x 0,2 mm ou 0.14 x 0.14 x 0.14 mm	0,15-0,3mm	0,1-0,4 mm	0,1 – 0,2 mm	0.156 mm	0.2 mm	0.1 mm – 0,16mm	0,075 - 0,3 mm
Colimação		Ausente	Limitada	N/F	N/F	N/F	Ausente	N/F	N/F	N/F	N/F	Limitada	N/F
Tempo de Aquisição	19 / 37 seg	20 / 40 seg	40 seg	24 seg	10-20 seg	10, 15, 20 seg	12 seg	10 seg	8,5 – 17 seg	20 seg	10-20 seg	3,2s – 14s	18s
Tipo de Dose	Contínua	Contínua	Pulsada	Pulsada	Pulsada	N/F	Pulsada	N/F		Pulsada	Pulsada	Pulsada	N/F
Campo de Visão (FOV)	5x5, 8x8 cm	11 – 13cm (A) x 17cm (D)	11, 16 ou 22cm	12-15(D) x 7.5-15 (A) cm	6 x 6 cm – 7,5 x 14,5 cm	11 cm X 11cm X 11cm.	15 cm	25 x 15, 25 x 30 cm	5 x 5 – 8 x 8 – 10x8 cm	8 x 8 cm	4x6 e 6x8 cm (D x DA)	8x8 – 5x5 cm (D x A)	18 x 16, 15 x 12, 12 x 8, 8 x 8 e 6 x 6 D x A
Forma de Reconstrução		Cilindro	Esfera	N/F	Cilindro	N/F	Esfera	N/F	N/F	N/F	Cilindro	Cilindro	Cilindro
Tempo de Reconstrução	N/F	<2,5 min	1 min	1 min	1-2 min	N/F	7 min	6 min	N/F	N/F	N/F	30 – 60 s	N/F
Tamanho Típico do Arquivo	N/F	500 mb	700 mb	320 mb	N/F	N/F	300-500 mb	N/F	N/F	N/F	N/F	50 mb – 200 mb	N/F
Pacotes de softwares	Tera Recon Xtrillion / Prexion 3D	ILUMA 3D V-Works V-Implant Pro	NNT™	NNT™	OnDemand 3D, ART	N/F	N/F	CB works	N/F	N/F	Cliniview™	GALAXIS 3D	N/F
Tamanho da Unidade	117 x 157 x 192 cm	N/F	N/F	N/F	196 x 154 x 110 cm	150 x 240 x 120 cm	N/F	200 x 190 x 225 cm	195 x 130 x 223,2 cm	N/F	200 x 241 x 142 cm	N/F	175 x 230 x 178 cm
Posição do Paciente	Sentado	Sentado	Deitado	Sentado	Sentado	Deitado	Sentado ou em Pé	Sentado	Em pé	Em pé	Em pé	Em pé	Deitado
Dose Efetiva	68 – 159.6 μSv	μSv	60 μSv	100 μSv	N/F	22-93 μSv	N/A	569-1073 μSv	N/F	N/F	N/F	60μSv – 170μSv	N/F

Limitação do feixe de raios X: a redução do tamanho da área irradiada pela colimação do feixe primário de raios X à área de interesse minimiza a dose da radiação. A maioria das unidades TCFC pode ser ajustada para fazer a varredura de regiões pequenas para tarefas diagnósticas específicas. Outras são capazes de fazer a varredura de todo o complexo craniofacial quando necessário.

Tempo de varredura acelerado: as unidades TCFC adquirem todas as "imagens-base" em uma única rotação; os tempos da varredura são rápidos (5-40 segundos). Ainda que o tempo de varredura rápido signifique geralmente uma quantidade menor de "imagens-base" que servirão para reconstruir a série de dados volumétricos, os artefatos de técnica, em função da movimentação do paciente, são reduzidos.

Redução da dose: os relatórios publicados indicam que a dose eficaz de radiação (escala média variando de 36,9-50,3 milissievert [μSv]) é significativamente reduzida comparando com os sistemas espirais de TC (escala média para a mandíbula de 1.320-3.324 μSv; escala média para a maxila de 1.031-1.420 μSv) reduzindo-se a dose efetiva ao paciente a aproximadamente aquela de um levantamento radiográfico periapical (13-100 μSv), ou de 4-15 vezes a dose de radiografia panorâmica (μSv 2.9-11).

Artefatos da imagem reduzidos: com o uso de algoritmos de supressão de artefatos e aumentando-se o número de projeções, foi demonstrado que imagens de TCFC podem resultar em um nível baixo de artefatos metálicos, em particular nas reconstruções designadas para a visualização dos dentes e dos maxilares.

Nos aparelhos de TCFC, a face deve ser suficientemente estabilizada para imagens de boa qualidade a uma velocidade de aquisição baixa. Devido à sensibilidade da técnica por causa das características de resolução temporal e captação de imagens, o posicionamento do paciente é crítico na qualidade da imagem resultante. De maneira geral, é necessário que este permaneça estático durante todo o processo de captação, o que implica na redução dos tempos de rotação do *gantry* do aparelho. A equação perfeita entre tempos de aquisição e posicionamento do paciente é função direta na qualidade da imagem obtida. Desse modo, protocolos específicos para pacientes idosos e crianças têm sido propostos pelos fabricantes com o intuito de melhorar o processo de aquisição de imagem.

Como desvantagem, a TCFC apresenta área de alcance dos raios X limitada em alguns aparelhos, perda da qualidade da reconstrução de imagem em 3D. A resolução da imagem é menor quando comparada com a TC *multislice*. Não é possível a visualização de tecido mole, em doses baixas de radiação. Devido aos baixos regimes de trabalho (kVp e MA), a diferenciação entre os tecidos baseada no coeficiente de atenuação dos mesmos (Unidades Hounsfield) não é possível, sendo melhor visualizado apenas o tecido ósseo, que possui alto coeficiente de atenuação radiográfico. Além disso, não é possível visualizar grandes áreas como na TC espiral devido à baixa colimação alcançada pelo feixe cônico. O tempo necessário para a reformatação é maior que o da TC espiral, devido à tecnologia menos sofisticada.

Apesar de ser reduzida, a dose de radiação empregada nos exames de TCFC não pode ser negligenciada. Em artigo publicado em 2010, o NYT emitiu uma opinião a respeito do uso das imagens de TCFC. De acordo com a publicação, até o momento, o uso de imagens tomográficas em pacientes jovens e pacientes com necessidades ortodônticos é controverso. Segundo os autores, não há pesquisas independentes para validar a segurança de aquisições por meio de TCFC para rotina clínica. Neste contexto, a popularidade dos aparelhos de TCFC tem sido estimulada principalmente por meio dos fabricantes e palestrantes remunerados pelas empresas. A despeito dos benefícios proporcionados pelas imagens volumétricas de TCFC, é necessário mais controle a respeito das doses de radiação empregadas. Segundo Ludlow, em 2011, esforços têm sido empreendidos pelos fabricantes no sentido de reduzir os níveis de exposição, que ainda são altos, principalmente quando comparados com os outros sistemas de avaliação radiográfica disponíveis.

A TCFC possui aplicabilidade tanto no campo médico quanto no odontológico. Atualmente, seu estudo e aplicação têm sido voltados para a região maxilofacial por suas características como visualização de pequenas áreas, boa resolução para visualizar tecido ósseo, baixo custo, baixa radiação e tamanho do tomógrafo compatível com consultório odontológico.

Na área médica, essa técnica é utilizada em imagens vasculares, microtomografias de pequenas espécies para aplicações biomédicas e industriais, e na radioterapia. Localização de tumores como de mama, de próstata, tumores no pulmão e na bexiga urinária, porém para estes casos a radiação utilizada precisa ser muito maior do que para uma visualização da região da face.

Sua aplicabilidade na Odontologia envolve o planejamento e a avaliação de implantes dentários (Figs. 29 e 30). Nesta especialidade, a TCFC também possibilita avaliar a quantidade do tecido ósseo existente. Além disto, permite verificar a presença de possíveis áreas doadoras de enxerto ósseo, detectando com alta acurácia e precisão a localização de estruturas nobres, como o canal mandibular e o seio maxilar, e auxiliar na escolha do posicionamento dos implantes. Outra aplicação da TCFC refere-se à análise de estruturas ósseas da ATM e suas regiões adjacentes (Figs. 31), assim como achados como reabsorção, crescimento hiperplásico ou formato anormal da(s) cabeça(s) da mandíbula, osteófitos e diferenças morfológicas entre os lados esquerdo e direito também são possíveis. É necessário atentar que estas alterações em muitas ocasiões só podem ser observadas em imagens coronais ou sagitais, demonstrando a importância da avaliação das imagens em diferentes planos.

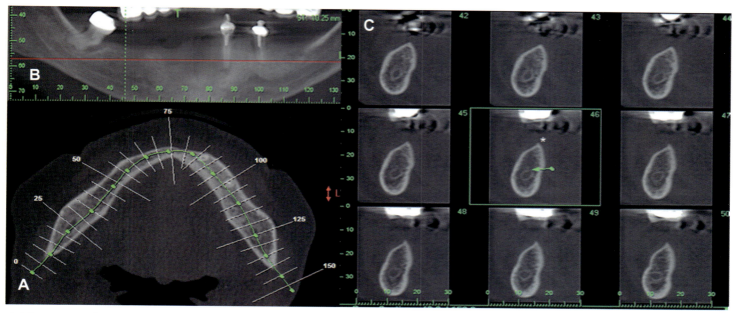

▲ **Figura 29** – Sequência de imagens axial **(A)**, coronal panorâmica **(B)** e cortes parassagitais **(C)** demonstrando a relação do canal mandibular (seta) com o rebordo ósseo adjacente (*) na região edêntula da mandíbula, do lado direito.

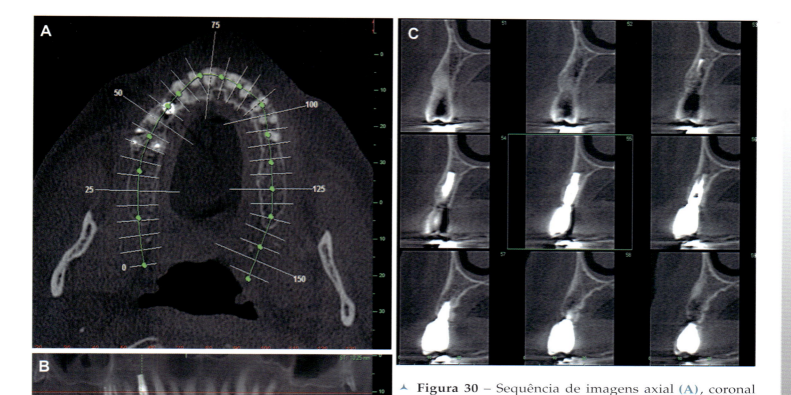

▲ **Figura 30** – Sequência de imagens axial **(A)**, coronal panorâmica **(B)** e cortes parassagitais **(C)** demonstrando a relação do implante referente ao dente 14 com a cortical do assoalho da fossa nasal, respeitando seus limites. Observa-se também que o implante encontra-se equidistante das corticais vestibular e palatina.

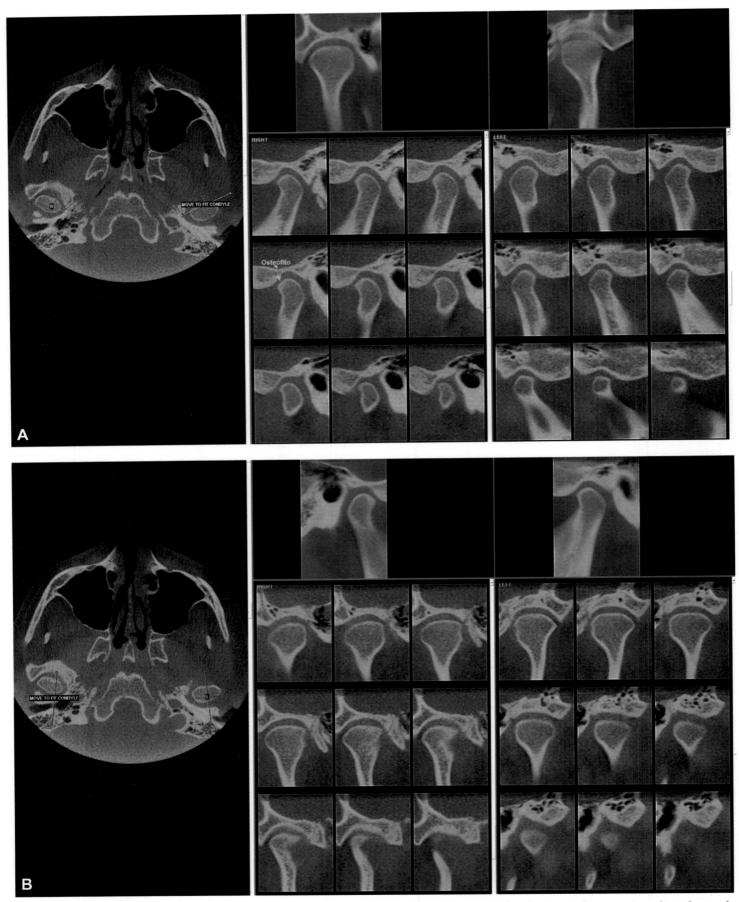

▲ **Figura 31** – Protocolo de obtenção das imagéns coronais e sagitais perpendiculares ao longo eixo da cabeça da mandíbula por meio da imagem axial utilizando um protocolo específico para ATM pertencente ao programa Xoran, em tomógrafo por feixe cônico iCAT. **(A)** Corte coronal ao longo eixo da cabeça da mandíbula (linha sobre a cabeça da mandíbula, obtendo-se automaticamente cortes sagitais perpendiculares a este eixo. Nestas imagens sagitais, observa-se um discreto osteófito no polo anterior da cabeça da mandíbula do lado direito. **(B)** Corte sagital ao longo eixo da cabeça da mandíbula (linha sobre a cabeça da mandíbula, obtendo-se automaticamente cortes coronais perpendiculares a este eixo).

Outras aplicações estão direcionadas à avaliação de lesões ósseas dos maxilares com relação ao grau de expansão e destruição de corticais, relação de lesões com estruturas vitais (Figs. 32 a 34), além de auxiliar na detecção de fraturas dentárias (Fig. 35), posicionamento de dentes inclusos supranumerários (Figs. 36 e 37), relação entre terceiros molares impactados e o canal mandibular. Nas cirurgias maxilofaciais, a TCFC é utilizada em diagnósticos pré-operativos, no acompanhamento pós-cirúrgico e também durante o procedimento operatório.

Em cirurgias ortognáticas, pode ser usada para verificar valores quantitativos de rotação e deslocamento do côndilo (cabeça da mandíbula), após a cirurgia, ou seja, permite comparar as mudanças ósseas ocorridas.

Alguns dos equipamentos citados são acompanhados de programas que permitem fazer a simulação do tratamento ortodôntico. As documentações que incluem a reconstrução em 3D também são de grande utilidade para avaliarem as alterações ocorridas durante o tratamento.

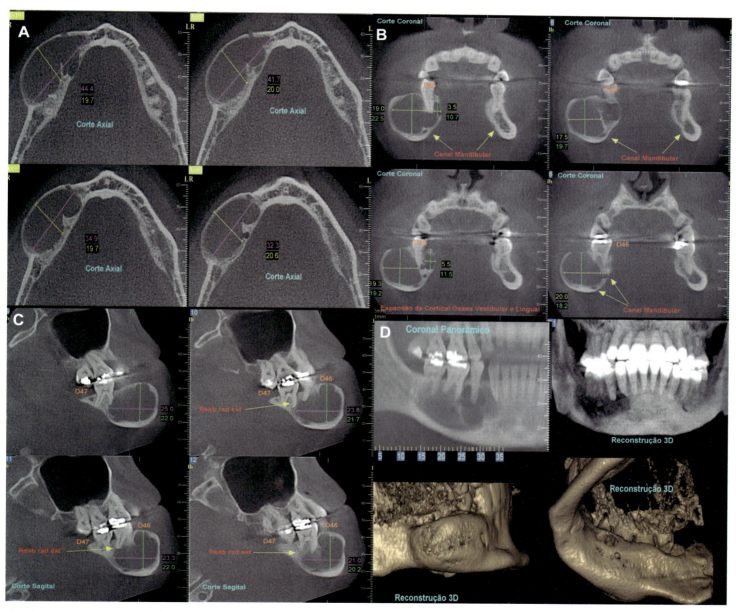

▲ **Figura 32** – Imagens axiais **(A)**, reconstruções coronal panorâmica **(D)**, sagital **(C)**, coronal **(B)** e em 3D **(D)** de um caso de ameloblastoma multilocular na mandíbula, do lado direito, demonstrando um deslocamento do canal mandibular para a região basilar. Nota-se por meio das imagens axiais, coronais e sagitais que a lesão possui um comportamento expansivo nas corticais vestibular e lingual, porém sem destruí-las. Entretanto, a imagem em 3D simula uma falsa destruição nas corticais (falso-positivo), o que ressalta a limitação destas imagens para a análise de lesões dos maxilares cuja fonte de aquisição é a TCFC.

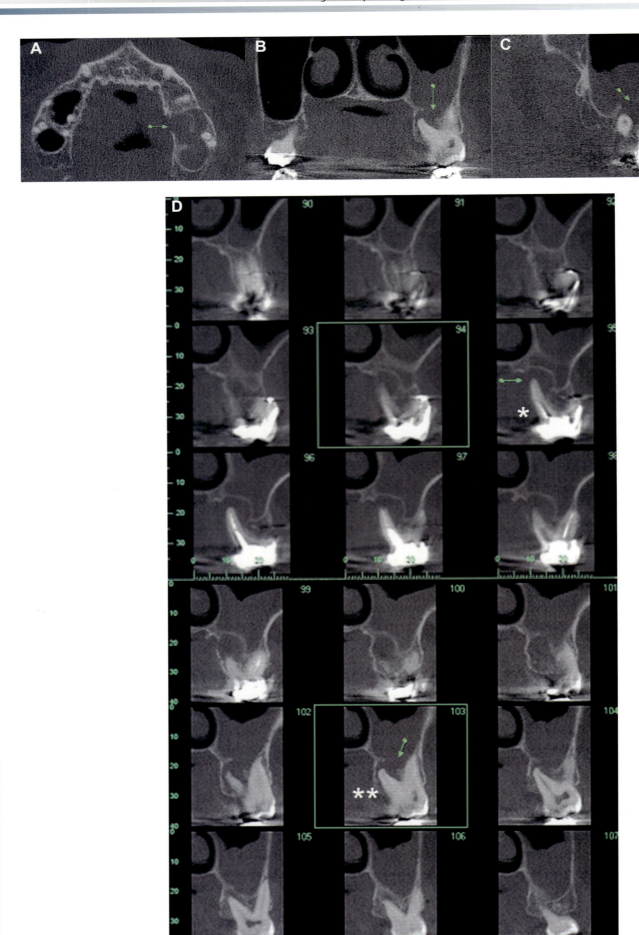

Figura 33 – Imagens axial (A), coronal (B), sagital (C) e parassagitais (D) demonstrando o rompimento da cortical palatina na região da raiz palatina do dente 26 (*), com abaulamento da cortical do assoalho do seio maxilar (seta). Na região do dente 27 (*), observa-se o abaulamento e rompimento da cortical do assoalho do seio maxilar proporcionados pela lesão (seta).

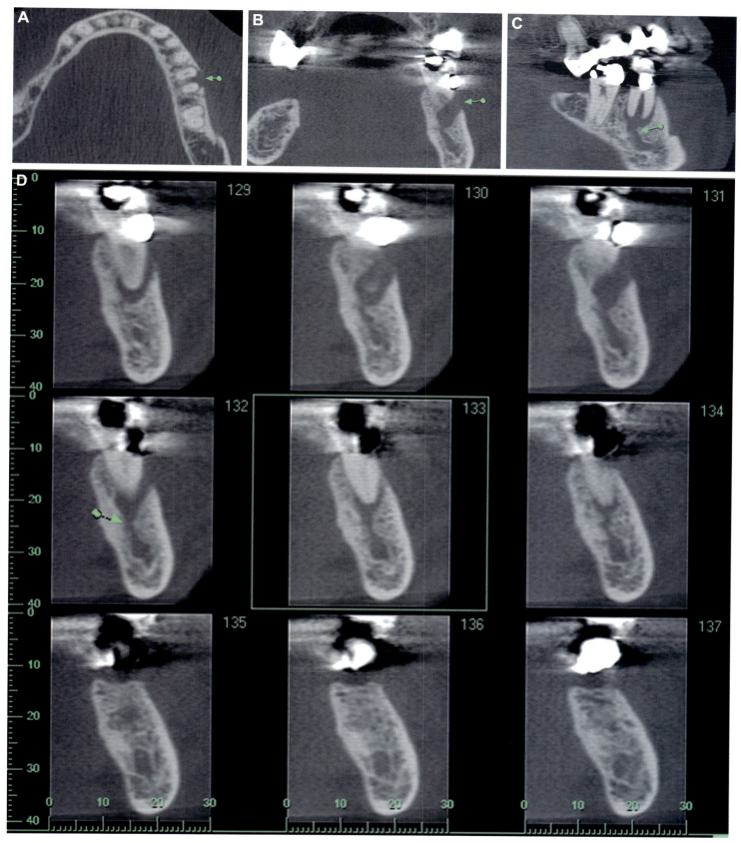

Figura 34 – Imagens axial (A), coronal (B) e sagital (C) e parassagitais (D) evidenciando a contiguidade da lesão apical do dente 36 com o canal da mandíbula (seta).

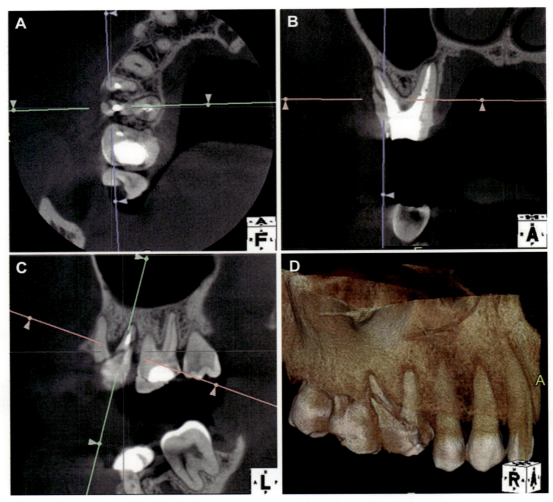

▲ **Figura 35** – Imagens axial (A), coronal (B), sagital (C) e reconstrução em 3D (D) mostrando a fratura oblíqua na raiz distovestibular do dente 16 e estendendo-se até a coroa.

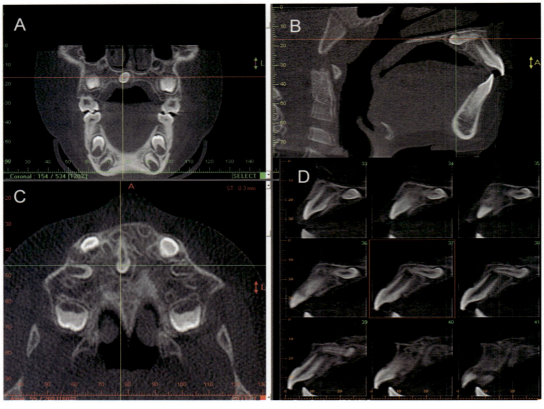

▲ **Figura 36** – Sequência de imagens coronal (A), sagital (B), axial (C) e parassagitais (D) de um caso de dente supranumerário no palato, em posição transversa, com o terço coronário para posterior.

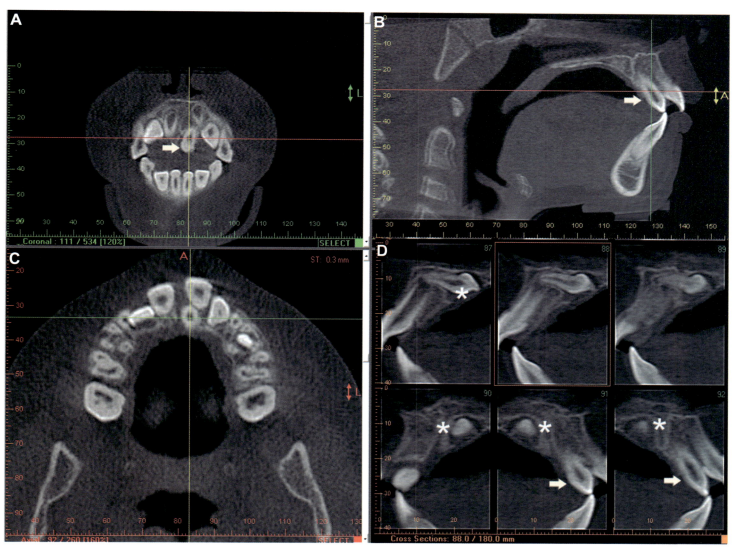

▲ **Figura 37** – Sequência de imagens coronal (A), sagital (B), axial (C) e parassagitais (D) do mesmo caso de dente incluso (*) anterior demonstrando um segundo dente supranumerário em posição palatina na região de linha média nas imagens (setas).

Pelo fato de se basear em uma aquisição volumétrica, as técnicas tomográficas computadorizadas (TC convencional, TC espiral *singleslice*, *multislice* e TCFC) devem seguir critérios rígidos para a interpretação e elaboração de relatórios (laudos) pelo profissional. Baseado na premissa que todo o volume é adquirido, é obrigatório que todos os cortes contidos neste sejam analisados, independentemente de quantidade de cortes e parâmetros de obtenção (espessura de corte, intervalo de reconstrução, espaçamento entre os cortes, tamanho do voxel). A abordagem necessária e a linguagem utilizada para os laudos são inerentes à técnica tomográfica, o que diferencia a TC das radiografias convencionais (panorâmica, periapicais, tomografias lineares, etc.) exigindo do profissional treinamento específico para tal. Dessa forma, é importante frisar a clara distinção entre as radiografias dentárias e a tomografia computadorizada, sendo as técnicas complementares, e não necessariamente excludentes uma em relação à outra.

Pós-processamento de imagem em tomografia computadorizada

O pós-processamento das imagens tomográficas responde por um importante passo na elaboração de um diagnóstico correto. Após a aquisição das imagens originais, sejam elas axiais originais (tomografia espiral) ou volume primário (tomografia por feixe cônico), o refino destas é uma etapa fundamental e que deve ser bem entendido através do aprendizado de conceitos básicos que dizem respeito não só ao conhecimento de tomografia computadorizada em si (princípios físicos e de aquisição, anatomia maxilofacial), mas também entendimento de conceitos referentes à informática e suas vertentes. Tais conceitos podem ser comuns às duas técnicas de aquisição, entretanto características como janela tomográfica são aplicados apenas às imagens obtidas por TC espiral.

Reconstrução multiplanar: as imagens multiplanares são obtidas a partir de reconstruções baseadas nos dados dos cortes axiais originais ou do volume primário obtido por meio da TC. Por meio de técnicas matemáticas, as imagens são "remontadas" em diferentes planos de orientação anatômica (sagital, coronal, coronal panorâmica, parassagital), permitindo dessa maneira uma visualização múltipla do conjunto de imagens adquirido pelo tomógrafo (Figs. 38A-I). Neste ponto, cumpre ressaltar que para melhor qualidade das reconstruções a serem obtidas, o conhecimento perfeito dos parâmetros de aquisição (espessura de corte, intervalo de reconstrução), finalidade do exame são etapas cruciais e que determinarão a qualidade final das reconstruções multiplanares e principalmente do exame tomográfico em si (Fig. 39). Com o advento dos aparelhos espirais e posteriormente com o desenvolvimento dos tomógrafos *multislice*, a captação das imagens através de aquisições diretas coronais caiu em desuso e, na atualidade, as imagens sagitais e coronais obtidas são oriundas de RMP (reconstrução multiplanar).

O *hardware* utilizado para pós-processamento necessita de alto grau de especialização, o que se traduz em máquinas com as mais recentes tecnologias embarcadas, caracterizando uma categoria especial de computadores designados para tarefas de pós-processamento. Embora o pós-processamento possa ser realizado no console do próprio tomógrafo, esse processo torna-se improdutivo, pois, devido a suas características próprias de comando do aparelho, o console não pode realizar tarefas simultâneas de pós-processamento e aquisição de imagens. Dessa maneira, o desenvolvimento de estações de trabalho independentes tornou-se obrigatório para o trabalho com o crescente volume de dados gerados pelos tomógrafos computadorizados.

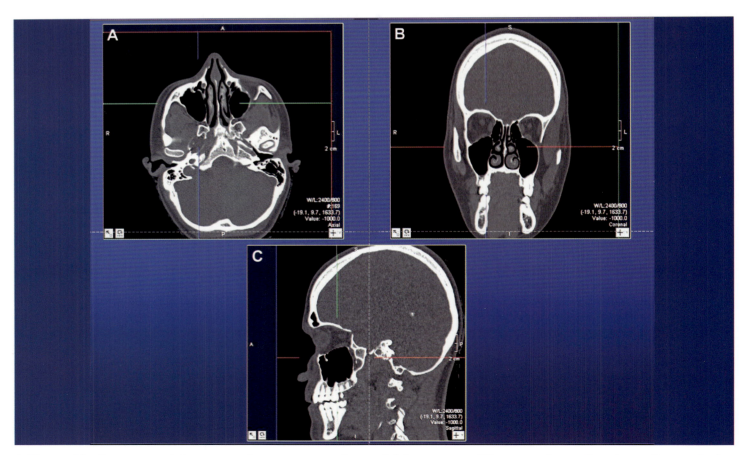

▲ **Figura 38** – Imagens axiais e respectivas reconstruções multiplanares em diferentes planos de orientação anatômica (sagital, coronal), possibilitando a visualização em múltiplos ângulos do conjunto de imagens adquirido pelo tomógrafo, conforme a ferramenta de indicação do programa. Seio maxilar em cortes axial **(A)**, coronal **(B)** e sagital **(C)**.

Continua.

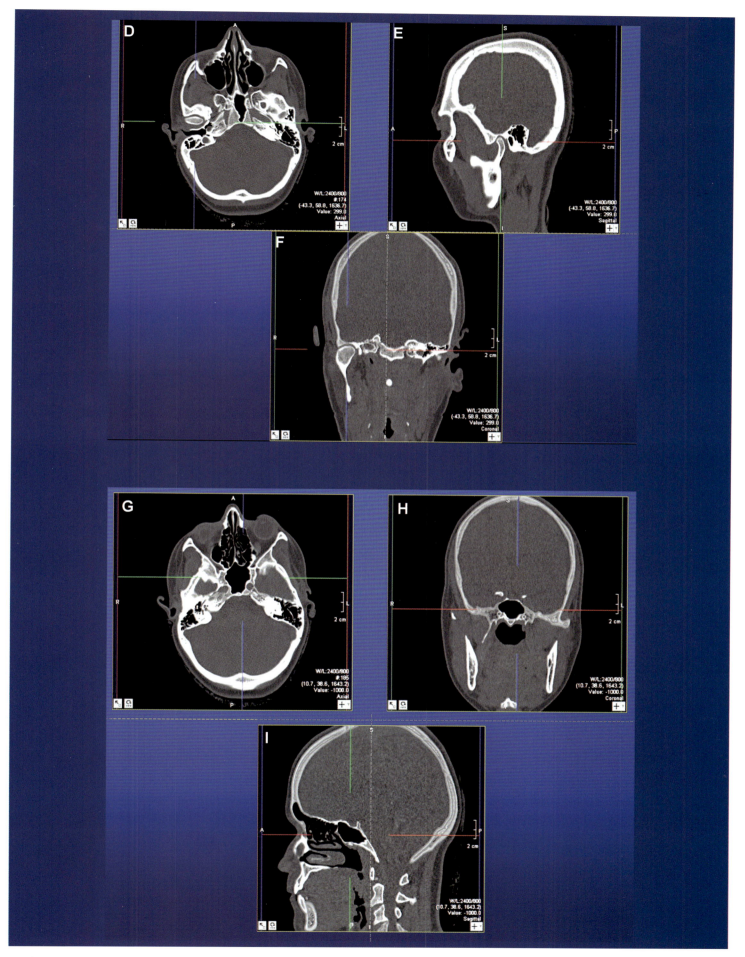

▲ **Figura 38** – *Continuação*. Cabeça da mandíbula em cortes axial **(D)**, sagital **(E)** e coronal **(F)**. Seio esfenoidal em cortes axial **(G)**, coronal **(H)** e sagital **(I)**.

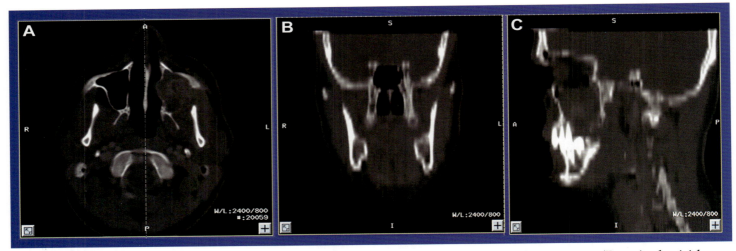

▲ **Figura 39** – **(A)** Imagem axial original com boa resolução, apesar de cortes de grande espessura (5 mm) adquirida por meio de TC espiral *singleslice*. **(B e C)** Reconstruções multiplanares obtidas a partir de cortes axiais originais espessos demonstrando a degradação e má resolução das imagens obtidas devido ao extenso intervalo de reconstrução (5 mm).

As placas de vídeo, de alta performance, permitem a manipulação das imagens e a possibilidade de obtenção de RMP e reconstrução em 3D em tempo real.

Tais placas são extremamente especializadas e tem o papel primordial de remover do processador principal (CPU) as funções de iluminação (*surface rendering*), texturização e renderização de polígonos, o que tornaria o processo de reformatação extremamente lento, e que se faz através de algoritmos complexos desenvolvidos em conjunto com as empresas de desenvolvimento dos programas. Neste segmento comercial, os produtos desenvolvidos passam por longos processos de certificação para a garantia de qualidade da imagem e velocidade de processamento. Nesse segmento, é necessário o uso de *hardware* especializado e, na maioria das vezes, existe indicação precisa das desenvolvedoras de *software* para placas e periféricos específicos. Neste quesito, as placas de alto desempenho são requisitadas. O uso de tecnologias com sistemas duais e quádruplos de placas de vídeo (SLI – **S**calable **L**ink **I**nterface (Nvidia) e Crossfire (ATI-AMD) aliados a interfaces de comunicação de alta velocidade (PCI-Express), com alto poder de processamento e grandes quantidades de memória (até 6 gb de memória de vídeo dedicada) fazem o pós-processamento de imagens cada dia mais eficaz, mais rápido e vantajoso para o usuário final. Para a formação de *clusters* de processamento, unidades de processamento gráfico TESLA (NVidia Corp.) são disponibilizadas comercialmente (Fig. 40).

Todos os protocolos de pós-processamento e refino de imagens (sejam estas de tomografia computadorizada, ressonância magnética, mamografia, etc.) são realizados a partir das imagens originais em formato DICOM obrigatoriamente. Imagem em formato comprimido (JPEG) não é lida como formato nativo para pós-processamento. Este tipo de imagem é gerado ao final do processo à escolha do operador, que seleciona as imagens pertinentes ao caso em questão. Além disto, serve para a ilustração de relatórios e comunicação mais rápida através de correio eletrônico, em detrimento às imagens DICOM originais, que possuem todas as informações de maneira criptografada e são imagens grandes para a transmissão através da internet, mesmo através de banda larga (exames em multislice podem ter até 700 mb).

Devido à relação intrínseca existente entre as reconstruções tridimensionais e o uso da computação gráfica, é cotidiana por parte dos profissionais a procura de novos mecanismos que permitirão aos resultados mais precisos. Nesse âmbito, os protocolos de reconstrução volumétricos desempenham um papel importante para o diagnóstico e tratamento. Por meio da TC em 3D é possível reconstruir a face do indivíduo ou ainda visualizar uma lesão sob planos diferentes. A diversificação de cores proporciona a diferenciação de

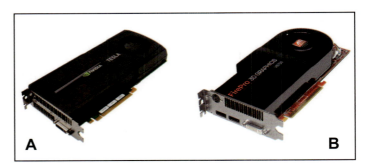

▲ **Figura 40** – Placas aceleradoras de vídeo para computação gráfica de alto desempenho. **(A)** Unidade aceleradora de video Tesla (NVidia Corp). **(B)** AMD FirePro (AMD Corp.).

tecido muscular do adiposo. Isto é possível por meio de propriedades específicas do *programa* de obter volume em 3D e, por conseguinte, a segmentação da lesão. É possível mensurar a área comprometida, obtendo medidas em três dimensões e por ângulos diferentes.

Existem duas formas básicas de obter a reconstrução em terceira dimensão (3D). Uma diretamente de um console do próprio tomógrafo computadorizado. A outra enviando os dados originais (imagens axiais, p. ex.) para uma estação de trabalho, conhecida como uma *workstation* independente. Existem dois métodos de visualização, análise e compreensão da reconstrução em terceira dimensão (3D), respectivamente, técnica de reconstrução por superfície e técnica de reconstrução por volume. Em ambas as reconstruções, os dados obtidos a partir dos voxels presentes nos exames são reconstruídos de acordo com equações matemáticas diferentes com o intuito de fornecer visual (em monitor) ou fisicamente (prototipagem) modelos tridimensionais.

Técnica de reconstrução por superfície *(Surface rendering):* este tipo é a grande maioria das reconstruções em 3D no Brasil, não só diretamente proveniente do console, mas também encontrada na maioria de *workstation* independente. Nesse processo, o modelo tridimensional é criado a partir da reflexão de uma fonte luminosa criada pelo computador, em ângulos variados, sobre uma armação ("frame"), obtida a partir volume inicial. Nessa técnica de reconstrução, são perdidas as informações individuais dos voxels, o que impossibilita a visualização seletiva de voxels com valores distintos.

Técnica de reconstrução por volume *(Volume rendering):* este tipo de processo de visualização em 3D é baseado no valor individual de cada voxel, diferentemente da técnica de superfície que se baseia na reflexão da luz sobre a superfície. Nas reconstruções por meio da técnica de volume, é permitida uma visualização da anatomia como um tipo de transparência da imagem nas quais estruturas diferentes (tecidos ósseos e moles) podem ser dispostas com variação de cores e transparências. É capaz de preservar todos os valores de informações de intensidade da escala cinza e obter todos os dados originais provenientes dos cortes axiais da tomografia computadorizada gerando uma grande fidelidade da imagem final em 3D, bem superior do que a técnica de superfície.

A técnica de reconstrução por volume representa o "estado da arte" em reconstrução em 3D por meio da TC. esta tecnologia permite reconstruir tecidos muscular, adiposo e tecido ósseo, assim como mapear a vascularização de uma lesão num mesmo volume por meio de reconstrução 3D. Consequentemente permite com maior facilidade analisar a relação com estruturas adjacentes, além de interligar com as imagens originais estabelecendo protocolos de pós processamento com maior refinamento das imagens (Figs. 41 a 43).

MIP (Fig. 44): outra técnica de apresentação das imagens é MIP (*Maximum Intensity Projection*) – em que a imagem pode adquirir variações de transparências conforme a necessidade do profissional, em função dos valores dos voxels assemelhando-se a uma imagem em 3D. No processamento de imagens em *MIP*, através de recursos de programa, apenas os voxels com os maiores valores de intensidade são selecionados e é feita correspondência com o pixel equivalente da matriz. As imagens em MIP não necessitam de extremo poder de processamento computacional envolvido para sua exibição, visto que apenas 10% dos voxels existentes no volume são utilizados para este tipo de exibição. Essas mesmas imagens podem ser exibidas em sequência para melhoria na visualização de estruturas complexas, como vasos sanguíneos em estudos vasculares. Uma das sérias limitações existentes neste tipo de protocolo é a inabilidade de demonstrar estruturas superpostas porque apenas um voxel de maior valor é utilizado para a reconstrução da imagem, além da existência de artefatos devido à existência de volume parcial originados por tecidos de menor valor de atenuação.

As reconstruções em 3D em associação com RMP são amplamente utilizadas em diversas áreas da Odontologia. Nesses casos, o uso do alto poder computacional aliado à capacidade de manipulação dos parâmetros tomográficos utilizando estações independentes proporciona uma melhor visualização e interpretação dos casos (Fig. 45). Entretanto, de acordo com a sistemática relativa a parâmetros de aquisição, como espessura de corte e principalmente intervalo de reconstrução de espessuras inadequadas, teremos uma sensível perda da qualidade das imagens em 3D-TC (Fig. 46). Estas imagens podem ser oriundas tanto de uma TC espiral quanto de uma TC por feixe cônico, desde que sejam disponíveis em formato DICOM (Figs. 47 a 50). Vale ressaltar que a qualidade da aquisição influenciará diretamente na resolução das RMP e em 3D. Por isto, é importante que os critérios de interpretação de TC sejam rigorosamente observados, com a sequência de análise contemplando inicialmente as imagens axiais, em seguida as RMP e, por último, a reconstrução em 3D, com o intuito de evitar diagnósticos baseados em resultados falso-positivos, principalmente quando estas reconstruções são provenientes de TCFC (Figs. 51A-C).

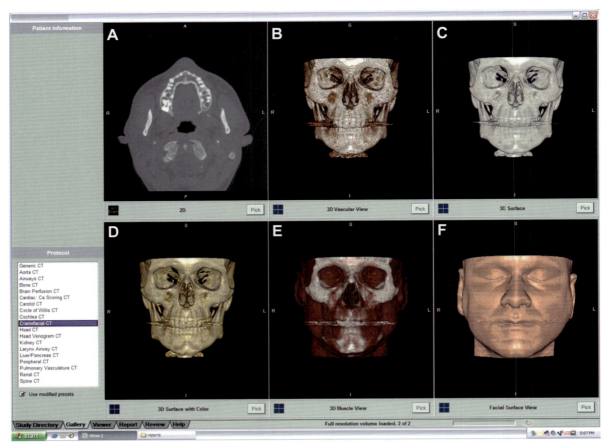

▲ **Figura 41** – Tela inicial do programa Vítrea para a seleção dos protocolos de visualização das imagens tomográficas. **(A)** Cortes axiais originais. **(B)** Protocolo vascular. **(C e D)** Protocolo ósseo. **(E)** Protocolo muscular. **(F)** Protocolo tegumentar.

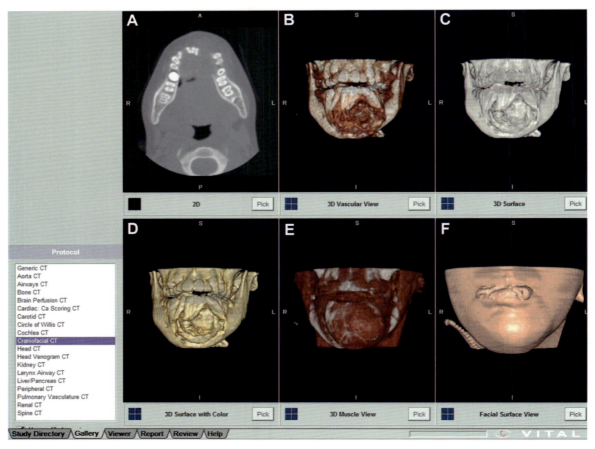

▲ **Figura 42** – Apresentação do programa Vítrea para a seleção dos protocolos de visualização das imagens tomográficas. **(A)** Cortes axiais originais. **(B)** Protocolo vascular. **(C e D)** Protocolo ósseo. **(E)** Protocolo muscular. **(F)** Protocolo tegumentar. Paciente com lesão central de células gigantes.

As figuras 43A e B são referentes ao mesmo caso da figura 42.

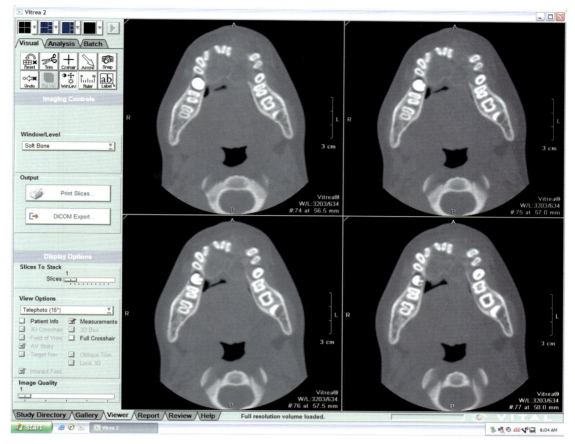

▲ **Figura 43A** – Imagens axiais com janela para tecidos duros demonstrando a extensa destruição na região anterior da mandíbula.

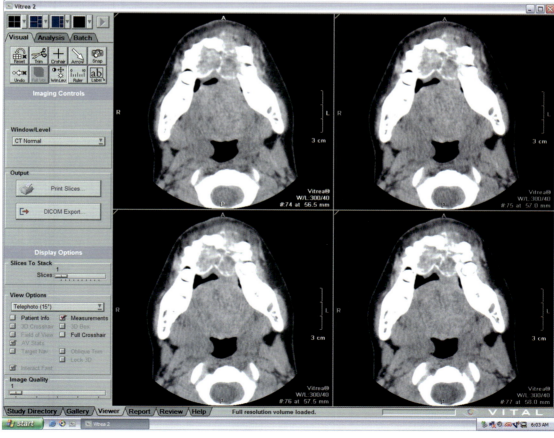

▲ **Figura 43B** – Imagens axiais com janela para tecidos moles evidenciando a vascularização da lesão.

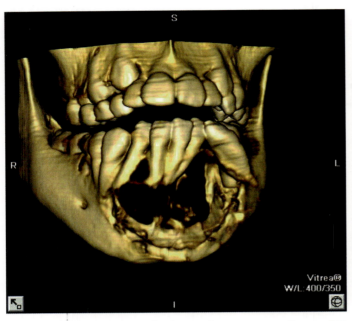 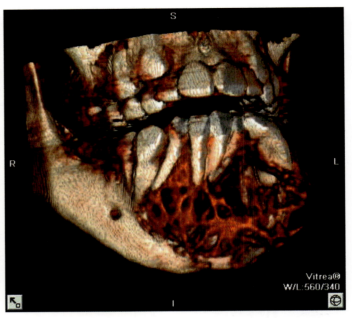

▲ **Figura 43C** – Protocolo ósseo da reconstrução em 3D mostrando a destruição da lesão e o envolvimento dos dentes e extensão até a base da mandíbula.

▲ **Figura 43D** – Protocolo vascular da reconstrução em 3D evidenciando a intensa vascularização característica desta lesão.

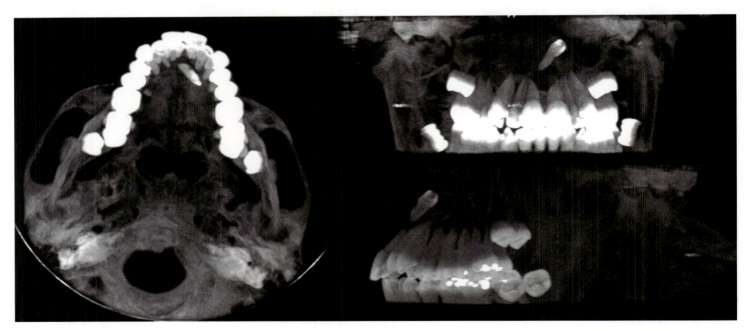

▲ **Figura 44** – Protocolo de visualização em MIP (projeção de intensidade máxima) por meio de tomografia computadorizada por feixe cônico. Visualizações axial, frontal e lateral de um dente supranumerário.

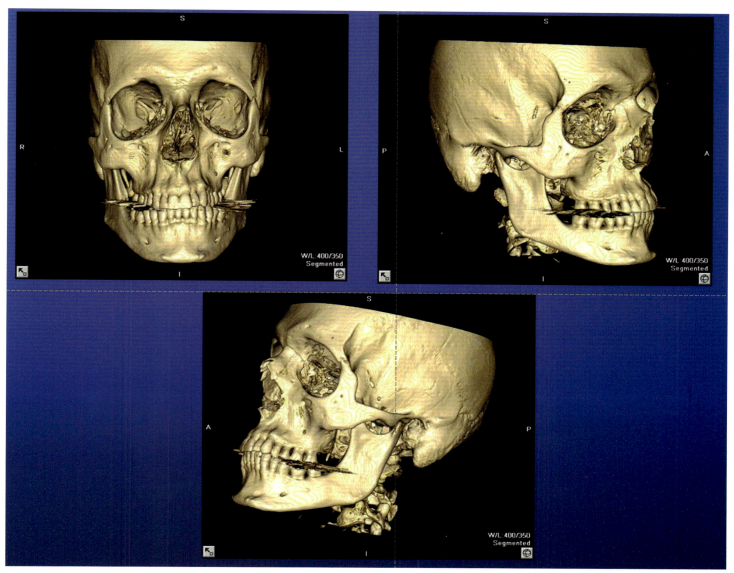

▲ **Figura 45** – Reconstrução em 3D por meio da TC *multislice* 16 canais com protocolo de 0,5 mm de espessura de corte e 0,3 mm de intervalo de reconstrução demonstrando alta qualidade de visualização das estruturas ósseas.

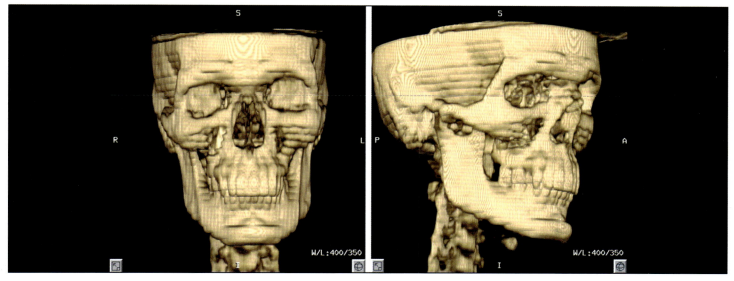

▲ **Figura 46** – Reconstrução em 3D-TC demonstrando a importância dos parâmetros de aquisição da imagem original (espessura de corte e intervalo de reconstrução). Imagens em 3D-TC com baixa qualidade obtidas a partir do protocolo com 5 mm de espessura de cortes axiais e 5mm de intervalo de reconstrução.

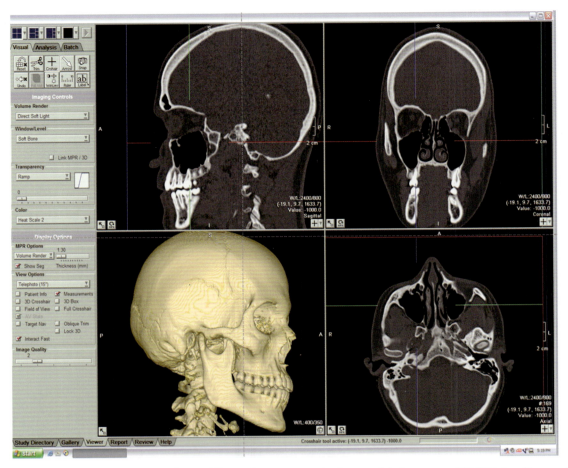

▲ **Figura 47** – Exibição das imagens no *software* Vítrea das reconstruções multiplanares e 3D-TC de alta resolução obtidas através de importação de arquivos DICOM de tomografia computadorizada *multislice* 64 canais.

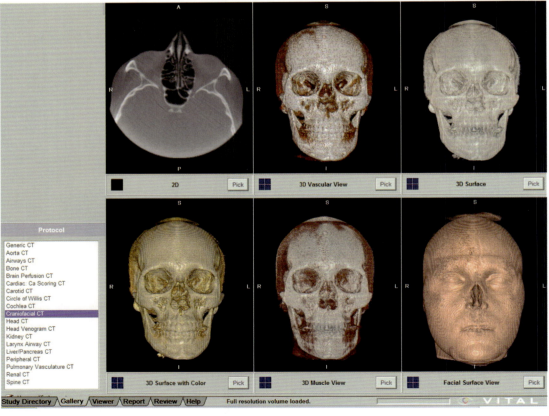

▲ **Figura 48** – Tela inicial do programa Vítrea para a seleção dos protocolos de visualização das imagens provenientes de um tomógrafo por feixe cônico exibindo todos os protocolos do programa. Verifica-se aspecto granulado devido à menor resolução das imagens originais produzidas pela técnica de TCFC. Neste caso, há limitação das propriedades dos protocolos vascular e muscular.

Tomografia Computadorizada

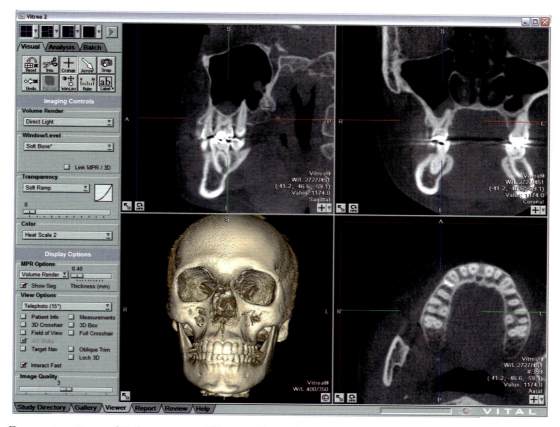

▲ **Figura 49** – Reconstrução multiplanar e em 3D no *software* Vítrea obtida por meio da tomografia computadorizada por feixe cônico. Verifica-se aspecto granulado devido à menor resolução das imagens originais produzidas pela técnica de TCFC, além de mostrar uma resolução muito boa das imagens axiais, coronais e sagitais. É importante frisar a importância do formato DICOM permitindo o envio das imagens para diferentes programas.

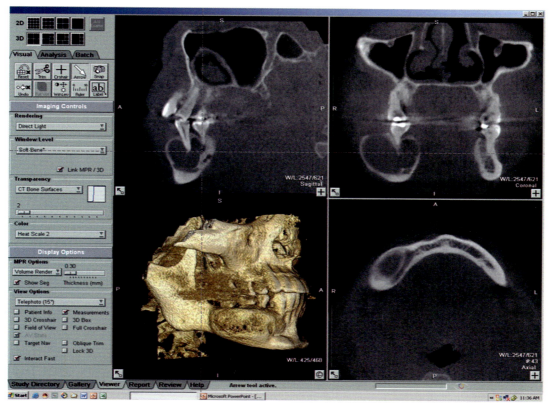

▲ **Figura 50** – Reconstruções multiplanares e em 3D-TC, no *software* Vítrea obtidas por meio da tomografia computadorizada por feixe cônico em um caso de ameloblastoma no lado direito da mandíbula. Observa-se o deslocamento do canal mandibular para a cortical lingual e para a base da mandíbula. Verifica-se aspecto granulado devido à menor resolução das imagens originais produzidas pela técnica de TCFC. Entretanto, a técnica de volume possibilita a melhoria das imagens obtidas em 3D-TC.

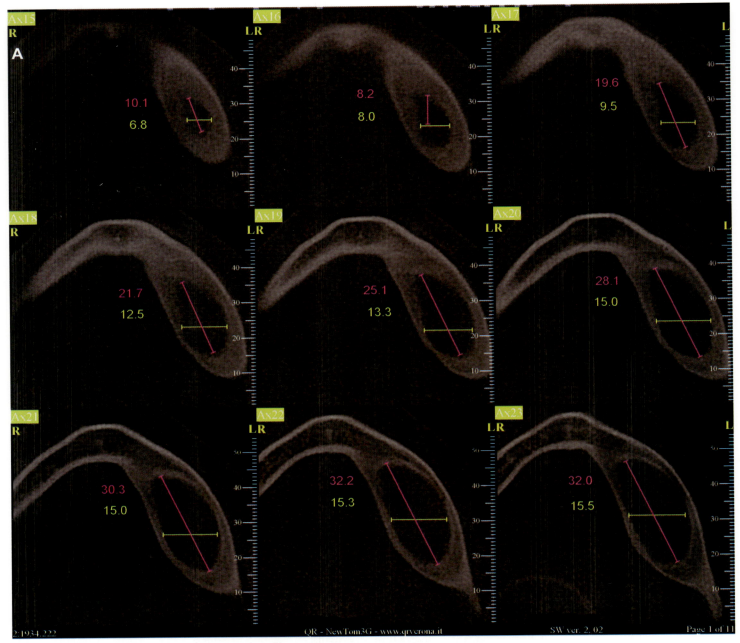

▲ **Figura 51** – Imagens axiais **(A)**, RMP **(B)** de um caso de ameloblastoma demonstrando uma lesão expansiva nas corticais lingual e vestibular, porém sem destruição destas. Entretanto, na reconstrução em 3D, **(C)** verificam-se resultados falso-positivos (setas) no que refere à destruição de corticais linguais bilateralmente.

Continua.

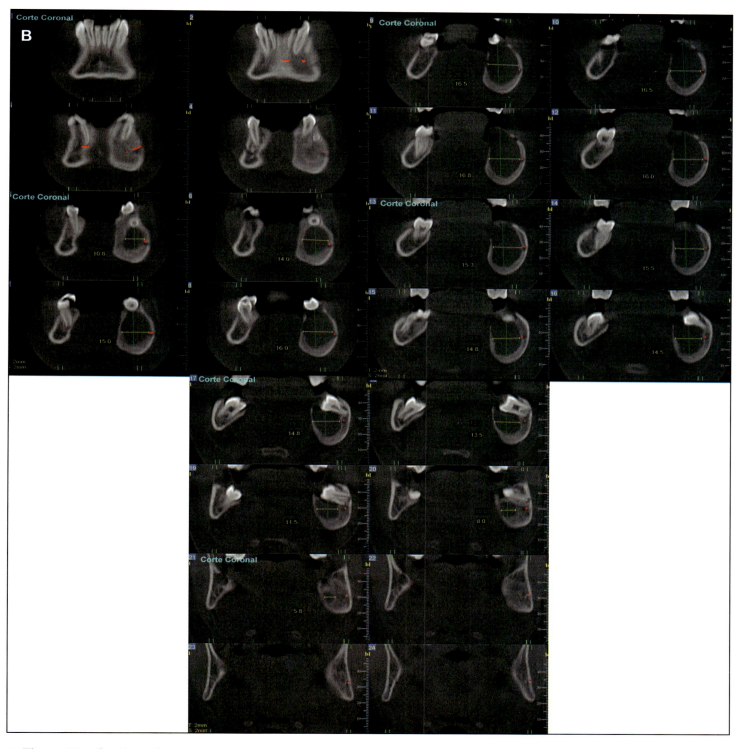

▲ **Figura 51** – *Continuação.*

Continua.

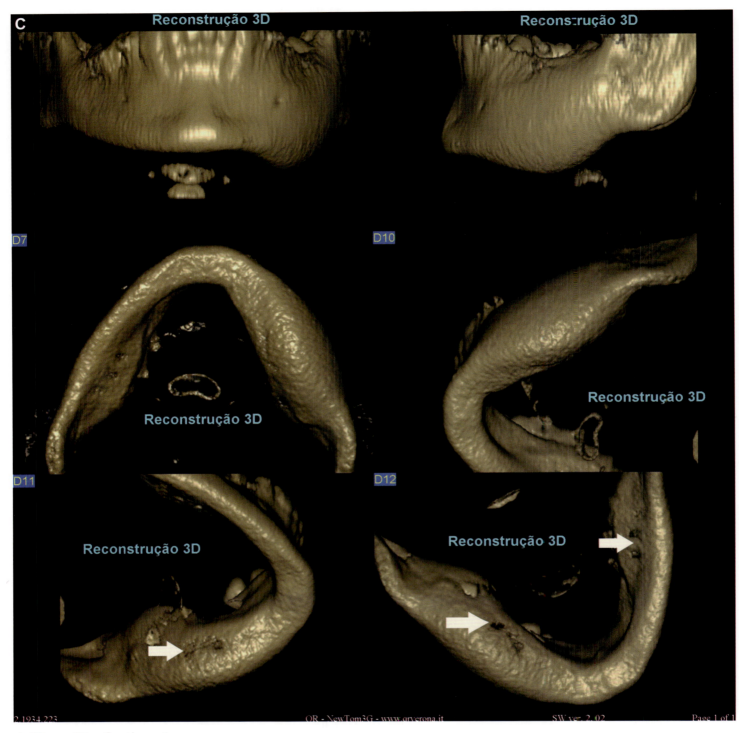

▲ **Figura 51** – *Continuação.*

Referências

1. Ambrose J.; Hounsfield G.; Computerized transverse axial tomography. Br J Radiol. 1973; 46:148-9.
2. Alspaugh J, Christodoulou E, Goodsitt M, et al. Dose and image quality of flat-panel detector volume computed tomography for sinus imaging. In: Proceedings of the 49th Annual Meeting of the American Association of Physics in Medicine, Minneapolis, Minn. July 22-26, 2007.
3. Baba R, Ueda K, Okabe M. Using a flat-panel detector in high resolution cone beam CT for dental imaging. Dentomaxillofacial Radiology (2004) 33, 285-290.
4. Burridge N, Amer A, Marchant T, Sykes J, Stratford J, Henry A, Mcbain C, Price P, Moore C. Online adaptive radiotherapy of the bladder: small bowel irradiated-volume reduction. Int J Radiat Oncol Biol Phys. 2006, 66:892-7.
5. Carlsson, CA. Imaging modalities in x-ray computerized tomography and in selected volume tomography. Phys. Med. Bio 1999, 44:23-56.
6. Carter L, Farman AG, Geist J, et al. American Academy of Oral andMaxillofacial Radiology executive opinion statement on performing and interpreting diagnostic cone beamcomputed tomography. Oral Surg OralMed Oral Pathol Oral Radiol Endod 2008;106:561-62
7. Cavalcanti MG, Haller JW, Vannier MW. Three-dimensional computed tomography landmark measurement in craniofacial surgical planning: experimental validation in vitro. J Oral Maxillofac Surg. 1999 Jun;57(6):690-4.
8. Cavalcanti MG, Ruprecht A, Bonomie JM, Vannier MW. Accuracy and precision of spiral CT in the assessment of neoplastic lesions associated with the mandible. Acad Radiol. 2000 Feb;7(2):94-9.
9. Cavalcanti MG, Ruprecht A, Quets J. Progression of maxillofacial squamous cell carcinoma evaluated using computer graphics with spiral computed tomography. Dentomaxillofac Radiol. 1999 Jul;28(4):238-44.
10. Cavalcanti MG, Ruprecht A, Vannier MW. 3D volume rendering using multislice CT for dentalimplants. Dentomaxillofac Radiol. 2002 Jul;31(4):218-23.
11. Cavalcanti MG, Ruprecht A, Vannier MW. 3D-CT vascular setting protocol using computer graphics for the evaluation of maxillofacial lesions. Pesqui Odontol Bras. 2001 Jul-Sep;15(3):229-36.
12. Cavalcanti MG, Ruprecht A, Vannier MW. Evaluation of an ossifying fibroma using three-dimensional computed tomography. Dentomaxillofac Radiol. 2001 Nov;30(6):342-5.
13. Cavalcanti MG, Santos DT, Perrella A, Vannier MW. CT-based analysis of malignant tumor volume and localization. A preliminary study. Braz Oral Res. 2004 Oct-Dec;18(4):338-44.
14. Cavalcanti MG, Vannier MW. Quantitative analysis of spiral computed tomography for craniofacial clinical applications. Dentomaxillofac Radiol. 1998 Nov;27(6):344-50.
15. Cavalcanti MG, Yang J, Ruprecht A, Vannier MW. Accurate linear measurements in the anterior maxilla using orthoradially reformatted spiral computed tomography. Dentomaxillofac Radiol. 1999 May;28(3):137-40.
16. Cavalcanti MG, Yang J, Ruprecht A, Vannier MW. Cavalcanti MG, Ruprecht A, Bonomie JM, Vannier MW. The validation of 3D spiral CT-based measurements of simulated maxillofacial neoplasms. Oral Surg Oral Med Oral Pathol Oral Radiol Endod. 2000 Jun; 89(6):753-8.
17. Cavalcanti MG, Yang J, Ruprecht A, Vannier MW. Validation of spiral computed tomography for dental implants. Dentomaxillofac Radiol. 1998 Nov;27(6):329-33.
18. Flohr TG, McCollough CH, Bruder H, Petersilka M, Gruber K, Suss C, Grasruck M, Stierstorfer K, Krauss B, Raupach R, Primak AN, Kuttner A, Achenbach S, Becker C, Kopp A, Ohnesorge BM. First performance evaluation of a dual-source CT (DSCT) system. European Radiology, v.16, n.2, February 2006, pp. 256-268(13).
19. Ford EC, Chang J, Mueller K, Sidhu K, Todor D, Mageras G, Yorke E, Ling CC, Amols H. Cone-beam CT with megavoltage beams and an amorphous silicon electronic portal imaging device: potential for verification of radiotherapy of lung cancer. Med Phys. 2002 Dec;29(12):2913-24.
20. Guerrero M.E, Reinhilde J, Loubele M, Schutyser F, Suetens P, Steenberghe DV. State-of-the-art on cone beam CT imaging for preoperative planning of implant placement. Clin Oral Invest (2006) 10: 1-7.
21. Hamada Y, Kondoh T, Noguchi K, Iino M, Isono H, Ishii H, Kobayashi K, Mishima A, Seto K. Application of Limited Cone Beam Computed Tomography to Clinical Assessment of Alveolar Bone Grafting: A Preliminary Report. Cleft Palate Craniofacial Journal, March 2005, v.42, n.2.
22. Hassan B, Couto Souza P, Jacobs R, de Azambuja Berti S, Van der Stelt P. Influence of scanning and reconstruction parameters on quality of three-dimensional surface models of the dental arches from cone beam computed tomography. Clin Oral Investig. 2010, 14:303-10.
23. Holberg C, Steinhäuser S, Geis P, Rudzki-Janson R. Cone Beam Computed Tomography in orthodontics: benefits and limitations. J Orofac Orthop 2005;66:434-44.
24. Honda K, Arai Y, Kashima M, Takano Y, Sawada K, Ejima K, Iwai K. Evaluation of the usefulness of the limited cone-beam CT (3DX) in the assessment of the thickness of the roof of the glenoid fossa of the temporomandibular joint. Dentomaxillofac Radiol 2004, 33: 391-395.
25. Hounsfield GN. Computerized transverse axial scanning (tomography). 1. Description of system. Br J Radiol 1973, 46:1016-22.
26. http://egems.gehealthcare.com/proom/internet/NewsandEvents.jsp?release_id=12918 (referência mudança de velocidade durante o processo de escaneamento).
27. http://www.auntminnie.com/index.asp?Sec=sup&Sub=cto&Pag=dis&ItemId=76292&wf=1945&d=1 (referência imagem dual-source).
28. http://www.auntminnie.com/index.aspx?d=1&sec=spt&sub=tir&pag=dis&itemID=74572&wf=1879.
29. http://www.materialise.com/materialise/view/en/92530-CMF.html (referência programa materialise).

30. Jaffray DA, Siewerdsen JH, Wong JW, Martinez AA. Flat-panel cone-beam computed tomography for image-guided radiation therapy. Int J Radiat Oncol Biol Phys. 2002 Aug 1;53(5):1337-49.
31. Kaulen, H. Somaton Sessions. n.19, November 2006 RSNA-Edition Nov. 26th–Dec. 1st, 2006.
32. Lofthag-Hansen S. Huumonen S. Gröndahl K, Gröndahl HG. Limited cone-beam CT and intraoral radiography for the diagnosis of periapical pathology. Oral Surg Oral Med Oral Pathol Oral Radiol Endod 2007;103:114-9.
33. Loubele M, Maes F, Schutyser F, Marchal G, Jacobs R, Suetens P. Assessment of bone segmentation quality of cone-beam CT versus multislice spiral CT: a pilot study. Oral Surg Oral Med Oral Pathol Oral Radiol Endod. 2006 Aug;102(2):225-34.
34. Ludlow JBA. manufacturer's role in reducing the dose of cone beam computed tomography examinations: effect of beam filtration. Dentomaxillofac Radiol 2011, 40:115-22.
35. Mather R. The Next Revolution: 256*-Slice CT. Disponível em: http://madeforlife.toshiba.com/ct256/TMS082_CT_WP_256.pdf. Acesso em 15/02/2007.
36. Meeks SL, Harmon JF JR, Langen KM, Willoughby TR, Wagner TH, Kupelian PA. Integrating respiratory gating into a megavoltage cone-beam CT system. Med Phys 2006, 33:2354-61.
37. Mozzo P, Procacci C, Tacconi A, Tinazzi MP, Bergamo AIA. A new volumetric CT machine for dental imaging based on the cone-beam technique: preliminary results. Eur Radiol 1998, 8:1558-1564.
38. Nakajima A, Sameshima GT, Arai Y, Homme Y, Shimizu N, Dougheerty, SH. Two-and three-dimensional orthodontic imaging using limited cone-beam computed tomography. Angle Orthod 2005, 75:895-903.
39. Orth RC, Wallace MJ, Kuo MD. Technology Assessment Committee of the Society of Interventional Radiology. C-arm cone-beam CT: general principles and technical considerations for use in interventional radiology. J Vasc Interv Radiol. 2008, 19:814-20.
40. Pohlenz P, Blessmann M, Felix B, Heinrich S, Schmelzle R, Heiland M. Clinical indications and perspectives for intraoperative cone-beam computed tomography in oral and maxillofacial surgery. Oral Surg Oral Med Oral Pathol Oral Radiol Endod 2007;103:412-7.
41. Popat H, Drage N, Durning P. Mid-line clefts of the cervical vertebrae - an incidental finding arising from cone beam computed tomography of the dental patient. Br Dent J 2008, 204:303-6.
42. Pouliot J, Morin O, Aubin M, Aubry JF, Chen J, Speight J, Roach M. 3RD. Megavoltage cone-beam CT: Recent developments and clinical applications. Cancer Radiother 2006, 10:258-68.
43. Rafferty MA, Siewerdsen JH, Chan Y, et al. Investigation of C-arm cone-beam CT-guided surgery of the frontal recess. Laryngoscope 2005;115:2138-43.
44. Rogers SA, Drage N, Durning P. Incidental findings arising with cone beam computed tomography imaging of the orthodontic patient. Angle Orthod 2011, 81:350-5.
45. Scarfe WC, Farman AG, Sukovic P. Clinical applications of cone-beam computed tomography in dental practice. J Can Dent Assoc. 2006 Feb;72(1):75-80.
46. Seeram E. Computed tomography: physical principles, clinical applications, and quality control. 2nd ed., Philadelphia: WB Saunders, 2001.
47. Sillanpaa J, Chang J, Mageras G, Riem H, Ford E, Todor D, Ling CC, Amols H. Developments in megavoltage cone beam CT with an amorphous silicon EPID: reduction of exposure and synchronization with respiratory gating. Med Phys 2005, 32:819-29.
48. Somke JJ, Zijp L, Remeijer P, Van Herk M. Respiratory correlated cone beam CT. Med Phys 2005, 32:1176-86.
49. Sukovic P. Cone Beam Computed Tomography in craniofacial imaging. Orthod Craniofacial Res 6 (Suppl. I), 2003, p.31-36.
50. Vannier, MW Craniofacial Computed tomography scanning: technology, applications and future trends. Orthod Craniofacial Res 6 (Suppl. 1), 2003; p.23-30.
51. Bogdanich W, Craven JM. Radiation Worries for Children in Dentists' Chairs. The New York Times. 22 Nov 2010.
52. Winter AA, Pollack AS, Frommer HH, Koenig L. Cone Beam Volumetric Tomography vs. Medical CT Scanners, Expanding Dental Applications. nysdj, p.28-33, June/July, 2005.
53. Yang J, Cavalcanti MG, Ruprecht A, Vannier MW. 2-D and 3-D reconstructions of spiral computed tomography in localization of the inferior alveolar canal for dental implants. Oral Surg Oral Med Oral Pathol Oral Radiol Endod 1999, 87:369-74.
54. Zhong J, Ning R, Conover D. Image denoising based on multiscale singularity detection for cone beam CT breast imaging. IEEE Trans Med Imaging. 2004, 23:696-703.

Agradecimentos

Os dados originais foram obtidos nas seguintes instituições e o pós-processamento das imagens no Laboratório de Imagem em 3D da FOUSP.

- Departamento de Radiologia da Faculdade de Medicina da Universidade de Iowa, EUA (Figuras 5, 6, 11, 14B, 18, 39, 42, 43, 46 e 47).
- Byoimagem Tomografia Computadorizada da Face, Rio de Janeiro (Figuras 32, 50 e 51).
- Alpha X Radiologia Odontológica, Barueri, São Paulo (Figuras 36, 37 e 44).
- Dr. Felipe Ferreira Costa, ODT Digital, Rio de Janeiro, RJ (Figura 35).
- Radiologia Odontológica Sorocaba (ROS). (Figuras 22, 29-31, 33 e 34).

# Capítulo 2

Ressonância Magnética

Denise Takehana dos Santos
Marcelo Gusmão Paraiso Cavalcanti

A técnica volumétrica de obtenção de imagens por ressonância magnética explora um fenômeno quântico, onde as imagens são produzidas pela interação dos átomos de hidrogênio presentes em nosso corpo com um campo magnético de alta energia e pulsos de radiofrequência.

Este fenômeno foi descoberto independentemente por Felix

Na década de 1990, Richard Ernst foi agraciado com o Nobel em Química, pelas pesquisas realizadas utilizando a Fourier transformada, técnica que permitiu o mapeamento funcional em várias regiões do cérebro humano. Em 1994, pesquisadores da Universidade de Nova York e Universidade de Princeton demonstraram a imagem do gás hiperpolarizado ^{129}Xe em estudos respiratórios. Em 2003, Paul C. Lauterbur da Universidade de Ilinois e Peter Mansfield da Universidade de Nottingham receberam o Prêmio Nobel de Medicina por suas descobertas em ressonância magnética (RM), evidenciando ser uma modalidade de imagem jovem, mas em crescimento.

Componentes do equipamento de RM

O maior e mais importante componente em um sistema de ressonância magnética é o magneto, utilizado para produzir um campo magnético intenso e uniforme, suficiente para induzir a magnetização dos tecidos. A potência deste campo é medida por uma unidade conhecida como tesla, ou por outra unidade de medida, o gauss (1 tesla = 10 mil gauss). Os magnetos utilizados em exames atualmente estão dentro da faixa de 0,5 a 3,0 tesla, ou de 5 mil a 30 mil gauss. Os campos magnéticos maiores que 4 tesla não foram aprovados para uso médico, apesar de haver magnetos poderosos (até 60 tesla) sendo utilizados em pesquisas.

Três tipos básicos de magnetos são usados em sistemas de RM: a) magnetos resistivos – consistem de muitos rolos ou bobinas de fios enrolados ao redor de um cilindro por onde passa uma corrente elétrica, que gera um campo magnético. Esses magnetos são mais baratos de construir que um supercondutor, mas requerem grandes quantidades de eletricidade (até 50 kilowatts) para operar devido à resistência natural do fio; b) magneto permanente – seu campo magnético sempre está presente e com força total. A principal desvantagem é que pesam muitas toneladas no nível 0,4 tesla. Um campo mais forte precisaria de um magneto tão pesado que seria difícil construí-lo. E, embora esse tipo de magneto esteja ficando cada vez menor, ainda está limitado a campos com pouca força; c) magnetos supercondutores – semelhante a um magneto resistivo, feito com bobinas ou rolos de fios pelos quais passa uma corrente elétrica que cria o campo magnético. A diferença importante é que o fio é continuamente banhado em hélio líquido a uma temperatura de -233,5°C. Esse frio faz com que a resistência no fio caia a zero, reduzindo dramaticamente a necessidade elétrica do sistema e tornando muito mais econômica sua operação. Os sistemas supercondutores ainda são muito caros, mas podem facilmente gerar campos que vão de 0,5 tesla a 3,0 tesla, gerando imagens de qualidade muito melhor.

Campos magnéticos secundários são obtidos por meio de bobinas: a) bobinas de homogeneidade (*shim coils*) – responsáveis pela "sintonia fina" do magneto principal, tornando-o o mais homogêneo possível em seu centro, onde as imagens são adquiridas; b) bobinas de gradiente (*gradient coils*) – têm força extremamente baixa, quando comparados com o campo magnético principal, variando dos 180 aos 270 gauss. O magneto principal coloca o paciente em um campo magnético estável e muito intenso, enquanto os magnetos gradientes criam um campo variável. Essas bobinas são ligadas e desligadas rapidamente durante a aquisição das imagens, e sua principal função é localizar o sinal espacialmente; c) bobinas de radiofrequência (RF) – transmissoras e receptoras, sintonizadas na frequência de Lamour. As transmissoras são utilizadas para excitar os núcleos a partir de pulsos de RF aplicados em intervalos precisamente determinados. As receptoras medem o sinal emitido pelos tecidos e devem ser colocadas o mais próximo possível da região de interesse, pois assim a captação do sinal torna-se melhor, obtendo-se imagens mais detalhadas.

Outros componentes do aparelho de ressonância consistem de um sistema de computador potente e processadores de imagens, além de outros componentes de segunda ordem.

Tipos de equipamento

Os equipamentos podem ser de três tipos, de acordo com a característica do campo magnético: a) campo fechado – o magneto envolve todo o paciente (Figs. 1 e 2); b) campo aberto: o magneto envolve parte do paciente, é utilizado em pessoas claustrofóbicas (Fig. 3); c) extremidades: magneto semelhante ao *gantry* da TC, especial para realizar exames das extremidades, com bobinas específicas para as mais diversas partes do corpo (Figs. 4 e 5).

Princípios físicos

O átomo tem um núcleo constituído de nêutrons e prótons. A maioria dos elementos tem pelo menos um isótopo razoavelmente abundante, cujo núcleo é

Ressonância Magnética

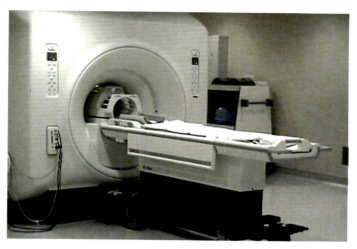

Figura 1 – Aparelho de ressonância magnética Siemens 1.5T, campo fechado, com bobina para exame de crânio.

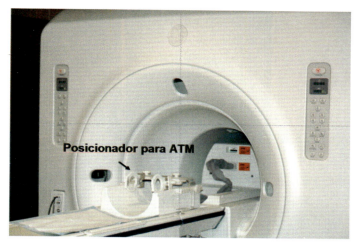

Figura 2 – O mesmo aparelho com bobinas específicas para a realização do exame de ATM.

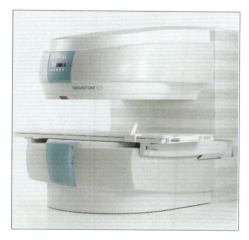

Figura 3 – Aparelho Magnetom C, Siemens Medical Solutions, EUA. 3.0T, campo aberto.

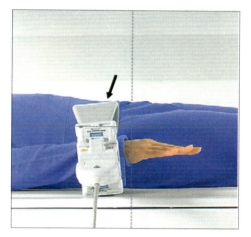

Figura 4 – Bobina específica para extremidade – exame do pulso.

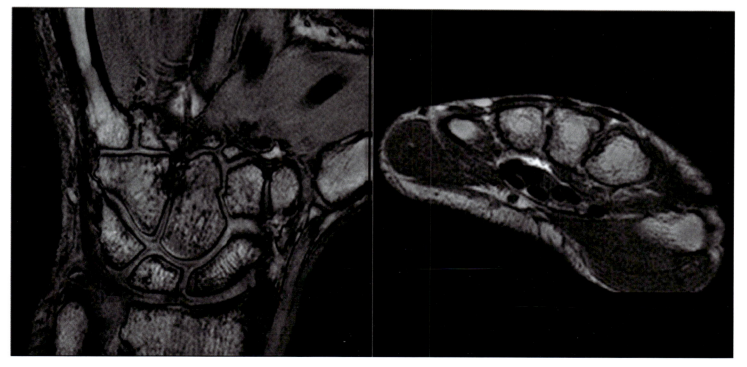

Figura 5 – Exame com alta resolução de imagem do pulso e regiões adjacentes, sendo possível observar pequenas estruturas anatômicas (Imagem da Siemens).

magnético. Os prótons, que têm carga positiva, giram ao redor do próprio eixo. Esse giro *(spin)* cria um campo magnético minúsculo que irá interagir com o campo magnético gerado pelo equipamento. Em nosso organismo, o átomo que realizará o fenômeno da ressonância magnética é o hidrogênio, já que está presente em abundância no organismo, apresenta um único próton e tem um campo magnético poderoso. Situados fora do alcance de um campo magnético, os átomos de hidrogênio giram em torno do próprio eixo, orientados ao acaso no tecido (Fig. 6). Quando o paciente é conduzido para dentro do magneto, seus prótons se alinham (paralela e antiparalelamente) na direção do campo magnético (Fig. 7). Esse alinhamento no sentido do campo magnético dá origem a uma resultante denominada magnetização longitudinal. A partir daí, o objetivo maior do sistema é fazer com que essa resultante magnética mude de orientação dentro do campo e, preferencialmente, vá para o plano transversal onde a bobina estará pronta para receber o sinal por meio da corrente elétrica induzida. Para que isso ocorra, é necessária a aplicação de um pulso de RF, onde alguns prótons recebem uma carga de energia e "saltam" para o eixo de maior energia, o que diminui o vetor de magnetização longitudinal. Ao mesmo tempo, ocorre um outro fenômeno, em que os prótons passam a precessionar em fase, surgindo outra resultante magnética, conhecida por magnetização transversal.

O pulso de RF é aplicado através de uma bobina, especificamente projetada para diferentes partes do corpo: joelhos, ombros, pulsos, cabeça, pescoço e outras. Essas bobinas geralmente se adaptam ao contorno da parte do corpo a ser estudada, ou ao menos ficam bem próximas a elas durante o exame. Quase que ao mesmo tempo, os três magnetos gradientes entram em ação, sendo organizados de tal maneira dentro do magneto principal que, ao serem ligados e desligados rapidamente, e de maneiras determinadas, alteram o campo magnético principal em um nível bem localizado, permitindo a seleção da área exata da qual queremos uma imagem. É possível "fatiar" qualquer parte do corpo em qualquer direção, dando uma grande vantagem sobre qualquer outro tipo de exame de imagens. Além disso, não é preciso mover o aparelho para obter uma imagem de uma direção diferente, pois se pode manipular tudo com os magnetos gradientes. Quando o pulso de RF é desligado, os prótons de hidrogênio começam a retornar lentamente (em termos relativos) aos seus alinhamentos naturais dentro do campo magnético e liberam o excesso de energia armazenada. Esse fenômeno é chamado relaxamento. Ao fazer isso, eles emitem um sinal que a bobina recebe e envia para o computador. Esses dados matemáticos são convertidos na imagem que poderá ser colocada em um filme. A frequência específica de ressonância é chamada frequência de Larmor e calculada com base no tecido cuja imagem será gerada e na força do campo magnético principal.

Em ressonância, é possível obter um corte correspondente a um determinado plano, desde que se excite de forma seletiva os pontos deste corte, bastando para isso que se faça a transmissão de um pulso de RF com uma faixa de frequência que coincida com a frequência de Larmor dos *spins* dos prótons de hidrogênio situados exclusivamente naquele plano. O gradiente Z altera a potência do campo e a frequência de precessão ao longo do eixo Z do magneto, selecionando os cortes axiais. O gradiente X é o responsável pela seleção dos cortes sagitais e, finalmente, o gradiente Y seleciona os cortes coronais.

Imagens ponderadas em T1, T2 e PD

Após a aplicação de um campo magnético estático, responsável pelo aparecimento de uma magnetização segundo a sua direção, é aplicado um campo magnético oscilatório (na gama das radiofrequências), que roda a magnetização de um determinado ângulo (p. ex., 90°). Logo após o impulso de RF ter deixado de atuar, a tendência natural do sistema é voltar ao estado inicial. Ou seja, deve haver a reorganização do povoamento dos *spins* e a defasagem destes. Esses dois processos são independentes e correspondem a diferentes fenômenos de relaxamento:

- T1 é o tempo constante para que a magnetização longitudinal da amostra tecidual retorne ao equilíbrio após a aplicação de um pulso de RF de 90°. Uma vez cessado o pulso de RF, ocorre a formação da imagem, em hipossinal (imagem escura) ou hipersinal (imagem clara), dependendo da proporção do relaxamento e da intensidade do sinal, estes condicionados aos parâmetros Tempo de Repetição (TR), Tempo de Eco (TE) e Número de Excitações (NEX) (Shannon; Roemer, 1990). Esse tipo de imagem é chamado "imagem anatômica", pois trata da relação próton/tecido. Quando aplicado um novo pulso de RF, suficiente para gerar um torque de 180°, ele levará a magnetização longitudinal para o plano transversal. A partir daí, esses *spins* entrarão em fase com os

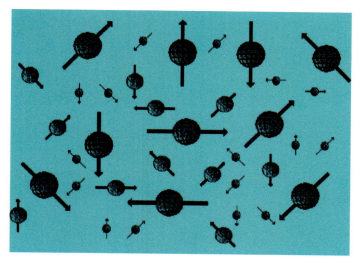

▲ **Figura 6** – *Spins* dispostos aleatoriamente na ausência de campo eletromagnético.

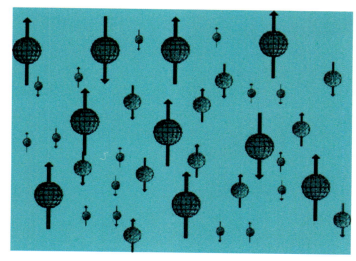

▲ **Figura 7** – *Spins* em alinhamento em um meio onde se estabeleceu um campo eletromagnético.

spins de maior energia, e nesse ponto é lido o sinal T2 (Figs. 8A e B).

- T2 é o tempo gasto para a magnetização transversal voltar ao estado de menor energia, ou seja, retornar ao vetor de magnetização longitudinal, após a aplicação de um pulso de RF de 180°. O tecido com longo relaxamento em T2 terá um sinal brilhante (hipersinal), enquanto aquele tecido com T2 curto terá um sinal escuro (hipossinal) (Palácios et al., 1990). Esse tipo de imagens é chamado "imagem patológica", por se tratar da relação próton/próton dentro dos tecidos. Em geral, as imagens produzidas com TE e TR curtos são ditas ponderadas em T1 (Fig. 8A), enquanto TE e TR longos originarão uma imagem com ponderação em T2 (Fig. 8B).
- Densidade de prótons (DP) é um tipo de imagem em que sua formação está caracterizada pela densidade dos prótons presentes nos núcleos dos átomos. A imagem formada tem características intermediárias entre T1 e T2. Dependendo do equipamento e do protocolo utilizado pelo serviço de diagnóstico por imagem, o disco articular fica bastante visível neste tipo de imagem.

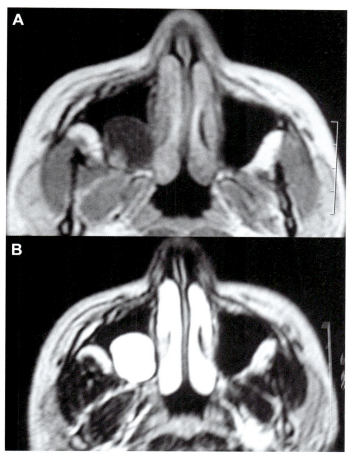

▲ **Figura 8** – **(A)** Imagem axial T1 de um cisto de retenção mucoso no interior do seio maxilar do lado direito. **(B)** A mesma imagem, porém em T2, demonstrando um conteúdo aquoso (hipersinal).

Sequências de aquisição de imagem e intensidades do sinal

As sequências de pulso são mecanismos selecionados durante a execução do exame de um determinado segmento, com a finalidade de obtenção de melhor qualidade de imagem. São várias as sequências de pulso e cada uma delas destina-se a uma finalidade específica. Além disso, aparelhos diferentes podem ter designações para um mesmo pulso, mas, em geral, podem-se resumir as sequências de pulso como: sequências spin-eco, fast-spin-eco, recuperação da inversão (*inversion recovery*), STIR, FLAIR, gradiente eco, precessão livre e imagens ultrarrápidas (estas duas utilizadas em menor frequência).

O emprego de pulsos alternados de 90° e 180° caracteriza uma sequência spin-eco, que é uma das mais utilizadas, porque o sinal adquirido apenas com o pulso de 90° é muito fraco, e o pulso de 180° melhora a intensidade do sinal. A intensidade de sinal de RM pode ser classificada como ausência de sinal, hipointenso ou hipossinal (imagem escura), isointenso ou isossinal e hiperintenso ou hipersinal (imagem clara), de acordo com as estruturas ou tecidos avaliados e o tempo de relaxamento escolhido (T1 ou T2).

O valor de T1 depende, como já descrito, da maior ou menor facilidade que o tecido tem de receber energia na gama das radiofrequências adequadas. Verifica-se que, enquanto a água apresenta um T1 longo, o colesterol, por exemplo, apresenta um T1 curto. Essa observação deve-se, fundamentalmente, ao fato de os movimentos no colesterol serem mais lentos e, por isso, mais próximos da frequência de Larmor dos átomos de hidrogênio. É interessante observar que, em muitas situações, a água que se encontra livre nos tecidos liga-se (ainda que por ligações fracas) às margens de muitas moléculas. Em tecidos em que este mecanismo ocorre, o tempo T1 da água tende a diminuir. No sangue, cujo principal constituinte é a água, o tempo de relaxamento *spin*/rede é muito mais baixo que o da água pura, porque se estabelecem as tais ligações que se referiram anteriormente, entre a água e os restantes constituintes sanguíneos. Desse modo, para imagens com contraste em T1, aparecem como branco a gordura, fluidos com proteínas, moléculas lipídicas, hemorragias subagudas e a melanina. Em escuro, apresentam-se regiões com neoplasmas, edemas, inflamações, fluidos puros e o líquido cefalorraquidiano.

Uma das desvantagens da sequência spin-eco clássica ou convencional é o tempo de exame relativamente longo, em geral 4 a 6 minutos para as imagens ponderadas em T1, e de 7 a 10 minutos para as imagens ponderadas em T2. Atualmente, como os novos equipamentos, estes tempos melhoraram bastante, e nas sequências fast-spin-eco, a ponderação T1 pode variar de 30 segundos a 2 minutos por aquisição e a T2, 2 a 3 minutos.

Outras sequências são utilizadas para melhorar a imagem, por exemplo, a recuperação de inversão (*invertion recovery*) gera uma imagem que demonstra com muita clareza a anatomia em T1. A sequência STIR também é ponderada em T1 e é utilizada especialmente para a supressão da gordura, devendo ser utilizada antes do contraste paramagnético.

Uma das sequências mais sensíveis e úteis é a FLAIR (*free liquid atenuated inversion recovery*). Nesta sequência o sinal do líquido cefalorraquidiano (LCR) é anulado nas imagens ponderadas em T2 e densidade de prótons. Assim, as lesões parenquimatosas hiperintensas são vistas com mais clareza, pois elas não se confundem com as imagens hiperintensas do líquor observadas nas imagens ponderadas em T2 e DP.

A sequência de pulso gradiente eco pode reduzir o tempo de exame, é utilizada para apneia do tórax ou abdômen, bem como em imagens dinâmicas contrastadas e imagens angiográficas.

As características das imagens, de acordo com os tecidos e tempos de relaxamento são:

	T1 ponderada	T2 ponderada
Ar	Hipossinal	Hipossinal
Líquido	Hipossinal	Hipossinal
Sólido	Hipo/Isossinal	Hipo/Isossinal
Gordura	Hipersinal	Iso/Hipersinal
Sangue	Hipersinal	Hipo/Iso/Hipersinais
Calcificação/Metal	Ausência de sinal	Ausência de sinal

Agentes de contraste

Mesmo apresentando uma enorme potencialidade no tocante ao contraste, a RM permite ainda o uso de agentes de contraste que melhoram a visibilidade de determinado tecido. Contam-se como agentes de contraste substâncias que, devido à sua suscetibilidade magnética, interfiram no nível dos tempos de relaxamento.

O contraste utilizado na RM tem uma diferença fundamental daqueles utilizados na TC, pois funciona alterando o campo magnético local do tecido que está sendo examinado. Os tecidos reagem diferentemente a essa pequena alteração, criando sinais variantes que são transferidos para as imagens, permitindo a observação de vários tipos de anomalias nos tecidos e processos de doenças. O uso do meio de contraste paramagnético aumenta a capacidade de detecção dos tumores. O agente mais utilizado é o gadolíneo. É utilizado como um marcador de quebra da barreira hematoencefálica e tem grande valor na diferenciação entre massa tumoral e edema adjacente. Os riscos e efeitos colaterais são mínimos, quando comparados com os meios de contraste iodados utilizados na TC.

O gadolíneo é um oligoelemento metálico classificado dentro do grupo dos metais pesados e com afinidade para se acumular em locais do corpo humano como membranas, proteínas de transporte, enzimas, matriz óssea e órgãos em geral. É um íon metálico, pois apresenta três elétrons livres. Felizmente, existem substâncias em Medicina que graças à sua afinidade por íons metálicos são capazes de se ligar a eles, colaborando na sua distribuição, circulação e excreção, evitando a deposição dos mesmos por muito tempo nos tecidos humanos. Esta é a função dos quelantes (quelados). O quelante usado para o gadolíneo é o DTPA ou ácido dietileno triaminopentacético, cujo resultado é o Gd-DTPA (gadopentetato), que é um meio de contraste hidrossolúvel bastante seguro para uso clínico, sendo raros seus efeitos colaterais. Os mais comuns são: aumento pequeno e transitório da bilirrubina e do ferro plasmáticos, cefaleias leves e transitórias (9,8% dos casos), náuseas (4,1% dos casos), vômitos (2,0%), hipotensão, irritação gastrointestinal e erupções cutâneas em menos de 1%.

Cerca de 80% do gadolíneo utilizado em um exame são excretados pelos rins em três horas. Embora não haja contraindicações específicas para o seu uso, deve-se avaliar com critérios rígidos a necessidade do seu uso em pacientes com distúrbios hematológicos, em particular nas anemias hematolítica e falciforme, em casos de gravidez ou amamentação, distúrbios respiratórios, particularmente na asma, e história de alergia anterior ao contraste.

A dose eficaz do Gd-DTPA é 0,1 mmol/Kg, equivalente a 0,2 ml/Kg de peso corpóreo, sendo sua administração por via endovenosa.

Aplicabilidade clínica da RM

As aplicações clínicas das imagens de RMN são muito diversas. Neste capítulo, pretende-se dar apenas alguns exemplos de como estas são úteis no diagnóstico e na caracterização de diversas doenças, sem a pretensão de enumerar todas as suas potencialidades.

Os exames por RM têm amplo uso na avaliação de músculos, nervos, veias e mapeamento de lesões que envolvem tecidos moles. Têm grande efetividade na detecção e localização de malformações vasculares, além de ser importante para diagnosticar doenças neurodegenerativas, tumores das articulações, e malformações genéticas. Além disso, essas imagens podem ser demonstradas em diversos planos, possibilitando, desse modo, uma representação bastante fidedigna dos tumores e, também, de suas relações com estruturas adjacentes.

Em Odontologia, o uso desse exame é principalmente nos estudos das disfunções das ATM. O protocolo de aquisição das imagens inclui posições de intercuspidação (boca fechada) e máxima abertura (boca aberta). São realizadas sequências ponderadas para T1, T2 ou DP, com o objetivo de localizar espacialmente o disco articular quando da abertura da boca (Fig. 9). A literatura descreve este exame como o de eleição para este tipo de estudo, com 95% de acurácia na avaliação da posição e morfologia do disco e 93% de acurácia para alterações ósseas (Heffez, 1998; Rao, Bacelar, 2004; Palacios et al., 1990).

Em imagens sagitais, o disco é visualizado como estrutura de hipossinal interposto entre as corticais da eminência articular e fossa glenoide (escuras) e cortical escura da cabeça da mandíbula (logo abaixo). Na margem posterior do disco, encontra-se a zona bilaminar, composta por tecido fibroso, que revela um sinal de alta intensidade (como a do músculo) em T1 ponderada e em PD. Fibras elásticas demonstram um sinal de intensidade intermediária e estendem-se da porção superior da banda posterior e inserem-se na porção timpânica do osso temporal. Da porção inferior dessa banda saem outras fibras elásticas que se inserem no colo da cabeça da mandíbula. Se o disco articular e a cabeça da mandíbula assumem uma relação normal, nota-se o disco com a aparência de uma "gravata borboleta". Quando da abertura da boca, pode ocorrer a recaptura ou deslocamento do disco. Alternativamente, esta recaptura pode não ocorrer e o próximo passo será o estudo das imagens coronais para avaliar rotações das cabeças da mandíbula para medial ou lateral e os deslocamentos do disco poderão ser classificados em anteromedial ou anterolateral (Heffez, 1998; Rao, Bacelar, 2004; Palacios et al., 1990).

A etiologia da dor associada às disfunções temporomandibulares (DTM) não é exatamente conhecida, mas se sabe que é multifatorial. Possíveis causas de dor incluem alterações ósseas nas cabeças da mandíbula, edema do tecido retrodiscal, alterações inflamatórias e outras alterações nos espaços intra-articulares. Aumento da intensidade do sinal em T2 ponderada após a administração endovenosa de gadolíneo no tecido retrodiscal tem sido descrito em pacientes sintomáticos, o que pode ser atribuído ao aumento da vascularidade nessa região. Por outro lado, a diminuição

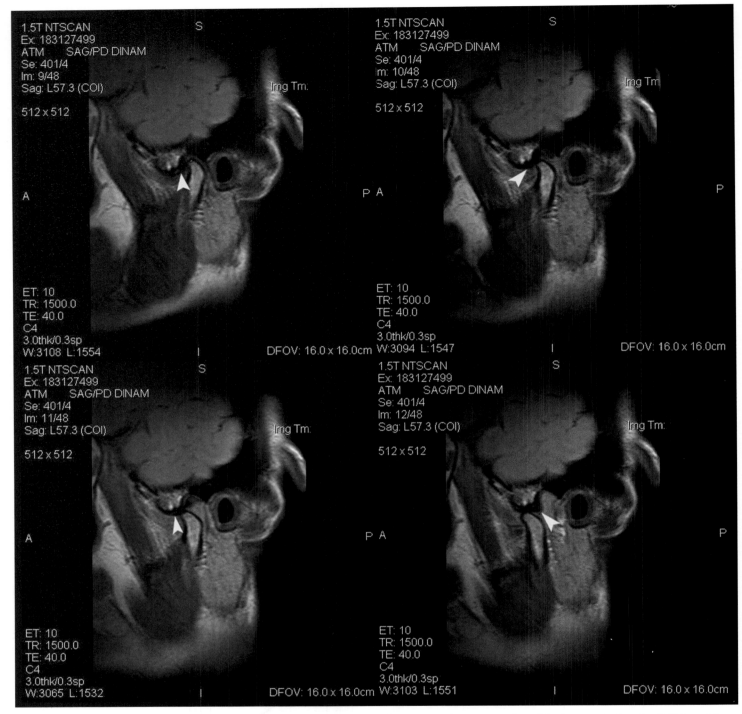

▲ **Figura 9** – Imagens sagitais sequenciais de boca fechada à abertura máxima em densidade protônica da ATM, evidenciando a posição do disco articular em relação ao côndilo e eminência articular (setas). (Imagens gentilmente cedidas pelo Dr. Marcelo F. de Aguiar, radiologista do Hospital Quinta D'or - Rio de Janeiro.)

da intensidade do sinal em T1 ponderada é descrita em pacientes assintomáticos que apresentam estágios avançados de desarranjos internos (Katzberg et al., 1996). Estas alterações são atribuídas à diminuição da vascularidade local e fibrose (Sano, 2000). Após repetidos episódios de injúrias às articulações e inflamações dos tecidos moles, a excursão ou mobilidade das ATM podem ser comprometidas, pois pode haver a formação de aderências que progressivamente culminem na fixação do disco articular em determinada posição, impedindo sua movimentação dentro dos padrões normais.

Informações sobre a presença de fluido articular podem ser obtidas em imagens em T2 ponderadas. Em geral, pequena quantidade de fluido pode ser visto tanto na articulação normal quanto nas alteradas. Mais quantidades de fluido estão presentes apenas em articulações com alterações e pode estar associada à dor.

Complicações resultantes do desarranjo das ATM estão relacionadas a modificações ósseas secundárias, tais como as descritas a seguir:

- Osteoartrite: observa-se a diminuição do espaço articular, erosões, agudizações e osteófitos.
- Remodelagem regressiva: esclerose subcondral.
- Necrose avascular: usualmente unilateral, pós-traumatismo ou pós-cirúrgico. As imagens por RM demonstram diminuição da intensidade do sinal em T2 ponderada, resultante de exsudato no espaço medular. O aumento desse exsudato causa diminuição no sinal em T1 e aumento em T2. Nota-se, ainda, aumento da esclerose subcondral e pode haver formação de cistos.

Nos estudos dos tecidos neoplásicos, podemos reconhecer propriedades distintas daquelas apresentadas pelos tecidos normais à RM. É necessária uma avaliação criteriosa da homogeneidade interna da lesão, aparência do contraste, bordas da lesão e mapeamento da possível invasão para os tecidos adjacentes (Figs. 10A-C).

Recentes avanços tecnológicos abriram novas possibilidades ao uso das técnicas de RM, como demonstrado na Universidade de Michigan, utilizando um potente magneto de 3,0 tesla. Segundo pesquisadores da Neurorradiologia, este aparelho reduz o tempo do exame, necessita de menos espaço para ser montado e apresenta uma resolução de imagens bastante vantajosa,

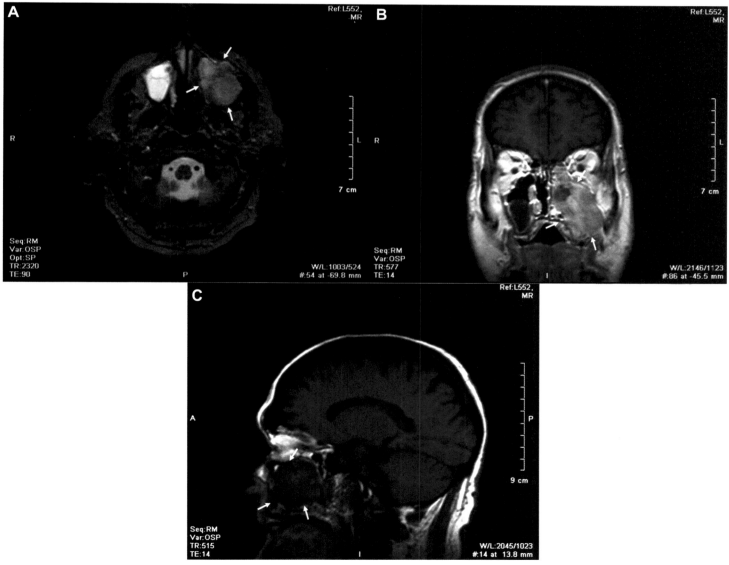

▲ **Figura 10** – Imagem de RM obtida em aparelho Siemens 1.5T de um paciente com diagnóstico histológico de sarcoma. **(A)** Plano axial, isossinal (tumor sólido) obliterando seio maxilar lado esquerdo (setas amarelas), **(B)** plano sagital, isossinal (tumor sólido) obliterando seio maxilar lado esquerdo (setas amarelas), **(C)** plano coronal, hipossinal (tumor sólido) obliterando seio maxilar lado esquerdo e fossas nasais (setas amarelas).

em especial para avaliar pequenas estruturas do sistema musculoesquelético, articulação dos pulsos e cérebro (estruturas de até aproximadamente 0,2 mm). Em termos de espessura de corte, pode-se reduzir o corte de 5 mm (obtidos com 1,5 tesla) para 1 a 3 mm, em menos tempo.

Também para observar alterações neurovasculares, cabe destacar a técnica que associa imagens funcionais e metabólicas. As imagens funcionais pela RM consistem de técnicas de avaliação de mudanças em eventos fisiológicos relacionados à perfusão tecidual. A técnica de imagem metabólica, a espectroscopia, tem o objetivo de identificar fatores biológicos moleculares teciduais que seriam capazes de monitorar o estado metabólico dos tecidos e, dessa maneira, diferenciar entre tumor ativo e fibrose/necrose tumoral. A associação entre os achados morfológicos da RM com os dados funcionais e metabólicos pode acrescentar especificidade ao método, além de ser de grande utilidade para monitoração terapêutica.

Outra técnica em desenvolvimento e que já demonstra grande sucesso é a cirurgia guiada, para tumores cerebrais, onde é possível observar a lesão em toda sua extensão e planejar, detalhadamente, em tempo real, na reconstrução em 3D, toda a trajetória de intervenção, minimizando danos aos tecidos circunvizinhos e aumentando as chances de sucesso da cirurgia (Figs. 11 e 12).

Artefatos de imagem

Conforme explanado anteriormente, durante um exame de RM, o paciente é exposto a um forte campo magnético e pulsos de radiofrequência que causam correntes nos tecidos. Quando muito intensas, estas correntes podem causar no paciente o aquecimento de alguns pontos do seu corpo. Isso aumenta proporcionalmente à intensidade do campo magnético, o que impõe limites aos magnetos utilizados com fins diagnósticos. Os magnetos mais utilizados para diagnóstico clínico (0,5; 1,0; 1,5 e 3,0 T) foram liberados pela FDA e não provocam tais efeitos, entretanto, magnetos de potência superior ainda estão sob avaliação técnica.

Clipes cirúrgicos de qualquer natureza e que não sejam ferromagnéticos, DIU (dispositivos intrauterinos, de cobre), próteses de aço, implantes, amálgamas dentários e válvulas cardíacas não contraindicam exames de RM, pois não têm componente ferroso em suas estruturas, embora alguns artefatos localizados possam aparecer e prejudicar o laudo, devido ao fenômeno de suscetibilidade magnética.

Marcapassos cardíacos, clipes ferromagnéticos, neuroestimuladores, implantes ferromagnéticos são, portanto, contraindicações para o uso de RM devido à possibilidade de mobilizar qualquer um desses elementos de sua posição natural, ou, ainda, pela interferência eletromagnética é possível indução de correntes. O fenômeno de indução de correntes é particularmente perigoso no caso dos marcapassos que possuem cabos longos que funcionam como eletrodos. Fortes correntes de Faraday podem ocorrer nestes eletrodos a cada pulso de radiofrequência e elas funcionam como poderosas cargas elétricas aplicadas diretamente no coração, podendo provocar arritmias ou mesmo parada cardíaca.

Com relação à segurança, outro fator a ser lembrado é quanto à entrada na sala com qualquer ferramenta ferromagnética (que pode se transformar em verdadeira arma, quando ocorre a atração em direção ao magneto), aspiradores de pó, cilindros de oxigênio (que não sejam de alumínio), cartões magnéticos (podem se desmagnetizar), relógios e celulares, chaves, que possam ser utilizados por membros da equipe local, ou por outros que auxiliem no transporte e remoção de pacientes.

De acordo com alguns estudos, a interferência dos artefatos em imagens dos maxilares é um dos grandes problemas da RM e alguns fatores podem interferir, tal como a homogeneidade do material metálico. Algumas pesquisas relatam que metais preciosos puros não apresentam artefatos de imagem, porém ligas de Co-Cr, Co-Ni e materiais como o aço inoxidável geralmente causam grandes artefatos, o que pode mascarar a região a ser examinada, resultando em erros de interpretação. Algumas sequências para a obtenção das imagens demonstram mais sensibilidade e, portanto, mais quantidade de artefatos pode se observada (Fiala et al.,1994; Shafiei et al., 2003). Em campos magnéticos de 1,5 tesla, esses efeitos podem ser amplamente reduzidos, entretanto há necessidade de outros estudos para avaliar o efeito de campos magnéticos de maior potência, como o de 8,0 T.

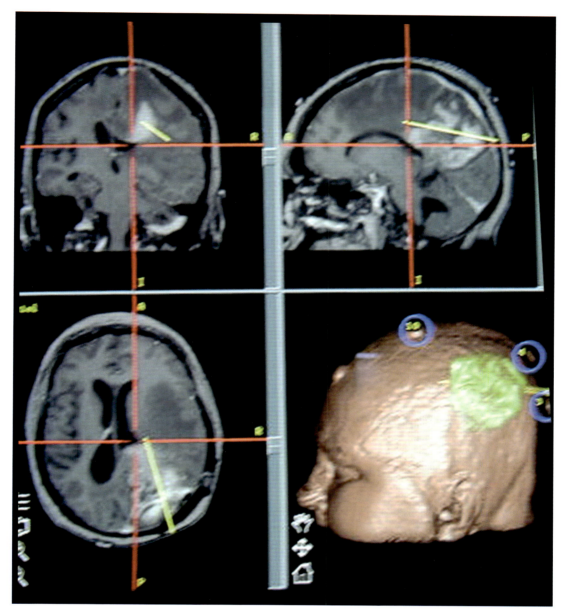

▲ Figura 11

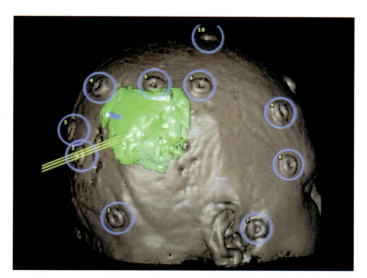

▲ Figura 12

▲ **Figuras 11 e 12** – Imagens axial, coronal, sagital e reconstrução em 3D por meio da RM demonstradas no programa Stealth Station® (Medtronic Inc., Minneapolis, MN, EUA) onde são executados os procedimentos de navegação robótica cirúrgica (estereotaxia). Os planos anatômicos, (imagens axial, coronal e sagital) trabalham como um guia orientando o instrumento cirúrgico (cor amarela) em sincronia (tempo real) por meio do qual se visualiza a área do tumor correspondente em 3D (cor verde). Notam-se as marcas (fiduciais) para se obter uma maior acurácia desta localização da lesão.

Referências

1. Ariji Y, Gotoh M, Naitoh M et al. Magnetic resonance imaging assessment of tumorous lesions in the floor of the mouth: case reports and review of the literature. O Radiology 2006; 22:18-26.
2. Baghi M, Mack MG, Hambek M et al. Usefulness of MRI volumetric evaluation in patients with squamous cell cancer of the head and neck treated with neoadjuvant chemotherapy. Head Neck 2007; 29:104-8.
3. Bas B, Yılmaz N, Gökce E, Akan H. Diagnostic value of ultrasonography in temporomandibular disorders. J Oral Maxillofac Surg 2011; 69(5):1304-10.
4. Bydder GM. Clinical Applications of Gadolinium-DTPA. In Magnetic Resonance Imaging, ed. by D.D. Stark and W.G. Bradley, C.V. Mosby Co., St. Louis, MO 1988.
5. Cappabianca P, Cirillo S, de Divitiis R et al. Hemangioma of the temporal muscle. Head Neck 1996;18:197-200.
6. Cavalcanti MGP, Lew D, Ishimaru T, Ruprecht A. MR imaging of the temporomandibular joint. A validation experiment in vitro. Acad Radiol 1999, 6:675-9.
7. Chen DP, Wu GY, Wang YN. Influence of galvanoceramic and metal-ceramic crowns on magnetic resonance imagingChin Med J (Engl). 2010 Jan 20;123(2):208-11.
8. Chung NN, Ting LL, Hsu WC, Lui LT et al. Impact of magnetic resonance imaging versus CT on nasopharyngeal carcinoma: primary tumor target delineation for radiotherapy. Head Neck. 2004;26:241-6.
9. Fiala TGS, Paige KT, Davis TL et al. Comparison of artefact from craniomaxillofacial internal fixation devices: magnetic resonance imaging. Plast Reconstr Surg 1994; 93:725-731.
10. Haist F, Gore JB, Mao H. Consolidation of human memory over decades revealed by functional magnetic resonance imaging. Nature Neuroscience 2001; 4:1139-1145.
11. Hayse CE, Edelstein WA, Schenck JF et al. An Efficient Highly Homogeneous Radiofrequency Coil for Whole-Body NMR Imaging at 1.5T. J Magn Reson 1985; 63:622-628.
12. Heffez LB. Posterior disk displacement in the temporomandibular joint. J Oral Maxillofac Surg 1998; 56: 1273-4.
13. Hubálková H, Serna PL, Linetskiy I et al. Dental alloys and magnetic resonance imaging. Inter Dent J 2006; 56:135-141.
14. Katzberg RW, Westesson PL, Tallents RH et al. Anatomic disorders of the temporomandibular joint disc in asymptomatic subjects. J Oral Maxillofac Surg 1996; 54:147-53.
15. Kim S-G, Ogawa S. Insights into new techniques for high resolution functional MRI. Current Opinion in Neurobiology 2002;12:607-615.
16. King AD, Ahuja AT, Leung SF et al. Neck node metastases from nasopharyngeal carcinoma: MR imaging of patterns of disease. Head Neck. 2000;22:275-81.
17. Logothetis NK, Pauls J, Augath M et al. Neurophysiological investigation of the basis of the fMRI signal. Nature 2001; 412:150-157.
18. Mendenhall WM, Mancuso AA, Parsons JT et al. Diagnostic evaluation of squamous cell carcinoma metastatic to cervical lymph nodes from an unknown head and neck primary site. Head Neck. 1998; 20:739-44.
19. Miller FR, Wanamaker JR, Lavertu P et al. Magnetic resonance imaging and the management of parapharyngeal space tumors. Head Neck. 1996;18:67-77.
20. Palacios E, Valvassori GE, Shanon M& Reed. Magnetic Resonance of the temporomandibular joint. New York, Thieme, 1990.
21. Rao VM, Bacelar MT. MR imaging of the temporomandibular joint. Neuroimaging Clin N Am 2004; 14:761-775.
22. Sano T. Recent developments in understanding temporomandibular joint disorders. Part 2: changes in the retrodiscal tissue. Dentomaxillofac Radiol 2000; 29:260-3.
23. Shafiei F, Honda E, Takahashi H et al. Artefacts from dental casting alloys in magnetic resonance imaging. J Dent Res 2003; 82:602-606.
24. Shanon, M, Roemer RC. Physical and imaging principles of magnetic resonance. In: Palacios E, Valvassori GE, Shanon M& Reed. Magnetic Resonance of the temporomandibular joint. New York, Thieme, 1990.
25. Smith WP, Prince S, Phelan S. The role of imaging and surgery in the management of vascular tumors of the masseter muscle. J Oral Maxillofac Surg. 2005;63:1746-52.
26. Som PM, Bergeron RT. Head and neck imaging. 3ed. St LouisÇ Mosby, 1995.
27. Som PM, Curtin HD, Silvers AR. A re-evaluation of imaging criteria to assess aggressive masticator space tumors. Head Neck. 1997 Jul;19:335-41.
28. Starcuková J, Starcuk Z Jr, Hubálková H, Linetskiy I. Magnetic susceptibility and electrical conductivity of metallic dental materials and their impact on MR imaging artifacts Dent Mater. 2008 ;24(6) :715-23.
29. Tanimoto K, Kakimoto N, Nishiyama H et al. MRI of nasoalveolar cyst: case report. O Surg O Med O Pathol O Radiol Endod 2005;99221-4.
30. Tonami H, Yamamoto I, Matsuda M et al. Orbital fractures: surface coil MR imaging. Radiology. 1991;179:789-94.
31. Ueki K, Marukawa K, Shimada M et al. Condylar and disc positions after sagittal split ramus osteotomy with and without Le Fort I osteotomy. O Surg O Med O Pathol O Radiol Endod 2007;103:342-8.
32. Vogl TJ, Balzer J, Mack M et al. Diagnóstico diferencial por imagem da cabeça e pescoço. Rio de JaneiroÇ Revinter, 2003.
33. Wishart HA, Saykin AJ, McAllister TW. Functional Magnetic Resonance Imaging: Emerging Clinical Applications. Current Psychiatry Reports 2002; 4:338-345.
34. Yoshin N, Yamada I, Ohbayashi N et al. Salivary glands and lesions: evaluation of apparent diffusion coefficients with split-echo diffusion-weighted MR imaging--initial results. Radiology 2001;221:837-42.

Agradecimentos

Os dados apresentados neste capíotulo são provenientes da seguinte instituição:

- Departamento de Radiologia da Faculdade de Medicina da Universidade de Iowa, Iowa City, EUA.

Capítulo 3

Medicina Nuclear

Denise Takehana dos Santos
Marcelo Gusmão Paraiso Cavalcanti

A Medicina Nuclear é uma modalidade de diagnóstico por imagem e de tratamento cujo princípio fundamenta-se na detecção da distribuição biológica de substâncias farmacológicas acopladas a isótopos radioativos. Nos estudos de avaliação de afecções patológicas em Medicina Nuclear, diferentes aspectos do metabolismo e função do órgão podem ser abordados e mensurados, como distribuição do fluxo sanguíneo, utilização do oxigênio, síntese proteica e consumo de glicose. O ritmo e a intensidade da captação dos radioisótopos especificamente administrados são observados, e a partir dos dados obtidos, pode-se avaliar o comportamento biológico dos tumores e prever a resposta terapêutica (Braams et al., 1997; Lima, 2002). Existe uma gama de substratos utilizados, preparados em laboratórios de manipulação, com indicações próprias para cada órgão ou tecido e afecção pesquisada.

Historicamente, pode-se dizer que a Medicina Nuclear começou radionuclídeos adequados para as aplicações médicas, e grande parte dos estudos clínicos enfocava a avaliação da glândula tireoide e suas disfunções, com o uso do ^{131}I na forma de iodeto. O principal detector usado era o contador Geiger-Muller, que indicava e media a presença do radiofármaco, sem, contudo, distinguir a energia da radiação gama detectada, tampouco produzia imagens da distribuição do composto. Benedict Cassen, em 1951, inventou e construiu o mapeador linear. Em 1958, Hal Anger desenvolveu a câmara de cintilação, um sistema de formação de imagens que não exigia que o detector fosse movimentado e que apresentava maior resolução geométrica, além da possibilidade de se obterem projeções diferentes de uma mesma distribuição de radiofármaco. As informações adquiridas pela câmara de cintilação eram transformadas em imagens e exibidas por um tubo de raios catódicos, de modo que podiam ser registradas em filmes ou chapas fotográficas. As câmaras modernas usadas hoje são derivadas da câmara Anger.

O grande poder diagnóstico da Medicina Nuclear firmou-se quando Paul Harper e sua equipe introduziram o radionuclídeo ^{99m}Tc (tecnécio) como marcador. Esse nuclídeo decai por transição isomérica, emite um fóton com energia de 140 keV, bastante adequado para a câmara que Anger inventou, e possui meia-vida física de 6 horas, possibilitando estudos em intervalos razoáveis. Além disso, ele é produzido pelo gerador ^{99}Mo – ^{99m}Tc, um sistema que contém o par de radionuclídeos pai (^{99}Mo) – filho (^{99m}Tc) e que permite a separação e a extração do elemento-filho. O radionuclídeo ^{99m}Tc é continuamente produzido pela desintegração do ^{99}Mo, e sua extração periódica possibilita um fornecimento constante nos próprios centros de Medicina Nuclear. Outra característica muito importante é a facilidade com que o ^{99m}Tc consegue marcar um número muito grande de fármacos, o que o torna aplicável em estudos de quase todos os órgãos e sistemas do corpo humano.

O avanço tecnológico tornou possível a realização de estudos tomográficos, a reconstrução de cortes de órgãos nos planos, reconstrução tridimensional e análise matemática das imagens. É possível fundir as imagens obtidas pela TC com as obtidas pelo PET (tomografia por emissão de positron) ou SPECT (tomografia por emissão única de positron) aplicando-se um programa de computação gráfica e aquisição de imagens simultâneas no mesmo equipamento, proporcionando dessa forma o mapeamento topográfico metabólico da região de interesse (Wong et al., 1996; Beyer et al., 2000; Ak et al. 2001) (Figs. 1 e 2). Em Oncologia, novos campos estão em desenvolvimento, dentre eles a participação intraoperatória dos radioisótopos em cirurgias radioguiadas com gama-probe, aplicações efetivas de PET/SPECT SCAN com ^{18}F-FDG e dos tratamentos antiálgicas e antitumorais com radioisótopos.

Os tipos de radiação utilizados em Medicina Nuclear são oriundos das partículas: alfa (núcleos de hélio, com dois prótons e dois nêutrons); beta (elétron ou próton de alta energia, utilizado no exame PET) e gama (fótons detectados em câmaras gama). Um radiofármaco incorpora dois componentes: um radionuclídeo, substância com propriedades físicas adequadas ao procedimento desejado (partícula emissora de radiação beta, para terapêutica; ou partícula emissora de radiação gama, para diagnóstico) e um vetor fisiológico, isto é, uma molécula orgânica com fixação preferencial em determinado tecido ou órgão. Essencialmente, os radionuclídeos são a parte radioativa dos radiofármacos, mas estes também possuem uma molécula (não radioativa), que se liga ao radionuclídeo e o conduz determinado órgão ou estrutura.

A radioatividade da maioria dos elementos empregados cai pela metade (tempo denominado meia-vida) em questão de horas ou dias. O tempo de permanência dos materiais radioativos no corpo do paciente é ainda mais reduzido considerando-se que, muitas vezes, ocorre a eliminação deste pela urina. Tomando como exemplo, o tecnécio-99m, que é o isótopo empregado para a marcação da maioria dos radiofármacos, verificamos que sua meia-vida é de apenas 6 horas e emite radiação gama com energia de 140 keV. A dose de radiação baixa dos procedimentos diagnósticos é, de forma geral, similar ou inferior à de outros métodos diagnósticos que empreguem raios X. Alguns radioisótopos emitem radiação beta, com maior poder de ionização dos tecidos que a radiação gama. Estes materiais também têm sua captação dirigida para determinados tecidos, como o iodo-131, captado pela tireoide. Em casos específicos, esses isótopos podem ser empregados com finalidade terapêutica (no exemplo citado, o iodo-131 permite a redução seletiva do parênquima glandular em casos de hipertireoidismo ou mesmo o tratamento de metástases do carcinoma bem diferenciado da tireoide).

Sabendo que uma das principais características das células malignas está relacionada ao aumento do número de transportadores celulares de glicose e também ao aumento dos níveis intracelulares de hexoquinase e fosfoquinase, enzimas responsáveis pela glicólise,

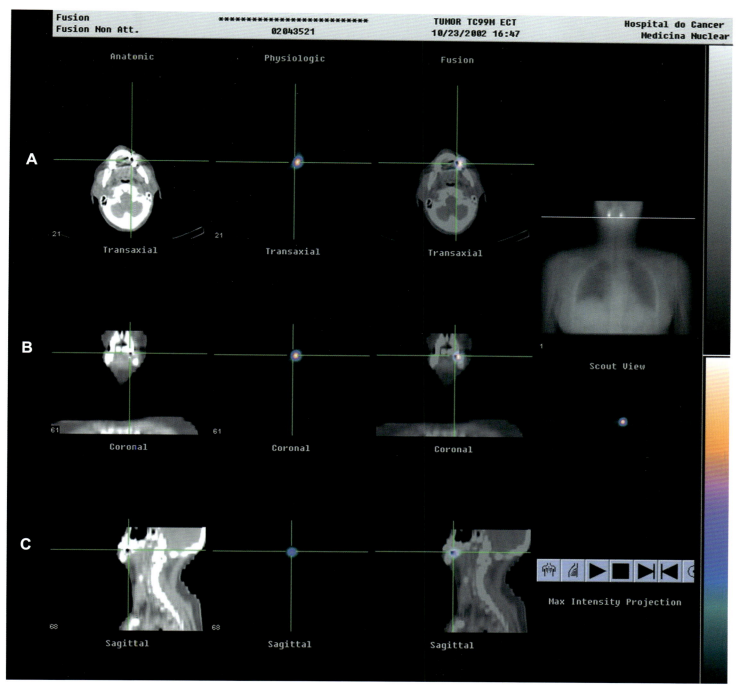

▲ **Figura 1** – Imagens obtidas em aparelho não dedicado: TC corregistrado, imagens fisiológicas e fusão das imagens nos planos axial **(A)**, coronal **(B)** e sagital **(C)** de um paciente com carcinoma espinocelular (CEC) na região de mandíbula, lado esquerdo, demonstrando o mapeamento topográfico metabólico da lesão.

destacamos o uso do ^{18}F-FDG (2-deoxy-2[18-F]flúor-D-glucose) em exames diferenciais para processos malignos e benignos. Esse substrato tem sido amplamente empregado na detecção de neoplasias malignas de cabeça e pescoço, e seu uso é baseado nas observações de Warburg, na década de 1930. O autor observou que as células neoplásicas apresentavam aumento do metabolismo da glicose em comparação com as células normais. O aumento da captação da glicose que se segue à malignização das células é explicado pelo aumento de células transportadoras de glicose e pela síntese de uma nova classe de transportadores. A glicose análoga 2-deoxy-D-glicose (DG) é transportada para a célula e metabolizada pelo sistema glicolítico. É fosforilada pela hexoquinase em DG-6 fosfatase. Entretanto, em contraste com a glicose, a glicose-6 fosfatase isomerase não reage com a DG-6 fosfatase, e o metabolismo não ocorre. O processo de desfosforilação é lento devido à baixa permeabilidade da membrana, fazendo com que essa seja uma característica desejada, pois isso permite

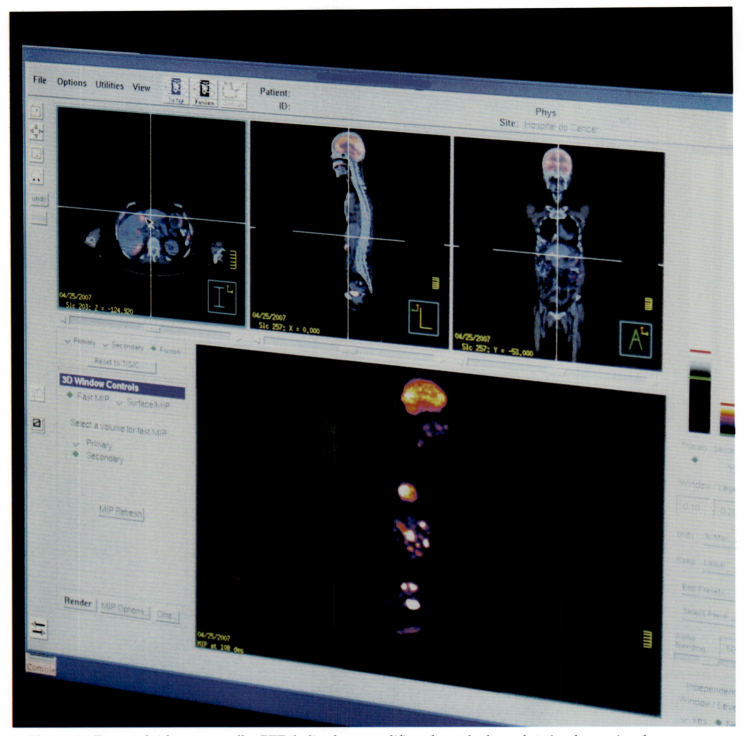

▲ **Figura 2** – Exame obtido em aparelho PET dedicado exemplificando a tela da *workstation* do tomógrafo.

que se trabalhe com o material em tempo hábil para o exame (Fig. 3). A captação do FDG em neoplasias malignas é alta, segundo estudos *in vitro*, e está relacionada à avidez das células tumorais por este substrato, o que é proporcional à sua atividade metabólica. Tecidos não tumorais, fibróticos ou necróticos terão captação reduzida ou ausente. Células hipóxicas, resistentes à radiação e que hoje são consideradas um dos grandes desafios aos oncologistas, também são ávidas ao substrato, demonstrando alta atividade metabólica. O tempo de meia-vida deste substrato (109 minutos) também tem um papel decisivo em sua escolha, pois é suficiente para a realização do exame PET-TC sem que haja perda das informações necessárias, já que decorrido o período de meia-vida restará apenas cerca de 50% da radioatividade originalmente presente (Wong; Kim, 2000).

As imagens por emissão de pósitrons podem ser obtidas com dois tipos de equipamento: os sistemas dedicados (Figs. 4 e 5) e os não dedicados (híbrido PET/SPECT) (Fig. 6). Ambos utilizam a colimação

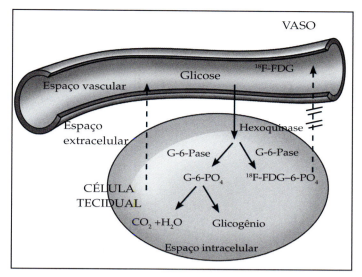

Figura 3 – Esquema do mecanismo de transporte do ^{18}F–FDG presente na corrente sanguínea para dentro da célula, mimetizando a glicose consumida. O processo inverso, de metabolização do ^{18}F–FDG, não ocorre da mesma forma que a glicose, permitindo a realização do exame.

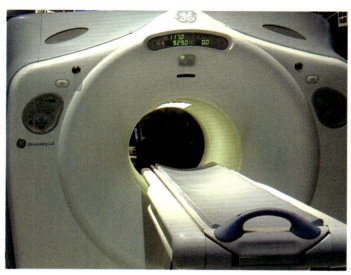

Figura 4 – PET dedicado da General Electric (GE, EUA).

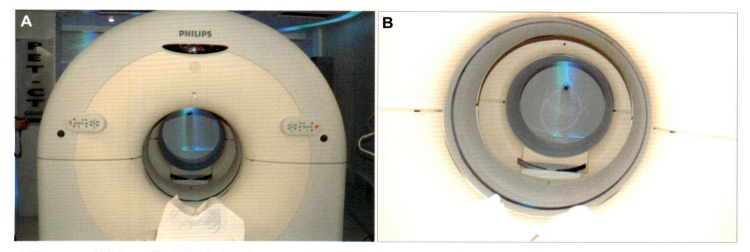

Figura 5 – **(A)** Aparelho PET dedicado, pertencente ao Departamento de Imagem do Hospital do Câncer, A.C. Camargo – São Paulo. **(B)** Imagem em zoom do PET dedicado situado no Departamento de Imagem do Hospital do Câncer, A.C. Camargo – São Paulo.

eletrônica para registrar os eventos de coincidência, isto é, os pares de fótons que forem detectados em diferentes posições, em um intervalo muito curto para caracterizar a coincidência, pré-definido pelo fabricante, constituirão esses eventos. A linha que une os dois fótons detectados em coincidência define a linha de resposta, que é usada, posteriormente, na reconstrução do corte tomográfico. Se os dois fótons detectados provierem de uma mesma aniquilação, sem interagir com o meio, o evento é chamado *coincidência verdadeira*, e o local de aniquilação estará sobre a linha de resposta. Se os fótons forem originados de uma mesma aniquilação, porém um deles tiver interagido com o meio, o local de aniquilação não estará mais sobre a linha de resposta e o evento é denominado *espalhado*. Se ambos os fótons se originarem de aniquilações diferentes, o par detectado definirá uma linha de resposta errada, resultando em um evento aleatório. As câmaras de cintilação não dedicadas realizam todos os exames de MN, utilizando 2 ou 3 detectores à base de iodeto de sódio. O aparelho dedicado realiza apenas exames de dupla coincidência, como o PET, possuindo como vantagem melhor resolução graças à presença de milhares de detectores do tipo BGO (germanato de bismuto) ou LSO (ortossilicato de lutécio).

A figura 7 ilustra esquematicamente esses eventos para um sistema dedicado, que é usado apenas em estudos de PET. Os elementos de detecção são pequenos cristais de cintilação, BGO ($Bi_4Ge_3O_{12}$) ou LSO [($Lu_2SiO_5(Ce)$)], agrupados e acoplados a tubos fotomultiplicadores. As saídas dos tubos alimentarão um sistema de análise complexo, discriminação e processamento que fornecerá, no final, a imagem tomográfica. Como muitas aniquilações ocorrem simultaneamente nos volumes que contêm o radiofármaco, nem todos os eventos de coincidência registrados são formados por fótons criados na mesma aniquilação. Assim, é necessário excluir ou minimizar os eventos não verdadeiros, para que a imagem reconstruída represente, da maneira mais próxima possível, a distribuição original.

Os sistemas baseados na câmara de cintilação são aqueles usados em SPECT dotados de circuitos de coincidência, isto é, a colimação eletrônica é instalada entre os dois detectores posicionados em oposição, permitindo o registro de eventos de coincidência e a posterior reconstrução de imagens por emissão de pósitrons. Assim, esse tipo de equipamento é uma alternativa ao tomógrafo dedicado, principalmente quando a demanda não for suficiente para seu uso contínuo em PET. A grande diferença com relação ao tomógrafo dedicado está na menor eficiência de detecção dos fótons de 511 keV pela câmara de cintilação. Mesmo assim, em diversas situações, os resultados obtidos com sistemas PET/SPECT fornecem informações clinicamente importantes. Ambos os sistemas, dedicado ou não, permitem a aquisição de informações nos modos 2D e 3D. Os algoritmos de reconstrução mais utilizados são os iterativos e implementados em 2D. Várias correções são essenciais para garantir a qualidade das imagens reconstruídas: de decaimento, devido à meia-vida física curta do ^{18}F; de atenuação e espalhamento, para reduzir os efeitos resultantes de interações dos fótons de 511 keV com os tecidos; de eventos de coincidência aleatórios, que alocam erroneamente as origens das aniquilações, além de outras de menos impacto. Normalizações também devem ser realizadas para compensar a resposta não uniforme do sistema de formação de imagens. Algumas dessas correções são implementadas no *hardware*, enquanto outras são executadas via *software*, podendo ser incorporadas no próprio algoritmo de reconstrução. É essencial que testes de calibração e controle de qualidade sejam executados periodicamente, para garantir a confiabilidade e a qualidade dos resultados, em especial se forem almejadas quantificações.

A qualidade da imagem neste tipo de exame depende do preparo do paciente e da qualidade técnica da aquisição dos dados (Goerres et al., 2002). O pa-

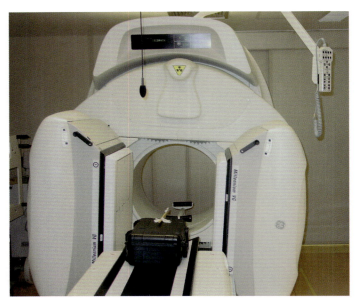

Figura 6 – Aparelho não dedicado Millenium VG Hawkeye situado no Departamento de Imagem do Hospital do Câncer, A.C. Camargo - São Paulo.

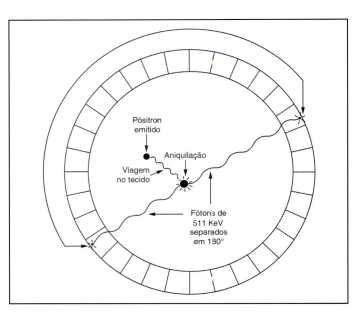

Figura 7 – Esquema do anel detector para PET demonstrando o processo de aniquilação do pósitron com liberação dos fótons de 511keV emitidos separadamente em 180 graus.

ciente deve ser instruído quanto a não falar durante o exame, e quanto às próteses metálicas intrabucais que possam ser removidas, para minimizar artefatos de movimento ou por metal (Goerres et al., 2002; Goerres et al., 2003). As próteses fixas produzem um defeito da emissão da imagem e estes artefatos podem parecer pequenas lesões no espaço periodontal, gerando dados inconsistentes para a interpretação e inclusive causando resultados falso-negativos (Hannah et al., 2002).

A administração dos radiofármacos é regida por regras promulgadas pela FDA e pela NRC (*Nuclear Regulatory Commission*), bem como por juntas dos hospitais e farmácias. O médico nuclear e a radiofarmácia são responsáveis por confirmar a adequação do pedido e assegurar que o radiofármaco e a dose sejam os indicados, e manter o controle documentado da prescrição, do radiofármaco e da dose administrada ao paciente. Cada dose deve ser fisicamente inspecionada antes da administração para pesquisar partículas ou outros materiais estranhos, tais como fragmentos de borracha das tampas nos frascos de multidoses. Cada dose a ser administrada deve ser medida no calibrador de doses e pode ter uma variação de 10% da dose prescrita. Normas de proteção devem ser cautelosamente seguidas e todo material radioativo manipulado deve estar protegido em seringas blindadas, caixas blindadas com vidros plumbíferos e os rejeitos também devem ser devidamente acondicionados (Figs. 8 a 10).

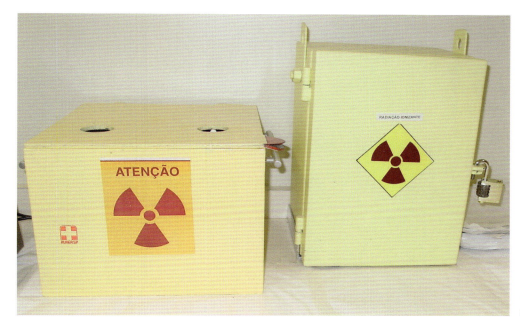

▲ **Figura 8** – Caixas blindadas para o armazenamento dos radiofármacos.

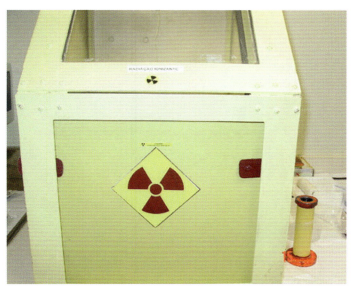

▲ **Figura 9** – Caixa para a manipulação dos radiofármacos, devidamente blindada, com vidro plumbífero na parte superior para facilitar a visualização, garantindo a proteção.

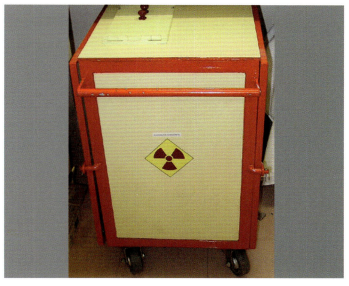

▲ **Figura 10** – Caixas blindadas para o acondicionamento dos rejeitos.

Principais indicações

A avaliação diagnóstica e o acompanhamento terapêutico de uma grande variedade de doenças podem ser realizados pela medicina nuclear (MN). De acordo com o órgão-alvo ou sistema a ser avaliado, existem diversos tipos de radiotraçadores e radiofármacos disponíveis com indicação precisa ou que podem ser adaptados ao caso. De forma sucinta, algumas indicações diagnósticas e os radiotraçadores/radiofármacos destinados ao procedimento, de acordo com cada órgão-alvo/sistema são descritos a seguir.

Sistema cardiovascular

Estudos de perfusão miocárdica: a avaliação da perfusão das paredes do ventrículo esquerdo, função contrátil e cinética ventricular e cálculos de fração de ejeção são obtidos pelos estudos de perfusão miocárdica com Sestamibi-^{99m}Tc. A avaliação da presença de músculo miocárdico viável, músculo "*stunned/hibernante*" ou de necrose miocárdica é obtida pelos estudos de viabilidade miocárdica, com Tálio-201. A necrose miocárdica na fase precoce também pode ser avaliada através da cintilografia do miocárdio com Pirofosfato-^{99m}Tc.

Ventriculografia radioisotópica com hemácias marcadas: é o padrão-ouro para a determinação de contratilidade, motilidade, débito cardíaco, volumes sistólico e diastólico e as frações de ejeção dos ventrículos. A ventriculografia radioisotópica é um excelente método para acompanhar pacientes pós-infarto, derivação, doenças valvares com disfunção ventricular, cardiomiopatias e cardiotoxicidade por quimioterapia (doxorrubicina).

Sistema respiratório

Os estudos de inalação pulmonar (DTPA-^{99m}Tc) e perfusão pulmonar (MAA-^{99m}Tc) permitem avaliar a distribuição da aeração e da perfusão de ambos os pulmões (avaliação segmentar). A análise comparativa de ambos os estudos apresenta eficácia na determinação probabilística de embolia pulmonar. Também pode determinar a capacidade pulmonar residual de pacientes com indicação de ressecção pulmonar.

Sistema musculoesquelético

Os fosfonatos (MDP/HDP) marcados com o isótopo tecnécio são os agentes mais comuns na avaliação do sistema osteoarticular. Os compostos fosfonados têm como característica comum a ligação aos cristais de hidroxiapatita existentes nos osteoblastos. A concentração é proporcional ao ritmo do metabolismo ósseo e reflete precocemente alterações originadas na atividade osteoblástica de origem benigna e maligna (primária e/ou secundária), bem como processos expansivos metastáticos e tumores ósseos primários. Estes estudos podem ser divididos em cintilografias ósseas de corpo inteiro e cintilografias ósseas trifásicas.

Cintilografia óssea de corpo inteiro – Avalia o esqueleto por inteiro em busca de áreas suspeitas de doença óssea em atividade (Fig. 11). É o principal método diagnóstico para investigar a presença de áreas de infiltração óssea metastática (Fig. 12). Entretanto, esta técnica tem alta sensibilidade e baixa especificidade, pois as imagens não diferenciam a natureza da lesão nem a presença de malignidade.

Cintilografia óssea trifásica – O estudo ósseo divide-se em fase de fluxo sanguíneo regional e permeabilidade capilar da área suspeita e metabolismo ósseo (tardio), quanto à presença de doenças ósseas do tipo osteomielite, artrite séptica, fraturas, necrose avascular, infecção x soltura de prótese, também osteossarcomas. Em Odontologia, é possível realizar a avaliação de próteses metálicas, presença de osteomielite em maxilares, avaliação da viabilidade de enxertos ósseos e doenças osteoarticulares associadas. Exames de SPECT/CT com ^{99m}Tc-MDP são realizados com eficácia e acurácia para avaliar disfunções temporomandibulares, correlacionando aspectos clínicos e sintomatologia de dor, distinguindo processos inflamatórios de outras afecções patológicas.

Sistema digestivo

Além de ser um excelente método para a avaliação de esvaziamento gastroesofágico, pesquisa de refluxo gastroesofágico e aspiração pulmonar, principalmente em pacientes pediátricos, a Medicina Nuclear contribui para o diagnóstico de diversas doenças abdominais. A doença e o órgão-alvo determinam qual o melhor agente a ser administrado ao paciente.

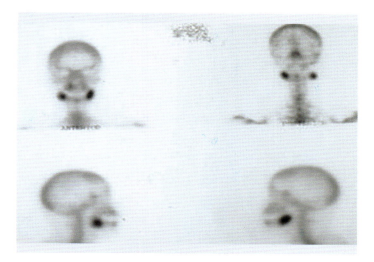

▲ **Figura 11** – Cintilografia de um paciente com displasia cemento florida (diagnóstico histopatológico). Nota-se área de captação na mandíbula bilateralmente.

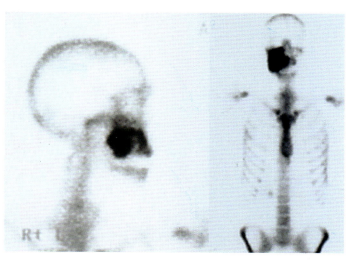

▲ **Figura 12** – Cintilografia de um paciente com osteossarcoma (diagnóstico histopatológico). Nota-se área de captação na face, do lado direito.

Disida-^{99m}Tc – Determina a função hepatocítica e a perviedade das vias biliares (intra e extra-hepáticas), diagnostica a presença de colecistites (aguda ou crônica), obstruções pós-cirúrgicas do ducto hepático comum e colédoco, além de ser o principal método para diferenciar hepatite neonatal *versus* atresia de vias biliares.

Microcoloide-^{99m}Tc – Determina a função mesenquimal do fígado, baço e da medula. A avaliação de hepatoesplenomegalias, tumores hepáticos benignos e metastáticos (hiperplasia nodular focal), cirrose hepática, hipertensão portal e doença de Budd-Chiari é a indicação mais comuns de cintilografia com microcoloide.

Hemácias marcadas – Além de ser o melhor e mais preciso agente para determinar a presença de hemangiomas hepáticos, as hemácias marcadas são utilizadas nas pesquisas de sangramento digestivo.

Pertecnetato-^{99m}Tc – Nos pacientes pediátricos, a causa mais comum de sangramento digestivo baixo é a presença do divertículo de Meckel. O pertecnetato confirma a existência de mucosa gástrica em local ectópico.

Sistema urinário

DMSA-^{99m}Tc – A cintilografia renal avalia a função tubular (cortical) renal, sendo o melhor método para identificar a presença de cicatriz renal pós-pielonefrite, permitindo, também, obter a função renal diferencial.

DTPA-^{99m}Tc – É o estudo renal dinâmico/renograma que avalia a função glomerular individual de ambos os rins, fornecendo também informações quanto ao fluxo sanguíneo renal, morfologia renal e a dinâmica das vias urinárias (pelve renal, ureteres e bexiga). É o melhor método para avaliar vias urinárias, hipertensão de origem renovascular e de transplante renal.

Pertecnetato-^{99m}Tc – Além de avaliar a presença de torção testicular versus necrose, permite obter imagens dinâmicas da bexiga e identificar a presença de refluxo vesicoureteral (cistocintilografia).

Sistema endócrino

Pertecnetato-^{99m}Tc, Iodo-131 e Iodo-123 – Avaliam a morfologia da glândula tireoide quanto à presença de nódulos (quente/frio) presença de tireoide ectópica, tumor e metástases tireoideanas.

Captação tireoideana (Iodo-131) – Determina se a glândula encontra-se hipo, normo ou hipercaptante (doenças de Graves/Plummer ou tireoidite).

Iodo-131, Iodo-123 e Sestamibi-^{99m}Tc – São utilizados na avaliação pós-cirúrgica da tireoide (imagens do corpo inteiro), para determinar a presença de restos tireoideanos e/ou áreas de infiltração metastática e para auxiliar no cálculo da dose de radioiodo a ser tomada pelo paciente.

Sistema nervoso central

ECD-^{99m}Tc/HMPAO-^{99m}Tc – Avalia o fluxo sanguíneo cerebral global e fluxo sanguíneo regional. Mostra a distribuição da perfusão (função/metabolismo) cortical cerebral e cerebelar. As indicações mais comuns são avaliar focos epileptogênicos em atividade, síndromes demenciais e reserva de fluxo/função em pacientes com isquemia (AVC) e pesquisa de morte encefálica.

DTPA-^{99m}Tc – Uma vez injetado no líquor (punção lombar), permite avaliar a dinâmica liquórica quanto à presença de hidrocefalia de pressão normal e/ou presença de fístula liquórica.

Oncologia

Cintilografia com ^{67}Gálio – Os estudos com ^{67}Gálio são extremamente úteis quanto à detecção de linfomas (Hodgkin e não-Hodgkin), estadiamento (acompanhamento terapêutico) e presença de recidiva versus necrose (pós-tratamento). O ^{67}Gálio também pode ser utilizado em pacientes com suspeita de processo inflamatório/infeccioso em atividade (pneumonites, miocardites e osteomielites) ou pacientes com febre de origem desconhecida.

Sestamibi-^{99m}Tc/Tálio-201 – São radiotraçadores indiretos (metabólicos) de atividade tumoral. São indicados principalmente para diferenciar recidiva tumoral (pós-tratamento) versus necrose.

PET – TC com ^{18}F-FDG (Fluor-Desoxi-Glicose) – A eficiência da fusão de imagens ^{18}F-FDG PET–TC na avaliação do paciente oncológico é bem documentada (Nishuioka et al., 2002). Nota-se que por meio deste exame pode haver alterações significantes no volume tumoral em cerca de 30 a 60% das lesões estudadas, proporcionando mudanças significativas quanto ao planejamento radioterápico.

Santos et al. (2006) realizaram uma análise qualitativa de lesões (CEC de cabeça e pescoço), correlacionando o grau de captação de ^{18}F-FDG a uma escala progressiva de cores, facilitando dessa forma a análise, respondendo a duas importantes questões: (1) Lesão em atividade? e (2) Atividade metabólica correspondente a processo inflamatório ou malignização das células? (Figs. 13A-C e 14A-C). Ao escolher o FDG nesse estudo, essas questões foram prontamente respondidas, já que os tecidos não tumorais, fibróticos ou necróticos apresentam captação reduzida ou ausente; as células hipóxicas, resistentes à radiação e que hoje são consideradas um dos principais desafios aos oncologistas, também são ávidas ao substrato, demonstrando alta atividade metabólica. Além disso, foi possível identificar áreas de maior atividade metabólica dentro do próprio tumor, classificando-a em cêntrica (Figs. 15A-C) ou excêntrica. Por meio dessa classificação, os autores encontraram 4 pacientes (23%) com lesão de hipercaptação do substrato excentricamente, ou seja, não concentrada ao centro da lesão. Esses pacientes encontravam-se no mesmo T3, com linfonodo positivo, o que pode demonstrar que as lesões ainda tinham áreas em mitose, estando, portanto, em fase de crescimento e infiltração pelos tecidos. Nos outros 13 pacientes (77%), a região de maior atividade metabólica foi localizada no centro da lesão, o que pode indicar uma lesão madura o suficiente para parecer com o tecido de origem, estando em uma fase de crescimento mais lenta.

De acordo com o inerente crescimento dos tumores, pode haver a existência de células hipóxicas, com capacidade de viver longe do suprimento sanguíneo e, portanto, no centro da lesão. Se fossem pacientes em pós-tratamento, poder-se-ia sugerir que essa concentração no centro da lesão ocorresse graças às células hipóxicas resistentes à radiação, teoricamente células que recebem a maior isodose de radioterapia. Finalmente, essa hipercaptação central poderia ainda ser atribuída ao metabolismo celular devido à produção de queratina, ou seja, células diferenciadas, porém não passíveis de sofrer mitose. Essa análise junto com trabalhos da literatura, enfatizou que os planejamentos radioterápicos poderiam ser mais eficazes se o planejamento funcional também fosse considerado (Stuckensen et al., 2000; Nishioka et al., 2002) (Figs. 16A e B). Apesar de a mostra para este estudo ter sido pequena, mais de 20% dos casos apresentaram um comportamento diferente do esperado, ou seja, em 4 pacientes o sítio de maior atividade celular não correspondeu ao centro da lesão. Entretanto, na ausência destas informações, o "alvo" da isodose de maior fração a ser aplicada seria no centro da lesão, como ocorre em geral (Fig. 17) (mesmo utilizando programas conformacionais de última geração), o que daria margem a uma resposta terapêutica lenta ou, ainda, aumentaria a chance de aquelas células que estão ativas em região excêntrica conseguirem se infiltrar ainda mais nos tecidos circunvizinhos.

Resumindo, a fusão de imagens ^{18}F-FDG PET-TC permite demonstrar a hipercaptação do substrato ao centro ou na periferia da lesão, o que sugere lesão ativa metabolicamente, como também uma lesão pouco ativa metabolicamente (Figs. 18 a 21).

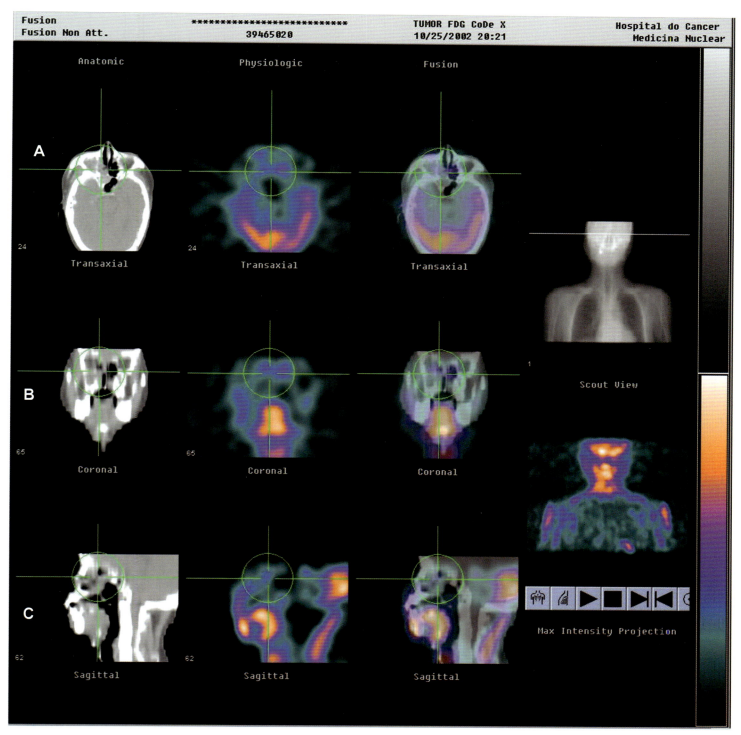

▲ **Figura 13** – Imagens da TC corregistrada, imagens fisiológicas e fusão das imagens nos planos axial (A), coronal (B) e sagital (C) de um paciente com CEC na região da fossa nasal, do lado direito.

Pesquisa de hemangiomas

^{99m}Tc-hemácias – Hemangiomas são tumores benignos, porém a distinção entre hemangiomas e lesões metastáticas é limitada para TC e US (ultra-sonografia). A necessidade de se biopsiar regiões suspeitas que possam eventualmente ser um hemangioma é um incremento de risco. Como são tumores benignos consituídos de endotélio e preenchidos por hemácias, a cintilografia com hemácias marcadas pode identificar as regiões onde existam lagos venosos. As imagens são registradas tomograficamente, incluindo-se dados dinâmicos do fluxo sanguíneo arterial. A sensibilidade alcançada é de 90%. O limite de lesão detectável é de 15 mm nos hemangiomas hepáticos; entretanto, em qualquer região do corpo podem ser investigados

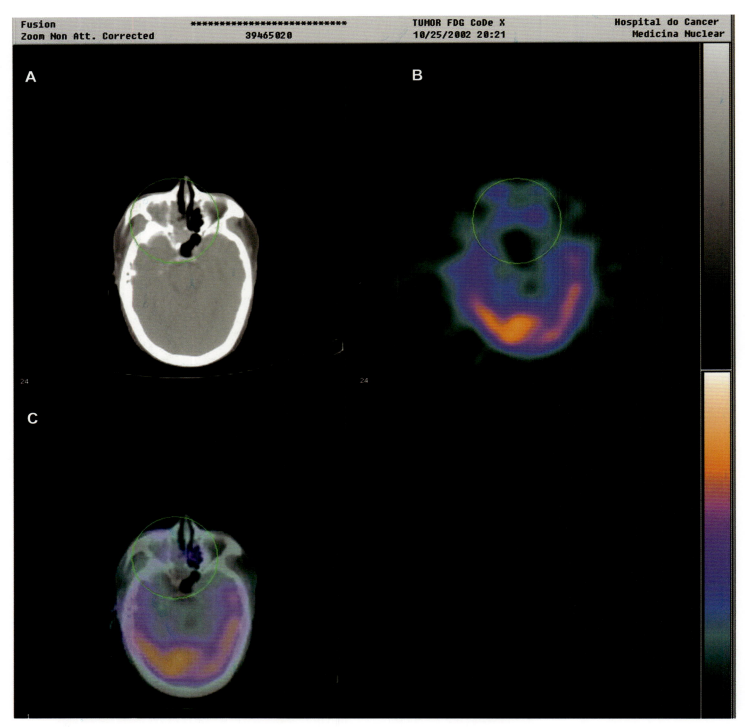

▲ **Figura 14** – Imagem da TC corregistrada (A), imagem fisiológicas (B) e fusão das imagens (C) no plano axial do paciente citado demonstrando pela correlação da captação do substrato com a escala de cores à direita, variando do mais escuro para o mais claro, ou seja, do menos ativo para o mais ativo metabolicamente, que a lesão não está metabolicamente ativa, compatível com a fase pós-tratamento em que o paciente se encontra.

quanto à extensão. As doses de radiação são baixas, sendo seguro seu uso também na população infantil.

Monitoração de tratamentos oncológicos

Adicionalmente à capacidade de diagnóstico de anormalidades, a Medicina Nuclear pode ser utilizada no tratamento de determinadas doenças. As indicações mais comuns são as disfunções benignas da tireoide, como doença de Graves/Plummer ou mesmo, mais recentemente, o bócio multinodular atóxico de grande volume, câncer de tireoide e alívio da dor óssea de origem metastática. Assim como no diagnóstico, o tratamento baseia-se no uso de radiofármacos/radiotraçadores. Os radiotraçadores utilizados para tratamento tendem a se concentrar em uma determi-

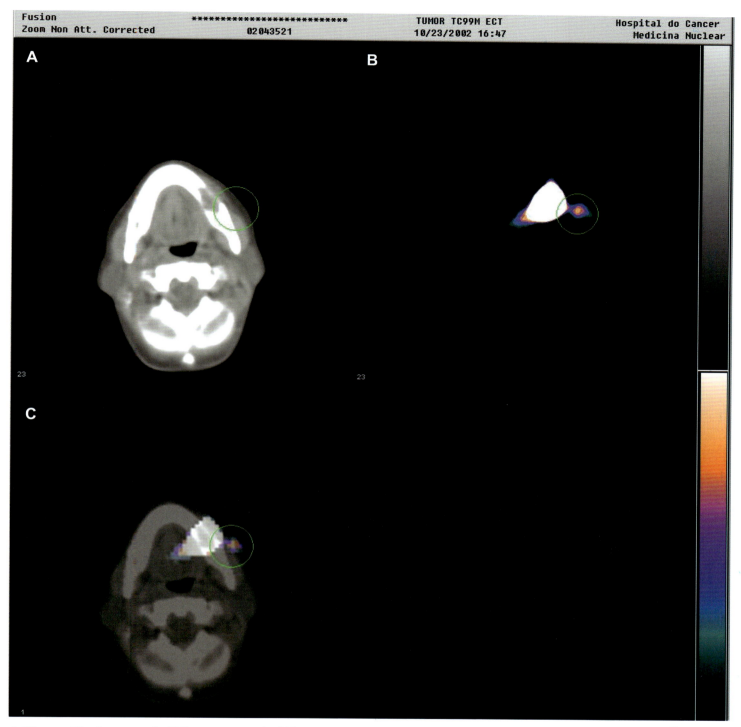

Figura 15 – Imagem do TC corregistrado (A), imagem fisiológicas (B) e fusão das imagens (C) no plano axial de um paciente com CEC de mandíbula do lado esquerdo, com hipercaptação do substrato topograficamente localizada ao centro da lesão (correlacionada à escala de cores).

nada parte e não se difundir pelo corpo. Por exemplo, o iodo radioativo na tireoide e o fosfato nos ossos. Isto é importante, pois é o órgão-alvo que deve ser tratado, e não o resto do corpo.

Quando se avaliam elementos radioativos para uso terapêutico, devem ser selecionados os elementos que emitem partículas beta. Essas partículas são radioativas, mas não como os raios X ou gama (as partículas beta interagem na matéria). A interação ocorre devido à transferência da energia para o tecido, causando a morte localizada deste tecido. Entretanto, elas não são capazes de atravessar grandes distâncias (no tecido humano atravessam poucos centímetros). Essa propriedade de produzir alta dose em uma área confinada e de curto alcance torna a partícula beta extremamente útil em Medicina Nuclear.

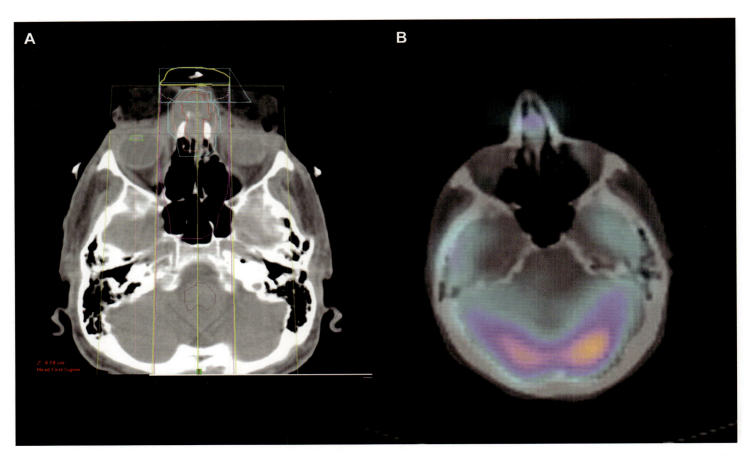

▲ **Figura 16 – (A)** Planejamento radioterápico realizado em TC de um paciente com CEC de fossa nasal. A linha vermelha evidencia o mapeamento do alvo da isodose a ser aplicada. **(B)** Novo planejamento para o mesmo caso demonstrando pelo PET-TC que o alvo da isodose pode ser menor, além de evidenciar que a lesão está pouco ativa metabolicamente.

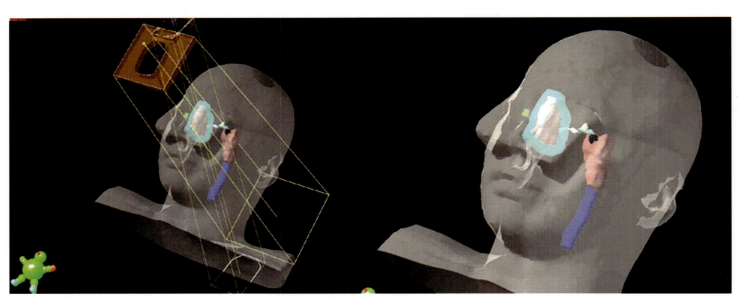

▲ **Figura 17 –** Exemplo de um planejamento radioterápico em 3D realizado a partir da TC utilizando programa conformacional de última geração, elaborado no Departamento de Radioterapia do Hospital do Câncer – A. C. Camargo, em São Paulo. Notem que a região em rosa é a área de eleição para a maior isodose radioterápica, diminuindo nas margens (em verde). A proximidade da lesão com as órbitas destaca o grau de dificuldade deste planejamento.

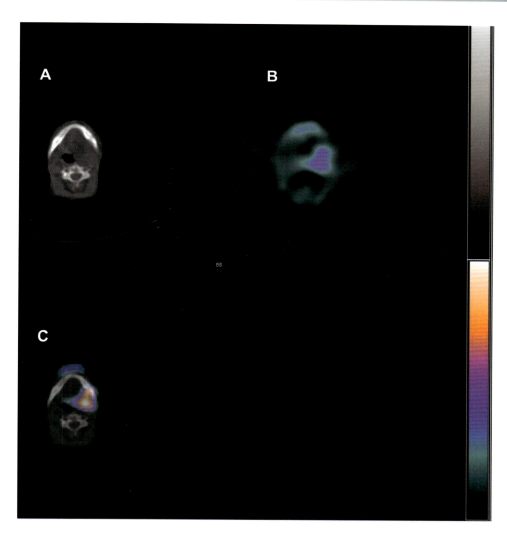

▲ **Figura 18** – Imagem em plano axial: TC corregistrada **(A)**, imagem fisiológica **(B)** e fusão das imagens **(C)** em tumor adjacente à orofaringe e plano muscular, com hipercaptação do substrato em 2 regiões dentro da mesma lesão, sugerindo lesão ativa metabolicamente, conforme a correlação com a escala de cores no lado direito inferior.

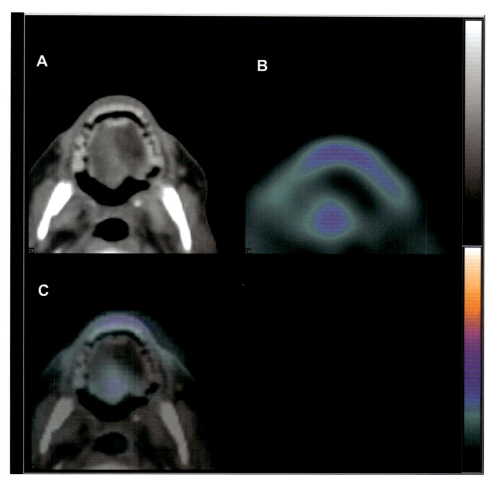

▲ **Figura 19** – Imagem em plano axial: TC corregistrada **(A)**, imagem fisiológica **(B)** e fusão das imagens **(C)** em CEC na porção posterior da língua demonstrando lesão pouco ativa metabolicamente, representada pela cor lilás, conforme a correlação com a escala de cores no lado direito inferior.

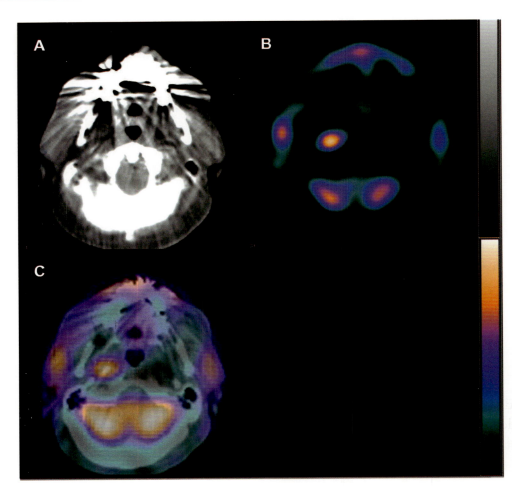

▲ **Figura 20** – Imagem em plano axial: TC corregistrada **(A)**, imagem fisiológica **(B)** e fusão das imagens **(C)** em tumor adjacente à orofaringe e plano muscular do lado direito, com hipercaptação do substrato ao centro da lesão, sugerindo lesão ativa metabolicamente, conforme a correlação com a escala de cores no lado direito inferior.

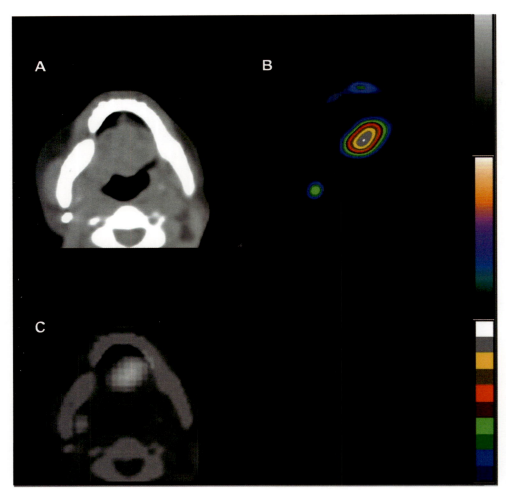

▲ **Figura 21** – Imagem em plano axial: TC corregistrada **(A)**, imagem fisiológica **(B)** e fusão das imagens **(C)** em CEC de assoalho de língua demonstrando hipercaptação ao centro da lesão, representada pela cor branca, sugerindo lesão em atividade metabólica, conforme a correlação com a escala de cores no lado direito inferior.

As indicações mais comuns são: Iodo-131, em radioiodoterapia para doenças tireoideanas (Graves/Plummer) e carcinomas tireoideanos (restos tireoideanos pós-tireoidectomia total e/ou infiltração metastática) e o Samário-153 para o tratamento da dor óssea de origem metastática.

Cirurgia radioguiada/linfonodo sentinela

Essa é a modalidade de aplicação emergente em Medicina Nuclear. Virtualmente, todas as imagens de distribuição biológica obtidas com Medicina Nuclear podem ser localizadas no campo intraoperatório com o uso de um instrumento portátil, o gama probe. Este instrumento guia o cirurgião para as áreas de interesse, permitindo a dissecção de estruturas metabolicamente alteradas ou apenas localizadas espacialmente, sendo utilizado, em especial, na pesquisa de linfonodos sentinelas (primeiro linfonodo a receber a drenagem de uma região tumoral). Devido à sua grande sensibilidade e excelente resolução espectral, esse instrumento portátil pode localizar nódulos linfáticos "quentes", mesmo que estes se encontrem próximos ao tumor principal. As sondas de medição utilizadas são de aço inoxidável, compactas e leves e possuem um desenho angular propício para serem introduzidas em uma pequena incisão na busca das zonas de maior atividade. Os detectores utilizados permitem a detecção de radiação gama nos níveis de energia mais utilizados em Medicina Nuclear (15keV a 1MeV), além de permitir ao usuário a escolha do isótopo a ser utilizado.

Estadiamento – Uma vantagem da PET no estadiamento clínico TNM é que esta modalidade de imagem permite o escaneamento do corpo todo, fornecendo informações tanto do tumor primário (T), linfonodos cervicais (N) e metástases à distância ou tumores secundários (M) em seus estágios iniciais. Quando comparada com a TC, a literatura mostra que a PET possui mais sensibilidade (87% versus 62%) e especificidade (89% versus 73%) no estadiamento clínico. A aplicação da fusão de imagens PET/TC possui ainda mais impacto nesta etapa do diagnóstico.[20]

A superioridade da PET e PET/TC em relação ao estadiamento dos linfonodos cervicais está exaustivamente relatada e discutida na literatura. Na maioria dos estudos, os valores de sensibilidade e especificidade são maiores do que os da TC e RMN. Contudo, pacientes N0 são um desafio para a PET e PET/TC, pois um alto número de resultados falso-positivos e falso-negativos estão relacionados, não sendo conclusivo na decisão do esvaziamento cervical.[15,20]

A Medicina Nuclear, cujo princípio é essencialmente fisiológico, apresenta propriedades únicas comprovadas, demonstrando grande aplicabilidade no diagnóstico, estadiamento, valor prognóstico e na conduta terapêutica de diversas doenças, participando de forma efetiva do arsenal propedêutico das mais diversas doenças.

Referências

1. Ak I, Blockland JAK, Pauwels EKJ et al. The clinical value of 18 F-FDG detection with a dual-head coincidence camera: a review. Eur J N Med 2001;28:663-78.
2. Al-Ibraheem A, Buck A, Krause BJ, Scheidhauer K, Schwaiger M. Clinical Applications of FDG PET and PET/CT in Head and Neck Cancer. J Oncol. 2009;2009:208725.
3. Anzai Y, Carroll WR, Quint DJ, Bradford CR, Minoshima S, Wolf GT et al. Recurrence of head and neck cancer after surgery of irradiation: Prospective comparison of 2-deoxy-2-[F-18] fluoro-D-glucose PET and MR imaging diagnoses. Radiology 1996; 200:135-41.
4. Baydas B, Yavuz I, Uslu H et al. Nonsurgical rapid maxillary expansion effects on craniofacial structures in young adult females. A bone scintigraphy study. Angle Orthod. 2006;76:759-767.
5. Beyer T, Townsend DW, Brun T, et al. A combined PET/CT scaner for clinical Oncology. J Nucl Med 2000; 41:1639-1379.
6. Bocher BA, Krauz Y, Shrem Y et al. Gamma camera-mounted anatomical X-ray tomographyÇ technology, system characteristics and first images. Eur J Nucl Med 2000; 27:619-27.
7. Braams JW, Pruim J, Nikkels PGJ et al. Nodal spread of squamous cell carcinoma of the oral cavity detected with PET-Tyrosine, MRI and CT. J Nucl Med 1996; 37:897-901.
8. Braams JW, Pruim J, Kole AC et al. A Roodenburg JL. Detection of unknown primary head and neck tumors by positron emission tomography. Int J Oral Maxillofac Surg 1997; 26:112-5.
9. Cavalcanti MGP, Vannier MW. Measurement of the volume of oral tumors by three-dimensional spiral computed tomography. Dentomaxillofac Radiol 2000; 29:35-40.
10. Cherry SR, Sorenson JA, Phelps ME. Physics in nuclear medicine. 3ª ed. Filadelfia:WB Saunders; 2003.
11. De Hevesy G. Radioelements as tracers in physics and chemistry. Chem News. 913;108:166.
12. Santos DT, Cavalcanti MG Osteosarcoma of the temporomandibular joint: report of 2 cases. Oral Surg Oral Med Oral Pathol Oral Radiol and Endodont 2002; 94: 641-647.
13. Santos DT, Lima ENP, Chojniak R, Cavalcanti MG. Topographic metabolic map of head and neck squamous cell

13. carcinoma using 18F-FDG PET and CT image fusion. Oral Surg Oral Med Oral Pathol Oral Radiol Endodont 2005; 100:619-625.
14. Eric C. Ford1, Joseph Herman1, Ellen Yorke2, and Richard L. Wahl3. 18F-FDG PET/CT for Image-Guided and Intensity-Modulated Radiotherapy. J Nucl Med. 2009 October ; 50: 1655-1665.
15. Troost EGC, Bussink J, Hoffmann AL, Boerman OC, Oyen WJG, Kaanders JHAM. 18F-FLT PET/CT for early response monitoring and dose escalation in oropharyngeal tumors. Journal of Nuclear Medicine 2010, 51:866-874.
16. Goerres GW, Schmid DT, Schuknecht B, Eyrich GK. Bone invasion in patients with oral cavity cancer: comparison of conventional CT with PET/CT and SPECT/CT. Radiology 2006; 239:303-6.
17. Goerres GW, Schmid DT, Schuknecht B, Eyrich GK. Bone invasion in patients with oral cavity cancer: comparison of conventional CT with PET/CT and SPECT/CT. Radiology 2006; 239:303-6.
18. Goerres GW, Schmid DT, Schuknecht B, Eyrich GK. Bone invasion in patients with oral cavity cancer: comparison of conventional CT with PET/CT and SPECT/CT. Radiology. 2006; 239:303-6.
19. Goerres GW, Ziegler SI, Burger C et al. Artifacts at PET and PET/CT caused by metallic hip prosthetic material. Radiology 2003; 226:577-584.
20. Hustinx R, Lucignani G. PET/CT in head and neck cancer: an update. Eur J Nucl Med Mol Imaging. 2010 Mar;37(3):645-51.
21. Kubicek GJ, Champ C, Fogh S, Wang F, Reddy E, Interzo C, Dusing RW, Machtay M. FDG-PET staging and importance of lymph node SUV in head and neck cancer. Head & Neck Oncology 2010, 2:1-7.
22. Guido A, Fuccio L, Rombi B, Castellucci P, Cecconi A, Bunkheila F et al. Combined 18F-FDG-PET/CT imaging in radiotherapy target delineation for head-and-neck cancer. Int J Radiat Oncol Biol Phys 2009, 73:759-63.
23. Hemingway R, Wong W, Chevretton EB, McGurk M. The use of positron emission tomography in the evaluation of orofacial malignancy and disease. Br Dent J 1996; 181:250-253.
24. Ito K, Yokoyama J, Kubota K, Morooka M, Shiibashi M, Matsuda H. 18F-FDG versus 11C-choline PET/CT for the imaging of advanced head and neck cancer after combined intra-arterial chemotherapy and radiotherapy: the time period during which PET/CT can reliably detect non-recurrence. Eur J Nucl Med Mol Imaging. 2010, 37:1318-27.
25. Krabbe CA, van der Werff-Regelink G, Pruim J, van der Wal JE, Roodenburg JL. Detection of cervical metastases with (11) C-tyrosine PET in patients with squamous cell carcinoma of the oral cavity or oropharynx: A comparison with (18)F-FDG PET. Head Neck. 2010, 32:368-74.
26. Kinahan PE, Towsend DW, Beyer t et al. Attenuation correction for a combined 3D PET-TC scanner. Med Phys 1998; 25:1046-53.
27. Lima ENP. Aspectos práticos de medicina nuclear em Oncologia. In: Kowalsi LP, Anelli A, Salvajolli JV, Lopes LF. Manual de condutas diagnosticas e terapëuticas em oncologia. 2ª ed. Sao Paulo: Âmbito; 2002; cap. I, p.69-75.
28. Miller TR, Grigsby PW. Measurements of tumor volume by PET to evaluate prognosis in patients with advanced cervical cancer treated by radiation therapy. Int J Radiation Oncol Biol Phys 2002; 53:353-359.
29. Nishioka T, Shiga T, Shirato H et al. Image fusion between 18F-FDG-Pet and MRI-CT for radiotherapy planning of oropharyngeal and nasopharyngeal carcinomas Int J Rad Oncol Biol Phys 2002; 53:1051-7.
30. Santos DT, Chojniak R, Lima ENP, Cavalcanti MGP. Fusão de imagens PET-TC na avaliação do carcinoma espinocelular de cabeça e pescoço. Radiol Bras 2006; p.401-5.
31. Stuckensen T, Kovács AF, Adams S, Baum RP. Staging of the neck in patients with oral cavity squamous cell carcinomas: a prospective comparison of PET, ultrasound, CT and MRI. J Craniomaxillofac Surg 2000; 28:319-24.
32. Towsend DW, Carney JPJ, Yap JT et al. PET-CT today and tomorrow. J Nucl Med 2004;45:4S-14S.
33. Vogel WV, Schinagl DAX, Van Dalen JA, Kaanders JHAM, Oyen WJG. Validated image fusion of dedicated PET and CT for external beam radiation therapy in the head and neck area. QJ Nucl Med Mol Imaging 2008;52:74-83.
34. Warburg O. On the origin of cancer cells. Science 1956; 123:309-14.
35. Wong FCL, Kim EE. Molecular Imaging in Oncology. Head and Neck Tumors. 1ª ed, New York: 2000, p.231-242.
36. Wong WL, Ussain K, Chevretton E et al. Validation and clinical application of computer-combined computed tomography and positron emission tomography with 2-[18F] fluoro-2-deoxy-d-dlucose head and neck images. Am J Surg 1996; 172:628-32.

Agradecimentos

- Departamento de Imagem do Hospital do Câncer A.C. Camargo, São Paulo (Figs. 1, 2-4, 8-10, 13-17).
- Departamento de Radiologia da Faculdade de Medicina da Universidade de Iowa, Iowa, EUA (Figs. 11 e 12).
- Dr. Sergio Lins de Azevedo Vaz. Especialista em Radiologia Odontológica e Imaginologia pela Faculdade de Odontologia da Universidade de São Paulo, pela sua contribuição na discussão do capítulo.

Capítulo 4

Ultrassonografia

Alexandre Perez Marques

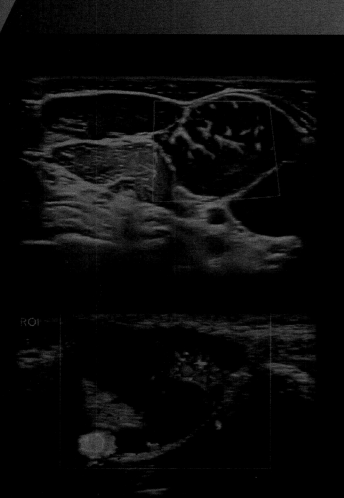

Nas últimas décadas, houve um grande avanço no que diz respeito aos métodos de diagnóstico por imagem com o intuito de se obterem cada vez mais riqueza de detalhes e informações que contribuam para o diagnóstico.

A ultrassonografia ou ecografia é uma modalidade médica de exame relativamente recente, utilizada para reproduzir imagens de órgãos internos, tecidos, rede vascular e fluxo sanguíneo, a qual fornece a imagem de um corte da região a ser examinada. Esse sistema foi desenvolvido originariamente no princípio do século XX para usarem na navegação, sendo depois denominado sonar (Fig. 1) e mais tarde adaptado para a Medicina.

A utilização diagnóstica do ultrassom baseia-se na transmissão de ondas sonoras através de uma área a ser examinada e na reflexão ou eco dessas ondas quando atingem uma interface entre tecidos de diferentes densidades (Fig. 2). Como o ultrassom está fora da faixa de frequência audível ao homem ele pode ser empregado com intensidade bastante alta.

Algumas das aplicações da ultrassonografia na área da saúde são: exames de abdômen, função renal, pélvico, ginecológico, obstetrícia, urologia, mama, tireoide, glândulas salivares, musculoesquelética, cerebrovascular, vascular-periférica, transcraniana, cardiologia, neonatal e pediatria.

A ultrassonografia tem tido grande importância em Odontologia, pois é um exame de fácil aquisição de imagem, não utiliza radiação ionizante, não é invasivo, não há superposição de imagem e o custo é relativamente baixo para o paciente em comparação com outras modalidades. No entanto, por ser pouco difundido nesta área, apresenta escassez de profissionais qualificados para a sua rotina de trabalho e interpretação das imagens.

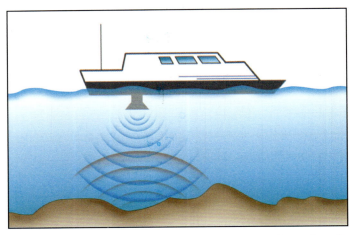

▲ **Figura 1** – Analogia mostrando emissão de ondas de som (sonar) em direção aos obstáculos e seu retorno, após interação.

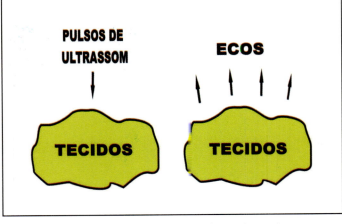

▲ **Figura 2** – Esquema mostrando pulsos de som em direção aos tecidos e sua reflexão (ecos).

É um método de diagnóstico por imagem que utiliza a aplicação clínica do ultrassom. O seu uso clínico foi introduzido por Dussik, em 1942. Em 1952, Wild e Reid utilizaram o ultrassom modo B para diagnosticar os tumores de mama.

No ano 1980, Gooding relatou em seu estudo a escala *gray* ultrassonográfica na glândula parótida, no qual foram examinados doze pacientes. A ultrassonografia foi utilizada para detectar a presença de massas lesionais na glândula parótida, bem como diferenciar a lesão intrínseca da extrínseca.

Ishikawa et al., em 1983, avaliaram a evolução da mesma escala estudada por Gooding, porém se investigaram, por meio desta, as massas orais e do pescoço. Foram palpados 40 pacientes com edema na cavidade bucal e no pescoço. Vinte e dois foram estudados histologicamente pela biópsia e também analisados pela ultrassonografia. Esse exame de imagem avaliou características como: tamanho, forma, localização e consistência interna da lesão. Com isso, concluíram que a ultrassonografia é preferida para avaliar os pacientes com massas na cavidade bucal e nos tumores, já que não utiliza radiação ionizante nem reação indesejável.

O desejo de se estenderem ainda mais as dimensões observáveis da estrutura tecidual conduziu à identificação de agentes capazes de aumentar a intensidade dos ecos que chegam ao transdutor. Foi em 1987 que Yoshida et al. descreveram o uso do transdutor, no qual era colocado intrabucalmente e visualizava-se a imagem na tela do monitor.

Schmelzeisen et al., em 1991, escreveram sobre o uso da ultrassonografia e cintilografia para diagnosticar alterações nas glândulas salivares maiores. Foram avaliados 73 pacientes com cerca de 48 anos de idade. Os achados ultrassonográficos de 67 pacientes foram correspondentes ao histopatológico, sendo mais exato na inflamação aguda, crônica e sialolitíase.

Foi no ano de 1994 que Martinoli et al. relataram o uso da ultrassonografia com o Doppler colorido para glândulas salivares. O objetivo deles foi avaliar a anatomia e a fisiologia normal e alterada dos vasos, quando as glândulas são acometidas. Foram examinados 87 pacientes entre 23 e 91 anos de idade. Concluíram que o Doppler é uma técnica promissora para analisar a vascularização das glândulas salivares e caracterizar a sua condição patológica. Além disso, o Doppler pode ser utilizado como auxiliar na infecção crônica, suspeita de malignidade e na diferenciação do adenoma pleomórfico com os outros tumores glandulares.

Em 1997, as características da textura das massas no pescoço e glândula usando duas dimensões da escala *gray* ultrassonográfica foram relatadas por Yoshiura et al. Foram pesquisados 61 casos de edema nas glândulas salivares e no pescoço com o uso da ultrassonografia. Esse método avaliou a espessura, extensão e homogenicidade do tecido. Diante disso, conclui-se que as variáveis analisadas na ultrassonografia são capazes de ajudar no diagnóstico das diferentes massas presentes no pescoço e nas glândulas salivares.

Ainda em 1997, uma pesquisa sobre a imagem do cálculo no ducto submandibular por meio da ultrassonografia intrabucal foi realizada por Brown et al. Para isto, eles mostraram o primeiro caso de utilização da sonda ultrassônica intrabucal na glândula submandibular para avaliar o cálculo salivar. Por fim, concluíram que a associação das técnicas de ultrassonografia intra e extrabucal para a avaliação de cálculos na glândula submandibular é um método valioso de diagnóstico.

Já em 1998, Mandel et al. estudaram o uso da ultrassonografia no diagnóstico da síndrome de Sjögren. Foram selecionados 9 pacientes com síndrome de Sjögren secundária, ou seja, associada a alguma doença autoimune. O uso da ultrassonografia revelou características compatíveis com os achados histopatológicos dessa síndrome, como acúmulos de linfócitos e possível dilatação ductal. Entretanto, conclui-se que esse exame de imagem é um método auxiliar valioso no diagnóstico desta síndrome, não suprimindo a comprovação histopatológica.

Nesse mesmo ano, um estudo do uso da ultrassonografia como diagnóstico valioso para as infecções no espaço fascial superficial foi relatado por Peleg et al. Foi constituído de 50 pacientes, no qual foram avaliados os exames radiográficos e ultrassonográficos como forma de auxiliar a agulha de aspiração para o diagnóstico de infecções nos espaços fasciais. Concluiu-se que a ultrassonografia é um exame efetivo para o diagnóstico na confirmação de formação de abscesso nesses espaços e também utilizada para detectar os estágios da infecção.

Shimizu et al., em 1998, realizaram uma análise ultrassonográfica na recidiva da parotidite em crianças. Eles avaliaram 14 glândulas parótidas de 12 pacientes com idades entre 5 e 15 anos. Algumas variáveis da ultrassonografia foram avaliadas, tais como: nível de eco intenso, distribuição do eco interno, tamanho de áreas ecogênicas. Enfim, a ultrassonografia é o exame de primeira escolha para avaliar os estágios de desenvolvimento nos casos de recidiva de parotidites em crianças, já que é mais sensível que a sialografia.

Ainda em 1998, a alta frequência do Doppler colorido sonográfico na glândula submandibular foi descrito por Ariji et al. Foram avaliados 30 voluntários saudáveis, entre 22 e 31 anos de idade, para estudar a pré e pós-estimulação nos vasos arteriais através do Doppler colorido ultrassonográfico. O Doppler colorido é valioso para analisar os vasos sanguíneos na glândula submandibular causados pela estimulação gustatória.

Shimizu et al., em 1999, relataram a estatística do estudo da ultrassonografia no diagnóstico de lesões tumorais na glândula parótida. Para isto, avaliaram 86 tumores na parótida de 84 pacientes, nos quais as características sonográficas pesquisadas foram: bordas, forma, nível de eco intenso, distribuição de eco interno e realce acústico. Diante disso, concluíram que esse exame de imagem é bem exato para diagnosticar as diferentes características dos tumores, sendo útil para guiar no plano de tratamento e na cirurgia desses tumores.

Manfredini et al., em 2003, estudaram sobre a função da ultrassonografia no diagnóstico do deslocamento do disco e a expansão intra-articular da ATM. O objetivo foi determinar se a ultrassonografia possui valor como exame auxiliar para avaliar a presença de deslocamento do disco em casos de DTM (disfunção temporomandibular), já que as técnicas de escolha como artografia e ressonância magnética possuem desvantagens. Foram estudados 17 pacientes, com 100 posições de DTM, para investigar a dinâmica e estática da ultrassonografia na relação cabeça da mandíbula-disco. A ultrassonografia pode ser um exame de imagem confiável para auxiliar no diagnóstico do deslocamento anormal do disco. Porém, esse estudo é recente e serve para estimular a realização de novas pesquisas nessa área.

Mais recentemente, em setembro de 2004, Ariji et al. relataram as características ultrassonográficas do músculo masseter de mulheres com desordem na ATM associada à dor miofacial. Esse estudo foi realizado em 25 pacientes e avaliou a espessura do músculo masseter em repouso e máxima contração. Conclui-se que as características do músculo masseter na ATM de pacientes com dor miofacial foi evidenciada quando havia a presença de edema neste músculo.

Princípios de formação de imagens ultrassônicas

Com o avanço da tecnologia, foram criados vários tipos de modalidades de aparelhos de ultrassom (Fig. 3). Esse aparelho gera um impulso elétrico pulsátil, no qual são convertidos em ondas sonoras de alta frequência, que variam de 1 a 20 MHz por um transdutor (transformação de energia elétrica em mecânica). O sinal elétrico para as glândulas maiores fica entre 7,5 e 15 MHz.

O componente principal do transdutor é um cristal piezoelétrico composto principalmente por zircônio e titânio. Esse cristal apresenta vários números de dipolos, na qual tem um polo com carga positiva e outro com carga negativa.

O efeito piezoelétrico consiste da variação das dimensões físicas de determinados materiais sujeitos a campos elétricos. O contrário também ocorre, ou seja, a aplicação de pressões. Por exemplo, pressões acústicas que causam variações nas dimensões de materiais piezoelétricos provocam o surgimento de campos elétricos neles.

Os impulsos gerados pelo ultrassom alteram os dipolos causando um realinhamento de acordo com os campos elétricos, e com isso gera uma alteração na espessura do cristal. Dessa variação resulta um movimento nas faces do cristal, dando origem às ondas sonoras. Cada transdutor possui uma frequência de ressonância natural, de modo que, quanto menor a espessura do cristal, maior a sua frequência de vibração. Nessa troca ocorre uma série de vibrações com produção de ruídos na área de transmissão dentro do tecido examinado, sendo a reflexão denominada eco. Existem diversos tipos de transdutores, sendo que o linear é o mais utilizado em exames de glândulas faciais (Figs. 4 e 5).

O feixe ultrassônico tem dois caminhos, podendo ser absorvido ou refletido ao interagir com os tecidos com resistências diferentes, os quais são chamados impedâncias acústicas (Fig. 6). Quanto maior a impedância entre dois meios, mais forte será o som ou o eco refletido. Devido à impedância acústica, o tecido apresenta um padrão de ecos internos característico, sendo que as alterações no padrão dos ecos internos não apenas delineiam diferentes tecidos, mas também revelam enfermidades que possam ocorrer neles.

Se absorvida pelo tecido denso, nenhuma imagem será formada. Já os tecidos menos densos refletem parcialmente esses feixes de ultrassom que geram ecos.

Enquanto o ultrassom percorre o corpo, alguns dos seus reflexos retornam das interfaces dos tecidos para produzir ecos, que são captados pelo mesmo transdutor e provocando alteração na espessura do cristal, em resposta, ampliando e convertendo em um sinal elétrico. Então, uma margem de eco, dentro de uma escala visual de preto, branco e cinza, é visualizada no monitor de uma televisão ao mesmo tempo em que o exame é realizado (imagem em tempo real). Nesse sistema, o transdutor funciona tanto como transmissor como receptor, isto ocorrendo simultaneamente.

Apenas parte dos ecos retorna ao transdutor, e o tempo entre a emissão do pulso e seu retorno contribui para o cálculo da distância entre o transdutor e a estrutura refletora, formando deste modo a imagem ultrassonográfica. Tão logo todos os ecos recebidos, o relógio determina a emissão de um novo feixe. Para cada exame ou até em um mesmo exame, pode-se ajustar a dosagem dos MHz para se ter uma melhor interpretação dos achados.

Para que se alcance êxito no diagnóstico pela ultrassonografia, é de extrema importância o conhecimento das propriedades físicas do ultrassom, desde a aquisição do aparelho pelo profissional até a interpretação das imagens. A falta de conhecimento dessas propriedades pode levar a uma interpretação incorreta, comprometendo o diagnóstico e o tratamento de uma possível alteração ou doença.

Apesar dos inúmeros benefícios, o exame ultrassonográfico apresenta divergência na interpretação dos

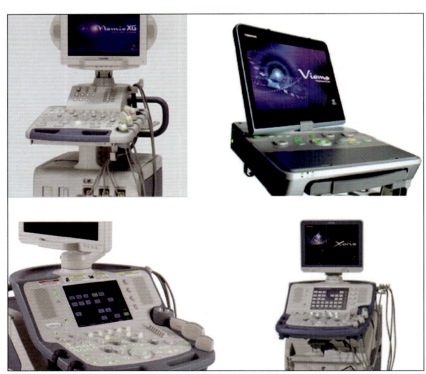

▲ **Figura 3** – Diversos aparelhos de ultrassonografia existentes no mercado (Imagens cedidas pela Toshiba Medical do Brasil).

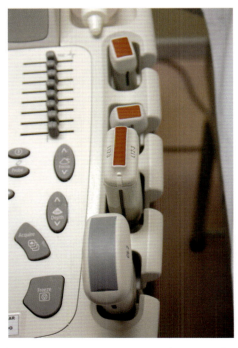

▲ **Figura 4** – Diversos tipos de transdutores utilizados em ultrassonografia (Aparelho proveniente do Departamento de Imagem do Hospital do Câncer A. C. Camargo – São Paulo-SP).

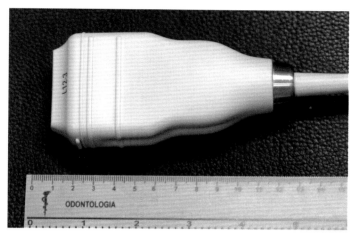

Figura 5 – Transdutor linear utilizado para exames de face. (Aparelho proveniente do Departamento de Imagem do Hospital do Câncer A. C. Camargo – São Paulo-SP.)

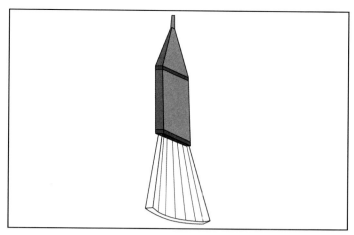

Figura 6 – Esquema representando um feixe de ondas sonoras na saída do transdutor.

seus achados, devido à análise subjetiva e individual, além da experiência do operador, tornando-se importante o uso de técnicas que quantifiquem a ecogenicidade e ecotextura. O conhecimento das particularidades de alguns sistemas de ultrassonografia e das propriedades dos órgãos e tecidos a serem examinados são pré-requisitos para um exame. É importante saber como a imagem é formada e influenciada para que se possa explorar ao máximo o potencial da técnica ultrassonográfica.

Transdutores

O transdutor de ultrassom é o instrumento de maior destaque para a avaliação ultrassonográfica. Ele é um dispositivo que gera energia mecânica (sonora) a partir da excitação elétrica. Este contém um ou mais elementos piezoelétricos que, aplicado um pulso elétrico, vibram em suas frequências de ressonância emitindo, assim, o ultrassom. Este componente também recebe energia mecânica, após interação com o meio de propagação, e a converte em energia elétrica, de forma que se pode armazenar, processar e visualizar este sinal.

A escolha correta do tipo de transdutor também define a frequência de ultrassom que será empregada em um exame em particular. O tamanho do paciente e a localização do órgão em estudo influenciam na escolha do tipo de transdutor. A frequência emitida por determinado transdutor é definida como o número de ondas de ultrassom que são repetidas por segundo e depende das características dos cristais piezoelétricos especiais contidos nesse (Fig. 7). Isso significa que o som é produzido em pulsos, em vez de continuamente.

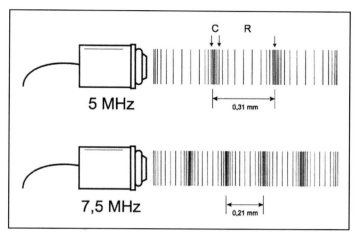

Figura 7 – Representação esquemática das ondas de US emitidas pelos transdutores de 5 e 7,5 MHz. O comprimento de onda é a distância entre duas bandas de compressão (C) ou de rarefação (R). (Adaptado da referência Augusto e Pachaly, 2000.)

A imagem é formada a partir dos ecos que retornam dos tecidos ao transdutor após cada pulso. Portanto, o tempo adequado para que todos os ecos retornem ao transdutor antes que ele pulse novamente deve ser respeitado. Caracteristicamente, o som é transmitido em menos de 1% do tempo, e em mais de 99% do tempo o transdutor espera o retorno de todos os ecos.

Dependendo da frequência na qual um transdutor possua, a penetração do som nos tecidos ocorre de forma limitada, chegando a uma profundidade de aproximadamente 7 cm, por exemplo, em um transdutor com 7MKz; mas, atualmente, com o avanço da tecnologia, esse mesmo transdutor chega a uma profundidade de 12 cm ou mais. Essa característica é altamente desejável para o diagnóstico por imagem. Os transdutores podem ser classificados, de acordo com o tipo de imagem produzida, sendo os mais comuns os setoriais, lineares ou convexos. Os setoriais e os convexos dão origem a feixes sonoros divergentes de cunha, já os lineares produzem um feixe sonoro de linhas paralelas, dando origem a um campo de imagem retangular. Alguns transdutores são capazes de operar em frequências diferentes, incluindo a capacidade de variar a profundidade de penetração.

Tipos de ultrassom

- Modo A – Esse modo de imagem é estático.
- Modo B – Com o desenvolvimento de transdutores de alta frequência, melhorou a imagem e esta escala de cinza passou a ser em tempo real, que possibilita a imagem instantânea bidimensional.

O efeito Doppler tem sido bem utilizado pelas suas vantagens, descritas posteriormente. Esse fenômeno foi descoberto pelo físico austríaco Christian Andréas Doppler, em 1842, no qual se baseia na alteração da frequência ou comprimento de uma onda devido ao movimento da fonte (transdutor), receptor (hemácia) ou do refletor (transdutor).

A hemácia é o elemento no qual refletirá a onda sonora que será captada pelo transdutor. Se a hemácia está parada, não haverá o efeito Doppler, porque a onda emitida e a refletida serão a mesma. Se a fonte for no sentido do receptor, ou vice-versa, e o refletor for na direção de ambos, haverá aumento na frequência da onda recebida quando comparado com a ausência de movimento. Caso eles se movimentem no sentido contrário às ondas recebidas, será de baixa frequência e isso acarretará na imagem do monitor.

Princípios físicos do Doppler

O chamado efeito Doppler pode ser definido como sendo o princípio físico no qual se verifica a alteração da frequência das ondas sonoras refletidas quando o objeto refletor se move em relação a uma fonte de onda sonora. Supondo que o transdutor do equipamento capte o movimento de um objeto analisado, deve-se esperar um deslocamento da frequência incidente sobre o objeto, promovendo aumento da resposta quando ambos se aproximam, e redução quando se afastam.

As hemácias em movimento dentro dos vasos, ao encontrarem uma onda sonora, comportam-se como corpos refletores. Assim, a detecção da arquitetura vascular, com determinação de padrão de fluxo sanguíneo, além da observação da direção e velocidade do sangue, permite guiar biópsias de tecidos de forma mais segura, evitando grandes vasos ou áreas de vascularização intensa. A técnica ainda auxilia na caracterização de massas tumorais e fornece informações sobre a hemodinâmica de diversos órgãos vitais.

Apesar de a angiografia ser o método considerado como padrão-ouro para o diagnóstico da aterosclerose, o Doppler colorido, também conhecido como *Duplex scan* tem sido utilizado com grande eficácia no diagnóstico de ateromas, por ser um método rápido, acurado e não invasivo, ao contrário da angiografia, que é invasiva, podendo ocorrer complicações.

- Doppler contínuo – Emite um sinal constante e recebe ecos ininterruptamente. Para a realização deste método, são necessários dois cristais piezoelétricos (um receptor e outro emissor), dispostos um ao lado do outro.

- Doppler pulsado – Esse aparelho é composto por um só cristal piezoelétrico, obtendo a função de receptor e emissor ao mesmo tempo. Isso permite identificar fluxos em zonas determinadas, superando o Doppler contínuo.

- Doppler duplex (modo B + Doppler pulsado) – Avalia o sistema circulatório produzindo imagem e medidas de fluxo sanguíneo.

- Doppler triplex (imagem do Doppler colorido) – A associação da imagem modo B, em tempo real com Doppler pulsado (espectro de velocidade) e com o mapeamento colorido. Com isso, pode-se detectar a presença ou ausência de fluxos arterial e venoso, aferindo a velocidade e o padrão de direção deste.

O computador então acrescenta a cor apropriada, vermelha ou azul, para as estruturas vasculares na imagem visual do eco, fazendo a diferenciação entre as estruturas, sendo vermelha para artérias e azul para as veias (Fig. 8).

A grande vantagem do Doppler em cores é a possibilidade de se mapearem vasos não observados pelo uso apenas do modo B. Os processos inflamatórios, principalmente os agudos e crônicos nas fases inicial e intermediária, podem ter o curso associado à hipervascularização nas regiões afetadas. Outra utilidade seria na diferenciação entre lesões císticas ou ductais, e estruturas vasculares normais ou enfermidades.

Tipos de imagens

As imagens têm diferentes tipos, devido à intensidade do eco produzido pelos tecidos (Figs. 9, 10 e 11). Os tecidos são denominados de acordo com o grau de reflexão que produzem, ou seja, como é a sua ecogenicidade e são exibidos através de uma escala de tons de cinza. Dependendo da direção do transdutor, a imagem será em cortes diferentes. Se o mesmo estiver horizontal (longitudinal), serão demonstrados: tecido mole e osso, músculos conforme vai se aprofundando. Caso o transdutor fique na posição transversal, as estruturas vistas serão de acordo com suas profundidades.

As classificações existentes para diferentes tecidos em ultrassonografia são descritas a seguir.

- Hipoecoicas: imagens de intensidade inferior às dos tecidos adjacentes.
- Hiperecoicas: imagens de intensidade superior às dos tecidos adjacentes.
- Isoecoicas: imagens de intensidade semelhante às dos tecidos adjacentes.
- Anecoicas: ausência de eco no tecido.
- Hipoecogênico: produzem eco moderado de baixa intensidade e são representados por níveis de cinza.
- Hiperecogênico: reflexão muito forte correspondente a uma "imagem radiopaca".
- Anecogênico: correspondente a uma "imagem radiolúcida" (escura), sem reflexão, ausência de ecos.

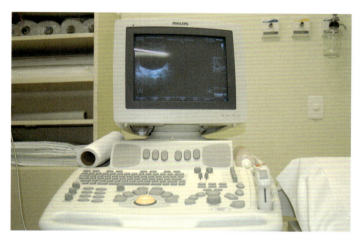

▲ **Figura 8** – Monitor e console de um aparelho de ultrassonografia. (Aparelho proveniente do Departamento de Imagem do Hospital do Câncer A. C. Camargo – São Paulo-SP.)

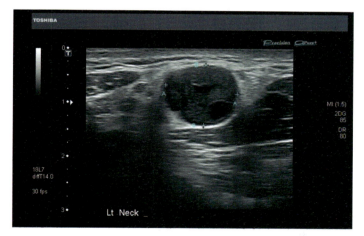

▲ **Figura 9** – Recurso de imagem em tempo real, com transdutor linear, permitindo a mensuração de imagens hipoecóicas. (Imagem gentilmente cedida pela Toshiba Medical do Brasil.)

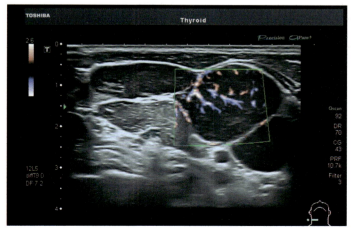

▲ **Figura 10** – Doppler colorido permitindo a visualização de pequenos vasos com alta resolução em exame de tireoide. (Imagem gentilmente cedida pela Toshiba Medical do Brasil.)

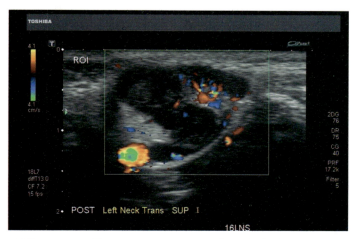

▲ **Figura 11** – Exame utrassonográfico do lado esquerdo do pescoço. Doppler colorido e espectral permitindo inclusive a visualização de pequenos vasos com alta resolução. (Imagem gentilmente cedida pela Toshiba Medical do Brasil.)

Aspectos ultrassonográficos

Sialolitíase

A detecção dos cálculos salivares é mais difícil nas glândulas parótidas que nas submandibulares, muitas vezes devido à interposição da sombra acústica da mandíbula, sendo que os cálculos intraglandulares são mais fáceis de identificar que o intraductais.

A aparência da ultrassonografia da glândula salivar saudável mostra-se hiperecoica e com estrutura homogênea. Por se tratarem de estruturas calcificadas, sialólitos são hiperecoicos ao exame ultrassonográfico (Fig. 16). A densidade e o componente inorgânico da saliva asseguram uma impedância acústica diferente, quando comparado com os outros tecidos adjacentes de alta frequência. Isso faz com que reflita ecos nas interfaces, acompanhado de uma faixa preta (hipoecoica) característica posterior à sua imagem denominada sombra acústica posterior, na qual há aumento da ecogênicidade nas bordas da lesão, formando uma imagem semelhante ao contorno radiopaco da radiografia.

Inflamação aguda

Como o processo inflamatório agudo está geralmente aumentado de volume quando comparada com o lado oposto, a ecogenicidade da glândula diminui em virtude do edema e torna-se menos homogênea aparecendo hipoecoica. Na presença de abscesso, a glândula possui aparência hipoecoica ou anecoica uniforme, com contorno irregular (Figs. 12 a 14). Os ecos hiperecoicos dispersos podem corresponder a áreas de necrose.

O Doppler colorido pode gerar informações como a presença de hipervascularização dentro do parênquima glandular inflamado, e quando da presença de abscesso haverá hipervascularização periférica.

Inflamação crônica

As glândulas afetadas por processo inflamatório crônico em geral não apresentam mudanças sonográficas, dependendo do tempo e da evolução do processo. Quando presentes, a glândula apresenta-se hipoecoica, não homogênea, pobremente delimitada e aumentada de tamanho em relação à contralateral, na qual esse aumento dependerá da variedade acumulada de linfócitos e dilatação ductal. O aspecto sonográfico da síndrome de Sjögren é característico, já que as alterações ocorrem bilateralmente. São observadas múltiplas e pequenas lesões hipoecoicas com aspecto cístico, ectasia ductal e aumento de volume glandular. O aspecto da glândula é difuso e irregular de ecogenicidade diminuída. Entretanto, também poderá haver pequenas áreas císticas, associadas à presença de alguns linfonodos reacionais intraglandulares com hilo ecogênico. Em algumas ocasiões, o parênquima glandular não homogêneo não pode ser distinguido do tecido adjacente. Utilizando o Doppler colorido observa-se, na síndrome de Sjögren, nas fases inicial e intermediária, uma hipervascularização do parênquima glandular, que corresponde à diminuição da ecogenicidade e presença de estruturas semelhantes a cistos.

Cistos

Os cistos das glândulas salivares são relativamente comuns, com alta incidência na parótida, podendo ser congênito ou obstrutivo. Os cistos congênitos são lesões hipoecoicas ou anecoicas com contornos nítidos e reforço ecogênico posterior (alta ecogenicidade na borda posterior da lesão). Já os cistos obstrutivos diferem dos congênitos pelo seu contorno menor regular.

Tumores

Shimizu et al. (1999) utilizam-se cinco características para diferenciar os tipos de tumores (Tabela 1): bordas, forma, nível de eco interno, distribuição do eco interno e acústica realçada.

Diante dessas características, as lesões benignas apresentam-se como: borda bem definida, com superfície ovalada ou lobulada, nível de eco interno com baixa hipogenicidade, densidade homogênea e com reforço acústico posterior moderado.

Bem como na inflamação aguda, o mapeamento do Doppler mostrará uma vascularização periférica convergindo para dentro do tumor (aspecto de "cesta de basquete"). Para essas definições, podemos caracterizar os adenomas pleomórficos, lipomas e tumores de Whartin. Já os hemangiomas e linfangiomas apresentam características sonográficas semelhantes, sendo difícil a diferenciação com base apenas na ultrassonografia. Entretanto, os tumores malignos apresentam características como: bordas mal definidas, forma poligonal, grandes áreas hipoecoicas, densidade heterogênea (preenchido por fluidos resultantes de necrose e hemorragia) e alto reforço acústico posterior (p. ex.: carcinoma mucoepidermoide). Em algumas situações, é possível utilizar a ultrassonografia em lesões intraósseas, apresentando área anecoica regular compatível com sombra de cortical externa (Fig. 15).

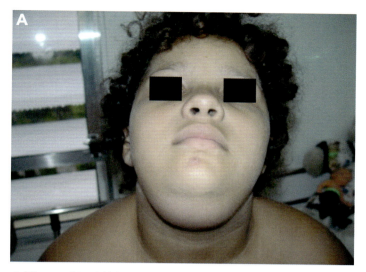
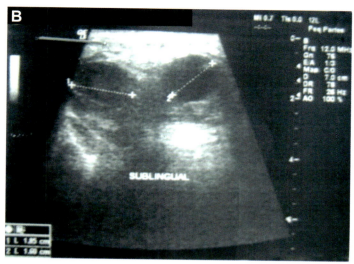

▲ **Figura 12** – (A) Tumoração submandibular, com sinais inflamatórios, consistência flácida, dolorida ao toque, recoberta por pele normal. (B) Ultrassonografia mostrando duas áreas lobulares anecoicas com ecotextura uniforme. (Imagens gentilmente cedidas pelo Prof. Dr. Elio Hitoshi Shinohara – Depto. de Cirurgia – FOUSP e provenientes do Conjunto Hospitalar do Mandaqui – SUS-São Paulo.)

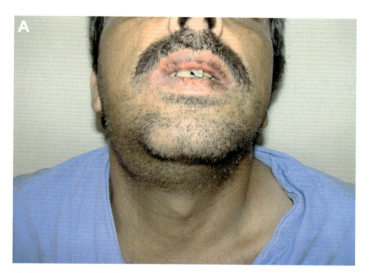
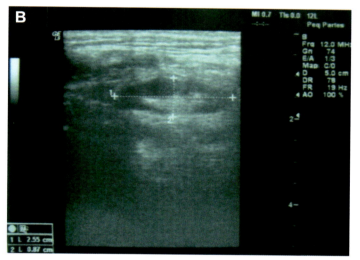

▲ **Figura 13** – (A) Tumefação submandibular direita, com evolução de 4 dias, paciente febril, com restrição de abertura bucal, hemograma infeccioso. (B) Ultrassonografia mostrando cavitação hipoecoica uniforme, compatível com cavidade purulenta (abscesso). (Imagens gentilmente cedidas pelo Prof. Dr. Elio Hitoshi Shinohara – Depto. de Cirurgia – FOUSP e provenientes do Conjunto Hospitalar do Mandaqui – SUS-São Paulo.)

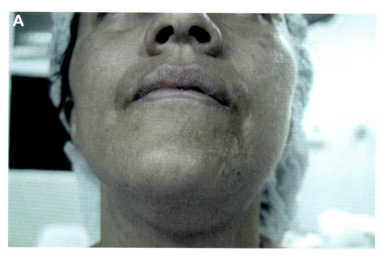
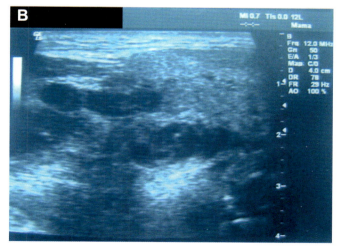

▲ **Figura 14** – (A) Tumefação submandibular, com evolução de 3 dias, sinais inflamatórios locais, febril, com restrição de abertura bucal. (B) Ultrassonografia mostrando áreas de cavitação hipoecoicas em planos diferentes. (Imagens gentilmente cedidas pelo Prof. Dr. Elio Hitoshi Shinohara – Depto. de Cirurgia – FOUSP e provenientes do Conjunto Hospitalar do Mandaqui – SUS-São Paulo.)

▲ **Tabela 1** – Características para diferenciar os tipos de tumores.

Características	Classes
Bordas	Nítidas/relativamente nítida/interrompida parcialmente
Forma	Ovalada/lobulada/poligonal
Nível de eco intenso (parênquima glandular)	Abaixo de 50% de áreas anecoicas (baixa hipogenicidade) Acima de 50% de áreas anecoicas (alta hipogenicidade)
Distribuição de eco interno (densidade)	Homogêneo (várias áreas anecoicas) Heterogêneo (características estruturais) Heterogêneo (sem características estruturais)
Reforço acústico (eco posterior)	Alto Moderado Atenuado

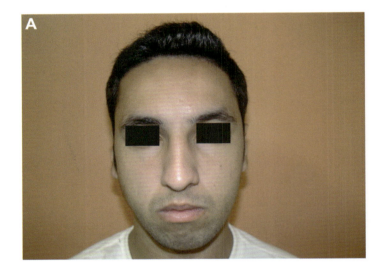
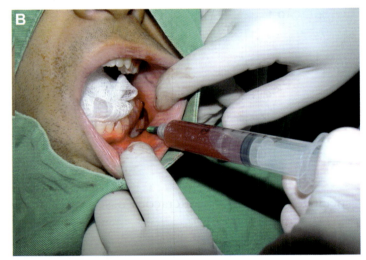
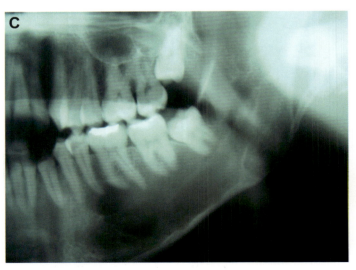
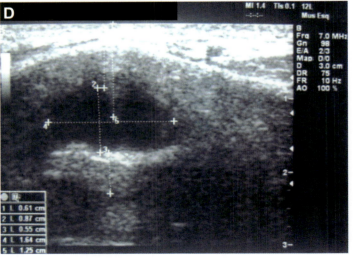

▲ **Figura 15** – **(A)** Aspecto clínico extrabucal normal. **(B)** Punção intraóssea e coleta de líquido serossanguinolento. **(C)** Radiografia panorâmica mostrando imagem de área radiolúcida unilobulada irregular em corpo mandibular esquerdo. **(D)** Ultrassonografia intraóssea mandibular, com imagem de área anecoica regular. Área demarcada, compatível com *sombra* de cortical externa. (Imagens gentilmente cedidas pelo Prof. Dr. Elio Hitoshi Shinohara – cirurgião bucomaxilofacial do Hospital Israelita Albert Einstein, São Paulo; e provenientes do Conjunto Hospitalar do Mandaqui – SUS-São Paulo.)

Infecção nos espaços superficiais fasciais

De acordo com estudo realizado, a ultrassonografia tem sido usada para localizar as massas no pescoço e para doenças de glândulas salivares (Fig. 16). Esse método de imagem tem alta sensibilidade por coleções purulentas e, diferentemente dos outros meios de diagnóstico, não possui efeito adverso comprovado.

É preciso um melhor conhecimento, já que esse é um estudo preliminar, no qual se usou a ultrassonografia para diagnosticar as infecções intrabucais dos espaços superficiais. O problema pode ser quando há estrutura óssea à frente do exsudato purulento.

Esse método é bem utilizado na Europa, mas não nos EUA. Neste país, o departamento de Radiologia é separado da instituição onde fica o aparelho de ultrassonografia, sendo então muito pouco utilizado para a avaliação da infecção nos espaços superficiais fasciais.

Articulação temporomandibular (ATM)

O uso da ultrassonografia nesta região é defendido por alguns pesquisadores pelas vantagens deste exame como relatado na sequência. Foram encontradas sensibilidade e especificidade de 95% para a determinação da posição correta da cabeça da mandíbula em relação à fossa articular. Há dificuldades de estabelecer um melhor protocolo de posicionamento do transdutor para esta região. No entanto, esse exame é pouco específico para detectar alterações ósseas presentes nesta articulação.

Indicações e contraindicações

As indicações para o uso da ultrassonografia são:
- avaliação de tumefações na região do pescoço, principalmente as glândulas salivares maiores, nódulos linfáticos cervicais e também a tireoide;
- orientação de biópsia por agulha fina guiada pelo ultrassom;
- planejamento pré-operatório de glândulas salivares;
- alteração da textura do parênquima e sua relação com estruturas adjacentes;
- diagnóstico diferencial entre lesão cística e sólida;
- diagnóstico diferencial ente lesão intra e extraglandular;
- detecção de cálculos nos ductos das glândulas salivares (sialolitíase);
- avaliação da forma e ecotextura glandulares;
- avaliação da morfologia dos ductos excretores;
- diagnóstico das infecções nos espaços fasciais superficiais;
- determinação da relação entre vascularidades das massas e estruturas vasculares por meio do Doppler;
- inflamação glandular onde é contraindicado o uso da sialografia.

Já as contraindicações do uso da ultrassonografia são:
- avaliação delicada da arquitetura do ducto glandular;
- exames dos tumores maiores que crescem em profundidade;

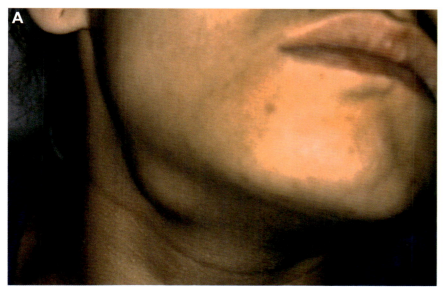
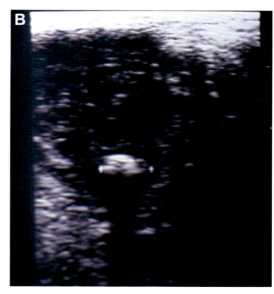

▲ **Figura 16 – (A)** Aspecto clínico de tumefação submandibular direita. **(B)** Ultrassonografia de glândula submandibular com imagem hiperecoica em parênquima glandular. (Imagens gentilmente cedidas pelo Prof. Dr. Elio Hitoshi Shinohara – cirurgião bucomaxilofacial do Hospital Israelita Albert Einstein, São Paulo; e provenientes do Conjunto Hospitalar do Mandaqui – SUS-São Paulo.)

- exames de visualização completa da parótida;
- diferenciação precisa entre a lesão benigna e maligna;
- avaliação da relação lesão/nervo facial.

Vantagens e desvantagens

As vantagens do uso da ultrassonografia são:
- não utiliza radiação ionizante, utilizam-se ondas sonoras;
- não é invasivo;
- é indolor;
- de execução fácil e rápida;
- baixo custo;
- sem efeitos prejudiciais conhecidos nos tecidos examinados;
- grande diferenciação entre tecidos moles;
- sensíveis para detectar doenças focais nas glândulas salivares;
- os sinais de ecos do tecido normal são diferentes daqueles transmitidos pelos tumores;
- é um exame multiplanar em tempo real (cortes axiais-transverso, sagital-longitudinal e oblíquo), no qual se analisam a morfologia e as alterações glandulares;
- pode ser usada em pacientes alérgicos ao iodo e com infecção aguda, que não podem realizar a sialografia.

Porém, as desvantagens do uso da ultrassonografia são:
- a técnica depende de um operador experiente;
- exame sensível, porém pouco específico;
- imagens instantâneas requerem a presença do radiologista no momento do exame;
- as imagens podem ser de difícil interpretação, já que a resolução é geralmente ruim;
- deve ser aplicada apenas nas estruturas superficiais, pois as ondas sonoras são absorvidas pelo ar.

Protocolos do exame de ultrassonografia

Após o posicionamento correto do paciente em decúbito dorsal, uma pequena quantidade de gel (gelatina) é aplicada sobre a superfície da pele ou no transdutor (Fig. 17). Esse gel é à base de água e óleo, para que o transdutor deslize sobre a pele e também remova o ar para permitir melhor transmissão de ondas sonoras através do corpo (Fig. 18). O transdutor é movimentado lentamente ao longo da superfície da pele aplicando-se compressão constante, sendo empregado no plano sagital ou transaxial, ou em qualquer plano oblíquo requerido para exibir a região anatômica a ser analisada (Fig. 19).

O posicionamento do paciente e a técnica utilizada no exame são fatores importantes para uma boa visualização. Sendo assim, dividiremos dentre as principais glândulas as etapas do exame.

Para avaliar a glândula parótida, é necessário que a cabeça do paciente seja inclinada para um dos lados e hiperestendida. Em seguida, faz-se um estudo transversal deslocando o transdutor a partir do ângulo da mandíbula até um ponto acima do trágus, e depois um exame no sentido transversal é realizado (Figs. 20 e 21).

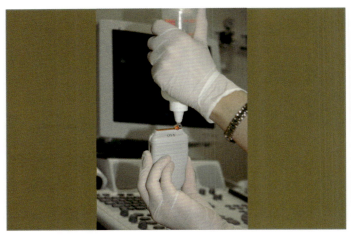

▲ **Figura 17** – Aplicação do gel no transdutor linear. (Aparelho proveniente do Departamento de Imagem do Hospital do Câncer A. C. Camargo – São Paulo-SP.)

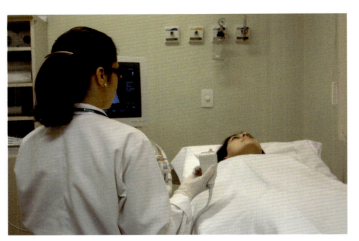

▲ **Figura 18** – Operador preparado para iniciar exame de ultrassonografia. (Aparelho proveniente do Departamento de Imagem do Hospital do Câncer A. C. Camargo – São Paulo-SP.)

Para o exame da glândula submandibular, é preciso estender moderadamente a cabeça do paciente, a fim de que as glândulas sejam examinadas sem dificuldades. O transdutor é colocado na linha média do pescoço e deslocado em direção transversa, a partir do osso hioide em direção à base da mandíbula (Fig. 22 e 23).

A avaliação da glândula sublingual é feita com a cabeça do paciente ligeiramente estendida. O transdutor é posicionado sobre a pele em um plano transverso em relação à linha média, logo abaixo da mandíbula, possibilitando a verificação das glândulas bilaterais simultaneamente.

O filme convencional não é utilizado na técnica da ultrassonografia, mas uma cópia impressa pode ser obtida, se necessário, por meio de uma impressora convencional. Essa imagem é uma tomografia que representa um mapa topográfico da profundidade das interfaces teciduais. A espessura do corte é determinada pela largura de feixe do ultrassom (Fig. 24 e 25).

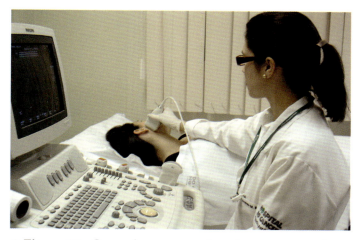

Figura 19 – Operador acompanhando o exame em frente ao monitor enquanto movimenta o transdutor sobre a área em estudo. (Aparelho proveniente do Departamento de Imagem do Hospital do Câncer A. C. Camargo – São Paulo-SP.)

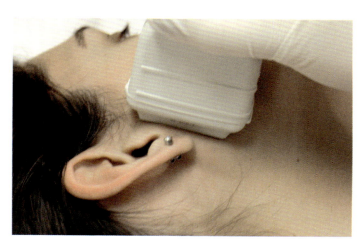

Figura 20 – Posicionamento correto do transdutor linear e paciente para a realização de exame da glândula parótida. (Aparelho proveniente do Departamento de Imagem do Hospital do Câncer A. C. Camargo – São Paulo-SP.)

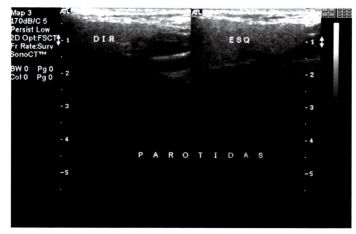

Figura 21 – Imagem ultrassonográfica axial do corpo das glândulas parótidas com aspecto de normalidade. (Imagem gentilmente cedida pela Dra. Daniela Otero Pereira da Costa, pós-graduanda do programa de Patologia Bucodental da Universidade Federal Fluminense-RJ.)

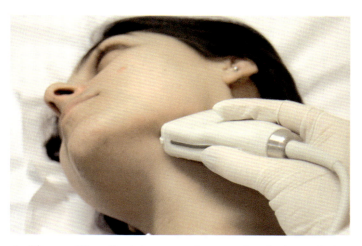

Figura 22 – Posicionamento correto do transdutor linear e paciente para a realização de exame da glândula submandibular. (Aparelho proveniente do Departamento de Imagem do Hospital do Câncer A. C. Camargo – São Paulo-SP.)

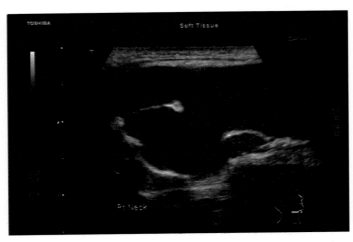

▲ **Figura 23** – Imagem ultrassonográfica dos tecidos moles do pescoço demonstrando áreas hiperecoicas permeadas por áreas hipoecoicas. (Imagem gentilmente cedida pela Toshiba Medical do Brasil.)

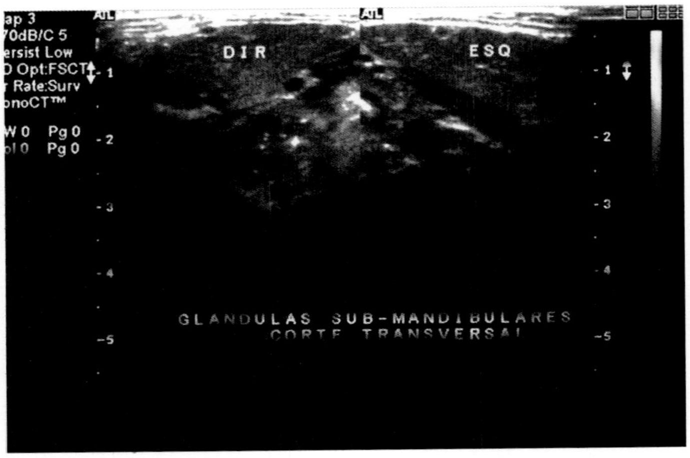

▲ **Figura 24** – Imagem ultrassonográfica das glândulas submandibulares com aspecto de normalidade e dois ductos do lado direito. (Imagem gentilmente cedida pela Dra. Daniela Otero Pereira da Costa, pós-graduanda do programa de Patologia Bucodental da Universidade Federal Fluminense.)

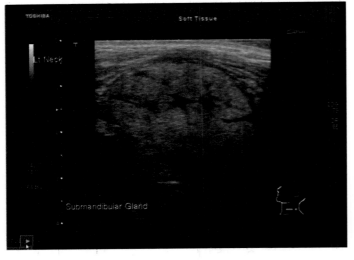

▲ **Figura 25** – Imagem ultrassonográfica da glândula submandibular esquerda com aspecto de normalidade. (Imagem gentilmente cedida pela Toshiba Medical do Brasil.)

Referências

1. Akker HP. Diagnostic imaging in salivary gland disease. Oral Surgery, Oral Medicine, Oral Pathology, Oral Radiology and Endodontology, Amsterdam: Holand, v. 66, n.5, p.625-637, nov. 1988.
2. Ariji Y, Yuasa H, Ariji R. High-frequency color doppler sonography of the submandibular gland: relations between salivary secretion and blood flow. Oral Surgery, Oral Medicine, Oral Pathology, Oral Radiology and Endodontology, Nagoya: Japan, v.86, n.4, p. 476-481, Oct. 1998.
3. Ariji Y, Sakuma S, Izumi M, Sasaki J, Kurita K, Ogi N, Nojiri M, Nakaga M, Takenaka M, Katsuse S, Ariji E. Ultrasonographic features of the masseter in female patients with temporomandibular disorder associated with myofascial pain. Oral Surgery, Oral Medicine, Oral Pathology, Oral Radiology and Endodontology. Nagoya e Gifu, Japan, v.98, n.3, p. 337-341, Sept. 2004.
4. Augusto AQ, Pachaly JR. Princípios físicos da ultrassonografia – Revisão bibliográfica. Arq Ciên. Vet. Zool., UNIPAR, 3(1): 61-65, jan/jun, 2000.
5. Barnett SB. Biophysical Aspect of diagnostic ultrasound. Ultrasound in Medicine and Biology, Lindfield: Australia, v. 26, supplement 1, [s.n.], p. S68-S70, 2000.
6. Benington PCM, Gardener JE, Hunt NP. Masseter muscle volum measured using ultrasonography and its relationship with facia lmorphology. European Journal of Orthodontics, v. 21, n. 6, p. 659, nov/dec 1999.
7. Brown JE, Escudier MP, Whaites EJ, Drage NA; Ng SY. Intra-oral ultrasound imaging of a submandibular duct calculus. Dentomaxillofacial Radiology, [s.l.], v. 26, [s.n.], p. 252-255, 1997.
8. Chammas MC, Lundberg JS, Juliano AG, Saito OC, Marcelino ASZ, Cerri GG. Linfonodos cervicais: um dilema para o ultrassonografista. Radiologia Brasileira, São Paulo, v.37. n.5; set/out. 2004.

9. Cheng C, Peng CL, Chiou HY, Tsa CY. Dentofacial morphology and tongue function during swallowing. American Journal of Orthodontics and Dentofacial Orthopedics, Taipei, Taiwan, v.122, [s.n.], p.491-499, 2002.
10. Emshoff R, Bertram S, Rudish A, Gabner R. The diagnostic value of ultrasonography to determine the temporomandibular joint disk position. Oral surgery, Oral medicine, Oral Pathology, Oral Radiology, and Endodontology. Innsbruck: Áustria, v.84, n.6, Dec.1997.
11. Gateno J et al. The use of ultrasound to determine the position of the mandibular condyle. Journal Oral Maxillofacial Surgery. v.51,p.1081-1086.1993
12. Gooding GAW. Gray scale ultrasound of the parotid gland. American Journal Radiology, [s.l.], v.134, [s.n.], p.469-472, 1980.
13. Higashi T, Shiba J, Ikuta H. Atlas de diagnóstico oral por imagens. 2. ed. São Paulo: Ed. Santos, 1999. 269p.
14. Ishii J, Nagasawa H, Wadamori T, Yamashiro M, Ishikawa H, Yamada T, Miyakura T, Amagasa T. Ultrasonography in the diagnosis of palatal tumors. Oral surgery, Oral medicine, Oral Pathology, Oral Radiology and Endodontology, Tokyo and Niigata, Japan, v.87, n.1, p. 39-43, Jan. 1999.
15. Ishikawa H, Ishii Y, Ono T, Makimoto K, Yamamoto K, Torizuka K. Evaluation of gray-scale ultrasonography in the investigation of oral and neck mass lesions. Journal Oral Maxillofacial Surgery. Hamamatsu: Japan, v.41,[s.n], p.775-781, 1983.
16. Johnson M, Wilkinson I, Wattan J, Venables GS, Griffiths PD. Comparison of Doppler ultrasound, magnetic resonance angiographic techniques and catheter angiography in evaluation of carotid stenosis. Clin Radiol. 2000, 55:912-20.
17. Kremkau FW, Chapter L. 2006. Ultrasound, in Diagnostic Ultrasound, Principles and Instruments. 7ª ed. St. Louis: Saunders Elsevier.
18. Luyk NH, Doyle T, Ferguson MM. Recent trends in imaging the salivary. Dentomaxillofacial Radiology, [s.l.], v.20, [s.n.], p.3-10, Feb. 1991.
19. Machado MM, Rosa ACF, Barros N, Pugliese V, Herman P, Saad WA, Machado MCC, Cerri LMO; Gama-Rodrigues JJ; Habr-Gama A, Cerri GG. História da ultrasonografia intra-operatória. Radiologia Brasileira, São Paulo, v.35,n.6, nov/dez. 2002.
20. Mandel L, Orchowski YS. Using ultrasonography to diagnose sjögren´s syndrome. JADA, [s.l.],v.129, [s.n.], p.1129-1133, Aug. 1998.
21. Manfredini, D, Tognini F, Melchiorre D, Cantini E, Bosco M. The role of ultrasonography in the diagnosis of temporomandibular joint disc displacement and intra-articular effusion. Minerva Stomatol, Pisa: Italy. v. 52, n. 3, p. 93-104, Feb.2003.
22. Martinoli C, Cittadini G, Derchi LE, Rollandi GA, Chiaramondia M. Malignant myoepithelioma arising in salivary tissue on the masseter muscle: us, ct and mr findings. Journal of Computer Assisted Tomography, Genova: Italy, v.20, n.1, p.119-121, 1996.
23. Martinoli C, Derchi LE Solbiati L, Rizzato G, Silvestri E, Giannoni M. Color doppler sonography. American Journal Radiology, [s.l], v.163 [s.n.], p.933-941, Oct. 1994.
24. Marques AP, Costa DOP. Emprego do exame de ultrassonografia na Odontologia. Revista Brasileira de Odontologia v.63, n.1 e 2, p.100-103; 2006.
25. Pedreira AV, Cathalá SMD, Tavares HC, Fernandes FJF, Silva CIS. Tireoidite bacteriana supurativa: relato de caso e revisão de literatura. Radiologia Brasileira, São Paulo, v.37, n.5, Sept/Oct. 2004.
26. Peleg M, Heyman Z, Ardekian L, Taicher S. The use of ultrasonography as a diagnostic tool for superficial fascial space infections. Journal Oral Maxillofacial Surgery, [s.l.], v.56, [s.n.], p.1129-1131, 1998.
27. Popdimitroval N, Zlateva G, Deleva J, Logofetov A, Gegova A, Vladimirova D. Image diagnostics, physical basis and perspectives. Trakia Journal of Sciences 2005, 3:52-54.
28. Shimizu M, Ubmuller J, Donath K, Yoshiura K, Ban S, Kanda S, Ozeki S, Shinohara M. Sonography analysis of recurrent parotitis in children: a comparative study with sialographic findings. Oral surgery, Oral medicine, Oral Pathology, Oral Radiology and Endodontology, Fukoka, Japan, and Hamburg, Germany, v. 86, n.5, p.606-615, Nov. 1998.
29. Shimizu M, Ussmuller J, Hartwein J, Donath K, Kinukawa N. Statistical study for sonography differential diagnosis of tumorous lesions in the parotid gland. Oral Surgery, Oral Medicine, Oral Pathology, Oral Radiology and Endodontology. Fukuoka: Japan, Pforzheim and Hamburg, Germany, v. 88, n.2, p.226-233, Aug.1999.
30. Schmelzeisen R, Milbradt H, Reimer P, Gratz P, Wittekind C. Sonography and scintigraphy in the diagnosis of diseases of the major salivary gland. Journal Oral Maxillofacial Surger, Hannover, Germany, v.49, [s.n.], p.798-80,1991.
31. Silva EN, Capelozza ALA, Godoy JHO, Damante JH. A ultrasonografia no diagnóstico das doenças das glândulas salivares. Revista Faculdade de Odontologia de Bauru, Bauru, v.4, n.3/4, p.41-47, jul/dez. 1996.
32. Souza DAT, Freitas HMP, Muzzi M, Carvalho ACP, Marchioti E. Punção aspirativa por agulha fina guiada por ultrasonografia de nódulos tireoidianos: estudo de 63 casos. Radiologia Brasileira, São Paulo, v.37, n.5, set/out. 2004.
33. Yoshiura K, Miwa K, Yuasa K, Tokumori K, Kanda S, Higuchi Y, Shinohara M. Ultrasonographic texture characterization of salivary and neck masses using two-dimensional gray-scale clustering. Dentomaxillofacial Radiology, [s.l.], v.26, [s.n.], p.332-336, 1997.
34. Yuasa K, Nakhyama E, Ban S, Kawazu T, Chikui T, Shimizu M, Kanda S. Submandibular gland duct endoscopy: diagnostic value for salivary duct disorders in comparison to conventional radiography, sialography, and ultrasonography. Oral Surgery, Oral Medicine, Oral Pathology, Oral Radiology and Endodontology. Fukoka, Japan, v.84, n.5, p. 578-581, Nov. 1997.

# Parte II

Anatomia em Tomografia Computadorizada

Capítulo 5

Anatomia em Tomografia Computadorizada

Carla Ruffeil Moreira
Marcelo Augusto Oliveira Sales
Marcelo Gusmão Paraiso Cavalcanti

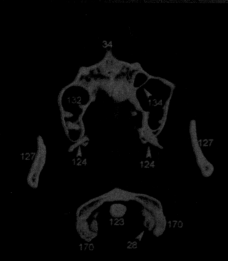

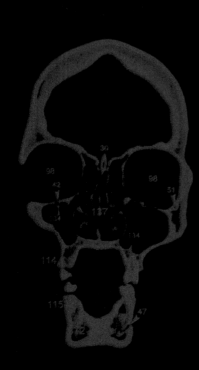

O estudo da Anatomia constitui um fundamento básico para o exercício da Odontologia. É de fácil compreensão a importância desta disciplina para o reconhecimento de doenças e consequente solução de situações clínicas. Nesse contexto, a introdução da tomografia computadorizada que mostra o corpo em fatias faz da anatomia seccional um tópico essencial.

Por esse motivo, após o entendimento dos conceitos de formação de imagem e antes de entrar na aplicação destas nas diferentes especialidades, inicia-se aqui o alicerce do diagnóstico por imagem.

O conteúdo abordado abrange imagens axiais originais, reconstruções coronais, sagitais e em terceira dimensão obtidas por meio da tomografia computadorizada espiral *multislice*, além de cortes parassagiatis provenientes de imagens originais por meio da tomografia computadorizada por feixe cônico. As reconstruções em terceira dimensão iniciam esse capítulo por apresentarem graficamente a disposição dos ossos de forma mais didática. Posteriormente, nas imagens axiais, coronais e sagitais, priorizou-se a anatomia óssea e de tecido mole, detalhando-as em uma sequência minuciosa com o intuito de englobar o maior número de estruturas. Por último, nos cortes parassagitais, as estruturas ósseas da maxila e mandíbula e que podem complementar na observação das respectivas anatomias em relação às imagens axiais, coronais e sagitais foram demonstradas.

Finalmente, esperamos que essa parte tenha sido esquematizada de forma a oferecer subsídios que possam auxiliá-los no estudo e na compreensão dos próximos capítulos. O objetivo foi integrar os conhecimentos anatômicos com o reconhecimento das estruturas seccionadas e a relação entre elas nos três planos. O desenvolvimento desse raciocínio deve ser embasado em um treinamento sólido e diferenciado, com dedicação e atenção na análise das imagens.

NOTA: Utilizar o encarte do livro para a identificação das estruturas anatômicas.

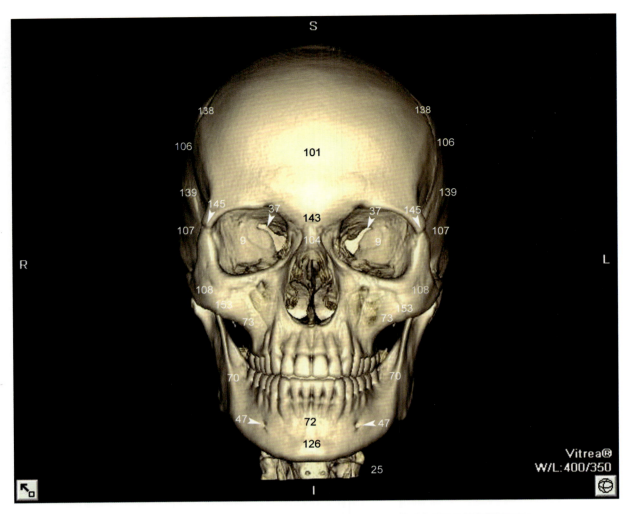
▲ Figura 1

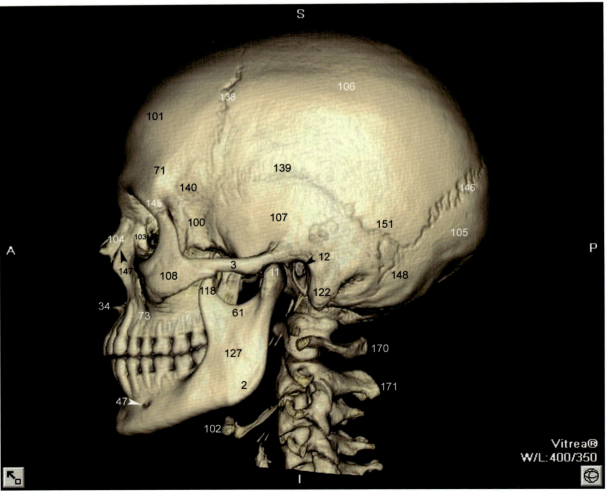
▲ Figura 2

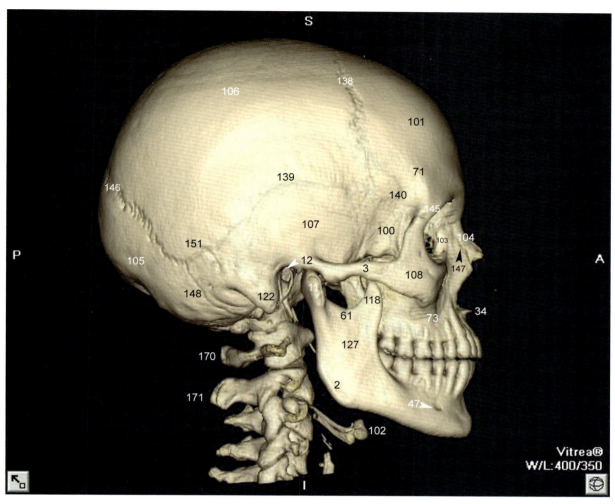

▲ Figura 3

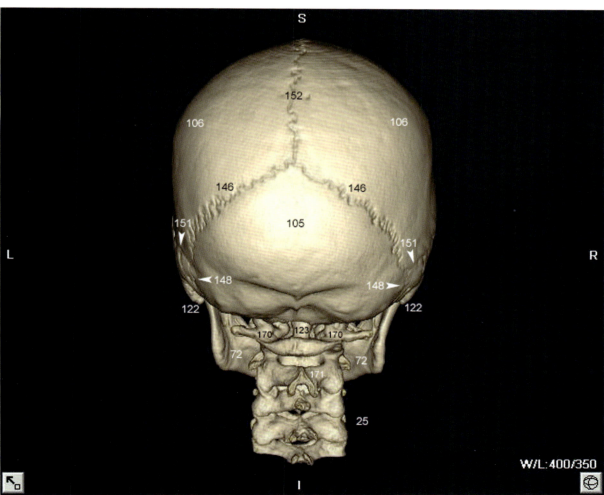

▲ Figura 4

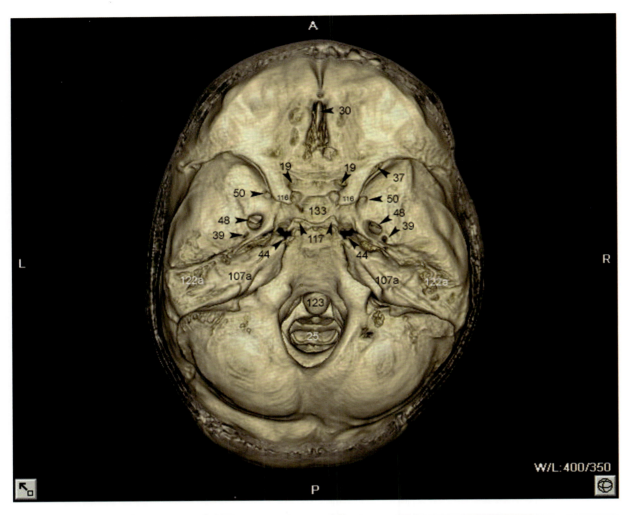

▲ Figura 5

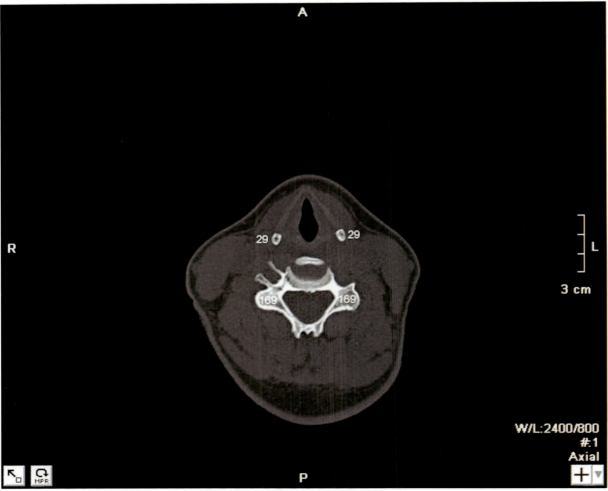

▲ Figura 6

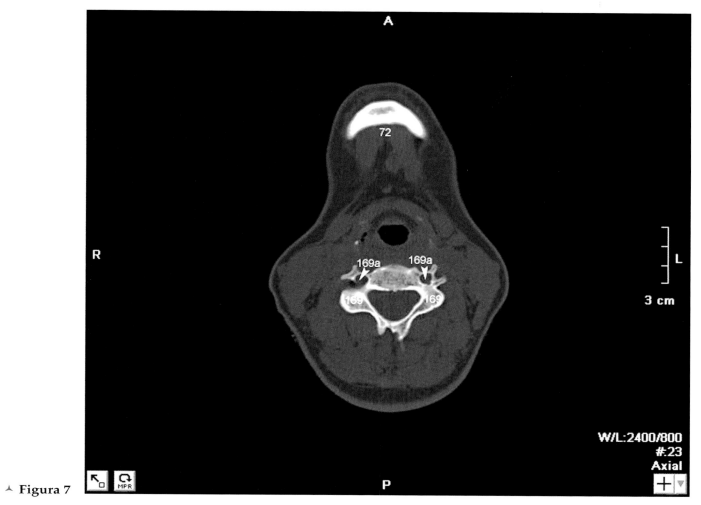
▲ Figura 7

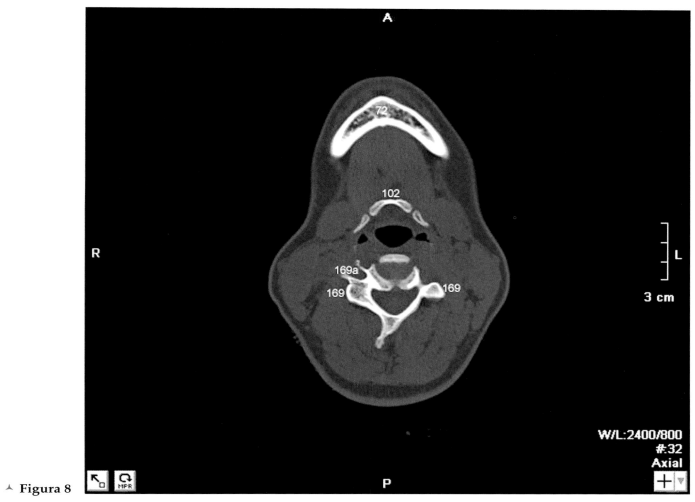
▲ Figura 8

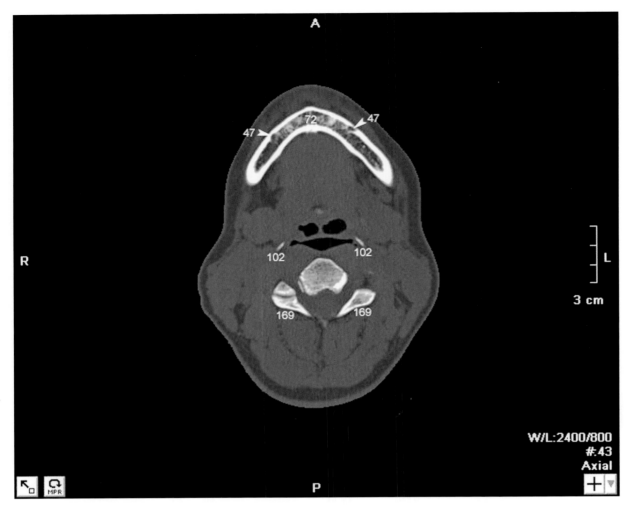
Figura 9

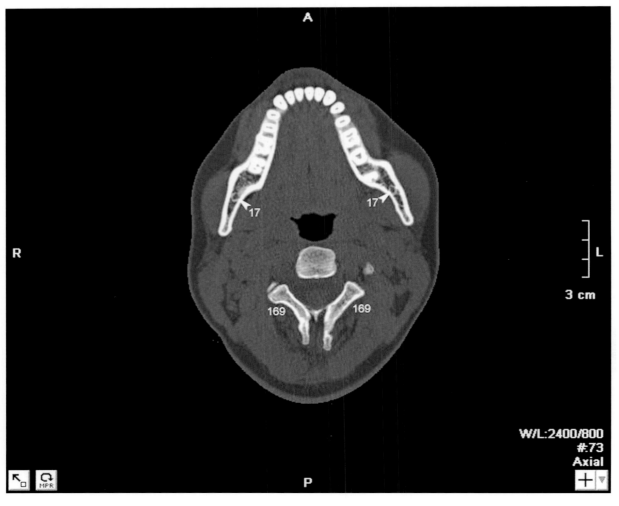
Figura 10

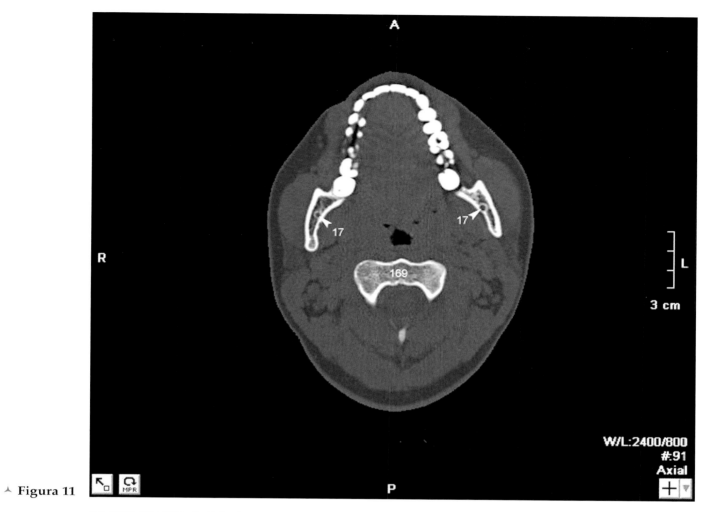
▲ Figura 11

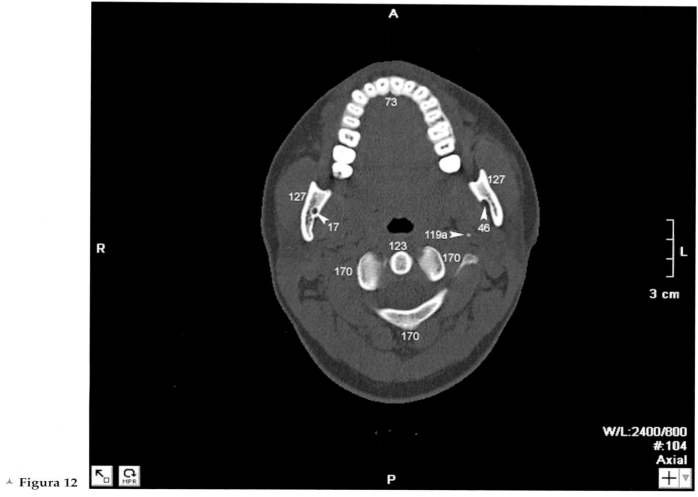
▲ Figura 12

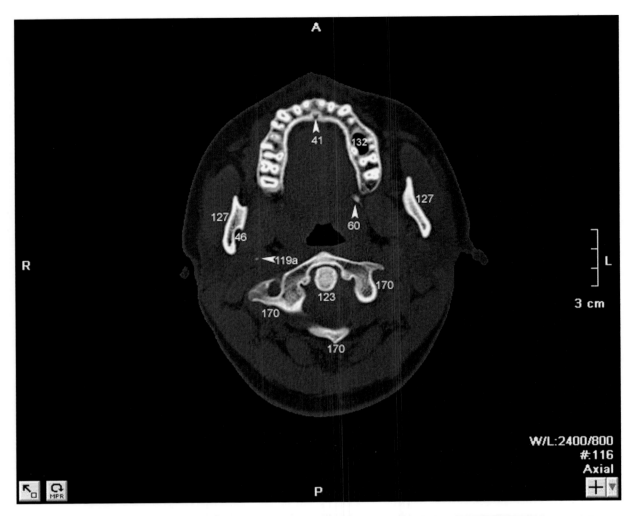
▲ Figura 13

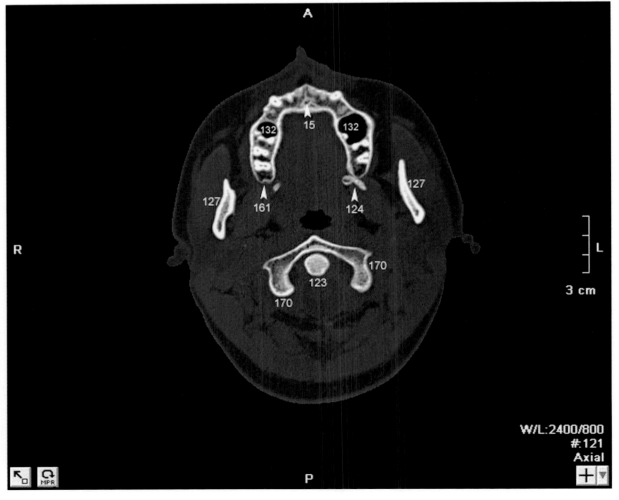
▲ Figura 14

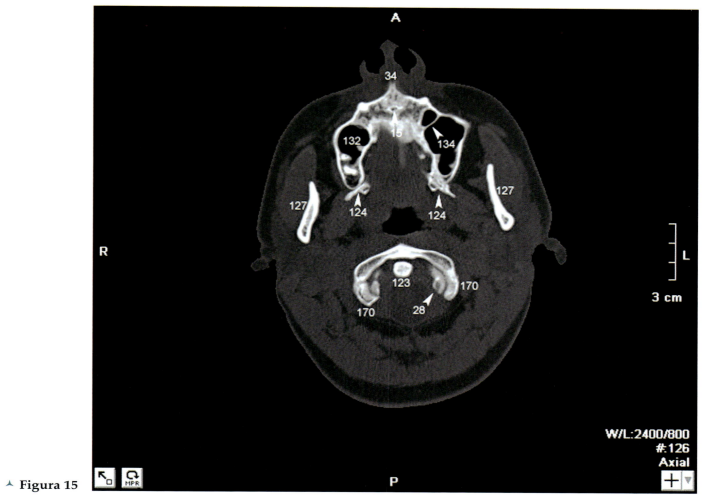
Figura 15

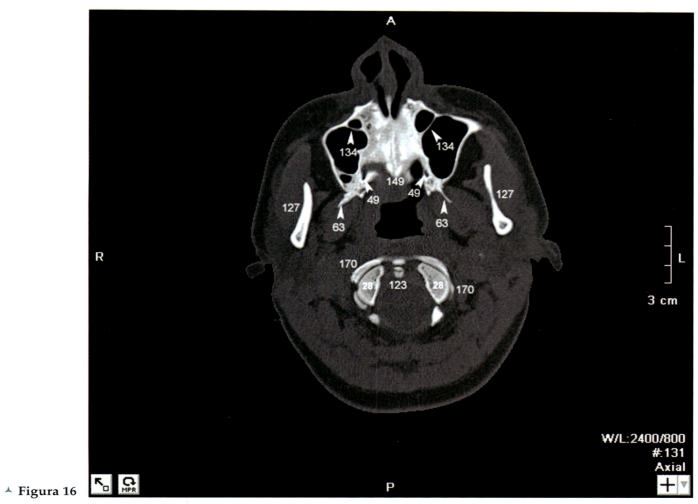
Figura 16

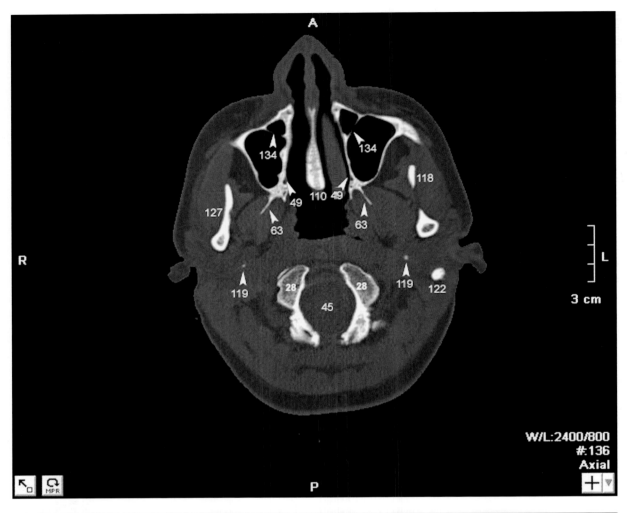

Figura 17

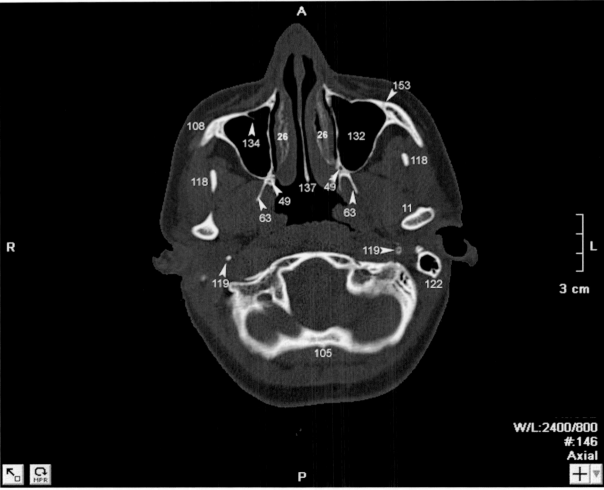

Figura 18

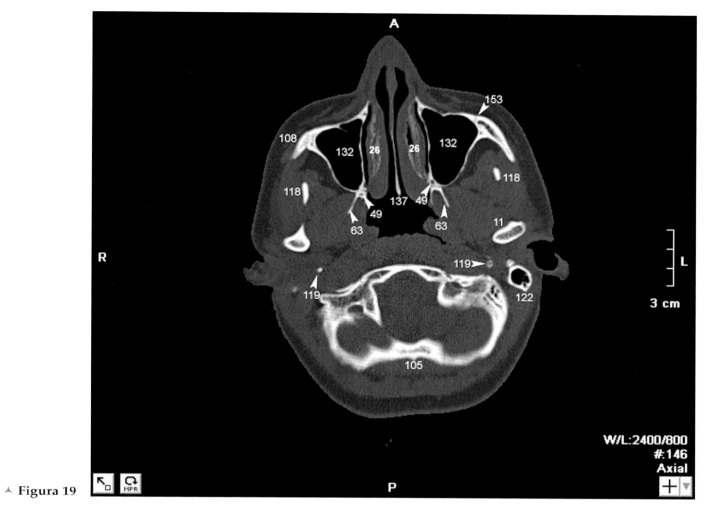

▲ Figura 19

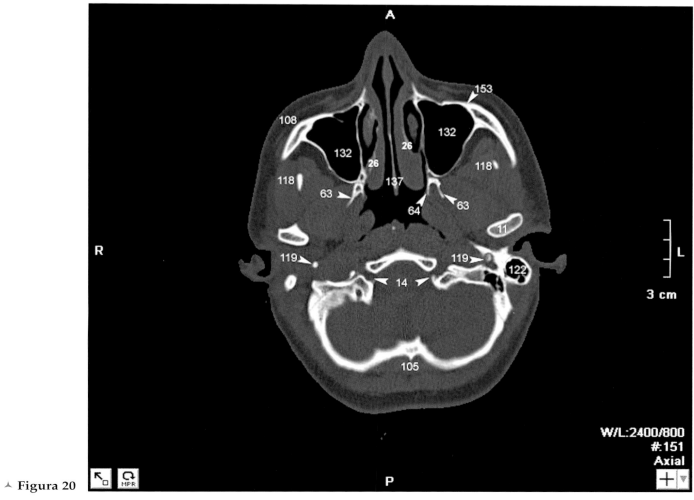

▲ Figura 20

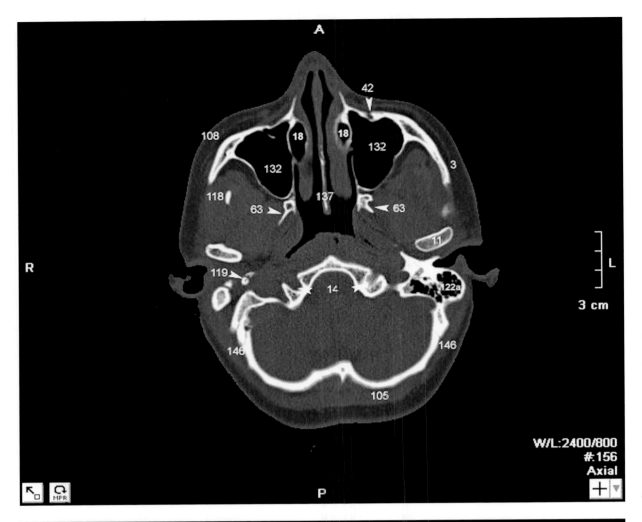
Figura 21

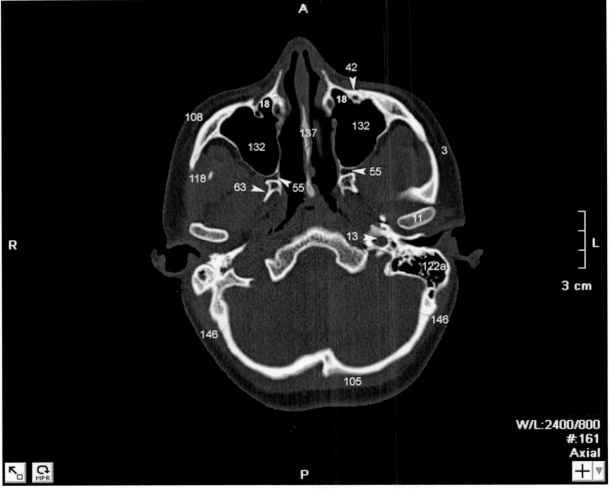
Figura 22

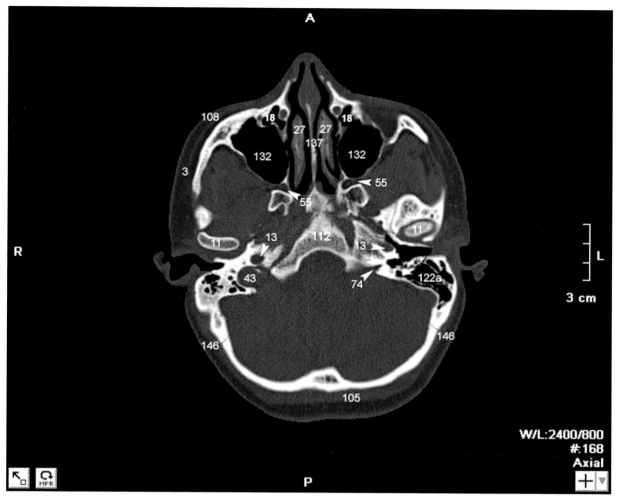
▲ Figura 23

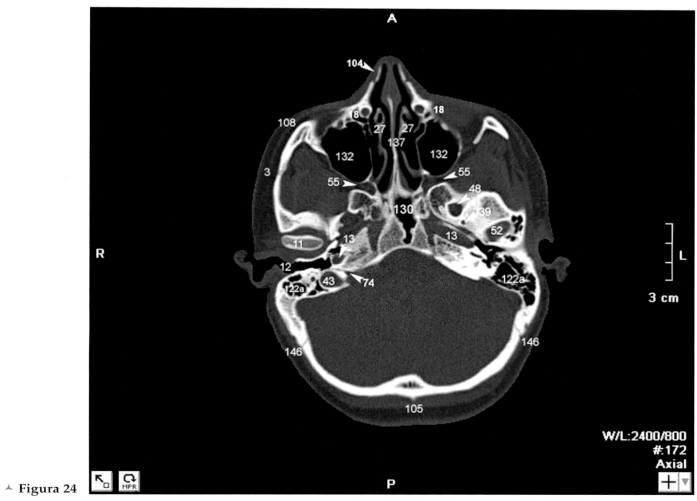
▲ Figura 24

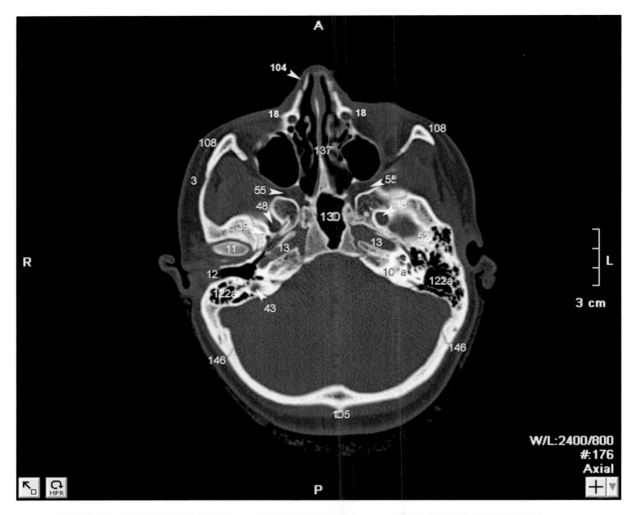

▲ Figura 25

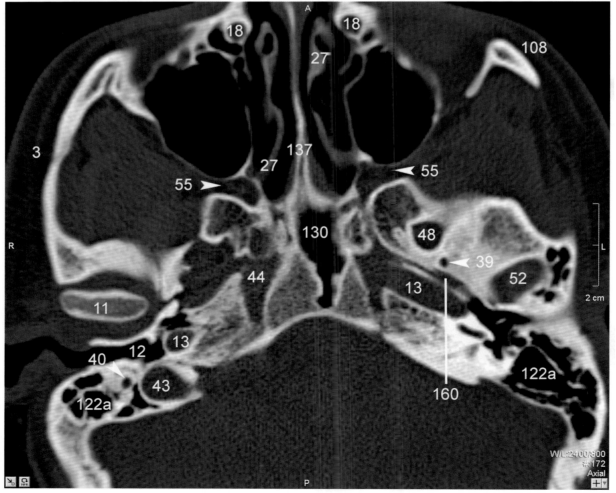

▲ Figura 26

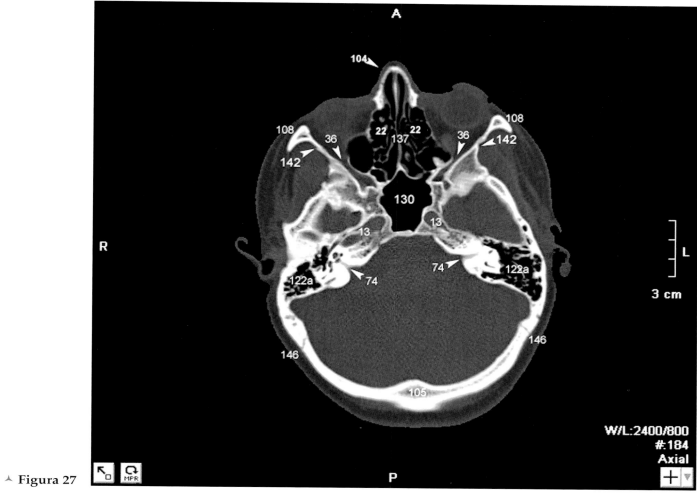
Figura 27

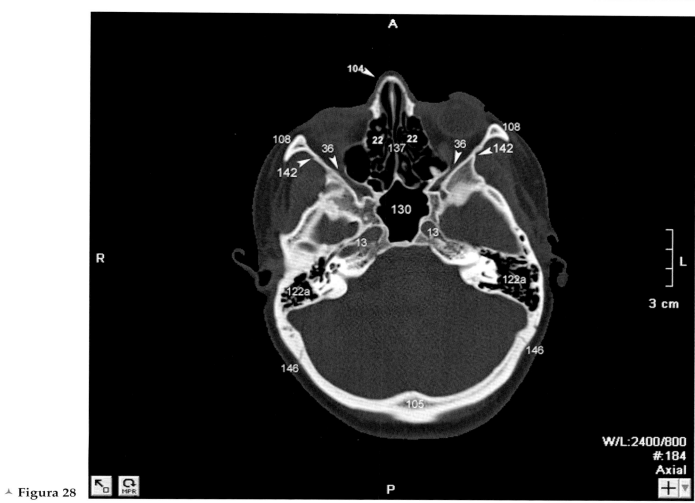
Figura 28

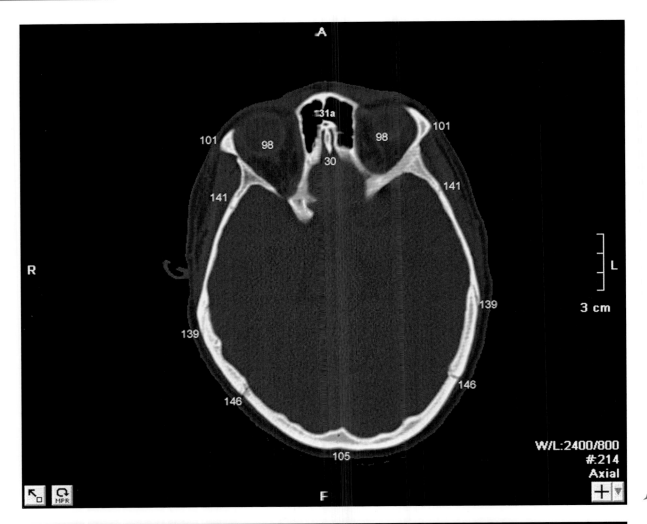

▲ Figura 29

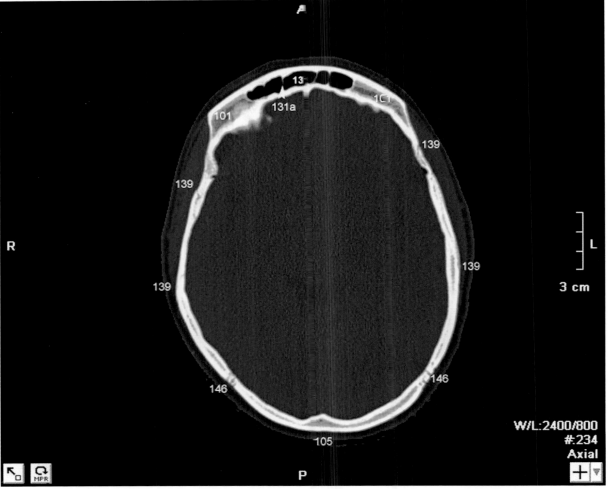

▲ Figura 30

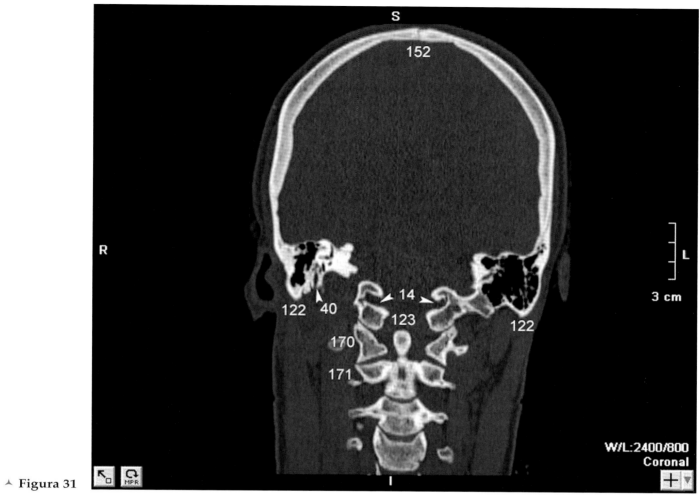
Figura 31

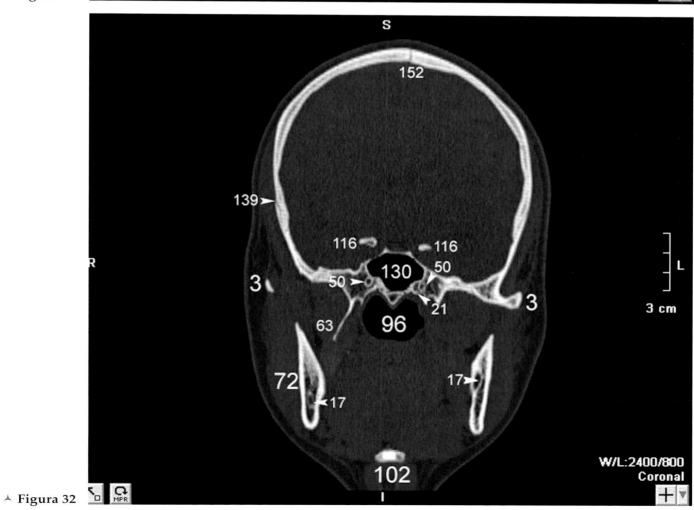
Figura 32

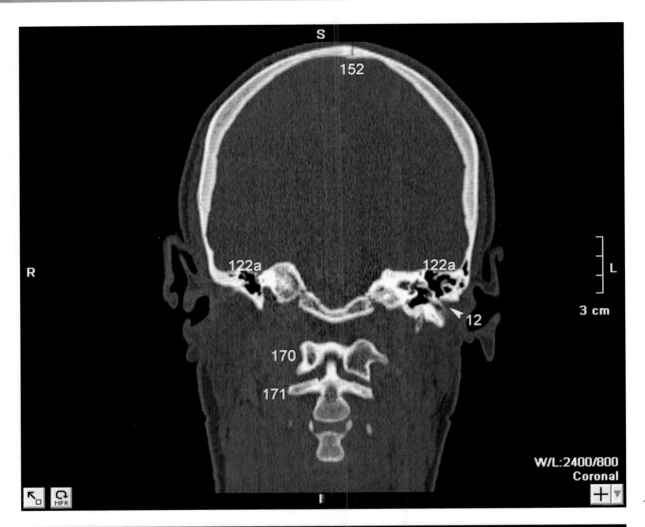
▲ Figura 33

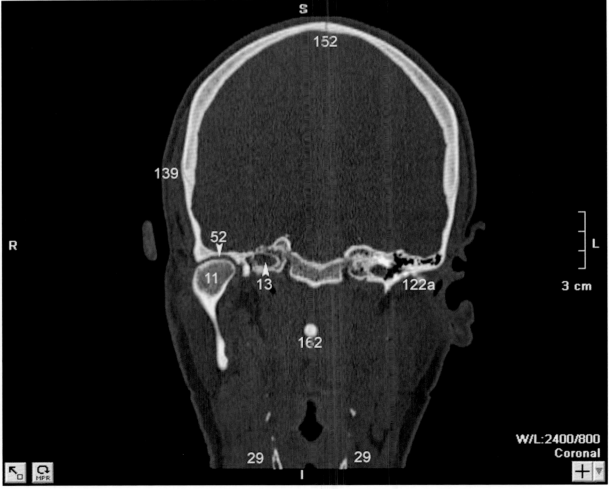
▲ Figura 34

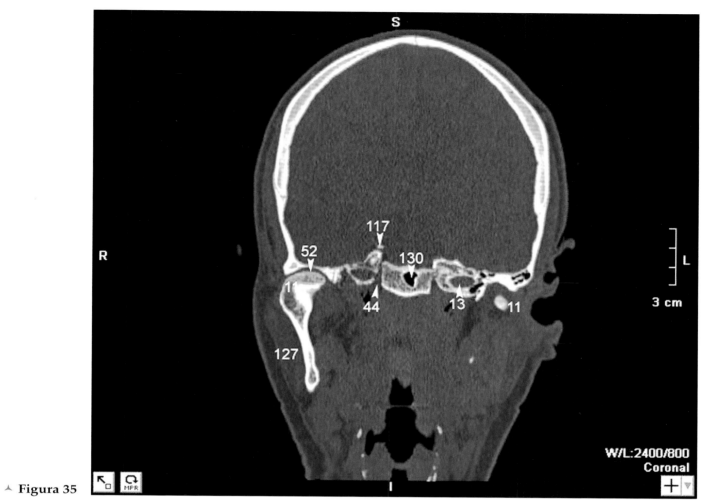

▲ Figura 35

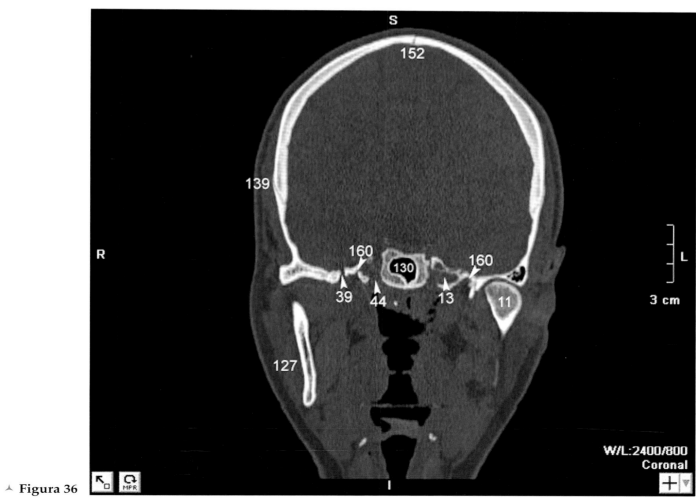

▲ Figura 36

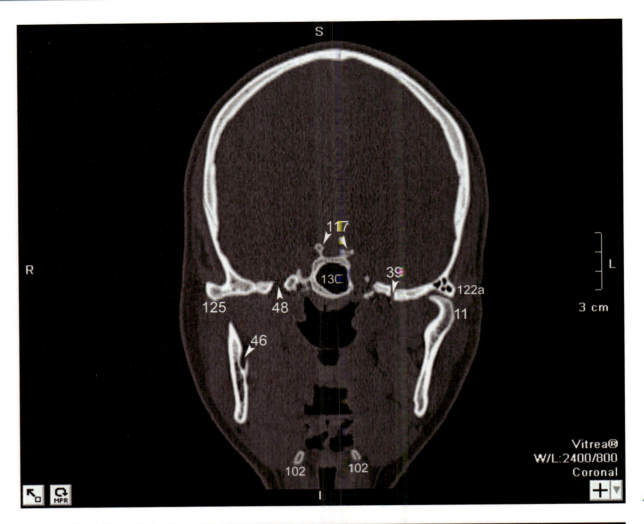

▲ Figura 37

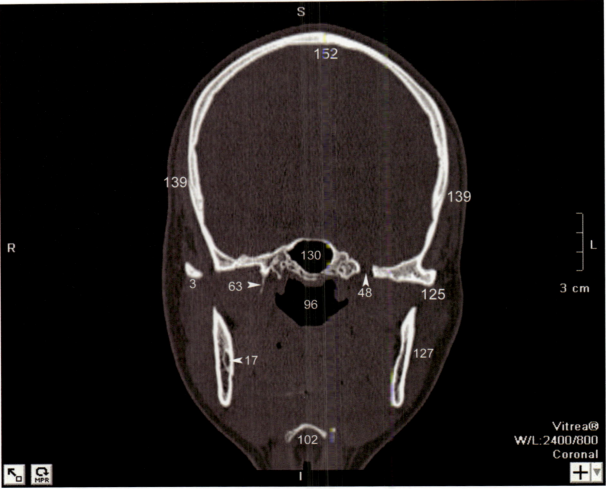

▲ Figura 38

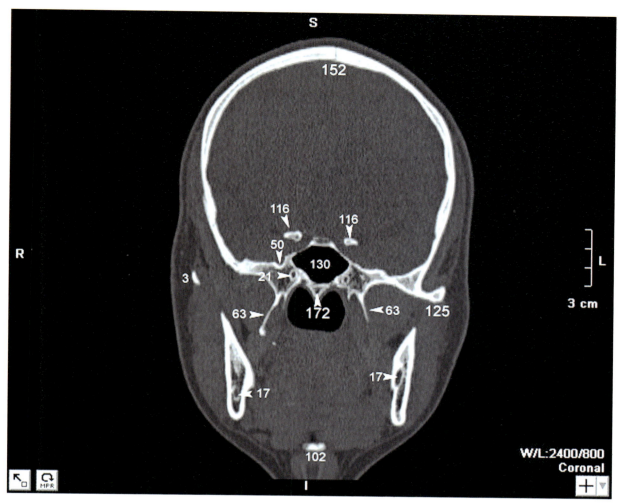

▲ Figura 39

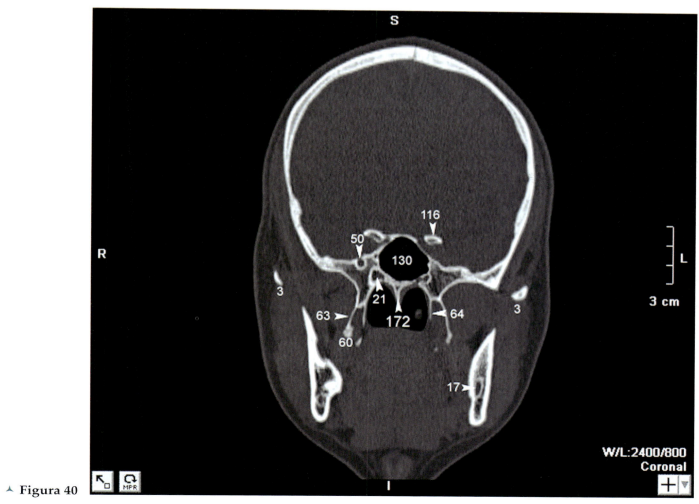

▲ Figura 40

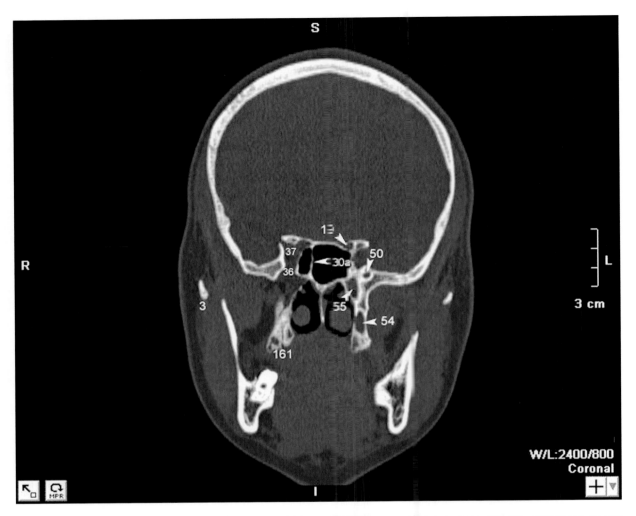
▲ Figura 41

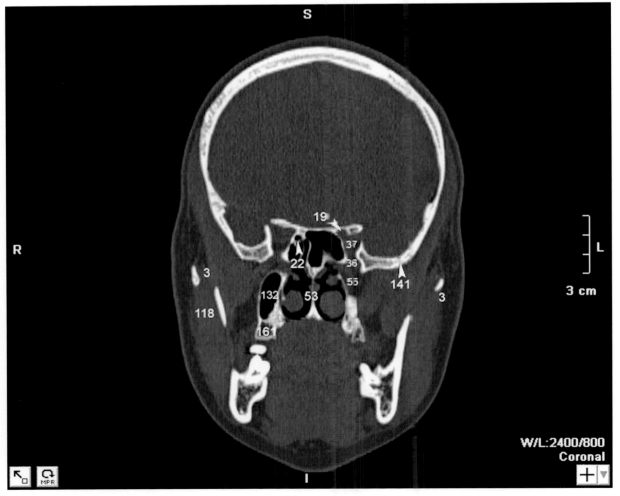
▲ Figura 42

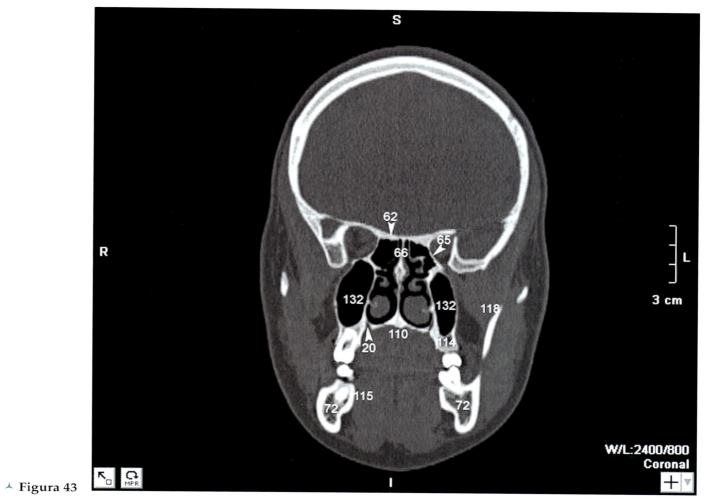
▲ Figura 43

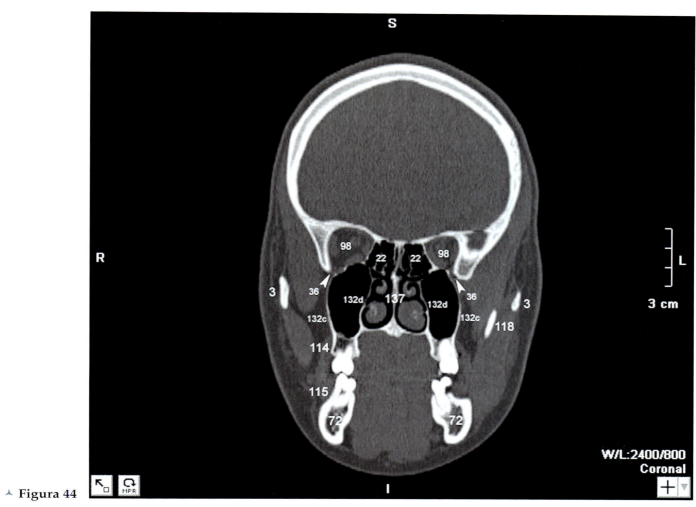
▲ Figura 44

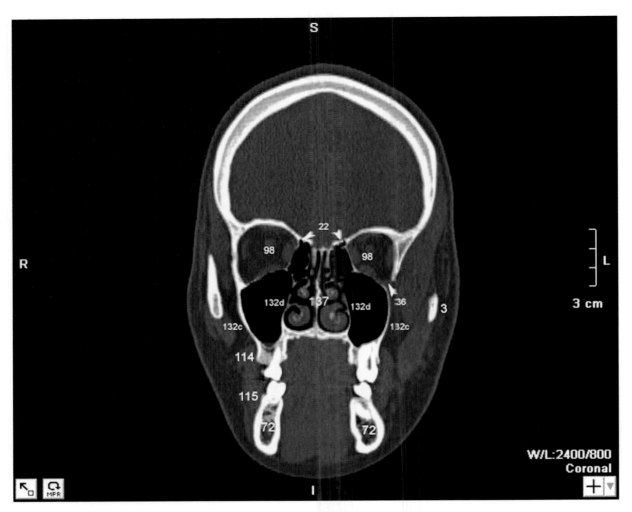

▲ Figura 45

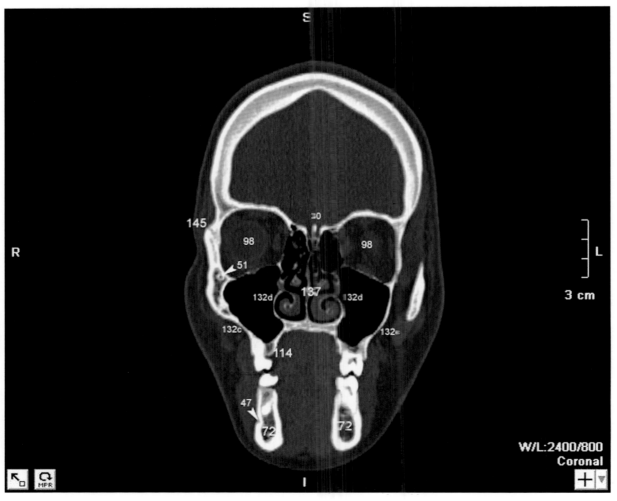

▲ Figura 46

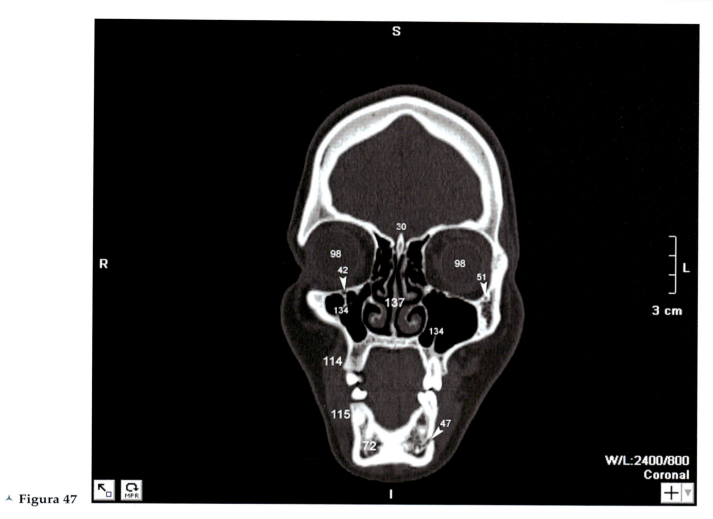
▲ Figura 47

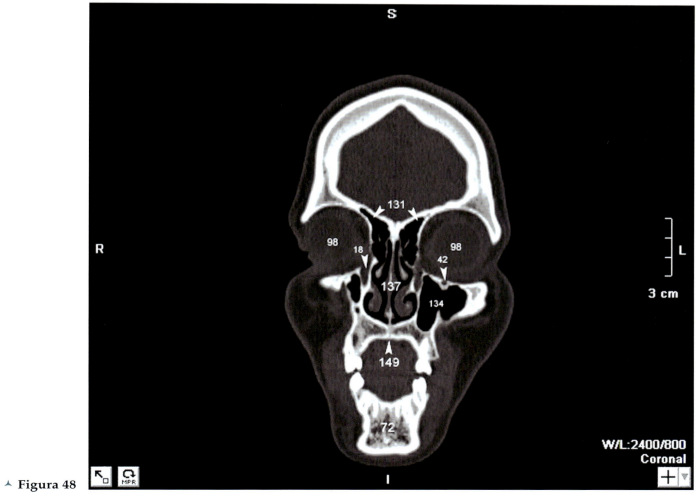
▲ Figura 48

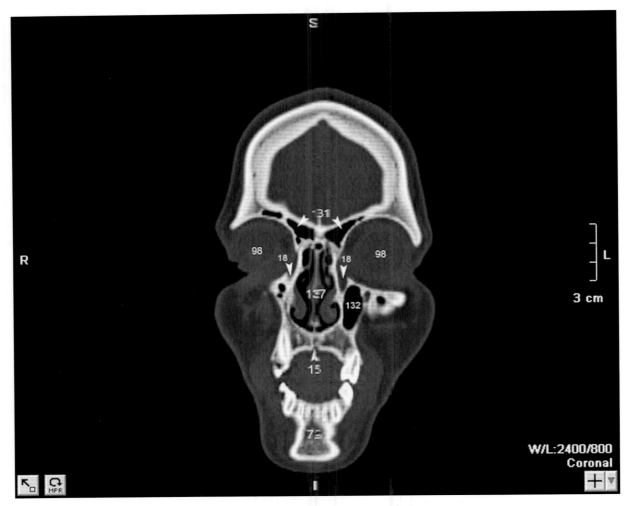

▲ Figura 49

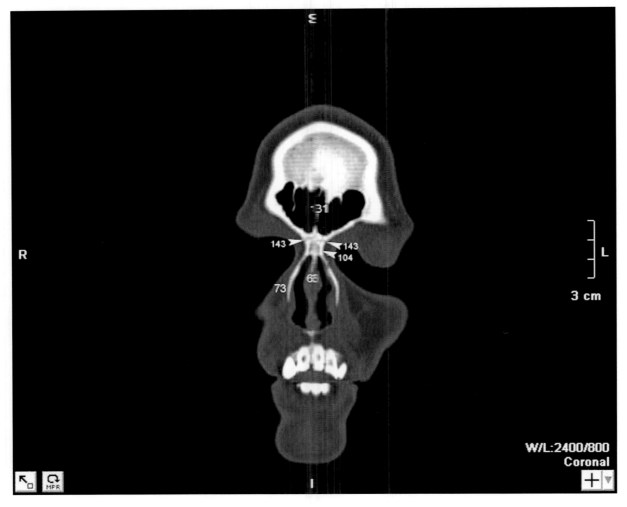

▲ Figura 50

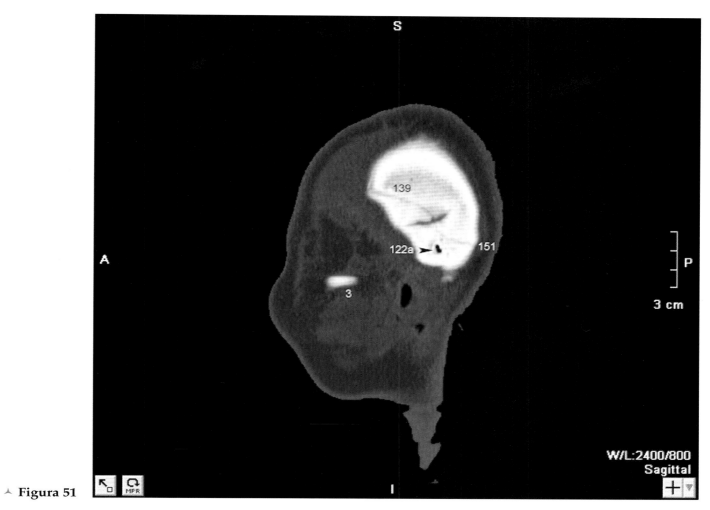
Figura 51

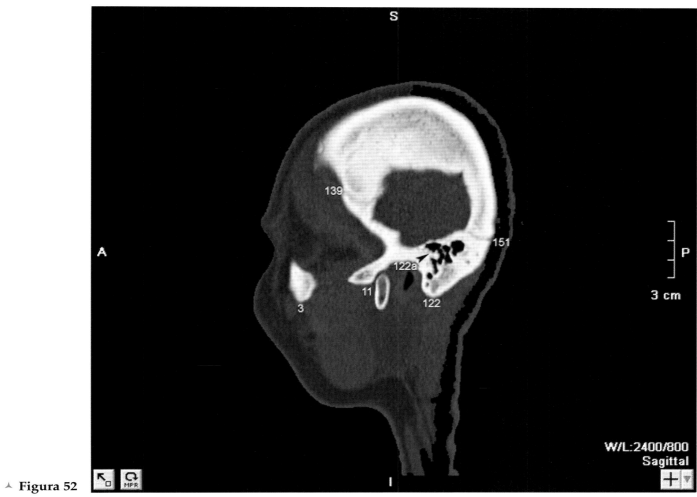
Figura 52

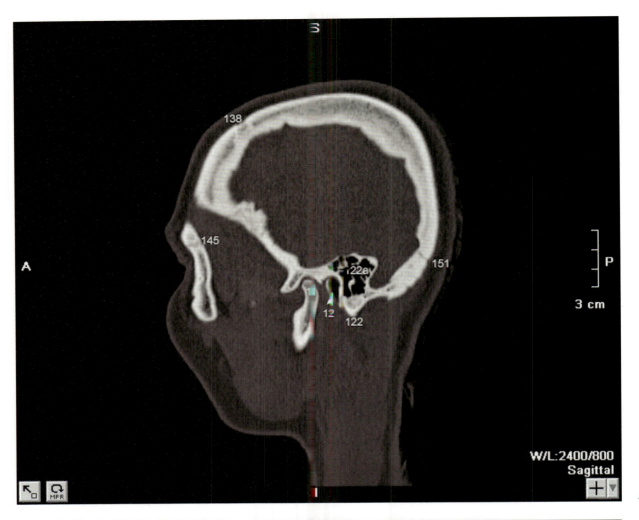
▲ Figura 53

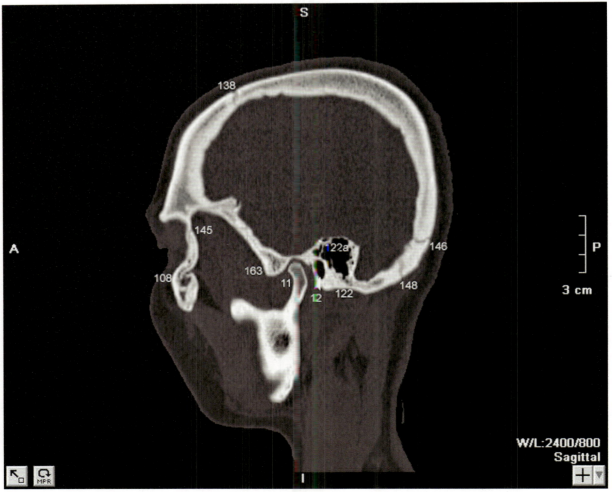
▲ Figura 54

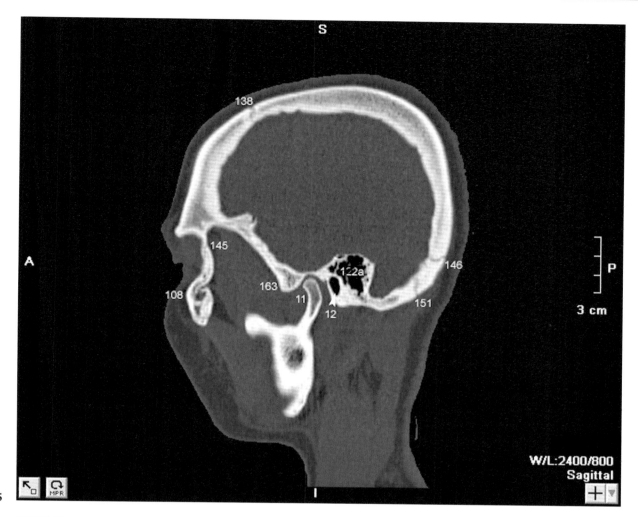
▲ Figura 55

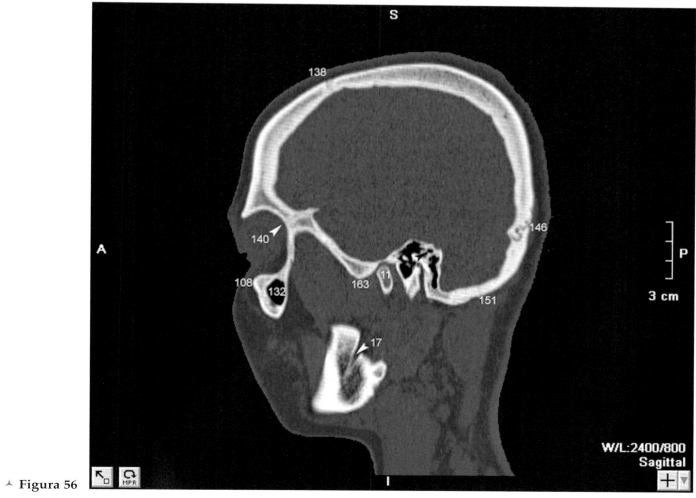
▲ Figura 56

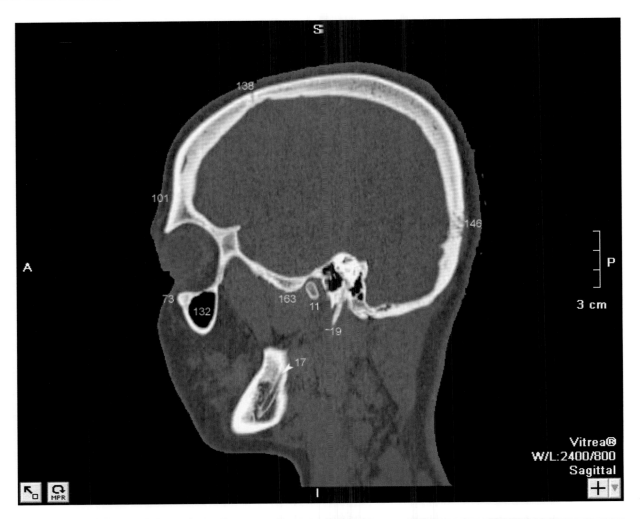
▲ Figura 57

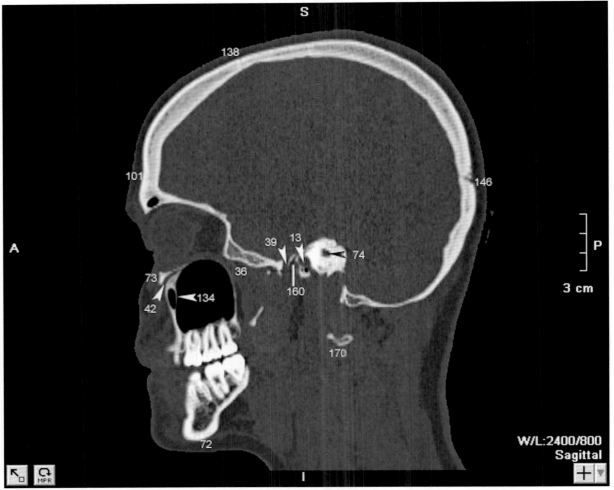
▲ Figura 58

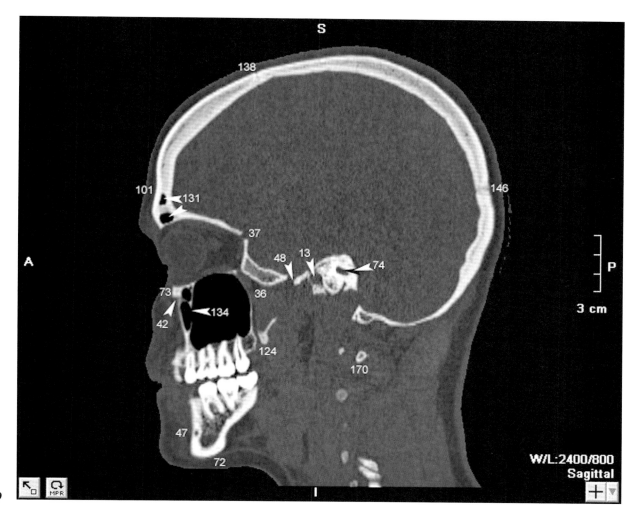

▲ Figura 59

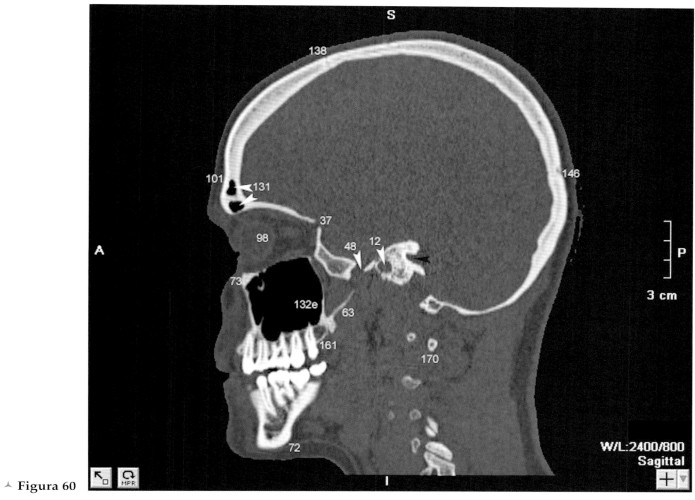

▲ Figura 60

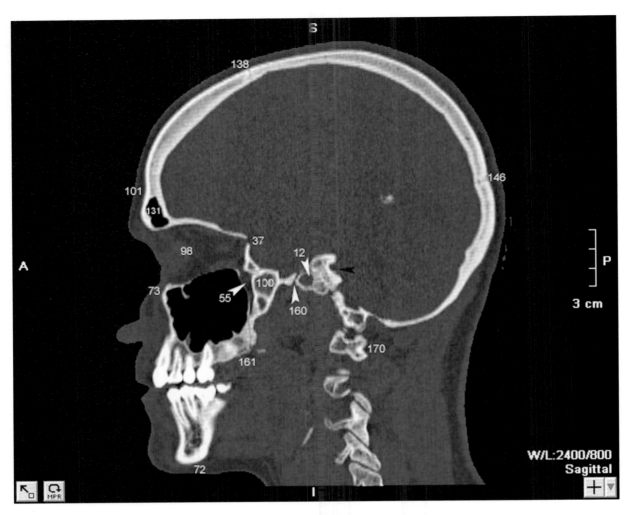

▲ Figura 61

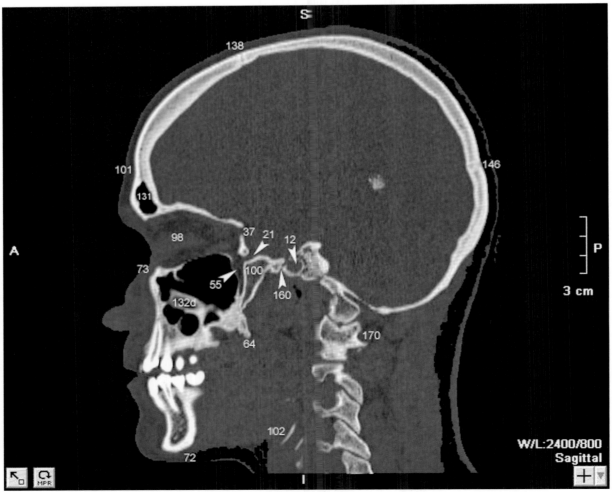

▲ Figura 62

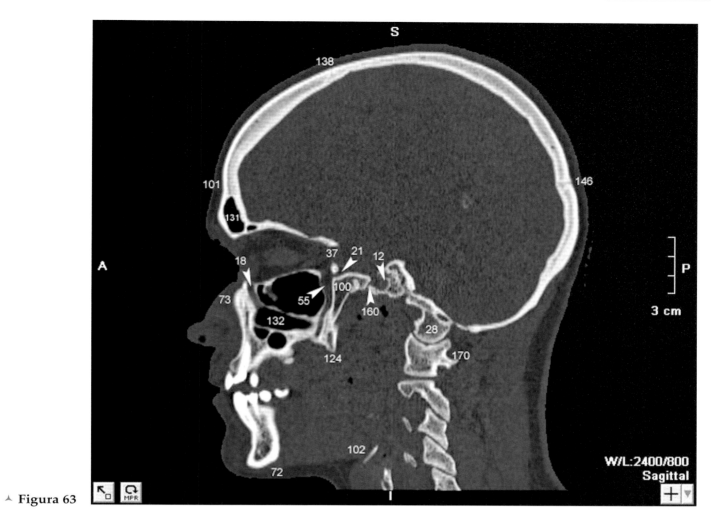

▲ Figura 63

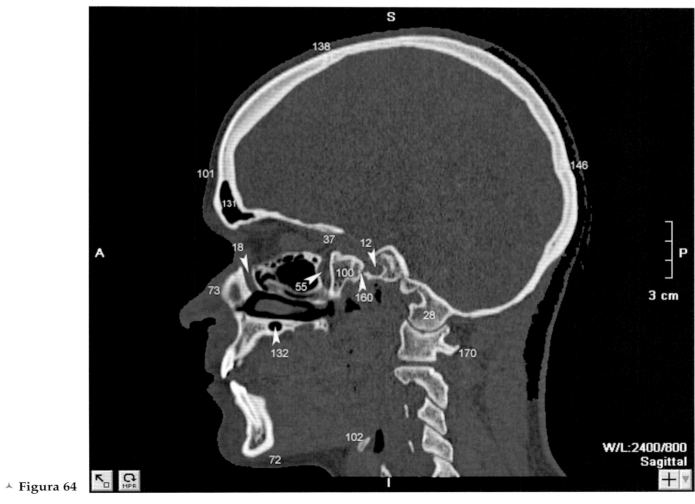

▲ Figura 64

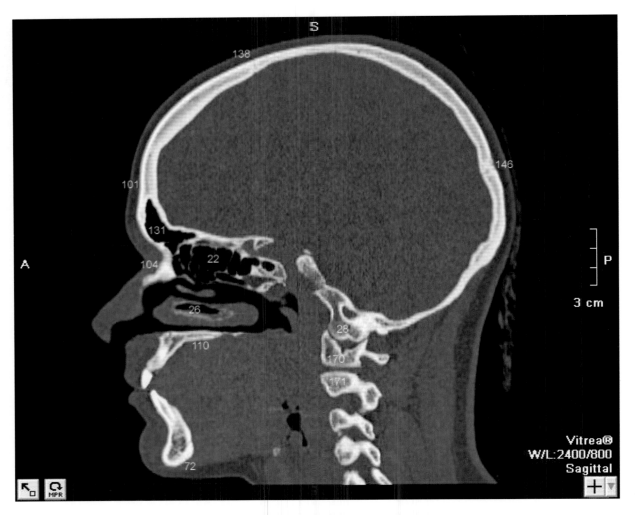

▲ Figura 65

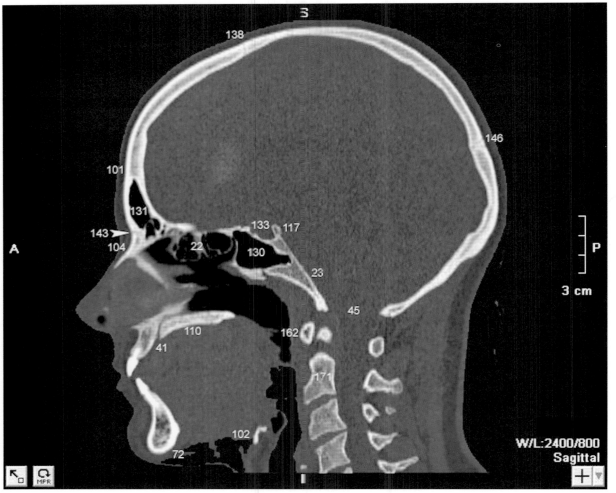

▲ Figura 66

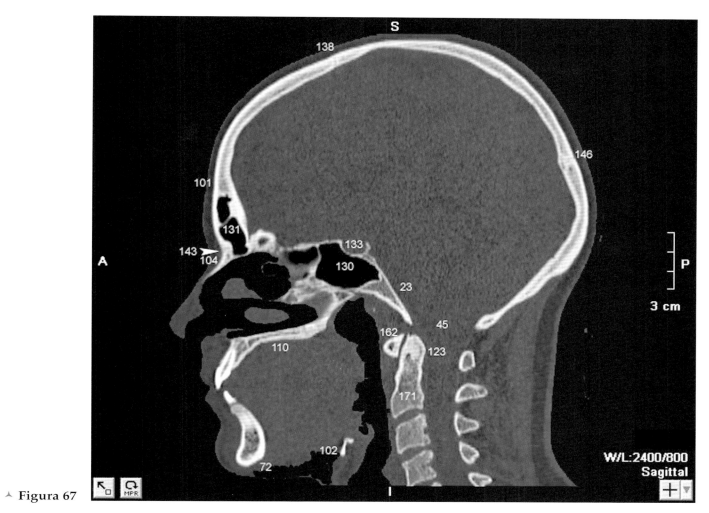
▲ Figura 67

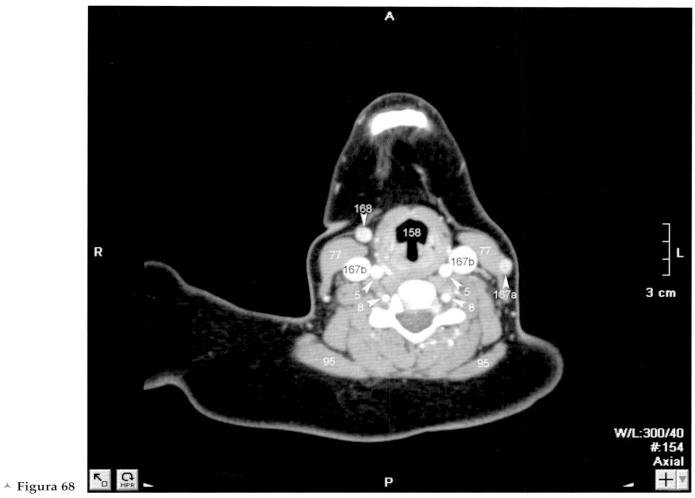
▲ Figura 68

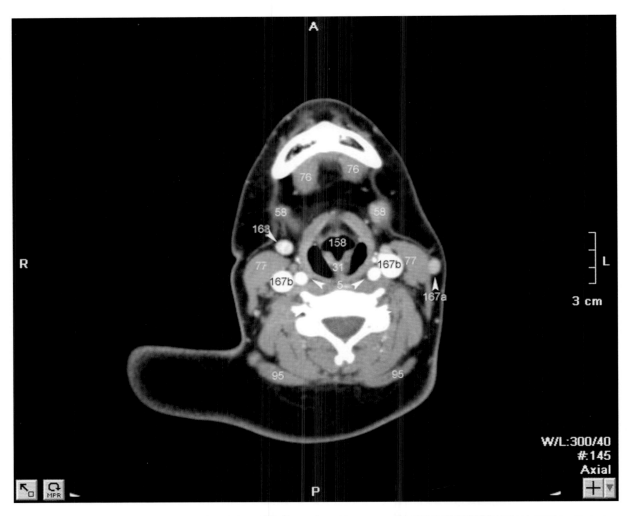
▲ Figura 69

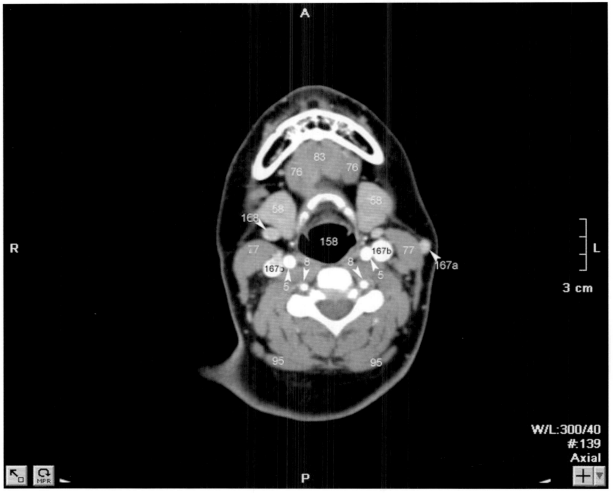
▲ Figura 70

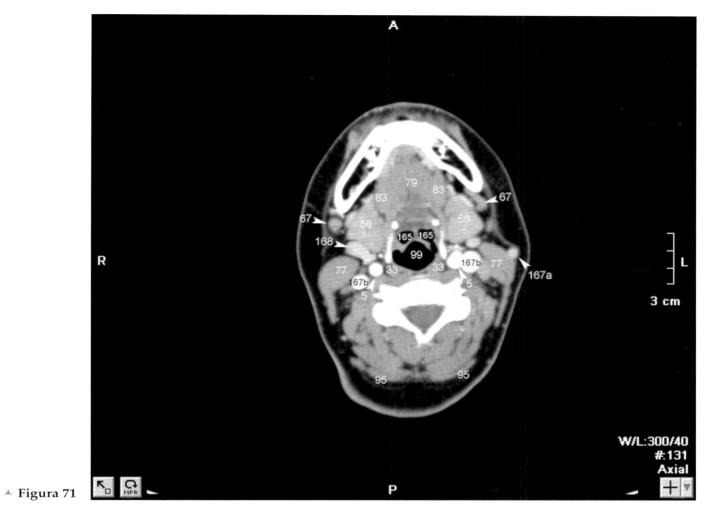
▲ Figura 71

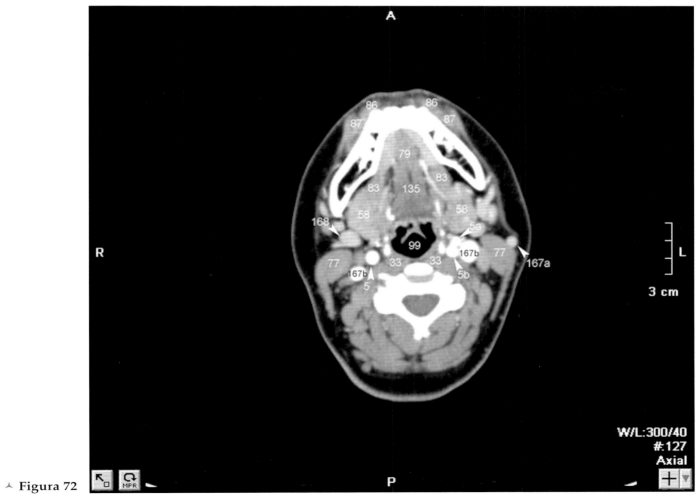
▲ Figura 72

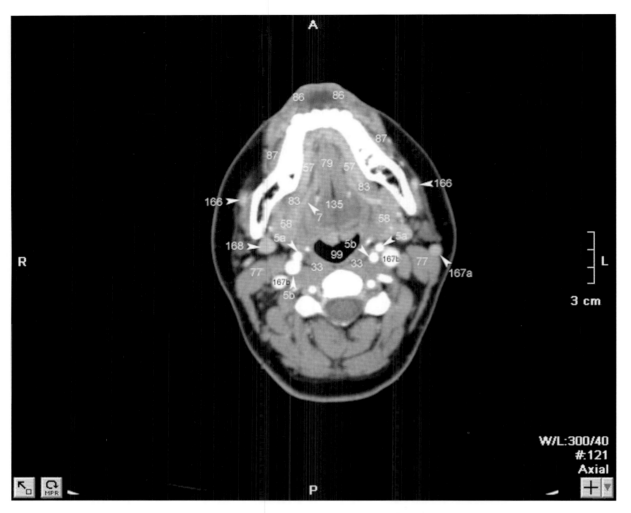

▲ Figura 73

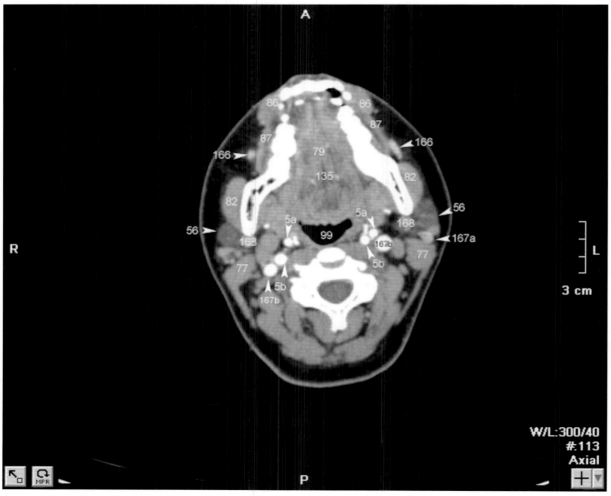

▲ Figura 74

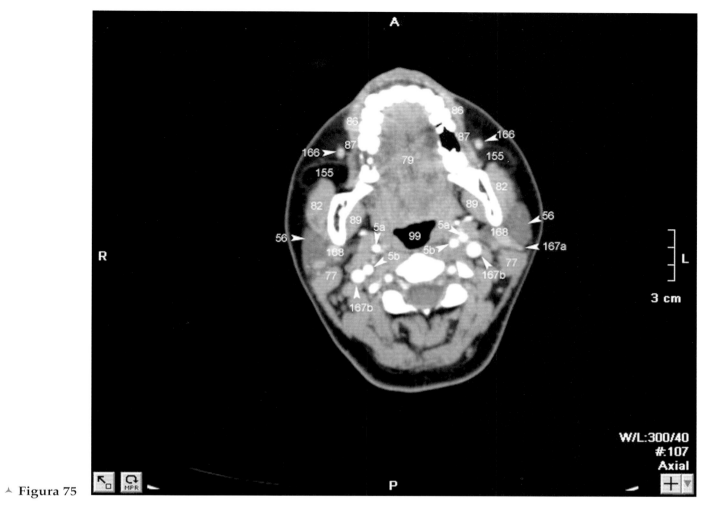
▲ Figura 75

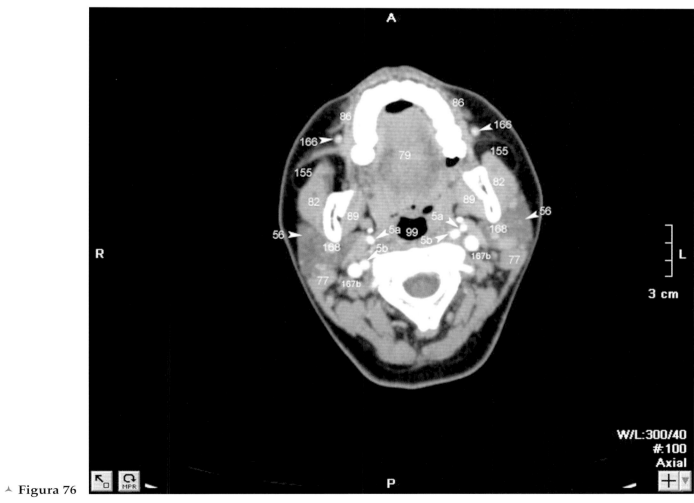
▲ Figura 76

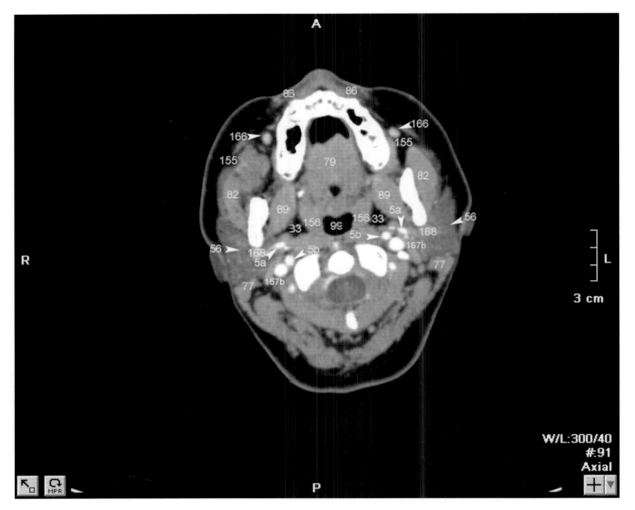

▲ Figura 77

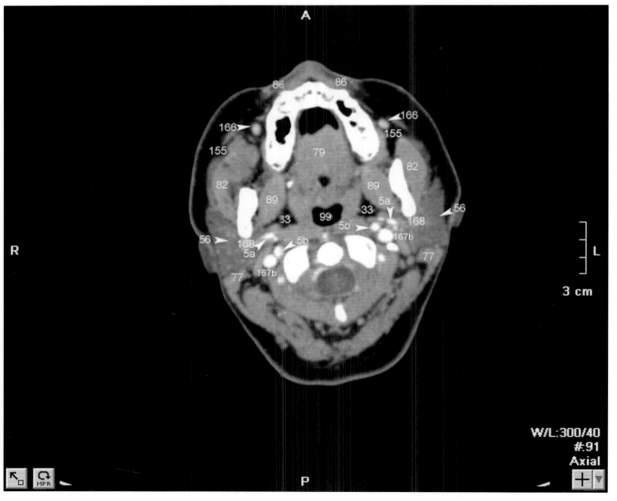

▲ Figura 78

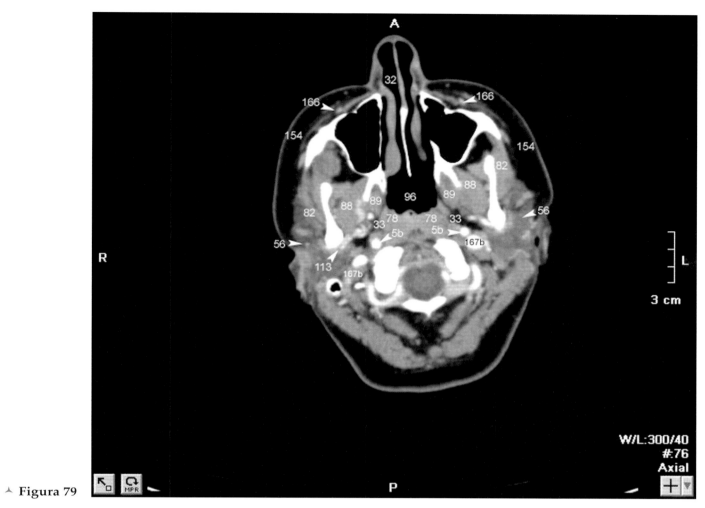
▲ Figura 79

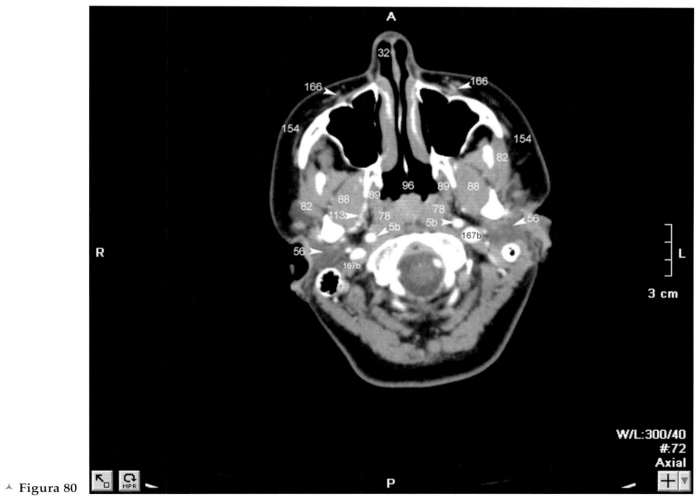
▲ Figura 80

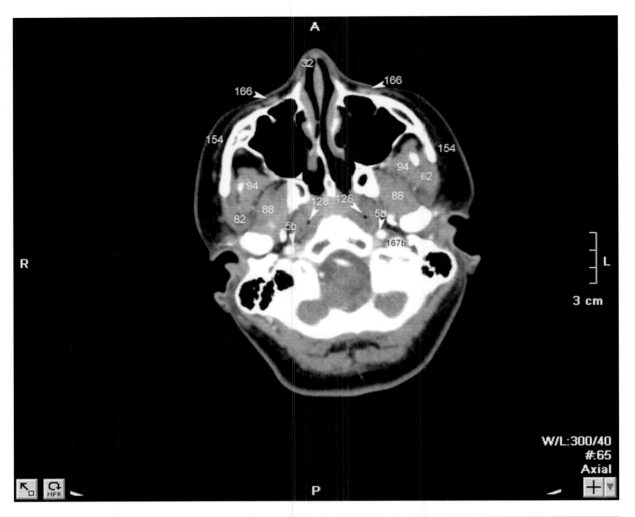

▲ Figura 81

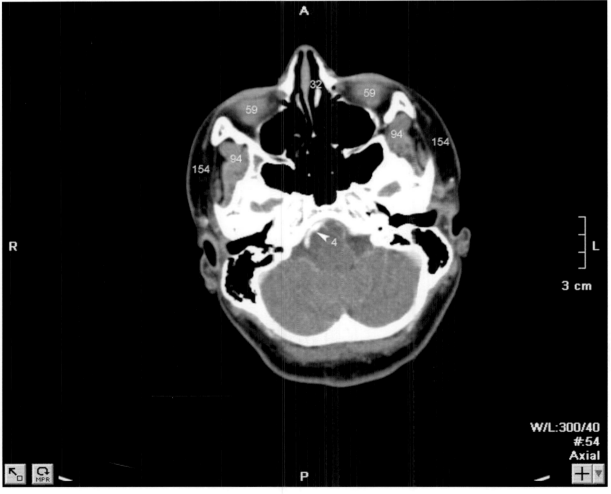

▲ Figura 82

Anatomia em Tomografia Computadorizada

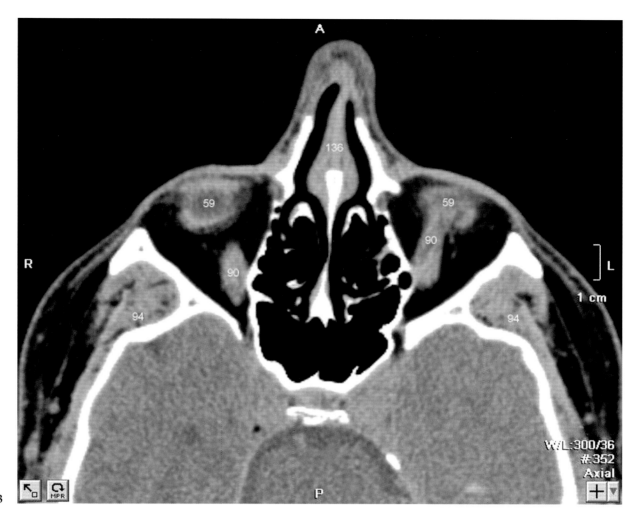
Figura 83

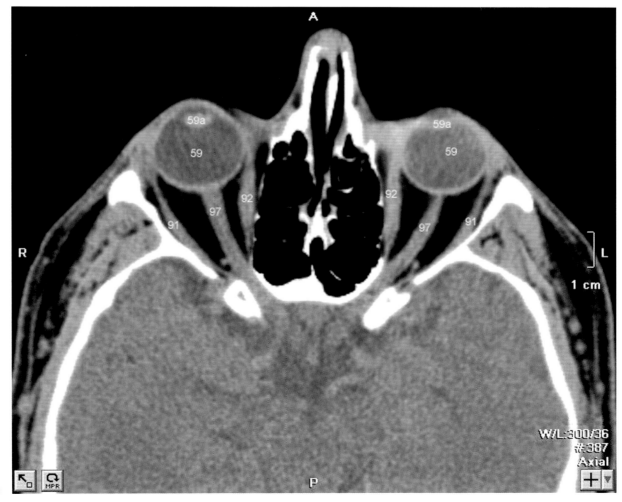
Figura 84

137

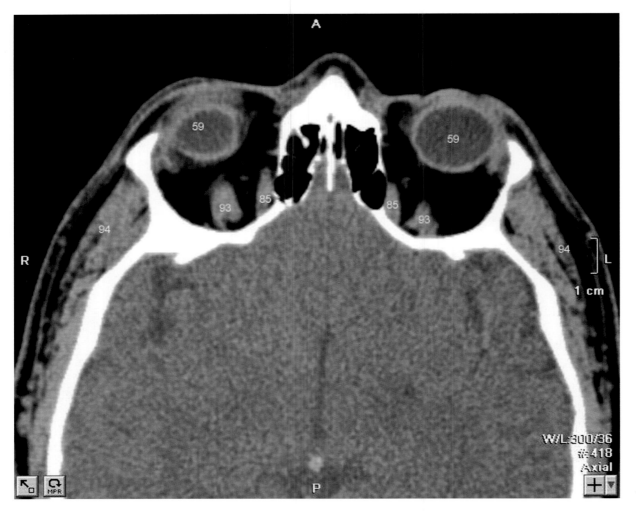

▲ Figura 85

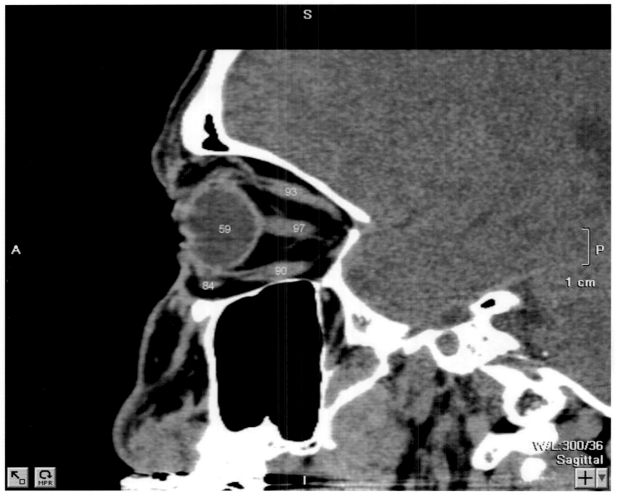

▲ Figura 86

Anatomia em Tomografia Computadorizada

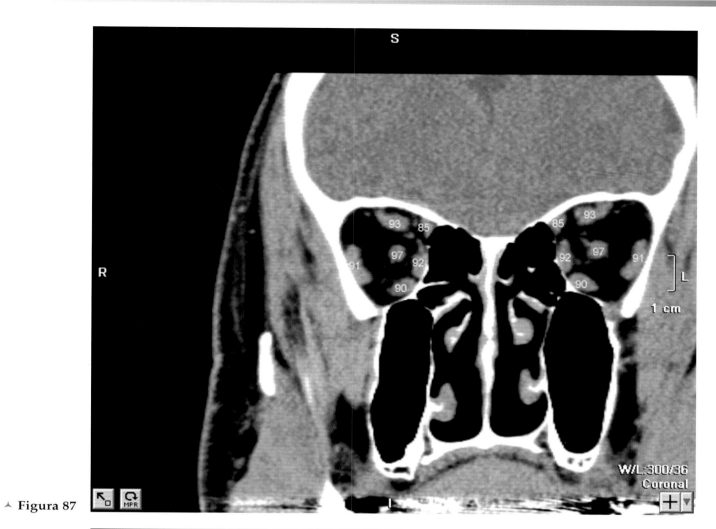
Figura 87

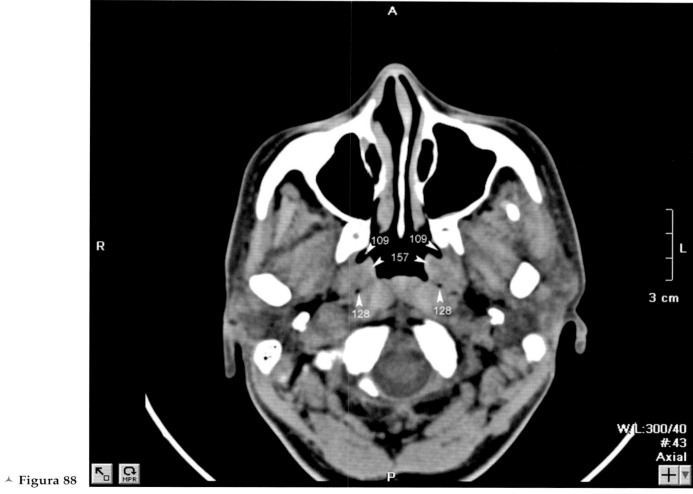
Figura 88

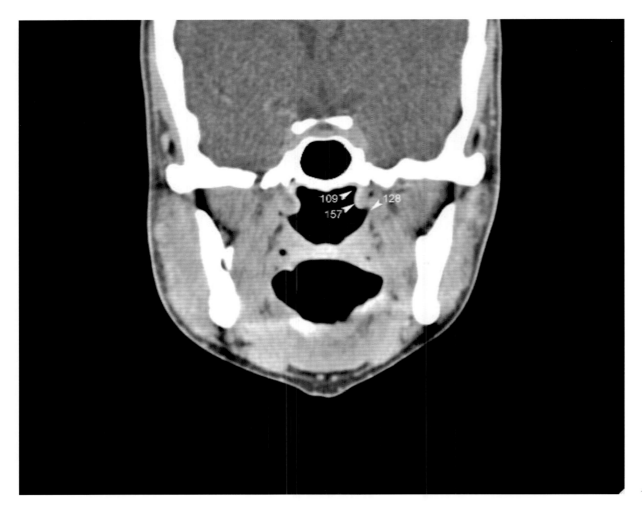

▲ Figura 89

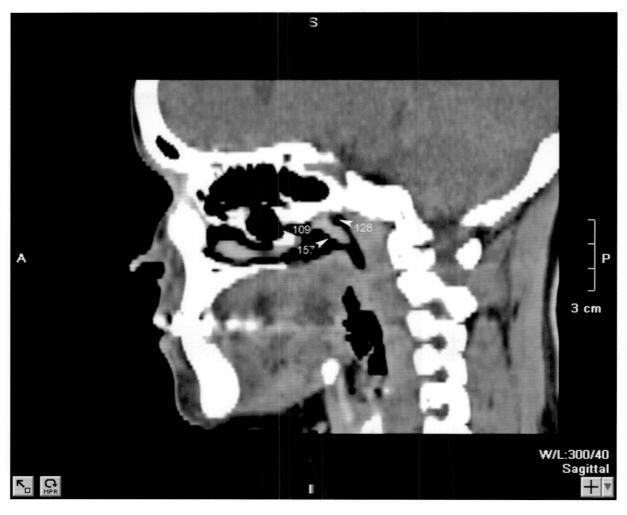

▲ Figura 90

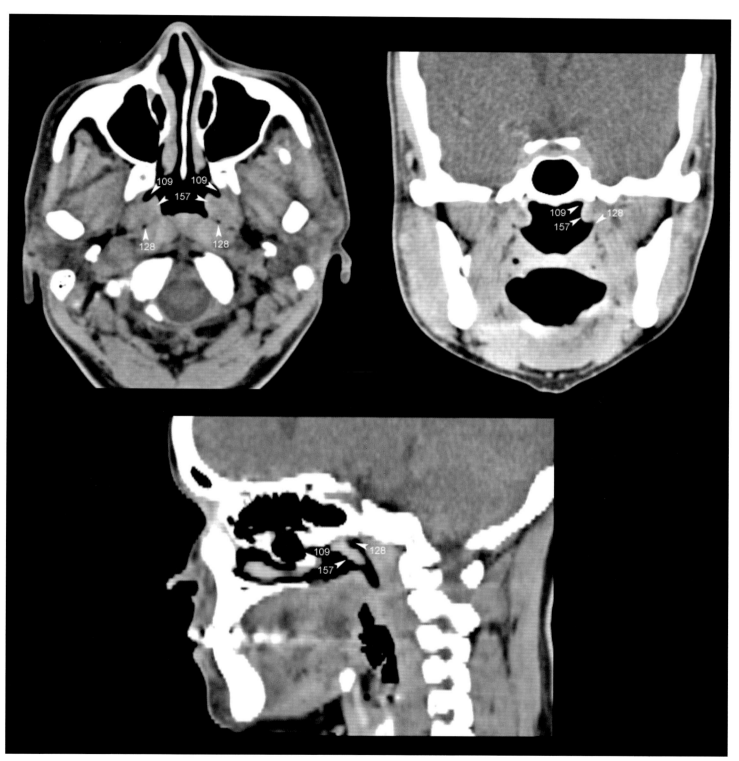

Figura 91

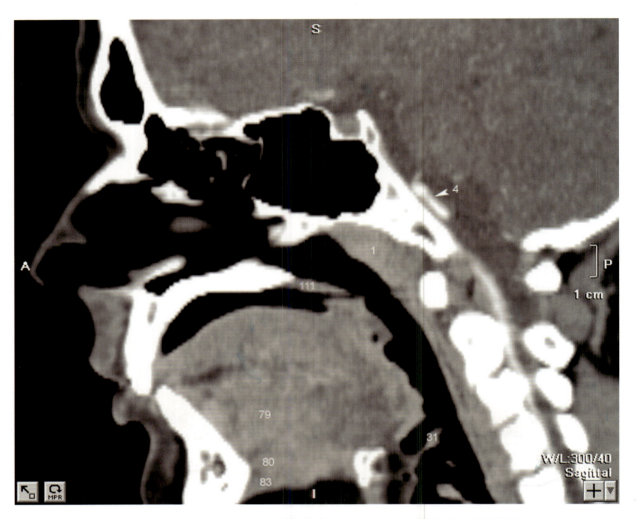

▲ Figura 92

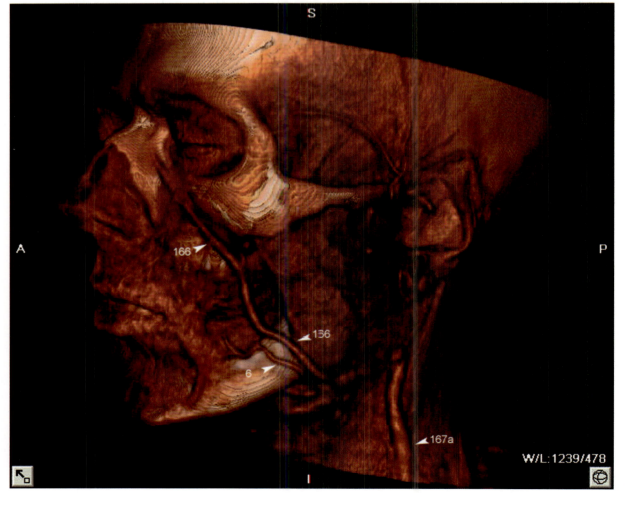

▲ Figura 93

Anatomia em Tomografia Computadorizada

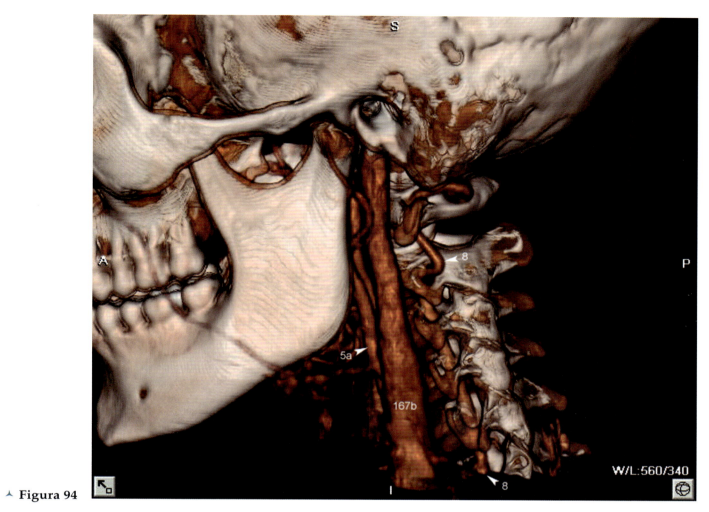

▲ Figura 94

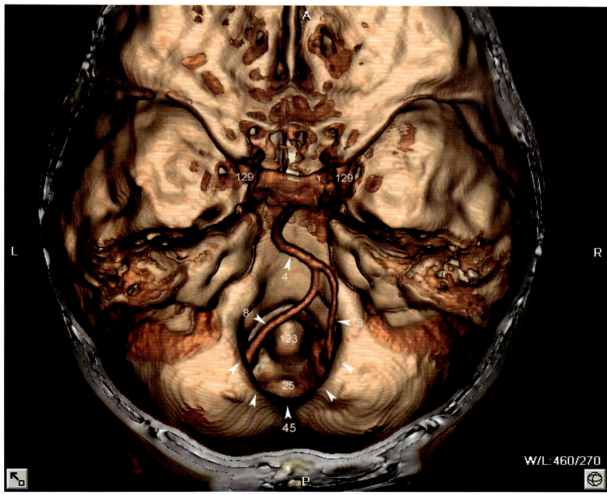

▲ Figura 95

143

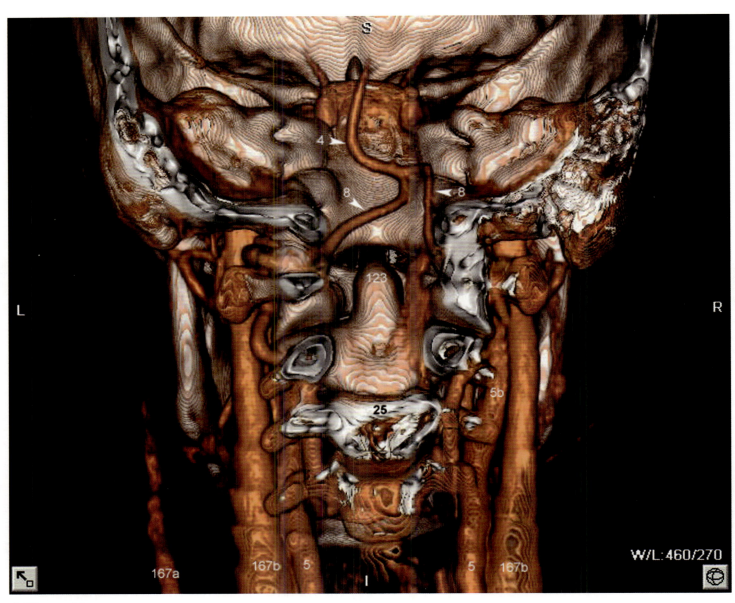

▲ **Figura 96**

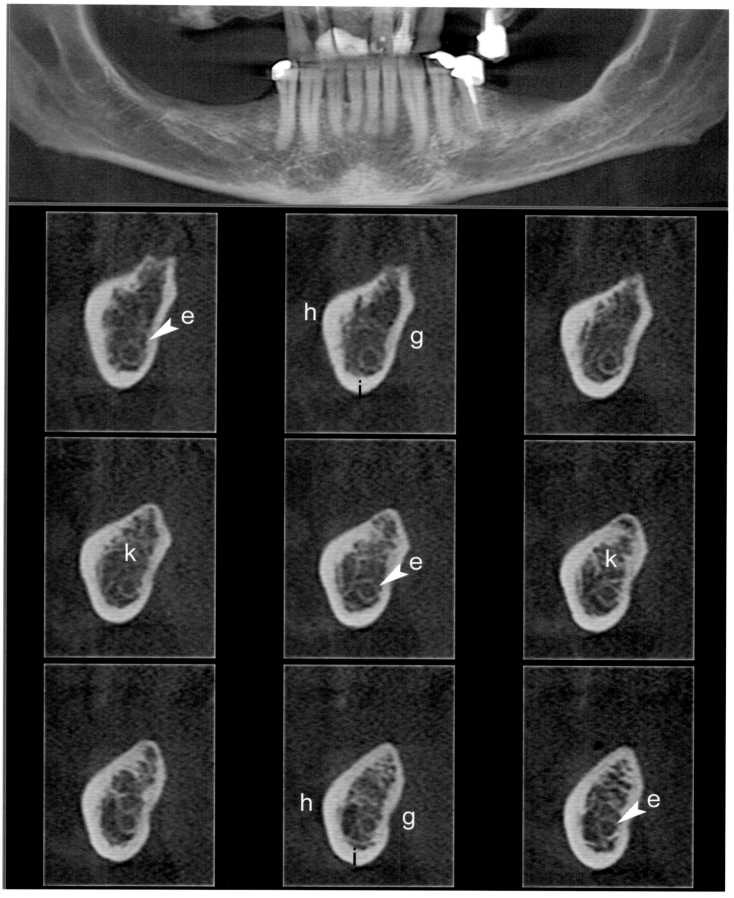

Figura 97

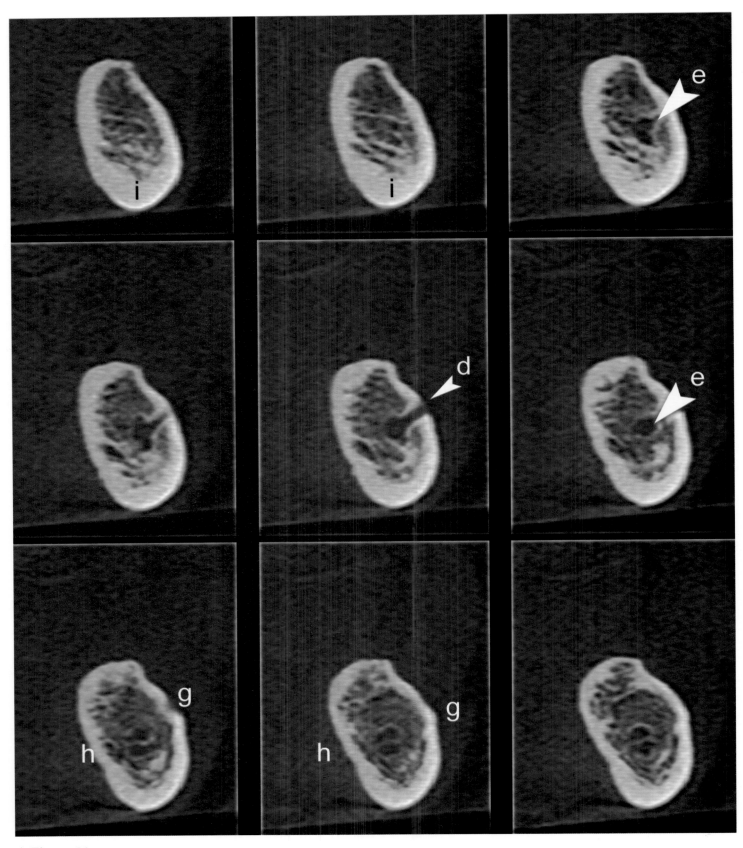

▲ Figura 98

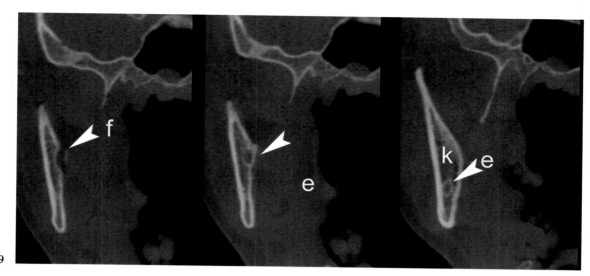
▲ Figura 99

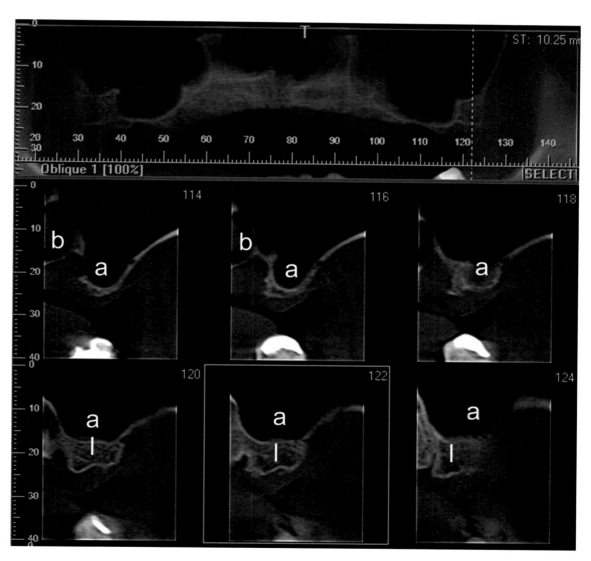
▲ Figura 100

Legendas referentes às estruturas anatômicas correspondentes aos cortes parassagitais (Figuras 97 a 102):
a) seio maxilar
b) fossa nasal
c) canal nasopalatino
d) forame mentual
e) canal mandibular
f) forame mandibular
g) cortical vestibular
h) cortical lingual/palatina
i) base da mandíbula
j) processo alveolar
k) osso alveolar
l) túber da maxila
m) septo do seio maxilar
n) forame incisivo

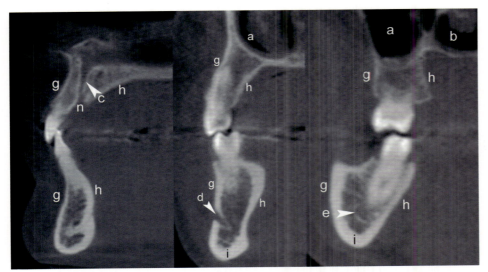

▲ Figura 101

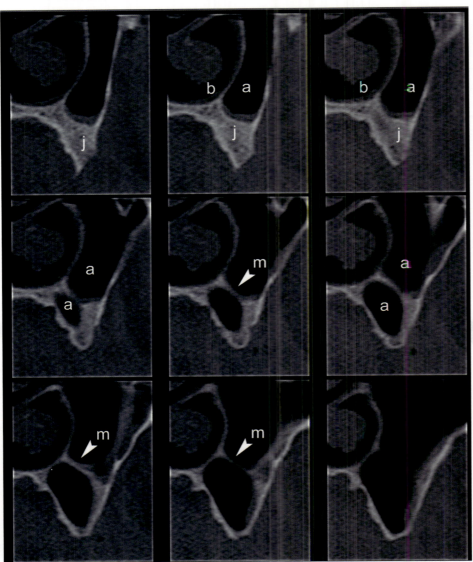

▲ Figura 102

Agradecimentos

Os dados das imagens originais axiais por meio da tomografia computadorizada espiral foram obtidos no Departamento de Imagem do Hospital do Câncer A. C. Camargo – São Paulo – SP e o pós-processamento das imagens realizado no LABI-3D da FOUSP.

Os cortes parassagitais foram processados no LABI-3D da FOUSP, provenientes de imagens originais de tomografia computadorizada por feixe cônico, obtidas da clínica Radiologia Odontológica Sorocaba (RCS), SP.

Parte III

Aplicações nas Especialidades

Capítulo 6

Implantodontia

Marcelo Gusmão Paraiso Cavalcanti

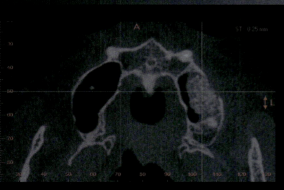
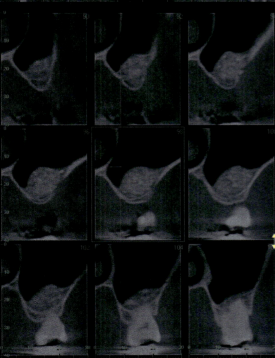

Desde os primórdios da Implantodontia as imagens radiográficas constituem uma importante etapa da avaliação, seleção e planejamento dos pacientes parciais ou totalmente edêntulos que terão nos implantes osseointegráveis um dos pilares de sua reabilitação oral.

Os exames radiográficos são os exames principais para se avaliar uma região anatômica que apresenta perda dentária e que tenha por opção de restauração protética o uso como suporte de um implante osseointegrado.

Diferentes técnicas radiográficas (radiografias periapicais, extrabucais, panorâmicas e tomografias lineares) são utilizadas como exames pré-operatórios em Implantodontia, cada uma com sua indicação específica, sendo que as radiografias convencionais apresentam como desvantagem a possibilidade de ampliação e/ou distorção da imagem.

Todos os exames radiográficos convencionais são importantes, cada um com sua aplicação específica, porém todas essas imagens bidimensionais limitam a observação da profundidade das estruturas anatômicas, o que impossibilita que possamos fazer mensurações transversais acuradas em qualquer direção.

Para aproveitar ao máximo o componente ósseo do paciente o exame radiográfico é um método de diagnóstico valioso para conhecer o leito cirúrgico, controlar as distâncias das estruturas anatômicas adjacentes e guiar a cirurgia. Dentre os exames radiográficos, a TC é a técnica que fornece mais precisão à acurácia em relação a qualquer mensuração da região envolvida.

Algumas estruturas nobres como o canal mandibular, assoalho da fossa nasal e assoalho dos seios maxilares devem ter seus limites respeitados, para uma instalação adequada de implante. No caso dos implantes zigomáticos, uma região que exige máximo cuidado é o assoalho da órbita, além dos limites dos seios maxilares.

Em algumas técnicas descritas na literatura, essas estruturas anatômicas são manipuladas no sentido de se obter estrutura óssea suficiente para a instalação de implantes. A técnica mais utilizada é a do levantamento do assoalho dos seios maxilares com a aplicação de enxerto ósseo associado. A lateralização do canal mandibular também é uma técnica utilizada, porém apresenta dificuldade na sua execução e risco maior de parestesia pós-operatória.

Indicações

Atualmente, o planejamento de implantes depende diretamente do planejamento protético em questão. A localização tridimensional de cada implante, principalmente nas situações onde a estética é imprescindível, impulsionou a confecção de guias tomográfico-cirúrgicos cada vez mais precisos.

A riqueza de informações e as diferentes aplicações que a TC proporciona para a Implantodontia fazem com que este exame seja considerado indispensável no planejamento. As imagens obtidas pela TC possibilitam uma avaliação bastante ampla de toda a estrutura anatômica do paciente, permitindo que o cirurgião faça uma navegação por todos os cortes tomográficos originais e as reconstruções multiplanares.

A precisão com que se visualiza a anatomia em todas as suas dimensões proporciona um planejamento mais seguro, pois as mensurações realizadas correspondem a uma medida real. Todos os acidentes anatômicos que nas radiografias convencionais podem estar sobrepostos dificultando sua identificação têm na TC uma visualização clara.

Os limites anatômicos para a instalação dos implantes dentários são definidos pelas estruturas nobres, porém mesmo nas porções onde a disponibilidade óssea é suficiente, um mínimo de osso cortical deve estar presente para que no ato cirúrgico haja travamento do implante no osso, conhecido como estabilidade primária. Essa estabilidade primária é mensurável a partir do torque que o implante promove no osso.

Quando uma região edêntula é coberta por uma prótese removível mal-adaptada, esta poderá acelerar o processo de reabsorção óssea, tornando este sítio mais restrito para o recebimento do implante. Uma alteração anatômica importante ocorre na maxila com as perdas dentais progressivas. Há tendência de os seios maxilares ocuparem os espaços deixados pelas raízes, fenômeno denominado pneumatização.

As informações detalhadas sobre a estrutura dos seios maxilares possibilitam uma indicação correta da TC, pois ao percorrer a sequência de cortes axiais pode-se visualizar amplamente a região. Um planejamento mais preciso pode ser obtido com um modelo físico tridimensional, um protótipo confeccionado a partir da sequência de arquivos DICOM fornecidos pela TC.

Os substitutos ósseos são amplamente utilizados, dependendo da técnica, de forma isolada ou associados a um enxerto autógeno. Em todas as situações, os materiais utilizados apresentam densidades similares aos componentes ósseos. Algumas técnicas necessitam de fixação do enxerto, visualizada com densidade metálica.

Os enxertos autógenos apresentam propriedades osteogênicas, são capazes de promover crescimento ósseo a partir de células viáveis; dessa forma, são estruturas que sofrem alterações de volume ao longo do tempo.

Com frequência, as regiões intrabucais podem ser áreas doadoras. A região do mento é uma área de escolha pelo fácil acesso cirúrgico e pelo seu distanciamento de estruturas nobres. São regiões doadoras também as regiões retromolares e a tuberosidade maxilar.

A fixação zigomática (FZ) representa uma alternativa quando não existe a possibilidade de utilizar técnicas de reconstrução e implantes convencionais, devido à reabsorção alveolar horizontal generalizada e severa. Essa técnica é também utilizada quando se deseja evitar cirurgia de enxertia ou mesmo quando ocorre um insucesso na integração do osso enxertado com o leito ósseo receptor. A redução do tempo total de tratamento reabilitador é fortemente considerada na opção pela FZ, pois quando se empregam as técnicas de enxertia há necessidade de respeitar o tempo de osseointegração do enxerto e também dos implantes.

Para os mais jovens, o levantamento do assoalho dos seios maxilares, bilateralmente, associado a enxerto ósseo, permanece a técnica de escolha para reabilitar a região posterior de maxila atrófica.

Este tipo de procedimento envolve um domínio técnico que advém da experiência cirúrgica e do amplo conhecimento anatômico. Em geral, as complicações são resultantes de três fatores principais: erro na indicação da técnica, falta de planejamento adequado e inexperiência para executá-la.

A importância do guia tomográfico

Os guias tomográficos têm a função de diagnóstico e planejamento, servindo de indicação da localização para a colocação do implante em função do máximo aproveitamento ósseo e da posição protética favorável. Existem muitas formas de guias, que variarão de acordo com o que o profissional pretenda na região de instalação de implante, se é um único implante ou a distribuição de vários implantes na arcada. O guia possibilita a avaliação do espaço protético, do diâmetro dos implantes, da separação entre eles, a relação com as raízes dentárias presentes e o tamanho da coroa protética. Existem variações de acordo com a região a ser reabilitada, a anterior com exigência estética e a posterior com os espaços funcionais, além das diferenças topográficas da maxila e da mandíbula.

Existem dois materiais utilizados com mais frequência para a confecção de guia tomográfico, a goteira de acetato e a resina acrílica. A goteira de acetato com marcadores hiperdensos deve ser preferencialmente utilizada como guia tomográfico em caso de edentulismo parcial, pois esta irá se apoiar nos dentes remanescentes adjacentes à área de interesse.

O guia tomográfico de resina acrílica com marcações hiperdensas é normalmente utilizado em espaços mais extensos, podendo-se determinar adequadamente os espaços interimplantes.

Como marcador hiperdenso em TC é utilizada a guta-percha termoplastificada para a marcação de pontos e o sulfato de bário misturado com a resina acrílica na proporção de 1:9 em peso nesta ordem, para marcar áreas mais extensas.

Uma vantagem de utilizar o sulfato de bário é a possibilidade de delimitar o contorno da coroa protética planejada; desta forma, direciona-se o plano de corte axial perpendicular ao longo eixo desta, podendo ser utilizado em planejamento unitário ou de múltiplos implantes. Uma forma muito comum de confeccionar o guia tomográfico é a duplicação da prótese que o paciente já utiliza com resina acrílica, com a aplicação de marcadores hiperdensos. A duplicação da prótese é mais bem indicada quando o planejamento é feito em uma arcada totalmente edêntula (Fig. 1).

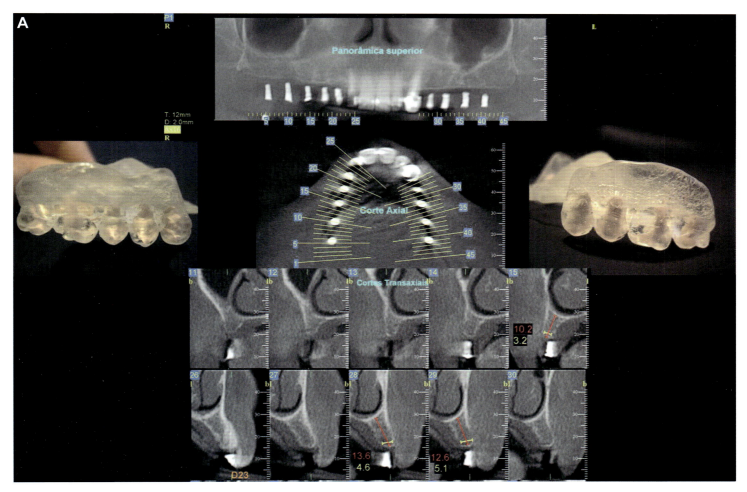

Figura 1 – Diferentes tipos de guias tomográficos. (A) Guia de resina acrílica com marcadores em guta-percha (com imagens de TC).

Continua.

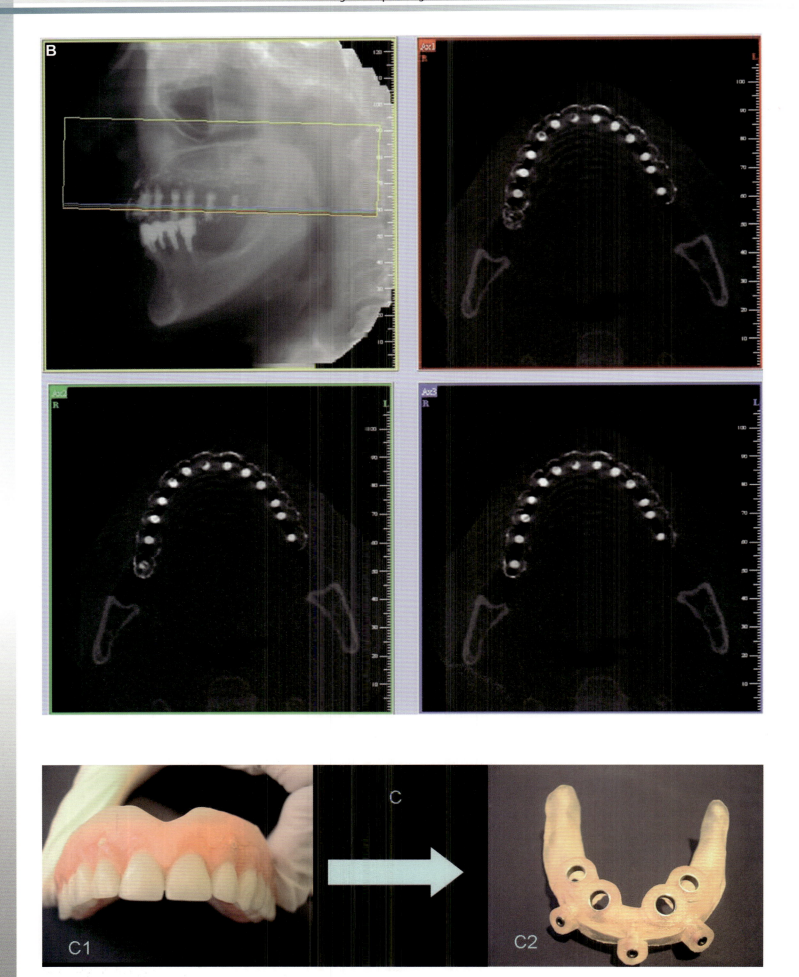

▲ **Figura 1** – *Continuação.* **(B)** Guia de resina acrílica as coroas com contorno de sulfato de bário. Imagens da TC. **(C)** Guia tomográfico de acrílico (C1) para a aquisição de imagens no protocolo de cirurgia virtualmente orientada e confecção de guia cirúrgico mucossuportado (C2).

Existem hoje no mercado dentes de estoque de resina para a confecção de prótese com um material adequado para ser utilizada também como guia tomográfico. A composição destes dentes contém alguns materiais hiperdensos não identificados, que apresentam uma densidade alta permitindo uma ótima visualização do que seria a posição protética ideal da coroa dentária.

O edentulismo sem pontos de referência dificulta a relação dos cortes tomográficos com a verdadeira disposição dos espaços na arcada dentária. É comum os implantodontistas se referirem à instalação de implantes de dimensões diferentes das encontradas em um exame sem guia. Isto acontece porque se utiliza um corte parassagital de pequena espessura, normalmente 1,0 a 3,0 mm e com espaçamento entre estes cortes de 1,0 ou 2,0 mm. Sem referências, o radiologista pode mensurar uma região e o implantodontista utilizar a região entre os cortes impressos para a instalação do implante. Se utilizarmos como exemplo a mensuração de altura e espessura na região de caninos inferiores e esta medida não for realizada tendo um guia como marcador de referência, pode-se utilizar uma região mais mesializada ou distalizada daquela que foi mensurada, apresentando valores sensivelmente diferente em ambas as situações. Uma referência com um material hiperdenso poder evitar o planejamento inadequado ou mau posicionamento de um implante, mesmo com o uso da TC como método auxiliar de diagnóstico (Fig. 2).

Protocolos

A maioria dos aparelhos de TC disponíveis comercialmente é capaz de produzir imagens de alta resolução na avaliação dos ossos maxilares para avaliar implantes dentários. Entretanto, não se pode afirmar que todas as imagens serão de qualidade ideal, seja por limitação da fonte de aquisição (geração da TC), pela inexperiência e desconhecimento dos protocolos corretos de aquisição e de pós-processamento por

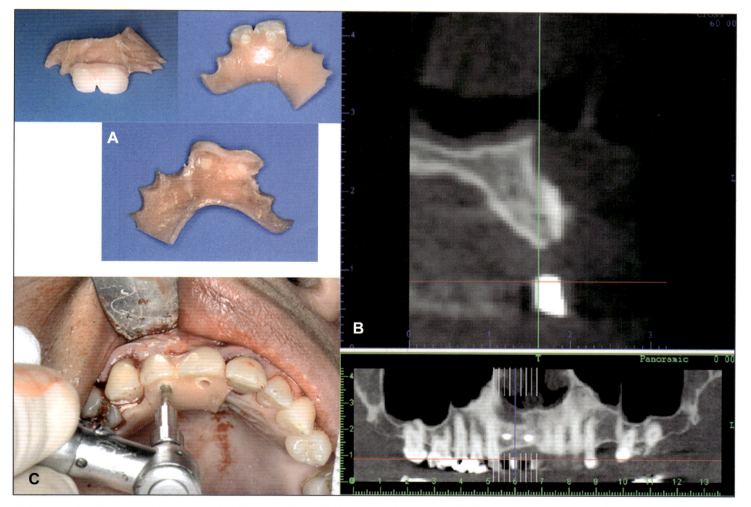

▲ **Figura 2** – Guia multifuncional. **(A)** Guia fora da boca em 3 vistas. **(B)** TCFC com marcador hiperdenso. **(C)** Guia posicionado na boca no momento da cirurgia. (Imagens gentilmente cedidas pelo Dr. Daniel Telles.)

parte do tecnólogo ou do radiologista que opera a máquina.

A experiência do radiologista que supervisiona o procedimento é fundamental, pois, além de ter a função de controle de qualidade das imagens, também é responsável pela comunicação interprofissional com o cirurgião-dentista que solicitou o exame. A atenção rigorosa do radiologista responsável ajudará a evitar erros rotineiros e manter a qualidade dos exames das arcadas dentárias.

Quando a TC foi introduzida, este aparelho somente realizava cortes axiais. Com os avanços tecnológicos (*hardware* e *software*) ocorridos nos últimos anos, é possível precisão total e confiabilidade, viabilizando aumentar cada dia mais a margem de segurança. A TC tem se mostrado o exame de eleição para Implantodontia, por meio da publicação de diversos trabalhos que comprovam a visualização das estruturas vitais e adjacentes, além da avaliação quantitativa permitindo alta acurácia e precisão de medidas lineares relativas à maxila e à mandíbula.

Aquisição – posicionamento do paciente

Antes de posicionar o paciente no aparelho, deve-se questionar se ele possui um guia tomográfico. Caso o possua, solicitar que este coloque em posição conforme a orientação do cirurgião-dentista. Deve-se verificar se o posicionamento do guia está correto antes de prosseguir com o exame.

Tomógrafo espiral

Para a aquisição dos cortes axiais originais, o paciente permanece deitado no leito tomográfico na posição supina, com a cabeça apoiada e imobilizada em um suporte específico, assim permanecendo na posição, imóvel.

A cabeça do paciente deve ser posicionada de tal forma que o *gantry* (corpo principal do aparelho) permaneça sem angulação (posição zero), perpendicular ao plano horizontal. O conjunto paciente e leito tomográfico deslizam para dentro do *gantry* onde se encontra o tubo emissor de raios X e os sensores digitais para que o plano de aquisição esteja de acordo com a região de interesse do exame, diferentes para estudos de maxila e mandíbula.

- **Na maxila** – Cortes axiais originais paralelos à superfície oclusal dos dentes presentes ou do palato duro. Preferencialmente, também paralelo ao palato duro, quando estes planos forem coincidentes (Fig. 3A).
- **Na mandíbula** – Cortes axiais originais paralelos à superfície oclusal dos dentes presentes ou do plano mandibular (Fig. 3B).

Este posicionamento é verificado a partir de uma imagem radiográfica lateral. Neste momento, o paciente poderá ser reposicionado se for necessário. Quando a posição ideal for obtida, o operador define os limites superior e inferior do volume a ser adquirido.

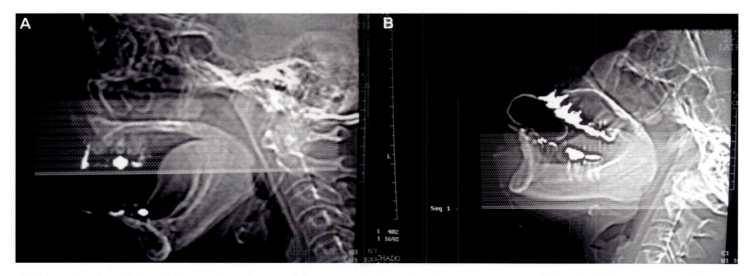

▲ **Figura 3 –** *Scout* lateral demonstrando o posicionamento do paciente para exame em TC espiral (imagens gentilmente cedidas pelo Serviço de Imagem da Casa de Saúde Pinheiro Machado, Rio de Janeiro). Aquisição da maxila **(A)** e da mandíbula **(B)** realizadas separadamente uma da outra. O posicionamento do paciente muda no aparelho de TC e o paciente necessita ser submetido a duas aquisições radiográficas.

Pode-se também optar pela colocação de um dispositivo que não possua densidade radiográfica entre os dentes para que o paciente mantenha as arcadas separadas durante a aquisição da imagem; isso ajuda a eliminar movimentos da mandíbula e facilita as etapas de pós-processamento por não haver transpasse entre as arcadas.

O paciente é orientado a permanecer imóvel sem engolir e a respirar suavemente, pois qualquer movimento, mesmo que mínimo, pode gerar defeitos (artefatos) que dificultam ou impossibilitam a interpretação. Terminada a sequência de aquisição do exame, o radiologista responsável confere se o exame está adequado para o pós-processamento. Somente depois desta confirmação o paciente é liberado. Uma movimentação mínina durante o exame pode não causar artefatos significativos; no entanto, pode causar erros significantes na mensuração.

Tomógrafo por feixe cônico

A aquisição em aparelhos de TCFC segue os mesmos processos de controle de qualidade, porém o posicionamento no aparelho é mais simples. O paciente deve estar posicionado no aparelho de forma alinhada e confortável, conforme o protocolo de cada tipo de aparelho e fabricante. Na TC por feixe cônico todo o volume selecionado através do FOV (campo de visualização, *field of view*) do aparelho é adquirido de uma só vez. Por este motivo, muitas vezes, este tipo de tomografia é erroneamente chamado de volumétrica.

Parâmetros de aquisição e reconstrução das imagens

Tomógrafo espiral

Atualmente, podemos classificar os tomógrafos computadorizados espirais através de seus princípios de aquisição: espiral com cortes simples (*singleslice*) com um único anel de detectores e espiral *multislice* com múltiplos anéis detectores. Os sistemas *multislice* atuais adquirem 4, 8, 16 e até 64 cortes simultâneos em uma única aquisição de 0,5/0,4 segundo. Uma particularidade da TC *multislice* é uma considerável melhoria da resolução do trabeculado ósseo e facilidade na visualização e na localização do canal mandibular. (Figs. 4A-C).

Planejamento e avaliação de implantes e enxerto

Singleslice

O protocolo geralmente utilizado para implantes consiste de cortes axiais de 2,0 ou 1,0 mm de espessura, com 1,0 mm de intervalo de reconstrução e incremento de mesa de 1,0 mm.
- Espiral 1 corte/1 segundo
- 2,0 x 1,0 mm
- 1,0 x 1,0 mm
- Cortes axiais
- Janela para osso

Multislice

Quando se utiliza este tipo de TC, pode-se obter a espessura de corte de 0,5 mm por 0,25/0,3 mm de intervalo de reconstrução.

- Espiral 4, 8, 16, 64 cortes/0,5 s/0,4 s
- 0,5 x 0,3 mm
- Cortes axiais
- Janela para osso

Tomógrafo por feixe cônico

Planejamento e avaliação de implantes e enxerto

- Parâmetros: aquisição, FOV e espessura do corte e voxel, variáveis de acordo com área de interesse e o aparelho.

Planejamento de implantes com fixação zigomática (FZ)

- Aquisição – FOV 8 ou maior.
- Imagens coronais.
- Seleção da região de interesse, de rebordo alveolar remanescente até região de forame infraorbitário.

Parâmetros de pós-processamento

Todos os aparelhos de TC por meio dos seus sensores captam a radiação atenuada que passa através do paciente, em forma digital, e a enviam para o computador, onde é processada. A conformação de vários cortes axiais em diferentes alturas são muito úteis em diversos exames, porém insuficientes para a Implantodontia e demais especialidades da Odontologia, sendo necessário o uso de um programa de reformatação específico.

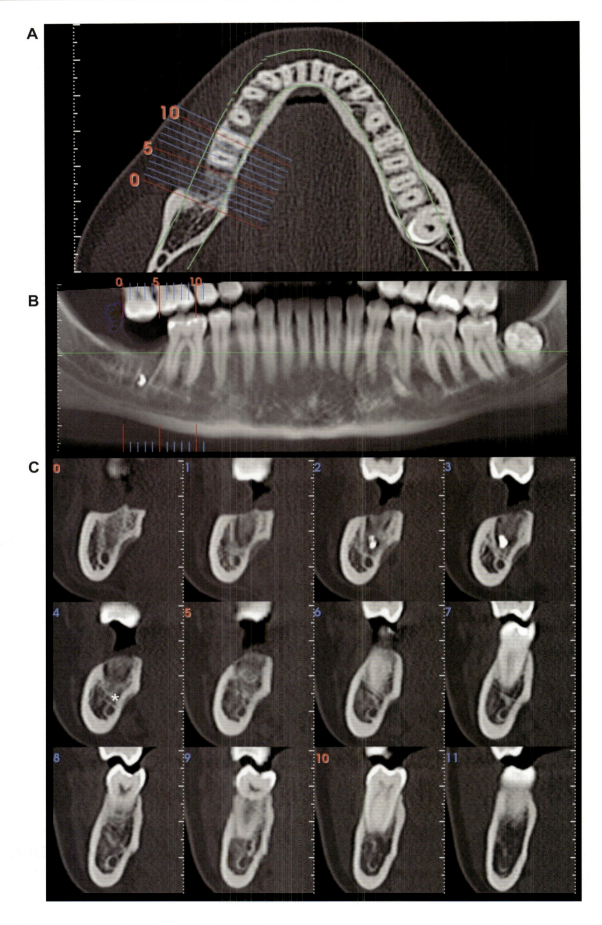

▲ **Figura 4** – Imagem axial original (TC *multislice*) com os cortes parassagitais na região do dente 47 enumerados de 0 a 11, utilizando o programa Imaging Studio (A). Corte coronal panorâmico demonstrando a área de interesse (mandíbula) e a disposição da escala dos cortes parassagitais (B). Respectivos cortes parassagitais evidenciando a relação do teto do canal mandibular (*) ao rebordo ósseo correspondente e ressaltando a alta resolução das imagens relativas ao trabeculado ósseo. Verifica-se imagem hiperdensa dentro do alvéolo referente ao dente 47, com densidade compatível com o material restaurador (C).

Os dados são transferidos para uma estação de trabalho independente, e um determinado programa para reformatações transaxiais em Implantodontia é aplicado. Os programas mais conhecidos em TC espiral (TCH) são: DentaScan® e DentaScan Plus® (GE – General Electric Medical Systems), Syngo Dental CT® (Siemens), Dental Planning® (Phillips), Denta CT® (Elscint) e Dental Aplication® (Toshiba Medical), que têm a mesma aplicabilidade, porém apresentam nomes diferentes de acordo com a marca do tomógrafo. Estes programas também podem ser instalados no próprio computador que realiza a aquisição das imagens originais. Esse protocolo permite reconstruir os dados dos cortes axiais originais de um setor delimitado para o estudo em dois tipos de imagens perpendiculares entre si (Figs. 5A-F).

- Corte coronal panorâmico – é uma faixa de alguns milímetros de espessura seguindo o eixo longitudinal do paciente similar à radiografia panorâmica, mas com a vantagem de não ter sobreposições de estruturas ósseas.
- Corte parassagital, ortorradial ou sagital oblíquo – este corte ao longo dos maxilares nos permite apreciar a estrutura do rebordo em diferentes planos possibilitando a mensuração da espessura do rebordo.

Os programas para a obtenção das imagens em Implantodontia são muito similares em seu funcionamento e formato visual, possibilitando fácil entendimento e manipulação em TC espiral e TCFC.

O primeiro passo é a obtenção do corte coronal panorâmico. Diante da sequência de imagens axiais, selecionamos o corte axial mais central da região a ser estudada, onde melhor represente as estruturas anatômicas como o maior volume do canal incisivo ou do canal mandibular. Usando o *mouse* desenhamos no centro da estrutura óssea maxilar ou mandibular uma série de pontos contornando o formato ósseo. O programa cria três ou mais curvas simétricas, mais vestibulares ou linguais. Cada linha com uma numeração específica correspondente na imagem axial representa uma fatia de alguns milímetros de espessura e com intervalo entre as fatias, conforme definido previamente no protocolo. Cada corte apresenta sinalizações no filme correspondentes aos lados direito e esquerdo.

O segundo passo é a produção dos cortes parassagitais. Ainda nas imagens axiais originais, selecionamos usualmente o corte axial que melhor represente as estruturas anatômicas dos dentes adjacentes ao espaço edêntulo. Quando o paciente possui guia tomográfico, o corte axial selecionado é aquele que mostra melhor as marcações hiperdensas deste aparato. Seguimos no computador com o *mouse* da mesma forma que na construção da curva panorâmica, só que neste momento o programa fornece cortes perpendiculares a esta curva desenhada no centro vestibulolingual do osso.

Estes cortes não são paralelos entre si, pois acompanham a curvatura do rebordo, produzindo cortes verdadeiramente parassagitais. Cada corte possui uma espessura de 1,0 até 3,0 mm e um espaço entre estes cortes que é normalmente de 1,0 a 2,0 mm.

Seguindo o processo de reformatação no corte axial, as fatias mostram-se como linhas numeradas sequencialmente, da direita para esquerda. Automaticamente, também aparecem várias imagens dispostas na mesma ordem. Cada imagem possui um número correspondente no corte axial no canto superior ou inferior do lado direito. As marcações que identificam no filme a face vestibular (B – bucal) e a face lingual ou palatina (L – lingual) ajudam na interpretação da imagem, facilitando a localização e visualização de estruturas anatômicas e evitando confusão.

A marcação numérica de cada corte parassagital também aparece sinalizada na mesma ordem sequencial na reformatação coronal panorâmica. É bastante usual a localização de estruturas anatômicas em todos os três planos: axial, coronal panorâmico e parassagital.

Para reconstruir as imagens em terceira dimensão (3D), a maioria dos programas utiliza a técnica da superfície. Esta técnica pode induzir a resultados falso-positivos e falso-negativos; entretanto, podem contribuir para a ilustração do caso. Cumpre ressaltar a contraindicação destas imagens para a realização de mensurações.

Tomografia computadorizada espiral

Planejamento e avaliação de implantes e enxerto

- Coronal panorâmica – Espessura e variando entre 10 e 12 mm.
- Parassagitais – 1,0 mm de espessura e 2,0 mm de espaçamento entre os cortes, ou 2,0 mm de espessura e 2,0 mm de espaçamento entre os cortes, para determinar altura e espessura ósseas e relação com estruturas anatômicas nobres como seios maxilares, cavidade nasal, canal mandibular e forame mentual.
- Reconstruções em 3D (protocolo ósseo e MIP), apenas de aspecto ilustrativo.

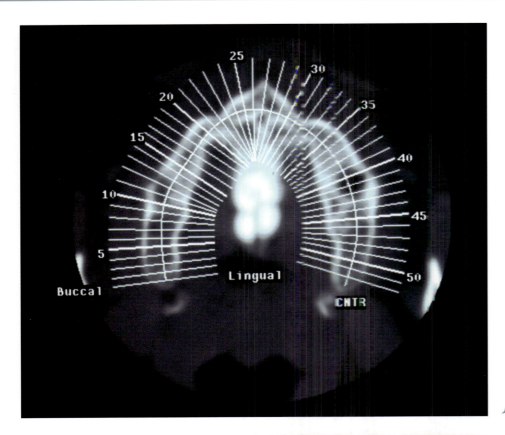

▲ Figura 5A

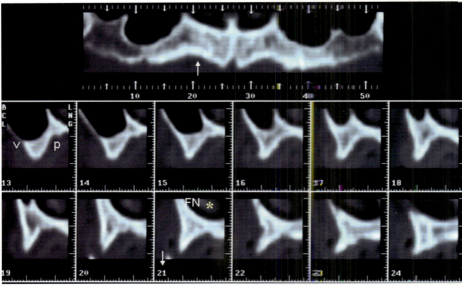

▲ Figura 5B

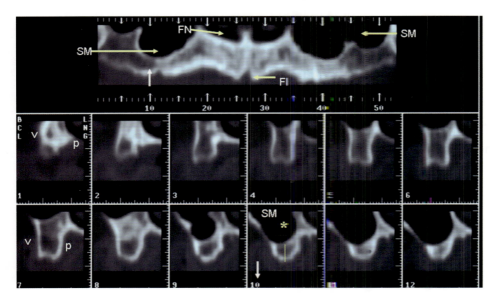

▲ Figura 5C

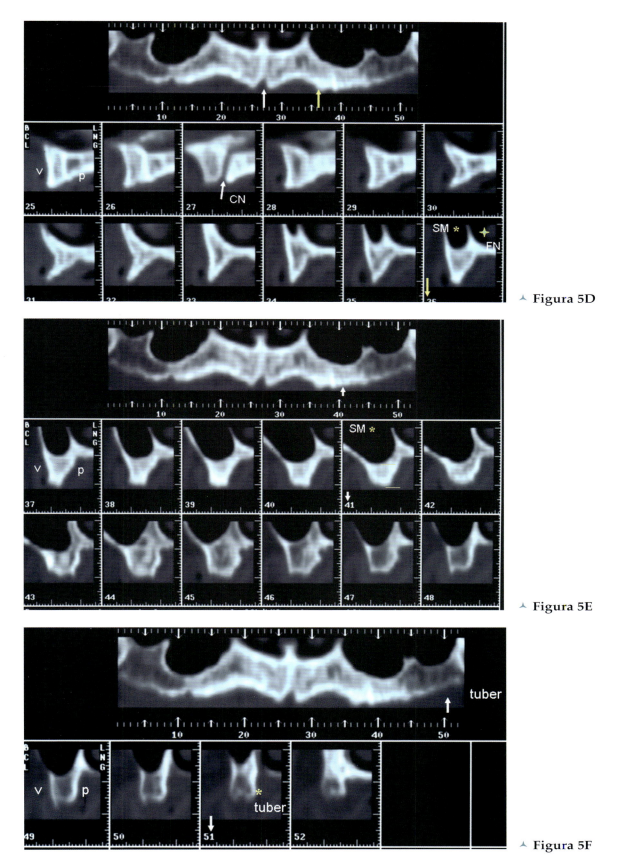

▲ Figura 5D

▲ Figura 5E

▲ Figura 5F

▲ **Figura 5** – TC espiral de maxila mostrando (A) o corte axial utilizado como referência (mostrando um tórus palatino), o corte coronal panorâmico e respectivos cortes parassagitais (B, C, D, E e F) evidenciando a relação da cortical do seio maxilar e fossa nasal com o rebordo ósseo correspondente. São mostrados também o canal nasopalatino, as corticais vestibular e palatina e região do túber da maxila.
SM: Seio maxilar
FN: Fossa nasal
FI: Forâmen incisivo
CN: Canal nasopalatino
V: Cortical vestibular
P: Cortical palatina

Tomógrafo por feixe cônico

Planejamento e avaliação de implantes e enxerto

Variando sua espessura entre 10 e 12 mm:
- Coronal panorâmica – 12,0 x 2,0 mm (três cortes coronais panorâmicos, o corte mais central é selecionado para a impressão do exame).
- Parassagitais, transaxiais, ortogonais ou sagitais oblíquos – 1,0 x 2,0 mm, na região de interesse, para determinar altura e espessura ósseas e relação com estruturas anatômicas nobres como seios maxilares, cavidade nasal, canal mandibular e forame mentual.

- Reconstruções em 3D (protocolo ósseo e MIP).

Planejamento de implantes com fixação zigomática (FZ)

- Imagens axiais e coronais.
- Cortes parassagitais com uma janela de visualização ampla, permitindo toda a análise do osso zigomático para determinar a altura e espessura ósseas, relação espacial do osso zigomático e relação com os seios maxilares (Fig. 6).

Além disso, os cortes originais em formato DICOM podem ser convertidos para programas de avaliação e planejamento interativo em qualquer computador.

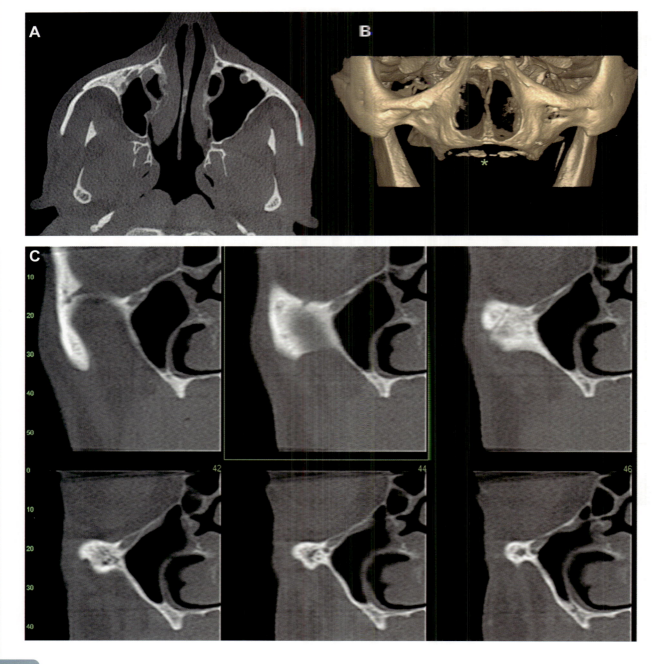

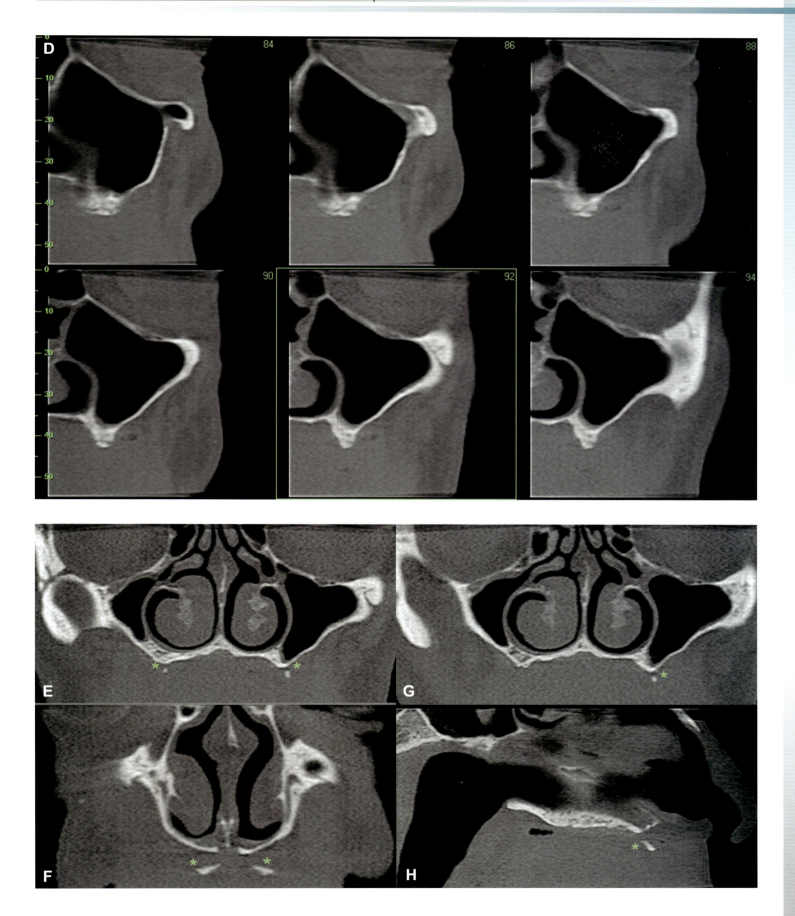

▲ **Figura 6** – Imagens de um paciente submetido à TCFC para o planejamento de implante de zigomático. Imagem axial e reconstrução em 3D mostrando a anatomia do osso zigomático e do seio maxilar, assim como áreas hiperdensas próximas ao rebordo compatíveis com fragmentos ósseos provenientes da reabsorção severa (*) **(A e B)**. Imagens coronais perpendiculares à imagem axial demonstrando a relação do seio maxilar com o osso zigomático bilateralmente **(C e D)**. Imagens coronais **(E, F e G)** e sagital **(H)** mostrando a hipertrofia nasal no lado direito e pontos hiperdensos próxima ao rebordo compatíveis com fragmentos ósseos provenientes da reabsorção severa (*). (Observado na imagem 3D-TC, em 6B).

Interpretação

A interpretação da TC em Implantodontia deve seguir os mesmos critérios de leitura de um exame com qualquer outra indicação, respeitando a leitura de todo o volume adquirido através das imagens axiais originais.

Originalmente, as imagens provenientes da TC podem ser de formato do próprio tomógrafo ou convertidas em DICOM (.dcm) pelo próprio *software* do fabricante. Com isto os exames podem ter um formato prioritário (linguagem própria) de cada tipo de tomógrafo, o que possibilita a conversão destas imagens para qualquer programa instalado em computadores pessoais.

Sendo assim, o exame e os dados reconstruídos podem ser enviados, via ambiente de rede para uma estação de trabalho independente. O radiologista faz a análise das imagens originais (axiais, coronais e sagitais), posteriormente os cortes parassagiatis e mensurações com ferramentas de informática com a ajuda do *TrackBall* ou *mouse*. Neste momento, o profissional pode selecionar quais imagens serão impressas posteriormente e a disposição destas no filme, de acordo com o protocolo do serviço. Também estas imagens originais tanto em formato DICOM quanto em formato do próprio fabricante podem ser enviadas através de servidores virtuais e *software* de domínio público de compartilhamento de imagens e consequentemente importadas para o *software* do usuário que recebe estes arquivos. Cabe ressaltar que as imagens são digitais e não precisam ser impressas para serem analisadas, enviadas e armazenadas. Acreditamos que a tendência de impressão seja em filme ou papel deve estar a caminho de sua extinção.

Para isso, antes de analisar o filme já impresso, o radiologista deve analisar, eletronicamente, todas as imagens adquiridas (todos o volume adquirido), verificando todos os parâmetros de normalidade ou anormalidade das estruturas anatômicas. Caso estejam dentro dos padrões de normalidade, deve ser relatado no laudo. Se for encontrada alguma alteração, esta imagem também deve ser impressa em filme.

Para a confecção de mensurações no filme podem ser usados um cáliper, compasso de ponta seca ou paquímetro digital, delimitando a altura e espessura do rebordo alveolar correspondente da região de interesse, até a estrutura anatômica nobre adjacente. Depois, transporta-se esta distância para a escala impressa do lado direito de cada imagem no filme.

Outra maneira de medição no filme pode ser realizada com um lápis (lapiseira) e papel vegetal ou outro tipo de papel com algum grau de transparência, permitindo assim a visualização das estruturas impressas no filme com clareza. Definem-se os limites da medida e da mesma forma transfere-se para a escala impressa no filme. Somente agora o relatório do exame é feito, escrevendo também as medidas correspondentes de cada imagem parassagital com sua numeração.

No filme deve estar presente, pelo menos uma reconstrução coronal panorâmica, preferencialmente, a que corresponde à faixa mais central do rebordo estudado, o corte axial que deu origem às reformatações multiplanares e a sequência de cortes parassagitais. Estes dispostos na ordem numérica crescente, acompanhando a numeração prévia do corte axial. Também podem ser realizadas reconstruções em terceira dimensão (3D) para ilustrar a conformação das arcadas dentárias e aspecto anatômico do rebordo alveolar remanescente. É importante mencionar que podem ser impressas quaisquer outras imagens que demonstrem alterações anatômicas ou anomalias relevantes ao exame, e estas devem estar dispostas em sequência lógica de entendimento, como mais imagens axiais, coronais e sagitais.

Em TC espiral, quando as imagens são analisadas diretamente no computador, estas devem ser feitas em janela óssea. Para Implantodontia, não são realizadas análises, reconstruções nem mensurações em janela de tecidos moles.

A forma de aquisição de dados em TCFC gera apenas imagens em janela óssea, onde são feitas as análises gerais e específicas para Implantodontia.

Para qualquer diagnóstico em TC, é fundamental o conhecimento dos protocolos de aquisição e de pós-processamento em todos os tipos de reformatações multiplanares (coronal, sagital), cortes parassagitais, como também as vantagens e limitações da reconstrução em 3D. Em TC espiral e TC por feixe cônico, todas as imagens originais adquiridas devem ser analisadas conforme a descrição a seguir.

Tomografia computadorizada da região da mandíbula

A doença periodontal junto com a doença cárie são as causas mais comuns da perda de dentes. Existe também a perda de dentes devido ao insucesso de reabilitações protéticas ou à fratura de um dente.

Quando o dente é removido, há uma remodelagem do rebordo alveolar residual com perda de volume deste rebordo. A definição da forma e do contorno do rebordo alveolar é um dos aspectos mais importantes a serem identificados na TC.

A definição da estrutura interna do osso mandibular é muito importante para o planejamento de implantes. Padrão ósseo, espessura das corticais, posição do canal mandibular e forames mentuais, assim como a alteração da morfologia anatômica, devem ser considerados na avaliação pré-operatória de todos os pacientes que serão submetidos a cirurgias para implantes. O tipo de ossificação da mandíbula é variável, de indivíduo para indivíduo. Um mesmo paciente pode apresentar diferenças de região para região analisada e até mesmo a cada centímetro estudado. Dessa forma, é muito difícil determinar o padrão normal do osso mandibular. Porém, é de extrema importância a análise do padrão de mineralização das corticais e da medula alveolar, que podem ser bem observadas na TC, que têm a capacidade de determinar através da atenuação dos feixes de raios X, de acordo com o volume ósseo.

Anatomia normal da mandíbula

A mandíbula é formada por um osso curvo, com dois ramos estendidos posteriormente e que se articulam com a base do crânio. Apenas a anatomia do corpo mandibular é de interesse para o cirurgião, e é nesta região que será inserido o componente reabilitador protético.

Superfície interna da mandíbula

Na região anterior, observamos um par de projeções hiperdensas correspondentes aos tubérculos genianos que ocasionalmente podem estar pronunciados (Fig. 7A). Algumas vezes, podemos nos deparar com imagens hiperdensas irregulares uni ou bilateralmente representando o tórus mandibular (Fig. 7B). Além disso, devemos observar toda a integridade da cortical interna da mandíbula, que pode estar rompida devido à presença de alguma doença ou lesão em região de periápice dentário.

O conhecimento da anatomia é fundamental para evitar a ocorrência de perfuração de corticais por meio de colocação de implantes (Fig. 7C). Nesta superfície observamos, quando dentro dos padrões normais, a cortical interna bem definida e seguindo seu curso normal. Na região posterior, observamos o forame mandibular e, à medida que caminhamos para anterior, encontramos os espaços das glândulas submandibular e sublingual.

Superfície externa da mandíbula

A porção anterior externamente corresponde à sínfise mandibular que, muitas vezes, pode ser utilizada como área doadora de enxerto (Figs. 8A e B).

Na região de pré-molares, aproximadamente no centro do osso alveolar, observamos as emergências dos forames mentuais, o mais importante marcador externo para cirurgia para implantes. O forame mentual pode ser visualizado em todas as TC de mandíbula nos cortes axiais originais normalmente de forma concêntrica, bilateralmente, como uma imagem projetando uma abertura na cortical externa mandibular. No entanto, são poucos os casos onde é possível visualizar a alça anterior do canal mandibular.

Quando há reabsorção horizontal do rebordo alveolar remanescente, podemos dizer que o forame mentual encontra-se localizado mais para superior e, quando a reabsorção é severa, dizemos que os forames mentuais e o canal mandibular estão superficializados (Figs. 9).

Nervo alveolar inferior e canal mandibular

A arquitetura interna da mandíbula é variável e o volume ósseo está relacionado ao tipo de estrutura de cada paciente e também com a sua idade. O detalhe mais importante a ser identificado na TC é a trajetória do canal mandibular, que normalmente é constante até a emergência dos forames mentuais, já que estes são estruturas nobres e não podem ser invadidos pelo implante, com risco de causar parestesia reversível ou irreversível do lado afetado. Canal acessório, prolongamento do canal da mandíbula e variações anatômicas também podem ser visualizados devem ser considerados na avaliação de planejamento. Portanto, por meio da TC é possível localizar estas estruturas, seus trajetos e alterações referentes à sua emergência. Por isso devemos estar atentos a estas imagens e, por conseguinte, considerarmos esta observação em nossos relatórios (Figs. 10 e 11).

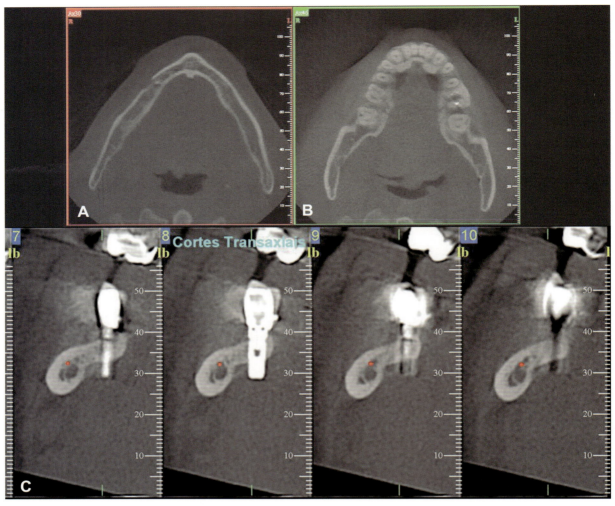

▲ **Figura 7** – Topografia da superfície interna da mandíbula. **(A)** Corte axial – tubérculos genianos pronunciados. **(B)** Corte axial – tórus mandibular bilateral. **(C)** Cortes parassagitais – implante posicionado fenestrando a cortical lingual e invadindo o espaço da glândula submandibular.

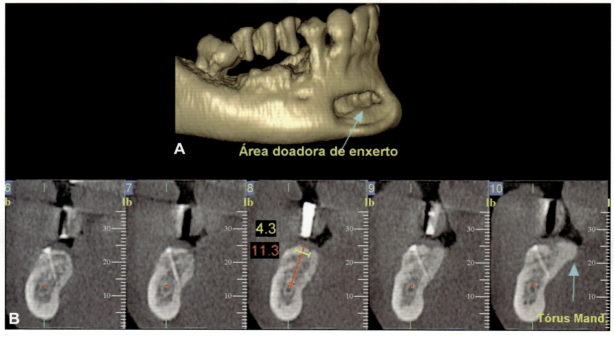

▲ **Figura 8** – Superfície externa da mandíbula. **(A)** Reconstrução em 3D ilustrando a loja óssea após a remoção de tecido na região de sínfise para enxerto. **(B)** Enxerto ósseo posicionado, com a presença de parafusos de fixação nos cortes parassagitais de 6 a 10 (imagens gentilmente cedidas pelo Dr. Marcelo Fontes e pela Byoimagen Tomografia Computadorizada da Face).

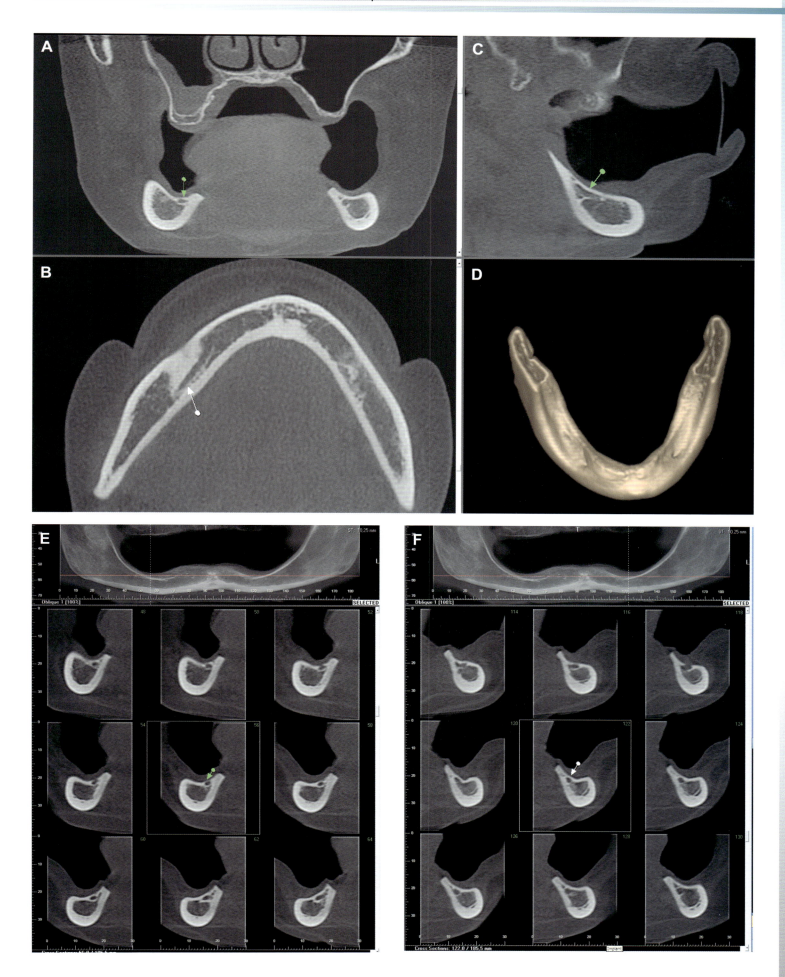

▲ **Figura 9** – Ilustração dos foramens mentuais e dos canais mandibulares. Imagens coronal **(A)**, axial **(B)**, sagital **(C)**, reconstrução em 3D **(D)** e cortes parassagitais **(E e F)** evidenciando a superficialização do canal mandibular e a relação da sua cortical superior com o rebordo alveolar adjacente da mandíbula (setas).

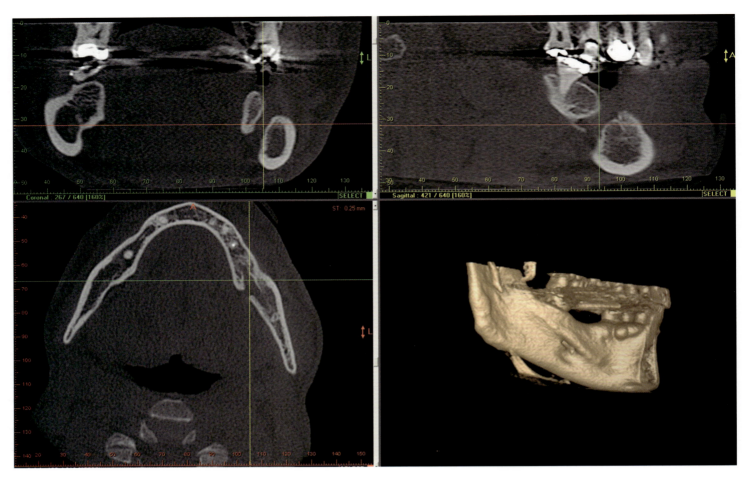

Figura 10A

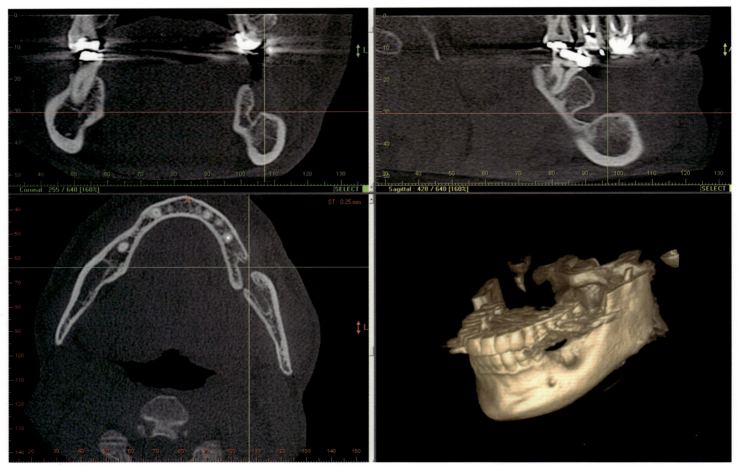

Figura 10B

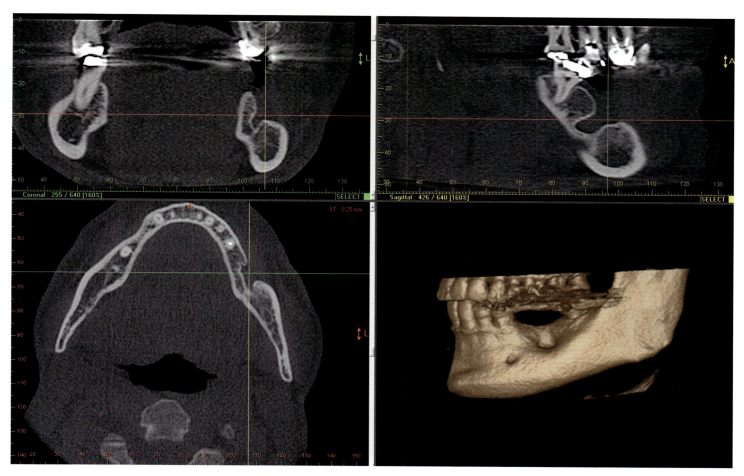

▲ Figura 10C

▲ Figura 10D

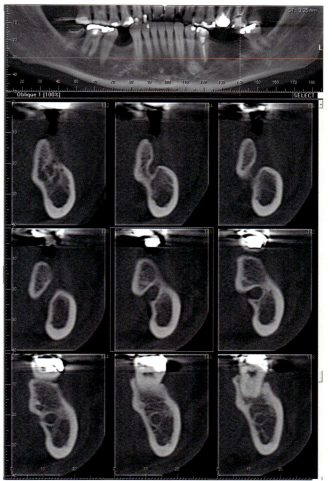

▲ **Figura 10** – RMP **(A, B e C)**, cortes parassagitais **(D)** e coronais e sagitais perpendiculares ao longo eixo do canal da mandíbula **(E)** (protocolo utilizado para ATM no *software* Xoran). Verifica-se variação anatômica do canal da mandíbula do lado esquerdo, com imagem característica de bifurcação deste canal com emergência na região dos dentes 36 e 37, tanto na cortical lingual quando na cortical vestibular.

Continua.

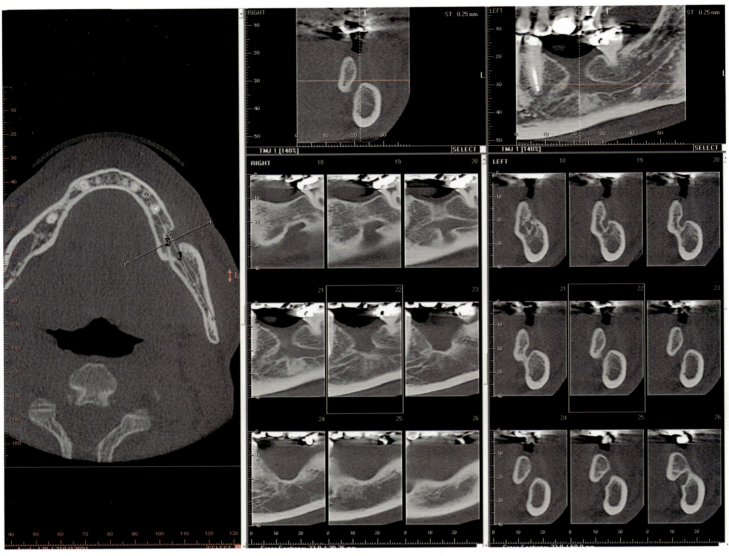

▲ **Figura 10E** – *Continuação.*

TC na avaliação da mandíbula

Para uma avaliação detalhada da anatomia mandibular, cinco parâmetros anatômicos devem ser observados quando o motivo do exame for o planejamento de implantes.

- Altura do osso alveolar.
- Dimensão vestibulolingual.
- Forma e contorno do rebordo.
- Relação entre o osso alveolar e o sítio de implante.
- Relação com a cortical superior do canal mandibular e o forame mentual.

Determinação da altura óssea

Para avaliar a altura do rebordo remanescente, o osso será avaliado a partir de alguns fatores, como o tempo de edentulismo total ou parcial, assim como a sua causa. Sabe-se que o grau de reabsorção também depende da tensão que este osso recebe.

No caso de edentulismo generalizado, a perda de altura óssea tende a ser difusa, com atrofia de todo o osso mandibular. No caso de exodontia unitária, ocorre a perda óssea localizada no sítio da extração. A doença periodontal pode causar destruição assimétrica e irregular em cada local de ocorrência. Todos estes componentes combinados produzem rebordos alveolares reabsorvidos e deformados (Fig. 11).

Para escolha do sítio de implante ideal, o implantodontista deve fazer mensurações no sentido superoinferior nos cortes parassagitais, podendo ser confirmada no corte coronal panorâmico, da superfície do rebordo remanescente até a porção interna da cortical basal da mandíbula nas regiões localizadas em uma zona entre os forames mentuais. Nesta região, não existe perigo de causar injúrias ao nervo alveolar inferior, exceto quando muito próximo do forame. Na região anterior aos forames, pode existir a extensão do canal mandi-

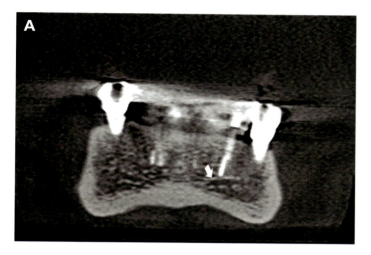
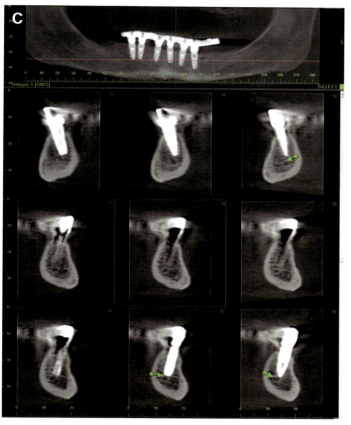
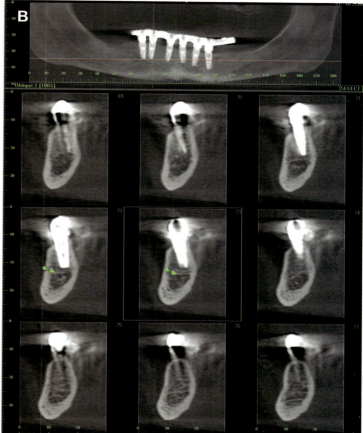

▲ **Figura 11** – A imagem coronal demonstra a trajetória do canal mandibular na região anterior da mandíbula **(A)**. Por meio das imagens parassagitais **(B e C)** é possível observar a relação dos implantes na região anterior em ambos os lados. A dimensão deste canal assemelha-se aos canais mandibulares na região posterior da mandíbula.

bular denominada canal incisivo (extensão anterior do canal mandibular). Quando um implante lesiona o canal incisivo, inviabiliza sua osseointegração, devido à migração de tecidos moles ao redor do implante. Distúrbios de sensibilidade também podem ser resultado de traumatismo indireto, ou seja, mesmo que não haja lesão direta, o edema e o hematoma causados pela cirurgia em relação precisa com o feixe neurovascular podem desencadear sintomas de parestesia.

Nos pacientes edêntulos posteriormente, os implantes serão instalados perto ou logo atrás da emergência mentual; sendo assim, as medidas serão realizadas no sentido superoinferior da região do rebordo remanescente até a cortical superior do canal mandibular e/ou forame mentual.

Quando a superfície remanescente do rebordo for muito delgada, as mensurações de altura serão realizadas desde o rebordo mais superior, mesmo sem a espessura suficiente, e compete ao implantodontista a decisão de quanto desta altura será desprezada para que a espessura do rebordo seja capaz de suportar o implante (Fig. 12).

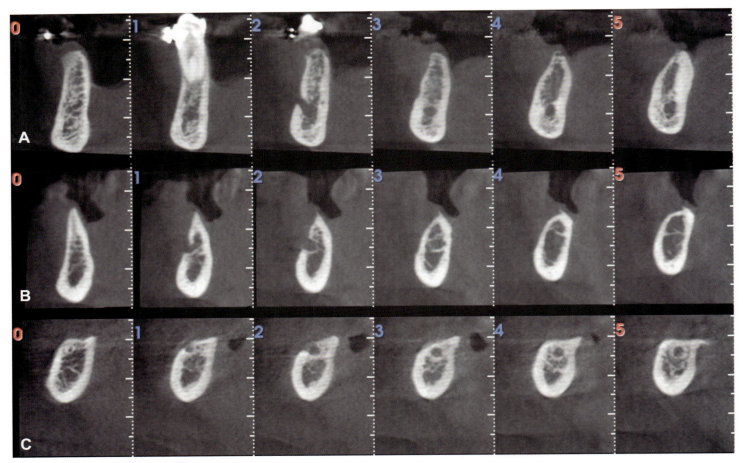

▲ **Figura 12** – Cortes parassagitais demonstrando diferentes configurações de rebordos em áreas edêntulas na mandíbula e a relação com o forame mentual e canal manibular. **(A)** Rebordo normal com a cortical interna do rebordo ósseo distante do canal mandibular. **(B)** Rebordo com reabsorção vestibulopalatina em lâmina de faca (nos cortes 1 e 2), com maior proximidade entre o forame mentual e canal mandibular e o rebordo. **(C)** Rebordo alveolar severamente reabsorvido com um contato perfeito entre o forame mentual e o canal mandibular e a cortical alveolar. Imagem característica de rebordo atrófico.

Determinação da dimensão vestibulolingual e loja óssea

A dimensão deve ser mensurada nos cortes parassagitais, e não há forma de confirmá-la na reconstrução coronal panorâmica, porém pode ser confirmada mensurando a dimensão interna do corte axial correspondente no mesmo nível de altura, utilizando as marcações impressas no filme como referência, para que a confirmação seja realizada no mesmo ponto da medida.

Alguns pacientes apresentam altura adequada do processo alveolar; no entanto, possuem extensão vestibulolingual atrofiada simetricamente, apresentando um rebordo em forma de "lâmina de faca", resultando em uma espessura de rebordo bastante limitada e com a presença de corticais bem definidas.

O contorno do rebordo pode ainda ser deformado por doença periodontal e periapicopatias que promovem a destruição local deste rebordo, provocando muitas vezes o rompimento das corticais vestibular e/ou lingual. Se estiver indicada a extração deste dente, quando da sua remoção teremos como consequência uma cavidade de alvéolo vazio, totalmente irregular, difícil de ser avaliada por uma radiografia convencional, apenas as imagens da TC podem ilustrar com segurança a topografia da cavidade e a integridade óssea adjacente (Fig. 13).

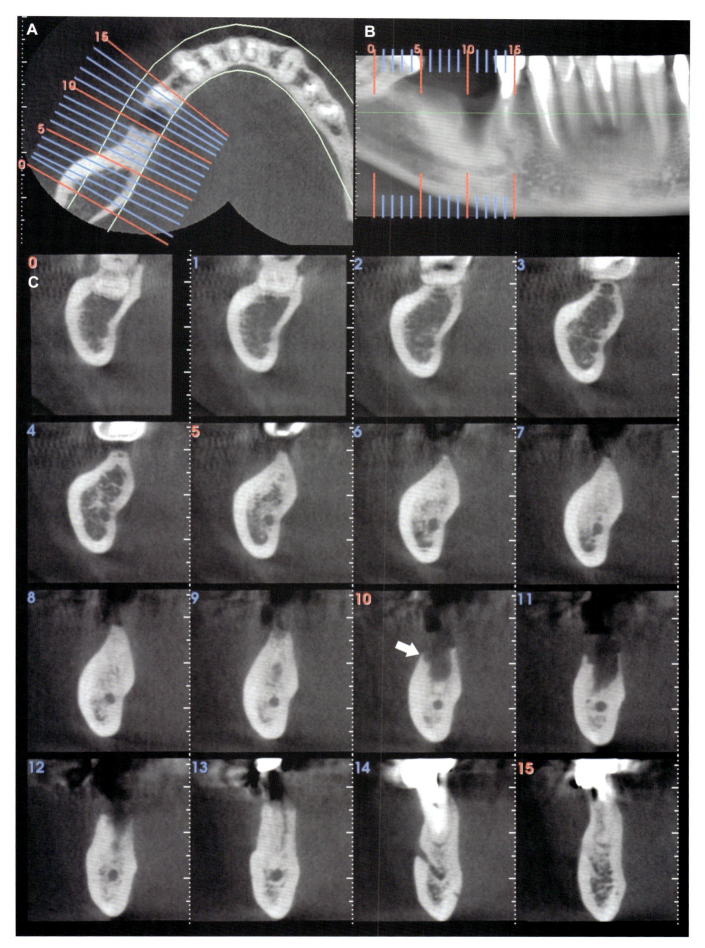

Figura 13 – Imagem hipodensa localizada em região do dente 45. Imagem axial com os cortes parassagitais na região do dente 45 enumerados de 0 a 15 (A). Corte coronal panorâmico (B). Cortes parassagitais (C) ilustrando uma imagem hipodensa, compatível com destruição do rebordo e processo alveolar com reabsorção da cortical lingual, entretanto sem o rompimento desta e respeitando os limites do canal da mandíbula.

Os indivíduos mais jovens apresentam um espaço medular amplo e homogêneo no qual conseguimos identificar com clareza a localização do canal mandibular. Nem sempre a trajetória do canal mandibular é fácil de ser identificada, então se utiliza o artifício de produzir mais uma sequência de reconstruções coronais panorâmicas, com cortes de espessura mais fina. Dessa forma, os marcadores de identificação na reconstrução panorâmica serão automaticamente transportados para os cortes parassagitais pelo programa, sinalizando a cortical superior do canal mandibular.

Outra forma de tentar identificar a margem mais corticalizada no trabeculado ósseo é localizar o anel hiperdenso que distingue e delimita o canal (Fig. 14).

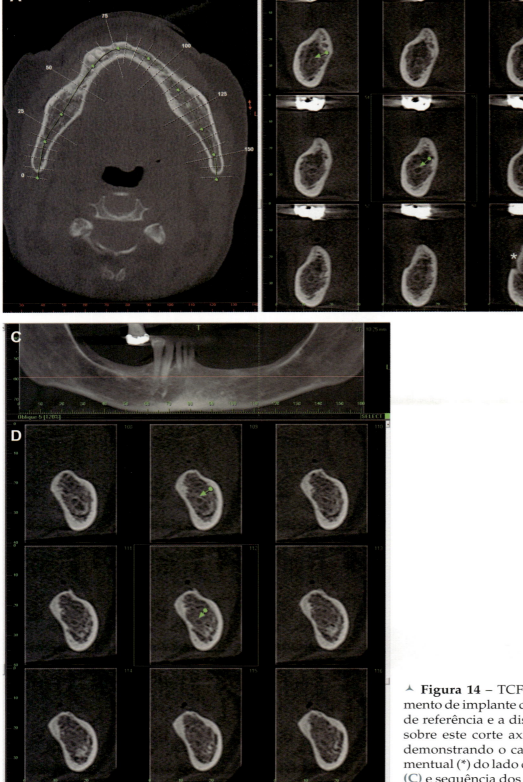

▲ **Figura 14** – TCFC da mandíbula para o planejamento de implante dentário. Imagem axial com linhas de referência e a disposição dos cortes parassagitais sobre este corte axial (**A**). Cortes parassagitais (**B**) demonstrando o canal mandibular (setas) e forame mentual (*) do lado direito. Corte coronal panorâmico (**C**) e sequência dos cortes parassagitais mostrando o canal mandibular do lado esquerdo (**D**) (setas).

Os pacientes mais idosos e com algum grau de osteoporose possuem mandíbulas mais desmineralizadas. A característica deste osso é ter um reduzido número e tamanho do trabeculado ósseo (volume reduzido) e corticais finas. Os ossos necessitam de estímulo constante para a manutenção da integridade da matriz óssea. A perda dos dentes e o uso de próteses mal-adaptadas por períodos extensos exercem forças neste rebordo, que geram tensões e provocam perda óssea intensa, aumentando sua densidade e modificando a topografia da mandíbula (Fig. 15).

Em relação à loja óssea, a presença dessa alteração pode reduzir a estabilidade do implante (Fig. 16).

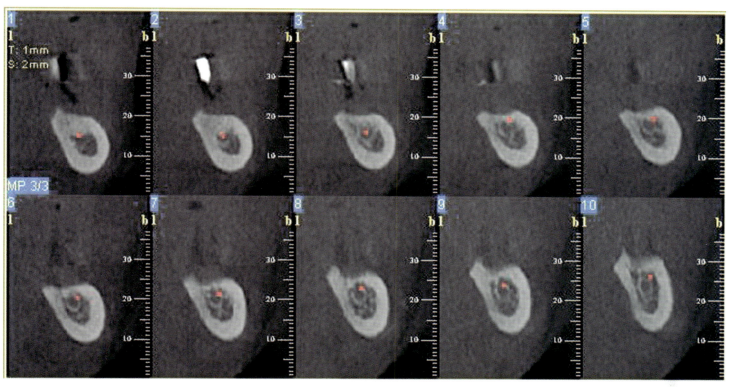

Figura 15 – Sequência de cortes parassagitais da região posterior da mandíbula que apresenta predominantemente osso cortical. Nota-se o ponto vermelho localizando o teto do canal mandibular. Presença de guia tomográfico nos cortes 2, 3 e 4.

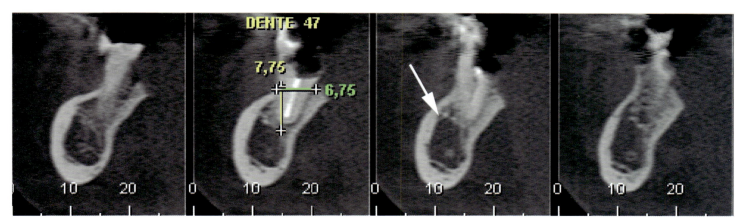

Figura 16 – Imagens parassagitais da região de segundo molar inferior direito demonstrando alteração de trabeculado ósseo, evidenciando uma loja óssea na região que compreende o canal mandibular até a base da mandíbula (seta). Foram realizadas medidas do rebordo ósseo ao canal mandibular (7,75 mm) e da cortical vestibular à lingual (6,75 mm). Imagens gentilmente cedidas pela Dra. Fabiana Pinto Guedes.

Tomografia computadorizada da região da maxila

A forma como um dente é extraído pode determinar o formato do rebordo residual. Se no momento da avulsão houver uma fratura de cortical, um defeito ósseo pode ser criado. O espaço que fora ocupado pelo dente é invadido por um tecido conjuntivo que se combina com o osso e preenche o defeito. Após o período inicial de cicatrização, inicia-se um processo de remodelagem interna e externa que terá como consequência a perda do volume ósseo. A reabsorção óssea pode ser acelerada por condições sistêmicas, idade, gênero, desequilíbrio hormonal, hábitos viciosos (tabagismo), fatores metabólicos e inflamatórios.

Anatomia normal da maxila

Após completar o período de crescimento ao final da adolescência, o fator isolado que mais contribui para alterar o formato do rebordo alveolar é a perda dos dentes.

A maior parte da reabsorção óssea ocorre no primeiro ano após a exodontia, com a maior taxa nos primeiros meses.

Para melhor comunicação do diagnóstico e planejamento, Seibert (1993) classificou três classes de defeitos ósseos.

- Classe I – Perda óssea vestibulolingual e altura oclusoapical normal.
- Classe II – Perda óssea apicocoronal com espessura vestibulolingual normal.
- Classe III – Perda óssea apicocoronal e vestibulolingual combinadas, resultando em redução de altura e espessura óssea.

Os implantodontistas relatam situações que, por meio da interpretação da radiografia panorâmica, a disponibilidade óssea parece ser adequada. Porém, ao abrir o retalho e expor o osso, constatam que a espessura é insuficiente, tendo preservada apenas a altura do rebordo ósseo. Os defeitos Classe I são mais facilmente reparados do que os Classes II e III.

O melhor exame de imagem capaz de diagnosticar os tipos de defeito ósseo é a TC, pois com as reconstruções multiplanares a espessura vestibulopalatina pode ser mensurada com precisão (Fig. 17).

Atenção especial deve ser dedicada a variações anatômicas, como o tórus palatino, que pode se estender da região mediana até a região de molares.

TC na avaliação da maxila

Cinco parâmetros devem ser considerados quando a maxila for reabilitada com implantes.
- Altura do osso alveolar.
- Dimensão vestibulopalatina.
- Forma e contorno do rebordo.
- Fossa nasal e canal incisivo.
- Seios maxilares.

Determinação da altura óssea

A altura do rebordo alveolar maxilar é mensurada nos cortes transaxiais da área que se deseja instalar o implante. São realizadas medidas lineares no sentido inferossuperior do rebordo alveolar remanescente, na região correspondente até o assoalho da fossa nasal ou do seio maxilar.

Na região anterior, a altura do rebordo depende da forma e do tempo das exodontias e do uso de próteses removíveis, podendo reabsorver o rebordo até a base das fossas nasais.

A região de caninos apresenta uma pirâmide óssea densa que possui a maior altura óssea quando comparada com outras áreas da maxila.

Na região de pré-molares e molares, a mensuração depende do tamanho e grau de pneumatização dos seios maxilares.

Na tuberosidade maxilar, a disponibilidade óssea é pobre, porém, às vezes, generosa em espessura, o que permite a colocação de implantes com inclinação para mesial.

Determinação da dimensão vestibulopalatina e do contorno do rebordo

As radiografias periapicais e panorâmicas não permitem uma mensuração precisa da espessura óssea durante a avaliação para implantes. Mesmo com a palpação manual do rebordo alveolar, pode ser igualmente imprecisa, pois o tecido gengival pode ser fibroso e denso como osso. A diferenciação entre osso e fibroses dos tecidos moles resultantes de anos de uso de próteses é uma tarefa que requer muita experiência clínica por parte do examinador.

A determinação da dimensão vestibulopalatina é extremamente importante. A destruição óssea ao longo da maxila tende a ser mais comum na região vestibular devido à presença de osso extremamente fino.

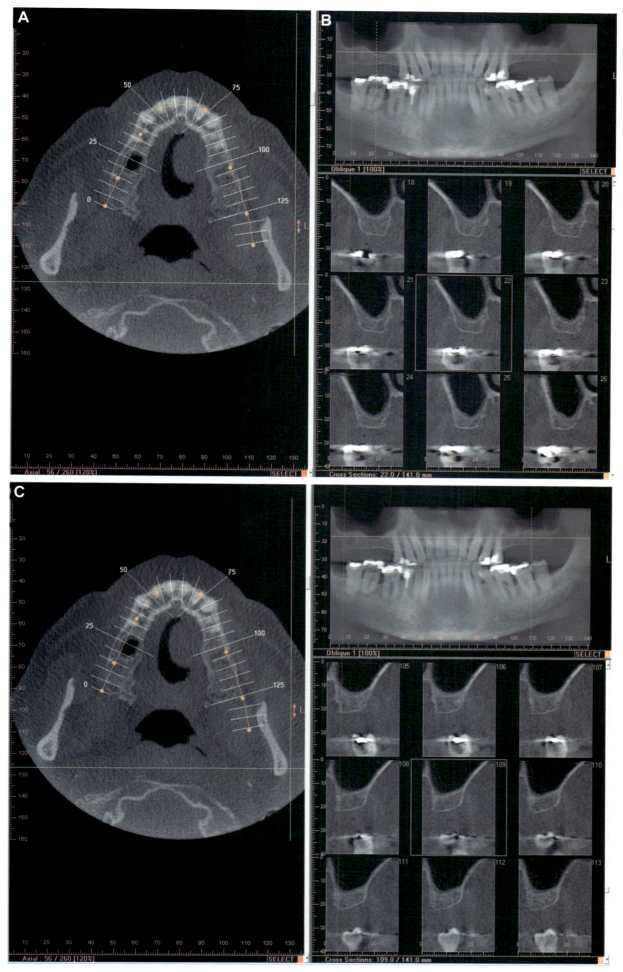

▲ **Figura 17 – (A, B e C)** Imagem axial com linhas de referência, reconstrução coronal panorâmica e sequência de cortes parassagitais da maxila demonstrando a relação entre o assoalho do seio maxilar e o rebordo ósseo adjacente.

Nos pacientes com segmento edêntulo anterior amplo ou totalmente edêntulo, existe um decréscimo acentuado do volume vestibulopalatino, mesmo possuindo uma altura adequada para suportar o implante (Fig. 18).

Canal nasopalatino e forame incisivo

Na região posterior, também ocorrem perdas ósseas, porém as limitações de colocação de implantes nesta área ocorrem mais por perda da altura óssea do que da espessura.

Na linha média da maxila, estão presentes o canal nasopalatino e o forame incisivo. Estes podem apresentar variações de forma e tamanho com um diâmetro considerável, podendo alterar o planejamento do tratamento, dificultando a colocação de implantes na região de incisivos centrais, já que, para evitar a invasão do feixe vasculonervoso, os implantes ficariam muito separados, gerando uma estética desfavorável. A região do canal incisivo tem sido utilizada como área de instalação de implante. Para tal, o cirurgião esvazia este, eliminando todo o seu conteúdo.

Essa técnica geralmente é utilizada quando a exigência estética é menor, pois o seu posicionamento não é favorável para a distribuição de elementos unitários.

O canal nasopalatino aparece na TC como um tubo cônico com abertura na cavidade bucal (forame incisivo) e, na maioria dos pacientes, é uma estrutura simétrica (Fig. 19A).

No entanto, algumas vezes, pode estar deslocado lateralmente produzindo um trajeto assimétrico do canal; quando isso ocorre, pode limitar o número de implantes possíveis (Fig. 19B).

Quando o canal está deslocado para a região palatina, é favorável, pois deixa uma quantidade adequada de remanescente ósseo para a frente, possibilitando o assentamento do implante no osso vestibular remanescente.

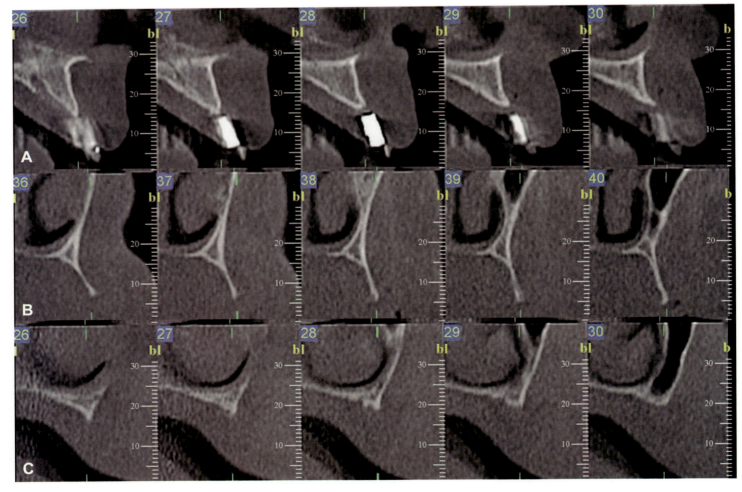

▲ **Figura 18** – Diversas conformações do rebordo na região anterior. **(A)** Rebordo normal. **(B)** Rebordo com reabsorção vestibulopalatina severa (em ponta de faca). **(C)** Rebordo com reabsorção superoinferior severa (rebordo atrófico) com proximidade com a cortical do assoalho da fossa nasal e seio maxilar.

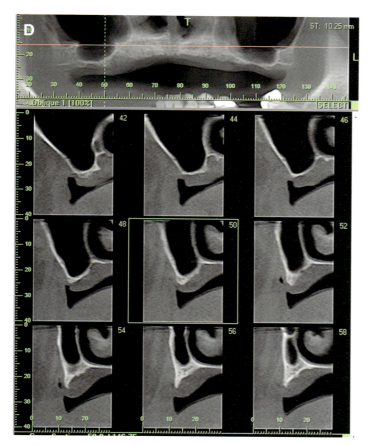
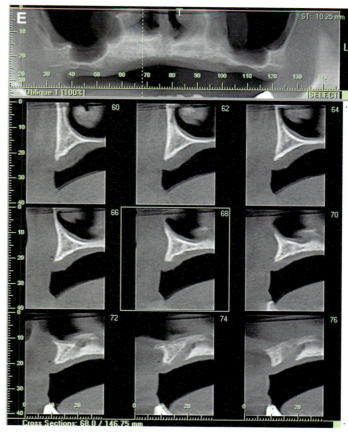

▲ **Figura 18** – **(D** e **E)** Imagens parassagitais demonstrando extensa atrofia de rebordo na região posterior da maxila bilateralmente, evidenciando relação perfeita do rebordo alveolar com a cortical do assoalho do seio maxilar.

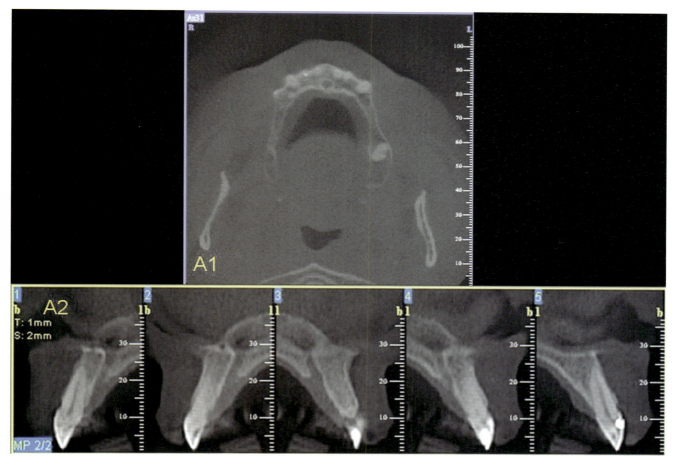

▲ **Figura 19A** – Aspecto anatômico do canal incisivo com tamanho e forma normais. **(A1)** Corte axial. **(A2)** Cortes parassagitais.

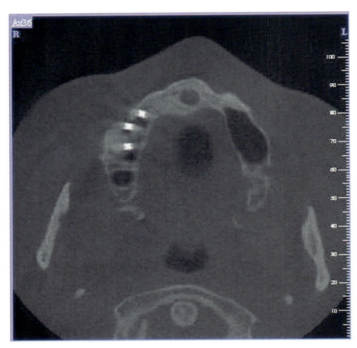

▲ **Figura 19B** – Aspecto anatômico do canal incisivo (cortes axial) demonstrando uma variação do seu tamanho.

Variação anatômica da fossa nasal e dos seios maxilares

A integridade clínica e configuração anatômica dos seios maxilares são de extrema relevância na avaliação para cirurgias de implantes. A perda dos dentes posteriores superiores, junto com o processo de pneumatização do seio maxilar, podem causar alterações morfológicas na anatomia do seio; por esse motivo, a avaliação por meio de TC antes da cirurgia é muito importante (Figs. 20 a 22).

Variações morfológicas no assoalho do seio maxilar podem ocorrer. O assoalho é reforçado por septos membranosos que se unem no sentido oblíquo ou transverso nas paredes mediais e laterais como teias desenvolvidas como resultado de transferência de tensão dentro do osso, sobre as raízes dentárias, podendo variar em número, espessura, comprimento e podem dividir o seio em duas ou mais cavidades, dificultando o acesso cirúrgico para enxertia.

O aspecto normal das cavidades sinusais na TC é de espaços limpos e hipodensos. Os seios maxilares estão representados da mesma maneira quando saudáveis, apresentam uma mucosa muito fina e invisível radiograficamente. Quando a mucosa está afetada cronicamente, torna-se visível na tomografia.

Três parâmetros de doenças sinusais inflamatórias são mais comuns: o espessamento mucoso, o cisto de retenção mucoso e os pólipos. Podem ser definidas em TC, entretanto podem ocorrer algumas áreas de transição entre estes tipos.

O espessamento mucoso é causado por inflamações alérgicas crônicas e é identificada normalmente como uma camada hipodensa e generalizada ao longo de todo contorno sinusal.

Os tecidos moles são menos densos em TC na escala de HU e são facilmente diferenciados da aparência fortemente hiperdensa do osso cortical das paredes sinusais e do aspecto hipodenso do ar que preenche esta cavidade. Quando a espessura da superfície interna da mucosa é irregular, pode ser visualizada; no entanto, não é importante, podendo ser ignorado no planejamento de implantes maxilares (Fig. 23).

Cisto de retenção de muco também denominado pseudocisto antral é um processo crônico bastante comum e estão usualmente alojados no assoalho do seio. Está presente em cerca de 10 a 35% dos pacientes. Estes cistos podem ser diagnosticados em TC por possuir densidade uniforme e contornos bem definidos, que aparecem dentro do seio maxilar, mantendo preservada a cortical deste (Fig. 24).

Pólipos são resultantes do acúmulo de fluidos na lâmina própria da mucosa. Estes resultam de processos infecciosos ou alérgicos. Não é possível distinguir pólipos alérgicos dos inflamatórios em TC, ambos se apresentam como massas homogêneas de tecidos moles dentro da cavidade sinusal ou nasal.

Os cistos ou pólipos tendem a ser assintomáticos e são considerados achados radiográficos nas imagens. Somente quando estão muito grandes é que podem obstruir o seio e causar sintomatologia. Normalmente, existe uma pequena porção de ar (área hipodensa) contornando a imagem do cisto ou do pólipo, mesmo quando são grandes. Isso possibilita a diferenciação destas lesões com a mucocele do seio maxilar, que ocupa toda a extensão da cavidade sinusal e provoca a remodelagem ou destruição das paredes do seio.

O velamento do seio maxilar pode ser diagnosticado pela presença de substância fluida em seu interior e apresenta uma imagem em TC semelhante à dos outros achados. A única diferença é que este fluido move-se pela cavidade sinusal. A junção entre o fluido e o ar produz uma imagem com limite horizontal e o nível do fluido identifica se o velamento é parcial ou total.

Quando a imagem tomográfica é adquirida com o paciente na posição supina, o fluido desloca-se para a porção posterior do seio, e o nível de velamento é identificado de forma perpendicular ao rebordo alveolar na reconstrução coronal panorâmica.

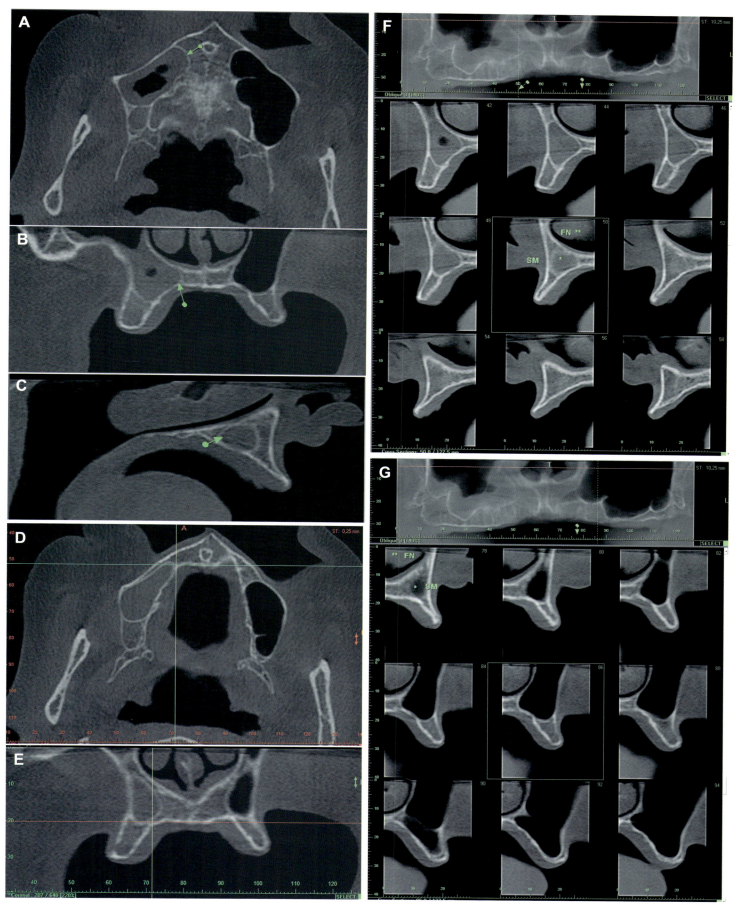

▲ **Figura 20** – Imagens axiais **(A e D)**, coronais **(B e E)**, sagital **(C)** e cortes parassagitais **(F e G)** mostrando a variação anatômica dos seios maxilares com extensão para região anterior. Na RMP, a cortical da fossa nasal encontra-se situada mais superiormente (setas), observando a relação mais inferior e anterior do seio maxilar em relação à fossa nasal (setas). Nos cortes parassagitais evidencia-se a relação mais anteriorizada entre a cortical do seio maxilar e o rebordo alveolar na altura dos dentes anteriores. Portanto, neste caso, quando no planejamento de implante, a altura a ser considerada será em relação ao seio maxilar. FN (fossa nasal), SM (seio maxilar).

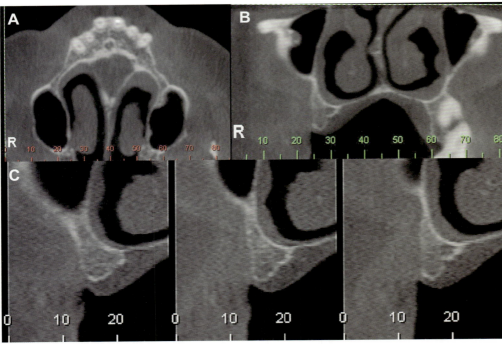

▲ **Figura 21** – Imagens por meio da TCFC em que se observa variação anatômica da fossa nasal com extensão para vestibular na região correspondente aos pré-molares, inviabilizando procedimento de levantamento do assoalho do seio maxilar na região. **(A)** Imagem axial, **(B)** coronal, **(C)** cortes parassagitais da região de pré-molares do lado direito. Imagens gentilmente cedidas pela Dra. Fabiana Pinto Guedes.

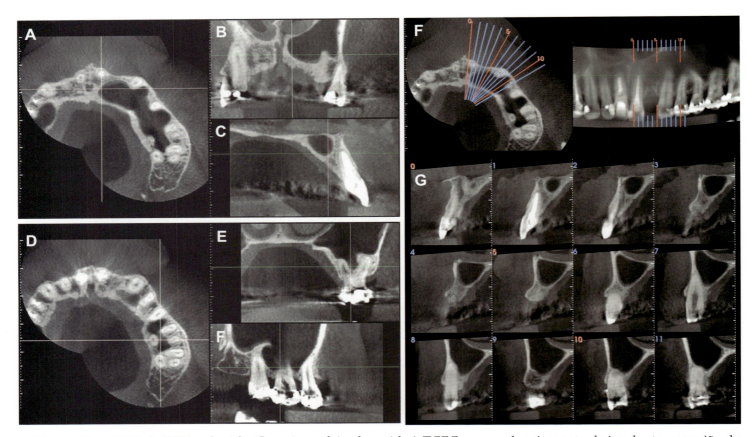

▲ **Figura 22** – TCFC de FOV reduzido. O paciente foi submetido à TCFC para o planejamento de implante na região do dente 22. Imagens axial **(A)**, coronal **(B)** e sagital **(C)** mostrando a variação anatômica do seio maxilar do lado esquerdo, com extensão alveolar e para anterior, incluindo a região do dente 22. Em uma posição mais para posterior observam-se por meio das imagens axial **(D)**, coronal **(E)** e sagital **(F)** a continuação da extensão alveolar do seio maxilar para a região dos dentes posteriores. Nas imagens parassagitais **(G)**, a relação da região edêntula correspondente ao dente 22 em relação ao rebordo ósseo e a cortical do assoalho do seio está bem demonstrada. Nota-se então que, para este planejamento de implante, a estrutura a ser interpretada e analisada quantitativamente em relação ao rebordo ósseo é o seio maxilar, e não a fossa nasal.

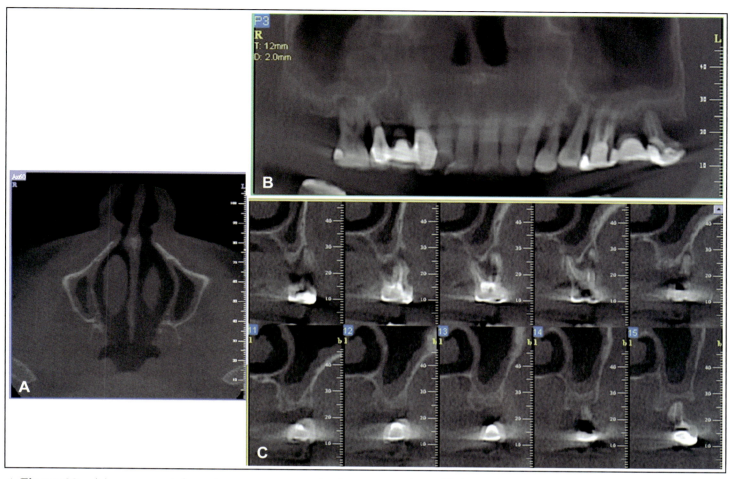

▲ **Figura 23** – A imagem axial mostra o espessamento da mucosa sinusal bilateralmente (A). Corte coronal panorâmico (B) e cortes parassagitais (C). Estes evidenciando reabsorção severa das corticais vestibular e palatina na região correspondente aos dentes 26, 27 e 28, assim como a área do espessamento nas áreas edêntulas. Paciente submetido à TCFC para planejamento de implante nas regiões dos dentes 14, 26, 27 e 28.

Na presença de um processo inflamatório nos dentes posteriores superiores em relação perfeita com o assoalho do seio maxilar, pode ocorrer destruição óssea até a cortical inferior do seio, produzindo uma comunicação bucossinusal de origem odontogênica. É importante estabelecer a origem da inflamação sinusal para que o paciente seja tratado antes da instalação do implante.

Tomografia computadorizada no planejamento e na avaliação de enxertos

Os enxertos ósseos são empregados para recompor o formato do rebordo alveolar que poderá ser realizado no mesmo tempo cirúrgico que a instalação do implante. Quando realizado desta forma, estes serão apenas complementares à cobertura da superfície do implante. Para reabsorções mais extensas, a cirurgia para a instalação do enxerto é realizada antes que o implante seja instalado.

Por causa das diferentes técnicas e as variadas formas do enxerto, é possível que haja deslocamento de parte do material enxertado para fora da área do leito receptor. Essa parte deslocada poderá ficar sem suprimento sanguíneo, podendo ser encapsulado por tecido fibroso, ocorrendo assim reabsorção assimétrica e apenas o exame da TC é capaz de avaliar de forma precisa o formato final do rebordo.

Por essas reabsorções serem frequentes e estas cirurgias apresentarem a necessidade de avaliação pós-operatória, recomenda-se que o exame pré-operatório e o de avaliação pós-operatória sejam realizados sob a mesma técnica, com a mesma fonte de aquisição. Dessa forma, uma comparação precisa entre as fases e as mensurações de ganho de rebordo tornam-se bastante efetivas para a instalação de implantes.

Os materiais utilizados costumam ser mais hiperdensos do que o leito ósseo receptor, pois em geral a matriz que o compõe é bastante mineralizada e sem a presença de trabeculado.

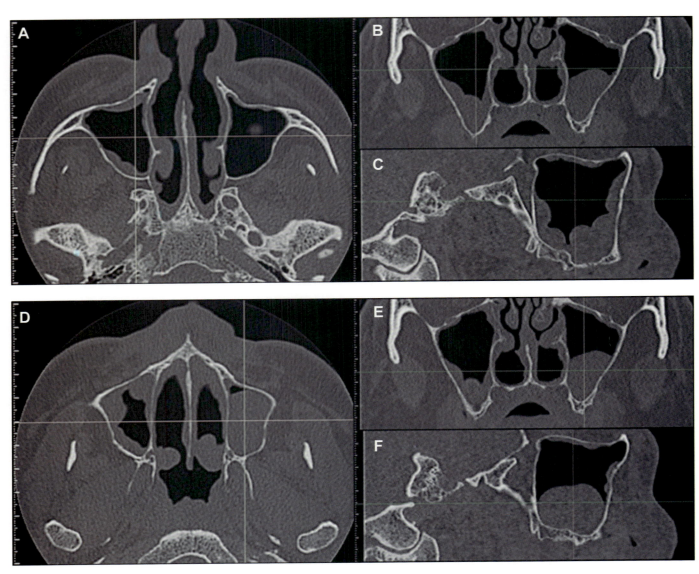

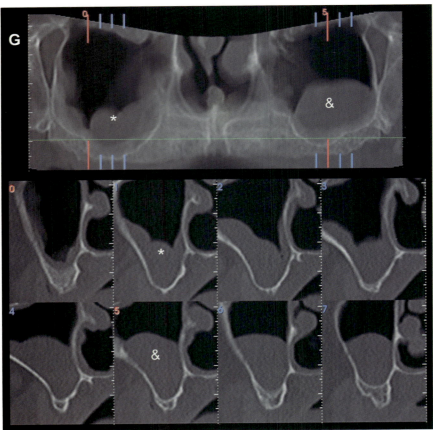

▲ **Figura 24** – Paciente edêntulo total de maxila foi submetido à TC para o planejamento de implantes na maxila. Imagens axial (A), coronal (B) e sagital (C) mostrando imagem compatível de espessamento proeminente de mucosa no seio maxilar do lado direito, na região de assoalho, envolvendo as paredes superior, anterior, posterior, lateral e medial. Imagens axial (D), coronal (E) e sagital (F) mostrando imagem característica de cisto mucoso no seio maxilar do lado esquerdo, na região dos dentes posteriores. Este cisto, nesta região, apresenta grande dimensão, envolvendo desde a parede medial até a lateral, assim como da parede anterior à posterior do seio maxilar. Imagens coronal panorâmica e parassagitais (G) demonstrando a relação do rebordo reabsorvido no sentido superoinferior, assim como a relação do espessamento de mucosa (*) e do cisto mucoso (&) com a cortical dos seios maxilares e dos rebordos ósseos adjacentes.

Algumas técnicas de enxerto utilizam membranas como barreiras mecânicas. Essas podem ser reabsorvíveis ou necessitar de um segundo tempo cirúrgico para a sua remoção. Essas têm a função de estabilizar o material enxertado no leito ósseo receptor e também de barreira, que impede a invasão de células conjuntivas que podem comprometer a integridade do enxerto.

A avaliação da integridade do material enxertado é observada pela regularidade na densidade entre o leito ósseo receptor e o material enxertado. A variação entre as imagens pode gerar dúvidas quanto à osseointegração, porém, quando a variação de densidades entre as partes ósseas é separada por uma área hipodensa, temos a imagem característica de um enxerto não integrado.

Uma das principais causas de insucesso dos enxertos ósseos bucais é o movimento do material enxertado em relação ao leito receptor. Dessa forma, a mandíbula é considerada área crítica, pois a sua movimentação com a fala, mastigação e deglutição estará sempre em risco para as cirurgias de enxertia.

A técnica de levantamento do assoalho do seio maxilar (*sinus lifting*) permite a instalação de implantes na região posterior da maxila com altura insuficiente. É o tratamento mais realizado para a região posterior da maxila atrófica, e diversos trabalhos na literatura comprovam o sucesso desta técnica (Fig. 25).

Visando uma reabilitação que procure associar fatores estéticos e funcionais da melhor forma possível, muitos profissionais realizam o planejamento utilizando todos os recursos disponíveis de diagnóstico e planejamento. A TC é atualmente o grande elo entre as fases de diagnóstico e planejamento do tratamento.

Aplicação

Programas de planejamento (Figs. 26A-C)

Todos os tomógrafos computadorizados fornecem programas que permitem a visualização e navegação pelas imagens geradas pela fonte. Os seus arquivos podem utilizar formatos próprios, porém, na atualidade, devem ter como requisito básico a capacidade de gerar, importar e exportar arquivos DICOM.

Estes são concebidos para permitir navegação multiplanar, visualização nos diferentes planos, reconstruções em 3D, marcação de acidentes anatômicos, legendas, mensurações e seleção de cortes para a impressão.

Além dos programas originais dos aparelhos, existem hoje disponíveis vários outros feitos por diferentes empresas que permitem realizar tarefas similares àquelas realizadas nos programas fornecidos pelos fabricantes de aparelhos, mas que podem ser utilizados com arquivos de distintas fontes de aquisição. Estes programas são necessariamente carregados a partir dos arquivos DICOM.

A diferença entre esses programas está nos recursos adicionais. Uma das grandes vantagens é a possibilidade de avaliar e laudar uma TC distante de onde esta foi realizada (*Workstation*). Isso possibilita aumentar a quantidade de profissionais e pacientes que têm acesso aos benefícios da TC. Para isso, basta que a fonte produza arquivos no formato DICOM e que estes sejam transportados via mídia (*Pen drive*, CD ou DVD) ou transferidos por correio eletrônico ou FTP (*file transfer protocol* – protocolo de transferência de arquivo).

O ambiente virtual possibilita a criação de simulações realistas, tanto da condição cirúrgica quanto da protética dos planos de tratamento. Pode-se planejar de forma interativa e simular diversas situações, pois alguns programas possuem uma base de dados com os modelos de implantes, com as formas e dimensões dos que estão disponíveis no mercado, bem como suas conexões protéticas. Nos programas que não possuem este acervo, é possível selecionar as dimensões do implante, porém nem sempre será viável adequá-lo ao seu formato verdadeiro, quando o implante for cônico ou cilíndrico.

A partir da manipulação do programa, pode-se selecionar a região edêntula de interesse e inserir virtualmente o implante, tendo selecionado previamente seu tamanho a partir das mensurações de altura e espessura ósseas. Esta possibilidade de planejar com o uso de imagens reais originadas em TC e inserir implantes compatíveis com os disponíveis no mercado chamamos *cirurgia virtual*.

Para o cirurgião são muitas as conveniências de utilizar um planejamento virtual como alternativa de atendimento a pacientes candidatos a receber implantes dentários. O conhecimento prévio da anatomia, da disponibilidade óssea, dos sítios edêntulos adequados, tornam o procedimento familiar ao cirurgião, que quando for realizar a cirurgia no paciente terá uma visão espacial mais apurada, tornando o procedimento mais preciso e seguro.

O planejamento virtual pode ser utilizado como documentação, instrumento de informação ao paciente, para a confecção de guias cirúrgicas prototipadas e também como ferramenta de comunicação.

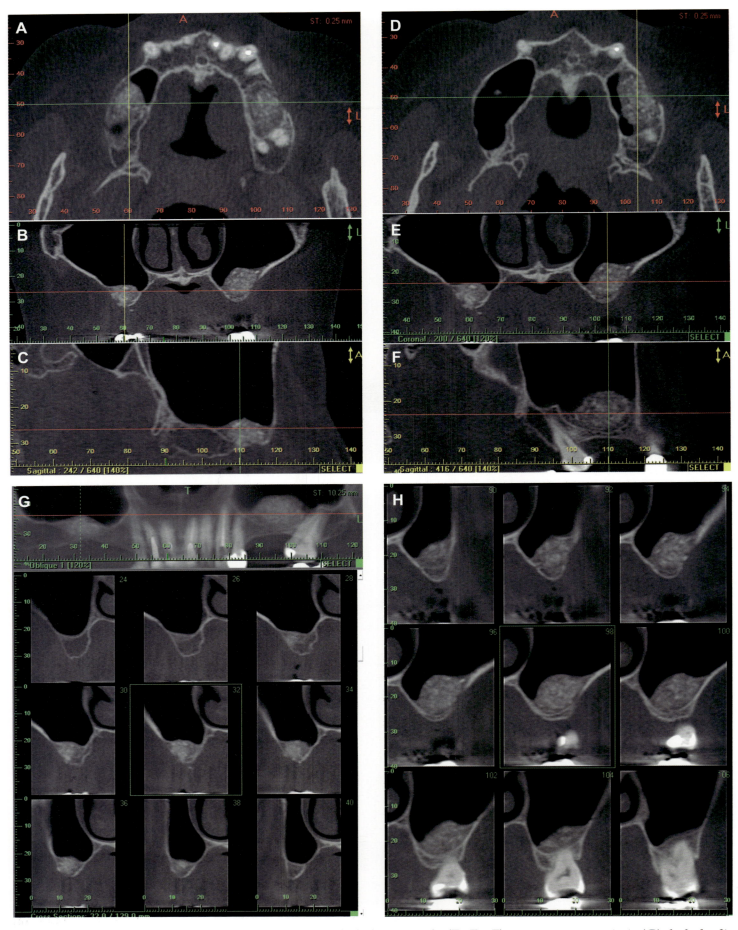

▲ **Figura 25** – RMP **(A, B e C)** do lado direito e RMP do lado esquerdo **(D, E e F)** e cortes parassagitais **(G)** do lado direito e **(H)** do esquerdo demonstrando a imagem homogênea, hiperdensa, compatível com enxerto ósseo envolvendo as paredes lateral e medial na região do assoalho de ambos os seios maxilares (nota-se o preenchimento em toda esta extensão). Também se verifica ausência da cortical da parede vestibular em ambos os seios. O volume do enxerto do lado esquerdo apresenta-se maior do que o do lado direito.

Implantodontia

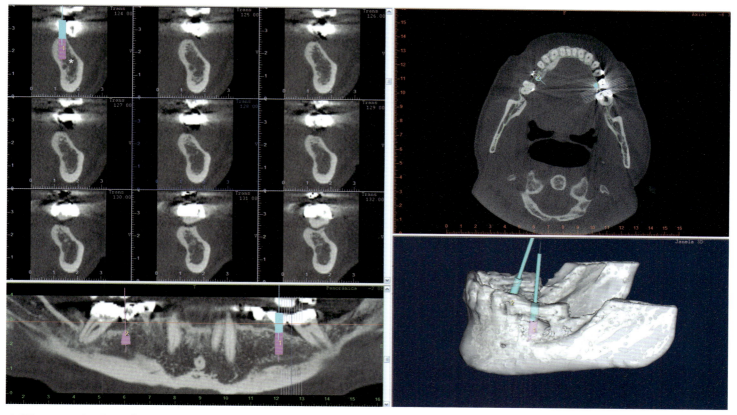

▲ **Figura 26A** – Interface do programa Dental Slice® para o planejamento de implantes dentários (imagens parassagitais, coronal panorâmica, em 3D e axial). Planejamento nas regiões referentes aos dentes 36 e 46. Observam-se o planejamento no programa, a relação do implante do dente 36, com o canal da mandíbula (*). Caso gentilmente cedido pela Dra. Flavia Sukekawa.

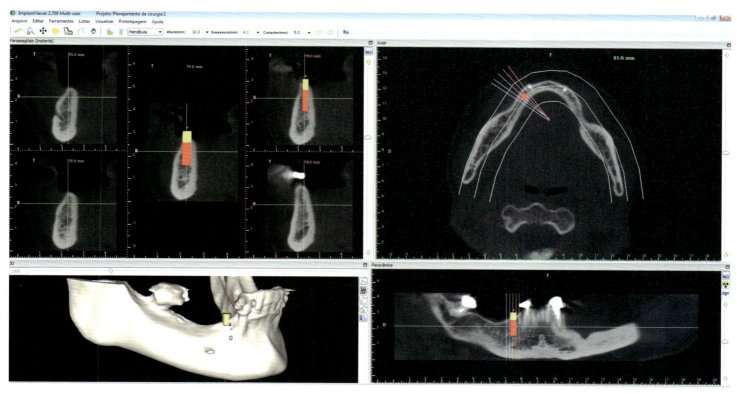

▲ **Figura 26B** – Interface do programa Implant Viewer® para o planejamento de implantes dentários (imagens parassagitais, em 3D, coronal panorâmica e axial). Planejamento na região referente ao dente 44. Caso gentilmente cedido pelo Dr. Arthur R. G. Côrtes.

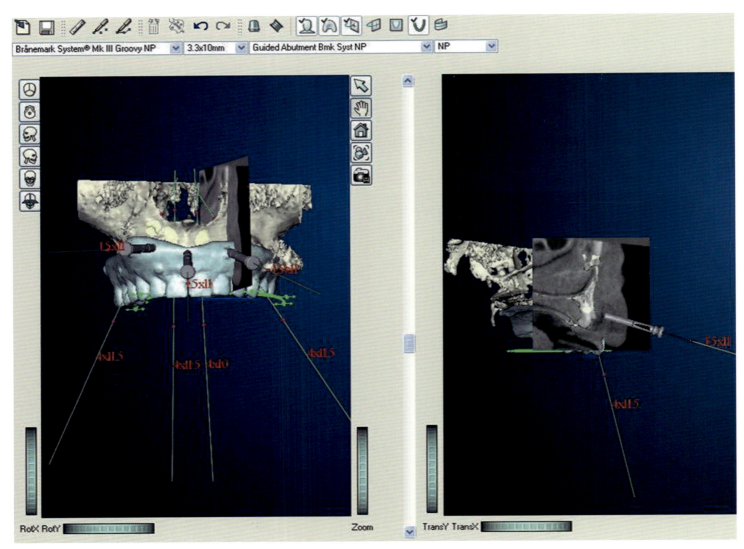

▲ **Figura 26C** – Programa NobelGuide™ mostrando um planejamento para cirurgia assistida na região da maxila.

Esses programas também são utilizados como instrumento legal, quando o paciente recebe do cirurgião informações sobre o plano de tratamento, impressos de forma ilustrada. Este documento pode ser assinado pelo paciente e anexado ao prontuário.

Com este planejamento existe a possibilidade de diminuir o tempo da intervenção cirúrgica, pois tendo a cirurgia sido realizada virtualmente, pode-se obter um relatório com todos os componentes a serem utilizados no momento da cirurgia, melhorando a organização, o controle de estoque e, assim, otimizando todo o trabalho.

Alguns programas apresentam o recurso de criar um guia cirúrgico prototipado a partir da cirurgia virtual realizada. Esses programas possibilitam a realização de uma técnica que tem sido difundida, atualmente, das cirurgias guiadas (orientadas). Com o advento desta técnica, o uso da TC extrapola as fases de diagnóstico e planejamento para se fazer presente na intervenção propriamente dita.

Prototipagem rápida biomédica

O protótipo é um produto fabricado unitariamente, segundo as especificações de um projeto, com a finalidade de servir de teste antes da fabricação em escala industrial. Em outras palavras, pode-se dizer que o protótipo é um experimento virtual ou real que tenta imitar um sistema real.

O CAD (*computer-aided design*) é um programa de modelagem sólida que envolve a criação de peças virtuais em um computador, auxiliando o profissional no processo de criação do produto. É uma ferramenta indispensável para a indústria tecnológica. A associação do CAD ao CAM (*computer-aided manufacturing*) proporcionou uma revolução nos procedimentos envolvidos na concepção e no *design* de peças mecânicas, projetos arquitetônicos, entre outros.

A prototipagem rápida (RP – *rapid prototyping*) é uma técnica relativamente nova para produzir modelos sólidos em 3D com formas complexas diretamente de dados computacionais em 3D. Esses modelos sólidos são construídos por meio do depósito de camadas sucessivas de materiais, de forma a empilhar-se com as camadas formadas anteriormente.

Os biomodelos de RP são protótipos biomédicos obtidos a partir de imagens de tomografia computadorizada (TC), ressonância magnética (IRM) e ultrassonografia (US), técnicas comuns para capturar informação da anatomia dos pacientes, podendo ser utilizados com objetivos didáticos, na fabricação de modelo em 3D, que podem auxiliar o diagnóstico e facilitar o planejamento da técnica cirúrgica.

Os biomodelos permitem a mensuração de estruturas, a simulação de osteotomias e de técnicas de ressecção, além de um planejamento completo dos mais diversos tipos de cirurgia da região bucomaxilofacial. Isto tende a reduzir o tempo do procedimento cirúrgico e, consequentemente, o período de anestesia, bem como o risco de infecção, havendo ainda melhora no resultado. A comunicação entre profissional e paciente torna-se mais clara e objetiva. As áreas de maior aplicabilidade desta tecnologia na área médico-odontológica são: Neurocirurgia, Ortopedia, Cirurgia, Oncologia, Cirurgias craniomaxilofacial e plástica, Traumatologia bucomaxilofacial, Cirurgia ortognática e Implantodontia.

Tecnologias de prototipagem rápida

Diversas denominações têm sido utilizadas, tais como: fabricação por camadas (*layer manufacturing*), prototipagem rápida (*rapid prototyping*), manufatura rápida (*rapid manufacturing*), fabricação de formas livres (*solid freeform fabrication*) e impressão tridimensional (*tridimensional printing*). O termo mais difundido é prototipagem rápida devido à primeira aplicação de esta tecnologia ter sido a fabricação de protótipos.

Prototipagem biomédica rápida é uma tecnologia capaz de produzir a réplica sólida da anatomia do paciente em vários tipos de materiais, um modelo virtual, representado na forma de dados em um computador. O objetivo é obter um modelo físico com as mesmas características geométricas do virtual, podendo este ser manipulado para várias finalidades. Uma das aplicações que têm sido utilizada com sucesso é a reprodução de estruturas anatômicas, através da aquisição de imagens por equipamentos de imagens médicas, obtendo-se, assim, os chamados biomodelos para auxiliar no diagnóstico, planejamento e simulação da cirurgia.

Etapas gerais do processo de prototipagem biomédica

O processo de fabricação dos biomodelos pode ser dividido em etapas, sendo que todas devem estar integradas satisfatoriamente para a obtenção do produto final. Assim, para a compreensão adequada do processo e também para a comunicação dos profissionais envolvidos neste, é preciso que engenheiros entendam os conceitos de diagnóstico por imagens e cirurgia e que os profissionais trafeguem sem dificuldades no mundo da informática e dos processos de fabricação (Fig. 27).

Seleção do paciente

A seleção do paciente é uma das etapas mais importantes no uso das tecnologias de prototipagem biomédica, sendo essencial considerar, neste momento, a relação custo/benefício. Mesmo para padrões internacionais, o custo adicional dos procedimentos que levam à obtenção do biomodelo pode ainda ser alto.

Não há um levantamento de dados brasileiros, inclusive pelo número relativamente baixo de intervenções cirúrgicas que utilizam biomodelos. No entanto, pode-se estimar, considerando-se os custos observados, que, quando bem indicados, apresentam uma relação custo/benefício positiva. Podemos inferir que, nos casos do seu uso ser corretamente indicado, essa relação será favorável, justificando o investimento financeiro na biomodelagem com finalidade diagnóstico-cirúrgica.

Aquisição das imagens

Após a seleção correta do paciente, a aquisição das imagens é o próximo passo. Na aquisição das imagens para biomodelagem, os parâmetros de aquisição não são alterados, pois os padrões definidos para a região dentomaxilofacial já preconizam cortes finos. Observa-se, no entanto, que alguns cuidados são necessários durante a obtenção das imagens, com o intuito de otimizá-las para as manipulações futuras.

Transferências das imagens

Como os centros de prototipagem rápida comumente funcionam em locais distintos daqueles de aquisição das imagens, a transferência ou o envio dos arquivos DICOM é uma etapa importante para facilitar a comunicação entre as equipes.

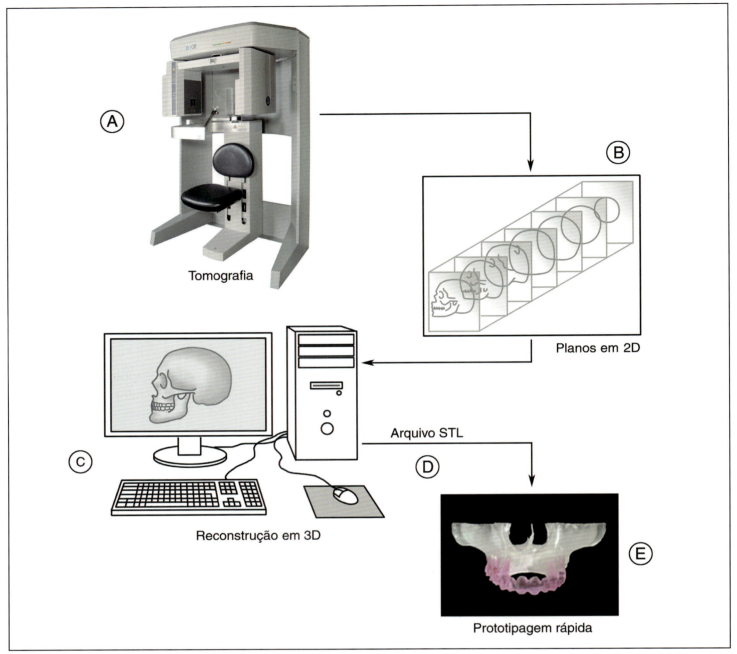

▲ **Figura 27** – Etapas gerais do processo de prototipagem rápida. **(A)** Aquisição das imagens por meio da TC. **(B)** Imagens originais no formato DICOM. **(C)** Pós-processamento destas imagens. **(D)** Geração do arquivo STL a partir da reconstrução das superfícies triangulares entre os contornos e visualização das imagens geradas. **(E)** Obtenção dos modelos de próteses através da máquina de prototipagem rápida.

Os arquivos DICOM podem ser enviados via e-mail (Internet banda larga) em arquivos comprimidos, entretanto arquivos maiores devem ser transferidos via FTP ou gravados em CD ou DVD.

Manipulação das imagens

Pré-processamento

A etapa de pré-processamento tem a finalidade de preparar uma sequência de imagens tomográficas adquiridas para que possam ser submetidas ao processo de reconstrução de superfície. Por essa razão, o propósito do pré-processamento é extrair de cada contorno (em cada fatia) um conjunto de pontos representando seus limites, de modo que a triangulação possa ser feita usando esses pontos da amostragem de cada contorno, entre duas fatias consecutivas.

A seguir, são destacados os passos realizados durante o pré-processamento.

- **Segmentação**: neste estágio, identificam-se as estruturas de interesse para a reconstrução em 3D, através da segmentação de imagens, extrai-se a imagem de estruturas que deverão ser representadas no biomodelo das estruturas adjacentes indesejáveis.

- **Limiarização**: nesta etapa, as imagens são limiarizadas de modo a transformá-las em imagens binárias.
- **Detecção de bordas**: um algoritmo de detecção de bordas é aplicado a cada fatia parassagital, definindo cada contorno.
- **Afinamento de bordas**: para reduzir as informações que serão processadas. Obtém-se cada contorno com a largura de um pixel para facilitar a especificação dos pontos que definem cada contorno.
- **Rotulação de contornos**: neste estágio, identificam-se as regiões da imagem, ou seja, a cada objeto é atribuído um rótulo (*label*) que o identifica. Esse procedimento é útil para definir o número de contornos existentes em cada fatia e o tipo de ligação entre os contornos (possíveis casos de ramificação).
- **Seleção de pontos**: o último passo na fase de pré-processamento é a seleção dos pontos que realmente são relevantes em cada contorno para a interpolação entre pares de fatias. Este método encontra apenas os pontos onde há mudança de orientação, pois só os pontos que possuem orientação diferente é que são relevantes para a triangulação.

Geração do arquivo STL

Uma vez que as imagens das secções transversais de TC foram reconstruídas tridimensionalmente e aproximadas por um conjunto de faces triangulares, de forma a poder representar adequadamente a topografia complexa da região maxilofacial, há então a necessidade de converter a imagem tridimensional gerada para um formato que seja compreensível pelo sistema de prototipagem rápida (RP). Neste momento, é importante o conhecimento do futuro uso do biomodelo para determinar exatamente a região de interesse, eliminando as demais estruturas, com a intenção de racionalizar o uso do material e diminuir o tempo de construção, reduzindo o custo final do biomodelo.

Fabricação dos biomodelos através da máquina de prototipagem rápida

O arquivo STL é então interpretado pelo *software* que acompanha a máquina de RP, e são feitos a geração das camadas e o preenchimento de cada uma delas.

Os sistemas de prototipagem utilizados na construção dos biomodelos podem ser classificados em (Gomide, 2000; Grellmann, 2001):

- sistemas baseados em líquidos;
- sistemas baseados em pó;
- sistemas baseados em sólidos.

Sistemas de prototipagem baseados em líquidos (estereolitografia – SL)

O primeiro sistema de prototipagem desenvolvido foi a estereolitografia (SL), devido ao pioneirismo desta técnica. O termo estereolitografia é até hoje amplamente utilizado como sinônimo de prototipagem rápida.

O aparelho de SL consiste de um recipiente contendo resina líquida fotocurável. Neste processo, a incidência de luz ultravioleta polimeriza seletivamente as camadas líquidas da resina fotopolimerizável à base de epóxi ou acrílico. O feixe de raios *laser* guiado por espelhos galvanométricos traça os contornos de acordo com as coordenadas x e y, solidificando a resina em uma determinada profundidade. Após a primeira camada ser polimerizada, a plataforma submerge em uma profundidade equivalente à espessura da camada correspondente ao eixo z; isso permite que a resina cubra a última camada polimerizada. A próxima camada é, então, polimerizada sobre a anterior, até que o biomodelo seja totalmente construído. Após a construção, o modelo vai para o pós-processamento que, neste sistema, inclui a polimerização em um forno ultravioleta, por uma hora. Esta é uma tecnologia precisa para produzir modelos que permite a obtenção de peças com boa transparência e acabamento superficial excelente (Fig. 28).

Sistemas de prototipagem baseados em pó (sinterização seletiva a laser – SLS)

Este sistema permite a construção de modelos físicos utilizando materiais na forma de pó. O pó é processado em um ambiente inerte e termicamente controlado dentro de uma câmara. Na sinterização seletiva a *laser*, um feixe de *laser* de CO_2 incide sobre uma fina camada de um pó termoplástico, depositado sobre a plataforma de construção por um rolo de deposição. Como na SL, o *laser* é guiado por espelhos controlados por um sistema computacional, desenhando, assim, as estruturas de acordo com as dimensões x e y, sinterizando (fundindo) seletivamente as partículas

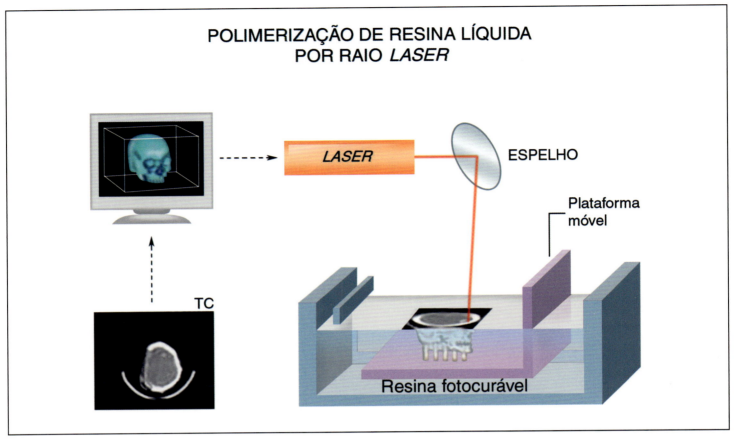

Figura 28 – Diagrama esquemático da produção de um biomodelo pelo sistema baseado em líquidos (estereolitografia – SL).

deste pó. Após a primeira camada ser sintetizada, o rolo espalha sobre esta uma nova camada de pó, com a mesma espessura da primeira, que será novamente plastificada. Este processo é repetido camada após camada até a finalização do modelo. O modelo é retirado da plataforma de construção e o pó adjacente não sinterizado, removido. Este processo exige um trabalho para melhorar o acabamento das superfícies que é abrasiva e porosa. O pós-processamento consiste de jateamento de areia e polimento, dependendo do uso do modelo. As vantagens desta técnica são as variedades de materiais termoplásticos que podem ser utilizados, incluindo metais, aliados a uma boa precisão e robustez do modelo, que se tornam opacos após a sinterização. Estes podem ser esterilizados e a aplicação de *laser* de menor potência facilita o planejamento, permitindo o uso dos instrumentais utilizados na cirurgia.

Sistemas de prototipagem baseados em sólidos (fused deposition modeling– FDM)

Neste processo de fabricação por camadas, o modelo é construído por meio da extrusão e do endurecimento de um filamento de material termoplástico aquecido. A cabeça injetora traça os perímetros da secção parassagital e os preenche movendo-se no plano horizontal, depositando continuamente o material extrudado, formando, assim, as camadas da peça, sendo que vários materiais estão disponíveis para este sistema. Recentemente, foram lançadas máquinas que permitem a construção de peças de policarbonato e polifenilsulfona, que possuem propriedades mecânicas excelentes.

Os modelos de FDM podem ser esterilizados e possuem uma boa precisão geométrica.

O uso de biomodelos em Odontologia, em especial na área da Implantodontia no planejamento cirúrgico-protético, pode ser exemplificada com a simulação da cirurgia, através da instalação de implantes análogos no protótipo, o que permite mais presivibilidade cirúrgica, diminuição do tempo operatório e até a confecção antecipada da prótese provisória do paciente.

Cirurgias orientadas virtualmente

Existem três tipos de guias cirúrgicos produzidos a partir do planejamento virtual. O primeiro tipo é o dos guias osteossuportados. Com este guia o cirurgião faz uma incisão cirúgica para abrir o retalho e expor o osso, na qual o guia será apoiado. Requer destreza do cirurgião para saber posicionar o guia exatamente como foi previamente planejado. Este guia pode ser usado em pacientes com ausências dentais parciais ou para edêntulos. O guia permitirá o direcionamento correto apenas das fresas. Os guias osseossuportados não costumam ser fixados rigidamente na arcada durante o ato cirúrgico, sendo apenas apoiado manualmente pelo cirurgião ou seu auxiliar.

O guia utilizado para a realização de cirurgia sem abertura de retalho é o mucossuportado. Para confeccioná-lo, é necessário preparo prévio do paciente para a confecção do guia tomográfico. Tal guia, neste caso, tem a função de simular e planejar a posição protética final ideal.

Os guias mucossuportados, diferentemente dos guias ósseos, são utilizados durante todo o procedimento cirúrgico e fixados ao osso, diferente do guia osseossuportado, que é utilizado apenas para a perfuração inicial com a fresa. Para seu uso, é necessário empregar anilhas que serão trocadas de acordo com o diâmetro da fresa utilizada e também da colocação do implante.

Estes guias são fixados rigidamente no osso, através de pinos-âncora. A localização destes pinos não pode causar interferência na trajetória das perfurações e inserção do implante; por esse motivo, o posicionamento é definido junto com o planejamento dos implantes. Esses pinos são de diâmetro mais fino e são retirados imediatamente após o término da cirurgia para se poder remover o guia (Figs. 29A e B).

Etapas para o planejamento da cirurgia orientada virtualmente

A Odontologia moderna depara-se com a introdução de novas tecnologias, entretanto, o avanço tecnológico deve ser acompanhado pelos profissionais para a absorção destas novas ferramentas, como o uso de programas de planejamento de implantes. Para isso, o cirurgião-dentista deve estar atento às evoluções científicas e tecnológicas para que seja possível o planejamento cirúrgico-protético, denominado *planejamento reverso*, onde todas as etapas de planejamento protético reabilitador devem ser realizadas antes do encaminhamento do paciente para a realização da TC, até chegar ao planejamento protético final.

A etapa de aquisição de imagens para o uso dessa técnica é extremamente importante e depende de conhecimentos do protocolo por parte do radiologista. No mercado nacional, já existem pelo menos três sistemas de implantes que permitem usar esta técnica e todos eles se baseiam na técnica do escaneamento duplo, que consiste da realização de uma TC do paciente com guia e registro tomográficos e, em seguida, de uma TC apenas do guia (Fig. 30).

Seleção do caso

A indicação desta técnica considera a situação atual da condição bucal e da prótese que o paciente já usa. Os pacientes devem ser preferencialmente edêntulos totais e, quando parcialmente dentado, deve-se evitar casos em que o paciente possua muitas próteses que

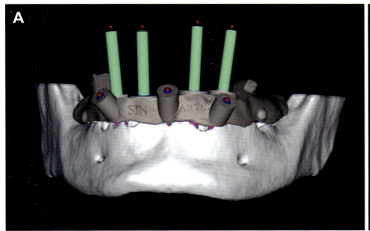 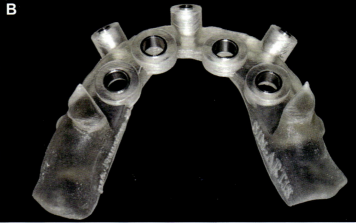

▲ **Figura 29** – Planejamento de cirurgia virtual guiada no programa Implant Viewer® (Anne Solutions, São Paulo). (Imagens gentilmente cedidas pelo Dr. Fábio Bezerra.) **(A)** Inserção virtual dos implantes e pinos-âncora. **(B)** Guia cirúrgico prototipado.

contenham metal na sua composição para evitar e interferência de artefatos metálicos na imagem. Outra consideração importante é que, embora esta seja uma técnica segura, depende diretamente da capacitação e experiência do cirurgião, tanto da parte cirúrgica quanto do domínio de conhecimentos de TC e de *softwares* de planejamento de implantes; sendo assim, o profissional que opta pelo uso dessa técnica deve ter a certeza de que solucionaria este mesmo caso com uma cirurgia aberta convencional. As principais vantagens deste procedimento relacionam-se com a diminuição de tempo cirúrgico, conforto pós-operatório do paciente e consequente uso reduzido de medicamentos.

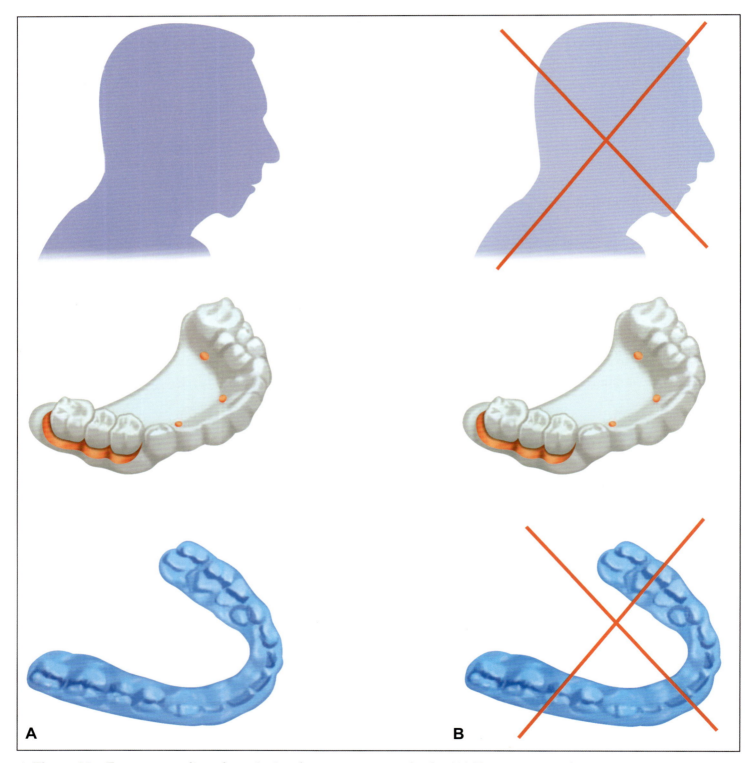

▲ **Figura 30** – Esquema explicando a técnica do escaneamento duplo. **(A)** Escaneamento do paciente com o guia e registro tomográficos. **(B)** Escaneamento só do guia tomográfico.

Preparo do guia e do registro tomográficos

O preparo do guia tomográfico começa com a avaliação da prótese do paciente. Se esta estiver em boas condições, pode ser adaptada para ser usada como guia ou, preferencialmente, duplicada e só depois então ser preparada.

Para que o guia esteja conforme os protocolos dos sistemas existentes, estes devem ter as flanges da prótese estendidas e marcações feitas com uma broca esférica com espessura de 1,0 mm e preenchidas por guta-percha termoplastificada. Estas marcações apresentam imagem hiperdensa na TC e têm a função de atuar como pontos de orientação para a fusão das imagens da TC do paciente com as da TC do guia no programa de planejamento (Fig. 31).

Ainda como fase de preparação do paciente pré-tomografia deve ser confeccionado um registro tomográfico. Esse registro tomográfico costuma ser feito com silicone de condensação pesada, própria para a realização de moldagens ou silicone próprio para registro oclusal. Este registro tem a função de manter e estabilizar o guia do paciente na posição correta no momento do exame, bem aderido à mucosa do rebordo alveolar, além de determinar a dimensão vertical da prótese definitiva. Todas estas etapas devem ser realizadas pelo cirurgião em seu consultório antes de encaminhar o paciente para a realização da TC.

Protocolo de aquisição de imagens tomográficas

Tomografia computadorizada do paciente

Para realizar o exame, o paciente é posicionado no tomógrafo, com o guia e o registro tomográficos na posição (Fig. 32).

Observar imagens hiperdensas correspondentes às marcações com guta-percha.

Tomografia computadorizada do guia tomográfico

Transferência das imagens para o programa de planejamento

O planejamento cirúrgico virtual é uma grande ferramenta proporcionada pela TC. Os *softwares* são alimentados pelos arquivos DICOM. Estes arquivos são convertidos para o formato prioritário do programa; dessa forma, permitem que as imagens sejam processadas em diferentes formas de reconstrução (Fig. 33).

Os programas mais utilizados para produzir os guias cirúrgicos prototipados empregam a técnica do escaneamento duplo para a realização desta técnica. O escaneamento duplo consiste em realizar o exame do paciente com o guia tomográfico em posição estabilizada pelo registro oclusal de silicona. Em seguida, realiza-se a aquisição apenas do guia tomográfico.

Para a aquisição somente do guia tomográfico, este deve estar preso a um suporte que não apresente densidade e que permita que o guia no momento do exame esteja na posição mais próxima que estaria se estivesse na boca do paciente.

Com o escaneamento duplo é possível segmentar e fusionar as imagens do paciente e do guia tomográfico. Visualizam-se o guia tomográfico em posição e sua relação com a estrutura óssea do paciente. Pode-se avaliar apenas o guia tomográfico. Além disso, há o recurso de visualizar só as imagens do paciente, viabilizando um estudo e diagnóstico prévio ao planejamento. Dessa forma, também, é possível avaliar a espessura do tecido mole na região selecionada.

Comunicação centro de imagens e implantodontista

Existe uma necessidade absoluta de conhecimento compartilhado de todas as fases da reabilitação entre todas as partes envolvidas no tratamento odontológico. Cada etapa a ser cumprida deve se integrar de tal forma que haja informação precisa, evitando a produção de erros, que somados podem levar ao fracasso.

Quando um implantodontista solicita um exame, é fundamental que este seja feito de forma bastante clara e objetiva. Na requisição do exame, devem constar os dados básicos de identificação do paciente, como nome completo, RG, gênero, data de nascimento, motivo do exame.

Quando o exame for solicitado com o uso de guia tomográfico, deve-se escrever na requisição que o exame deve ser realizado com a utilização deste, e o paciente deve ser instruído a levá-lo no momento do exame.

A requisição pode ser feita de duas formas, no papel timbrado do requisitante ou no formulário próprio do centro de imagem, de acordo com as normas do CFO (Conselho Federal de Odontologia). A requisição ideal deve ser acompanhada por informações relevantes, contendo um breve histórico do caso do paciente, quando o motivo do exame for a avaliação de enxerto, deve-se sempre informar a data da realização deste e

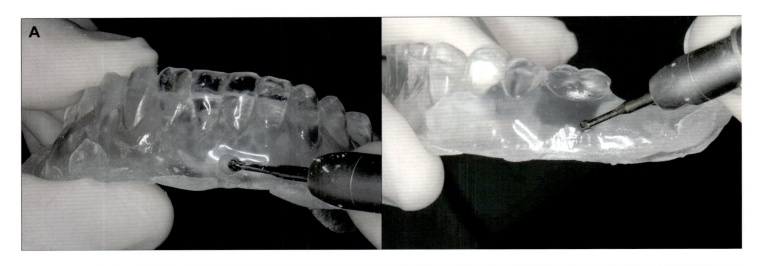
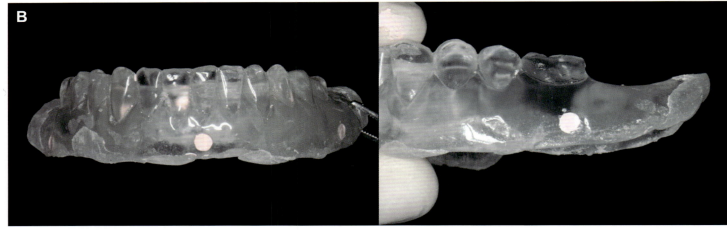
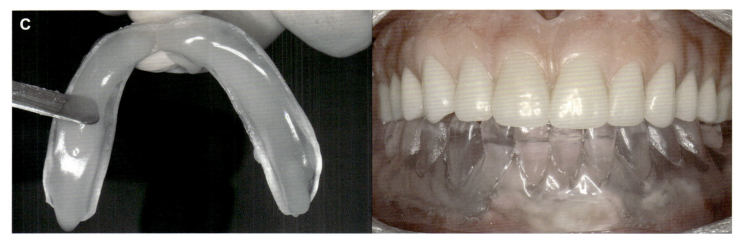

Figura 31 – Guia tomográfico para a realização de TC no protocolo de cirurgia guiada virtualmente. (Imagens gentilmente cedidas pelo Dr. Fábio Bezerra.) **(A)** Preparo do guia tomográfico – confecção de orifícios para a colocação de guta-percha. **(B)** Guia pronto com marcações em guta-percha. **(C)** Guia reembasado para aumento das flanges (estendidas).

o tipo de material utilizado. Sempre se deve assinar e carimbar o pedido.

Com a certificação digital há uma tendência de se solicitar cada vez mais o exame por correio eletrônico ou em formulário disponibilizado no endereço na Web do centro de imagem.

O implantodontista deve, em sua formação de especialista, aprender e dominar os conceitos fundamentais de TC, para que seja capaz de avaliar as imagens selecionadas pelo centro de imagens e poder utilizar os programas que permitem a navegação pelas imagens produzidas pela TC.

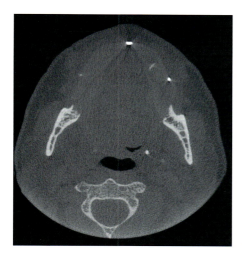

▲ **Figura 32** – TCFC do paciente com guia e registro tomográficos posicionados. Observar as imagens hiperdensas correspondentes às marcações em guta-percha.

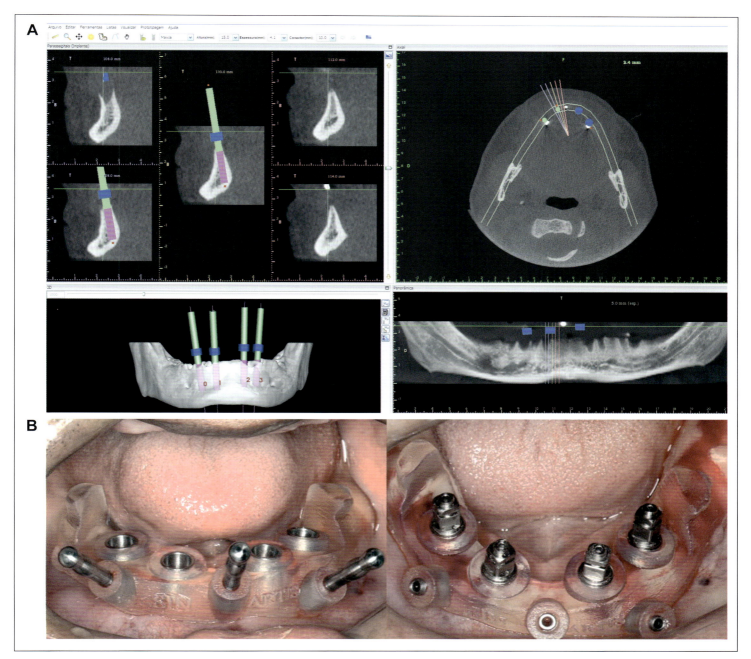

▲ **Figura 33** – Planejamento virtual no Programa Implant Viewer® (Anne Solutions, São Paulo, SP) que deu origem ao guia cirúrgico prototipado na mandíbula. (Imagens gentilmente cedidas pelo Dr. Fábio Bezerra.) **(A)** Observar na mesma tela do programa cortes parassagitais, axial, coronal panorâmico e reconstrução em 3D com a presença dos implantes e dos conectores na região anterior da mandíbula. **(B)** Guia cirúrgico prototipado com os conectores e implantes fixados na mandíbula.

Referências

1. Al-Ekrish AA, Ekram M. A comparative study of the accuracy and reliability of multidetector computed tomography and cone beam computed tomography in the assessment of dental implant site dimensions. Dentomaxillofac Radiol. 2011;40:67-75.
2. Allen F, Smith DG. An assessment of the accuracy of ridge-mapping in planning implant therapy for the anterior maxilla. Clin Oral Implants Res. 2000;11:34-8.
3. Almog DM, LaMar J, Lamar FR, LaMar F. Cone Beam Computerized Tomography – Based Dental Imaging for Implant Planning and Surgical Guidance, Part 1: Single Implant in the Mandibular Molar Region. J Oral Implantol 2006;2:77-81.
4. Almog DM, Romano PR. CT-Based Dental Imaging for Implant Planning and Surgical Guidance – A Case Report. NYSDJ 2007; January:51-3.
5. Blanchet E, Lucchini JP, Jenny R, Fortin T. An Image-Guided System Based on Custom Templates: Case Reports. Clinical Implant Dentistry and Related Research 2004;6:40-7.
6. Cannizzaro G, Leone M, Esposito M. Immediate Functional Loading of Implants Placed with Flapless Surgery in the edentulous Maxilla: 1-year Follow-up of a Single Cohort Study. Int J Oral Maxillofac Implants 2007;22:87-95.
7. Casap N, Kreiner B, Wexler A, Kohavi D. Flapless Approach for Removal of Bone Graft Fixing Screws and Placement of Dental Implants Using Computerized Navigation: A Technique and Case Report. Int J Oral Maxillofac Implants 2006;21:314-9.
8. Cavalcanti MGP, Yang J, Ruprecht A, Vannier MW. Validation of spiral computed tomography for dental implants. Dentomaxillofac Radiol 1998, 27:329-33.
9. Cavalcanti MGP, Yang J, Ruprecht A, Vannier MW. Accurate linear measurements in the anterior of maxilla using orthoradially reformatted spiral computed tomography. Dentomaxillofac Radiol 1999, 28: 137-40.
10. Cavalcanti MGP, Ruprecht A, Vannier MW. 3D volume rendering using multislice CT for dental implants. Dentomaxillofac Radiol 2002, 31:218-23.
11. Chan HL, Misch K, Wang HL. Dental imaging in implant treatment planning. Implant Dent. 2010 Aug;19(4):288-98.
12. Chiu W, Luk W, Cheung L. Three-Dimensional Accuracy of Implant Placement in a Computer-Assisted Navigation System. Int J Oral Maxillofac Implants 2006;21:465-470.
13. das Neves FD, Fones D, Bernardes SR, do Prado CJ, Neto AJF. Short Implants – An Analysis of Longitudinal Studies. Int J Oral Maxillofac Implants 2006;21:86-93.
14. Filho HN, Matsumoto MA. Complicações Associadas ao Emprego das Fixações Zigomáticas. In: de Carvalho PSP. Gerenciando os Riscos e Complicações em Implantodontia. São Paulo: Ed. Santos.; 2007.p.59-71.
15. Foggiatto JA. O uso da prototipagem rápida na área médico-odontológica. Revista Tecnologia & Humanismo 2006;30:60-8.
16. Fortin T, Bosson JL, Coudert JL, Isidori M. Reliability of Preoperative Planning of an Image-Guided System for Oral Implant Placement Based on 3-dimensional Images: An In Vivo Study. Int J Oral Maxillofac Implants 2003;18:886-893.
17. Fortin T, Bosson JL, Isidori M, Blanchet E. Effect of Flapless Surgery on Pain Experienced in Implant Placement Using an Image-Guided System. Int J Oral Maxillofac Implants 2006;21:298-304.
18. Fortin T, Champleboux, Bianchi S, Buatois H, Coudert JL. Precision of transfer of preoperative planning for oral implants based on cone-beam CT-scan images throught a robotic drilling machine – An in vitro study. Clin Oral Impl Res 2002;13:651-6.
19. Hashimoto K, Kawashima S, Araki M, Iwai K, Sawada K, Akiyama Y. Comparison of image performance between cone-beam computed tomography for dental use and four-row multidetector helical CT. J Oral Science 2006;48:27-34.
20. Hashimoto K, Kawashima S, Kameoka S, Akiyama Y, Honjoya T, Ejima K et al. Comparison of image validity between cone beam computed tomography for dental use and multidetector row helical computed tomography. Dentomaxillofac Radiol. 2007;36(8):465–471.
21. Hegedus F, Diecidue RJ. Trigeminal Nerve Injuries After Mandibular Implant Placement – Practical Knowledge for Clinicians. Int J Oral Maxillofac Implants 2006;21:111-6.
22. Hsu ML, Chen FC, Kao HC, Cheg CK. Influence of Off-Axis Loading of an Anterior Maxillary Implant: A 3-dimensional Finite Element Analysis. Int J Oral Maxillofac Implants 2007;22:301-9.
23. Krennmair G, Krainhöfner M, Maier H, Weinländer M, Pierhslinger E. Computerized Tomography-Assisted Calculation of Sinus Augumentation Volume. Int J Oral Maxillofac Implants 2006;21:907-913.
24. Kobayashi K, Shimoda S, Nacagawa Y, Yamamoto A. Accuracy in Measurement of Distance Using Limited Cone-Beam Computerized Tomography. Int J Oral Maxillofac Implants 2004;19:228-231.
25. Paes ASF, Moreira CR, Sales MAO, Cavalcanti MGP. Anatomical evaluation of the mandibular canal by means of singleslice and multislice computed tomography. J Appl Oral Sciences 2007; 15:220-224.
26. Ritter L, Reiz SD, Rothamel D, Dreiseidler T, Karapetian V, Scheer M, Zöller JE. Registration accuracy of three-dimensional surface and cone beam computed tomography data for virtual implant planning. Clin Oral Implants Res. 2011 Apr 13. No prelo.
27. Scarfe WC, Farman AG, Sukovic P. Clinical Applications of Cone-Beam Computed Tomography in Dental Practice. J Can Dent Assoc 2006;72:75-80.
28. Schulze D, Heiland M, Blake F, Rother U, Schmelzle R. Evaluation of quality of reformatted images from two cone-beam computed tomographic systems. J Cranio-Maxillofac Surg 2005;33:19-23.

29. Souza MA, Centeno TM, Pedrini H. Integrando reconstrução 3D de imagens tomográficas e prototipagem rápida para a fabricação de modelos médicos. Rev Bras Engenharia Biomédica 2003;19:103-115.
30. Serhal CB, Jacobs R, Persoons M, Hermans R, van Steenberghe D. The accuracy of spiral tomography to assess bone quantity for the pre-operative planning of implants in the posterior maxilla. Clin Oral Impl Res. 2000;11:242–247.
31. Widman G, Bale RJ. Accuracy in Computer-Aided Implant Surgery – A Review. Int J Oral Maxillofac Implants 2006;21:305-313.
32. Tsutsumi K, Chikui T, Okamura K, Yoshiura K. Accuracy of linear measurement and the measurement limits of thin objects with cone beam computed tomography: effects of measurement directions and of phantom locations in the fields of view. Int J Oral Maxillofac Implants. 2011;26:91-100.
33. Widmann G, Widmann R, Widmann E, Jaschke W, Bale R. Use of Surgical Navigation System for CT-Guided Template Production. Int J Oral Maxillofac Implants 2007;22:72-8.
34. Wu J, Huang J, Zhao S, Xu X, Xie Z. Radiographic and surgical Template for Placement of Orthodontic Microimplants in Interradicular Areas: A Technical Note. Int J Oral Maxillofac Implants 2006;21:629-634.
35. Worthington P, Rubenstein J, Hatcher DC. The role of cone-beam computed tomography in the planning and placement of implants. J Am Dent Assoc. 2010 Oct;141 Suppl 3:19S-24S.
36. Yang D, Ning R. FDK Half-Scan with a heuristic Weighting Scheme on a Flat Panel Detector-Based Cone Beam CT (FDKHSCH). Int J Biomed Imaging 2006:1-8.
37. Yang J, Cavalcanti MGP, Ruprecht A, Vannier MW. 2D and 3D reconstructions of spiral computed tomography in localization of the inferior alveolar canal for dental implants. Oral Surg Oral Med Oral Pathol Oral Radiol Endod 1999, 87:369-74.
38. Yim JH, Ryu DM, Lee BS, Kwon YD. Analysis of digitalized panorama and cone beam computed tomographic image distortion for the diagnosis of dental implant surgery. J Craniofac Surg. 2011;22:669-73.

Agradecimentos

Os dados originais foram obtidos nas seguintes instituições e o pós-processamento das imagens realizado no LABI-3D da FOUSP:

- Alpha X Radiologia Odontológica, Barueri, São Paulo (Fig. 17).
- Byoimagen Tomografia Computadorizada da Face Ltda., Rio de Janeiro (Figs. 1, 2, 7, 8, 15, 18A-C, 19, 23).
- Departamento de Radiologia da Faculdade de Medicina da Universidade de Iowa, Iowa City, EUA (Fig. 5).
- Radiologia Odontológica Sorocaba (ROS), Sorocaba, SP (Figs. 6, 9, 10, 11, 14, 18D-E, 20, 25).
- Tomovale – Centro de Diagnóstico por Imagem, São José dos Campos, SP (Figs. 4, 24).
- Cedeco Diagnósticos Médicos, Suzano, SP (Figs. 12, 13, 22).
- Agradecemos a colaboração do Dr. Otavio Shoiti Umetsubo, radiologista da Tomovale e da Cedeco Diagnósticos Médicos e Doutorando do programa de Ciências Odontológicas pela FOUSP, pela aquisição e pós-processamento das imagens referentes às figuras 4, 12, 13, 22 e 24. Também a Dra. Claudia Coscarelli, radiologista da ODT Digital, Rio de Janeiro, pelo auxílio na discussão do texto.

Capítulo **7**

Disfunção Temporomandibular

Andréia Perrella
Alexandre Perez Marques
Marcelo Gusmão Paraiso Cavalcanti

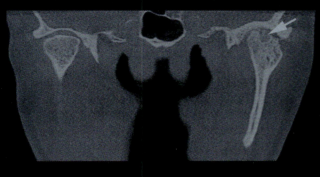

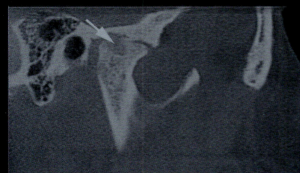

A articulação temporomandibular (ATM) é uma das articulações mais exigidas e utilizadas do nosso corpo, sendo constituída de componentes ósseos (cabeça da mandíbula, fossa articular e eminência articular do osso temporal) e de tecido mole (disco e cápsula articulares).

A cabeça do processo condilar da mandíbula é uma eminência redonda que demonstra variações individuais significantes em posição, dimensões e forma. O eixo da articulação inclina-se para medial e para trás, formando um ângulo de 15 a 33 graus em relação ao plano coronal. A superfície articular do osso temporal pode variar da forma elíptica para a quadrada, é elevada anteriormente para formar o tubérculo articular e posteriormente à cavidade para formar a fossa mandibular. O disco articular pousa no alto da cabeça da mandíbula. Diferentemente das outras articulações, que são, na maioria, envoltas por cartilagem hialina, a superfície articular da ATM é recoberta por tecido fibroso com quantidade variável de células cartilaginosas presentes.

Tem havido grande ascensão no relato de doenças de ATM por pacientes nos últimos anos, e para um diagnóstico correto é necessária a análise combinada da informação clínica, radiografia convencional, tomografia computadorizada e imagens por ressonância magnética.

A ATM é uma das regiões corpóreas de maior dificuldade na obtenção de imagens devido ao seu tamanho reduzido e por ser, ao menos parcialmente, encoberta pelas densas estruturas ósseas do crânio, sobretudo o rochedo petroso temporal, o que gera sobreposição de imagens. Ainda assim, muito do conhecimento sobre anormalidades da ATM tem sido conquistado por meio dos avanços tecnológicos dos exames de imagem.

Exames por imagem da ATM

Tomografia

A imaginologia da ATM visa complementar dados não suficientemente adquiridos com o exame clínico, como: malformações e desenvolvimentos congênitos, desordens adquiridas, neoplasias, fraturas, deslocamentos, anquiloses, doenças inflamatórias, artrites, condições pós-tratamento e outras. Existem inúmeras modalidades de imagens para determinar alterações na morfologia óssea e função da ATM, incluindo radiografia linear convencional (transfacial, transcraniana lateral, oblíqua lateral e panorâmica), tomografia linear e tomografia computadorizada (TC) com reconstruções multiplanares (RMP) e em terceira dimensão (3D). Em 1996, Warnke et al. introduziram o programa de reconstrução parassagital DENTASCAN®, originariamente criado para implantes, para delineamento e avaliação da ATM, usando dados a partir de cortes axiais originais da TC.

A tomografia computadorizada tem sido muito utilizada no diagnóstico das diversas anormalidades ósseas que acometem a ATM, desde tumores até osteófitos. Em 2002, Santos & Cavalcanti relataram dois casos raros de osteossarcoma em cabeça de mandíbula detectados por meio da TC, demonstrando sua eficácia. Nas avaliações do disco articular em função, é utilizada imagem por ressonância magnética (IRM), sendo este um exame de alta especificidade e sensibilidade na avaliação dos tecidos moles, sobretudo a imagem sagital é utilizada principalmente para evidenciar as relações do disco articular, da fossa articular e da cabeça da mandíbula.

As radiografias transfacial, transcraniana lateral, oblíqua lateral e panorâmica produzem boa qualidade de imagens da porção lateral de parte da cabeça da mandibula, da eminência e fossa articulares, sendo utilizadas no diagnóstico de desarranjos internos no espaço articular anterior à cabeça da mandíbula. Porém, as alterações patológicas nas porções central e medial destes segmentos são pouco demonstradas. As radiografias convencionais auxiliam no diagnóstico dessas alterações, ressaltando-se as radiografias laterais (trans e infracraniana) e as anteroposteriores (transorbital). No entanto, quando realizados esses exames, ocorrem superposições de imagens de outras estruturas sobre a ATM, por ser uma estrutura anatômica tridimensional projetada em um só plano (filme), dificultando sobremaneira a análise de sua imagem.

As tomografias lineares são os exames de imagem considerados como de mais fácil técnica de obtenção. Estas permitiram, pela primeira vez, a obtenção de imagens claras e acuradas para a visualização e localização das estruturas anatômicas. Em contrapartida, os pontos acima e abaixo do plano focal não são projetados na mesma localização do filme, ficando sem nitidez, o que prejudica a aquisição de dados na realização da hipótese diagnóstica e laudos radiográficos, principalmente nas doenças de tecido ósseo. o que impossibilita a visualização total da alteração, assim como a sua delimitação espacial. A tomografia linear resulta em uma imagem que inclui artefato linear alongado. Esses artefatos podem confundir um observador destreinado e criar uma impressão de osteófitos e cistos ou alterações pseudocísticas. Artefatos lineares alongados originam-se do processo pós-articular e é mais aparente quando a boca está fechada; o seu efeito pode ser minimizado fazendo exposição com a boca aberta, a qual move a cabeça da mandíbula para fora da fossa articular. Alterações ósseas como remodelagem e artroses são outras entidades que podem ser diagnosticadas com a tomografia da ATM. A remodelagem é uma mudança na forma e no tamanho dos componentes ósseos articulares sem destruição ou degeneração dos tecidos moles que se situam sobre estes. Já nas artroses, há deterioração dos tecidos moles articulares, expondo as estruturas ósseas que se encontram abaixo destes.

A tomografia linear promove a imagem de finas secções múltiplas da região de interesse eliminando a superposição de estruturas como nas tomadas radiográficas em filmes planos. A sua qualidade é modificada de acordo com a angulação e complexidade de movimentos (circular, espiral, hipocicloidal). A possibilidade de se individualizar o posicionamento minimiza as distorções, para isso, deixa-se o longo eixo da cabeça da mandíbula em uma relação paralela à superfície do filme. Essa correção é obtida após a determinação da angulação por uma tomada submento-vértice.

Em geral, exames radiográficos convencionais apenas demonstram uma deformidade articular quando esta se apresenta com perda total do espaço articular e nas anormalidades ósseas adjacentes à articulação, não revelando a sua natureza e a extensão real, particularmente nas extensões mediais e laterais, assim como a relação destes processos patológicos com as estruturas vitais da região. Distorções das imagens são típicas nas técnicas lineares convencionais (transfacial, transcraniana lateral, oblíqua lateral e radiografia panorâmica), principalmente nas radiografias panorâmicas para a avaliação da ATM.

A tomografia computadorizada (TC), apesar de não ser considerada a imagem de escolha para alterações no disco articular, trouxe contribuição fundamental na realização de diagnósticos diferenciais para a ATM, principalmente na avaliação de estruturas ósseas. A TC gera boa descrição das estruturas ósseas da ATM e são valiosas, em particular nos casos de doenças ósseas, fraturas faciais e alterações pós-operatórias e é apropriada para o diagnóstico de anormalidades ósseas incluindo fraturas, deslocamentos, artrites, anquilose e neoplasias; além de prover informações sobre a integridade da fossa articular e erosões, perfurações, doenças potenciais em tecido contíguos e calcificações. Marques & Moraes (2006) realizaram um estudo com o propósito de verificar a prevalência de alterações da ATM por meio de tomografia computadorizada. Foram analisados para este objetivo exames de 132 pacientes de diversos serviços especializados em diagnóstico por imagem da cidade do Rio de Janeiro, RJ. Elaborou-se uma análise de proporções dos itens tabulados, onde se encontrou um terço (33,3%) dos exames apresentando aspecto de normalidade da ATM. Os dois terços restantes apresentaram algum tipo de alteração, destacando-se com o maior percentual a hiperexcursão bilateral (14,9%), seguida da hiperexcursão unilateral (8,0%) (Tabela 1).

São exames superiores aos métodos convencionais de imagem para a ATM, pois superam o borramento destes e podemos realizar uma visualização tridimensional adequada e apurada de todos os detalhes ósseos sem a limitação das sobreposições. O tamanho e formato real das estruturas anatômicas também podem ser analisados. Determinadas alterações osteolíticas que podem ocorrer na ATM são de difícil visualização em radiografias convencionais, como é o caso das erosões em cabeça da mandíbula, necessitando-se de exames mais sensíveis como a TC.

A TC também permite a manipulação das imagens, realizadas por meio de programas específicos e de uma estação de trabalho independente, que permite aos profissionais expandir a interpretação na área de interesse, assim como a realização de movimentos como aproximação e rotação. As reconstruções sagitais e coronais são eficientes na determinação de alterações relacionadas ao posicionamento e à forma da cabeça da mandíbula, não identificadas nos cortes axiais. Os planos coronal e sagital são requeridos para a avaliação das superfícies articulares. As imagens no

Tabela 1 – Distribuição de ocorrências das alterações da ATM por meio de tomografia computadorizada

Alteração	Quantidade	%
Aplainamento unilateral da cabeça da mandíbula	11	6,3
Aplainamento bilateral da cabeça da mandíbula	9	5,1
Deslocamento unilateral da cabeça da mandíbula para posterior	12	6,9
Deslocamento bilateral da cabeça da mandíbula para posterior	3	1,7
Deslocamento unilateral da cabeça da mandíbula para anterior	5	2,9
Deslocamento bilateral da cabeça da mandíbula para anterior	2	1,2
Hiperexcursão unilateral	14	8,0
Hiperexcursão bilateral	26	14,9
Redução unilateral da excursão articular	5	2,9
Redução bilateral da excursão articular	6	3,5
Osteófito unilateral	9	5,1
Erosão bilateral da cabeça da mandíbula	4	2,4
Cisto subcortical	2	1,2
Pneumatização da eminência articular do temporal (PEAT)	8	4,6
Normalidade	58	33,3

plano coronal provêm informações sobre os polos medial e lateral da cabeça da mandíbula, que não são adequadamente observados nos planos sagitais e axiais. Imagens sagitais são preferíveis às axiais e coronais para a visualização da relação da cabeça da mandíbula com a fossa articular e aferir opiniões sobre o disco. As imagens coronal e sagital são igualmente boas para avaliar a integridade do assoalho da fossa articular, sobretudo em pacientes que recebem implantes aloplásticos da articulação. A análise de uma grande diversidade de cortes obtidos pela técnica de RMP permite o uso de técnicas menos invasivas no tratamento das alterações patológicas, e não há a necessidade de expor o paciente a aquisições diretas em todos esses planos. Além disso, a TC permite também a reconstrução em 3D que pode ser utilizada em associação com outras modalidades de imagem para clínicos e cirurgiões em benefício do diagnóstico e da realização de um plano de tratamento adequado, sendo que na avaliação das estruturas não ósseas da ATM, as TC não provêm informações sobre a dinâmica ou função da ATM, sendo comum a sua associação com a ressonância magnética. A desarticulação mandibular assistida pelo computador, obtida nas imagens da ATM em 3D com o auxílio de programas de manipulação de imagem, permite uma visão em separado da maxila favorecendo as mensurações, delimitações de contorno e análises das possíveis doenças presentes.

O advento da TC pela técnica *multislice* 64 canais permite cortes com até 0,5 mm de espessura, com incrementos da mesa e intervalo de reconstruções de até 0,25 mm em apenas 0,4 segundo. Espessuras de corte menores aumentam a capacidade de detecção das possíveis alterações patológicas e traumáticas, assim como a proximidade com os tecidos adjacentes. Em trabalho de Cara et al. (2007), foram detectados erosões em cabeça de mandíbula com a TC *multislice* com espessura de 0,5 mm por 0,3 mm que não foram detectadas com TC *singleslice* de 1,0 mm por 1,0 mm. Todas estas vantagens tornam a TC *multislice* um exame de extrema utilidade para o estudo da ATM devido principalmente à pequena dimensão da articulação, permitindo a obtenção de imagens com reprodução anatômica mais fidedigna. Além disso, permite uma reconstrução multiplanar refinada (RMP), com consequente diminuição do tempo total do exame e da exposição à radiação. Utilizou-se muito a aquisição sagital direta em TC, para exames de ATM, porém a técnica *multislice* permite reconstruções que rivalizam em qualidade com as aquisições diretas, deixando-as em desuso pela dificuldade de posicionamento do paciente. Técnicas de volume em 3D associadas à aquisição *multislice* com cortes com 0,5 mm de espessura, com intervalos de reconstrução de 0,25 mm, permitem alta resolução das imagens, promovendo o aprimoramento no diagnóstico final de algumas doenças ósseas da ATM. Nos últimos anos, foi introduzida no mercado uma nova tecnologia de tomografia computadorizada conhecida como TC por feixe cônico (TCFC), que utiliza para a aquisição das imagens uma única exposição de raios X por feixe cônico ao invés de cortes axiais. Este tomógrafo é mais acurado, requer menos dose de exposição e custo para o paciente que a TC em espiral, além de capturar imagens da maxila e mandíbula em uma única rotação da fonte de raios X (Winter et al., 2005). Tsiklakis et al. (2004) consideram a TCFC a técnica de escolha para investigar alterações ósseas da ATM.

Ressonância magnética (RM)

A ressonância magnética é uma técnica não invasiva que promove a formação da imagem a partir de um campo magnético e pulso de radiofrequência em vez da radiação ionizante. Sua indicação para o exame da ATM inclui a visualização das partes moles como, por exemplo, do disco com boca aberta e fechada. Dispõe também de informações sobre contorno do osso e da cortical, anormalidades da medula do osso e da cabeça da mandíbula, anormalidades dos músculos e tecidos moles adjacentes, incluindo também a presença ou não de tecidos moles, fibroses e efusão da articulação. Tal exame é citado em uma publicação recente como tendo alcançado 95% de eficiência na determinação do posicionamento do disco; apesar disso, a qualidade desse diagnóstico está muito relacionada à experiência dos técnicos e radiologistas que interpretam o referido exame. Em uma articulação normal, o contorno da cabeça da mandíbula, tubérculo articular e fossa mandibular têm uma aparência uniforme. Um aplainamento mínimo da cabeça da mandíbula e da eminência articular pode ser visto, mas este está dentro dos limites normais. Deve haver uma camada de osso margeando os componentes ósseos da articulação. O osso cortical é identificado como preto, por ele não ter um forte sinal na imagem por ressonância magnética.

A banda posterior do disco é caracteristicamente localizada superior à cabeça da mandíbula e na fossa articular. A segunda marca para a posição normal do disco é a relação entre o polo anterior da cabeça

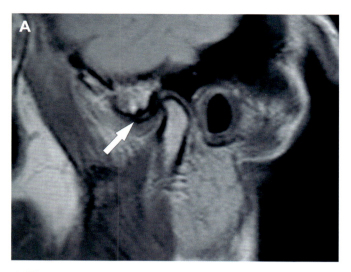 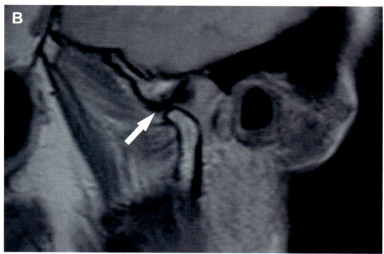

Figura 1 – Imagem por ressonância magnética da ATM (densidade de próton), plano sagital. **(A)** Boca fechada – disco articular ligeiramente anteriorizado em relação à cabeça da mandíbula (seta). **(B)** Boca aberta – disco articular reduzindo (seta), com discreta hipoexcursão da cabeça da manbíbula. (Imagens gentilmente cedidas pelo Dr. Marcelo Aguiar, professor da ABO, Petrópolis, RJ.)

da mandíbula e a zona fina central do disco inferiormente. Essas duas superfícies devem fechar-se juntas (Figs. 1A e B). A separação do polo anterior da cabeça da mandíbula e a zona fina central do disco de mais de alguns milímetros são uma indicação de deslocamento. Posteriormente, o disco une-se à zona bilaminar. Os músculos pterigóideos laterais são frequentemente vistos nas IRM unindo-se à cabeça da mandíbula e, algumas vezes, ao disco anteriormente. O disco tem sinal relativamente baixo, e a zona bilaminar tem um sinal mais alto que o disco por si só, por causa da maior composição de água. A IRM pode distinguir o disco da zona bilaminar. Na abertura, a cabeça da mandíbula move-se para anterior e fica abaixo do tubérculo articular. A zona fina central do disco articula com a parte posterior da cabeça da mandíbula. Imagens coronais mostram o disco como uma fina banda de sinal baixo entre a cabeça da mandíbula e a fossa articular (Figs. 2A e B e 3A e B). Não deve haver extensão do disco inferior até os polos medial e lateral da cabeça da mandíbula (a secção coronal é a melhor opção para avaliar deslocamento de disco mediolateral – Figs. 4A e B).

Por provocar a formação de um grande campo magnético, é contraindicada em pacientes portadores de marca-passos, clipes vasculares e partículas metálicas nos olhos ou outras partes vitais. Outras contraindicações incluem pacientes obesos, afetados por claustrofobia ou com incapacidade de permanecer imóvel no tempo suficiente para a conclusão do exame.

Ultrassonografia

Os exames para ATM por meio de ultrassom vem sendo objeto de estudo para alguns pesquisadores, porém apesar de apresentar baixo custo e não utilizar radiação ionizante, requer muita experiência do radiologista, além de ser um exame pouco específico.

Doenças da ATM

O grupo das alterações ósseas da ATM é normalmente dividido com base no tipo de alteração óssea, em lesões que causam achatamento, deposições ósseas anormais e erosões.

- Artrite
- Osteoartrite
- Anquilose
- Osteófito
- Cistos: relativamente comuns na mandíbula e podem envolver a cabeça da mandíbula ou o processo coronoide

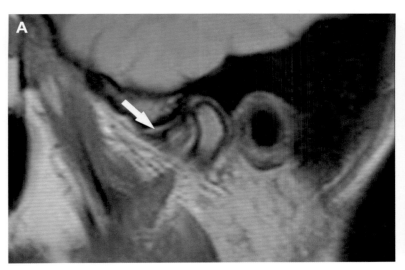 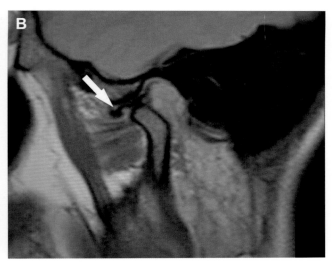

▲ **Figura 2** – Imagem por ressonância magnética da ATM (densidade de próton), plano sagital. **(A)** Boca fechada – disco articular anteriorizado em relação à cabeça da mandíbula (seta). **(B)** Boca aberta – deslocamento do disco articular sem redução e com alteração morfológica severa (seta). (Imagens gentilmente cedidas pelo Dr. Marcelo Aguiar, prof. da ABO, Petrópolis, RJ.)

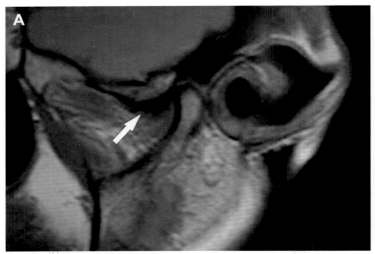 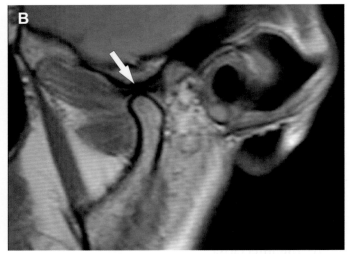

▲ **Figura 3** – Imagem por ressonância magnética da ATM (densidade de próton), plano sagital. **(A)** Boca fechada – deslocamento de disco articular para anterior (seta). **(B)** Boca aberta – redução de disco com excursão normal da cabeça da mandíbula (seta). (Imagens gentilmente cedidas pelo Dr. Marcelo Aguiar, Marcelo Aguiar, prof. da ABO, Petrópolis, RJ.)

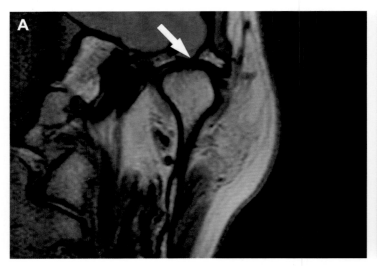 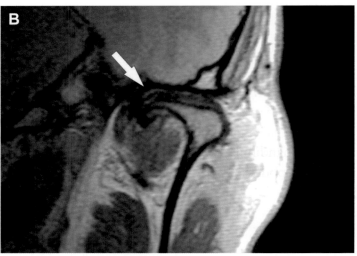

▲ **Figura 4** – Imagem por ressonância magnética da ATM (densidade de próton), plano coronal. **(A)** Disco articular posicionado superiormente à cabeça da mandíbula, com aspecto de normalidade (seta). **(B)** Disco articular deslocado para medial em relação à cabeça da mandíbula (seta), com alteração morfológica desta. (Imagens gentilmente cedidas pelo Dr. Marcelo Aguiar, prof. da ABO, Petrópolis, RJ.)

- Tumores (muito raros, podem ser benignos ou malignos, a maioria origina-se nas superfícies articulares: condroma, osteoma, sarcoma, hemangioma, podem ocorrer metástases, sobretudo de tumores renais e de mama).
- Malformações e distúrbios de crescimento associados a disostoses mandibulocraniana e mandibulofacial e em diversas síndromes.
- Discopatias: hiperextensão, traumatismo, interferências oclusais, desequilíbrio muscular, displasia de componentes articulares, fatores psicogênicos.

Doenças de ATM avaliadas no diagnóstico por imagem

Comuns

- Doenças degenerativas
- Artrite reumatoide
- Desarticulação interna

Raras

- Doenças associadas
- Paget e displasia fibrosa
- Espondilite anquilosante
- Gota
- Iatrogenia (esteroides)
- Artrite reumatoide juvenil
- Artrite infecciosa
- Corpos livres
- Neoplasia (osteocondroma)
- Osteocondrite dissecante, sinovite pigmentada vinodular, artrite psoriática

Artrite

A efusão articular pode aumentar o espaço entre a cabeça da mandíbula e a fossa articular do lado afetado (observável na TC), causando o desvio da linha média da mandíbula, do lado não afetado. A cabeça da mandíbula pode estar achatada, a sua superfície e fossa podem estar irregulares, podendo haver remodelagem com deslocamento para anterior. Pode ser causada por infecção bacteriana hematogênica ou contígua devido à otite média ou osteomielite mandibular, ou pode ter uma causa traumática (Figs. 5A-F). A doença reumática do sistema esquelético leva ao envolvimento da ATM em 5 a 86% dos casos.

Osteoartrite

Também chamada *artrite degenerativa*, é comum e está associada a um componente inflamatório, e frequente a deslocamento de disco. Pode haver aplainamento da cabeça da mandíbula, irregularidades nas superfícies ósseas como osteófitos, exostoses e erosões; irregularidades da fossa articular (Figs. 6A-F), particularmente quando há contato osso/osso por rasgo no disco ou tecidos retrodiscais; estreitamento ou obliteração dos espaços articulares, nivelamento da superfície articular, osteoesclerose, osteólise do osso abaixo da cartilagem, cistos subcondrais (Figs. 7A-C), ossificação dentro da membrana sinovial (Figs. 8A e B).

Osteoartrose

Na TC, podem ser observados achatamentos e irregularidades das superfícies articulares, osteófitos e erosões (erosões da superfície articular com exposição de osso medular) (Figs. 9A-F).

Osteocondrite dissecante

Corpo estranho no espaço articular associado a um defeito na cabeça da mandíbula.

Artropatia cálcio-fosfato – pseudogota

Calcificações súbitas do disco e espaço articulares chamadas *calcificações intra-articulares*, que podem se apresentar como massas calcificadas em casos avançados. Pode haver erosões em base de crânio e cabeça da mandíbula, muitas vezes pode apresentar uma aparência agressiva de destruição óssea assemelhando-se a lesões malignas, tornando-se o osteossarcoma um de seus diagnósticos diferenciais.

Condromatose sinovial

É uma artropatia benigna rara em que aparecem múltiplas pequenas pérolas na cartilagem e no espaço articular. Pode haver irregularidade do espaço articular e da cabeça da mandíbula e alargamento do espaço articular.

Sinovite pigmentada vinodular

Massa grande, centralizada na ATM, podendo estender-se além desta. Aparece hiperdensa na TC.

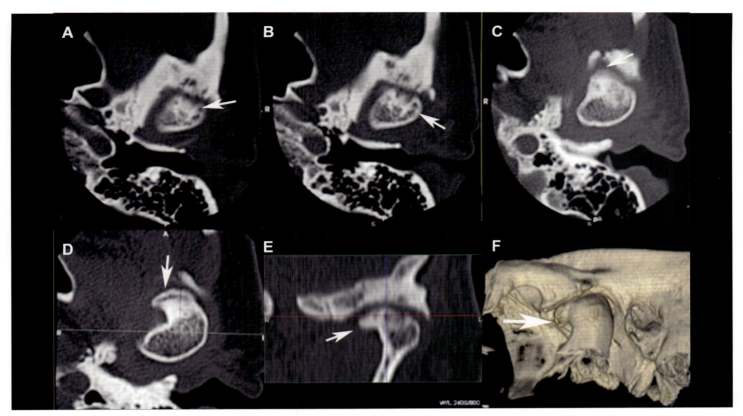

▲ **Figura 5** – Imagens de TC helicoidal de um caso de artrite reumatoide envolvendo a ATM do lado esquerdo. (**A e B**) Imagens em zoom de cortes axiais, em diferentes alturas, em que se observam diversos cistos subcondrais (setas). (**C e D**) Cortes axiais em diferentes alturas em que se observam osteófitos (setas) e alteração da morfologia da cabeça da mandíbula. (**E**) Reconstrução coronal demonstrando cisto subcondral na porção central da cabeça da mandíbula e osteófito (seta), no polo medial (**F**), reconstrução em 3D (a seta aponta o osteófito).

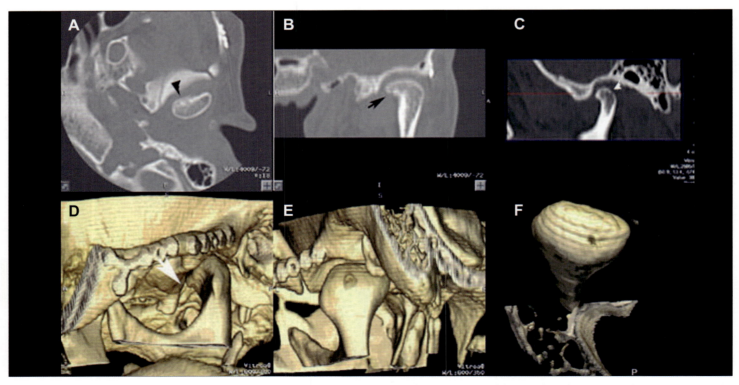

▲ **Figura 6** – TC helicoidal de ATM mostrando caso de artrite na cabeça da mandíbula, do lado esquerdo, como sequela de traumatismo. (**A**) Corte axial mostrando osteófito na parede anterior da cabeça da mandíbula, do lado esquerdo (seta). (**B**) Imagem coronal de osteófito no polo medial (seta). (**C**) Reconstrução sagital mostrando erosão na parede posterior da cabeça da mandíbula (seta). (**D**) 3D-TC em que se observa neoformação óssea evidenciada na imagem A – corte axial (seta). (**E e F**) 3D-TC mostrando erosão da parede posterior da cabeça da mandíbula.

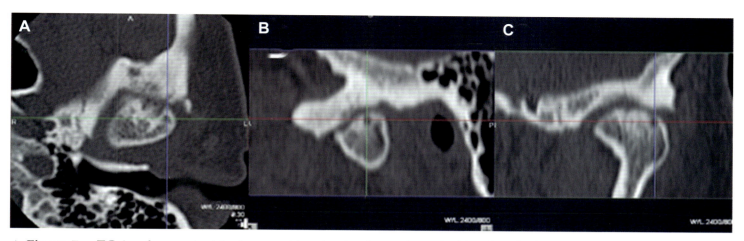

▲ **Figura 7 –** TC, janela para tecido ósseo evidenciando cisto subcondral localizado laterossuperoposteriormente, na cabeça da mandíbula, do lado esquerdo, com o uso de ferramenta-guia. **(A)** Corte axial. **(B)** Reconstrução sagital. **(C)** Reconstrução coronal.

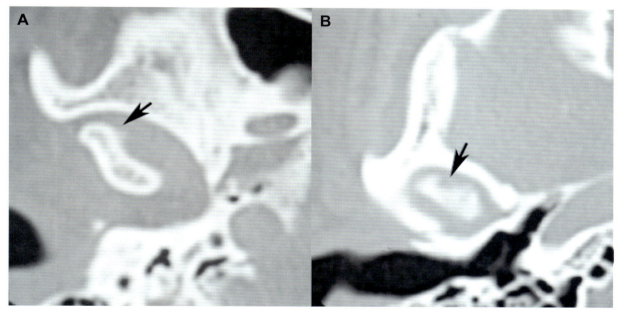

▲ **Figura 8 –** TC em cortes axiais de ATM, do lado direito, janela para tecido ósseo. **(A)** Imagem hiperdensa caracterizando osteófito na cortical da parede anterior da cabeça da mandíbula (seta). **(B)** Imagem hipodensa demonstrando erosão na parede anterior da cabeça da mandíbula (seta).

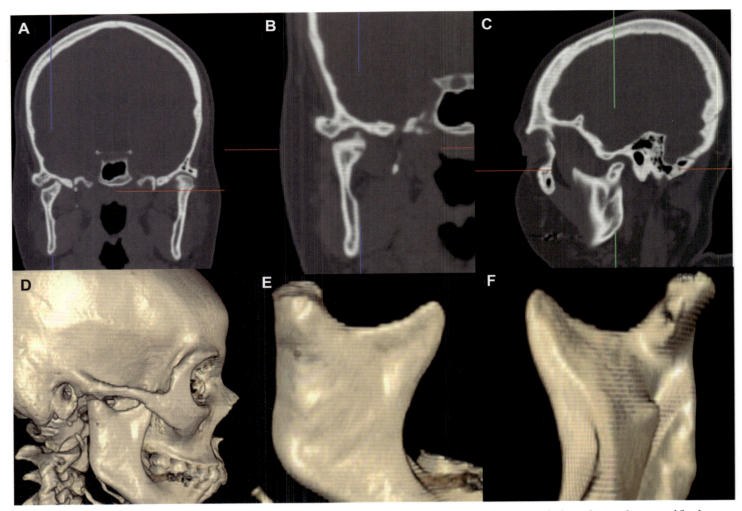

▲ **Figura 9** – TC helicoidal, janela para tecido ósseo, de caso de osteoartrose bilateral da cabeça da mandíbula, em decorrência de traumatismo. **(A)** Reconstrução coronal mostrando aplainamento e osteófito do lado direito. **(B)** *Zoom* da imagem de reconstrução coronal da figura A. **(C)** Reconstrução sagital em que se observa o aplainamento da cabeça da mandíbula. **(D)** 3D-TC. **(E e F)** 3D-TC com segmentação da cabeça da mandíbula, do lado direito, demonstrando o aplainamento.

Anquilose

A anquilose da ATM é uma condição rara e constitui, ainda hoje, uma doença difícil de ser tratada. Sua etiopatogenia é associada a fraturas da cabeça da mandíbula, artrites avançadas, infecções e traumatismos, caracterizando-se por alterações na aderência do tecido fibroso com o ajuste ósseo da cabeça da mandíbula, fossa articular, arco zigomático e, em alguns casos, do processo coronoide da mandíbula, promovendo calcificação destas estruturas com perda da abertura bucal e mobilidade mandibular. São observadas deformidades da cavidade articular e neoformação de tecido ósseo, discreta ou severa; assim, notam-se imagens hiperdensas com perda de reparos anatômicos e diminuição ou ausência do espaço articular. É comum que em radiografias convencionais, devido à sobreposição de estruturas, o espaço articular não seja visível. O mesmo ocorre em TC com protocolo de aquisição mais espessos como 1 x 1 mm ou mais, e nas reconstruções em 3D. Nas imagens em 2D obtidas em TC com protocolo de 0,5 mm de espessura de corte por 0,3 mm de inervalo de reconstrução, o espaço articular, embora reduzido, pode ser visualizado, o que pode ser fundamental em uma análise pré-operatória (Figs. 10A-F e 11A-E).

Deslocamento de disco

O deslocamento de disco pode ocorrer quando há hiperextensão da ATM (excursão excessiva da mandí-

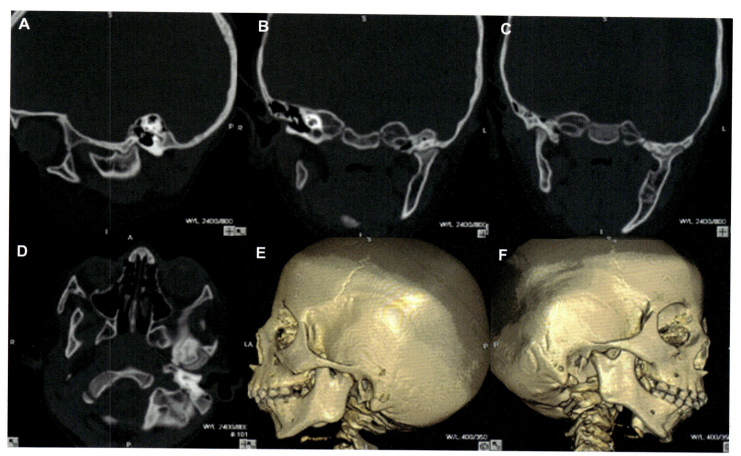

▲ **Figura 10** – TC helicoidal com janela para tecido ósseo, de um caso de anquilose bilateral de ATM. **(A)** Reconstrução sagital em que se observam diminuição acentuada do espaço articular e aumento de volume das estruturas anatômicas do lado esquerdo. **(B** e **C)** Reconstruções coronais. **(D)** Corte axial. **(E** e **F)** 3D-TC.

bula devido, p. ex., a bocejo, intubação endotraqueal na anestesia geral ou ampla abertura de boca durante procedimentos odontológicos), que causam distensão excessiva das estruturas ligamentosas vinculadas. A técnica de escolha para observar alterações de disco, por ser tecido mole, é indiscutivelmente a ressonância magnética, como já citado, porém, na impossibilidade de realização deste exame por contraindicação absoluta do paciente ou na impossibilidade de realização do exame, informações sobre o disco podem ser inferidas com imagens de TC. Okeson (1992) afirma que a principal vantagem da TC é produzir imagens tanto dos tecidos duros quanto dos moles e que a relação disco/cabeça da mandíbula pode ser inferida sem ser atrapalhada pelas relações anatômicas existentes e sem que haja traumatismo nos tecidos do paciente durante o exame (apenas em casos especiais, já que a técnica de escolha para disco é a ressonância magnética) (Figs. 12A e B).

O disco, em posição normal, fica superior à cabeça da mandíbula, o que é relativamente difícil de visualizar, ou seja, a incapacidade de observação do disco anterior a esta e inferior à eminência articular tem sido considerada sugestiva de disco em posição normal. Quando o disco está deslocado para anterior, aparece na TC como uma pequena massa hiperdensa anterior à cabeça e inferior à eminência. O disco deslocado distorce a gordura que se situa entre as bandas do músculo pterigóideo lateral, dessa maneira pode haver hipodensidade na imagem dos músculos. Porém, a inferência da posição do disco na TC pode gerar diagnósticos falso-negativos, pois a TC não é considerada um exame de escolha para a análise do disco articular.

Quando a suspeita é de deslocamento do disco com redução em um paciente sem sintomatologia e sinais clínicos além de estalido durante a abertura e o fechamento da boca, e sem interesse em tratamento, os exames por imagem não são recomendados.

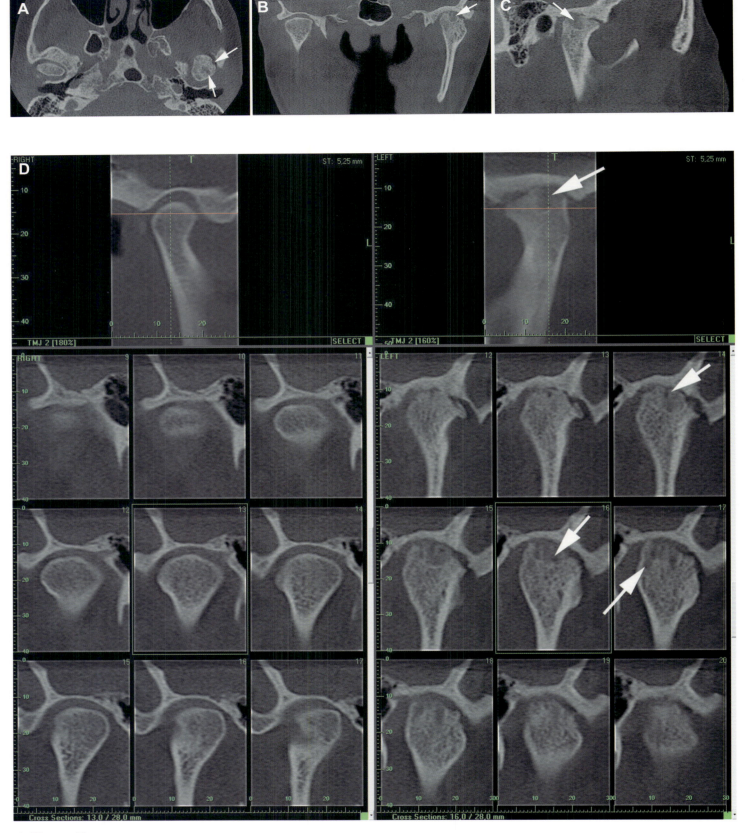
▲ Figura 11

Continua.

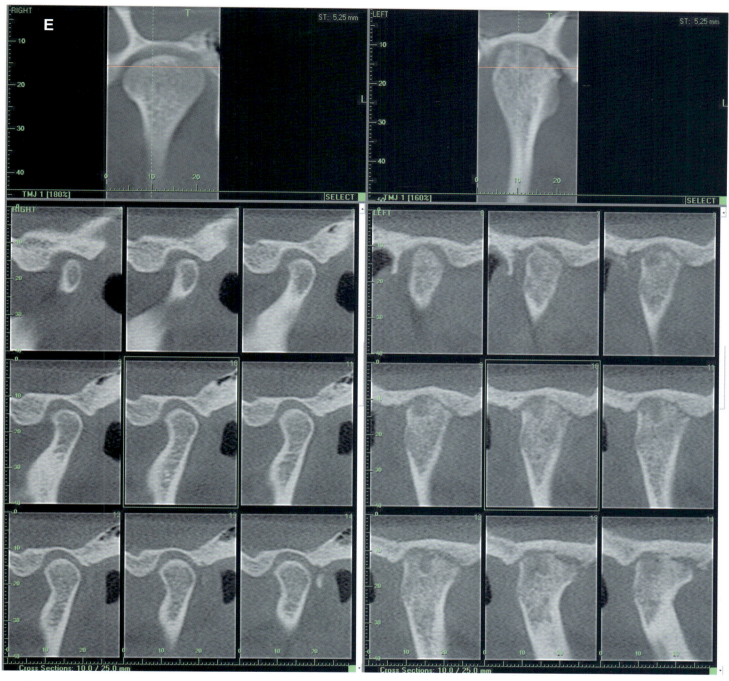

▲ **Figura 11** – *Continuação.* Imagem de TCFC de ATM axial **(A)**, coronal **(B)**, sagital, do lado esquerdo **(C)**, série de imagens coronais dos lados direito e esquerdo com guia sagital na porção superior da imagem **(D)** e série de imagens sagitais dos lados direito e esquerdo com guia coronal na porção superior da imagem **(E)**. Observa-se aspecto irregular, com um aumento considerável da cortical da cabeça da mandíbula esquerda com trabeculado heterogêneo compatível com aspecto degenerativo da cabeça da mandíbula e hiperplasia condilar, diminuição acentuada do espaço articular compatível com possível quadro de anquilose. Imagem hipodensa na porção superior da cabeça da mandíbula característica de degeneração severa. Pseudocistos situados na vertente posterior e medial (setas). Imagem hiperdensa compatível com osteófito na vertente anterior.

Traumatismo

A ATM é suscetível a injúrias, mesmo com sua posição protetora, o traumatismo pode causar suluxação, deslocamento ou fratura, sendo que grande parte destes levam à artrite (Figs. 13A e B e 14A e B).

Aplainamento

Muito comum e pode estar associado a diversas doenças como osteoartrite, osteoartrose, deslocamento de disco, etc. (Figs. 15A e B).

Massas císticas

Podem estar ou não com expansão volumétrica da ATM. As massas aparecem na TC como uma área de baixa densidade com um halo moderadamente atenuante. Os cistos ou pseudocistos subcondrais são imagens hipodensas que aparecem logo abaixo da cortical óssea nas vertentes das cabeças da mandíbula. Podem estar associados a doenças como a osteoartrite ou osteoartrose, por exemplo, ou ter etiologia desconhecida. Diversos autores apontam esses pseudocistos como precursores de quadros de erosão (diversos pseudocistos fragilizam a superfície articular e expõem o osso medular, mais suscetível ao desgaste) (Figs. 11A-E; Figs. 16A-D).

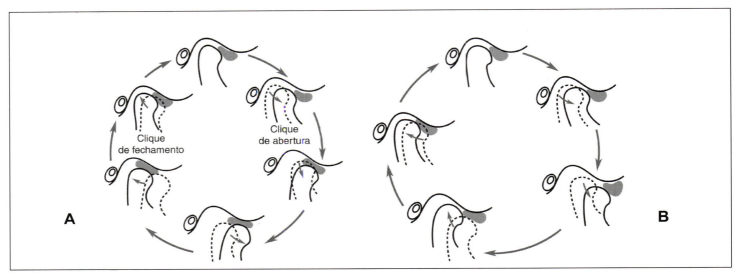

▲ **Figura 12** – Esquema diagramático de disfunção do disco articular. **(A)** Deslocamento de disco com redução. Esquema mostrando disco deslocado para anterior e redução com clique de abertura, e deslocamento novamente com clique de fechamento (clique recíproco). **(B)** Deslocamento de disco sem redução mostrando limitação da abertura de boca, pois o disco permanece deslocado para anterior à cabeça da mandíbula durante todo o movimento. (Adaptado da referência *Katzberg, R W.*)

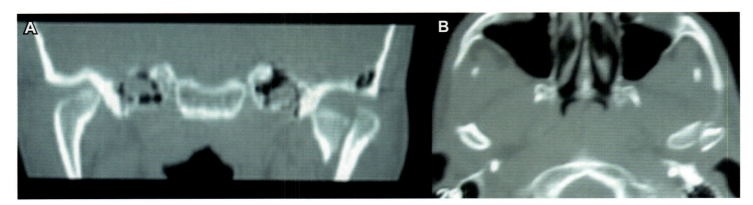

▲ **Figura 13** – TC helicoidal em janela para tecido ósseo demonstrando fratura intracapsular da cabeça da mandíbula, do lado esquerdo. **(A)** Imagem coronal. **(B)** Imagem axial. (Imagem gentilmente cedida pela Dra. Camila Eduarda Zambon, especialista em Cirurgia e Traumatologia Bucomaxilofacial pelo HCFMUSP.)

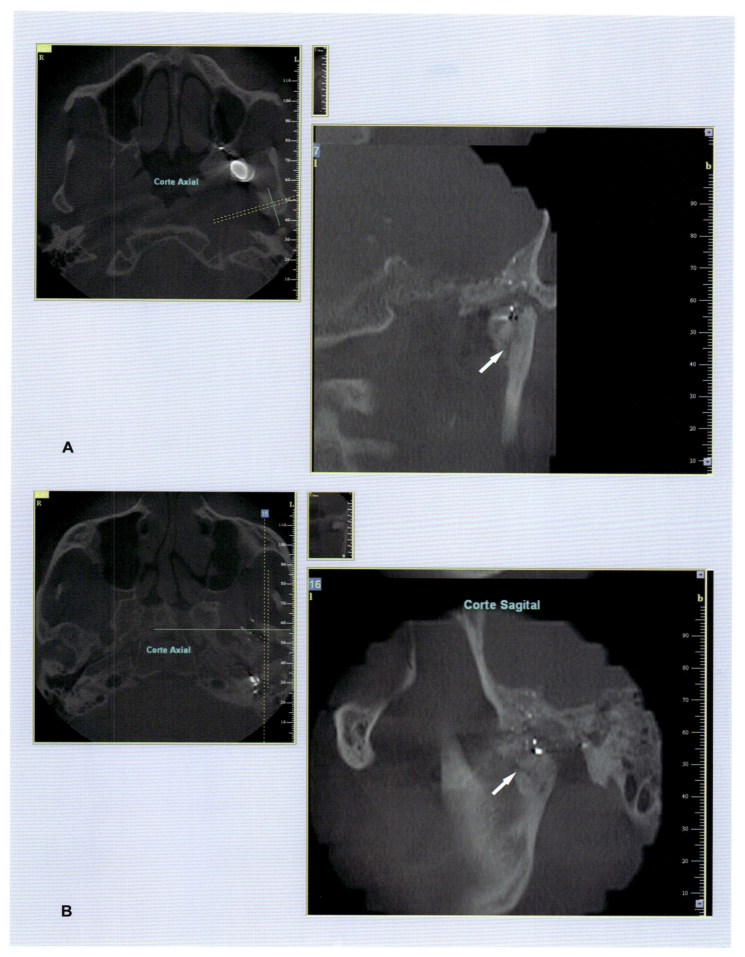

Figura 14 – TCFC de caso de ferimento por arma de fogo. **(A e B)** Imagens coronais da cabeça da mandíbula, do lado esquerdo, com fratura intracapsular (setas) e imagens hiperdensas (estilhaços), e as imagens axiais com ferramenta-guia demonstrando a posição do corte.

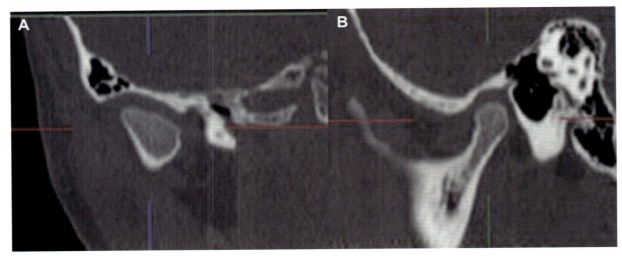

▲ **Figura 15** – TC, janela para tecido ósseo, demonstrando aplainamento da cabeça da mandíbula do lado direito. **(A)** Reconstrução coronal. **(B)** Reconstrução sagital.

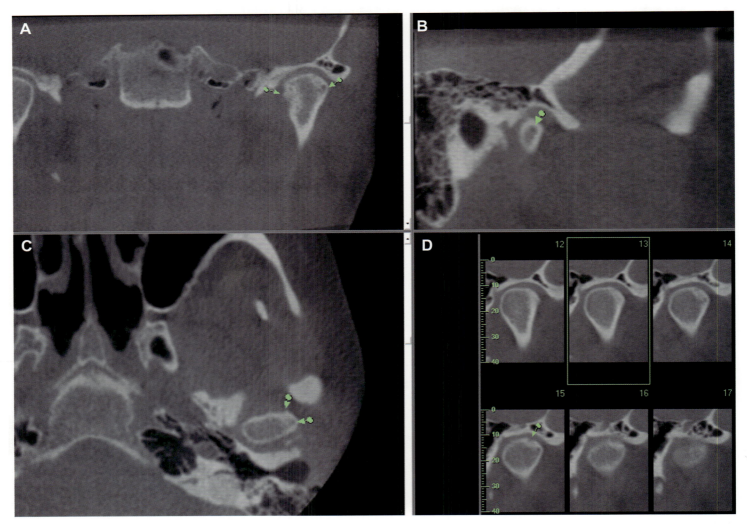

▲ **Figura 16** – Imagens de TCFC de ATM, reconstruções coronal **(A)**, axial **(B)**, sagital **(C)** e série de cortes coronais **(D)**, evidenciando a ATM esquerda. Observam-se imagens hipodensas, circulares, compatíveis com pseudocistos localizados nas vertentes lateral, medial e anterior da cabeça da mandíbula com erosão da cortical adjacente (setas em A, B e C). Imagem hiperdensa na cortical, característica de osteófito localizado no polo anterior da cabeça da mandíbula (D). Espaço articular e fossa mandibular preservados.

Alterações de desenvolvimento

Hiperplasia da cabeça da mandíbula

É o desenvolvimento desordenado da cabeça da mandíbula e colo mandibular. A sua etiologia ainda é desconhecida. Estudos têm demonstrado sinais de crescimento da cabeça da mandíbula contendo cartilagem hiperativa e hipertrófica, com aumento da zona fibrocartilaginosa; depósito de osso secundário também pode ser observado. Ocorre aumento irregular da cabeça da mandíbula e/ou alongamento do colo com diminuição da espessura da cortical óssea, e o trabeculado ósseo aparece heterogêneo. Também é comum que se observe aumento de volume das regiões adjacentes, como processo coronoide e eminência articular (Figs. 11A-D e 17A-D).

Nas hiperplasias condilares, as reconstruções multiplanares (RMP) e em terceira dimensão (3D-TC) são de extrema valia, pois permitem a obtenção de imagens nos mais diversos cortes e possibilitam a rotação da área estudada em qualquer direção espacial, facilitando a identificação clara e precisa da alteração presente e a comparação com a cabeça da mandíbula contralateral. Na maioria dos casos é unilateral, mas pode ser bilateral.

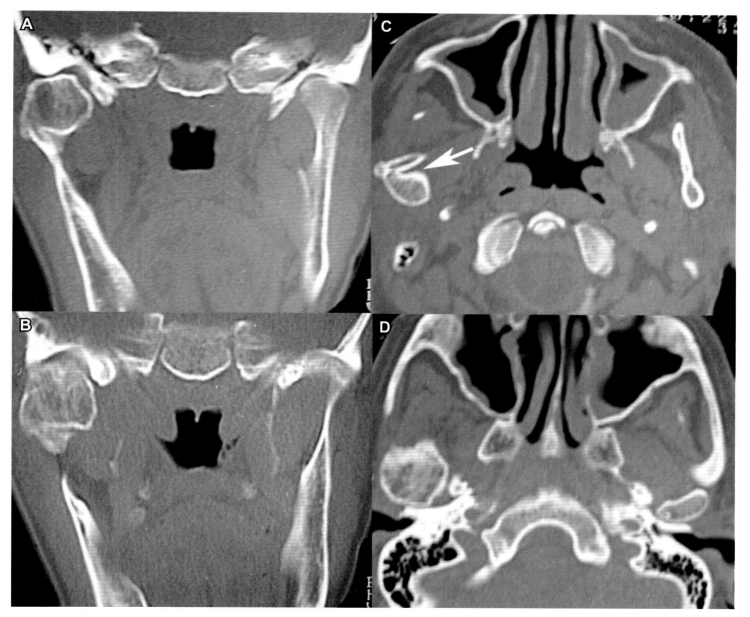

▲ **Figura 17** – TC, janela para tecido ósseo de um caso de hiperplasia condilar do lado direito. (A e B) Imagem coronal em diferentes regiões mostrando aumento de volume irregular da cabeça da mandíbula, trabeculado heterogêneo e redução da cortical óssea. (C) Corte axial mostrando bifurcação do polo medial (região anteromedial – seta). (D) Corte axial mostrando aumento de volume irregular da cabeça da mandíbula e trabeculado heterogêneo.

A doença de Paget óssea (osteíte deformante), em adultos, também condiciona a expansão da cabeça da mandíbula. A acromegalia está associada a aumento de deformidade da mandíbula. A doença de Recklinghausen está frequentemente associada a hipoplasia do processo coronoide e alongamento do processo condilar. A IRM e especialmente a TC são os principais esteios no diagnóstico diferencial de doença da ATM.

Causas comuns: hiperplasia verdadeira, tumores benignos (osteocondroma), influência de tumores neurais ou vasculares adjacentes, acromegalia, prognatismo.

Causas incomuns: artrite hipertrófica, tumores malignos (condrossarcoma), displasia fibrosa, doença de Paget óssea.

Hipoplasia da cabeça da mandíbula

Pode ser congênita ou adquirida e estar associada a síndromes, como a disostose mandibulofacial, síndrome de Goldenhar e microssomia hemifacial. Ocorre redução do tamanho da cabeça da mandíbula uni ou bilateral. Em casos mais severos, pode haver agenesia total da cabeça da mandíbula (aplasia da cabeça da mandíbula). Nos casos unilaterais, observa-se o desvio da linha média.

Causas comuns: traumatismo precoce, infecções infantis próximas da região da ATM (abscessos dentais ou de pele, otite média, etc.), displasia facial lateral, radioterapia na infância.

Causas incomuns: hipoplasia hemifacial, tumores benignos, tumores malignos destruindo o centro de crescimento ósseo, metástase maligna.

Hipoplasia da cabeça da mandíbula bilateral

Causas comuns: traumatismo, disostose mandibulofacial (Treacher-Collins), palato fendido, micrognatia, glossoptose (Pierre-Robin), artrite reumatoide juvenil (doença de Still).

Causas incomuns: dwarfismo congênito, mucopolissacaridose, radioterapia infantil, síndrome de Hutchinson-Gilford, oculomandibulodecefalia (síndrome de Hallerman-Streiff), agnatia ou micrognatia (Figs. 18 e 19A e B).

Osteocondroma

É um tipo de hiperplasia da cabeça da mandíbula e a segunda lesão neoplásica mais comum na cabeça da mandíbula, e aparece como aumento de tamanho e mineralização irregular da cabeça da mandíbula, sendo caracterizado por imagem mista: hiper e hipodensa (Figs. 20A-D).

Hiperplasia de coronoide

Rara anomalia de desenvolvimento que pode ser uni ou bilateral, em que ocorre crescimento nodular na ponta do processo coronoide. Pode ser resultado de um tumor verdadeiro, como osteocondroma ou osteossarcoma. Utiliza-se TC axial ou sagital de boca aberta e fechada e observa-se o tamanho do processo coronoide bilateralmente e se este está interferindo no arco zigomático no movimento de abertura. Uma excelente opção para observar o impedimento coronoide é a reconstrução em 3D (Figs. 21A-D).

Cabeça bífida da mandíbula

Condição rara em que se observa a separação da cabeça da mandíbula em duas porções, medial e lateral; normalmente é uma anomalia congênita ou causada por traumatismo durante o desenvolvimento. Melhor observado na imagem coronal (Figs. 22A-E).

Microssomia hemifacial

Pode-se observar a eminência articular plana e cabeça da mandíbula pequena, normalmente o mastoide é subdesenvolvido, sem aeração.

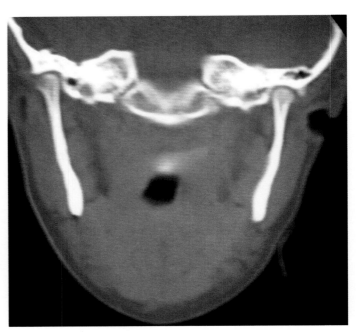

▲ **Figura 18** – Imagem de TC coronal, protocolo ósseo, de paciente com hipoplasia da cabeça da mandíbula bilateral, associada à síndrome de Treacher-Collins.

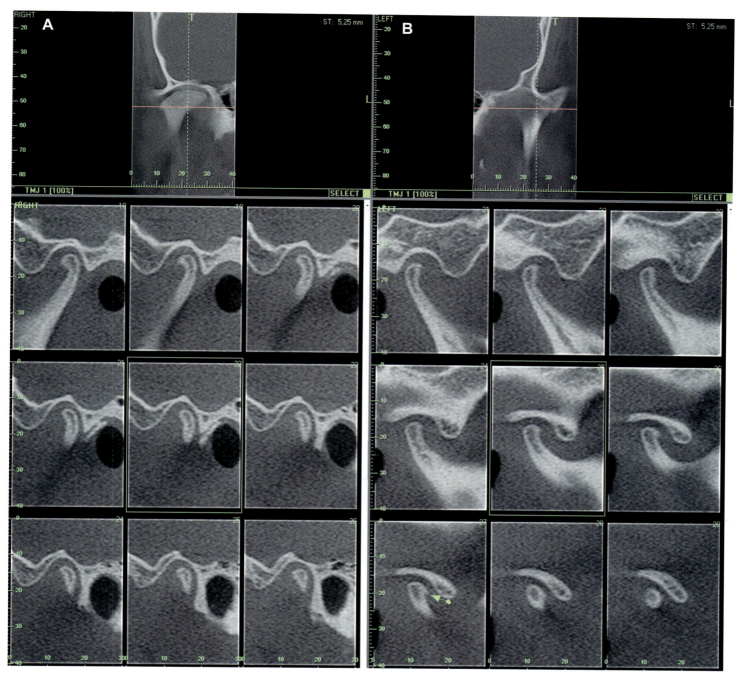

▲ **Figura 19** – Imagens sagitais por meio da TCFC, guia coronal na porção superior da imagem. Verifica-se dismorfologia de ambas as ATM, com hipoplasia bilateral da cabeça da mandíbula no sentido anteroposterior. **(A)** Lado direito e **(B)** lado esquerdo. Osteófito no polo anterior da ATM esquerda (seta).

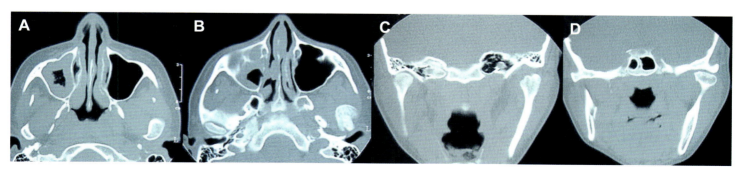

▲ **Figura 20** – Imagem de TC helicoidal da cabeça da mandíbula com presença de deformidade da cabeça da mandíbula, do lado esquerdo, irregularidade da superfície articular e aplainamento. A cortical mantém-se intacta. Diagnóstico histopatológico de osteocondroma. Na imagem também podem ser observadas obliteração do seio maxilar direito e hipertrofia bilateral dos cornetos nasais. **(A e B)** Cortes axiais. **(C e D)** Reconstrução coronal. (Imagens gentilmente cedidas pela Dra. Fernanda Yamamoto, pós-graduanda do Programa de Pós-graduação em Patologia Bucal da FOUSP.)

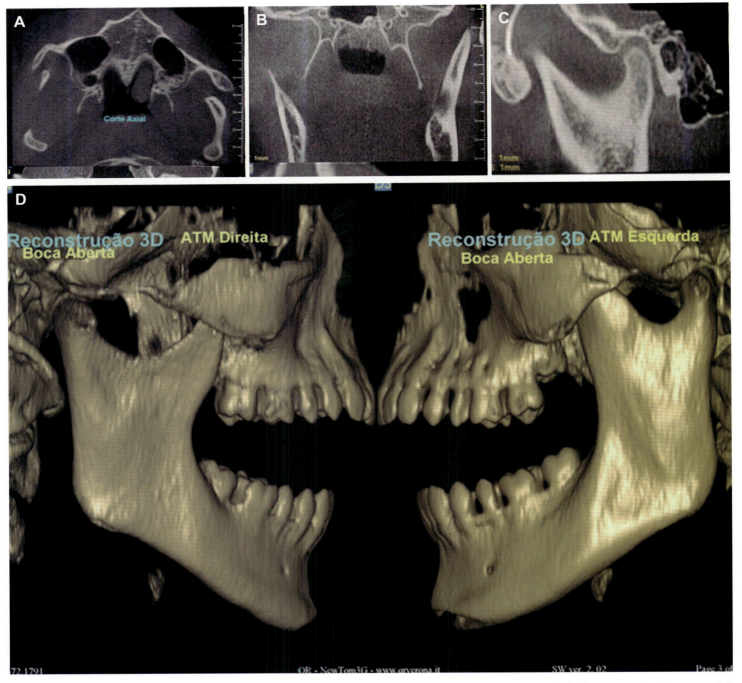

▲ **Figura 21** – TCFC demonstrando hiperplasia do processo coronoide e osso zigomático do lado esquerdo. Cortes axial (A), coronal (B) e sagital (C). (D) Reconstrução em 3D, boca aberta, evidenciando travamento do processo coronoide do lado esquerdo.

Osteófitos

São alterações frequentes, que ocorrem por depósito ósseo anormal, produzido em geral próximo das articulações, resultado da degeneração da cartilagem que protege o osso. Estas doenças, dificilmente notadas nas radiografias convencionais, estão localizadas nas reconstruções multiplanares e em 3D. Técnicas de segmentação de imagem permitem separar a área de interesse das demais estruturas, aprimorando ainda mais a visualização do osteófito, que se apresenta como imagens hiperdensas (prolongamentos da cortical óssea) de tamanho reduzido nas superfícies ósseas da cabeça da mandíbula ou da cavidade articular (Figs. 11A-E, 16A-E, 19A e B, 23 e 24A e B).

Tumores articulares

Os vários tecidos que constituem a ATM, como a membrana sinovial, a cápsula fibrosa, o disco

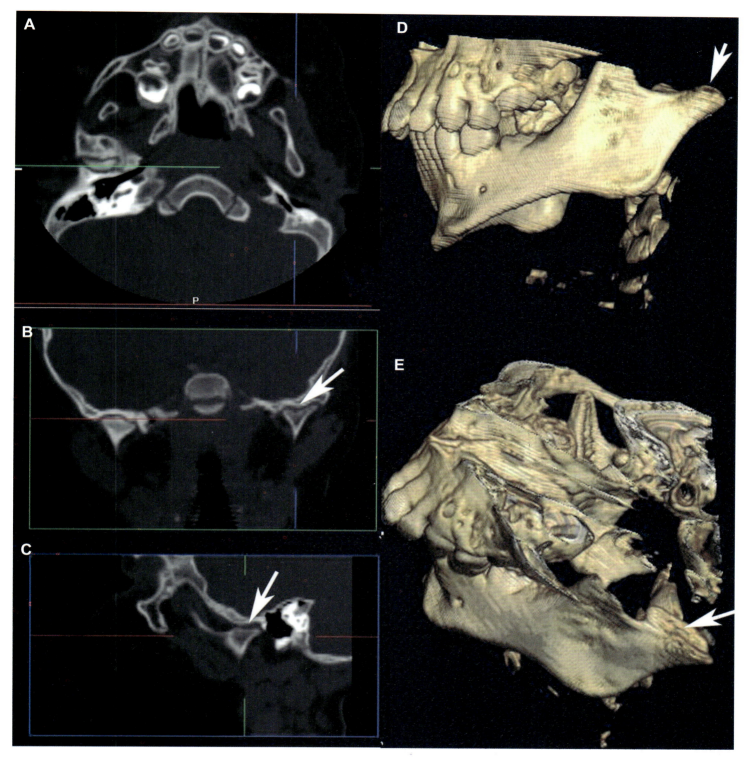

▲ **Figura 22** – Imagem de TC helicoidal *multislice* de caso de cabeça bífida da mandíbula do lado esquerdo. **(A)** TC, corte axial, utilização da ferramenta-guia que o relaciona com as imagens B e C. **(B)** Reconstrução coronal em que se observam achatamento e divisão da cabeça da mandíbula (seta). **(C)** Reconstrução sagital evidenciando aplainamento (seta). **(D e E)** Reconstruções 3D-TC. Aplainamento (setas).

articular e as cartilagens articulares, podem originar tumores benignos ou mesenquimais malignos. Devido à proximidade física contígua da cabeça da mandíbula, fossa articular, eminência articular, processo zigomático e lâmina timpânica, algum grau de destruição óssea está geralmente presente em casos precoces. A destruição óssea próximo à ATM é mais comumente causada por tumores malignos primários do canal auditivo externo, orelha média ou mucosa oral. A segunda causa mais comum é a metástase hematogênica, que produz áreas osteolíticas, regulares ou irregulares. Tumores benignos, malignos ou intermediários causam destruição óssea circunscrita, que pode ser cística ou loculada. Lesões intraósseas podem causar expansão do segmento ósseo afetado. O diagnóstico diferencial é auxiliado pela ausência de respostas periósteas e calcificações circunscritas na área do tumor. Tumores originados de tecidos de superfície articular tendem a provocar erosão nos ossos de ambos os lados do espaço articular, enquanto os tumores que se originam de ossos adjacentes tendem a destruir apenas o compartimento ósseo da articulação de um dos lados do espaço articular. Tumores de tecido mole, como carcinoma da mucosa oral, não obedecem a esta regra.

A TC com realce de contraste é também usada para avaliar massas tumorais primárias da ATM.

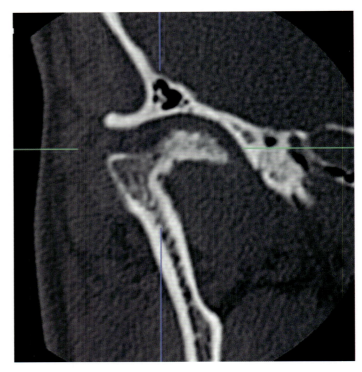

▲ **Figura 23** – Vista em zoom de TC em corte coronal, janela para tecido ósseo, evidenciando imagem hiperdensa (osteófito) na região medial da cabeça da mandíbula, do lado direito.

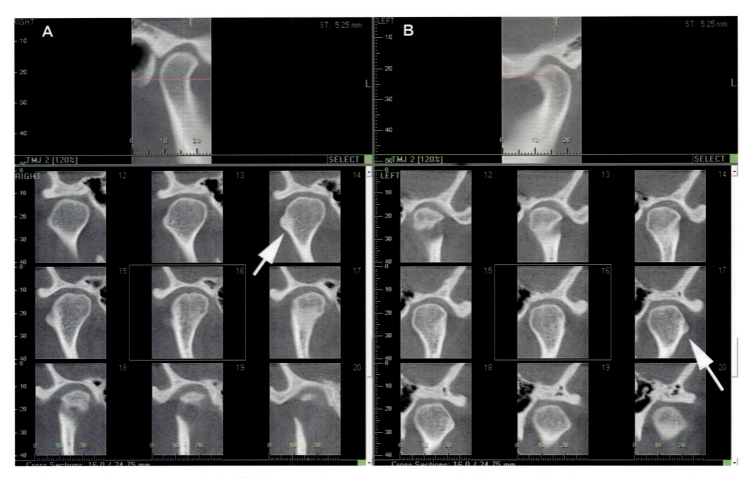

▲ **Figura 24** – Imagens coronais de TCFC, com guia na reconstrução sagital. Imagem hiperdensa nas vertentes laterais da cabeça da mandíbula direita (A) e esquerda (B), caracterizando a presença de osteófitos.

Resumo diagnóstico (Figs. 25A-I)

Radiolucidez na cabeça da mandíbula

Tumores benignos (p. ex.: mixoma), tumores primários malignos (sarcoma osteogênico; condrossarcoma; sarcoma sinovial; mieloma múltiplo; rabdomiossarcoma adjacente; carcinoma glandular adjacente; linfoma), tumores malignos metastáticos (hipernefroma; carcinomas do trato gastrointestinal baixo), cistos de Ely das doenças articulares degenerativas, artrite reumatoide, cabeça bífida da mandíbula, traumatismo prévio, sinovite vilonodular, granuloma central de células gigantes.

Aumento do espaço da ATM

Aumento anterior: variação da normalidade, desarranjo interno da ATM, posição da cabeça da mandíbula retraída por oclusão dental, mordida profunda, artrite reumatoide, ouvido médio ausente.

Diminuição do espaço articular

Artrite, deslocamento de disco de Gross, remoção prévia de disco, anquilose verdadeira (Figs. 11A-E).

Limitação de movimento

Variação do normal, reação de dor, desarranjo interno da articulação, anquilose verdadeira ou falsa, tecido cicatricial, esclerodermia (esclerose sistêmica), fratura do arco zigomático, hiperplasia de coronoide, malignidade da área articular, paralisia facial, torcicolo, miosite ossificante progressiva, fibrose submucosa, secundária à radioterapia.

Excursão excessiva da ATM

Variação da normalidade, frouxidão da cápsula articular, deslocamentos recorrentes, neuroses, síndrome de Ehlers-Danlos.

Referências

1. Akerman S, Kopp S, Rohlin M. Macroscopic and microscopic appearance of radiologic findings in temporomandibular joints from elderly individuals. An autopsy study. Int J Oral Maxillofac Surg, v. 17, p.58-63, 1988.
2. Alder ME, Deahl T, Matteson SR. Clinical usefulness of two-dimensional reformatted and three-dimensionally rendered computerized tomographic images: literature review and a survey of surgeons' opinions. J Oral Maxillofac Surg 1995;53(4):375-86.
3. Anchez-woodworth, R.E. et al. Radiographic assessment of temporomandibular joint pain and dysfunction in the pediatric age-group. J Dent Child, v.55, n.4, p.278-81, July/Aug. 1988.
4. Brooks SL et al. Prevalence of osseous changes in the temporomandibular joint of asymptomatic persons without internal derangement. Oral Surg Oral Med Oral Pathol, v.73, n.1, p.118-22, Jan. 1992.
5. Brooks SL et al. Imaging of the temporomandibular joint: a position paper of the American Academy of Oral and Maxillofacial Radiology. Oral Surg Oral Med Oral Pathol Oral Radiol Endod, v.83, n.5, p.609-18, May 1997.
6. Callender KI, Brooks SL. Usefulness of tomography in the evaluation of patients with temporomandibular disorders: a retrospective clinical study. Oral Surg Oral Med Oral Pathol Oral Radiol Endod, v.81, n.6, p.710-9, June 1996.
7. Cara ACB, Gaia BF, Perrella, Oliveira JXO, Lopes PML, Cavalcanti MGP. Validity of single and multislice CT for assessment of mandiblar condyle lesions. Dentomaxillofac Radiol 2007; 36: 24-7.

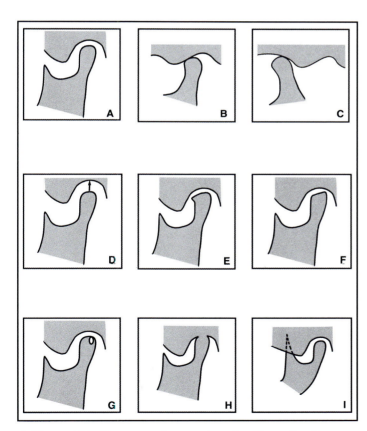

▲ **Figura 25** – Esquema demonstrando alterações ósseas e de posicionamento da ATM. **(A)** Aspecto de normalidade. **(B)** Projeção da cabeça da mandíbula. **(C)** Hiperexcursão da cabeça da mandíbula. **(D)** Aumento do espaço articular. **(E)** Osteófito na cabeça da mandíbula. **(F)** Aplainamento da cabeça da mandíbula. **(G)** Cisto subcondral na cabeça da mandíbula. **(H)** Anquilose. **(I)** Hiperplasia do processo coronoide.

8. Casanova MS, Tuji FM, Ortega AI, Yoo HJ, Haiter-Neto F. Computed tomography of the TMJ in diagnosis of ankylosis: two case reports Med Oral Patol Oral Cir Bucal 2006;11:E413-6.
9. Cavalcanti MGP, Lew D, Ishimaru T, Ruprecht A. MR imaging of the temporomandibular joint. A validation experiment in vitro. Acad Radiol 1999, 6:675-9.
10. Cavalcanti MG, Ruprecht A, Vannier MW. 3D volume rendering using multislice CT for dental implants. Dentomaxillofac Radiol 2002;31(4):218-23.
11. Cavalcanti MG. Tomografia computadorizada: reconstruções em 2D e em 3D. In: Freitas A, Rosa JE, Souza IF. Radiologia Odontológica. São Paulo: Artes Médicas; 2000. p. 681-726.
12. Christiansen EL, Thompson JR. Temporomandibular joint imaging. Saint Louis: Mosby, 1990. 240p.
13. Christiansen EL et al. Computed tomography of the normal temporomandibular joint. Scand J Dent Res, v.95, p.499-509, Feb. 1987.
14. Christiansen EL et al. Computed tomography of condylar and articular disk positions within the temporomandibular joint. Oral Surg, v.64, p. 757-67, Dec. 1987.
15. Costa e Silva APA, Antunes JLF, Cavalcanti MGP. Interpretation of mandibular condyle fractures using 2D- and 3D- computed tomography. Braz Dent J 2003;14(3): 203-8.
16. Dahlström L, Lindvall AM. Assessment of temporomandibular joint disease by panoramic radiography: reliability and validity in relation to tomography. Dentomaxillofac Radiol 1996;25(4):197-201.
17. DelBalso AM. Anatomy of the mandible, temporomandibular joint and dentition. Neuroimaging Clin N Am 1998;8(1):157-69.
18. Donlon WC, Moon KL. Comparison of magnetic resonance imaging, arthrotomography and clinical and surgical findings in temporomandibular joint internal derangements. Oral Surg Oral Med Oral Pathol, v.64, n.1, p.2-5, July 1987.
19. El-Hakim IE, Metwalli SA. Imaging of temporomandibular joint ankylosis. A new radiographic classification. Dentomaxilofac Radiol 2002;31(1):19-23.
20. Epstein JB, Caldwell J, Black G. The utility of panoramic imaging of the temporomandibular joint in patients with temporomandibular disorders. Oral Surg Oral Med Oral Pathol Oral Radiol Endod 2001;92(2):236-9.
21. Gaia BF, Cavalcanti MGP. Afecções ósseas da articulação temporomandibular : protocolos em tomografia computadorizada. Rev APCD 2005; 59(4): 297-302.
22. Gonini AJ, Tanaka EE, Arita ES. Recursos e métodos para a visualização das disfunções temporomandibulares quanto ao comprometimento extra e intra-articular. Rev Pos-Grad, v.6, n.3, p.262-8, jul./set. 1999.
23. Hall RK. The role of CT, MRI and 3D imaging in the diagnosis of temporomandibular joint and other orofacial disorders in children. Aust Orthod J 1994;13(2):86-92.
24. Helms CA et al. Computed tomography of the meniscus of the temporomandibular joint: preliminary observations. Radiology, v.145, p.719-22, 1982.
25. Honda K, Larheim TA, Maruhashi K, Matsumoto K, Iwai K. Osseous abnormalities of the mandibular condyle: diagnostic reliability of cone beam computed tomography compared with helical computed tomography based on an autopsy material. Dentomaxillofac Radiol 2006; 35: 152-7.
26. Honda K, Arai Y, Kashima M, Takano Y, Sawada K, Ejima K, Iwai K. Evaluation of the usefulness of the limited cone beam CT (3DX) in the assessment of the thickness of the roof of the glenoid fossa of the temporomandibular joint. Dentomaxillofac Radiol 2004; 33:391-5.
27. Imhof H, Czerny C, Dirisamer A. Head and neck imaging with MDCT. Eur J Radiol 2003;45(Suppl 1):23-31.
28. Ishimaru T, Lew D, CAvalcanti MGP, Vannier MW, Mizugaki Y, Shinozaki F. Magnetic resonance arthrography of the cadaver temporomandibular joint . Oral and Maxillofacial Radiology Today. 2000; 572-4.
29. Jager L, Rammelsberg P, Reiser M. Diagnostic imaging of the normal anatomy of the temporomandibular joint. Radiology 2001;41(9):734-40.
30. Janzen DL, Connel DG, Munk PL. Current imaging of temporomandibular joint abnormalities: a pictorial essay. Can Assoc Radiol J 1998;49(1):21-34.
31. Katzberg RW. Temporomandibular joint imaging. Radiology, v.170, p.297-307, Nov. 1989.
32. Krupski W, Zlomaniec J, Bryc S. Advances in CT imaging of temporomandibular joints with special regard to 2D and 3D reconstruction. Ann Univ Mariae Curie Sklodowska 1997;52:1-8.
33. Larhein TA. Current trends in temporomandibular joint imaging. Oral Surg Oral Med Oral Pathol Oral Radiol Endod, v.80, n.5, p.555-76, 1995.
34. Larhein TA, Johannessen S. Transpharyngeal radiography of mandibular condyle: comparison with other conventional methods. Acta Radiol Diagnosis, v.26, n.2, p.167-71, 1985.
35. Ludlow JB, Davies KL, Tyndall DA. Temporomandibular joint imaging: A comparative study of diagnostic accuracy for the detection of bone change with biplanar multidirectional tomography and panoramic images. Oral Surg Oral Med Oral Pathol Oral Radiol Endod 1995;80(6):735-43.
36. Manzione JV et al. Internal derangements of the temporomandibular joint: diagnosis by direct sagittal computed tomography. Radiology, v.150, n.1, p.111-5, Jan. 1984.
37. Marques AP, Moraes LC. Prevalência de alterações da ATM por meio de exames de tomografia computadorizada. Revista Brasileira de Odontologia v.63, n 3 e 4,p.198-201,2006.
38. Marques AP, Perrella A, Arita ES, Pereira MFSM, Cavalcanti MGP. Assessment of simulated mandibular condyle

bone lesions by cone beam computed tomography Braz Oral Res. 2010;24(4):467-74.
39. Magnusson T, Karlsson C. Clinical impact of radiological examinations of patients with suspected temporomandibular disorders. Swed Dent J 2002;26(2):67-74.
40. Matteson SR, Deahl ST, Alder ME, Nummikoski PV. Advanced imaging methods. Crit Rev Oral Biol Med 1996;7(4):346-95.
41. Meng HP et al. Symptoms of temporomandibular joint dysfunction and predisposing factors. J Prosthet Dent, v.57, n.2, p.215-22, Feb. 1987.
42. Miloglu O, Yilmaz AB, Yildirim E, Akgul HM. Pneumatization of the articular eminence on cone beam computed tomography: prevalence, characteristics and a review of the literature. Dentomaxillofac Radiol. 2011; 40(2):110-4.
43. Preda L, La Fianza A, Di Maggio EM, Dore R, Schifino MR, Campani R et al. The use of spiral computed tomography in the localization of impacted maxillary canines. Dentomaxillofac Radiol 1997;26(4):236-41.
44. Rao VM. Imaging of the temporomandibular joint. Semin Ultrasound CT MR 1995;16(6):513-26.
45. Roberts D, Pettigrew J, Udupa J. Three-dimensional imaging and display of the temporomandibular joint. Oral Surg Oral Med Oral Pathol 1984;58(4):461-74.
46. Sales MA, Amaral JL, Amorim RF, Almeida Freitas R. Bifid mandibular condyle: case report and etiological considerations. J Can Dent Assoc, 2004 Mar; 70(3):158-62.
47. Sales MAO, Oliveira JX, Cavalcanti MGP. Computed tomography Imaging findings of simultaneous bifid mandibular condyle and temporomandibular joint ankylosis: case report. Braz Dent J 2007;18(1):74-7.
48. Santos DT, Cavalcanti MG. Osteosarcoma of the temporomandibular joint: Report of 2 cases. Oral Surg Oral Med Oral Pathol Oral Radiol Endod 2002;94(5):641-7.
49. Spinzia A, Panetta D, Russo D, Califano L. Synovial cyst of the temporomandibular joint: A case report and literature review. Int J Oral Maxillofac Surg. 2011 Apr 4. [Epub ahead of print].
50. Tasaki MM, Westesson PL. Temporomandibular joint: diagnostic accuracy with sagittal and coronal MR imaging. Radiology, v.186, n.3, p.723-9,.Mar. 1993.
51. Tsiklakis K, Syriopoulos K, Stamatakis HC. Radiographic examination of the temporomandibular joint using cone beam computed tomography. Dentomaxillofac Radiol 2004;33:196-201.
52. Utumi ER, Pedron IG, Perrella A, Zambon CE, Cechetti MM, Cavalcanti MGP. Osteochondroma of the Temporomandibular Joint: A Case Report Braz Dent J. 2010; 21(3): 253-258.
53. Valvassori GE, Mafee MF, Carter BL. Imaging of the Head and Neck. Ed. Thieme. Stutgart Germany. 1995. p. 548.
54. Vannier MW, Marsh JL, Warren JO. Three-dimensional CT reconstruction images for craniofacial surgical planning and evaluation. Radiology 1984;150:179-84.
55. Vogl TJ, Balzer J, Mack M, Steger W. Diagnóstico Diferencial por Imagem da Cabeça e Pescoço. Editora Revinter. 1ª ed. Rio de Janeiro RJ. 2003. p. 381.
56. Yan Y, Zhang Y, Sun Z, Li J, Xiao E, An J. The relationship between mouth opening and computerized tomographic features of posttraumatic bony ankylosis of the temporomandibular joint. Oral Surg Oral Med Oral Pathol Oral Radiol Endod. 2011;111(3):354-61.
57. Warnke T, Carls FR, Sailer HF. A new method for assessing the temporomandibular joint quantitatively by dental scan. J Craniomaxillofac Surg, v.24, n.3, p.168-72, June 1996.
58. Westesson PL. Temporomandibular joint and dental imaging. Neuroimaging Clin North Am, v.6, n.2, p.333-55, May 1996.

Agradecimentos

Os dados originais foram obtidos nas instituições descritas abaixo, e o pós-processamento das imagens foi realizado no LABI-3D da FOUSP:

- Departamento de Radiologia da Faculdade de Medicina da Universidade de Iowa, Iowa, EUA (Figs. 5 a 8, 15, 22 e 23).
- Radiologia Odontológica de Sorocaba (R.O.S.) (Figs. 11, 16, 19 e 24).
- Med Imagem do Hospital Beneficência Portuguesa de São Paulo, São Paulo (Fig. 9).
- Setor de Imagem do Hospital Universitário da Universidade de São Paulo, São Paulo (Figs. 17 e 18).
- Hospital Universitário da Universidade de Brasilia, HUB/UnB, Brasília (Fig. 10).
- Byoimagem – Tomografia Computadorizada da Face, Rio de Janeiro (Figs. 14 e 21).

Capítulo **8**

Cirurgia e Traumatologia Bucomaxilofacial

Estevam Rubens Utumi
Andréia Perrella
Bruno Felipe Gaia
Marcelo Gusmão Paraiso Cavalcanti

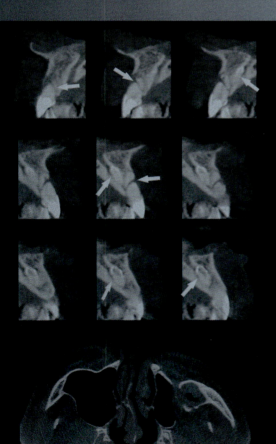

A evolução advinda na área da Imaginologia tem possibilitado inovações importantes na área odontológica. Em razão dos mais variados tipos de traumatismos faciais, a tomografia computadorizada (TC) tem adquirido muita importância em cirurgia bucomaxilofacial. Nesta especialidade, a TC também pode ser utilizada na avaliação de dentes inclusos e supra-numerários e suas relações com estruturas anatômicas (ósseas e dentais) adjacentes, assim como no planejamento para cirurgias ortognáticas e intervenções em lesões dos maxilares.

A região maxilofacial é uma área do corpo humano sujeita aos diversos tipos de traumatismo com intensidades variadas. As fraturas que acometem a face possuem critérios peculiares no diagnóstico e planejamento cirúrgico, já que são frequentemente múltiplas, complexas e assimétricas.

A sobreposição de imagens e de fragmentos ósseos faz com que a tomografia computadorizada torne-se o método radiográfico de primeira escolha para esta finalidade, definindo os traços de fraturas, localização, extensão e deslocamentos. Comparando-se às radiografias convencionais, a TC é um grande adjunto que nos mostra mais riqueza nos detalhes, contribuindo para melhor diagnóstico e possível planejamento cirúrgico. A TC com reconstruções multiplanares (RMP) e em terceira dimensão (3D) produz uma interpretação mais correta do que as radiografias convencionais para muitos tipos de fraturas, e inclusive também apresenta sensibilidade adequada para lesões que envolvem tecidos moles. O emprego da TC permite exames precisos em áreas de grandes instabilidades provocadas pelo traumatismo, além de determinar o grau de deslocamento e rotação dos fragmentos ósseos. É uma técnica de uso importante no desenvolvimento de planos para cirurgias corretivas, e na avaliação de fraturas severas a TC tem se demonstrado bastante valiosa, produzindo imagens de qualidade excelente em fraturas envolvendo múltiplos planos, melhor percepção de deslocamento de fraturas e de assimetria facial.

A reconstrução em 3D ocupa um lugar de destaque no estudo de fraturas da face. Inúmeros trabalhos vêm sendo publicados, demonstrando a real viabilidade de se obter a reconstrução em 3D por TC, comparando os resultados com aqueles em reconstruções multiplanares (RMP). Pesquisas relativas à avaliação quantitativa, desenvolvidas por Cavalcanti et al. (1999), têm demonstrado a validade desse método para planejamento cirúrgico e evolução de tratamento, utilizando estações de trabalho independentes, onde a imagem em 3D é processada e manipulada, para uma melhor visualização e interpretação da fratura.

Diversos estudos comprovam que a associação de imagens axial/sagital/coronal e em 3D é a que melhores resultados proporciona na observação de fraturas faciais. Vários trabalhos atestam que uma melhor qualidade final da reconstrução em 3D por TC é obtida ao se trabalhar com uma menor espessura de corte e principalmente em relação à menor espessura do intervalo de reconstrução. Sabe-se que a imagem gerada em 3D nada mais é do que a reconstrução dos vários cortes axiais. Dessa forma, quando na face, cortes com espessuras mais espessas promoverão imperfeições na reconstrução em 3D. Este fato terá como consequência o prejuízo das informações a respeito do traumatismo avaliado.

O protocolo habitualmente utilizado em TC espiral *singleslice* é de 2 mm de espessura para cortes axiais para 2 mm de incremento de mesa, com 1 mm de intervalo de reconstrução para a região da maxila, até o frontal. Para a mandíbula até a maxila, em geral podem-se utilizar 3 mm de espessura, com 1,5 mm de intervalo de reconstrução, porém na região de órbita convém diminuir a espessura do intervalo de reconstrução (visto a localização de fraturas cominutivas).

Atualmente, com o próprio avanço tecnológico da TC *multislice* 16 e 64 canais é possível obter parâmetros mais eficazes no caso de um protocolo para pacientes com traumatismo facial. Utilizando a TC *multislice* pode-se obter 0,5 mm de espessura dos cortes axiais com 0,25/0,3 mm de intervalo de reconstrução em um tempo de apenas 0,5/0,4 segundo, incluindo toda a região de interesse. Isso tudo somado ao uso de estações de trabalho versáteis independentes, onde se aplicam programas associando imagens axiais, reconstruções multiplanares (RMP) e a técnica de volume em 3D. Com isso, processos de segmentação de imagem da região envolvida, transparência para visualizar melhor regiões complexas, como base de crânio, e simulações cirúrgicas podem ser obtidas com muito mais praticidade e eficácia. Nota-se a grande vantagem de diminuir o tempo em que o paciente fica exposto ao exame da TC, pois, dependendo do traumatismo, outras partes vitais do corpo podem estar bastante comprometidas. O fato de a TC *multislice* determinar secções tão finas faz com que diversas descontinuidades ósseas da anatomia normal da base do crânio e do terço médio da face apareçam. Elas representam suturas, fissuras, forames e canais neurovasculares, que devem ser diferenciados de linhas de fratura; para tal, nesta modalidade de imagem, como em todas as outras, é fundamental o conhecimento da anatomia própria da região, principalmente no que concerne a estes detalhes. Características como contornos bem definidos e margens interdigitadas, aparência unidimensional, simetria e ausência de injúrias em tecido mole são frequentemente úteis em confirmar se a imagem hipodensa é uma estrutura anatômica normal.

Com os protocolos atuais por meio da TC *multislice*, que utilizam estações de trabalho, pode-se enviar imagens via *network* para o centro cirúrgico enquanto o paciente ainda está sendo encaminhado para este setor. Com a presença dos monitores neste local conjuntamente com as imagens já adequadamente processadas, há possibilidade de consultar o planejamento e todo seu volume adquirido antes da chegada deste, contribuindo para um tratamento e prognóstico mais apropriados, uma vez que possibilitam que sejam melhor avaliados as consequências, alternativas e também os riscos de intervenções cirúrgicas antes de serem iniciados. É também salientado que a observação das imagens em qualquer ângulo bem como o controle da rotação e da qualidade destas imagens pelo operador são também vantagens importantes que promovem uma melhor situação na observação de fragmentos ósseos, cominuções e maloclusões, resultando em uma terapêutica mais apropriada.

A TCFC (tomografia computadorizada por feixe cônico) foi especificamente desenvolvida para produzir imagens sem distorção do esqueleto maxilofacial, dos dentes e tecidos adjacentes com doses menores de radiação em relação à TC espiral. Isto tem proporcionado aos profissionais da Odontologia uma alternativa para a obtenção de imagens volumétricas. Diversos estudos têm sido utilizados para determinar a aplicabilidade da TCFC na cirurgia bucomaxilofacial. Fraturas radiculares, a anatomia do canal radicular e a topografia anatômica do osso alveolar em torno do dente podem ser acessados, bem como a relação de estruturas anatômicas (p. ex., seios maxilares e canal mandibular) com os ápices radiculares. É também usada em pacientes que necessitam de reconstruções faciais, cirurgia ortognática, implantes dentários ou exodontias complicadas. Exames pré-operatórios feitos com cautela podem ajudar a evitar complicações cirúrgicas e pós-cirúrgicas, bem como reduzir o estresse operatório. Na maioria dos casos de cirurgia oral menor, um pequeno campo de visualização é necessário; assim, a TCFC pode dar informações superiores às radiografias convencionais com exposição limitada à radiação.

Neste capítulo são abordadas avaliações da TC nos tipos de fraturas da região maxilofacial.

Os tipos de fraturas foram divididos conforme descrito a seguir.

- Fraturas nasais
- Fraturas do terço médio da face
  - Fraturas horizontais ou Le Fort I – fratura de Guerin
  - Fraturas piramidais Le Fort II
  - Disjunção craniofacial Le Fort III
- Fraturas do complexo zigomático
  - Fraturas de arco zigomático
  - Fraturas de complexo zigomático
    - Sutura frontozigomática
    - Paredes de seios maxilares
- Fraturas do terço superior da face
- Fraturas da órbita
  - *Blow in*
  - *Blow out*
- Fraturas panfaciais ou complexas
- Fraturas dentoalveolares
- Fraturas da mandíbula
  - Região de sínfise
  - Região anterior de corpo
  - Região posterior de corpo
  - Região de ângulo
  - Fraturas da cabeça da mandíbula
- Fraturas por arma de fogo e armas brancas

Fraturas nasais

Fraturas nasais podem estar associadas a deslocamentos simples laterais, frequentemente da pirâmide nasal e com deslocamento do septo, fraturas com afundamento, e fraturas com deslocamento também podem ocorrer e podem ser clinicamente acentuadas devido a um nariz achatado, projetado para dentro.

Fraturas com deslocamento podem desfigurar e obstruir a via aérea superior e seu grau de deformidade normalmente é aparente em vista direta lateral ou filmes oclusais. A TC pode ser necessária para avaliar e acompanhar fraturas de outros ossos da face. Nos ossos nasais, as linhas de fratura geralmente cruzam outros feixes vasculares e neurais paralelos às linhas de sutura entre os ossos nasais e o processo nasal da maxila (Figs. 1A-D). Injúrias mais severas em geral são acompanhadas por fraturas através do processo espinhoso da maxila. Fraturas com deformidade severa ou com complicações requerem estudos com TC. Nas fraturas naso-orbitais, a lâmina do etmoide pode fraturar-se, dobrando em forma de acordeão, característica que é visualizada melhor em TC no plano axial.

Fraturas da mandíbula

As fraturas mandibulares precisam ser administradas cuidadosamente para manter a função da mandíbula, restabelecer a oclusão apropriada e minimizar complicações secundárias.

A incidência de localização da fratura é 36% na região da cabeça da mandíbula, 21% no corpo, 20% no ângulo, 14% na sínfise, 3% no rebordo alveolar, 3% no ramo e 2% no processo coronoide. Em geral, pacientes com fraturas mandibulares apresentam outras injúrias sérias que requerem cuidados adicionais, incluindo injúrias à coluna cervical ou outras fraturas faciais.

A TC pode ser útil para avaliar a região posterior da mandíbula ou se o paciente apresentar múltiplas fraturas do terço médio da face associadas, se ele estiver com um colar cervical (fraturas da coluna cervical podem estar presentes em 2,6% dos pacientes com fraturas mandibulares) ou se não tiver possibilidade de ser submetido a uma radiografia panorâmica. A reconstrução em 3D pode ser útil no planejamento do tratamento ou para relacionar os cortes axiais entre si.

A sensibilidade para o diagnóstico de fratura mandibular é significativamente mais alta nos tomógrafos computadorizados helicoidais que nos não helicoidais.

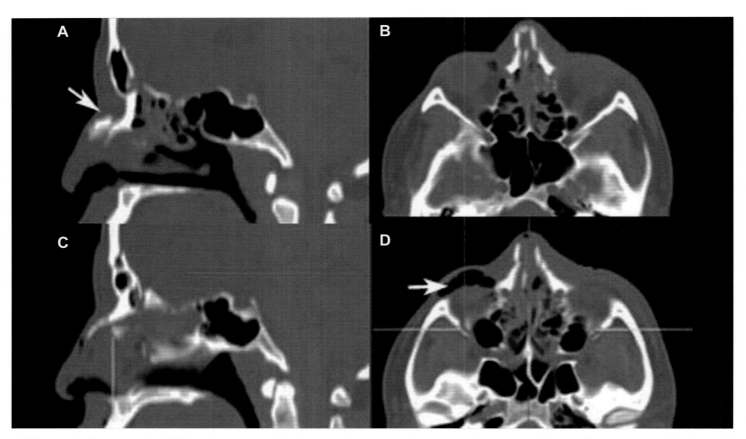

Figura 1 – Imagens de TC, janela para tecido ósseo, de um caso de traumatismo com fratura dos ossos nasal e frontal. (A) Reconstrução sagital, observam-se fraturas nos ossos nasal e frontal com deslocamento de fragmento do osso nasal (seta). (B) Corte axial, observa-se fratura dos ossos nasais e obliteração das células etmoidais. (C) Reconstrução sagital, observam-se fraturas nos ossos nasal e frontal. (D) Corte axial, observa-se fratura dos ossos nasais. Área hipodensa na região anterior à órbita, do lado direito, compatível com enfisema subcutâneo em decorrência do traumatismo (seta).

Reconstruções coronais e sagitais proporcionam detalhes das fraturas mandibulares que não são claramente delineadas no corte axial isoladamente. A TC espiral proporciona também informações com relação a deslocamentos, muito comuns em mandíbula, devido à ação dos músculos nela inseridos, e a cominução (Figs. 2A e B a 4A-F).

Fraturas múltiplas da mandíbula estão presentes em cerca de metade dos casos de traumatismo. Fraturas sinfisárias não deslocadas (mentuais) são mais bem visualizadas em TC, porque não há sobreposição de estruturas como a coluna vertebral. A interpretação da TC é facilitada quando as imagens axiais são alinhadas ao longo do plano do corpo mandibular. As imagens coronais devem ser sutilmente anguladas para posterior, de acordo com a inclinação do ramo ascendente e da cabeça da mandíbula. As imagens sagitais podem ser demonstradas em um plano sagital oblíquo convergente para anterior, perpendicular ao eixo da cabeça da mandíbula.

As sequelas de traumatismo mandibular podem consistir da má união ou não união de fragmentos, levando a uma pseudoartrose no local da fratura prévia. Outras complicações incluem infecções que resultam em osteomielite da mandíbula, necrose isquêmica da cabeça da mandíbula e dano traumático ao disco articular. A ressonância magnética é a técnica mais recomendada para detectar essas complicações; entretanto, em pacientes com suspeita de osteomielite pós-traumática, TC é superior à RM porque proporciona informações adicionais a respeito da estabilidade incompleta da osteossíntese, o grau de formação do calo e a presença de sequestro como sequela de uma osteomielite.

Fraturas da cabeça da mandíbula

A ATM é suscetível de dano por atuação de forças agindo direta ou indiretamente na mandíbula, apesar da posição protetora. Dependendo do choque ou da grandeza, a força traumatizante pode causar subluxação ou deslocamento da cabeça da mandíbula ou uma fratura impactada. A maioria das lesões da ATM resulta em uma artrite traumática estimulada pelos danos das superfícies articulares, cápsula articular e estruturas suspensórias. Traumatismo direto em cabeça ou pescoço pode causar fratura de articulação ou processo condilar, clinicamente acentuando a sensibilidade à palpação pré-auricular e pressão na extremidade do mento. O plano de tratamento está baseado nos aspectos radiográficos (radiografia panorâmica, incidências occiptofrontal e TC) (Figs. 5A e B).

Fraturas do terço médio da face

As fraturas ocorridas no terço médio da face são muito frequentes nos centros de referência a traumatismos. A anatomia complexa da face média faz com que a TC seja a modalidade ideal para demonstrar imagens de traumatismo nessa região sem o inconveniente da sobreposição dos exames radiográficos convencionais. Os protocolos de avaliação para TC de fraturas de terço médio podem variar um pouco, dependendo dos achados clínicos. Em relação ao protocolo, cortes finos (em torno de 0,5 a 2 mm, dependendo da tecnologia do tomógrafo) são essenciais para diminuir os efeitos provenientes do volume das estruturas ósseas finas. Imagens coronais de uma TC podem ser solicitadas se não houver evidência de traumatismo na coluna cervical. Neste corte, podemos observar a orientação inferossuperior da anatomia maxilofacial, que vai do processo alveolar da maxila ao assoalho orbital e do etmoide. As imagens axiais e coronais são demonstradas nos planos ortogonais (paralelo e vertical ao palato duro). A TC facilita o reconhecimento do envolvimento de componentes individuais do sistema de pilares de força do complexo maxilomandibular. O delineamento da desintegração dos pilares de força é essencial para planejar o tratamento e restaurar a continuidade e estabilidade de todo o viscerocrânio. Na atualidade, a TC espiral tem se apresentado em sua quarta geração, representada pela TC *multislice*, que além de possibilitar menos tempo de exposição e manipulação do paciente, realiza cortes em menores espessuras. Isto é de grande valia para a região de terço médio da face, pois toda esta tecnologia ainda recebe os benefícios promovidos pelo avanço da computação gráfica. As versatilidades da TC para traumatizado nos protocolos de aquisição bem finos e rápidos permitem que RMP e em 3D sejam rapidamente obtidas com alta resolução, disponibilizando-as via *on line* para o hospital e centro cirúrgico.

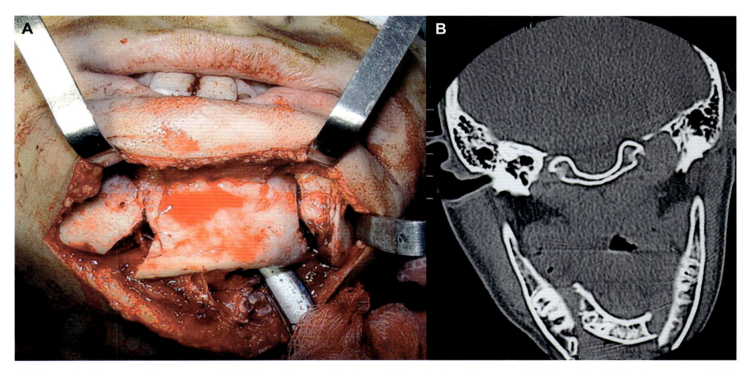

▲ **Figura 2** – Imagens de um caso de fratura de mandíbula, região anterior de corpo. **(A)** Aspecto clínico transoperatório mostrando fratura bilateral anterior de corpo de mandíbula. **(B)** TC, corte coronal, observa-se deslocamento do fragmento ósseo. Observar a obliteração parcial da orofaringe por retração da musculatura inserida no fragmento ósseo. (Imagens gentilmente cedidas pelo Dr. Shajadi Carlos Pardo Kaba, Conjunto Hospitalar do Mandaqui-SUS – São Paulo.)

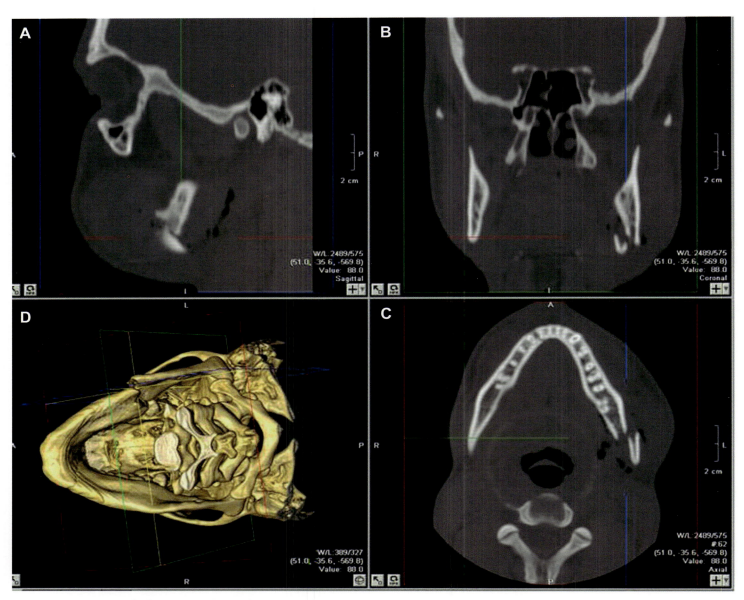

▲ **Figura 3** – Caso de fratura unilateral em região posterior de corpo de mandíbula com deslocamento de fragmentos, imagens em TC com janela para tecido ósseo e utilizando a ferramenta-guia que relaciona o mesmo ponto nas diferentes imagens. TC em cortes sagital **(A)**, coronal **(B)**, axial **(C)** e 3D-TC **(D)**.

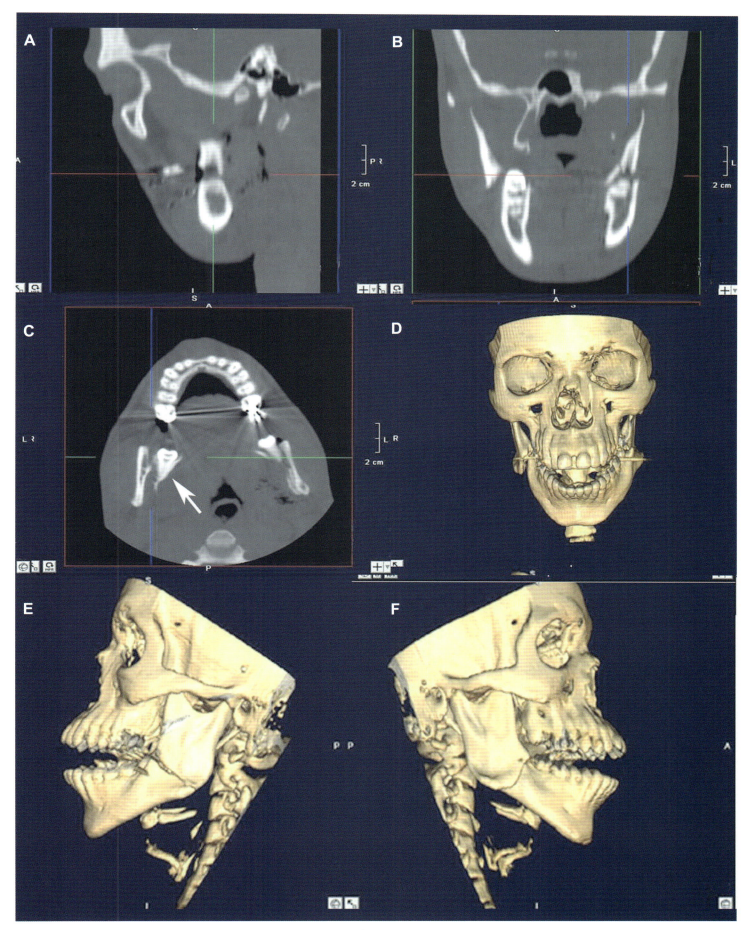

▲ **Figura 4** – Imagem de TC, janela para tecido ósseo, de fratura bilateral em região de ângulo mandibular. **(A)** Imagem sagital, observa-se fratura mandibular do lado esquerdo. **(B)** Imagem coronal, observa-se fratura bilateral de ângulo mandibular. **(C)** Corte axial, observa-se fratura bilateral de ângulo mandibular, com deslocamento de fragmento do lado direito (seta). **(D)** 3D-TC, observa-se, em vista frontal, a fratura bilateral do ângulo mandibular com deslocamento. **(E e F)** 3D-TC, vista lateral da fratura utilizando ferramenta de rotação do *software*.

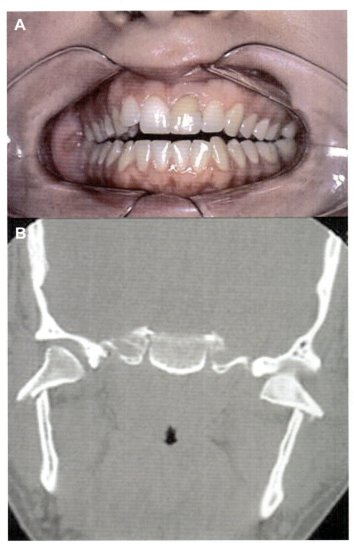

▲ **Figura 5** – Caso de traumatismo com fratura bilateral da cabeça da mandíbula. **(A)** Aspecto clínico de mordida aberta anterior decorrente da fratura. **(B)** TC, corte coronal, protocolo ósseo, observa-se fratura bilateral da cabeça da mandíbula na altura do colo. (Imagem gentilmente cedida pelo Prof. Dr. Elio Hitoshi Shinchara – cirurgião bucomaxilofacial do Hospital Israelita Albert Einstein - São Paulo.)

Fraturas piramidais / Le Fort II

Separam a maxila e o esqueleto nasal do restante do terço médio da face (maxila flutuante). A linha de fratura cruza a parede medial orbital, assoalho orbital, canal infraorbital, crista zigomaticoalveolar, a parede do seio maxilar e as placas pterigóideas. Variações no curso das fraturas podem ocorrer principalmente em maxila, ossos nasais, etmoide anterior, vômer e placa perpendicular são prontamente dispostas nas imagens coronais de TC (Figs. 7A e B a 9A-D).

Disjunção craniofacial / Le Fort III

A linha de fratura segue a sutura nasomaxilar, medial à lâmina papirácea, as placas pterigóideas a fissura orbital superior e corre lateralmente para envolver as suturas esfenozigomática e frontozigomática; envolve, frequentemente, os seios paranasais, a base anterior do crânio, a órbita e a apófise zigomática (face flutuante). A TC é particularmente indispensável para reconhecer o envolvimento do canal óptico, a placa cribriforme e o assoalho do etmoide, assim como em todo o trajeto em relação à órbita e osso esfenoide. As fraturas Le Fort III podem estender-se para a asa menor do esfenoide ou pela asa maior deste para dentro da fossa craniana. As imagens em 3D são, nestes aspectos, fundamentais para a localização destas fraturas, visto a disposição anatômica das estruturas envolvidas, assim como possibilita uma sensível rapidez no diagnóstico final (Figs. 10A e B a 13A-F).

Fraturas horizontais / Le Fort I / Guerim

Fratura de Guerin com deslocamento da porção dentada da maxila abaixo do palato duro, apresentam linha de fratura cruza o arco zigomaticoalveolar, a parede média do seio maxilar e a espinha nasal anterior, o vômer, o túber da maxila e o processo pterigoide inferior. A imagem coronal é capaz de demonstrar a interrupção do arco zigomático alveolar e do seio piriforme pela linha de fratura. O deslocamento ocorre com frequência na direção posterior ou lateral causando um palato flutuante e má oclusão com mordida aberta (Fig. 6).

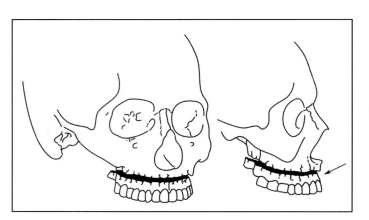

▲ **Figura 6** – Desenho esquemático demonstrando um traçado de fratura do tipo Le Fort I.

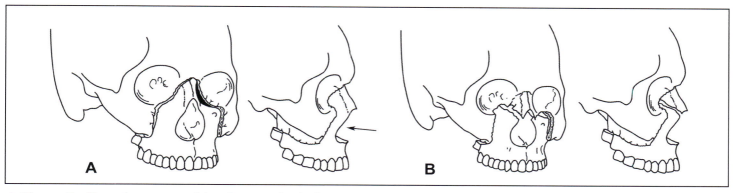

▲ **Figura 7** – Desenho esquemático do traçado de fratura Le Fort II. **(A)** Envolvendo a sutura frontonasal. **(B)** Sem envolvimento da sutura frontonasal.

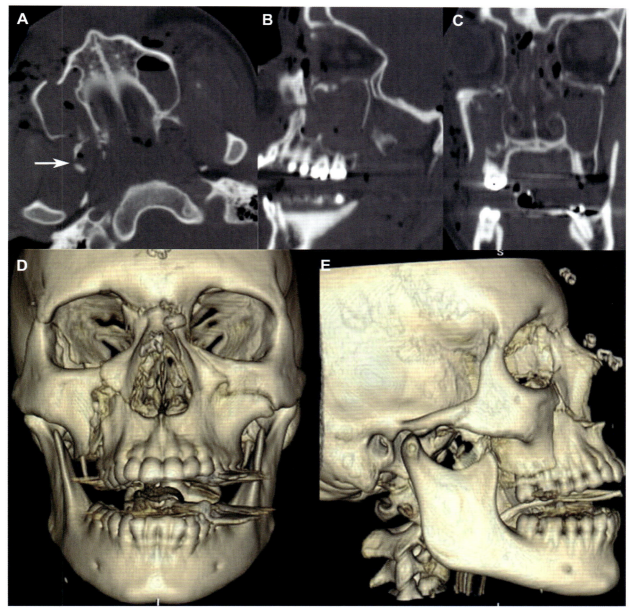

▲ **Figura 8** – Imagens de TC, janela para tecido ósseo, de um caso de fratura do tipo Le Fort II e fraturas associadas. **(A)** Corte axial, observam-se fratura de paredes anterior, posterior de seio maxilar direito com obliteração bilateral de seio e envolvimento de processo pterigoide (seta). **(B)** Reconstrução sagital, em que se observa fratura em maxila, assoalho de órbita e parede posterior de seio maxilar com obliteração deste. **(C)** Imagem coronal demonstrando fratura bilateral de paredes lateral e medial de seio maxilar com obliteração destas, assoalho de órbita do lado direito estendendo-se superiormente até o frontal e células etmoidais. **(D** e **E)** 3D-TC, fratura em maxila, bilateral, margem inferior da órbita bilateral e região de sutura frontonasal. No lado esquerdo, fratura em margem orbitária e assoalho da órbita estendendo-se laterossuperiormente até sutura frontozigomática. E, no lado direito da reconstrução, observa-se o deslocamento da sutura zigomaticomaxilar.

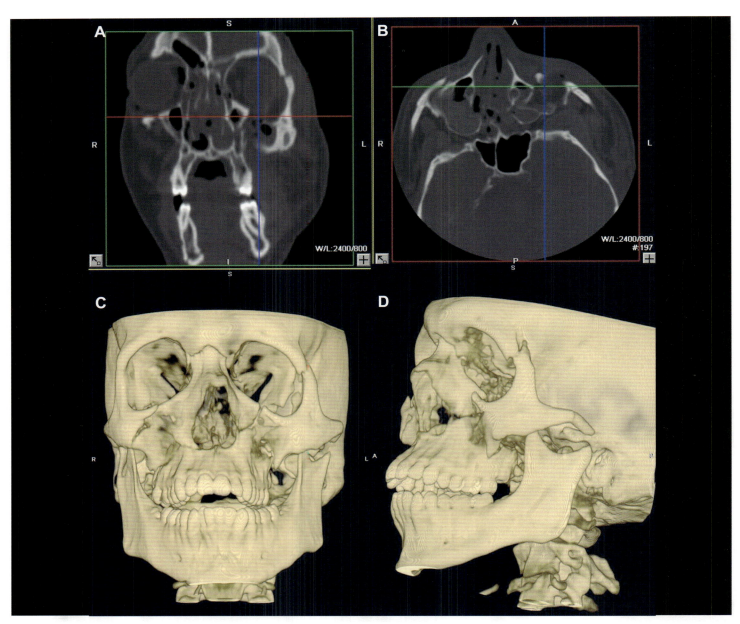

▲ **Figura 9** – Imagens de TC de associação de fraturas do tipo Le Fort II e I, tripoidal do lado esquerdo, órbita e cabeça da mandíbula, do lado esquerdo. **(A)** Imagem coronal em que se observa, no lado esquerdo, disjunção das suturas frontozigomáticas, zigomaticomaxilar e zigomaticotemporal, assoalho de órbita, assoalho e parede medial de seio maxilar com obliteração de seio maxilar e frontal e células etmoidais. **(B)** Corte axial mostrando fratura bilateral das paredes anterior e posterior de seios maxilares, com oliteração destes e das células etmoidais, e disjunção das suturas frontozigomáticas bilateralmente. **(C e D)** 3D-TC em vistas frontal e lateral mostrando disjunção das suturas com deslocamento da maxila e rotação do arco zigomático e fratura da cabeça da mandíbula do lado esquerdo, com deslocamento para medial.

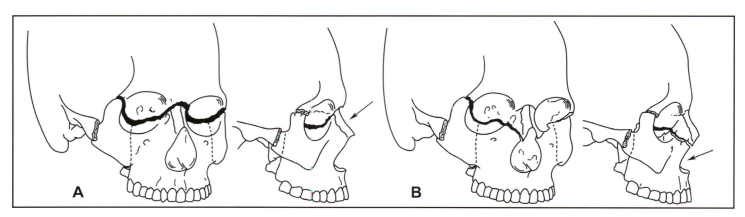

▲ **Figura 10** – Desenho esquemático do traçado de fratura do tipo Le Fort III. **(A)** Envolvendo a sutura frontonasal (seta). **(B)** Sem envolvimento da sutura frontonasal (seta).

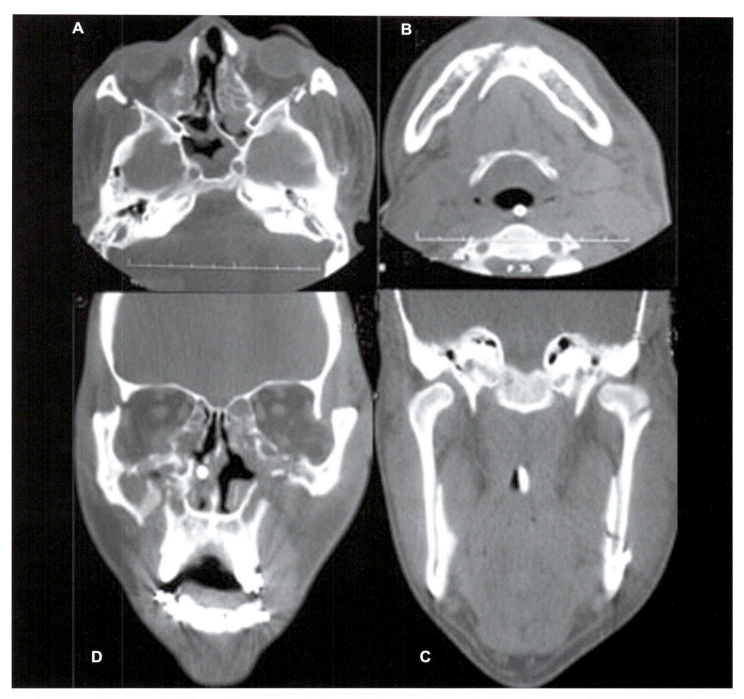

▲ **Figura 11** – Imagens de TC, janela para tecido ósseo de fratura do tipo Le Fort III associada a Le Fort I e fraturas de mandíbula. **(A)** Corte axial do terço superior, observam-se fratura bilateral da parede lateral de órbita na altura da sutura frontozigomática, obliteração de etmoide e esfenoide. **(B)** Corte axial, terço inferior, observa-se fratura em região de sínfise mandibular. **(C)** Imagem coronal, observa-se fratura em região posterior de corpo de mandíbula e cabeça de mandíbula. **(D)** Imagem coronal, observam-se disjunção na altura de sutura frontozigomática, e disjunção zigomaticomaxilar bilateral. Fratura bilateral das paredes de seio maxilar com obliteração e envolvimento de assoalho de órbita bilateral. (Imagem gentilmente cedida pelo Dr. Frederico Yonezaki, especialista em Cirurgia e Traumatologia Bucomaxilofacial pelo HC-FMUSP.)

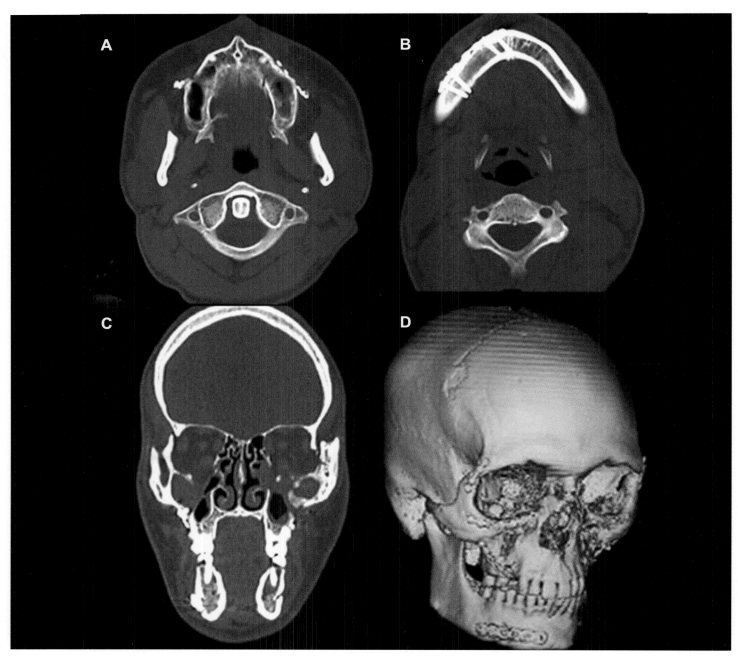

▲ **Figura 12** – TC de acompanhamento pós-operatório do caso apresentado na figura 11, em janela para tecido ósseo. **(A)** Corte axial na altura do terço médio. **(B)** Corte axial na altura do terço inferior. **(C)** Corte coronal, observam-se elementos de fixação das fraturas. **(D)** 3D-TC, observam-se em maior detalhe as fixações das fraturas. (Imagem gentilmente cedida pelo Dr. Frederico Yonezaki, especialista em Cirurgia e Traumatologia Bucomaxilofacial pelo HC-FMUSP.)

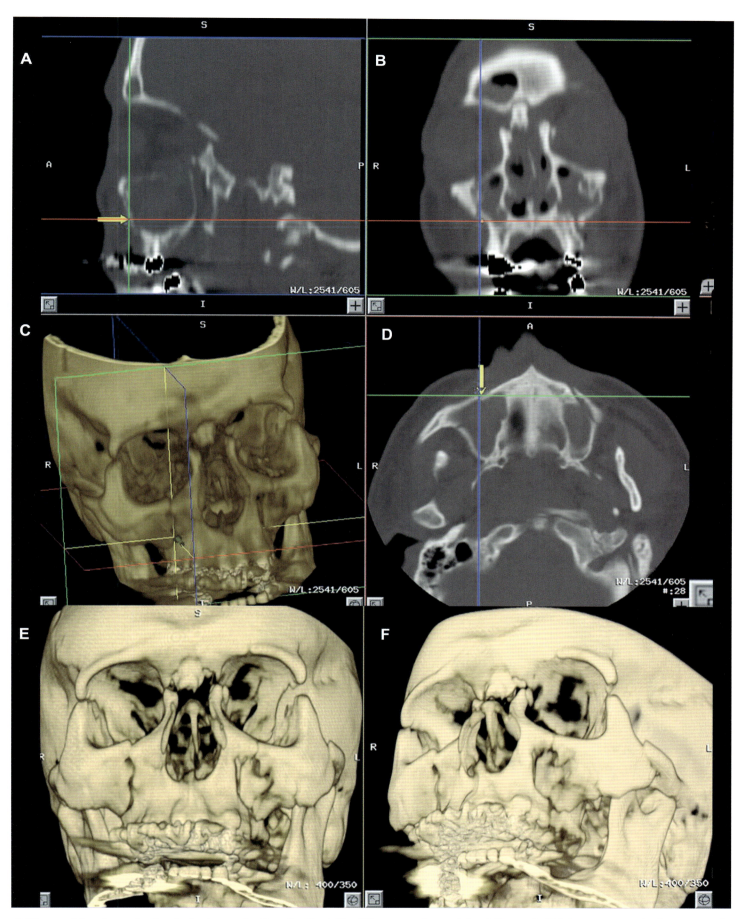

▲ **Figura 13** – Associação de fraturas do tipo Le Fort II e III e osso zigomático bilateral. **(A)** Imagem sagital mostrando fratura de parede anterior do seio maxilar direito e obliteração deste. **(B)** Imagem coronal em que se observam a disjunção das suturas frontomaxilares, obliteração dos seios maxilares, frontal e fossas nasais. Fratura de margem orbitária inferior e assoalhos sinusais direito e esquerdo. **(C)** 3D-TC utilizando ferramenta-guia que a relaciona com as imagens A, B e D. **(D)** Corte axial com fratura de parede anterior (seta) e posterior de seio maxilar direito, e anterior e lateral de seio maxilar esquerdo com obliteração destes. **(E e F)** 3D-TC mostrando as disjunções.

Imagens adequadas de pacientes que possuem uma lesão maxilofacial são necessárias para se obterem resultados clínicos satisfatórios. Elas são consideradas adequadas caso delineie e qualifique todas as características da lesão. Isto representa fatores importantes para a cirurgia, bem como para os resultados funcionais e estéticos subsequentes. A restauração de cada osso em suas respectivas posições exige a recuperação da oclusão dentária, altura facial, largura e projeção desta. As imagens analisadas antes das cirúrgicas permitem a localização das fraturas, direção e quantidade de deslocamento dos fragmentos, assim como a uma visão anatômica global, considerada como "chave" para se restaurar a posição dos ossos na sua situação original. Em uma lesão tipo *Le Fort*, por exemplo, o cirurgião está procurando uma chave que restabelecerá a dimensão vertical e horizontal do terço médio da face. Para casos como este, em adição aos cortes axiais da TC, cortes coronais e imagens em 3D destas regiões são indispensáveis para planejar a restauração da altura facial. A avaliação da TC do terço médio da face é também importante para identificar outras características da fratura do maxilar.

Uma alta incidência de fraturas do corpo mandibular e alveolares associadas a fraturas de palato e alveolares da maxila sugere que toda a mandíbula seja avaliada quando houver fraturas de maxila. O corte coronal pode ser solicitado se não houver evidência de traumatismo na coluna cervical.

Fraturas do complexo zigomático

São consideradas fraturas laterais do terço médio da face: podem consistir de uma fratura zigomática (tripoidal) com deslocamento do zigoma (Figs. 14A-D) ou uma fratura isolada do arco zigomático (Figs. 15A-D) frequentemente associada à depressão dos fragmentos ósseos ou a uma fratura isolada *blow out* do assoalho de órbita (Figs. 16A-D).

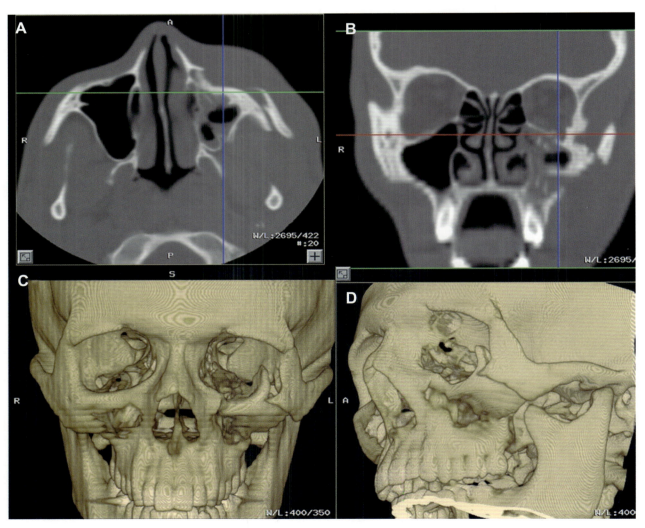

▲ **Figura 14** – Imagem de TC de fratura de complexo zigomático. **(A)** Corte axial, observa-se a fratura das paredes anterior, medial e posterior com obliteração do seio maxilar esquerdo. **(B)** Imagem coronal, observa-se a fratura do complexo zigomático com rotação. **(C e D)** 3D-TC, observa-se a rotação do fragmento ósseo envolvido utilizando as ferramentas de rotação.

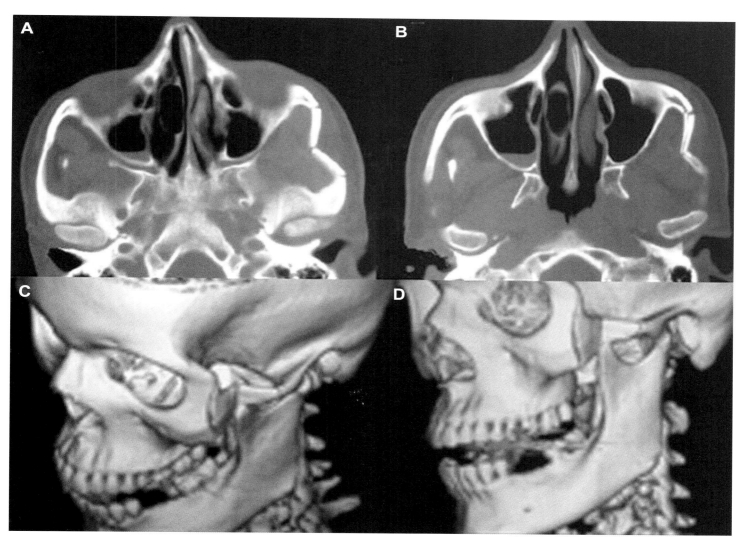

▲ **Figura 15** – Imagens de TC de fratura isolada de arco zigomático. **(A e B)** TC corte axial, protocolo ósseo, observa-se a fratura de arco zigomático esquerdo hiperdensidade de região posterior do seio maxilar direito. **(C e D)** 3D-TC, protocolo ósseo, observa-se a fratura utilizando-se a ferramenta de rotação. (Imagem gentilmente cedida pelo Dr. André Caroli Rocha, Serviço de Cirurgia e Traumatologia Bucomaxilofacial do HC-FMUSP.)

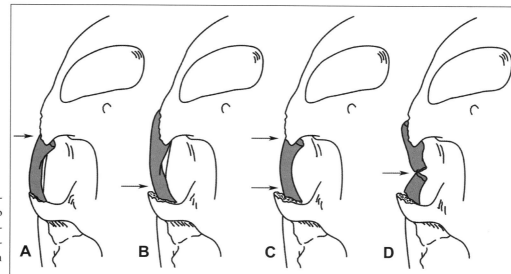

▲ **Figura 16** – Desenho esquemático de fraturas isoladas do arco zigomático, com rotação para anterior **(A)**, com rotação para posterior **(B)**, com intrusão **(C)** e fratura central **(D)**.

A fratura tripoidal é o resultado de um traumatismo oblíquo à face, e apresenta três pontos principais: a sutura frontozigomática, o arco zigomático e a maxila (incluindo a margem anterior da órbita e a parede lateral do seio maxilar). Cruza as paredes facial e infratemporal do seio maxilar, o canal infraorbitário, o assoalho orbitário e a fissura orbitária inferior. A parede lateral orbitária é afetada ao longo das suturas esfenozigomática e frontozigomática (Figs. 17A-E e 18A-G).

A fratura do arco zigomático pode ocasionar redução da abertura de boca. O grau e a direção do deslocamento nas fraturas de osso zigomático e a multiplicidade de fragmentos são mais bem delineadas nas reconstruções em 3D.

A fratura zigomaticomaxilar é uma variação que inclui o processo alveolar da maxila, o túber maxilar e o palato duro.

Fraturas do terço superior da face

Lesões traumáticas na base inferior do crânio podem proporcionar fraturas da parede posterior dos seios frontais, teto etmoide, teto do seio esfenoidal, órbita, lâmina cribiforme e asa pequena do esfenoide classificados clinicamente como fraturas frontobasais (Fig. 19).

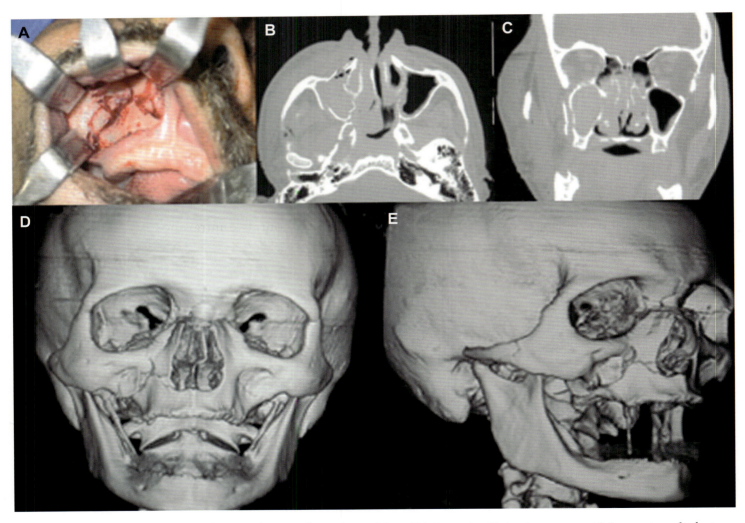

▲ **Figura 17** – Imagens de TC de fratura de complexo zigomático. **(A)** Aspecto clínico transoperatório mostrando fratura do pilar maxilo-zigomático direito. **(B)** Corte axial, observam-se a fratura das paredes anterior, medial e posterior com obliteração de seio maxilar direito, fratura estendendo-se posteriormente até o processo pterigoide do osso esfenoide. Espessamento da mucosa do seio maxilar esquerdo e obliteração das fossas nasais. **(C)** Imagem coronal, observa-se a fratura das paredes medial e lateral do seio maxilar direito com obliteração do seio maxilar direito e seios etmoidais. **(D e E)** 3D-TC demonstrando a fratura da parede anterior de seio utilizando a ferramenta de rotação. (Imagem gentilmente cedida pelo Dr. Marcelo Minharro Ceccheti, Serviço de Cirurgia e Traumatologia Bucomaxilofacial do HC-FMUSP.)

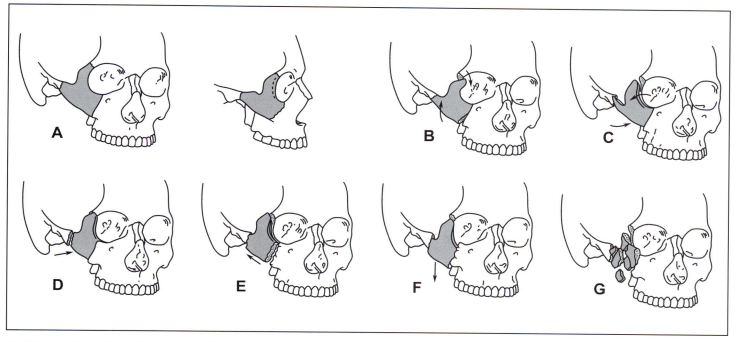

▲ **Figura 18** – Desenho esquemático de fratura tripoidal do zigomático e suas possibilidades de deslocamento. **(A)** Fratura tripoidal sem deslocamento. **(B)** Fratura de zigomático com rotação em sentido horário em torno do eixo horizontal (anterior para posterior). **(C)** Fratura do zigomático com rotação em sentido anti-horário em torno do eixo horizontal (anterior para posterior). **(D)** Fratura do zigomático com deslocamento medial puro. **(E)** Fratura do zigomático com deslocamento posterior puro. **(F)** Fratura do zigomático com deslocamento inferior puro. **(G)** Fratura cominutiva do arco zigomático.

Rupturas da dura, que podem ocorrer nesse tipo de fratura, são consideradas uma abertura para dano cerebral, porque estabelecem uma comunicação direta entre a cavidade intracraniana e os seios paranasais adjacentes. Traços de fratura laterais através do teto orbitário representam um tipo de traumatismo fechado do cérebro. As linhas de fratura na maioria das fraturas frontobasais têm orientação sagital, embora linhas de fratura transversais à órbita possam ocorrer. Fraturas envolvendo o frontal ou áreas frontotemporais da calota também são comuns.

Avaliações por imagem consistem de cortes coronais e axiais de TC que, além de definirem apuradamente o trajeto da linha de fratura, podem confirmar ou excluir as complicações intracranianas, demonstrar deslocamentos de fragmentos intraorbitários e pequenas inclusões de ar intracranianas. Os cortes axiais de TC podem, de maneira fidedigna, detectar complicações de fraturas das asas maior e menor do esfenoide, tais como hematomas da bainha do nervo óptico, hematoma subperiósteo e avulsões do nervo óptico. Em particular, cortes de TC devem ser avaliados para evidenciar uma comunicação entre a cavidade craniana e os seios paranasais adjacentes (traumatismo cerebral aberto), hematomas sub e epidural ou fragmentos ósseos e hemorragia intracraniana, edema cerebral maligno e pneumoencéfalos. Meio de contraste intravenoso é necessário para o diagnóstico de um abscesso cerebral ou uma fístula carotídea cavernosa.

Os sinais indiretos mais úteis de fraturas são os níveis hidroaéreos nos seios paranasais e cavidade nasal devido a hematoma, edema ou liquorreia e inclusões de ar intraorbitárias e intracranianas.

As fraturas do osso temporal podem ser longitudinais ou transversas, dependendo da direção da linha de fratura, porém tipicamente envolvem o temporal e estendem-se ao mastoide, normalmente alcançando o canal auditivo externo. A TC permite a avaliação precisa do curso da fratura dentro do ouvido médio e na porção petrosa. Essa técnica mostra separações e deslocamentos dos ossículos, locais de lesão em nervos faciais e injúrias tegumentares. Nas fraturas longitudinais, as projeções axial, sagital e coronal são requeridas para demonstrar fraturas transversas: o plano axial é angulado ao longo do segmento timpânico do nervo facial; imagens coronais são orientadas perpendicularmente.

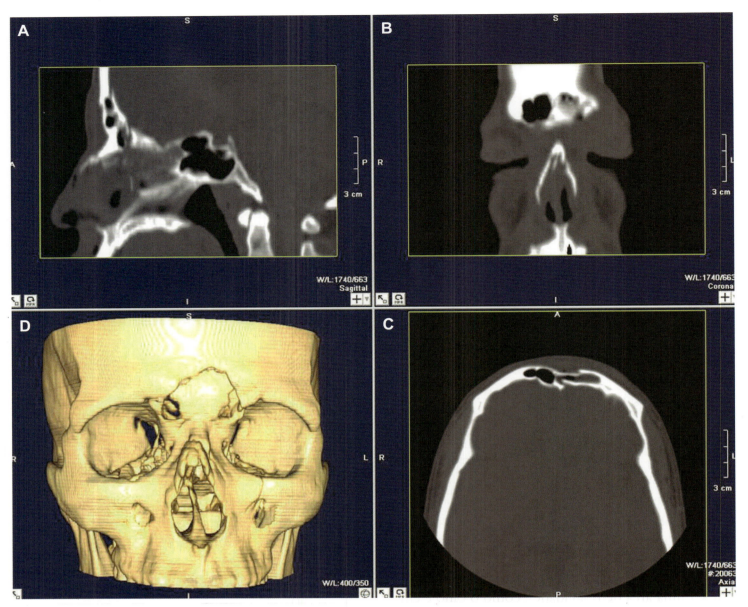

▲ **Figura 19** – Imagens de TC de fratura de osso frontal em que se observa a fratura dos ossos nasal e frontal com obliteração do seio frontal e etmoide. **(A)** Reconstrução sagital. **(B)** Reconstrução coronal. **(C)** Corte axial. **(D)** 3D-TC, em vista frontal aproximada.

A linha de fratura pode desaparecer em determinado nível e reaparecer apenas alguns milímetros mais distante. Este intervalo aparente não se deve à interrupção na linha de fratura, mas sim ao fato de a linha de fratura mudar de plano e tornar-se invisível em algumas secções (esse aspecto é menos sensível com espessuras de corte menores das TC). Estudos de imagem do osso temporal após traumatismo na cabeça são indicados quando existir rinorreia ou otorreia de líquido cerebroespinal, perda auditiva ou paralisia do nervo facial. Quando as fraturas envolvem o ouvido médio e a pirâmide petrosa, a TC é indispensável para demonstrar a extensão da lesão. Em caso de traumatismo agudo da cabeça com inconsciência ou achados neurológicos, TC ou IRM deve ser feita para descartar a possibilidade de hemorragia intracraniana.

A IRM é mais sensível que a TC em detectar áreas de sangramento em células aéreas mastóideas e na cavidade do ouvido médio, mas falha para demonstrar as fraturas reais e a situação da cadeia ossicular, por isso a TC é o estudo principal para traumatismo do osso temporal. Se ocorrer sangramento na concussão sem fratura, a IRM deve ser indicada. Para confirmar o diagnóstico, o estudo deve ser realizado no mínimo 2 dias após o traumatismo para permitir a transformação de desoxiemoglobina em meta-hemoglobina, que tem sinal brilhante em T1 e T2.

Fraturas no canal carotídeo podem causar oclusão da carótida interna, fraturas do labirinto ósseo podem causar disfunção labiríntica, incluindo vertigem e surdez imediata, paralisia total imediata do nervo facial. Ferimentos isolados nos seios paranasais ou no nariz, injúrias semelhantes da face média e da base anterior do crânio são geralmente acompanhados por obstrução das vias aéreas nasais uni ou bilaterais causadas por fragmentos, deslocamentos ou edema mucoso. Ferimentos dos seios paranasais e do nariz, com a maioria dos hematomas ocorrendo na parte anterior do septo, podem levar a hematomas e abscessos septais.

Fraturas frontais do crânio com afundamento e deslocamentos de fragmentos ósseos podem ser posteriores ou laterais e envolver o osso e os seios frontais, o cérebro e a dura, e injúrias concomitantes dos seios etmoides, esfenoides e órbitas.

Fraturas da órbita

Traumatismos violentos da órbita produzirão frequentemente uma fratura do tipo *blow out* do assoalho orbitário, que é deprimido inferiormente sob os tecidos moles, enquanto a borda anterior da órbita se mantém intacta, condicionando uma comunicação com o labirinto etmoidal. Normalmente, esse tipo de traumatismo é causado pelo impacto de um objeto grande o suficiente para não entrar na órbita; a força do impacto é então absorvida pela margem orbitária e transmitida para o assoalho orbitário em sua porção mais fina, que se despedaça no centro para o terço mais próximo do canal infraorbitário (possivelmente por ser uma área de fragilidade); como o olho é empurrado para o ápice do cone orbitário, aumentando a pressão intraorbitária, e explode o assoalho para dentro do seio maxilar. O globo permanece intacto (Fig. 20). As linhas de fratura podem ser visualizadas nas imagens de TC coronais. Estas imagens devem também ser obtidas em caso de suspeita de fratura papirácea medial, embora fraturas mediais *blow out* envolvendo a lâmina papirácea sejam menos comuns que o tipo inferior; nesses casos, cortes axiais podem ser úteis para observar e extensão anteroposterior total do impacto na lâmina papirácea. As fraturas do canal óptico (situado posteriormente) são raras.

Fraturas *blow in* são produzidas por traumatismo direto no osso frontal ou maxila, com transmissão de energia de forças diretamente no teto ou assoalho respectivamente. Os fragmentos da fratura são deslocados para os espaços orbitários, diminuindo o volume orbitário. As formas puras de fraturas *blow-out* e *blow-in* aplicam-se no esqueleto orbitário, interno, com margem orbitária permanecendo intacto. Se a margem estiver fraturada, poderão ser consideradas fraturas orbital, não pura. Na fratura *blow in*, os fragmentos orbitais internos do teto são deslocados para baixo, podendo impactar os músculos reto e levantador da pálpebra. Fragmentos ósseos deslocados para cima podem aprisionar os músculos reto inferior e oblíquo inferior.

A TC é solicitada para delinear a causa do aumento de volume orbitário (que frequentemente consiste de uma combinação de defeito do assoalho orbitário com o deslocamento da parede medial) e também para visualizar o confinamento ósseo do saco lacrimal e seu ducto. Pode haver herniação de tecidos moles por entre a linha de fratura, causando diplopia. Isto demonstra que quando a órbita é afetada pelo traumatismo, a janela de tecido mole deve ser utilizada em razão de uma melhor interpretação do globo ocular, nervos ópticos e músculos (Figs. 21 e 22).

Também se utiliza a TC para detectar possíveis corpos estranhos, verificando se estes se encontram em compartimento intra ou extraocular, o que pode ser difícil quando eles se encontram próximos à esclera. A janela da TC deve ser cautelosamente ajustada para não deixar passar despercebidos corpos estranhos de materiais diversos, como madeira, por exemplo.

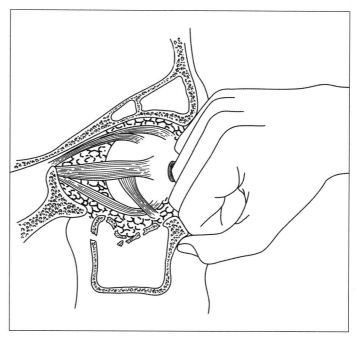

▲ **Figura 20** – Desenho esquemático de fratura do tipo *blow out*. O objeto impactante é maior que o diâmetro da margem orbitária. A fratura "explode" o assoalho da órbita e empurra o globo ocular para trás. Os fragmentos fraturados alojam-se no seio maxilar.

Fraturas por arma de fogo e armas brancas

Os ferimentos por arma de fogo (FAF) e armas brancas (FAB), bem como suas consequências, têm grande impacto na morbidade e mortalidade da população, sendo um problema de saúde pública. A face, nas agressões físicas, é a área mais atingida e, devido ao aumento da violência urbana interpessoal, as lesões maxilofaciais causadas por arma de fogo têm se tornado rotina nos hospitais de emergência. O principal mecanismo de injúria causada por projétil de baixa velocidade (com velocidade menor que 2000 pés/s) – cerca de 650 m/s – é a laceração e o esmagamento do tecido quando a bala atravessa o alvo, enquanto os projéteis com alta velocidade, além de danos anteriormente citados, ainda provocam cavitação temporária e ondas de pressão e choque. Os tipos de ferimento provocados por FAF dependem da velocidade do projétil, e as velocidades com que este sai da arma conferem a ele o poder de destruição frente ao alvo, porém é a energia cinética que confere os danos diretos aos tecidos atingidos. A TC de face é fundamental para visualizar as estruturas anatômicas envolvidas por FAF e FAB, complementando para planejamento cirúrgico. Por causa da eliminação da sobreposição de estruturas ósseas, a TC tem facilitado a identificação e localização dos fragmentos ósseos e também de fragmentos de projéteis de arma de fogo, sendo especialmente valiosa para visualizar danos e localizar fragmentos próximos à órbita, ao seio esfenoidal, às estruturas auditivas e crânio (Figs. 23A e B).

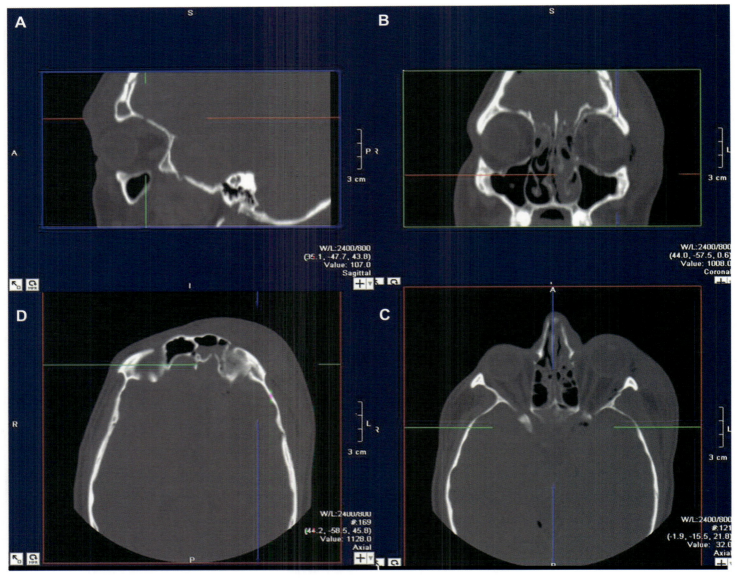

▲ **Figura 21** – Imagens de TC de fratura de órbita, em janela para tecido ósseo. **(A)** Reconstrução sagital, observa-se fratura nas paredes posterior e superior de órbita e osso frontal. **(B)** Reconstrução coronal, observa-se fratura na parede superior de órbita e osso frontal, verifica-se assimetria de tecido mole no lado da fratura. **(C)** Corte axial, observam-se fratura na região supraorbitária e obliteração de seio frontal, verifica-se assimetria de tecido mole no lado da fratura. **(D)** Corte axial, observa-se fratura na parede lateral da órbita esquerda e assimetria do tecido mole no lado da fratura.

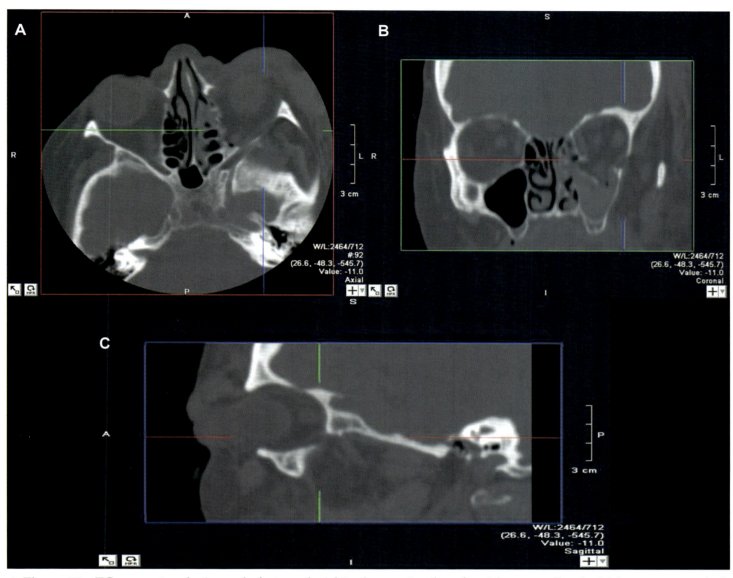

▲ **Figura 22** – TC em protocolo ósseo de fratura de órbita (asa maior do esfenoide e assoalho de órbita para posterior). O uso de ferramenta-guia relaciona os cortes axiais (A) e reconstruções coronal (B) e sagital (C).

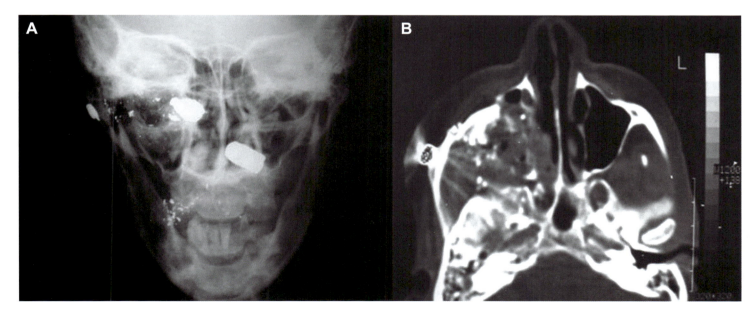

▲ **Figura 23** – Imagens de caso de ferimento por arma de fogo. (A) Radiografia posteroanterior da face evidenciando a presença de projéteis de arma de fogo no terço médio. (B) TC corte axial, protocolo ósseo. Observam-se múltiplas áreas hiperdensas (estilhaços) dispersas na região de seio maxilar. Observa-se artefato decorrente de projétil de arma de fogo. (Imagens gentilmente cedidas pelo Prof. Dr. Elio Hitoshi Shinohara – cirurgião bucomaxilofacial do Hospital Israelita Albert Einstein - São Paulo.)

Fraturas panfaciais ou complexas

A maioria das fraturas não acomete apenas um osso e, em muitas delas, a presença de deslocamento de fragmentos pode prejudicar a interpretação; dessa maneira, as figuras 24A-J correspondem a um caso de fratura complexa envolvendo diversos ossos para estudo.

Fraturas dentoalveolares

Traumatismos na região dentoalveolar são comuns e apresentam alta incidência, podendo ser associados a outras fraturas da face ou isoladas, muitas vezes com comprometimento dentário. A complexidade do tratamento depende de diversos fatores: tipo de fratura, localização, grau de desenvolvimento do dente e periodonto de sustentação.

A TC é indicada nos casos de fraturas dentoalveolares quando há associação de outros tipos de fraturas relacionadas na maxila e mandíbula (Figs. 25, 26A e B). A TCFC aumentou a possibilidade de diagnóstico mais acurado de lesões traumáticas e proporciona reformatações de tecidos maxilofaciais de maneira eficaz, com dose e custo menores que na TC espiral, sendo utilizada para visualizar fraturas no complexo

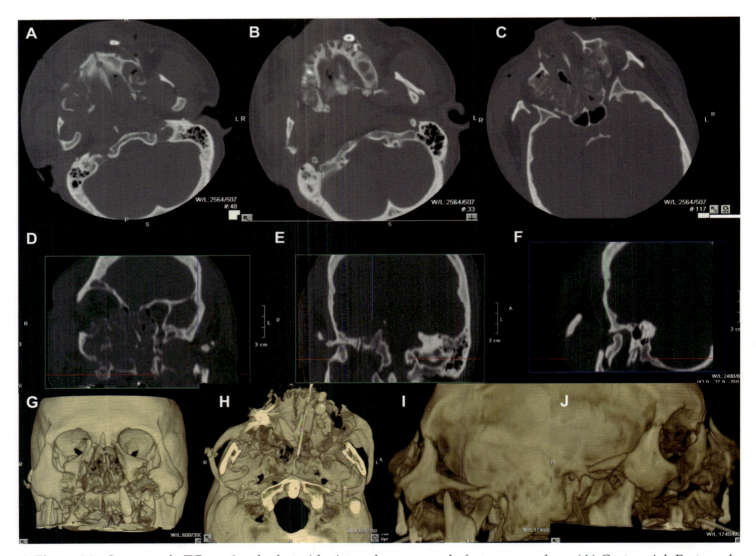

▲ **Figura 24** – Imagens de TC, em janela de tecido ósseo de um caso de fratura complexa. **(A)** Corte axial. Fratura da cabeça da mandíbula bilateral e cominutiva bilateral de seios maxilares. **(B)** Corte axial. Fratura da cabeça da mandíbula do lado direito, rebordo maxilar na linha média, e cabeça da mandíbula do lado esquerdo com deslocamento para medial. **(C)** Corte axial. Disjunção de sutura frontozigomática bilateralmente, fratura nasal do lado direito e obliteração de células etmoidais. **(D)** Reconstrução coronal. Fratura cominutiva bilateral de seios maxilares com obliteração dos mesmos e das fossas nasais, cabeça de mandíbula do lado esquerdo e obliteração de células etmoidais. **(E)** Corte coronal. Fratura da cabeça de mandíbula do lado direito com deslocamento para medial e disjunção da sutura zigomaticomaxilar do lado direito. **(F)** Reconstrução sagital. Fratura da cabeça de mandíbula. **(G-J)** Reconstruções 3D-TC confirmando os achados. Observar a fratura do arco zigomático do lado direito.

maxilomandibular associadas ou não a fraturas dentoalveolares. O primeiro exame clínico e radiográfico do paciente traumatizado é crucial para determinar o diagnóstico inicial, a severidade da lesão e o plano de tratamento.

A detecção radiográfica de fraturas radiculares depende muito de sua localização. As fraturas radiculares aparecem na TC como uma linha hipodensa confinada à raiz, que pode ser observada em pelo menos dois cortes contíguos (Figs. 26A e 27). Fraturas radiculares, sobretudo as verticais, são difíceis de diagnosticar com base em achados clínicos, a linha de fratura só é observada em radiografias odontológicas em 35,7% dos casos. Como as fraturas determinam a extração do dente, já que a infecção desenvolve-se no periodonto marginal, destruindo o osso adjacente, é vantajoso que se estabeleça o diagnóstico de fratura precocemente para a que se delineie a estratégia terapêutica evitando esforços e custos para o paciente. Youssefzadeh et al. (1999) estabelecem que a TC possui sensibilidade de 70% e especificidade de 100% para a detecção de fraturas verticais, não encontrando resultados falso-positivos. A imagem axial é ideal para verificar fraturas verticais porque é perpendicular à linha de fratura; cortes parassagitais não são adequados para observar fraturas verticais, embora estas imagens sejam muito úteis para localizar fraturas com outras orientações não verticais.

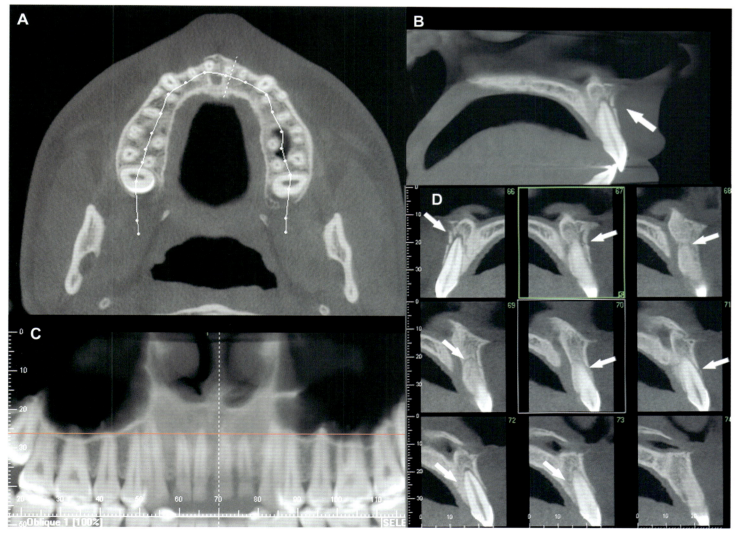

▲ **Figura 25** – TCFC: imagem axial (A), reconstrução coronal panorâmica (C) e cortes parassagitais (B e D) evidenciando fratura do processo alveolar no dente 21 (corticais vestibular e palatina) (setas). Imagens gentilmente cedidas pela Alpha X Radiologia Odontológica.

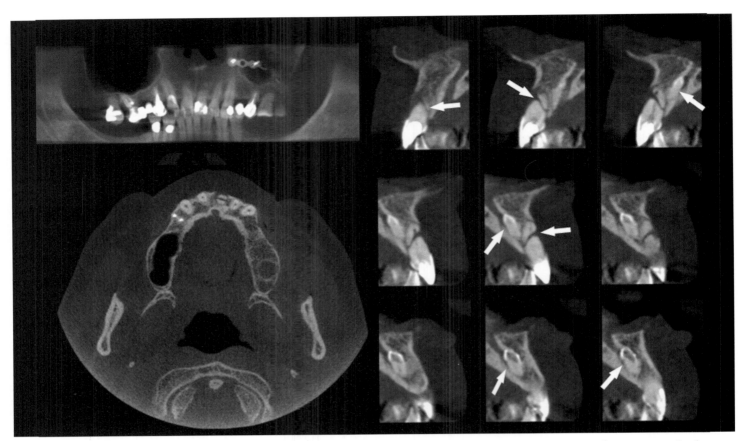

Figura 26A – TCFC: Imagem axial, reconstrução coronal panorâmica e cortes parassagitais demonstrando fratura radicular e de processo alveolar nos dentes 11 e 21 (setas). Observa-se também um mesiodente na região de canal incisivo com posicionamento palatino em relação aos dentes adjacentes (setas). Imagens gentilmente cedidas pela Alpha X Radiologia Odontológica.

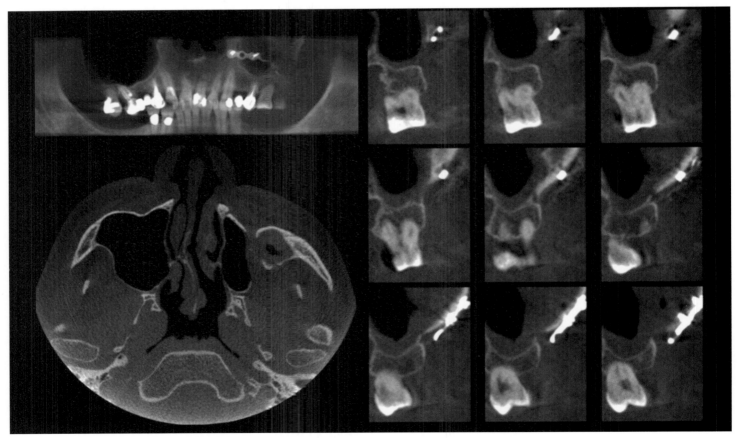

Figura 26B – TCFC: O mesmo caso demonstrando fratura maxilozigomática do lado esquerdo (imagem hiperdensa compatível com material de fixação na parede lateral do seio maxilar). Imagens gentilmente cedidas pela Alpha X Radiologia Odontológica.

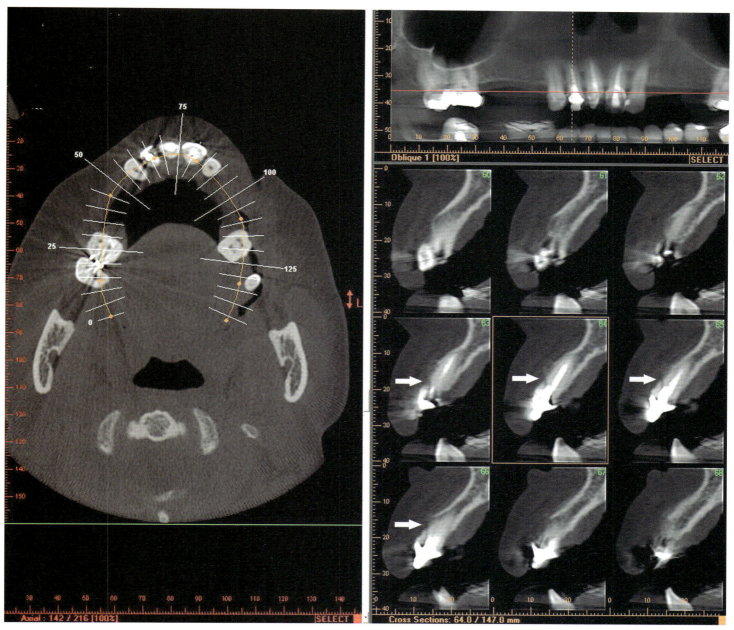

▲ **Figura 27** – TCFC: Imagem axial, reconstrução coronal panorâmica e cortes parassagitais demonstrando fratura radicular e de processo alveolar no dente 12 (setas). Imagens gentilmente cedidas pela Alpha X Radiologia Odontológica.

Uso da TCFC para avaliação de dentes inclusos e supranumerários

Dentes supranumerários e inclusos podem causar interferência na erupção dental, formação de apinhamentos, deslocamentos, formação de diastemas, reabsorções radiculares e permitir o desenvolvimento de cistos. A TCFC demonstra claramente a localização intraóssea, distância dos outros dentes e da cortical óssea e estruturas anatômicas adjacentes, inclinação do eixo dental e morfologia dos dentes supranumerários e inclusos ou impactados (Figs. 28 e 29). Fatores fundamentais para a realização de cirurgias ou para decisão se o dente não será removido cirurgicamente. Quando a exposição cirúrgica destes dentes se faz necessária para o tratamento ortodôntico, por exemplo, a TCFC é considerada muito útil, pois demonstra a posição e a angulação do eixo dental e a relação deste com outros dentes e estruturas anatômicas adjacentes (seio maxilar, assoalho nasal, etc.). A TCFC permite também determinar a forma da raiz, fator que afeta a dificuldade cirúrgica.

No que se refere à extração dos terceiros molares inferiores, diversos fatores são considerados em relação à localização do dente e ao canal mandibular. Os riscos de parestesia aumentam quando há contato direto entre o nervo alveolar inferior e o dente. As radiografias convencionais permitem verificar se raiz e canal mandibular estão em contato, mas é difícil determinar a proximidade precisa. A TCFC, segundo Tantanapornkul et al. (2007), apresenta sensibilidade de 77% e especificidade de 93% em predizer a exposição do feixe neurovascular em extração dos terceiros molares (Figs. 30A e B e 31A e B).

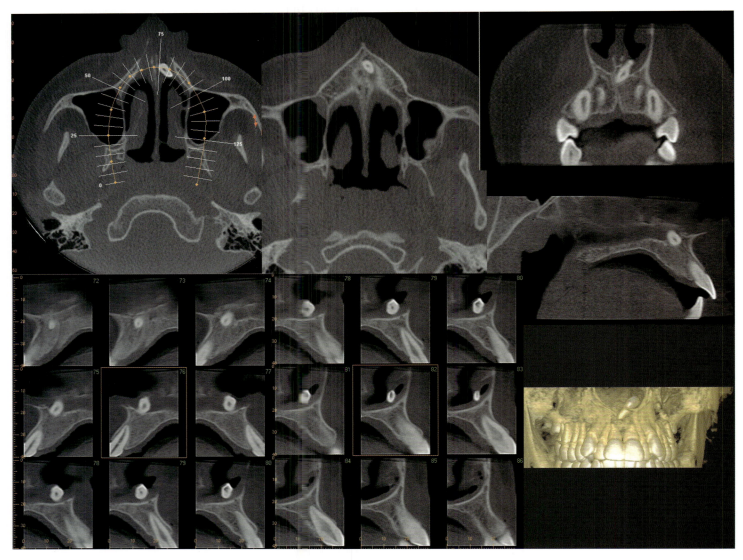

▲ **Figura 28** – TCFC: sequência de imagens axiais, reconstruções coronal, sagital, parassagitais e em 3D de um caso de dente supranumerário dentro da fossa nasal com terço apical intraósseo. Imagens gentilmente cedidas pela Alpha X Radiologia Odontológica.

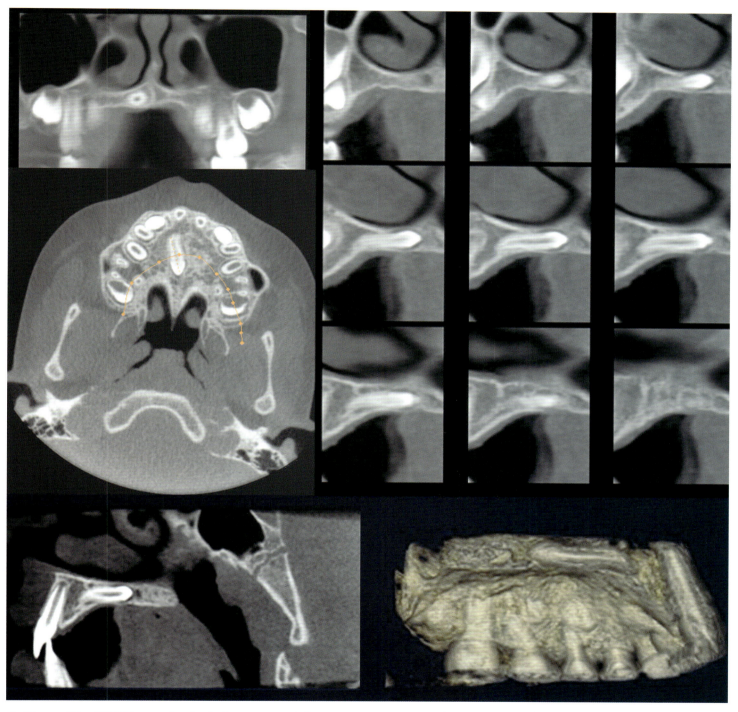

▲ **Figura 29** – TCFC: sequência de imagens axial, reconstruções panorâmicas, coronal, sagital, parassagitais e em 3D de um caso de dente supranumerário no palato em posição transversa com o terço coronário para posterior. Imagens gentilmente cedidas pela Alpha X Radiologia Odontológica.

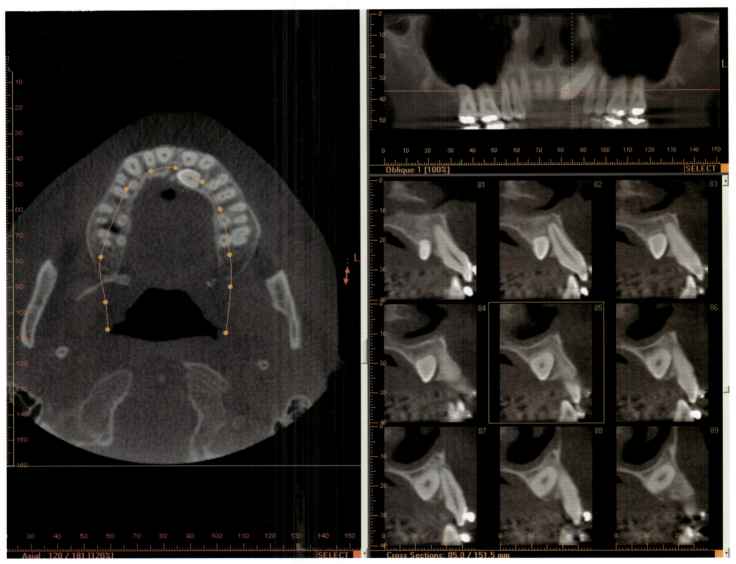

▲ **Figura 30A** – TCFC: sequência de imagens axiais, reconstruções panorâmica e parassagitais de um caso de canino superior esquerdo incluso no palato, com contato do terço coronário com o canal incisivo. Imagens gentilmente cedidas pela Alpha X Radiologia Odontológica.

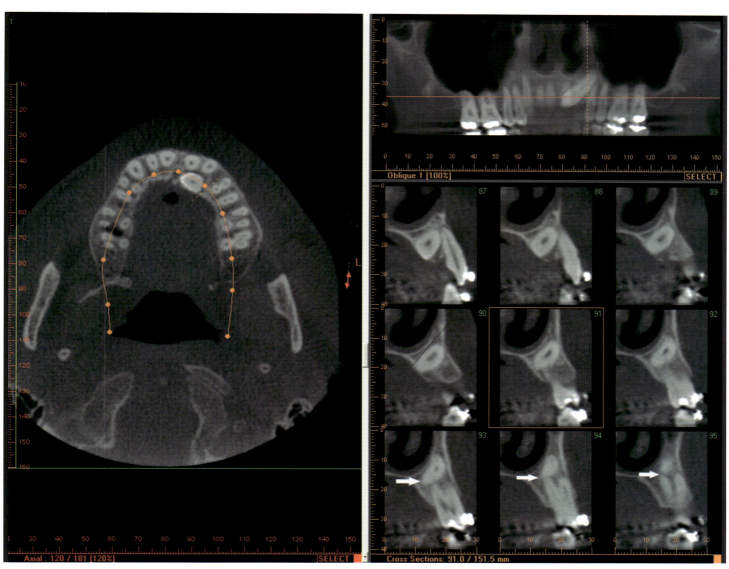

▲ **Figura 30B** – TCFC: sequência de imagens axial, reconstruções panorâmica e parassagitais do mesmo caso demonstrado na figura 30A – canino superior incluso no palato mostrando agora a relação da porção apical do dente incluso com os ápices radiculares do primeiro pré-molar superior e com o assoalho de seio maxilar (setas). Imagens gentilmente cedidas pela Alpha X Radiologia Odontológica.

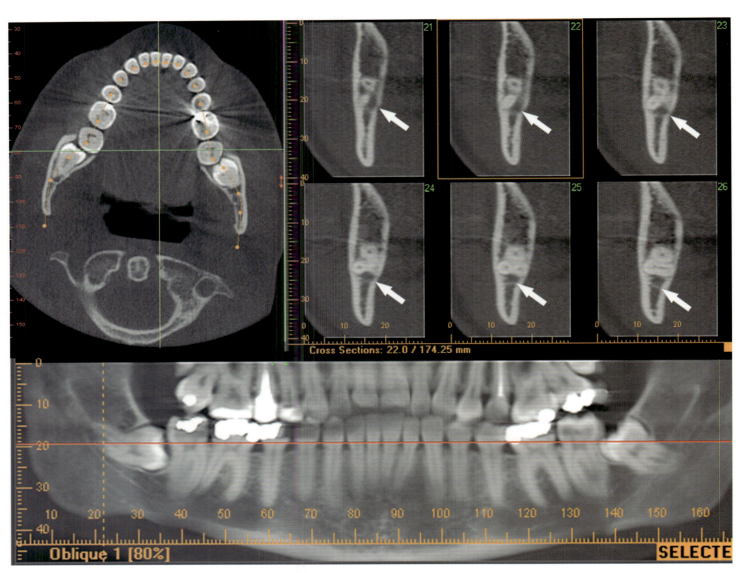

▲ **Figura 31A** – TCFC: imagens parassagitais demonstrando a proximidade entre as raízes do dente 48 com o canal mandibular (setas). Imagens gentilmente cedidas pela Alpha X Radiologia Odontológica.

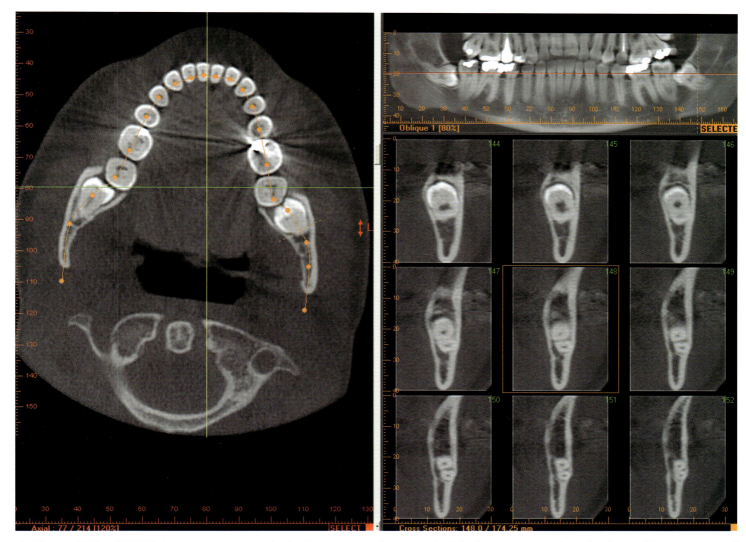

▲ **Figura 31B** – TCFC: imagens parassagitais demonstrando a proximidade entre as raízes do dente 38 com o canal mandibular (setas). Imagens gentilmente cedidas pela Alpha X Radiologia Odontológica.

TC no diagnóstico das infecções dos espaços faciais e maxilofaciais

O diagnóstico por imagem é fundamental no tratamento de pacientes com infecções localizadas profundamente na cabeça e no pescoço. Entre os métodos de diagnóstico por imagem, a TC espiral e a RM são os mais utilizados para avaliar as infecções da cabeça e do pescoço. São essenciais para a visualização precisa da extensão anatômica do processo, demonstrando abscessos drenáveis cirurgicamente, coleções fluidas e acesso a complicações (Fig. 32).

Na documentação da TC, o coeficiente de atenuação tecidual do voxel em estudo, bem como o da água, é usado para calcular o número expresso em unidades Hounsfield (HU). Como exemplos: ar (-1000 HU), gordura (-80 a -100 HU), água (0 HU), hemorragia (60 a 110 HU) e osso (1000 HU). As densidades são representadas por uma escala de cinza, com os números mais negativos aparecendo, tendendo à extremidade preta para escala e os mais positivos à extremidade branca. Para aumentar o poder diagnóstico da TC, existem inúmeras técnicas disponíveis, são incluídos ajustes de nível e da largura da janela a fim de ressaltar os ossos ou planos de tecidos moles, reconstrução em vários planos e reconstruções em 3D, e o uso de meios de contraste. A administração de contraste iodado permite localizar estruturas vasculares normais, bem como realça os processos patológicos, tais como as paredes dos abscessos.

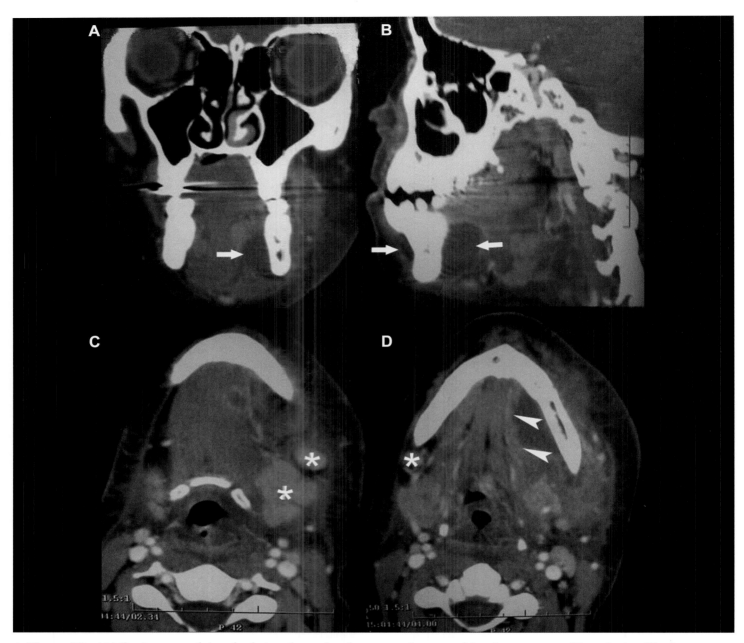

▲ **Figura 32** – **(A)** Corte coronal, janela de tecido mole, observa-se imagem hipodensa em região submandibular esquerdo rechaçando língua e estruturas musculares adjacentes (seta). **(B)** Corte sagital, janela de tecido mole, observam-se imagem hipodensa em região de assoalho de língua e leve envolvimento na região anterior da mandíbula. **(C)** Corte axial, janela tecido mole, observam-se imagem hipodensa homogênea em região de corpo e base de mandíbula, deslocamento dos planos musculares adjacentes e rechaçamento de glândula submandibular, com presença de nódulos na região bilateralmente (asterisco). **(D)** Corte axial, janela de tecido mole, observa-se imagem hipodensa na região de corpo ocasionando rechaçamento de músculos do ventre anterior dos músculos digástrico e gênio-hióideo (cabeça de seta), com presença de nódulos na região bilateralmente (asterisco). (Imagens gentilmente cedidas pela Dra. Camila Eduarda Zambon, especialista em Cirurgia e Traumatologia Bucomaxilofacial do HC-FMUSP.)

A TC tem muita valia no diagnóstico de infecções paranasais, para isso devem-se incluir todos os seios paranasais e as estruturas adjacentes nos cortes (Fig. 33). Devem ser avaliadas todas as secções com janelas para osso e tecido mole. Nos cortes serão observadas as seguintes anormalidades: opacificação do seio, presença de níveis hidroaéreos, espessamento e hipercaptação de contraste pelas mucosas, massas de partes de mole, alterações hiperostóticas e deslocamento e/ou destruição óssea. Uma região importante a ser avaliada na TC é a camada de gordura retroantral, localizada adjacente à parede lateral das cavidades sinusais; a perda desta camada ocorre devido à extensão transmural de processos inflamatórios ou neoplásicos envolvendo os seios maxilares.

As anormalidades das partes moles a serem notadas no exame de seios paranasais são: envolvimento de órbita, espessamento e má definição dos músculos (miosite), má definição e/ou perda dos planos faciais (fasciíte), edema da pele de revestimentos e tecido subcutâneo adjacente (celulite), efeito de massa, coleções fluidas com ou sem hipercaptação periférica do contraste, e linfoadenopatia.

Para infecções na região orbitária decorrentes de origem odontogênica, a TC contribui para visualizar melhor as estruturas adjacentes à infecção, auxiliando na orientação da drenagem. As infecções na cavidade orbitária de origem dentária podem resultar em celulite pré-septal, celulite orbitário, abscesso orbitário, abscesso subperiósteo e trombose do seio cavernoso.

Enfizemas subcutâneos cérvico-faciais

Enfizemas subcutâneos (ES) da cabeça e do pescoço são causados pela introdução de ar para os planos faciais do tecido conjuntivo. Por causa do enfraquecimento deste tecido e de sua parede elástica, o ar pode acumular nestas cavidades, convertendo em espaços com dimensões consideráveis. Estes episódios podem ocorrer devido à laceração de tecido mole em fraturas faciais afetando os tecidos subcutâneos.

Os ES apresentam várias etiologias ocasionadas devido ao aumento da pressão intrabucal no local da lesão na mucosa ou à permanência de ar comprimido em uma ferida intrabucal. São relatadas na literatura

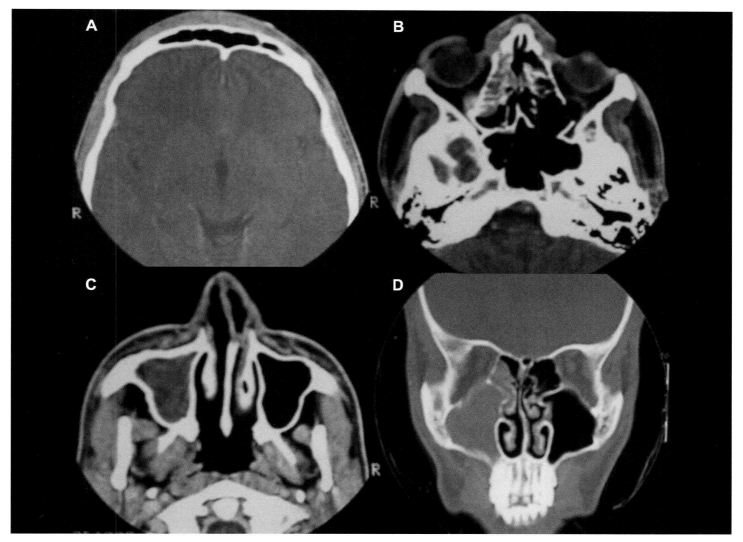

▲ **Figura 33** – **(A)** Corte axial, janela de tecido mole, observa-se aumento de atenuação e volume dos tecidos moles da região frontal. **(B)** Corte axial, janela de tecido mole, observa-se velamento das células etmoidais do lado direito. **(C)** Corte axial, janela de tecido mole, observa-se obliteração de seio maxilar direito com hipodensidade em relação à musculatura adjacente, significando fluido dentro deste seio. **(D)** Corte coronal, janela para osso, observam-se a integridade das paredes do seio maxilar e da fossa nasal do lado direito.

várias associações com lacerações de tecido mole: durante procedimentos odontológicos, tratamento endodôntico com técnicas de escalonamento em canais, traumatismos ocasionados por peças de alta rotação em extrações de terceiros molares, fraturas e/ou contusões faciais e cirurgias ortognáticas em maxila e mandíbula.

A etiologia do ES pode ser traumática, iatrogênica, acidental ou patológica.

A TC pode ser considerada uma imagem de referência no estudo de diagnóstico de ES. Este estudo pode ser avaliado com ou sem o uso de contraste. A utilização do contraste pode auxiliar na diferenciação das loculações, tais como infecção ativa ou áreas com hipoatenuações aéreas subcutâneas em comparação com o ar extrabucal. As reconstruções multiplanares são essenciais para avaliar melhor o ES em seus planos mais profundos.

Os aspectos tomográficos do ES são representados por hipodensidades em relação aos tecidos adjacentes que evidenciam a presença de ar, mostrando geralmente deslocamento de estruturas anatômicas (Figs. 34 e 35), muitas vezes atingindo grandes proporções e comprometendo espaços faciais nos planos profundos.

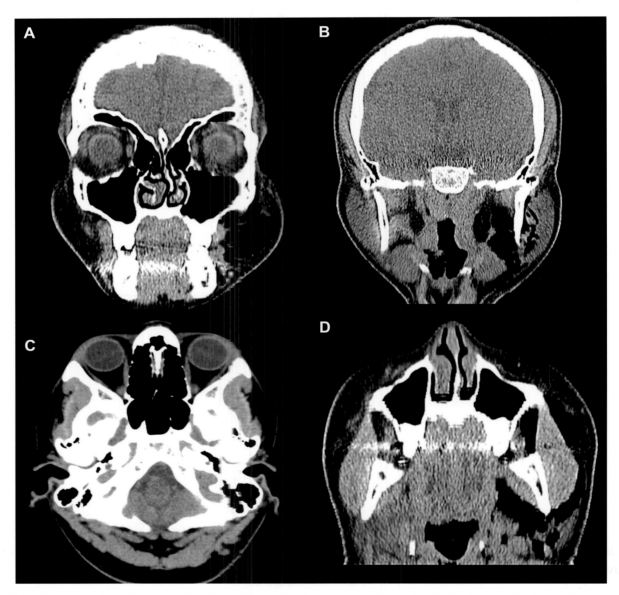

▲ **Figura 34** – Imagens de TC, em janela de tecido mole de um caso de contusão facial sem fraturas ósseas. **(A)** Corte coronal, observa-se área hipodensa na região dos músculos da mastigação à esquerda denotando presença de ar na região, caracterizando o enfisema subcutâneo. **(B)** Corte coronal, região mais posterior do crânio, observa-se área hipodensa nos músculos da mastigação percorrendo espaços aéreos inferiores. **(C)** Corte axial, observa-se leve aumento de volume em músculo temporal à esquerda, com leve presença de ar na região. **(D)** Corte axial, região mais inferior do crânio, observa-se aumento do volume na região dos músculos faciais anteriores, com presença de ar nos músculos da mastigação e faciais à esquerda. (Imagem gentilmente cedida pelo Dr. Marcelo Martinson Ruiz, especialista em Cirurgia e Traumatologia Bucomaxilofacial, Hospital da Aeronáutica de São Paulo.)

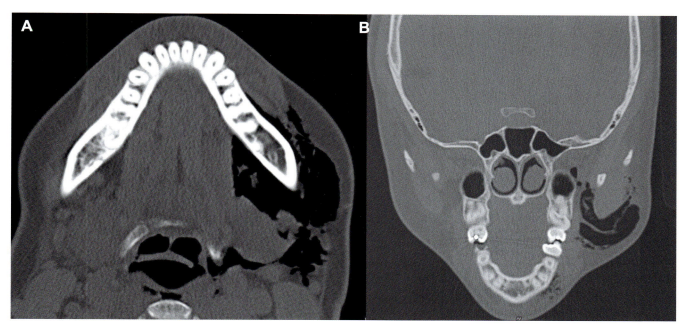

▲ **Figura 35** – Imagens de TC, em janela de tecido ósseo de um caso de contusão facial sem fraturas ósseas. **(A)** Corte axial, observa-se área hipodensa constituída de espaços aéreos na região posterior de mandíbula à esquerda envolvendo os músculos da mastigação e iniciando a invasão de espaços aéreos retrofaríngeos. **(B)** Corte coronal, observa-se área hipodensa na região do músculo bucinador à esquerda constituído de ar. (Imagens gentilmente cedidas pelo Dr. Marcelo Martinson Ruiz, especialista em Cirurgia e Traumatologia Bucomaxilofacial, Hospital da Aeronáutica de São Paulo.)

Os ES podem comprometer os espaços parafaríngeo, retrofaríngeo, pré-vertebral, pretraqueal, espaços submandibulares e em casos mais graves, podendo atingir até o mediastino.

Como diagnóstico diferencial de imagens radiográficas de ES, devem-se incluir: reação alérgica, hematoma, agioedema, ruptura esofágica, infecção e fasciíte necrotizante. A TC não é só importante para o diagnóstico de ES, mas também para avaliar a progressão do tratamento e melhoria do paciente.

Cirurgia ortognática

A evolução dos métodos de aquisição de imagens na área da saúde promoveu uma revolução na Odontologia e, consequentemente na Cirurgia e Traumatologia Bucomaxilofacial (CTBMF). O advento e aprimoramento da tomografia computadorizada (TC) propiciaram aos profissionais o início de uma nova era onde houve melhora substancial nas informações para a elaboração do diagnóstico e da terapêutica, trazendo inúmeros benefícios aos portadores de alterações patológicas do complexo dentomaxilofacial.[8,10]

A deformidade dentofacial é caracterizada como uma alteração no crescimento e desenvolvimento da face e das estruturas anexas, sendo marcada principalmente pela assimetria facial. Apresentam incidência variada na população mundial (21 a 85%),[37] sendo a ampla variabilidade dos dados encontrados devida principalmente às características intrínsecas às populações, métodos e critérios distintos de avaliação e diagnóstico. Estima-se que cerca de dois terços da população apresentem distúrbio no crescimento maxilomandibular.

As anomalias de desenvolvimento dentomaxilofaciais são classificadas em dentárias e/ou esqueléticas, sendo caracterizadas pelo desequilíbrio no posicionamento das bases ósseas e estruturas adjacentes resultando em alterações faciais, com repercussão em todo o complexo estomatognático, incluindo presença de má oclusão e assimetrias faciais, perda da função mastigatória, desenvolvimento de processos álgicos na região musculatura mastigatória e da ATM.[20] Devido à alta incidência das anomalias do complexo maxilomandibular e as repercussões advindas destas alterações em todo o sistema estomatognático, seu estudo é fundamental na Odontologia moderna. O cirurgião-dentista desempenha um papel relevante no diagnóstico e tratamento destas alterações, sendo que a identificação e intervenção precoces destas alterações apresentam significado clínico e psicológico impactante nos aspectos funcional, estético e psicossocial dos pacientes portadores.

O tratamento das deformidades dentomaxilofaciais varia em função da extensão das anomalias e do seu impacto funcional e estético, de acordo com inúmeros fatores dentre eles: idade do paciente, tipo e severidade da deformidade, estágio de maturação óssea do paciente entre outros. Os tratamentos atualmente são classificados como conservadores no qual, por meio de aparelhos ortodônticos e/ou ortopédicos corrigem-se ou minimizam-se os impactos das assimetrias dentárias e esqueléticas, ou tratamentos cirúrgicos no qual a cirurgia ortognática permite a realização de mudanças espaciais na maxila e/ou mandíbula baseados em exame clínico e de imagem minuciosos para a obtenção de diagnóstico preciso, e elaboração do plano de tratamento adequado.

Tradicionalmente, o diagnóstico e planejamento da correção cirúrgica baseavam-se na análise facial associado à análise de modelos e interpretação das estruturas anatômicas identificadas em exames de imagem convencionais (telerradiografias em normas lateral e frontal). O profissional, avaliando todos os dados coletados de forma sequencial, criava, mentalmente, um modelo tridimensional do paciente.

Contudo, os exames de imagem convencionais apesar de amplamente disponíveis, de fácil acesso à maioria da população, aliados à pequena dose de exposição à radiação ionizante para a sua realização, permitiam apenas uma análise bidimensional das estruturas craniofaciais tridimensionais, permitindo ampla variação na identificação dos pontos anatômicos devido à sobreposição de estruturas anatômicas, possíveis distorções e ampliações das imagens. Além disso, a realização da técnica adequada depende da experiência do profissional que a executa, o que possibilita erros no diagnóstico e, consequentemente, na elaboração e execução do tratamento.

Com o advento da TC aliada aos recentes avanços na aquisição e formação das imagens tomográficas, como as reconstruções tridimensionais (3D-TC), extensas mudanças benéficas associadas ao diagnóstico, planejamento virtual e aos procedimentos cirúrgicos, permitiram avaliações mais precisas no tratamento da deformidade dentomaxilofacial, o que promove a obtenção de resultados melhores, diminuindo a comorbidade dos tratamentos e o número de complicações.

Inicialmente, a TC na cirurgia ortognática era utilizada apenas nos casos de assimetrias associadas a outras patologias como na presença de síndromes que poderiam apresentar alterações anatômicas importantes e significativas, comprometendo o resultado do procedimento e também aumentando a possibilidade de complicações trans ou pós-operatórias. Tanto o diagnóstico como o planejamento cirúrgico tradicionalmente baseavam-se na documentação ortodôntica (telerradiografias, modelos de estudo e traçados cefalométricos) (Fig. 36) e análise facial onde o profissional, de acordo com a sua experiência, identifica as necessidades individuais frente à queixa de cada paciente. Neste método a cirurgia é reproduzida em modelos montados em articulador semiajustável, sendo a oclusão final definida manualmente pelo cirurgião que busca uma oclusão boa e estável relativa para os modelos superior e inferior.

Baseado na oclusão definida pelo profissional, um guia cirúrgico é confeccionado para auxiliar no transoperatório visando transferir o planejamento cirúrgico para a sala de cirurgia (Fig. 37).

Este método é aceito e utilizado como *padrão ouro*, entretanto, alguns inconvenientes são identificados neste método. Em primeiro lugar, as informações anatômicas de todo o crânio serão perdidas quando se analisam os modelos montados em articulador; em segundo lugar, embora algumas informações sobre a orientação espacial possam ser obtidas dos modelos de gesso, esta simulação não permite ao cirurgião ampla visualização tridimensional dos movimentos cirúrgicos e na repercussão desta oclusão sobre os tecidos moles e duros, além de dificultar a identificação das áreas onde haverá necessidade de desgaste e osteotomias complementares devido às interferências ósseas. Outros fatores importantes estão relacionados à armazenagem dos modelos de gesso e ao tempo necessário para a execução do processo, variando de acordo com a experiência do profissional. Todo este dificultoso tratamento, apesar de consagrado, pode ainda incutir em erros nas medidas, na identificação plena dos movimentos ósseos realizados, além de apresentar muita dificuldade na avaliação do resultado final, isto é, na previsibilidade dos casos, tornando real a necessidade de transformação do método manual em virtual.

O constate aperfeiçoamento da TC apresentando melhoria na qualidade das imagens, doses de radiação mais baixas e menos tempo para a aquisição das imagens associado às dificuldades inerentes ao método de planejamento cirúrgico com modelos e articulador incentivou o surgimento de uma nova linha de pesquisa baseada no planejamento e na realização da cirurgia ortognática de modo virtual baseado nas reconstruções tridimensionais e multiplanares, associada ao uso de programas específicos de manipulação de imagens.

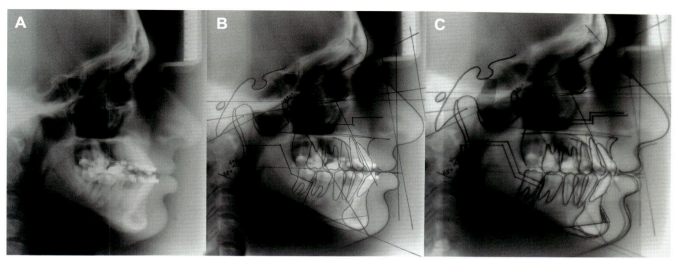

▲ **Figura 36** – Planejamento pré-cirúrgico pelo método tradicional realizado com o auxílio de telerradiografia (norma lateral) **(A)**. Realização de traçado cefalométrico inicial **(B)** e elaboração do *template* simulando os movimentos necessários para a correção da deformidade dentofacial **(C)**. (Imagens gentilmente cedidas pelo Dr. Flávio Wellington Silva Ferraz, do Serviço de Cirurgia e Traumatologia Bucomaxilofacial do HC-FMUSP.)

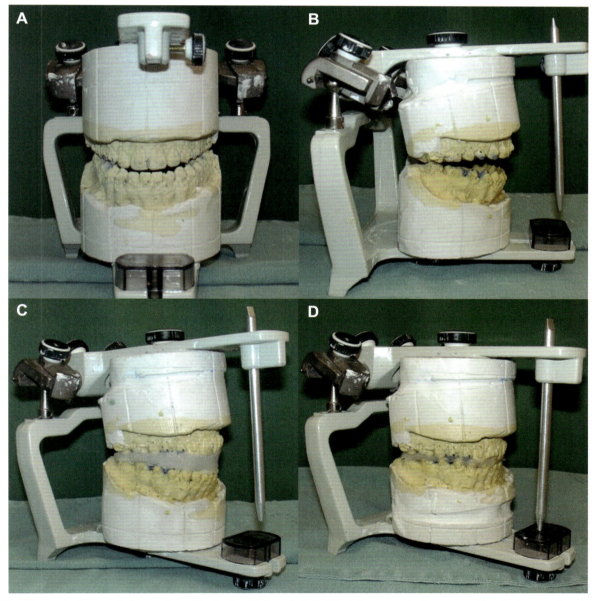

▲ **Figura 37** – Cirurgia de modelos pelo método tradicional. **(A)** Modelos montados em articulador contendo marcações de referência utilizadas para quantificar os movimentos. **(B)** Simulação do movimento espacial da maxila. **(C)** Confecção do guia intermediário contendo posicionamento espacial da maxila operada e mandíbula não operada. **(D)** Cirurgia de modelos finalizada com a confecção do guia cirúrgico final.

Dificuldades no uso da TC no planejamento virtual

O uso da TC nas diversas especialidades foi descrito neste livro demonstrando os inúmeros benefícios aos pacientes e profissionais, entretanto, alguns fatores ainda devem ser aprimorados tornando a TC o exame de imagem ideal no diagnóstico das deformidades dentomaxilofaciais e seu planejamento.

O principal deles consiste da alta dose de radiação envolvida e do tempo necessário para a obtenção dos exames quando comparados com os exames de imagem convencionais. Outro fator importante esta relacionado à dificuldade de obtenção da posição natural da cabeça, tanto nos tomógrafos espirais (*multislice* – TCMS), no qual o exame é realizado com o paciente em decúbito dorsal, como nos tomógrafos por feixe cônico (TCFC) onde o escaneamento é realizado sentado. Na TCFC, outro fator a ser considerado é o tamanho do campo de visualização (FOV) que, dependendo do aparelho, pode apresentar-se muito pequeno para a captura do volume necessário ao planejamento cirúrgico, que vai do limite superior da glândula tiroide até cerca de 2 cm acima do rebordo supraorbitário.

Outra dificuldade inerente à TC relaciona-se com a qualidade deficiente das imagens das estruturas dentárias. O escaneamento das superfícies oclusais, principalmente nos casos em que as arcadas dentárias são não harmoniosas e cujo planejamento exige segmentações, ainda apresenta inúmeras dificuldades prejudicando a identificação dos detalhes anatômicos intrínsecos aos dentes e uma análise perfeita da relação interarcadas, o que impede o uso direto no planejamento virtual. Atualmente, a solução preconizada consiste da técnica do triplo escaneamento descrita por Gateno et al.,[23] onde o paciente é submetido à TC com arco facial, modificado pela presença de esferas que permitem a transferência precisa do posicionamento tridimensional da maxila, em oclusão, associado ao escaneamento em separado dos modelos de gesso da maxila e mandíbula individualmente, além da oclusão pós-operatória planejada. Todos os dados obtidos em formato DICOM permitem a criação de um modelo tridimensional preciso e útil ao planejamento cirúrgico.

O planejamento virtual em 3D apresenta também a limitação por ser uma representação estática do paciente, principalmente na avaliação dos tecidos moles. O diagnóstico virtual dinâmico (quatro dimensões) do paciente (estética do sorriso, tônus muscular e assimetrias do tecido mole em função) está sendo introduzido e provavelmente será em breve integrado na avaliação dos pacientes portadores de deformidade dentofacial.

Reconstrução das imagens

As reconstruções em 3D-TC podem ser obtidas pelas técnicas de superfície e volume, sendo que, esta última, utiliza o que há de mais avançado em termos de visualização e manipulação das imagens proporcionando o aperfeiçoamento da sua qualidade e versatilidade em diferentes aplicações, permitindo a obtenção de diagnósticos e resultados mais acurados e eficientes.[8-10,61] O conhecimento sobre as modalidades de reconstrução tridimensionais é fundamental, pois elas apresentam características independentes, permitindo a visualização mais natural e realista da anatomia do paciente, obtendo a cor e a textura semelhantes aos tecidos moles faciais.

Na técnica de reconstrução por superfície a segmentação dos dados baseia-se por meio do *thresholding*, que é o método mais simples de segmentação de imagens por meio dos tons de cinza, utilizados para criar imagens binárias. A superfície resultante formada representa a anatomia do paciente.

Este método pode ser ainda aprimorado utilizando uma malha de tecido mole tetraédrica posteriormente construída permitindo simular os tecidos moles de forma rápida, usando modelos biomecânicos.[39] Entretanto, embora representações de superfície de tecidos duros e moles e dentes podem ser processadas e visualizadas no visualizador 3D do programa, alguns problemas estão ainda presentes, sendo o maior obstáculo a visualização imprecisa de estruturas anatômicas fundamentais ao planejamento cirúrgico pré-operatório (sela túrcica, cabeças da mandíbula (côndilos), paredes orbitais e superfícies dentárias) devido à diferença de homogeneidade inerentes aos tons de cinza.

A fim de aprimorar o processo, os voxels podem ser processados em volume. Neste método, para cada voxel são atribuídas cor e opacidade individualizadas, aumentando a qualidade das imagens anatômicas adquiridas, sendo útil para identificação, diagnóstico e planejamento virtual e tridimensional da anatomia do paciente. Devido ao maior número de informações processadas, o tempo requerido para o processamento das imagens é maior.

A técnica de reconstrução por volume é atualmente a mais apropriada para a avaliação virtual 3D das estruturas anatômicas que exigem alta qualidade nas imagens como, por exemplo: raízes dos dentes, as ATM e vias aéreas. Processamento de superfície oferece grande potencial na manipulação de dados tridimensionais como realização de medição e osteotomias virtuais pela rápido processamento das informações necessárias.

Programas de pós-processamento

Os sistemas de planejamento virtual baseados em reconstruções tridimensionais tornaram-se ferramentas disponíveis aos cirurgiões bucomaxilofaciais para o planejamento das osteotomias e seu posicionamento anatômico correto permitindo análises virtuais diversas dos possíveis resultados, aperfeiçoamento do procedimento cirúrgico e redução do tempo operatório.[40,42]

Os programas de manipulação de imagens disponíveis e específicos para área da saúde, especialmente Medicina e Odontologia, permitem que, por meio de cortes axiais adquiridos pela TC, se obtenham reconstruções coronais e sagitais, sem que o paciente seja exposto novamente à radiação. Além disso, a partir dos dados tomográficos originais, podem ser obtidas reconstruções multiplanares (RMP) e tridimensionais.

Os programas de pós-processamento permitem a manipulação das imagens, assim como a obtenção de medidas lineares, angulares, cálculos de volume e análises tridimensionais. Estes programas permitem a realização de reformatações com protocolos diferentes (vascular, muscular, tegumentar) visando uma melhora expressiva na qualidade das imagens, de acordo com a necessidade individual de cada paciente[8], além de possibilitar o uso de inúmeras ferramentas como rotação, translação, variação de tonalidade e cortes das estruturas sem interesse ao exame.

Uma ampla variedade de programas de pós-processamento e manipulação das imagens tomográficas está atualmente disponível aos profissionais da área da saúde. Estes programas são classificados em: programas livres (programa de computador que pode ser usado, copiado, estudado e redistribuído sem restrições); programas comerciais (programas desenvolvidos e vendidos, almejando lucro, com interesses comerciais); programas em domínio público. Estes programas diferem entre si pela plataforma de trabalho, sendo as mais utilizadas Windows® e Apple®, e as ferramentas de trabalho disponíveis.

Os programas mais utilizados atualmente são Vítrea® versão 3.8.1 (Vital Images Inc, Plymouth, MN, EUA) e Dolphin 3D® versão 11.0 (Dolphin Imaging and Management Solutions, Chatsworth, CA, EUA), Maxilim® (Medicim NV, Mechelen, Belgium) plataforma Windows e Osirix® (Osirix Imaging programa, Apple, EUA); sendo os programas Maxilim® e Dolphin 3D® desenvolvidos com ferramentas específicas para a realização de planejamento e cirurgias virtuais, e o Vítrea®, o único programa que permite a realização de mensuração tridimensional por possibilitar a aquisição de pontos em cortes e planos diferentes.

A associação da TC aos programas de manipulação de imagens permite aos profissionais mais previsibilidade dos resultados, a possibilidade de simulação de diversos movimentos cirúrgicos, além da obtenção acurada do posicionamento final dos segmentos ósseos e tecidos moles após o reposicionamento espacial da maxila e/ou mandíbula. Entretanto, o processo é complexo e o uso pleno de todos os recursos exigem dedicação, estudo e treinamento para que o profissional possa absorver todos os benefícios advindos do avanço técnico-científico.

Fases do planejamento virtual

Para a compreensão de todas as fases na elaboração e execução do planejamento virtual (3D-TC), descrevemos passo a passo a técnica de obtenção e manipulação das imagens utilizada atualmente descrita inicialmente por Xia et al.[67] (Fig. 38).

O primeiro passo envolve a criação de um modelo tridimensional por meio da realização da TC do paciente e dos modelos de gesso (escaneamento triplo), conforme descrito previamente. Visando a transferência exata do posicionamento real para o modelo virtual, é realizado o registro oclusal do paciente com o auxílio de resina acrílica. Após o registro, o arco facial modificado (contendo marcadores de posicionamento) é instalado e o paciente, submetido ao exame tomográfico (tomografia computadorizada *multislice* ou TCFC) com o arco em posição. Posteriormente, modelos de gesso previamente confeccionados são escaneados na sequência: maxila, mandíbula, modelos posicionados no registro oclusal e em máxima intercuspidação.

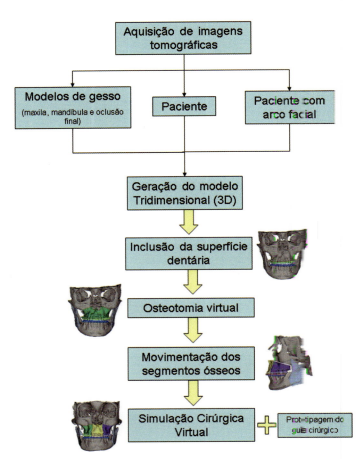

▲ **Figura 38** – Sequência de procedimentos adotados para a realização de um planejamento cirúrgico virtual desde a aquisição das imagens até a confecção dos guias cirúrgicos.

do ramo mandibular, mentoplastia, entre outras). Os programas específicos permitem, além de simular as osteotomias, a realização de movimentos de rotação nos diversos planos (x, y e z), avanço, recuo, impacção e segmentação. Estes programas possuem também configurações específicas baseados em fórmulas matemáticas que projetam as alterações em tecidos moles frente às mudanças realizadas nos tecidos ósseos de suporte, permitindo aos profissionais e pacientes a obtenção e visualização de uma ideia muito similar ao resultado final obtido com o procedimento cirúrgico proposto (Fig. 39).

Além dos inúmeros benefícios descritos, depois de realizado e aprovado o planejamento, é também possível confeccionar os guias cirúrgicos transoperatórios por meio da exportação de arquivos no formato ".stl" possibilitando a prototipagem dos guias, o que diminui consideravelmente o tempo de trabalho dos profissionais.[2]

Perspectivas futuras

A aplicabilidade da 3D-TC é, atualmente, uma área de pesquisa em constante evolução e desafiadora, pois requer a combinação e aplicação de conhecimentos anatômicos, recursos de imagem cada vez mais nítidos e precisos, e o domínio pleno dos programas de manipulação de imagens. O uso pleno e completo da TC e seus recursos dependem da quebra de paradigmas por parte dos profissionais, assim como de treinamento extensivo para o domínio pleno sobre os métodos de aquisição, interpretação e manipulação da 3D-TC.

O desenvolvimento tecnológico contínuo é fundamental no surgimento e na incorporação do planejamento virtual tridimensional na cirurgia e traumatologia bucomaxilofacial, em especial na cirurgia ortognática, gerando inúmeros benefícios aos pacientes como: mais previsibilidade do resultado estético-funcional, diminuição das complicações transoperatórias, possibilidade de simulação do uso de diferentes técnicas cirúrgicas associado à maior facilidade de entendimento dos pacientes portadores de deformidade dentomaxilofacial. Tomógrafos mais potentes e mais rapidez na realização dos exames, aliados às melhores características na associação das técnicas de superfície e volume propiciarão o surgimento de imagens 3D-TC melhores e mais acuradas trazendo ainda mais benefícios aos pacientes e profissionais.

As imagens adquiridas, depois de transferidas para os programas específicos, são trabalhadas e formam um conjunto de três segmentos correlacionado: modelo computadorizado tridimensional da maxila, da mandíbula e de todo volume contendo os marcadores de posicionamento que auxiliaram na intersecção perfeita entre estes modelos. As imagens são então fusionadas e um modelo 3D-TC do paciente reproduzindo todas as características de tecido ósseo, tecidos moles e estruturas dentárias é então formado.

O posicionamento virtual correto do modelo tridimensional criado na posição natural da cabeça (PNC) é realizado por meio da sobreposição de imagens ou pelo uso do giroscópio digital.

Com o estabelecimento da orientação espacial correta do modelo criado, são realizadas a análise e quantificação da deformidade baseada na análise facial em repouso e movimento realizados previamente

Após o diagnóstico e a elaboração do plano de tratamento, o profissional pode simular no modelo tridimensional qualquer osteotomia (Le Fort I, sagital

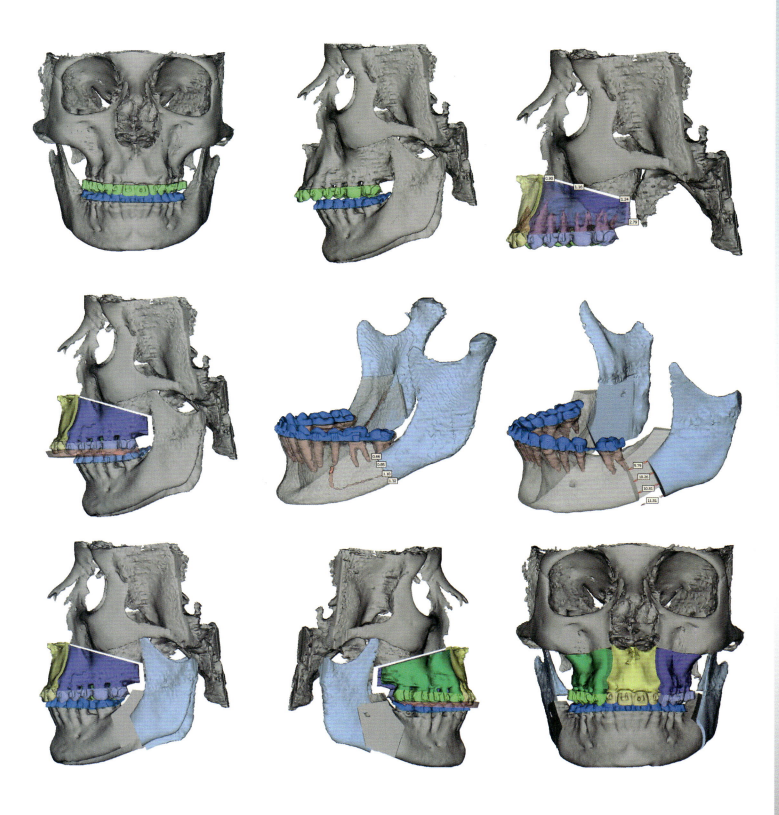

▲ **Figura 39** – Sequência de cirurgia ortognática virtual utilizando o programa SimPlant OMS 10.1 (Materialise®, Leuven, Belgium), de paciente portador de deformidade dentofacial e oclusão Classe II de Angle. Reconstrução em 3D utilizando as aquisições originais obtidas por meio de TCFC. Inclusão das superfícies escaneadas separadamente visando aprimorar o detalhamento da superfície oclusal. Segmentação das imagens simulando osteotomia tipo Le Fort I para reposicionamento anterior (avanço) da maxila seguido de reposicionamento sobre a mandíbula na sua posição inicial para a confecção do guia cirúrgico intermediário (em vermelho entre as superfícies oclusais). Posteriormente, é simulada osteotomia sagital bilateral de mandíbula para avanço e rotação da mandíbula em sentido horário, com identificação acurada do nervo mandibular e das quantidades de movimento necessárias. Visualização do posicionamento espacial final da maxila e mandíbula com possibilidade confecção do guia cirúrgico final (em vermelho). (Imagens gentilmente cedidas pelo Dr. Flávio Wellington Silva Ferraz – Serviço de Cirurgia e Traumatologia Bucomaxilofacial do HC-FMUSP.)

Referências

1. Abrahamian FM, Pollack CV. Traumatic pneumomediastinum caused by isolated blunt facial trauma: a case report. J Emerg Med. 2000 Jul;19(1):43-6.
2. Aboul-Hosn Centenero S, Hernández-Alfaro F. 3D planning in orthognathic surgery: CAD/CAM surgical splints and prediction of the soft and hard tissues results – Our experience in 16 cases. J Craniomaxillofac Surg 2011 Mar 30. [Epub ahead of print].
3. Ariji E, Moriguchi S, Kuroki T, Kanda S. Computed tomography of maxillofacial infection. Dentomaxillofac Radiol. 1991; 20:147-51.
4. Bayrak S, Dalci K, Sari S Case report: Evaluation of supernumerary teeth with computerized tomography. Oral Surg Oral Med Oral Pathol Oral Radiol Endod 2005; 100:e65-9.
5. Brasileiro BF, Cortez AL, Asprino L, Passeri LA, De Moraes M, Mazzonetto R, Moreira RW. Traumatic subcutaneous emphysema of the face associated with paranasal sinus fractures: a prospective study. J Oral Maxillofac Surg. 2005 Aug;63(8):1080-7.
6. Caruso PA, Watkins LM, Suwansaard P, Yamamoto M, Durand ML, Romo LV, Rincon SP, Curtin HD. Odontogenic orbital inflammation: clinical and CT findings-initial observations. Radiology. 2006;239:187-94.
7. Cavalcanti MG, Haller JW, Vannier MW. Three-dimensional computed tomography landmark measurement in craniofacial surgical planning: experimental validation in vitro. J Oral Maxillofac Surg. 1999;57(6):690-4.
8. Cavalcanti MGP, Rocha SS, Vannier MW. Craniofacial measurements based on 3D-CT volume rendering Implications for clinical applications. Dentomaxillofac Radiol 2004;33:170-176.
9. Cavalcanti MGP, Ruprecht A, Quest J. 3D-CT vascular setting protocol using computer graphics for the evaluation of maxillofacial lesions. Pesqui Odontol Bras 2001; 15:229-236.
10. Cavalcanti MGP, Ruprecht A, Vannier MW. 3D volume rendering using multislice CT for dental implants. Dentomaxillofac Radiol 2002;31:218-223.
11. Chacon GE, Dawson KH, Myall RWT, Beirne OR. A comparative study of 2 imaging techniques for the diagnosis of condylar fractures in children. J Oral Maxillofac Surg 2003; 61:668-72.
12. Cohenca N, Simon JH, Roges R, Morag Y, Malfaz JM. Clinical indications for digital imaging in dento-alveolar trauma. Part 1:traumatic injuries. Dental Traumatology 2007; 23: 95-104.
13. Connor SEJ, Tan G, Fernando R, Chaudhury N. Computed tomography pseudofractures of the mid face and skull base. Clin Radiol. 2005; 60(12): 1268-1279.
14. Costa e Silva AP, Antunes JL, Cavalcanti MG. Interpretation of mandibular condyle fractures using 2D and 3D-computed tomography. Braz Dent J. 2003;14(3):203-8.
15. Costa FF, Gaia BF, Umetsubo OS, Cavalcanti MGP. Detection of horizontal root dental fractures with and without metallic post. J Endod. 2011. In press.
16. Da Silva JJ, Machado RA, Nascimento MM, Brainer D, Macedo T, Valente R. Lesão por arma de fogo em terço inferior de face de criança: relato de caso. Rev Cir Traum Bucomaxilofac. 2004; 4(3): 163-168.
17. Danforth RA, Peck J, Hall P.Cone beam volume tomography: an imaging option for diagnosis of complex mandibular third molar anatomical relationships. J Calif Dent Assoc. 2003;31:847-52.
18. Dos Santos DT, Costa e Silva AP, Vannier MW, Cavalcanti MG. Validity of multislice computerized tomography for diagnosis of maxillofacial fractures using an independent workstation. Oral Surg Oral Med Oral Pathol Oral Radiol Endod. 2004;98(6):715-20.
19. Dourado E, Cypriano RV, Cavalcanti CDS, Domingues AA. Trauma facial em pacientes pediátricos. Rev Cir Traum Bucomaxilofac. 2004;4,(2): 101-10.
20. Enlow DH, Hans MG. Noções básicas sobre crescimento facial. São Paulo: Ed. Santos, 2002.
21. Eufinger H, Machtens E. Purulent pansinusitis, orbital cellulitis and rhinogenic intracranialcomplications. J Craniomaxillofac Surg. 2001;29:111-7.
22. Flood TP, Braude LS, Jampol LM, Herzog S. Computed tomography in the management of orbital infections associated with dental disease. Br J Ophthalmol. 1982; 66:269-74.
23. Gateno J, Xia J, Techgraeber JF, Rosen A. A new technique for the creation of a computerized composite skull model. J Oral Maxillofac Surg. 2003;61:222-227.
24. Gomes ACA, Vasconcelos BCE, De Oliveira e Silva ED, Mendes Jr. OR. Uso da tomografia computadorizada nas fraturas faciais. Rev Cir Traum Bucomaxilofac. 2004; 4(1): 9-13.
25. Heiland M, Schulze D, Blake F, Schmelze R. Intraoperative imaging of zycomaticomaxillary complex fractures using a 3D C-arm system. Int J Oral Maxillofac Surg. 2005; 34(4): 369-375.
26. Holmgren EP, Dierks EJ, Assael LA, Bell RB, Potter BE.Facial soft tissue injuries as an aid to ordering a combination head and facial computed tomography in trauma patients. J Oral Maxillofac Surg. 2005 May; 63(5):651-4.
27. Holmgren EP, Dierks EJ, Homer LD, Potter E. Facial computed tomography use in trauma patients who require a head computed tomogram. J Oral Maxillofac Surg 62(8): 913-918.
28. Jank S, Emshoff R, Etzelsdorfer M, Strobl H, Nicasi A, Norer B. Ultrasound versus computed tomography in the imaging of orbital floor fractures.J Oral Maxillofac Surg. 2004 Feb;62(2):150-4.
29. Kim IK, Kim JR, Jang KS, Moon YS, Park SW. Orbital abscess from an odontogenic infection. Oral Surg Oral Med Oral Pathol Oral Radiol Endod. 2007;103:1-6.
30. Kim KD, Ruprecht A, Jeon KJ, Park CS. Personal Computer-Based Three-Dimensional Computed Tomographic Images of the Teeth for Evaluating Supernumerary or Ectopically Impacted Teeth. Angle. Orthod 2003;73:614-621.
31. Klenk G, Kovacs A. Do we need three-dimensional computed tomography in maxillofacial surgery? J Craniofac Surg. 2004 Sep;15(5):842-50; discussion 850.

32. Koong B, Pharoah MJ, Bulsara M, Tennant M. Methods of determining the relationship of the mandibular canal and third molars: a survey of Australian oral and maxillofacial surgeons. Aust Dent J. 2006; 51:64-8.
33. Kreipke DL, Moss JJ, Franco JM, Maves MD, Smith DJ. Computed tomography and thin-section tomography in facial trauma. AJR Am J Roentgenol. 1984;142:1041-5.
34. Liu D, Zhang W, Zhang Z, Wu Y, Ma X. Three-dimensional evaluations of supernumerary teeth using cone-beam computed tomography for 487 cases.Oral Surg Oral Med Oral Pathol Oral Radiol Endod 2007;103:403-11
35. Lofthag-Hansen S, Huumonen S, Gröndahl K, Gröndahl HG. Limited cone-beam CT and intraoral radiography for the diagnosis of periapical pathology. Oral Surg Oral Med Oral Pathol Oral Radiol Endod. 2007;103:114-9.
36. Macgregor DM, McKie L. CT or not CT–that is the question. Whether 'tis better to evaluate clinically and x ray than to undertake a CT head scan! Emerg Med J. 2005 Aug;22(8):541-3.
37. Maeda M, Katsumata A, Ariji Y, Muramatsu A, Yoshida K, Goto S et al. 3D-CT evaluation of facial asymmetry in patients with maxillofacial deformities. Oral Surg Oral Med Oral Pathol Oral Radial Endod 2006;102:382-390.
38. Mahasantipiya1 PM, Savage1 NW, Monsour PAJ, Wilson RJ Narrowing of the inferior dental canal in relation to the lower third molars. Dentomaxillofac Radiol. 2005; 34; 154-63.
39. Marchetti C, Bianchi A, Muydermans L, Di Martino M, Lancellotti L, Sarti A. Validation of new soft tissue software in orthognathic surgery planning. Int J Oral Maxillofac Surg 2011;40:26-32.
40. McCormick SU, Drew SJ. Virtual model surgery for efficient planning and surgical performance. J Oral Maxillofac Surg 201;69:638-644.
41. Mora MA, Mol A, Tyndall DA, Rivera EM. Effect of the number of basis images on the detection of longitudinal tooth fractures using local computed tomography. Dentomaxillofac Radiol. 2007; 36, 382–386.
42. Nadjmi N, Mollemans W, Daelemans A, Van Hemelen G, Schutyser F, Bergé S. Virtual occlusion in planning orthognathic surgical procedures. Int J Oral Maxillofac Surg. 2010;39:457-462.
43. Nakagawa Y, Kobayashi K, Ishii H, Mishima A, Asada K, Ishibashi K. Preoperative application of limited cone beam computerized tomography as an assessment tool before minor oral surgery. Int J Oral Maxillofac Surg 2002; 31: 322-327.
44. Ong WC, Lim TC, Lim J, Sundar G. Cervicofacial, retropharyngeal and mediastinal emphysema: a complication of orbital fracture. Asian J Surg. 2005 Oct; 28(4):305-8.
45. Patel N, Lazow SK, Berger J. Cervicofacial subcutaneous emphysema: case report and review of literature. J Oral Maxillofac Surg. 2010 Aug;68(8):1976-82.
46. Patel S, Dawood A, Pitt Ford T, Whaites E. The potential applications of cone beam computed tomography in the management of endodontic problems. Int End J 2007; 40: 818-30.
47. Pereira FJ, Velasco e Cruz AA, Anselmo-Lima WT, Elias Júnior J. Computed tomographic patterns of orbital cellulitis due to sinusitis. Arq Bras Oftalmol. 2006;69:513-8.
48. Pohlenz P, Blessmann M, Blake F, Heinrich S, Schmelzle R. Clinical indications and perspectives for intraoperative cone beam computed tomography in oral and maxillofacial surgery. Oral Surg Oral Med Oral Pathol Oral Radiol Endod 2007;103:412-7.
49. Rake PA, Rake SA, Swift JQ, Schubert W.A single reformatted oblique sagittal view as an adjunct to coronal computed tomography for the evaluation of orbital floor fractures. J Oral Maxillofac Surg. 2004 Apr;62(4):456-9.
50. Roth FS, Kokoska MS, Awwad EE, Martin DS, Olson GT, Hollier LH, Hollenbeak CS. The Identification of Mandible Fractures by Helical Computed Tomography and Panorex Tomography. J Craniofac Surg. 2005 May; 16(3):394-9.
51. Sakabe J, Kuroki Y, Fujimaki S, Nakajima I, Honda K. Reproducibility and accuracy of measuring unerupted teeth using limited cone beam X-ray CT. Dentomaxillofac Radiol. 2007; 36: 2–6.
52. Santos DT, Oliveira JX, Vannier MW, Cavalcanti MGP. CT imaging strategies and perspectives in orbital fractures. J Appl Oral Sciences 2007;15:135-139.
53. Sawamura T, Minowa K, Nakamura M Impacted teeth in the maxilla: usefulness of 3D Dental-CT for preoperative evaluation. European Journal of Radiology. 2003; 47:221-6.
54. Scarfe WC. Imaging of maxillofacial trauma: evolutions and emerging revolutions. Oral Surg Oral Med Oral Pathol Oral Radiol Endod. 2005 Aug;100(2 Suppl):S75-96.
55. Schuknecht B, Graetz K. Radiologic assessment of maxillofacial, mandibular, and skull base trauma. Eur Radiol. 2005;15(3):560-8. Epub 2005 Jan 21.
56. Sekine J, Irie A, Dotsu H, Inokuchi T. Bilateral pneumothorax with extensive subcutaneous emphysema manifested during third molar surgery. A case report. Int J Oral Maxillofac Surg. 2000 Oct; 29(5):355-7.
57. Tanrikulu R, Erol B.Comparison of computed tomography with conventional radiography for midfacial fractures. Dentomaxillofac Radiol. 2001 May; 30(3):141-6.
58. Tantanapornkul W, Okouchi K, Fujiwara Y, Yamashiro M, Maruoka Y, Ohbayashi N, Kurabayashi T. A comparative study of cone-beam computed tomography and conventional panoramic radiography in assessing the topographic relationship between the mandibular canal and impacted third molars. Oral Surg Oral Med Oral Pathol Oral Radiol Endod 2007; 103:253-9.
59. Terrosu G, Rossetto A, Bresadola V, Robiony M. Spontaneous retropharyngeal and mediastinal emphysema: case report. Int J Pediatric Otorhinolaryngol Extra 2010; 5:108-110.
60. Top H, Aygit C, Sarikaya A, Karaman D, Firat MF. Evaluation of maxillary sinus after treatment of midfacial fractures. J Oral Maxillofac Surg. 2004 Oct;62(10):1229-36.
61. Tucker S, Cevidanes LH, Styner M, Kim H, Reyes M, Proffit W, Turvey T. Comparison of actual surgical outcomes and 3-dimensional surgical simulations. J Oral Maxillofac Surg 2010;68:2412-2421.

62. Valvassori GE, Mafee MF, Carter BL. Imaging of the Head and Neck. Ed. Thieme. 1995. Stutgart Germany; p. 548.
63. Vasconcelos BCE, Freitas KCM, Pontual AA, Andrade SS. Diagnóstico das fraturas zigomático-orbitárias por tomografias computadorizadas ou radiografias convencionais – relato de caso clínico. Rev Cir Traum Buco Maxilo Facial. 2003; 3(2): 41-8.
64. Vogl TJ, Balzer J, Mack M, Steger W. Diagnóstico Diferencial por Imagem da Cabeça e Pescoço. Rio ed Janeiro: Ed. Revinter. 1ª ed. 2003; p. 381.
65. Westendorff C, Gulicher D, Dammann F, Reinert S, Hoffmann J. Computer-assisted surgical treatment of orbitozygomatic fractures. J Craniofac Surg. 2006 Sep;17(5):837-42.
66. Wilson IF, Lokeh A, Benjamin CI, Hilger PA, Hamlar DD, Ondrey FG, Tashjian JH, Thomas W, Schubert W. Prospective Comparison of Panoramic Tomography (Zonography) and Helical Computed Tomography in the Diagnosis and Operative Management of Mandibular Fractures. Plast Reconstr Surg. 2001 May;107(6):1369-75.
67. Xia JJ, Gateno J, Teichgraeber JF. New clinical protocol to evaluate craniomaxillofacial deformity and plan surgical correction. J Oral Maxillofac Surg 2009-67:2093-2106.
68. Youssefzadeh S, Gahleitner A, Dorffner R, Bernhart T, Kainberger FM Dental Vertical Root Fractures:Value of CT in Detection. Radiology 1999; 210:545-549.

Agradecimentos

Os dados originais foram obtidos nas instituições descritas abaixo e o pós-processamento das imagens foi realizado no LABI-3D da FOUSP.

- Departamento de Radiologia da Faculdade de Medicina da Universidade de Iowa, EUA (Figs. 1, 3, 4, 8, 9, 13, 14, 19, 21, 22 e 24).
- Setor de Imagem do Hospital Universitário da Universidade de São Paulo, São Paulo (Fig. 33).
- Dra. Maura Ito, Alpha X Radiologia Odontológica, Barueri, SP (Figs. 25 a 31).

Capítulo 9

Ortodontia

Mauricio Adriano de Olivério Accorsi
Patrícia de Medeiros Loureiro Lopes
Marcelo Gusmão Paraiso Cavalcanti

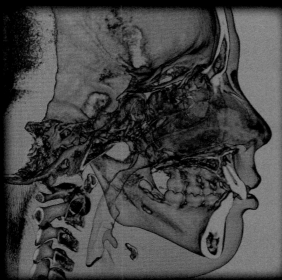

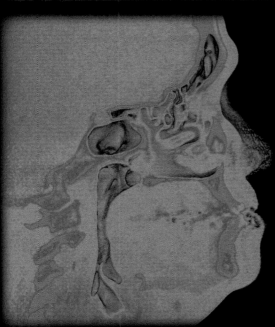

O diagnóstico e o plano de tratamento ortodôntico têm sido ao longo dos anos substancialmente embasado em recursos tecnológicos. O objetivo na utilização destes recursos reside na reprodução o mais próximo possível da morfologia craniofacial dos pacientes nas três dimensões do espaço, de forma estática e dinâmica, assim como ela se apresenta na natureza. Dessa forma, a finalidade da documentação ortodôntica é avaliar o complexo craniofacial composto pelos componentes esquelético, dentário e tegumentar. No entanto, informações importantes são perdidas quando uma estrutura tridimensional, no caso o complexo craniomaxilofacial, é representada em apenas duas dimensões. Ainda que regiões específicas possam ser definidas em detalhes, todo este processo resulta em uma segmentação das estruturas anatômicas, com cada uma das imagens representando uma região específica. Conceitualmente, o complexo craniofacial é constituído de três componentes, um externo formado pelos tecidos moles da face que são visualizados nas fotografias, o dentário sustentado pelas bases ósseas, que observamos nos modelos de gesso e o esquelético, observado nas radiografias (Figs. 1A-K). O problema é que cada uma das ferramentas de diagnóstico nos fornece boa informação sobre cada uma das partes do sistema isoladamente, entretanto, descarta informações indispensáveis sobre o resto do sistema, como, por exemplo, a interrelação entre os componentes tegumentares, esqueléticos e dentários. Esta segmentação anatômica representa um desafio quase impossível, que é a responsabilidade do clínico em reconstruir mentalmente e de forma abstrata a anatomia real do seu paciente. Os sistemas de imagens bidimensionais que estão à disposição dos ortodontistas não permitem uma avaliação anatômica acurada no que diz respeito às interrelações entre os tecidos moles, posicionamento radicular com relação aos alvéolos dentários, vias aéreas, enfermidades e dentes impactados ou com desenvolvimento anormal em relação às demais estruturas. A cefalometria convencional bidimensional foi introduzida na década e 1930 por Broadbent nos Estados Unidos e Hofrath, na Alemanha, e continua relativamente semelhante até os dias de hoje. Os cefalogramas têm sido amplamente utilizados como ferramenta clínica e em pesquisas, no estudo do crescimento craniofacial e tratamento ortodôntico desde então. Entretanto, em função das limitações inerentes à cefalometria tradicional, o uso deste método como fonte de informações clínicas na base do planejamento no tratamento ortodôntico tem sido questionado. Existem razões para a validade limitada da cefalometria bidimensional, em primeiro lugar, e talvez o mais importante, é o fato de que o filme convencional é a representação bidimensional de um objeto tridimensional. Quando um objeto tridimensional é representado em duas dimensões, as estruturas são deslocadas vertical e horizontalmente em proporção à sua distância ao filme, ou plano de registro. Segundo, a análise cefalométrica é baseada na suposição de uma sobreposição perfeita entre os lados direito e esquerdo no plano sagital mediano, mas isso é pouco observado, por que a simetria facial é rara. As discrepâncias resultantes entre os lados direito e esquerdo não permitem um acesso preciso às anomalias craniofaciais e assimetrias faciais. Terceiro, a grande quantidade de erros de projeção radiográfica, associados à aquisição de imagens, que incluem magnificação de tamanho e distorção da imagem, bem como os erros no posicionamento do paciente e distorção inerente à geometria relacional entre o paciente o filme e o foco de raios X podem comprometer uma avaliação acurada. Finalmente, o erro operacional na elaboração do cefalograma e no processamento da análise cefalométrica também pode diminuir a acurácia e precisão dos resultados (Fig. 2).

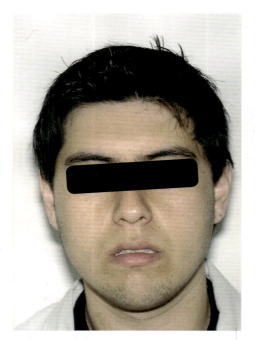

▲ **Figura 1A**

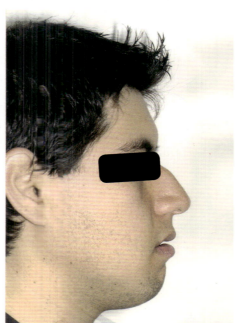

▲ **Figura 1B**

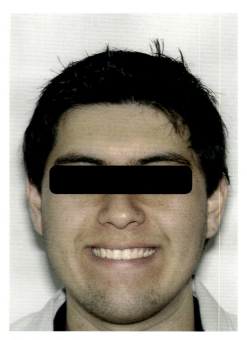

▲ **Figura 1C**

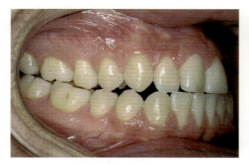

▲ **Figura 1D**

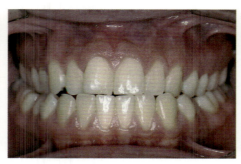

▲ **Figura 1E**

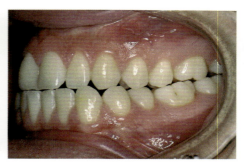

▲ **Figura 1F**

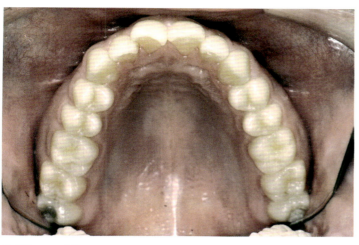
▲ Figura 1G

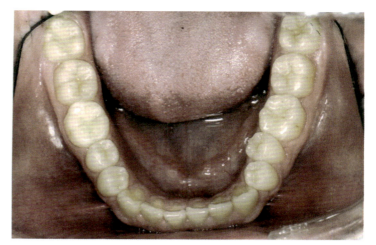
▲ Figura 1H

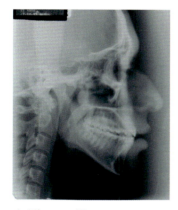
▲ Figura 1I

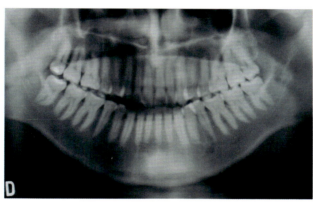
▲ Figura 1J

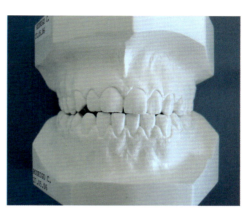
▲ Figura 1K

▲ **Figura 1** – Imagens do mesmo paciente. **(A)** Fotografia frontal em repouso, **(B)** fotografia lateral, **(C)** fotografia frontal sorrindo, **(D)** intrabucal lateral direita, **(E)** intrabucal frontal, **(F)** intrabucal lateral esquerda, **(G)** Intraoral oclusal superior, **(H)** intrabucal oclusal inferior, **(I)** telerradiografia de perfil, **(J)** radiografia panorâmica e **(K)** modelos de gesso.

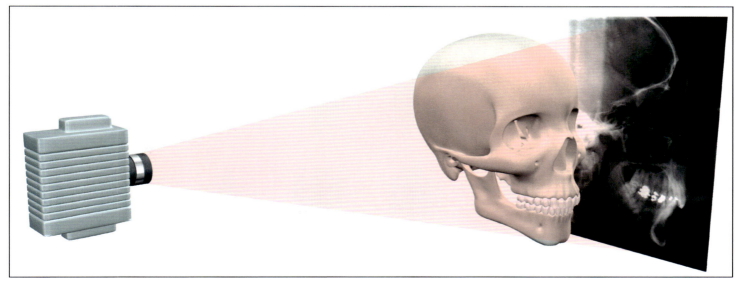

▲ **Figura 2** – Informações importantes são perdidas quando a estrutura tridimensional é representada por um grupo de coordenadas bidimensionais.

Apesar de a evolução tecnológica com o surgimento da radiografia digital, o que pode ser considerado um grande avanço, e da introdução dos cefalogramas digitais substituindo os traçados manuais, essencialmente a técnica de obtenção das telerradiografias em normas lateral, frontal e submentovértice, continuou sem grandes modificações ao longo dos anos. Entretanto, a cefalometria radiográfica persiste como ferramenta clínica na inspeção e determinação da morfologia e do crescimento craniofacial, diagnóstico das anomalias, previsão de resultados, planejamento e avaliação dos resultados, pois é um método quantitativo prático, de uso rotineiro, que permite a investigação e avaliação das relações entre o crânio, estruturas dentárias e tegumentares.

Publicações recentes têm demonstrado a necessidade de expandir a filosofia do tratamento ortodôntico para além das ideias de Edward Angle e propõem novos horizontes. Paradigmas mais recentes para o tratamento ortodôntico incluem o que poderíamos chamar de "paradigma gnatológico" de Ronald Roth e Charles McNeil, "paradigma da face" de William Profitt e David Sarver, e o "paradigma da valorização" ou "melhora", de Marc Ackerman. Desafiando a sabedoria aceita no passado, esses novos conceitos oferecem uma nova visão sobre o tratamento ortodôntico, utilizando um propósito centrado para melhorar a estética, função e saúde da face, sistema mastigatório e vias aéreas. O conceito de tratamento ortodôntico tornou-se ainda mais complexo devido ao desenvolvimento de novas tecnologias, em especial a tomografia computadorizada por feixe cônico (TCFC). O advento da TCFC amplia substancialmente os detalhes e o alcance da informação relativa ao diagnóstico, planejamento e tratamento ortodôntico propriamente dito. O uso da TCFC em Ortodontia está crescendo substancialmente, e tanto entusiasmo como cautela em sua aplicação têm sido discutidos na literatura. As questões para determinar o equilíbrio entre a cautela e o entusiasmo e estabelecer parâmetros para a aplicação clínica da TCFC estão precisamente relacionados ao conceito de *filosofia de tratamento ortodôntico*, que é um assunto bastante amplo e deve incluir padrões aceitos de cuidados e prática ortodôntica. A mudança fundamental vem a partir de um contexto reducionista para um contexto sistemático e holístico. Isto significa que o diagnóstico e plano de tratamento ortodôntico passaram da análise da oclusão, função, estética e saúde periodontal, como entidades que coexistem, para uma consideração da saúde bucal dentro de um sistema mais abrangente e integrado. Na verdade, é a mudança da avaliação bidimensional para uma visualização tridimensional que a TCFC permite, facilitando o deslocamento de um componente isolado para dentro deste contexto holístico (Fig. 3).

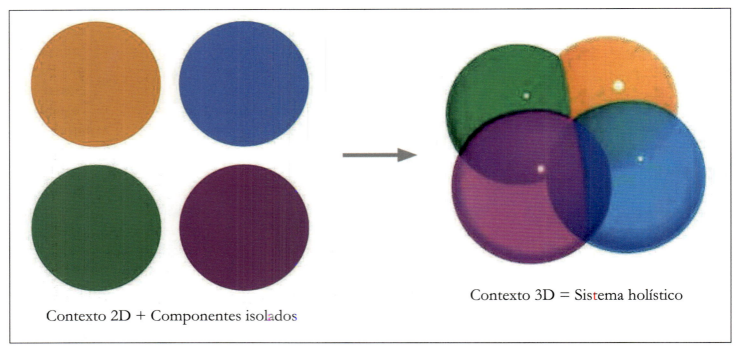

▲ **Figura 3** – A mudança da avaliação 2D para 3D que a TCFC permite, facilitando o deslocamento de um componente isolado para dentro um contexto global.

Enquanto o "paradigma de Angle" centrou-se na obtenção da forma ideal encontrada na natureza, com pouca variação individual, a característica da filosofia de atendimento atual pode ser uma atenção individualizada, em função das novas tecnologias e do detalhamento das informações que se pode obter com a TCFC. O conceito de individualização/customização no diagnóstico e nos tratamentos é um elemento essencial da filosofia, amplamente aceita, de cuidados minimamente invasivos. As ideias inovadoras do ortodontista americano Daniel Meyers estão revolucionado o processo de diagnóstico e planejamento em um novo conceito que se trata de um Sistema Integrado de Ortodontia Minimamente Invasiva (*WSMIO – Whole System Minimally Invasive Orthodontics*), que consiste da tentativa de estabelecer o quadro conceitual para uma filosofia ortodôntica abrangente de cuidados em saúde na era da TCFC. Este quadro conceitual tem o potencial de servir de base para a racionalização e orientar a aplicação clínica da TCFC em Ortodontia. Com esse intuito, o sistema integrado de ortodontia minimamente invasiva tenta englobar, de forma coesa, um número significativo de conceitos modernos que influenciam direta ou indiretamente na filosofia de atendimento, incluindo:

- clínica baseada em evidências científicas;
- odontologia minimamente invasiva (MID – *Minimally Invasive Dentistry*);
- movimento de pesquisa sistemática (*Whole Systems Research*);
- TCFC e customização de tratamentos baseados nas tecnologias integradas de imagens em 3D;
- paradigma da qualidade de vida;
- atenção em saúde baseado no "bem-estar" (*Wellness Mode of Care*).

O conceito de Odontologia minimamente invasiva é, por vezes, demasiado simplificado e reduzido para a noção de intervenção menos invasiva. Esta não é uma compreensão exata da filosofia ou a prática da MID. A filosofia e a prática da odontologia minimamente invasiva são muito amplas e sofisticadas e abrangem uma avaliação de risco, estratégias preventivas, tecnologias e estratégias de detecção precoce, intervenção precoce e estratégias de controle da doença e uma série de procedimentos individualizados para uma eficácia maior. Filosofia e prática da MID também possuem sofisticação no processo de diagnóstico, planejamento do tratamento e tratamento propriamente dito. Em uma abordagem da MID em Ortodontia, aplica-se o pensamento probabilístico para traduzir o histórico do paciente, sinais, sintomas, achados clínicos e determinação do risco, prioridades e probabilidades com respeito a cada componente do sistema de saúde bucal. O nível de *invasividade* terapêutica é calibrado para atingir os objetivos do tratamento, que são determinados pela avaliação integrada e otimização do prognóstico de todo o sistema. O âmbito de aplicação do tratamento é afetado pelos objetivos do tratamento predeterminados, o nível de invasão pode ser superior ao da opção terapêutica menos invasiva. Esta flexibilidade predispõe para uma coerência entre o tratamento ortodôntico e o "paradigma da qualidade de vida". Estamos todos vivendo em um mundo cada vez mais digital e na Odontologia não poderia ser diferente. Desta forma, parece estarmos no limiar de uma grande modificação na Ortodontia, onde o aprendizado das técnicas de avaliação tridimensional irá efetivamente se tornar um método de diagnóstico e levar a Ortodontia a um plano superior de excelência. Com o advento da TC, medidas reais puderam ser obtidas, e a imagem espacial das estruturas craniofaciais pôde ser produzida, as estruturas internas foram observadas removendo-se as superfícies exteriores, e os vários órgãos e estruturas foram observadas independentemente, mudando-se a densidade dos tecidos. Imagens em 3D mostram também as assimetrias do terço médio da face e a base do crânio, de difícil observação com a radiografia convencional bidimensional. O conceito fundamental da imagem tridimensional é que ela resulta de um volume que pode ser reformatado, provendo infinitas perspectivas, obtendo diversas reconstruções contendo inúmeros protocolos de análise das imagens.

Com a documentação atual, a representação bidimensional das características craniofaciais dos pacientes corresponde muito pouco à realidade da relação entre os tecidos duros e moles do complexo craniofacial e das dimensões reais dos ossos envolvidos, e a inclusão de uma nova dimensão nas documentações permite a observação de algumas áreas da dentição que não são observadas com clareza nos exames atuais, como, por exemplo, a posição da porção radicular dos incisivos superiores com relação à cortical palatina, para se planejar a retração desses dentes. Possibilita, também, avaliar a quantidade de tecido ósseo na região distal aos molares, para a indicação de um movimento de distalização, assim como o volume ósseo no segmento vestibular maxilar para a viabilização de uma expansão dentária.

O estreitamento do espaço aéreo na região faríngea e nasal tem sido relacionado a distúrbios do sono, principalmente apneia, e com a respiração bucal. O exame tridimensional também possibilita a avaliação, acrescentando informações de grande valia no diagnóstico e na determinação do tratamento mais indicado para os pacientes que possuem estes distúrbios. No diagnóstico e planejamento dos tratamentos de indivíduos portadores de laterognatismo, as assimetrias apresentam registros inadequados quando técnicas bidimensionais são empregadas. Com a possibilidade de uma visualização das estruturas ósseas por meio da reconstrução em 3D, a avaliação das assimetrias pode ser feita com mais precisão, porque oferece um delineamento melhor das estruturas ósseas da base do crânio e do esqueleto facial (Fig. 4). Alguns dos equipamentos citados são acompanhados por *softwares*, que permitem fazer a simulação do tratamento ortodôntico, sendo possível realizar os movimentos planejados para o caso, como rotações e retrações dentárias, extrações e outros para a avaliação do que seria mais indicado em determinadas situações.

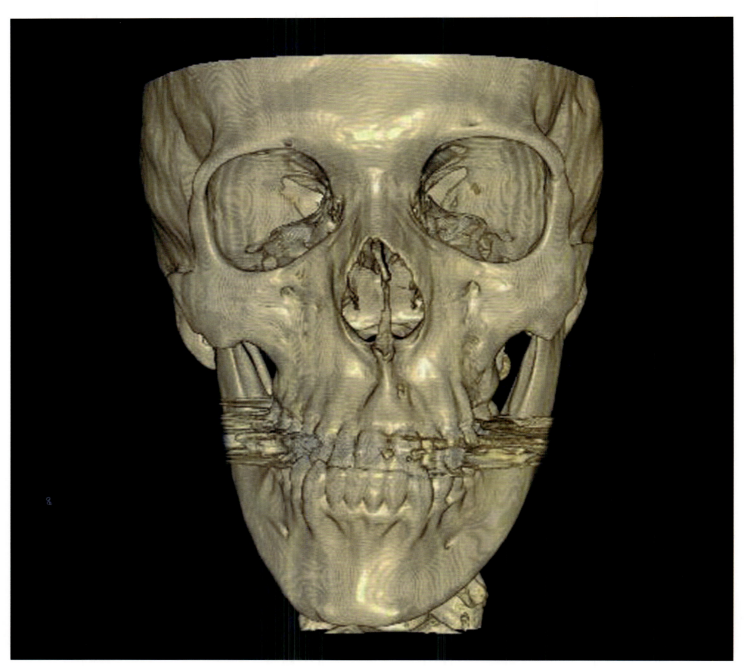

▲ **Figura 4** – Observar o laterognatismo e, também, o prognatismo mandibular apresentado pelo paciente HRD em tratamento no ambulatório de preparo ortodôntico para cirurgia ortognática do Departamento de Ortodontia e Odontopediatria da Faculdade de Odontologia da Universidade de São Paulo – FOUSP. Esta imagem de TC *multislice* foi obtida por meio de um aparelho Aquilion 64® (Toshiba Medical) e processada no LABI-3D/FOUSP (www.fo.usp.br/labi3d, em parceria com o Instituto do Coração de São Paulo – INCOR/FMUSP). (Imagem gentilmente cedida pelo departamento de Ortodontia e Odontopediatria da FOUSP.)

Outra indicação importante da TC consiste da avaliação do posicionamento de dentes inclusos e também na detecção de reabsorções radiculares internas e externas, assim como na avaliação pré e pós-tratamento dos incisivos superiores muito verticalizados na base alveolar, com as raízes muito vestibularizadas. (Figs. 5A-C e 6A-F). As documentações que incluem imagens tridimensionais também são de grande utilidade para se avaliarem as alterações ocorridas durante o tratamento, tanto do perfil tegumentar quanto das bases ósseas e dentes, e também para observar, a longo prazo, a manutenção destas alterações obtidas com o tratamento ortodôntico ou ortodôntico-cirúrgico.

As tecnologias para se obterem imagens da face que envolva as três dimensões espaciais da região maxilofacial já estão disponíveis aos ortodontistas, e incluem o mapeamento da superfície facial com o uso de luz visível por meio da técnica da estereofotogrametria ativa ou do escaneamento a *laser*. Finalmente, o escaneamento óptico digital de modelos de gesso e/ou de moldagens dentárias, complementa o arsenal de exames tridimensionais que estarão, em breve, à disposição dos ortodontistas e cirurgiões. Entretanto, é necessária uma integração destas múltiplas tecnologias para que elas sejam efetivamente úteis no diagnóstico, planejamento e na avaliação de resultados em Ortodontia. Dessa forma, entram em cena os vários *softwares* que permitem a consolidação destes múltiplos arquivos eletrônicos, permitindo, por exemplo, a simulação de procedimentos ortodônticos e/ou cirúrgicos, inclusive com a confecção de guias cirúrgicos por meio da técnica de prototipagem rápida e da customização de placas de fixação rígida, para os casos de pacientes com anomalias craniofaciais a serem submetidos à cirurgia ortognática. Para facilitar a compreensão, este capítulo foi dividido nos tópicos: 1) Características das Imagens Digitais; 2) Tomografia Computadorizada; 3) Fotografia 3D; 4) O Paciente Virtual; 5) Aplicações Clínicas e; 6) Apresentação de Caso Clínico.

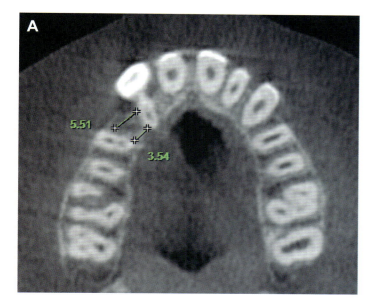
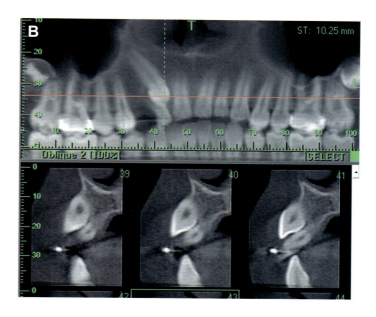
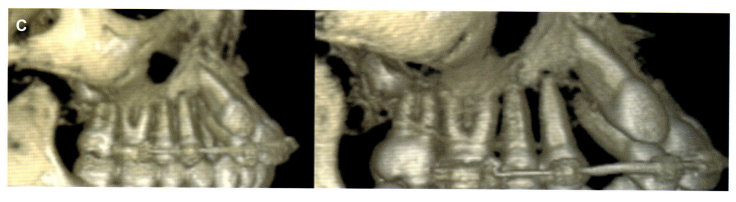

▲ **Figura 5** – Imagens axial **(A)**, parassagitais **(B)** e reconstrução em 3D **(C)**. Observa-se o dente 13 localizado vestibularmente e sobre ao dente 12. Foram obtidas mensurações entre os dentes 12 e 14 na porção mais vestibular (5,51 mm) e outra mais palatina (3,54 mm). Não se verifica deslocamento dos dentes 12 e 14 nem reabsorções dentárias.

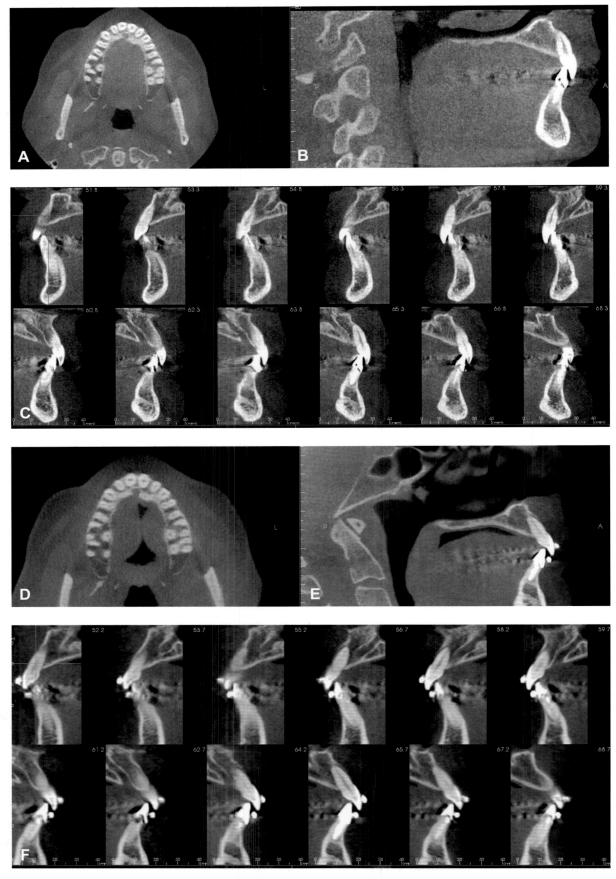

▲ **Figura 6** – As imagens axial **(A)**, sagital **(B)** e parassagitais **(C)** por meio da TCFC demonstram na fase pré-tratamento os incisivos superiores muito verticalizados na base alveolar, com as raízes muito vestibularizadas. Imagens axial **(D)**, sagital **(E)** e parassagitais **(F)** por meio da TCFC (mesmo caso anterior). Imagens de controle. Os incisivos estão nitidamente (do ponto de vista ortodôntico) com o torque vestibular de coroa mais adequado, colocando as raízes em melhor posição no alvéolo, nas imagens sagitais na mesma posição (notar ápice do incisivo central). Em A as imagens demonstram a remodelação dentoalveolar ocorrida na região anterior da maxila em um paciente adulto submetido a tratamento com mecânica de braquetes autoligáveis, onde se pode observar a melhora na acomodação das raízes dos incisivos superiores no envelope ósseo da maxila (corticais).

Características das imagens digitais

Imagens são pontos de informação que podem ser produzidos tanto por processos convencionais analógicos como por meio digital mais contemporâneo. O interesse nas imagens digitais tem aumentado, por permitir ao operador a manipulação de dados em computador, facilitando as complexas análises e a organização de dados na reconstrução tridimensional. Em termos biológicos, as técnicas mais recentes podem reduzir a exposição de radiação de forma bastante expressiva. Em termos práticos, a eliminação do filme radiográfico convencional pode diminuir dramaticamente as necessidades de armazenagem e permitir que as imagens sejam transmitidas por via telefônica ou pela internet.

No processo digital, a coleta de informação binária é usada na reconstrução da imagem digital. Na radiologia digital, a energia eletromagnética (radiação X) é convertida em um sinal elétrico pelos sensores de raios X. Estes sensores incluem CCD (*charge-couple devices*), intensificadores de imagens (*image intensifier*), placas de sílica ou de selênio amorfo (*amorphous silicon flat panels*). Uma vez que a energia dos raios X tenha sido convertida em sinais elétricos, o computador, com um circuito digitalizador, os converte em elementos de figura também conhecidos como pixels. A imagem digital então é composta por estes elementos de figura que são organizados em um quadriculado retangular bidimensional, sendo que cada pixel tem tamanho e localização específicos. O pixel é o menor elemento da imagem digital e possui uma escala de cinza ou valor de cor. A resolução da imagem é determinada pelo número de pixels em determinado comprimento de imagem (pixel/mm) e pelo número de níveis de cinza por pixel (bits). Quanto maior a proporção de pixel/mm, melhor será a resolução da imagem. Na imagem digital tridimensional, o menor elemento de figura é chamado "voxel". Cada voxel, por sua vez, apresenta altura, largura e espessura.

Nas radiografias ou fotografias bidimensionais, existem dois eixos, o vertical Y e o horizontal X. Já, a imagem tridimensional é composta pelos eixos X (ou dimensão transversal), Y (ou dimensão vertical) e Z (ou dimensão anteroposterior). As coordenadas X, Y e Z definem o espaço em que os dados multidimensionais são representados, e este espaço é chamado "Espaço 3D".

Outra aplicação importante da TC em Ortodontia diz respeito à construção de protótipos para o planejamento cirúrgico e/ou construção de guias e placas para fixação rígida obtidas por meio de reconstruções em 3D. As anomalias craniofaciais mais complexas requerem imagens com mais resolução para possibilitar a confecção destes protótipos, principalmente nos casos onde a TCFC ainda não for capaz de oferecer o nível de exatidão obtido com a TC *multislice*.

Finalmente, o uso da TC em pesquisas científicas tem possibilitado achados importantes, principalmente relacionados ao desenvolvimento de uma análise craniométrica em 3D. A demarcação de pontos é vital na obtenção de medidas precisas. A utilização de *softwares* de cefalometria permite a demarcação de pontos nas imagens digitais diretamente no monitor do computador, por meio do dispositivo apontador (*mouse*) e, em função dos recursos gráficos e de tratamento de imagem, podem influenciar na quantidade de erro e melhorar a acurácia e precisão na obtenção das medidas craniométricas, entretanto, independentemente do método escolhido, a acurácia e precisão da mensuração são diretamente dependentes da localização das referências dos pontos craniométricos, permitindo a obtenção de mensurações lineares e angulares tridimensionais na reconstrução em 3D (Fig. 7). Dessa forma, a TC, por ser intrinsecamente um método tridimensional, gera uma aquisição volumétrica que não apresenta os mesmos problemas da técnica cefalométrica convencional, favorecendo a visualização e a localização dos pontos craniométricos. Quanto à obtenção das imagens a partir da TC, os primeiros trabalhos de pesquisa que compararam medidas craniométricas em imagens tridimensionais e/ou reformatações multiplanares, em crânios secos humanos ou em cabeças de cadáveres, utilizaram protocolos que empregavam a TC convencional e a TC helicoidal *single-slice* e o método de reconstrução das imagens, era pela técnica de superfície (*surface rendering*). Posteriormente, se passou a utilizar a TC *multislice* e o método de volume (*volume rendering*). Vários autores afirmaram a importância da seleção de um protocolo adequado para a aquisição dos dados originais (cortes axiais) para a TC helicoidal. A espessura de corte e o intervalo de reconstrução são fatores extremamente importantes na aquisição de imagens com finalidade de reconstruções em 3D, para a obtenção de medidas craniométricas precisas e acuradas. Dessa forma, cortes finos e intervalos de reconstrução menores permitem a reconstrução das imagens com uma maior fidelidade e riqueza de detalhes. Aliado ao protocolo de aquisição dos dados originais, o método de reconstrução das imagens afigura-se com grande importância na obtenção de imagens mais fiéis e com mais possibilidade de interatividade. Hoje em dia, a técnica de superfície é considerada limitada em comparação com a técnica de volume. Na técnica de superfície, há perda de informações, pois nem todos os voxels dos dados originais são utilizados na reconstrução da imagem, gerando a impossibilidade de visualização das estruturas internas do volume anatômico, assim como a presença de brilho e sombra na imagem dificulta a localização de pontos anatômicos. Em contrapartida, na técnica de volume, as informações originais são preservadas e é possível observar estruturas internas, em diferentes níveis de transparência ou em matizes distintos.

De acordo com Swennen e Schutyser, a cefalometria a partir da TC *multislice* é uma ferramenta de diagnóstico poderosa com diversas vantagens: avaliação verdadeiramente volumétrica 3D dos tecidos duros e moles da cabeça, em tamanho real (escala 1:1) e análise cefalométrica em 3D em tempo real; nenhuma sobreposição de estruturas anatômicas; 4) exatidão e confiabilidade altas. Embora a cefalometria em 3D a partir da TC *multislice* seja um grande avanço em relação à cefalometria convencional, a aquisição de dados apresenta ainda alguns inconvenientes: a posição horizontal do paciente durante o registro impossibilita uma avaliação correta dos tecidos moles; falta de uma oclusão detalhada devida aos artefatos metálicos; limitação ao acesso para o paciente, por causa do custo mais alto; e exposição de radiação maior do que outros sistemas da aquisição de imagens craniofaciais por raios X.

O estudo de mensurações cefalométricas é fundamental no diagnóstico e planejamento de tratamento de lesões, anomalias e assimetrias craniofaciais, na avaliação quantitativa da morfologia e crescimento craniofacial, na identificação forense, bem como no planejamento pré-cirúrgico e avaliação pós-cirúrgica. Dentre os diversos métodos de imagem utilizados, a TC também é empregada para avaliar a localização de pontos craniométricos, permitindo, desta forma, testar a precisão e acurácia de medidas craniométricas em diversas aplicações.

A imagem em 3D é uma ferramenta de grande valor para averiguar áreas de deformidades, níveis de assimetria e a relação relativa entre os diferentes componentes da face. As mensurações em 3D-TC proporcionam uma avaliação real das mudanças no crescimento e desenvolvimento, uma vez que representam uma anatomia fidedigna.

Lopes, em 2006, em tese de doutorado, realizou um estudo craniométrico comparativo utilizando 18 medidas, entre as imagens em 3D obtidas de crânios humanos secos por meio da TC *multislice* com as medidas físicas obtidas diretamente nessa amostra de 10 crânios, pertencentes ao departamento de Morfologia da Escola Paulista de Medicina (UNIFESP). Assim, a proposta deste trabalho foi a de avaliar a precisão e acurácia de algumas medidas craniométricas lineares utilizadas pelo ortodontista, onde os pontos e as mensurações craniométricas foram selecionadas baseados na literatura científica. Os dados da TC foram obtidos por meio de um tomógrafo computadorizado *multilsice* de 16 canais (Aquilion16® – Toshiba Medical), pertencente ao Instituto do Coração de São Paulo (INCOR-FMUSP), utilizando um protocolo com espessura de corte de 0,5 mm e intervalo de reconstrução de 0,3 mm. As imagens em 3D foram obtidas na *workstation* do LABI-3D por meio do *software* Vitrea® (Vital Images, Inc., Plymouth, EUA) (Fig. 8). Após a obtenção da reconstrução das imagens em 3D-TC utilizando o programa Vitrea®, os pontos craniométricos foram localizados por 2 examinadores experientes, e foram realizadas as mensurações lineares em milímetros.

As medidas físicas lineares foram obtidas diretamente nos crânios secos, por um *caliper* digital (Mitutoyo®, série 167), com 0,3 mm de espessura de ponta, com o intuito de fazer coincidir com a espessura do intervalo de reconstrução da TC. Este instrumento de medição foi especialmente desenvolvido pela Mitutoyo® (Mitutoyo Sul-americana, Suzano, Brasil) para esta pesquisa (Fig. 9). Essas medidas foram realizadas nas dependências da EPM/UNIFESP por um terceiro examinador, uma única vez, que não teve conhecimento das medidas nas imagens. A análise dos dados consistiu da comparação das medidas realizadas diretamente nos crânios com as imagens em 3D-TC, e entre as medidas interexaminadores feitas na imagem em 3D-TC. Para isso, utilizou-se uma ANOVA (análise de variância), a fim de verificar a acurácia e precisão destas medidas. Não foram encontradas diferenças estatisticamente significativas entre as medidas intra e interexaminadores, nem entre as medidas físicas em 3D, com $p > 0,6$. Em conclusão, todas as medidas lineares craniofaciais foram consideradas acuradas e precisas.

▲ **Figura 7** – Demarcação de pontos e obtenção de medidas lineares e angulares craniofaciais na reconstrução em 3D-TC, empregando-se o *software* Vitrea® (Vital Images, Inc., Plymouth, MN, EUA). Aquisição com 0,6 mm de espessura de corte por 0,3 mm de intervalo de reconstrução.

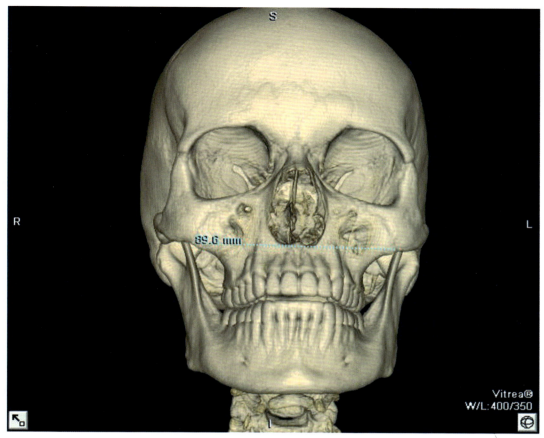

▲ **Figura 7A** – Zm-Zm (Distância entre os pontos Zm direito e Zm esquerdo, representando a largura maxilar, 89,60 mm).

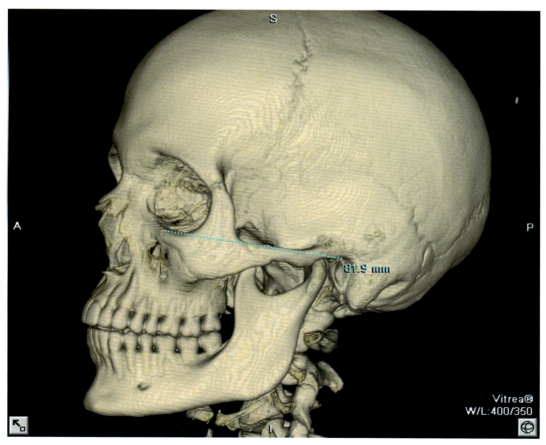

▲ **Figura 7B** – Po-Or (distância entre os pontos pório e orbitário, representando o plano de Frankfurt, 81,90 mm).

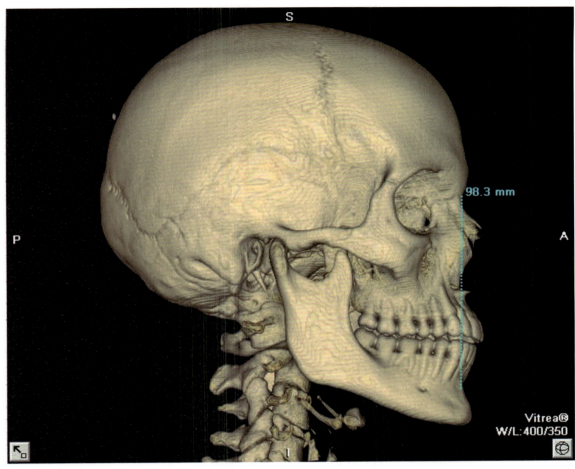

▲ **Figura 7C** – N-B (distância entre os pontos násio e B, determinando o posicionamento da região anterior da mandíbula em relação à base do crânio, 98,30 mm).

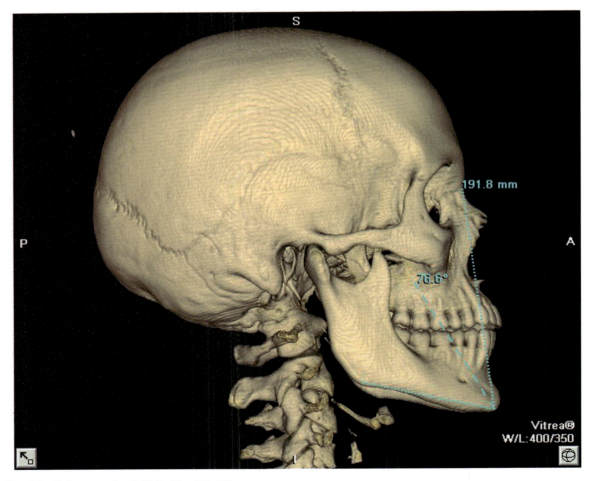

▲ **Figura 7D** – Medida angular N.Me.Go, 76,60º.

Ortodontia

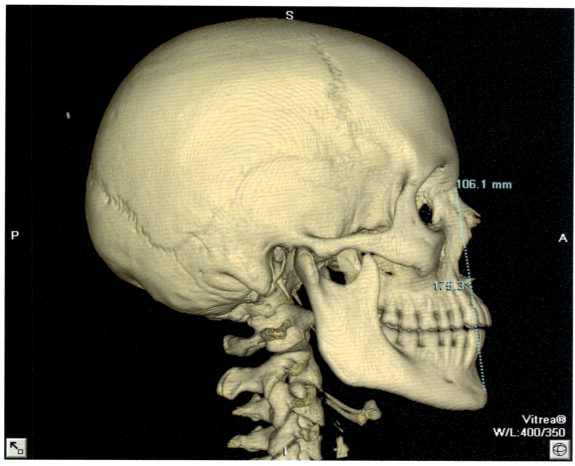

▲ **Figura 7E** – Medida angular N.A.Pg, 175,30º (Lopes, 2006).

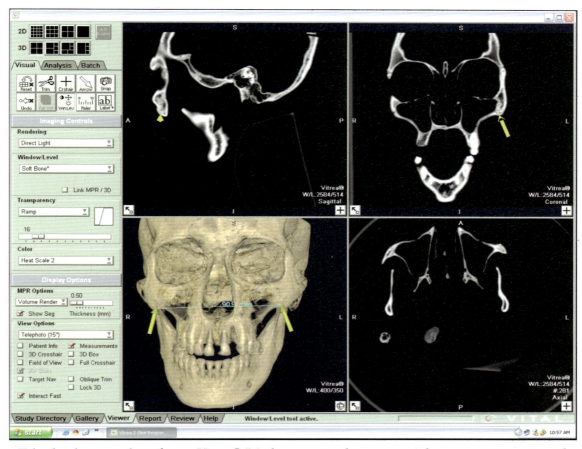

▲ **Figura 8** – Tela de abertura do *software* Vitrea® 5.3 demonstrando: corte axial, reconstrução coronal, reconstrução sagital e reconstrução em 3D por meio da técnica de volume, no protocolo ósseo com 90,9 mm de comprimento para a grandeza Zm(d)-Zm(e) – ponto zigomaxilar, (Lopes, 2006).

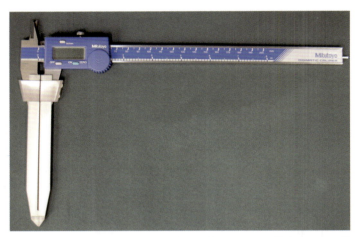

▲ **Figura 9** – Paquímetro digital Mitutoyo® (série 167) utilizado nesta pesquisa (Mitutoyo Sul-americana, Suzano, Brasil) (Lopes, 2006).

Nesta mesma linha de pesquisa e utilizando a amostra de Lopes (2006), Accorsi realizou, em 2007, um trabalho para comparar medidas cefalométricas lineares obtidas por meio de telerradiografias em normas lateral e frontal, com medidas obtidas com a TC *multislice*, verificar a acurácia na comparação com o padrão ouro (medidas físicas) e checar a precisão intra e interexaminadores na localização de 8 medidas cefalométricas. As imagens em 3D-TC foram obtidas pela metodologia do trabalho de Lopes (2006). Os dados originais foram transferidos para uma estação de trabalho independente com o programa de visualização volumétrica Vitrea®, onde as medidas foram realizadas em 3D e com o auxílio das reconstruções multiplanares, para permitir a comparação com as medidas realizadas a partir das telerradiografias em normas lateral e frontal, com o auxílio do *software* Dolphin® (Fig. 10) (Dolphin Imaging and Management Solutions, Chatsworth, USA). As medidas obtidas por meio da 3D-TC apresentaram erros intra e interexaminadores insignificantes em termos percentuais, e correlações intraclasse altas com intervalos de confiança estreitos, para todas as medidas. Com relação à acurácia, a 3D-TC apresentou valores altos para as correlações intraclasses e intervalos de confiança (95%) estreitos nas comparações com o padrão ouro, para todas as medidas. As medidas obtidas nas telerradiografias foram extremamente inacuradas, com exceção da grandeza Co-Gn, que se apresentou precisa e acurada, o que foi um achado interessante nesse trabalho, pois o efeito paralaxe*, ao que parece, permitiu uma compensação exata da magnificação inerente aos feixes de raios X em função do trajeto em diagonal desta grandeza ao longo dos planos sagital, coronal e axial (Fig. 11). A imprecisão apresentada nas telerradiografias em norma frontal pela grandeza Zm(d)-Zm(e) esteve relacionada, provavelmente, à dificuldade de localização dos pontos Zm bilaterais, por se tratar de referência anatômica localizada em sutura, em contraste com a facilidade de visualização da anatomia real proporcionada pela TC *multislice*.

Como foram comentados, os passos para a obtenção de dados de uma radiografia estão associados com certa quantidade de erro. A soma desses erros é expressa na mensuração usada para se fazer o diagnóstico, o plano de tratamento e na comparação das radiografias pré e pós-tratamento. Alguns dos erros são inerentes ao equipamento e alguns são cometidos pelo operador, examinador ou clínico interpretando a radiografia. Então, a cefalometria radiográfica deve ser usada como auxílio no diagnóstico ou na comparação, mas não deve ser utilizada como um método preciso de se obterem valores absolutos. Um objetivo fundamental da nova tecnologia de imagem é a precisão de dados e imagens que podem ser produzidas, representando fielmente a anatomia e função do paciente. Informações precisas e confiáveis geram um diagnóstico mais preciso, e um entendimento da Ortodontia como um todo. Dessa forma, é evidente que as vantagens da TC para a Ortodontia vão além da real possibilidade de se produzir uma análise cefalométrica em 3D, com um incremento significativo para o diagnóstico, planejamento e a avaliação de resultados, principalmente nos pacientes que possuem assimetrias, ou outras anomalias craniofaciais mais complexas, como relatamos em diversos trabalhos publicados. Além disso, as estatísticas dos padrões de normalidade para o crescimento de várias populações são obtidas por meio da cefalometria radiográfica em telerradiografias em normas lateral e frontal. As análises cefalométricas em 3D para finalidade semelhante na Ortodontia clínica os quais correspondem aos traçados cefalométricos padrões como USP, UNICAMP, Mc Namara e Ricketts, demandarão algum tempo. Porém isso não pode traduzir a uma realidade imediata como se deseja, de forma imperativa, comercial e sem fundamentos técnicos e científicos que suportam tais mudanças.

---

* Do Gr. *parállaxis*, mudança, deslocamento da posição aparente de um corpo, devido a uma mudança de posição do observador.

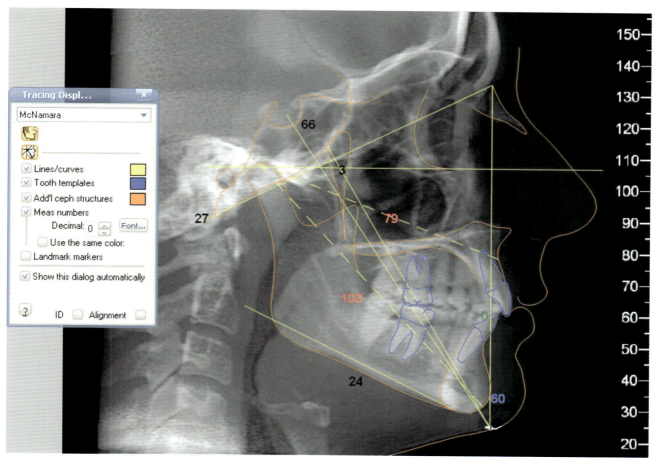

Figura 10 – Tela ilustrativa do *software* Dolphin® (Dolphin Imaging and Management Solutions, Chatsworth, EUA).

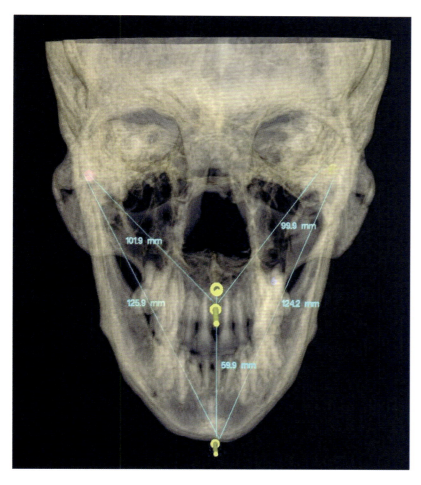

Figura 11 – Trajetória espacial 3D das medidas Co-A (Condílio – Ponto A), Co-Gn (Condílio-Gnátio) e ENA-Me (Espinha Nasal Anterior – Mentual) nas imagens em 3D-TC (Accorsi, 2007).

Diversos estudos têm sido realizados com o objetivo de comparar a cefalometria realizada nas telerradiografias (analógicas ou digitais) com a cefalometria realizada numa imagem que dizem "telerradiografia 3D". Entretanto, tal imagem não passa de um corte sagital com espessura suficiente para abranger toda a extensão látero-lateral do paciente, o que obviamente não é possível. Então, como obter uma medida de um volume de um ponto, ou seja, tridimensionalmente, se é realizado em um corte (bidimensionalmente). Logo, isso está incorreto. Outra forma que é demonstrada, trata-se da técnica MIP, *Maximum Intesity Projection*, que é uma reconstrução em 3D monocromática. Apenas os voxels com maior intensidade são selecionados. Não necessita de muita capacidade de processamento (apenas 10% dos voxels são utilizados) e não é capaz de demonstrar estruturas sobrepostas (efeito de volume parcial). Entretanto, tem a sua contribuição no auxílio da interpretação das imagens originais, como mostramos no capítulo 1.

Com resultados "satisfatórios", alguns estudos ainda sugerem que a TCFC seja utilizada como exame de rotina para os pacientes ortodônticos.

Diante desses estudos, levantamos várias questões: biológicas, técnicas e conceituais a serem refletidas.

- Utilizando esta "nova técnica de cefalometria", haverá alguma diferença impactante no resultado final do tratamento ortodôntico?
- Em uma documentação ortodôntica (que inclui a radiografia panorâmica, telerradiografias lateral e frontal), a somatória de dose efetiva varia entre 25 a 35 microSievert. Uma aquisição com FOV suficiente para incluir a face do paciente apresenta uma dose de 68 a 1073 microSievert. Multiplicando estes valores algumas vezes (para os exames realizados periodicamente durante o tratamento), as diferenças se acentuam. Lembra-se do princípio ALARA (*as low as reasonably achievable*): "tão baixo quanto razoavelmente exequível"?
- O estudo da Cefalometria sempre foi embasado em uma técnica radiológica padronizada e com ampliação de imagem conhecida. A telerradiografia é realizada com o paciente em pé, com postura e posições determinados, com o auxílio de cefalostato e olivas auriculares. Nas aquisições de TCFC, o paciente geralmente fica sentado e com a cabeça estabilizada para evitar o artefato de movimento, em uma posição nada natural.
- Mesmo com todo o critério na execução das radiografias para o diagnóstico ortodôntico, ainda se questiona a real necessidade das telerradiografias laterais. Estudos mostram a variabilidade inter e intraexaminador no planejamento do tratamento, sobre a mesma radiografia. De que forma estes resultados poderiam ser melhores na imagem sagital da TCFC, com resolução inferior e ainda sujeita a artefatos metálicos e ruídos?
- Wenzel e Gotfredsen, em 2005, realizaram uma auditoria acerca das radiografias extrabucais digitais realizadas em uma universidade da Dinamarca. Os autores observaram que dois terços das imagens eram realizadas com propósitos ortodônticos, e 22% destas imagens não eram vistas nenhuma vez.
- O estudo cefalométrico na telerradiologia é feito sobre padrões que nem sempre refletem a realidade morfogenética do paciente em questão. Os dados obtidos por meio desta análise são apenas um ponto de partida para o planejamento, e não o ponto final. Na prática clínica da Ortodontia, o planejamento do tratamento ainda é fortemente baseado no exame clínico, suplementado pela avaliação dos modelos de estudo e das fotografias.
- A modalidade em questão se chama Tomografia Computadorizada, cuja ideia é a avaliação de cortes finos, sem a sobreposição das estruturas. Então, para que fazer o inverso, aumentando a espessura do corte e "sobrepondo" todas as estruturas?

Até o presente momento, as imagens bidimensionais parecem atender suficientemente as necessidades da Ortodontia. Apesar da popularidade crescente da TCFC em Ortodontia e de suas vantagens sobre a radiografia de rotina em casos específicos, os efeitos das informações obtidas a partir da TCFC em alterar as decisões de tratamento são duvidosos. Portanto, recomendamos que a TCFC seja usada em casos selecionados que não podem ser auxiliados satisfatoriamente pela radiografia convencional, os quais incluem: pacientes com fenda palatina, avaliação da posição de dentes não erupcionados, dentes supranumerários e planejamento de cirurgia ortognática, análise de vias aéreas. A necessidade de imagem de outros casos também deve ser avaliada criteriosamente, pesando os benefícios e os riscos nessas situações.

Trazendo informações e perspectivas diferentes, devemos olhar para o futuro e inovar. É um retrocesso utilizar o novo para fazer o velho.

As imagens radiográficas convencionais ainda terão seu espaço no cenário ortodôntico, principalmente pelo custo reduzido e pela logística favorável.

Além disso, as estatísticas dos padrões de normalidade para o crescimento de várias populações foram obtidas por meio da cefalometria radiográfica, o que requer ainda novos estudos por meio da TC. A cefalometria radiográfica tem, também, um papel didático importante na formação do profissional especialista em Ortodontia e Cirurgia Ortognática. Entretanto, é necessário entendimento de que as análises cefalométrica em 3D estão em desenvolvimento em alguns centros de pesquisa ao redor do mundo, e essa mudança de paradigma no diagnóstico e planejamento em Ortodontia demandará ainda algum tempo. Porém, o futuro do diagnóstico e planejamento por meio de imagens em Ortodontia e Cirurgia Ortognática estará, certamente, nas múltiplas técnicas tomográficas que permitem a visualização da anatomia real e tridimensional dos pacientes. Não está incorreto falar em cefalometria em 3D. O incorreto está na abordagem deste contexto. Um estudo individual das estruturas ósseas por meio de medidas tridimensionais pode ser realizado até em conjunto com o perfil mole, dependendo do *software* a ser utilizado, e conhecimento do profissional em TC, principalmente sobre técnicas em 3D e seus *pitfall*, que não são poucos e nem simples. Ressaltando que medir em uma imagem por reconstrução em 3D não significa medir tridimensionalmente. Obter uma medida em um corte axial, coronal ou sagital é obter uma medida bidimensional (em 2D) e não tridimensional.

A tomografia computadorizada por feixe cônico (TCFC) atualmente é a mais indicada para a obtenção de imagens da região craniofacial em Ortodontia, mesmo resultando em uma resolução das reconstruções em 3D inferiores do que as *multislice*. Embora existam limitações atualmente no uso desta tecnologia, esforços estão sendo dirigidos para desenvolvimento das técnicas e dos algoritmos de *software* para melhorar a relação sinal-ruído e aumentar o contraste. Existem vários aparelhos sendo comercializados na atualidade, cada qual com características e indicações mais específicas para uso em Ortodontia e Cirurgia Ortognática, por possibilitar que o paciente fique sentado durante a realização do exame, e não deitado, o que dificultaria a avaliação dos tecidos moles da face em uma posição natural da cabeça. Além disso, o tipo de elemento detector, ou sensor (*amorphous silicon*), e o FOV estendido (EFOV – *Extended field of view*) de 17 cm de altura por 23 cm de diâmetro são outros diferenciais.

Hilgers e colaboradores realizaram, em 2005, um estudo para definir reformatações multiplanares de TCFC para a avaliação da ATM e comparar a acurácia de medidas lineares das ATM e estruturas correlatas com a projeção de medições similares realizadas por meio de cefalogramas convencionais e com o padrão ouro (anatomia real). A variação intraexaminador foi altamente confiável na TCFC, comparada com a anatomia real e significativamente mais confiável do que nas imagens de telerradiografias em normas lateral, frontal e submentovértice.

Fotografia em 3D

Uma fotografia facial convencional é uma representação simples bidimensional que não apresenta nenhuma correlação com o esqueleto de suporte. O volume em 3D pode proporcionar vistas frontais, laterais ou qualquer outra vista facial que o usuário escolha. Pela alteração da translucidez da imagem, pode-se determinar uma relação específica entre o tegumento e o esqueleto, com implicações significativas no planejamento do tratamento ortodôntico e de Cirurgia Ortognática e outras terapêuticas que podem alterar a aparência facial (Fig. 12). Para capturar de forma precisa e acurada a topografia facial, foi desenvolvida uma tecnologia que emprega abordagens de Engenharia, que integra programas sofisticados em uma técnica chamada "esterofotogrametria ativa" com componentes de *softwares* industriais. A companhia americana 3dMD® (3dMD® Atlanta, EUA) lançou recentemente no mercado um sistema que permite uma captura ultrarrápida (1,5 milisseg.) da superfície facial por meio de câmeras integradas que utilizam o princípio da triangulação (Fig. 13). Essa velocidade elimina qualquer possibilidade de movimento do indivíduo durante a tomada da fotografia, evitando, dessa forma, artefatos na imagem. De forma complementar, informações detalhadas sobre a superfície da pele, como poros, rugas, etc., também são registradas por meio de uma luz projetada de forma padrão. Uma vez que a geometria é calculada, o *software* 3dMD® mapeia com alta resolução a textura e a cor da pele do indivíduo (Figs. 14 a 16). Os programas que gerenciam estas imagens permitem uma grande interatividade com o operador, que pode observar a imagem, de vários pontos de vista diferentes e também realizar medidas cefalométricas. A 3dMD® lançou em maio de 2007, no congresso da Associação Americana de Ortodontia, a última versão do *software* 3dMD Vultus® que permite

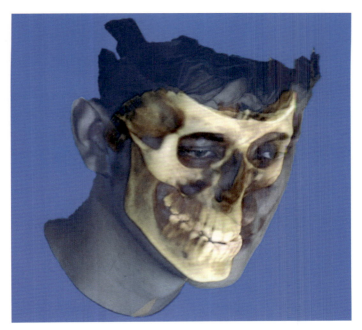

▲ **Figura 12** – Imagem de TCFC obtida por meio do aparelho NewTom 3G (QR, Verona, Itália), renderizada com a imagem em 3D da face do paciente, obtida pelo sistema Di3D® (Dolphin Di3D High Definition Facial Camera System). Paciente em tratamento no ambulatório de preparo ortodôntico para cirurgia ortognática do departamento de Ortodontia e Odontopediatria da Faculdade de Odontologia da Universidade de São Paulo – FOUSP. (Imagem gentilmente cedida pelo departamento de Ortodontia e Odontopediatria da FOUSP.)

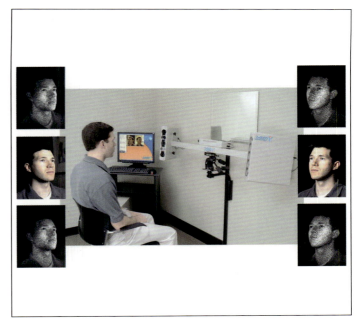

▲ **Figura 13** – Equipamento para a obtenção de fotografia facial em 3D (3dMD® – Atlanta, EUA) onde se pode notar a estrutura de câmeras montadas que, por meio da estereofotogrametria ativa, permitem a captura de toda a topografia facial, incluindo detalhes como textura e cor da pele, de forma acurada e precisa, por incorporar o uso de um padrão único de luz projetada que é a base da triangulação geométrica em 3D (www.3dmd.com).

a integração de dados de TC e o planejamento e a simulação de resultados ortodôntico-cirúrgicos.

Outro sistema que também está disponível no mercado é comercializado pela companhia americana *Dolphin Imaging & Management Solutions* em parceria com a companhia *Dimensional Imaging* (Di3D®). A exemplo do sistema anterior, o Di3D® também utiliza a técnica da estereofotogrametria, com o uso simultâneo de 4 câmeras digitais calibradas, de 8 megapixels cada, para a captura instantânea de dois estereopares de imagens. Estas imagens são automaticamente processadas por meio de um *software* próprio para produzir imagens em 3D de alta definição da superfície facial. Este sistema também permite a fusão de imagens com dados da TCFC, com a possibilidade de obtenção de medidas cefalométricas (Fig. 17).

O processo de mapear a face com *laser* é baseado no mesmo princípio do uso de um *software* para a interpretação das distorções de uma luz projetada na face do paciente. Nesta técnica, ao invés de luz visível, é projetado um feixe de *laser* de baixa intensidade, na face do paciente. Este feixe pode ser projetado no sentido vertical ou horizontal. Quando o mapeamento é feito utilizando um feixe de *laser* no sentido vertical, o paciente é rotacionado sob controle do computador acoplado ao equipamento, e a distorção desta linha que ilumina a face é gravada a cada 2,8° de rotação, sendo que na porção central a cada 1,4° as imagens são gravadas. Quando se utiliza a projeção de uma linha horizontal, esse feixe movimenta-se a partir da porção mais superior para a mais inferior da face, enquanto as distorções são gravadas. O tempo do mapeamento varia entre 17 segundos, para a projeção vertical, a menos de 1 segundo para a horizontal. Os dados do mapeamento são interpretados por um *software* específico que cria o modelo digital tridimensional do paciente. No computador, este modelo pode ser movimentado em qualquer direção para a visualização total da face do paciente. Neste método, a textura e a cor da face não são incluídas no modelo computadorizado do paciente, sendo necessário utilizar uma câmera convencional adicional para a obtenção destes dados (Fig. 18).

A aquisição de imagens em 3D da superfície facial é relativamente simples e de baixo custo, no entanto, a obtenção de imagens precisas, tanto pelo método óptico-geométrico digital, como pelo mapeamento a *laser*, pode ser dificultada devido à refletância tecidual, por interferências na região dos olhos e cabelos, alteração da postura da cabeça e movimentação do paciente durante o exame.

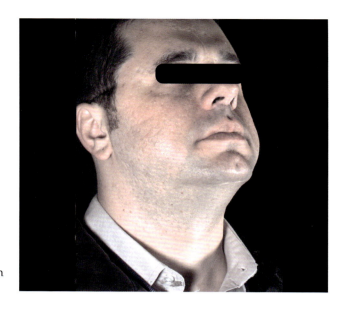

▲ **Figura 14** – Fotografia convencional bidimensional. (Imagem gentilmente cedida pelo Dr. Mauricio Accorsi.)

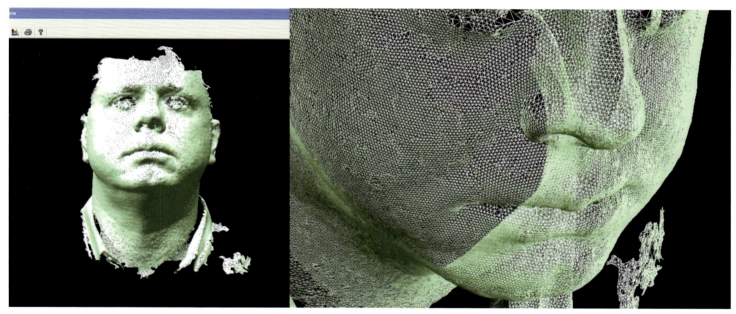

▲ **Figura 15** – Estrutura poligonal capturada pelo sistema 3dMD® (Atlanta, EUA), onde se pode notar os contornos da topografia facial do indivíduo. (Imagem gentilmente cedida pelo Dr. Mauricio Accorsi.)

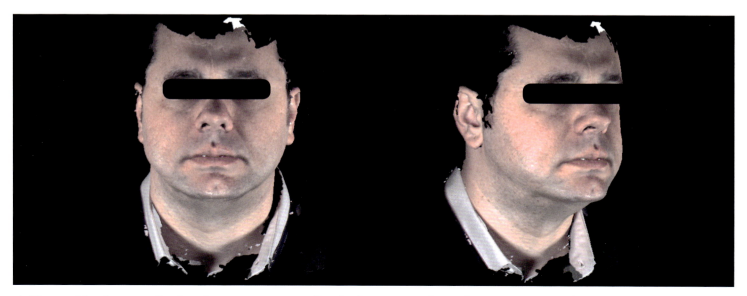

▲ **Figura 16** – Aspecto final após a reconstrução dos dados capturados pelo sistema 3dMD® (Atlanta, EUA). (Imagem gentilmente cedida pelo Dr. Mauricio Accorsi.)

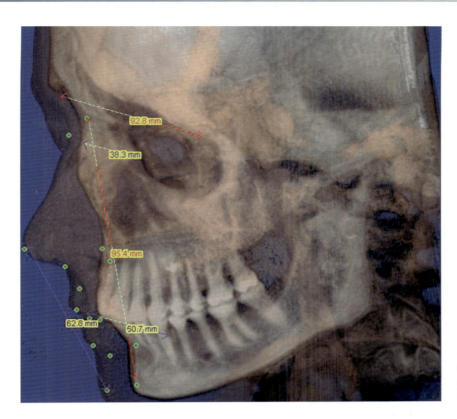

▲ **Figura 17** – Obtenção de medidas cefalométricas na visualização dos tecidos duros e moles por transparência. (Dolphin Imaging and Management Solutions, Chatsworth, EUA.)

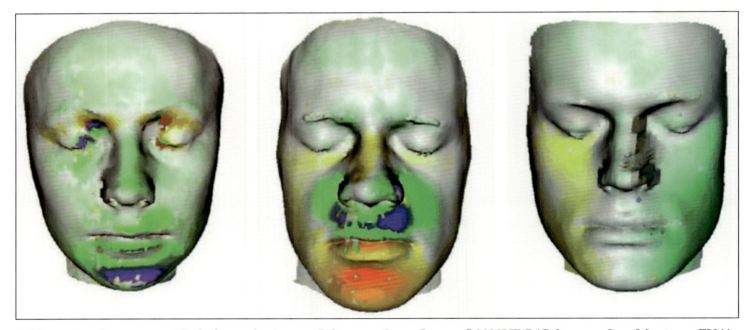

▲ **Figura 18** – Imagem em 3D de face pelo sistema Cyberware Laser Scanner® 3030HRC (Cyberware Inc., Monterey, EUA).

Aplicações clínicas

Avaliação esquelética: a visualização volumétrica 3D do esqueleto (Fig. 19) é uma nova maneira de avaliar as inter-relações entre as estruturas maxilomandibulares e a base do crânio. Essas imagens permitem a inspeção da morfologia óssea dos maxilares. A altura do osso alveolar é particularmente importante em adultos e em pacientes comprometidos periodontalmente. Irregularidades na superfície óssea devido a dentes ectópicos, deiscências ósseas, invaginações da glândula salivar e outras anormalidades podem ser observadas nas imagens em 3D. Uma vez que estas irregularidades em alguns casos se estendam nos alvéolos entre as raízes, sua identificação precisa traz grande benefício ao ortodontista durante o planejamento do tratamento.

Avaliação do processo alveolar: a vista frontal das arcadas dentárias habilita o clínico a acessar as dimensões transversais e verticais e o volume, e avaliar as discrepâncias interarcos e os limites verticais do movimento dentário. A vista frontal pode ser correlacionada com as vistas das ATM e sua inter-relação com as posições cuspídeas. As vistas oclusais das arcadas dentárias revelam a posição dos dentes e a forma do osso de suporte. Traçados com as formas de arcadas são tipicamente feitos na altura do alvéolo, mas podem variar de acordo com a preferência do usuário. As formas de arcadas podem então ser sobrepostas para revelar discrepâncias ou compatibilidade. Elas podem também ser impressas para a confecção de arcos ortodônticos. No futuro, estas imagens proporcionarão medições para a realização de análises oclusais.

Dentes impactados, reabsorções radiculares e fraturas dentárias: A TC facilita o tratamento de dentes impactados (Fig. 20), em especial quando os dentes estão posicionados de forma muito oblíqua na arcada, onde os exames convencionais não são conclusivos e, ainda, pode detectar as reabsorções dos incisivos adjacentes, em particular aquelas localizadas nas superfícies vestibular e palatina, que são mais bem visualizadas. As reabsorções externas associadas à inflamação dos tecidos marginais determinam uma condição clínica de difícil diagnóstico. A TC permite uma determinação exata da extensão da lesão, pela diferenciação entre a reabsorção superficial (cemento/dentina) e a que se estende para a polpa. As fraturas dentárias que não estão situadas paralelamente a incidência do feixe de raios X também são de difícil diagnóstico com as técnicas convencionais. Os cortes axiais são ideais para o diagnóstico precoce das fraturas verticais, uma vez que o plano é perpendicular à linha de fratura.

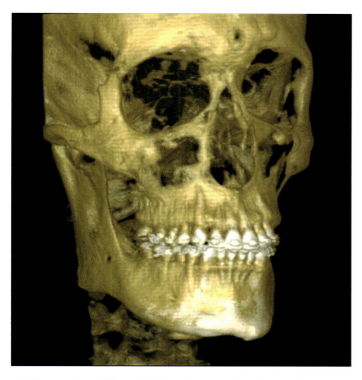

▲ **Figura 19** – Vista 3D da oclusão dentária e dos alvéolos, e como ela se relaciona com as outras estruturas maxilofaciais. Imagem obtida por meio de TCFC utilizando o aparelho i-CAT (Imaging Sciences International, Hatfield, EUA).

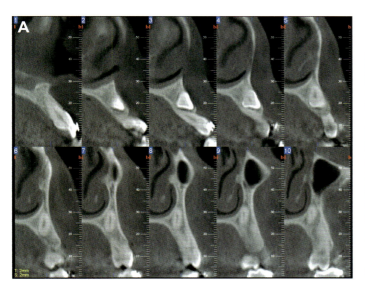
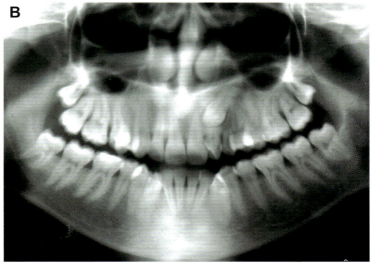

▲ **Figura 20** – Paciente em tratamento no ambulatório de preparo ortodôntico para cirurgia ortognática do departamento de Ortodontia e Odontopediatria da Faculdade de Odontologia da Universidade de São Paulo – FOUSP, onde se pode localizar perfeitamente a posição do canino superior direito incluso nos cortes parassagitais **(A)**, em comparação com a imagem observada na radiografia panorâmica **(B)**, informação esta que alterou o planejamento do tratamento da paciente. Imagem obtida por TCFC. (Imagem gentilmente cedida pelo Departamento de Ortodontia e Odontopediatria da FOUSP.) Nas imagens parassagitais observamos o canino incluso, sem provocar reabsorção no incisivo lateral, com a coroa localizada na cortical vestibular e a raiz tangenciando a cortical do assoalho da fossa nasal e sobre as raízes do primeiro pré-molar, sem provocar reabsorção deste dente.

Avaliação 3D da oclusão: as vistas panorâmica e da dentição podem ser similares à da tradicional radiografia panorâmica, porém são consideravelmente melhores, porque não há sobreposição da coluna cervical e do lado contralateral. Além disso, não há a projeção de artefatos e a espessura do corte e a localização são de escolha do usuário. Alguns pacientes apresentam osso alveolar delgado em torno das raízes. A identificação dessa condição em tempo hábil pode permitir ao ortodontista ficar alerta e eventualmente procurar o auxílio de outras especialidades. Na dentição mista, essas projeções poderão efetivamente ilustrar todo o processo de desenvolvimento da oclusão e desenvolvimento dos dentes, suas posições relativas e a formação das raízes. Dessa forma, essa avaliação habilita o clínico a gerenciar o processo eruptivo dos dentes e a realizar intervenções em tempo hábil, quando os problemas surgem.

Articulação temporomandibular: secções coronais e sagitais das ATM estão incluídas na análise ortodôntica 3D. Estes cortes das ATM podem ser correlacionados com as vistas oclusais, porque todo o volume é produzido de uma só vez. A TC fornece imagens excelentes dos componentes ósseos, porém inadequadas para a visualização do disco articular, e pode ser utilizada, principalmente, na avaliação de tumores, hiperplasia condilar, anquiloses, processos traumáticos e ósseos degenerativos da articulação, ou seja, nas alterações morfológicas dos componentes ósseos articulares (Fig. 21).

Seios maxilares e vias aéreas: uma análise coronal, sagital e oblíqua dos seios maxilares e das vias aéreas pode ser realizada. Esta informação é particularmente relevante ao ortodontista, uma vez que a obstrução das vias aéreas e a consequente respiração bucal podem ser consideradas fator etiológico primário de má-oclusão. A TC apresenta várias vantagens no estudo das vias aéreas superiores, como: técnica realizada na posição supina, avaliação acurada da área e volume do espaço aéreo, resolução óssea excelente e do referido espaço e reconstrução em 3D do espaço aéreo propriamente dito. Técnicas tomográficas têm proporcionado avanços no entendimento da patogênese da apneia obstrutiva noturna e os mecanismos biomecânicos exercidos pelas intervenções terapêuticas. O uso dessas técnicas pode determinar opções de tratamento mais efetivas para esses pacientes, o que inclui dispositivos de reposicionamento mandibular (Fig. 22). No caso em que demonstramos este protocolo, o *software* fornece medidas lineares, de área e volume. Em uma das imagens em 3D em *clipping* axial, pode-se ver a área da secção da via aérea com 60,85 mm, o que é bem limitada (média de 150/200 mm). A paciente adulta possui uma assimetria no trajeto importante das vias respiratórias, como se pode observar nas imagens. Ela é portadora de apneia obstrutiva noturna por conta disso e está em preparo para cirurgia ortognática (Figs. 23A-D e 24A-D).

Procedimentos cirúrgicos: o diagnóstico, planejamento pré-operatório, simulação e os resultados de procedimentos cirúrgicos de desordens craniofaciais (tumores, traumatologia, disgnatia, atrofia alveolar, malformações congênitas e assimétricas) podem ser visualizados utilizando-se métodos sofisticados de reconstrução em 3D, sendo que as imagens podem ser visualizadas no monitor de uma *workstation*, fotografadas em filmes radiográficos e/ou processadas para gerar modelos físicos (protótipos ou biomodelos), por prototipagem rápida ou sinterização (Fig. 25). As reconstruções em 3D permitem a seleção de quais tecidos deverão estar incluídos na reformatação das imagens e determinadas áreas, de forma que apenas um elemento, como a mandíbula, por exemplo, possa ser visualizado separadamente das outras estruturas anatômicas circunvizinhas e/ou transformado em protótipo. O plano de tratamento ortodôntico e cirúrgico em articulador pode ser comparado com aquele que utiliza os biomodelos, nos quais o deslocamento esperado de um segmento, o melhor delineamento para a osteotomia e os resultados da simetria esquelética e dentária almejados, possa ser analisado. Outro exemplo seria durante a distração osteogênica (Figs. 26 e 27), em que um dos aspectos mais significativos é movimentar e posicionar o segmento em uma simetria 3D, com harmonia oclusal e funcional. Dessa forma, o planejamento e a execução destes procedimentos poderão ser simulados e monitorados, com grande aplicabilidade nas cirurgias ortognáticas.

Miniparafusos para ancoragem: implantes com a finalidade de ancoragem ortodôntica têm sido utilizados no tratamento ortodôntico de pacientes que necessitam de ancoragem máxima. Estes implantes são fixados em áreas que possuem osso cortical. Com a TC, é possível avaliar qual é a melhor localização para fixar estes dispositivos, pois as imagens tomográficas permitem uma avaliação da espessura óssea vestibulolingual ou vestibulopalatina, e os sítios implantáveis podem ser visualizados em um plano perpendicular ao plano curvado das arcadas dentárias superior e inferior.

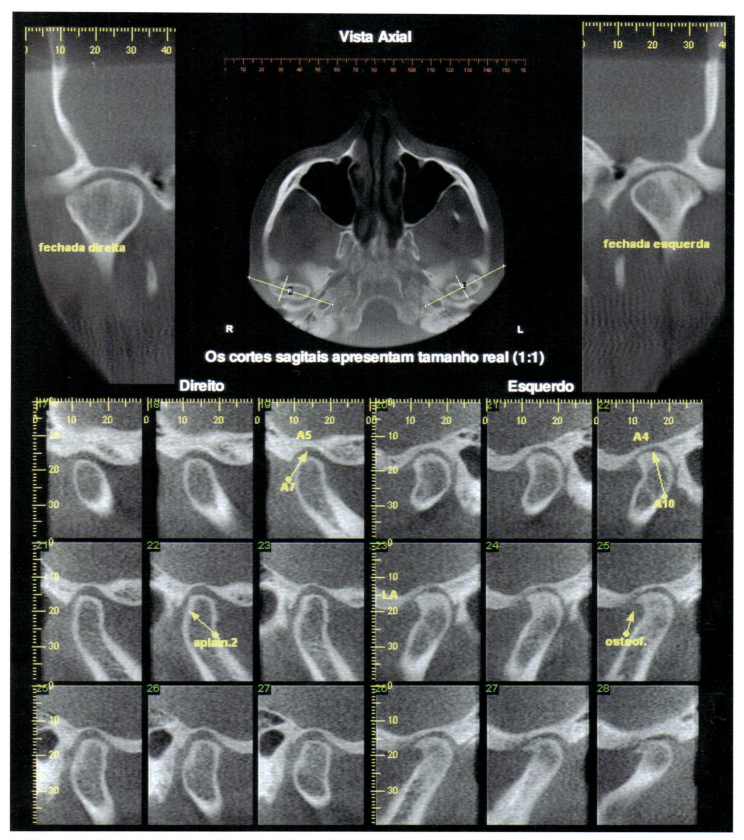

▲ **Figura 21** – Paciente do gênero feminino, 49 anos de idade, com sinais e sintomas de disfunção temporomandibular (DTM). Observar a presença de imagem compatível com osteófito e aplainamento da vertente posterior da cabeça da mandíbula. Imagem obtida por meio da TCFC com o aparelho i-CAT, no laboratório Radiocenter Curitiba, PR.

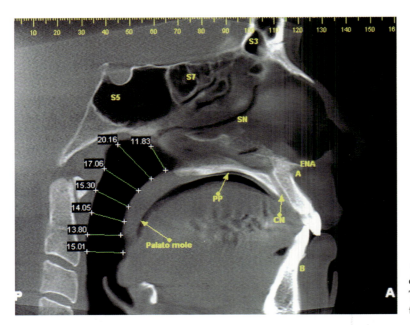

▲ **Figura 22** – Observar medições realizadas ao longo do trajeto das vias aéreas. Imagem obtida por meio de TCFC com o aparelho i-CAT, no laboratório Radiocenter Curitiba, PR.

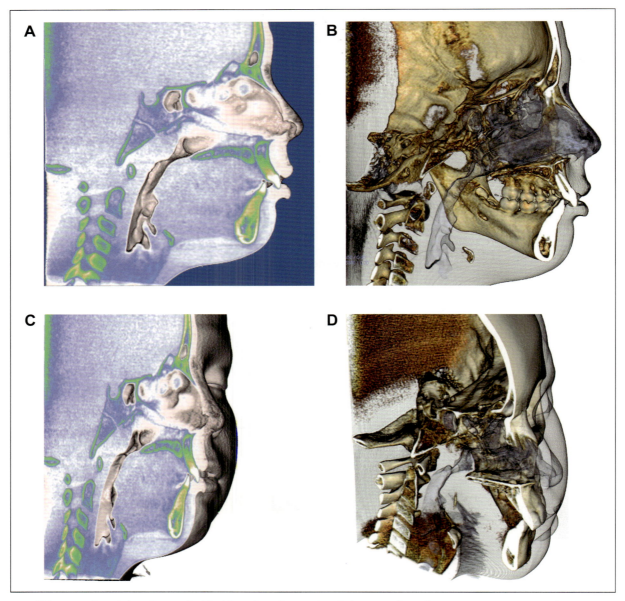

▲ **Figura 23** – Vias respiratórias de um indivíduo do gênero feminino em fase de crescimento, com obstrução moderada por adenoides. Imagens por meio de TCFC utilizando o *software* InVivo5 obtendo diversos planos de segmentação da imagem. **(A)** Reconstrução em 3D lateral. **(B)** Reconstrução em 3D lateral utilizando um filtro translúcido. **(C)** Reconstrução em 3D em 45°. **(D)** Reconstrução em 3D em 45° utilizando o filtro translúcido.

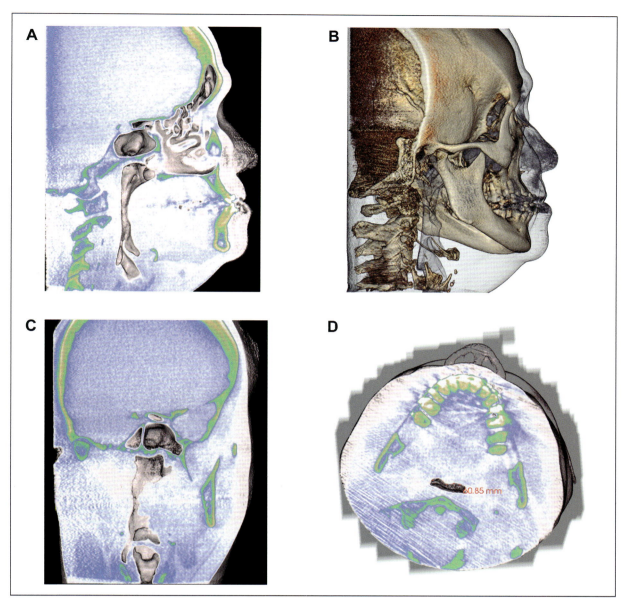

▲ **Figura 24** – Vias respiratórias de um indivíduo do gênero feminino portador de apneia obstrutiva noturna e que está em preparo ortodôntico para cirurgia ortognática. Imagens por meio de TCFC utilizando o *software* InVivo5 obtendo diversos planos de segmentação da imagem. **(A)** Reconstrução em 3D lateral. **(B)** Reconstrução em 3D lateral utilizando um filtro translúcido. **(C)** Reconstrução em 3D frontal onde se pode observar a assimetria no trajeto das vias respiratórias. **(D)** Reconstrução em 3D axial onde se pode observar a área em milímetros da secção da via área. Área de constrição: 60,85 mm.

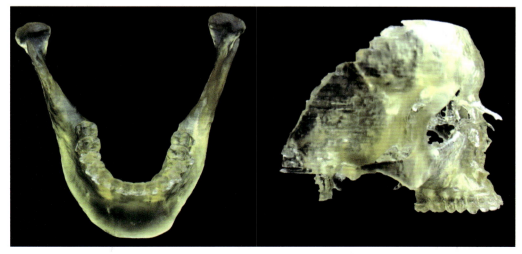

▲ **Figura 25** – Protótipos de resina acrílica obtidas por meio de dados de TCFC. (Imagem gentilmente cedida pelo Dr. Leandro Velasco, Hospital de Face de São Paulo.)

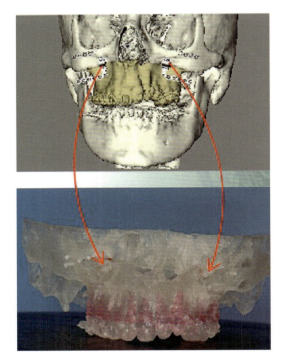
▲ Figura 26

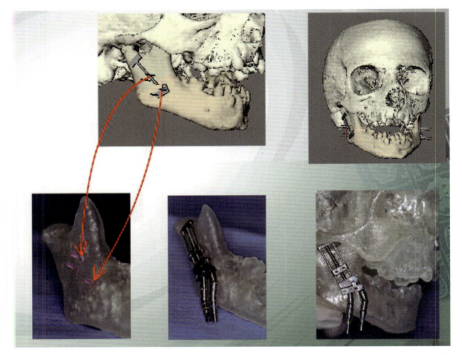
▲ Figura 27

▲ **Figura 26** – Planejamento cirúrgico por prototipagem, onde se pode observar a localização dos orifícios no protótipo que servirão para posicionar o dispositivo distrator, que pode ser visualizado de forma virtual acima, utilizando-se o *software* Maxilim® (Medicin, Bruxelas, Bélgica).

▲ **Figura 27** – A exemplo da figura 26, planejamento cirúrgico para a distração mandibular utilizando a prototipagem, e o *software* Maxilim® (Medicin, Bruxelas, Bélgica).

O paciente virtual

Como foi comentado, a tecnologia digital para imagens em 3D em Ortodontia converge para a criação do que está sendo chamado de "Paciente Virtual". A fusão de vários arquivos eletrônicos em uma única *matrix* possibilita aplicações práticas em Ortodontia e Cirurgia Ortognática. Para isso, é necessária a utilização de *softwares* para cada tarefa específica. Em Ortodontia e Cirurgia Ortognática, os *softwares* independentes, ou seja, aqueles que não são comercializados em conjunto com os equipamentos de aquisição de dados, como tomógrafos e *scanners* de face, e que estão oferecendo possibilidades reais para aplicações clínicas são o Maxilim®, o Dolphin 3D®, o SimPlant CMF® e o Vultus®.

O *software* Maxilim® (www.medicim.be/index.html) é um programa modular comercializado pela companhia belga Medicin (Bruxelas, Bélgica), fundada em 2002, e que gera uma interface baseada em imagens em 3D, para permitir o acesso à anatomia da região craniofacial com a finalidade de planejamento ortodôntico-cirúrgico. A fonte de dados originais que alimentam o programa é tipicamente de arquivos de TC *multislice* ou TCFC e arquivos de fotografias 3D. O modulo *Creatim* suporta arquivos de TC com extensão DICOM 3 e permite o processo de geração dos dados. O *plug-in Osteotomy* permite a confecção de osteotomias virtuais por meio do uso das ferramentas disponíveis. Dessa forma, é possível reposicionar partes por meio de um dispositivo distrator ou a "mão livre". As ferramentas possibilitam ao usuário a realização de um movimento de translação e rotação das partes anatômicas nas três dimensões do espaço. O *plug-in Map 3D Photo* permite o alinhamento e a fusão de imagens da superfície facial obtidas com fotografias 3D, com a superfície da imagem em 3D obtida por meio da TC. O modelo gerado combina informações 3D antropométricas e análises cefalométricas em um protocolo simplificado. O módulo de Cirurgia Ortognática permite a realização de um planejamento pré-operatório bastante acurado, com liberdade de movimentos das partes anatômicas e ferramentas que orientam a escolha da melhor intercuspidação para cada paciente. Dessa forma, o *software* permite ao clínico o estabelecimento de uma sequência de passos ou movimentos cirúrgicos individualizados (Fig. 28).

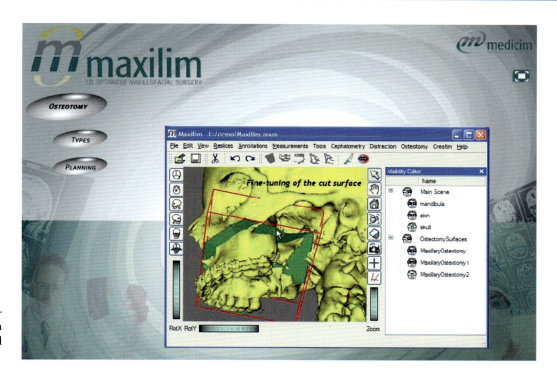

Figura 28 – Tela demonstrativa do *software* Maxilim® para a realização de osteotomia virtual (Medicin, Bruxelas, Bélgica).

O Dolphin 3D® (www.dolphinimaging.com), um dos módulos da solução Dolphin® (Dolphin Imaging & Management Solutions, Chatsworth, EUA), é um exemplo de *software* que pode ter utilidade em Ortodontia. Este módulo permite importar uma variedade de arquivos em 3D, com uma resolução de imagens de alta qualidade, para uma avaliação multiplanar e volumétrica detalhada, permitindo a observação de dentes impactados e reabsorções, e uma individualização das vias aérea superiores. Outra característica do modulo e a sua capacidade de também integrar dados de TC com fotografias 3D.

O *software* SimPlant CMF® (Materialise Dental, Leuven, Bélgica) da companhia Materialise (www.materialise.com) apresenta características que também permitem a confecção de análises cefalométricas em 3D por meio de *templates*. Cada análise lista os pontos cefalométricos que necessitam ser definidos. Os planos e as mensurações são indicados automaticamente se os pontos cefalométricos necessários forem digitalizados (Fig. 29). Outra ferramenta interessante que o *software* disponibiliza é a simulação de cirurgias craniomaxilofaciais de forma simples e ergonômica. A ferramenta guia o operador através de cinco passos necessários para a obtenção do reposicionamento ósseo. O modulo de simulação cirúrgica permite ao operador a escolha do tipo de osteotomia ou de distração cirúrgica de uma lista de opções. As osteotomias tradicionais disponíveis são: LeFort I, II e III, genioplastia, avanço de ramo mandibular e osteotomia sagital bilateral, assim como é possível a customização das osteotomias. As cirurgias de distração disponíveis são: distração alveolar, distração unilateral de ramo, bilateral de ramo e distração maxilar. Durante o processo de simulação, o resultado pode ser visualizado em 3D, assim como em 2D. Todas as posições das partes anatômicas que forma movimentadas podem ser salvas (Fig. 30) e isso possibilita a comparação e a análise virtual da posição pré e pós-operatória pelas ferramentas de cefalometria. O *software* ainda disponibiliza a confecção de modelos anatômicos de partes específicas, por meio da técnica da prototipagem rápida (*RP-models*) de resina acrílica, que possibilita a avaliação do plano de tratamento. O uso de modelos permite a pré-formatação de dispositivos distratores que serão utilizados, ou a customização das placas de fixação rígida. É possível também ao cirurgião a confecção das linhas de osteotomias, ou de perfurações para os dispositivos distratores, diretamente sobre os modelos de acrílico.

Lançado em maio de 2007, a última versão do *software* 3dMDVultus® (www.3dmd.com) foi projetada especialmente para fornecer aos profissionais das áreas médica e odontológica, uma visualização volumétrica em tempo real (distância e volume), para avaliação do paciente, planejamento ortodôntico-cirúrgico e a simulação dos resultados. Suportando uma geração nova das ferramentas altamente eficaz de tratamento, que simulam os resultados nos tecidos duros e moles, o 3dMDvultus® utiliza a fusão das imagens em 3D do paciente (TC helicoidal/TCFC/3dMD/etc.) como base anatômica. A plataforma deste *software* foi desenvolvida conjuntamente com uma rede de clínicos, especialistas e instituições de ensino ao redor do mundo.

Caso clínico

A caso a ser apresentado a seguir é de um paciente portador de uma condição conhecida como síndrome de Parry-Romberg, ou atrofia hemifacial progressiva, que foi tratado no Hospital da Face em São Paulo (www.hospitaldaface.com.br) pela equipe do Doutor Leandro Velasco. Este caso ilustra muito bem a utilidade do planejamento virtual, que integra as tecnologias de tomografia computadorizada por feixe cônico (NewTom 3G – QR, Verona, Itália), fotografia de face 3D (Di3D® – Atlanta, EUA) e modelos 3D (3Shape® – Copenhagen, Dinamarca).

A síndrome de Parry-Romberg é uma desordem rara caracterizada pela atrofia lenta e progressiva da pele e dos tecidos moles de uma hemiface, geralmente o lado esquerdo. As mudanças faciais iniciais envolvem em geral os tecidos acima da maxila, ou entre o nariz e a dobra nasolabial, e progridem subsequentemente ao ângulo da boca, às áreas em torno do olho, à testa, orelha e garganta. A deterioração pode também afetar a língua, palatos duro e mole, e o tecido periodontal. A síndrome de Parry-Romberg é acompanhada também por anormalidades neurológicas, incluindo apreensões e episódios de dor facial severa (neuralgia trigeminal). A síndrome inicia-se geralmente entre as idades de 5 e 15 anos, e progride por 2 a 10 anos, e então o processo parece incorporar uma fase estável. Os músculos faciais também podem sofrer atrofia e pode haver perda de tecido ósseo.

O paciente do gênero masculino com 20 anos de idade apresentava atrofia facial do lado direito, com comprometimento dos tecidos moles, vias áreas e com deficiência óssea na região do zigoma (Fig. 31). Após o preparo ortodôntico (Fig. 32), realizado pelo Dr. Flávio Mauro Ferrari Junior, o planejamento cirúrgico foi dividido em três fases: cirurgia ortognática; rinoplastia; e preenchimento facial. O planejamento pré-operatório e a confecção do guia cirúrgico não foram realizados pelo protocolo tradicional com o emprego de articulador semiajustável e osteotomias nos modelos de gesso, mas de forma virtual no computador, por meio da integração dos arquivos de TCFC, foto e modelos em 3D. Para a avaliação inicial do esqueleto facial, foi utilizada a reconstrução em 3D sobre os dados da TCFC, onde se pôde observar a deficiência na região do osso zigomático e os reflexos nas outras estruturas anatômicas ao redor (Figs. 33 e 34). Para a confecção do guia cirúrgico, osteotomias virtuais foram executadas por meio do *software* Magics® (Materialise Dental, Leuven, Bélgica) auxiliado pela equipe de CenPra – Campinas. (Figs. 35 e 36). O guia cirúrgico foi gerado de forma virtual e, na sequência, de forma física por prototipagem rápida (Fig. 37). Para que a superfície oclusal fosse precisa, acurada e permitisse o seu uso na boca do paciente, foi realizada a fusão dos arquivos de TCFC com o modelo 3D, uma vez que a reconstrução 3D da TCFC, na região dos dentes, não apresentava o detalhamento necessário (Figs. 38 e 39). Para confecção das placas para fixação rígida, foram confeccionados protótipos de resina acrílica das partes anatômicas envolvidas na cirurgia. A mandíbula foi então articulada com a maxila por meio de silicone, e após a osteotomia que foi realizada nos modelos anatômicos, a companhia INP®, (www.inp.com.br) ficou responsável pela confecção das placas de fixação rígida, em especial para este caso (Fig. 40). Observar na figura o tamanho do *gap* cirúrgico deixado pela osteotomia realizada na maxila. O paciente ainda deve passar por uma rinoplastia e por uma cirurgia de preenchimento facial, mas no pós-operatório imediato já é possível observar as alterações na face do paciente (Fig. 41).

Ortodontia

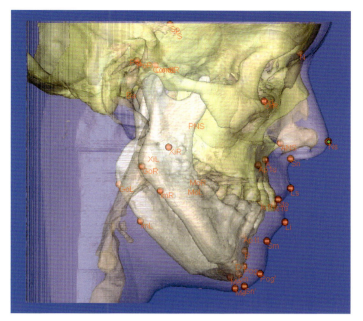

▲ **Figura 29** – *Software* SimPlant CMF® (Materialise Dental, Leuven, Bélgica). Os planos e as mensurações são indicados automaticamente quando os pontos cefalométricos necessários são digitalizados (www.materialise.com).

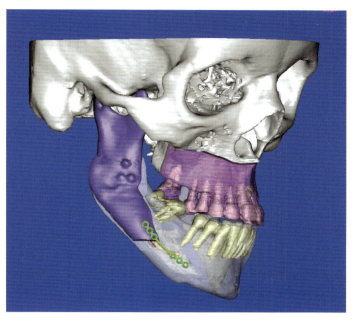

▲ **Figura 30** – Planejamento cirúrgico virtual utilizando o *software* SimPlant CMF® (Materialise Dental, Leuven, Bélgica) (www.materialise.com).

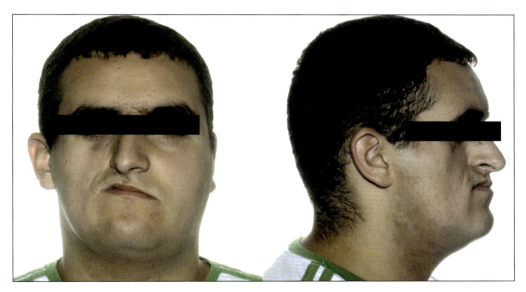

▲ **Figura 31** – Síndrome de Parry-Romberg. Observar o lado afetado, neste caso o lado direito (Imagem gentilmente cedida pelo Dr. Leandro Velasco, Hospital de Face de São Paulo.)

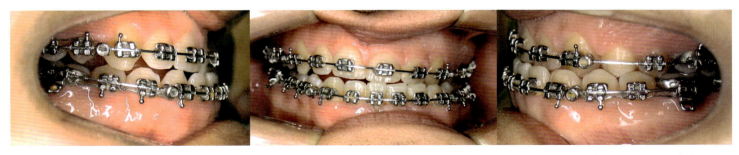

▲ **Figura 32** – Preparo ortodôntico finalizado. (Imagem gentilmente cedida pelo Dr. Leandro Velasco, Hospital de Face de São Paulo.)

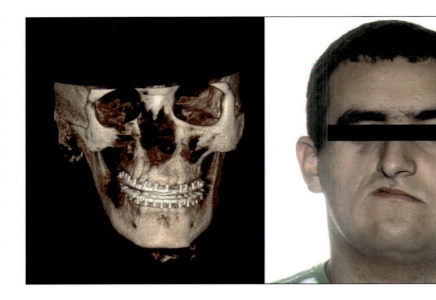

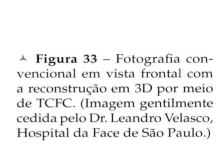

▲ **Figura 33** – Fotografia convencional em vista frontal com a reconstrução em 3D por meio de TCFC. (Imagem gentilmente cedida pelo Dr. Leandro Velasco, Hospital da Face de São Paulo.)

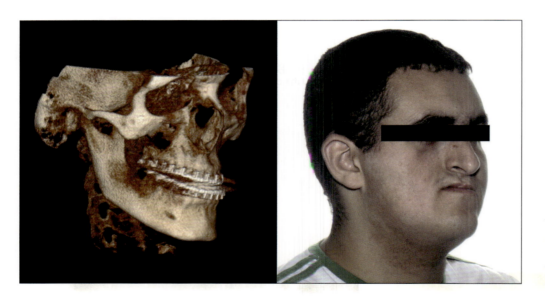

▲ **Figura 34** – Fotografia convencional em vista de 45º, com a reconstrução em 3D por meio de TCFC. (Imagem gentilmente cedida pelo Dr. Leandro Velasco, Hospital da Face de São Paulo.)

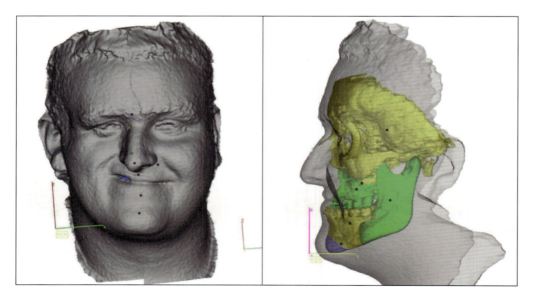

▲ **Figura 35** – Observar as imagens da superfície facial e do esqueleto craniofacial, à esquerda, onde as partes anatômicas estão sendo manipuladas por meio do *software* SimPlant CMF® (Materialise Dental, Leuven, Bélgica). (Imagem gentilmente cedida pelo Dr. Leandro Velasco, Hospital da Face de São Paulo).

Ortodontia

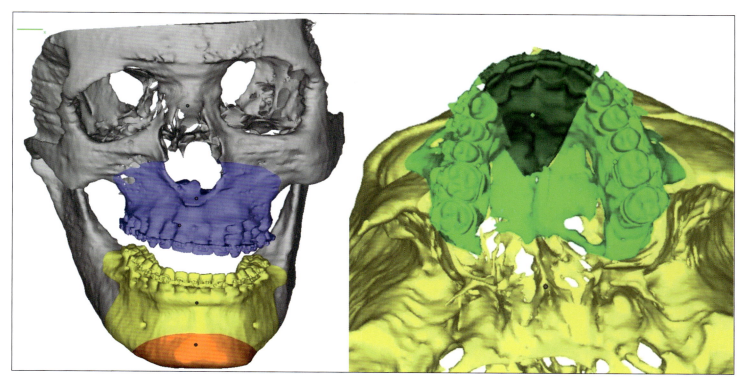

▲ **Figura 36** – Osteotomia virtual das bases ósseas por meio do *software* Magics® (Materialise Dental, Leuven, Bélgica). Observar a segmentação da maxila e da mandíbula. (Imagem gentilmente cedida pelo Dr. Leandro Velasco, Hospital de Face de São Paulo.)

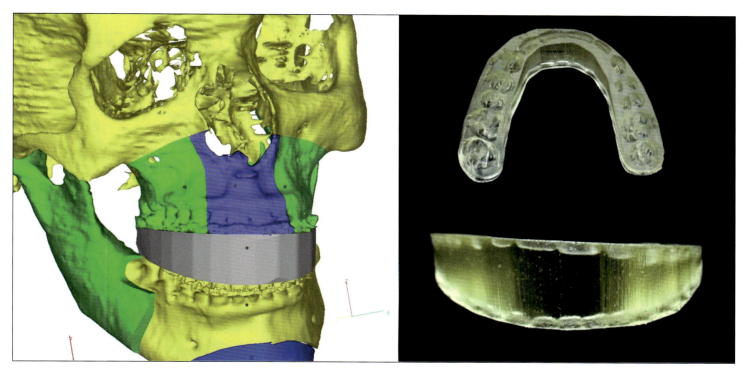

▲ **Figura 37** – Observar à direita, o guia cirúrgico posicionado após o término do planejamento virtual e à esquerda, o guia cirúrgico já confeccionado com resina acrílica por prototipagem rápida, produzida pela empresa RobTec – Diadema – SP. (Imagens gentilmente cedidas pelo Dr. Leandro Velasco, Hospital de Face de São Paulo.)

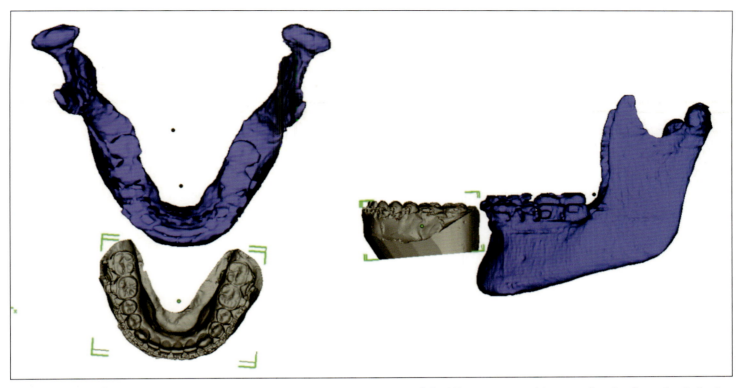

▲ **Figura 38** – Pós-processamento dos arquivos de TCFC com o modelo 3D, para permitir a confecção do guia cirúrgico com precisão, uma vez que a superfície oclusal não pode ser fielmente reproduzida pela TCFC. (Imagens gentilmente cedidas pelo Dr. Leandro Velasco, Hospital de Face de São Paulo.)

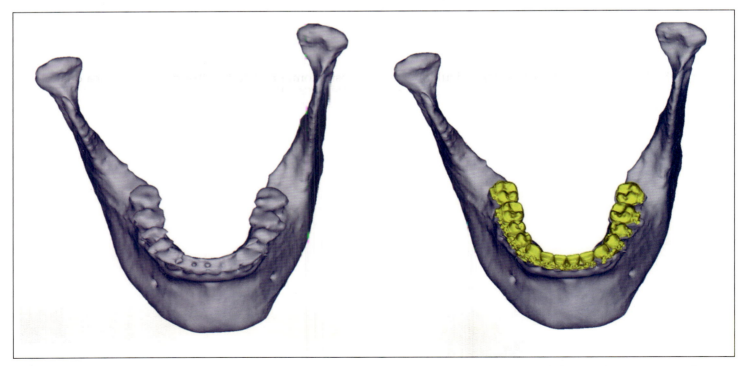

▲ **Figura 39** – Resultado final do pós-processamento dos arquivos de TCFC com o modelo 3D. (Imagens gentilmente cedidas pelo Dr. Leandro Velasco, Hospital de Face de São Paulo.)

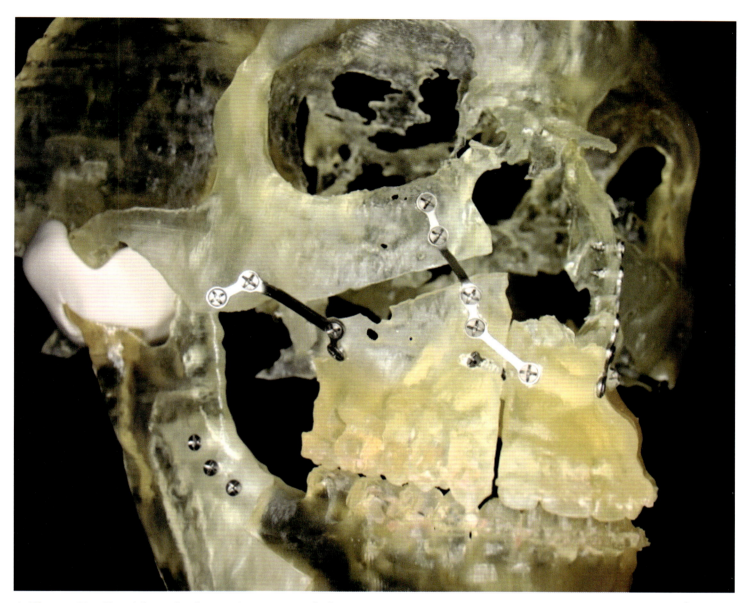

▲ **Figura 40** – Protótipos das bases ósseas articulados, e com a osteotomia realizada. Observar a presença das placas de fixação rígida, que foram customizadas para este paciente. (INP® São Paulo, Brasil – www.inp.com.br). (Imagem gentilmente cedida pelo Dr. Leandro Velasco, Hospital da Face de São Paulo.)

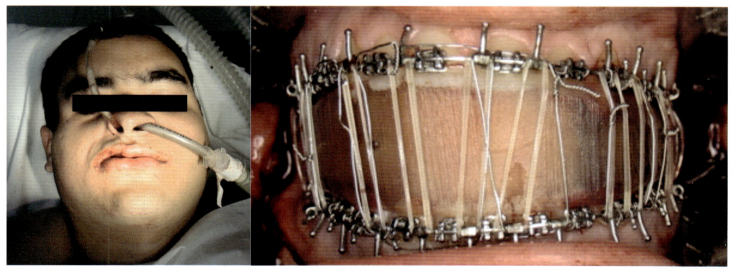

▲ **Figura 41** – Resultado imediato após a cirurgia e à esquerda, observar a presença do guia cirúrgico posicionado e imobilizado na cavidade bucal do paciente. (Imagem gentilmente cedida pelo Dr. Leandro Velasco, Hospital da Face de São Paulo.)

Referências

1. Broadbent B. A new X-ray technique and its application to orthodontia. Angle Orthodontist 1931 1(2):45-66.
2. Baumrind S, Frantz R. The reliability of head film measurements. 1-Landmark identification. Am J Orthod Dentofac Orthop 1971;60(2):111-27.
3. Bergersen E. Enlargement and distortion in cephalometric radiography: compensation tables for linear measurements. Angle Orthodont 1980;50(3):230-44.
4. Stabrun AE, Danielsen K. Precision in cephalometric landmark indentification. European J Orthod, 1982;4(3):185-96.
5. McNamara J. A method of Cephalometric evaluation. Am J Orthod Dentofac Orthop 1984;86(6):449-69.
6. Moyers R, Bookstein F, Hunter W. Analysis of the craniofacial skeleton: Cephalometrics. In: Moyers R, editor. Handbook of Orthodontics. Chicago: Yearbook; 1988. p. 247-309.
7. Moorrees CFA. Natural head position--a revival. Am J Orthod Dentofac Orthop 1994;105(5):512-3.
8. Tng TTH, Chan TCK, Hagg U, Cooke MS. Validity of cephalometric landmarks. An experimental study on human skulls. European J Orthod 1994;16(2):110-20.
9. Richtsmeier J, Paik C, Elfert P, Cole III T, Dahlman H. Precision, repeatability, and validation of the localization of cranial landmarks using computed tomography scans. The Cleft Palate-Craniofacial Journal 1995;32:217-28.
10. Cavalcanti MG, Vannier MW. Quantitative analysis of spiral computed tomography for craniofacial clinical applications. Dentomaxillofac Radiology 1998; 27(6):344-50.
11. Cavalcanti MG, Yang J, Ruprecht A, Vannier MW. Accurate linear measurements in the anterior maxilla using orthoradially reformatted spiral computed tomography. Dentomaxillofac Radiology 1999;28(3):137-40.
12. Cavalcanti MGP, Haller JW, Vannier MW. Three-dimensional computed tomography landmark measurement in craniofacial surgical planning: Experimental validation in vitro. J Oral Maxillofac Surg 1999;57(6):690-4.
13. Haffner CL, Pessa JE, Zadoo VP, Garza JR. A technique for three-dimensional cephalometric analysis as an aid in evaluating changes in the craniofacial skeleton. Angle Orthodontist 1999;69(4):345-8.
14. Kusnoto B, Evans CA, BeGole EA, de Rijk W. Assessment of 3-dimensional computer-generated cephalometric measurements. Am J Orthodont Dentofac Orthoped 1999;116(4):390-9.
15. Quintero JC, Trosien A, Hatcher D, Kapila S. Craniofacial imaging in orthodontics: Historical perspective, current status, and future developments. Angle Orthodontist 1999;69(6):491-506.
16. Nguyen C, Nissanov J, zturk CO, Nuveen M, Tuncay O. Three-dimensional imaging of the craniofacial complex. Clin Orthod Research 2000;3(1):46-50.
17. Baumrind S. Integrated three-dimensional craniofacial mapping: Background, principles, and perspectives. Seminars in Orthodontics 2001;7(4):223-32.
18. Bodner L, Bar-Ziv J, Becker A. Image accuracy of plain film radiography and computerized tomography in assessing morphological abnormality of impacted teeth. Am J Orthodont Dentofac Orthoped 2001;120(6): 623-8.
19. Cunningham SJ, Hunt NP. Quality of Life and Its Importance in Orthodontics. J Orthodont 2001;28(2):152-8.
20. Curry S, Baumrind S, Carlson S, Beers A, Boyd R. Integrated three-dimensional ciraniofacial mapping at the Craniofacial Research Instrumentation Laboratory/University of the Pacific. Seminars in Orthodontics 2001;7(4):258-65.
21. Mah J, Bumann A. Technology to create the three-dimensional patient record. Seminars in Orthodontics 2001;7(4):251-7.
22. Yoon Y, Kim K, Hwang M, Kim H, Choi E, Kim K. Effect of head rotation on lateral cephalometric radiographs. Angle Orthodontist 2001;71(5):396-403.
23. Cavalcanti M, Antunes J. 3D-CT imaging processing for qualitative and quantitative analysis of maxillofacial cysts and tumors. Brazilian Oral Research 2002;16:189-94.
24. Chidiac JJ, Shofer A, Al-Kutoubi LL, Laster JG. Comparison of CT scanograms and cephalometric radiographs in craniofacial imaging. Orthodontics & Craniofacial Research 2002;5(2):104-13.
25. Harrell WE, Hatcher DC, Bolt RL. In search of anatomic truth: 3-dimensional digital modeling and the future of orthodontics. Am J Orthodont Dentofac Orthoped 2002;122(3):325-30.
26. Mah J. 3D imaging in private practice. Am J Orthodont Dentofac Orthoped 2002 Jun;121(6):14A.
27. Mah J, Ritto AK. Imaging in othodontics: present and future. J Clin Orthodont 2002 Nov;36(11):619-25.
28. McKee IW, Williamson PC, Lam EW, Heo G, Glover KE, Major PW. The accuracy of 4 panoramic units in the projection of mesiodistal tooth angulations. Am J Orthodont Dentofac Orthoped 2002;121(2):166-75.
29. Togashi K, Kitaura H, Yonetsu K, Yoshida N, Nakamura T. Three-dimensional cephalometry using helical computer tomography: measurement error caused by head inclination. Angle Orthodontist 2002;72:513-20.
30. Armstrong C, Johnston C, Burden D, Stevenson M. Localizing ectopic maxillary canines – horizontal or vertical parallax? European J Orthodont 2003;25(6):585-9.
31. Baumrind Scabscknrlb. Using three-dimensional imaging to assess treatment outcomes in orthodontics: a progress report from the University of the Pacific. Seminars in Orthodontics 2003;6(s1):132-42.
32. Bell GW, Rodgers JM, Grime RJ, Edwards KL, Hahn MR, Dorman ML et al. The accuracy of dental panoramic tomographs in determining the root morphology of mandibular third molar teeth before surgery. Oral Surg, Oral Med, Oral Pathol, Oral Radiol & Endodont 2003;95(1):119-25.
33. Farman AG. Fundamentals of image acquisition and processing in the digital era. Orthodontics & Craniofacial Research 2003;6(s1):17-22.
34. K Maki NIATAJM. Computer-assisted simulations in orthodontic diagnosis and the application of a new cone

beam X-ray computed tomography. Orthodontics & Craniofacial Research 2003;6(s1):95-101.

35. K Yamamoto KUKSDS. Development of dento-maxillofacial cone beam X-ray computed tomography system. Orthodontics & Craniofacial Research 2003;6(s1):160-2.

36. Mah JK, Danforth RA, Bumann A, Hatcher D. Radiation absorbed in maxillofacial imaging with a new dental computed tomography device. Oral Surg, Oral Med, Oral Pathol, Oral Radiol & Endodont 2003;96(4):508-13.

37. R Enciso AMJM. Three-dimensional visualization of the craniofacial patient: volume segmentation, data integration and animation. Orthodontics & Craniofacial Research 2003;6(s1):66-71.

38. Sukovic P. Cone beam computed tomography in craniofacial imaging. Orthodontics & Craniofacial Research 2003;6(s1):31-6.

39. Vannier MW. Craniofacial imaging informatics and technology development. Orthodontics & Craniofacial Research 2003;6(s1):73-81.

40. Vannier MW. Craniofacial computed tomography scanning: technology, applications and future trends. Orthodontics & Craniofacial Research 2003;6(s1):23-30.

41. Adams GL, Gansky SA, Miller AJ, Harrell WE, Hatcher DC. Comparison between traditional 2-dimensional cephalometry and a 3-dimensional approach on human dry skulls. Am J Orthodont Dentofac Orthoped 2004;126(4):397-409.

42. Araki K, Maki K, Seki K, Sakamaki K, Harata Y, Sakaino R et al. Characteristics of a newly developed dentomaxillofacial X-ray cone beam CT scanner (CB MercuRayTM): system configuration and physical properties. Dentomaxillofac Radiol 2004;33(1):51-9.

43. Cavalcanti MGP, Rocha SS, Vannier MW. Craniofacial measurements based on 3D-CT volume rendering: implications for clinical applications. Dentomaxillofac Radiology, 2004;33(3):170-6.

44. Lascala CA, Panella J, Marques MM. Analysis of the accuracy of linear measurements obtained by cone beam computed tomography (CBCT-NewTom). Dentomaxillofac Radiol 2004;33(5):291-4.

45. Mah J, Hatcher D. Three-dimensional craniofacial imaging. Am J Orthodont Dentofac Orthoped 2004;126(3):308-9.

46. Peluso MJ, Josell SD, Levine SW, Lorei BJ. Digital models: An introduction. Seminars in Orthodontics 2004;10(3):226-38.

47. Preston CB, Lampasso JD, Tobias PV. Cephalometric evaluation and measurement of the upper airway. Seminars in Orthodontics 2004;10(1):3-15.

48. Cevidanes LHS, Bailey LJ, Tucker GR, Jr., Styner MA, Mol A, Phillips CL et al. Superimposition of 3D cone-beam CT models of orthognathic surgery patients. Dentomaxillofac Radiology 2005;34(6):369-75.

49. Cevidanes LHS, Franco AA, Gerig G, Proffit WR, Slice DE, Enlow DH, et al. Comparison of relative mandibular growth vectors with high-resolution 3-dimensional imaging. Am J Orthodont Dentofac Orthoped 2005;128(1):27-34.

50. Halazonetis DJ. From 2-dimensional cephalograms to 3-dimensional computed tomography scans. American J Orthodont Dentofac Orthoped 2005;127(5):627-37.

51. Hilgers ML, Scarfe WC, Scheetz JP, Farman AG. Accuracy of linear temporomandibular joint measurements with cone beam computed tomography and digital cephalometric radiography. Am J Orthodont Dentofac Orthoped 2005;128(6):803-11.

52. Holberg C, Steinhäuser S, Geis P, Rudzki-Janson I. Cone-Beam Computed Tomography in Orthodontics: Benefits and Limitations. J Orofacial Orthopedics/Fortschritte der Kieferorthopädie 2005;66(6):434-44.

53. Huang J, Bumann A, Mah J. Three-Dimensional Radiographic Analysis in Orthodontics. J Clin Orthodont. 2005;39(7):421-8.

54. Lagravère MO, Major PW. Proposed reference point for 3-dimensional cephalometric analysis with cone-beam computerized tomography. Am J Orthodont Dentofac Orthoped 2005;128(5):657-60.

55. Mujagic M, Fauquet C, Galletti C, Palot C, Wiechmann D, Mah J. Digital design and manufacturing of the Lingualcare bracket system. J Clin Orthodont 2005 Jun;39(6):375-82; quiz 0.

56. Ogawa T, Enciso R, Memon A, Mah JK, Clark GT. Evaluation of 3D airway imaging of obstructive sleep apnea with cone-beam computed tomography. Stud Health Technol Inform 2005;111:365-8.

57. Swennen G, Schutyse F, Hausame N. Three-dimensional Cephalometry. A Color Atlas and Manual. 1ª ed. Berlin Heidelberg: Springer; 2005.

58. Swennen GRJ, Schutyser F, Barth EL, Lemaitre A, Malevez C, De Mey A. Presentation and validation of a voxel-based three-dimensional (3-D) hard and soft tissue cephalometric analysis. Int J Oral and Maxillofac Surg 2005;34(Suppl 1):72-.

59. Walker L, Enciso R, Mah J. Three-dimensional localization of maxillary canines with cone-beam computed tomography. Am J Orthodont Dentofac Orthoped 2005;128(4):418-23.

60. Ackerman M, Rinchuse D, Rinchuse D. ABO certification in the age of evidence and enhancement. Am J Orthodont Dentofac Orthoped 2006;130:133-40.

61. Cevidanes LHS, Styner MA, Proffit WR. Image analysis and superimposition of 3-dimensional cone-beam computed tomography models. Am J Orthodont Dentofac Orthoped 2006;129(5):611-8.

62. Chen Y, Duan P, Meng Y, Chen Y. Three-dimensional spiral computed tomographic imaging: A new approach to the diagnosis and treatment planning of impacted teeth. Am J Orthodont Dentofac Orthoped 2006;130(1):112-6.

63. Farman AG, Scarfe WC. Development of imaging selection criteria and procedures should precede cephalometric assessment with cone-beam computed tomography. Am J Orthodont Dentofac Orthoped 2006;130(2):257-65.

64. Garib DG, Henriques JFC, Janson G, de Freitas MR, Fernandes AY. Periodontal effects of rapid maxillary expansion with tooth-tissue-borne and tooth-borne

expanders: A computed tomography evaluation. Am J Orthodont Dentofac Orthoped 2006;129(6):749-58.

65. Jacobson A JR. Radiographic Cephalometry: From basics to 3D imaging 2 ed. New Malden: Quintessence Publishing Co; 2006.

66. Maeda M, Katsumata A, Ariji Y, Muramatsu A, Yoshida K, Goto S et al. 3D-CT evaluation of facial asymmetry in patients with maxillofacial deformities. Oral Surg, Oral Med, Oral Pathol, Oral Radiol Endodontol 2006;102(3):382-90.

67. Major MP, Flores-Mir C, Major PW. Assessment of lateral cephalometric diagnosis of adenoid hypertrophy and posterior upper airway obstruction: A systematic review. Am J Orthodont Dentofac Orthoped 2006;130(6):700-8.

68. Swennen G, Schutyser F, Barth E-L, De Groeve P, De Mey A. A New Method of 3-D Cephalometry Part I: The Anatomic Cartesian 3-D Reference System. J Craniofac Surg 2006;17(2):314-25.

69. Swennen GRJ, Schutyser F. Three-dimensional cephalometry: Spiral multi-slice vs cone-beam computed tomography. Am J Orthodont Dentofac Orthoped 2006;130(3):410-6.

70. Wortche R, Hassfeld S, Lux CJ, Mussig E, Hensley FW, Krempien R et al. Clinical application of cone beam digital volume tomography in children with cleft lip and palate. Dentomaxillofac Radiol 2006 35(2):88-94.

71. Accorsi M. Comparação de grandezas cefalométricas obtidas por meio de telerradiografias e tomografias computadorizadas multislice em crânios secos humanos [Dissertação de Mestrado]. São Paulo: Faculdade de Odontologia Universidade de São Paulo; 2007.

72. Baek S-H, Cho I-S, Chang Y-I, Kim M-J. Skeletodental factors affecting chin point deviation in female patients with class III malocclusion and facial asymmetry: a three-dimensional analysis using computed tomography. Oral Surg, Oral Med, Oral Pathol, Oral Radiol Endodontol 2007;104(5):628-39.

73. Cevidanes LHS, Bailey LTJ, Tucker SF, Styner MA, Mol A, Phillips CL et al. Three-dimensional cone-beam computed tomography for assessment of mandibular changes after orthognathic surgery. Am J Orthodont Dentofac Orthoped 2007;131(1):44-50.

74. Cha J-Y, Mah J, Sinclair P. Incidental findings in the maxillofacial area with 3-dimensional cone-beam imaging. Am J Orthodont Dentofac Orthoped 2007; 132(1):7-14.

75. Hassan BA, Jacobs R, Scarfe WC, Al-Rawi WT. A web-based instruction module for interpretation of craniofacial cone beam CT anatomy. Dentomaxillofac Radiol 2007;36(6):348-55.

76. Honey OB, Scarfe WC, Hilgers MJ, Klueber K, Silveira AM, Haskell BS et al. Accuracy of cone-beam computed tomography imaging of the temporomandibular joint: Comparisons with panoramic radiology and linear tomography. Am J Orthodont Dentofac Orthoped 2007;132(4):429-38.

77. Joanneke M, Naphausen MTP, Maal TJJ, Schutyser FAC, Swennen GRJ, Berg SJ et al. Three-dimensional cephalometry for surgical evaluation of sagittal split osteotomies. Int J Oral Maxillofac Surg 2007;36(11):1020-.

78. Kim S-H, Choi Y-S, Hwang E-H, Chung K-R, Kook Y-A, Nelson G. Surgical positioning of orthodontic mini-implants with guides fabricated on models replicated with cone-beam computed tomography. Am J Orthodont Dentofac Orthoped 2007;131(4, Suppl 1): S82-S9.

79. Kuftinec M. Liability regarding computerized axial tomography scans. Am J Orthodont Dentofac Orthoped 2007;132(5):569.

80. Kumar V, Ludlow JB, Mol A, Cevidanes L. Comparison of conventional and cone beam CT synthesized cephalograms. Dentomaxillofac Radiol 2007;36(5):263-9.

81. Kwon T-G, Lee K-H, Park H-S, Ryoo H-M, Kim H-J, Lee S-H. Relationship Between the Masticatory Muscles and Mandibular Skeleton in Mandibular Prognathism With and Without Asymmetry. J Oral Maxillofac Surg 2007;65(8):1538-43.

82. Mah J. The evolution of digital study models. J Clin Orthod 2007 Sep;41(9):557-61; quiz 424.

83. Metzger MC, Hohlweg-Majert B, Schön R, Teschner M, Gellrich N-C, Schmelzeisen R et al. Verification of clinical precision after computer-aided reconstruction in craniomaxillofacial surgery. Oral Surg, Oral Med, Oral Pathol, Oral Radiol Endodontol 2007;104(4):e1-e10.

84. Moshiri M, Scarfe WC, Hilgers ML, Scheetz JP, Silveira AM, Farman AG. Accuracy of linear measurements from imaging plate and lateral cephalometric images derived from cone-beam computed tomography. Am J Orthodont Dentofac Orthoped 2007;132(4):550-60.

85. Peck JL, Sameshima GT, Miller A, Worth P, Hatcher DC. Mesiodistal Root Angulation Using Panoramic and Cone Beam CT. Angle Orthodont 2007;77(2):206-13.

86. Redmond R. The Use of Cone-Beam Computed Tomography in the Diagnosis and Treatment of Severely Ectopic Teeth. J Clin Orthod 2007;41(11):701-4.

87. Redmond R, Mah J. The Evolution of Digital Study Models. J Clin Orthod 2007;41(9):557-61.

88. Rungcharassaeng K, Caruso JM, Kan JYK, Kim J, Taylor G. Factors affecting buccal bone changes of maxillary posterior teeth after rapid maxillary expansion. Am J Orthodont Dentofac Orthoped 2007;132(4):428.e1-.e8.

89. Swennen GRJ, Barth EL, Eulzer C, Schutyser F. The use of a new 3D splint and double CT scan procedure to obtain an accurate anatomic virtual augmented model of the skull. Int J Oral Maxillofac Surg 2007;36(2):146-52.

90. Cattaneo PM, Bloch CB, Calmar D, Hjortshoj M, Melsen B. Comparison between conventional and cone-beam computed tomography-generated cephalograms. Am J Orthodont Dentofac Orthoped 2008;134(6):798-802.

91. Cavalcanti MGP. Diagnóstico por Imagem da Face. 1 ed. São Paulo: Ed. Santos; 2008.

92. Eggers G, Kress B, Mühling J. Fully Automated Registration of Intraoperative Computed Tomography Image Data for Image-Guided Craniofacial Surgery. J Oral Maxillofac Surg 2008;66(8):1754-60.

93. Friedland B, Donoff B, Dodson TB. The Use of 3-Dimensional Reconstructions to Evaluate the Anatomic Relationship of the Mandibular Canal and Impacted Mandibular Third Molars. J Oral Maxillofac Surg 2008;66(8):1678-85.
94. Garrett BJ, Caruso JM, Rungcharassaeng K, Farrage JR, Kim JS, Taylor GD. Skeletal effects to the maxilla after rapid maxillary expansion assessed with cone-beam computed tomography. Am J Orthodont Dentofac Orthoped 2008;134(1):8.e1-8.e11.
95. Kumar V, Ludlow J, Cevidanes LHS, Mold A. In Vivo Comparison of Conventional and Cone Beam CT Synthesized Cephalograms. Angle Orthodontist 2008;78(5):873-9.
96. Kwong JC, Palomo JM, Landers MA, Figueroa A, Hans MG. Image quality produced by different cone-beam computed tomography settings. Am J Orthodont Dentofac Orthoped 2008;133(2):317-27.
97. Lagravère MO, Carey J, Toogood RW, Major PW. Three-dimensional accuracy of measurements made with software on cone-beam computed tomography images. Am J Orthodont Dentofac Orthoped 2008;134(1):112-6.
98. Lane C, Harrell Jr W. Completing the 3-dimensional picture. Am J Orthodont Dentofac Orthoped 2008;133(4):612-20.
99. Lopes PML, Moreira CR, Perrella A, Antunes JL, Cavalcanti MGP. 3-D volume rendering maxillofacial analysis of angular measurements by multislice CT. Oral Surg, Oral Med, Oral Pathol, Oral Radiol Endodontol 2008;105(2):224-30.
100. Low KMT, Dula K, Bürgin W, von Arx T. Comparison of Periapical Radiography and Limited Cone-Beam Tomography in Posterior Maxillary Teeth Referred for Apical Surgery. J Endod 2008;34(5):557-62.
101. Matherne RP, Angelopoulos C, Kulild JC, Tira D. Use of Cone-Beam Computed Tomography to Identify Root Canal Systems In Vitro. J Endod 2008;34(1):87-9.
102. Metzger MC, Hohlweg-Majert B, Schwarz U, Teschner M, Hammer B, Schmelzeisen R. Manufacturing splints for orthognathic surgery using a three-dimensional printer. Oral Surg, Oral Med, Oral Pathol, Oral Radiol Endodontol 2008;105(2):e1-e7.
103. Mischkowski RA, Scherer P, Ritter L, Neugebauer J, Keeve E, Zoller JE. Diagnostic quality of multiplanar reformations obtained with a newly developed cone beam device for maxillofacial imaging. Dentomaxillofac Radiol 2008;37(1):1-9.
104. Mommaerts MY, Moerenhout BAMML. Reliability of clinical measurements used in the determination of facial indices. J Cranio-Maxillofac Surg 2008;36(5):279-84.
105. Muramatsu A, Nawa H, Kimura M, Yoshida K, Maeda M, Katsumata A et al. Reproducibility of Maxillofacial Anatomic Landmarks on 3-Dimensional Computed Tomographic Images Determined with the 95% Confidence Ellipse Method. Angle Orthodontist 2008;78(3):396-402.
106. Periago DR, Scarfe WC, Moshiri M, Scheetz JP, Silveira AM, Farman AG. Linear Accuracy and Reliability of Cone Beam CT Derived 3-Dimensional Images Constructed Using an Orthodontic Volumetric Rendering Program. Angle Orthodontist 2008;78(387-395).
107. Quereshy FA, Savell TA, Palomo JM. Applications of Cone Beam Computed Tomography in the Practice of Oral and Maxillofacial Surgery. J Oral Maxillofac Surg 2008;66(4):791-6.
108. Rangel FA, Maal TJJ, Bergé SJ, van Vlijmen OJC, Plooij JM, Schutyser F et al. Integration of digital dental casts in 3-dimensional facial photographs. Am J Orthodont Dentofac Orthop 2008;134(6):820-6.
109. Schluetera B, Kimb KB, Oliverc D, Sortiropoulosd G. Cone Beam Computed Tomography 3D Reconstruction of the Mandibular Condyle. Angle Orthodontist 2008;78(5):880-8.
110. Silva MAG, Wolf U, Heinicke F, Bumann A, Visser H, Hirsch E. Cone-beam computed tomography for routine orthodontic treatment planning: A radiation dose evaluation. Am J Orthodont Dentofac Orthoped 2008;133(5):640.e1-.e5.
111. Stratemann SA, Huang JC, Maki K, Miller AJ, Hatcher DC. Comparison of cone beam computed tomography imaging with physical measures. Dentomaxillofac Radiol, 2008;37(2):80-93.
112. Suomalainen A, Vehmas T, Kortesniemi M, Robinson S, Peltola J. Accuracy of linear measurements using dental cone beam and conventional multislice computed tomography. Dentomaxillofac Radiol 2008; 37(1):10-7.
113. Sutthiprapaporn P, Tanimoto K, Ohtsuka M, Nagasaki T, Iida Y, Katsumata A. Positional changes of oropharyngeal structures due to gravity in the upright and supine positions. Dentomaxillofac Radiol 2008; 37(3):130-5.
114. Vandenberghe B, Jacobs R, Yang J. Detection of periodontal bone loss using digital intraoral and cone beam computed tomography images: an in vitro assessment of bony and/or infrabony defects. Dentomaxillofac Radiol 2008;37(5):252-60.
115. White SC. Cone-Beam Imaging in Dentistry. J Craniofac Surg 2008;95(5):628-37.
116. Aboudara C, Nielsen I, Huang JC, Maki K, Miller AJ, Hatcher D. Comparison of airway space with conventional lateral headfilms and 3-dimensional reconstruction from cone-beam computed tomography. Am J Orthodont Dentofac Orthoped 2009;135(4):468-79.
117. Berco M, Rigali Jr PH, Miner RM, DeLuca S, Anderson NK, Will LA. Accuracy and reliability of linear cephalometric measurements from cone-beam computed tomography scans of a dry human skull. Am J Orthodont Dentofac Orthoped 2009;136(1):17.e1-.e9.
118. Berco M, Rigali Jr PH, Miner RM, DeLuca S, Anderson NK, Will LA. Editor's Summary and Q&A: Accuracy and reliability of linear cephalometric measurements from cone-beam computed tomography scans of a dry human skull. Am J Orthodont Dentofac Orthoped 2009; 136(1):17-8.

119. Brown AA, Scarfe WC, Scheetz JP, Silveira AM, Farman AG. Linear Accuracy of Cone Beam CT Derived 3D Images. Angle Orthodontist 2009;79:150-7.
120. Cevidanes L, Oliveira AEF, Motta A, Phillips C, Burke B, Tyndall D. Head Orientation in CBCT-generated Cephalograms. Angle Orthodontist 2009;79(5): 971-7.
121. Cho HJ, Redmond R. A Three-Dimensional Cephalometric Analysis. J Clin Orthod 2009;43(4):235.
122. Cunningham SJ, Shute J. Orthognathic treatment: see how they feel? J Orthod 2009;36(1): 61-6.
123. Dudic A, Giannopoulou C, Leuzinger M, Kiliaridis S. Detection of apical root resorption after orthodontic treatment by using panoramic radiography and cone-beam computed tomography of super-high resolution. Am J Orthodont Dentofac Orthoped 2009;135(4):434-7.
124. Farman AG, Scarfe WC. The Basics of Maxillofacial Cone Beam Computed Tomography. Seminars in Orthodontics 2009;15(1):2-13.
125. Friedland B. Medicolegal Issues Related to Cone Beam CT. Seminars in Orthodontics 2009; 15(1):77-84.
126. Gracco A, Lombardo L, Mancuso G, Gravina V, Siciliani G. Upper Incisor Position and Bony Support in Untreated Patients as Seen on CBCT. Angle Orthodontist 2009;79(4):692-702.
127. Harrell Jr WE. 3D Diagnosis and Treatment Planning in Orthodontics. Seminars in Orthodontics 2009;15(1): 35-41.
128. Hassan B, van der Stelt P, Sanderink G. Accuracy of three-dimensional measurements obtained from cone beam computed tomography surface-rendered images for cephalometric analysis: influence of patient scanning position. Eur J Orthod 2009;31(2):129-34.
129. Horner K, Islam M, Flygare L, Tsiklakis K, Whaites E. Basic principles for use of dental cone beam computed tomography: consensus guidelines of the European Academy of Dental and Maxillofacial Radiology. Dentomaxillofac Radiol 2009;38(4):187-95.
130. Kim S-H, Yoon H-G, Choi Y-S, Hwang E-H, Kook Y-A, Nelson G. Evaluation of interdental space of the maxillary posterior area for orthodontic mini-implants with cone-beam computed tomography. Am J Orthodont Dentofac Orthoped 2009;135(5):635-41.
131. Kim Y, Park JU, Kook Y-A. Alveolar Bone Loss around Incisors in Surgical Skeletal Class III Patients. A Retrospective 3-D CBCT Study. Angle Orthodontist 2009;79(4):676-82.
132. Magni A. Cone Beam Computed Tomography and the Orthodontic Office of the Future. Seminars in Orthodontics 2009;15(1):29-34.
133. McCrillis JM, Haskell J, Haskell BS, Brammer M, Chenin D, Scarfe WC et al. Obstructive Sleep Apnea and the Use of Cone Beam Computed Tomography in Airway Imaging: A Review. Seminars in Orthodontics 2009;15(1):63-9.
134. Miles DA. Interpreting the Cone Beam Data Volume for Occult Pathology. Seminars in Orthodontics 2009;15(1):70-6.
135. Moerenhout BAMML, Gelaude F, Swennen GRJ, Casselman JW, Van Der Sloten J, Mommaerts MY. Accuracy and repeatability of cone-beam computed tomography (CBCT) measurements used in the determination of facial indices in the laboratory setup. J Cranio-Maxillofac Surg 2009;37(1):18-23.
136. Noujeim M, Prihoda TJ, Langlais R, Nummikoski P. Evaluation of high-resolution cone beam computed tomography in the detection of simulated interradicular bone lesions. Clin Orthod Research 2009;38(3):156-62.
137. Osorio F, Perilla M, Doyle DJ, Palomo JM. Cone Beam Computed Tomography: An Innovative Tool for Airway Assessment. J Craniofac Surg 2009;106(6):1803-7.
138. Plooij JM, Swennen GRJ, Rangel FA, Maal TJJ, Schutyser FAC, Bronkhorst EM, et al. Evaluation of reproducibility and reliability of 3D soft tissue analysis using 3D stereophotogrammetry. Int J Oral Maxillofac Surg 2009; 38(3):267-73.
139. Schendel SA, Lane C. 3D Orthognathic Surgery Simulation Using Image Fusion. Seminars in Orthodontics 2009;15(1):48-56.
140. Swennen G, Mollemans W, De Clercq C, Abeloos J, Lamoral P, Lippens F et al. A Cone-Beam Computed Tomography Triple Scan Procedure to Obtain a Three-Dimensional Augmented Virtual Skull Model Appropriate for Orthognathic Surgery Planning. J Cranio Fac Surg 2009;20(2):297-307.
141. Swennen GRJ. Benefits and limitations of three-dimensional virtual planning of orthognathic surgery. Int J Oral Maxillofac Surg 2009;38(5):415-.
142. Swennen GRJ, Mommaerts MY, Abeloos J, De Clercq C, Lamoral P, Neyt N et al. A cone-beam CT based technique to augment the 3D virtual skull model with a detailed dental surface. Int J Oral Maxillofac Surg 2009;38(1):48-57.
143. Tamimi D, ElSaid K. Cone Beam Computed Tomography in the Assessment of Dental Impactions. Seminars in Orthodontics 2009;15(1):57-62.
144. Treil J, Braga J, Loubes JM, Maza E, Inglese JM, Casteigt J et al. 3D Tooth Modeling for Orthodontic Assessment. Seminars in Orthodontics 2009;15(1):42-7.
145. Van Vlijmen OJC, Bergé SJ, Bronkhorst EM, Swennen GRJ, Katsaros C, Kuijpers-Jagtman AM. A comparison of frontal radiographs obtained from cone beam CT scans and conventional frontal radiographs of human skulls. Int J Oral Maxillofac Surg 2009;38(7):773-8.
146. Van Vlijmen OJC, Bergé SJ, Swennen GRJ, Bronkhorst EM, Katsaros C, Kuijpers-Jagtman AM. Comparison of Cephalometric Radiographs Obtained From Cone-Beam Computed Tomography Scans and Conventional Radiographs. J Oral Maxillofac Surg 2009; 67(1):92-7.
147. White SC, Pae E-K. Patient Image Selection Criteria for Cone Beam Computed Tomography Imaging. Seminars in Orthodontics 2009;15(1):19-28.
148. Honey, OB et. al., Accuracy of cone-beam computed tomography imaging of the temporomandibular joint: Comparisons with panoramic radiology and linear tomography, Am J Orthodont Dentofac Orthoped 2007; 132:(4):429-438.

149. Manzione JV, Katzberg RW, Brodsky GL, Seltzer SE, Mellins HZ. Internal derangements of the temporomandibular joint: diagnosis by direct sagittal computed tomography. Radiology 1984;150:111-5.
150. Zuccati GC, Doldo T. Multiple bilateral impactions in an adolescent girl. Am J Orthodont Dentofac Orthoped 2010;137(4, Suppl 1):S163-S72.
151. Zhao Y, Nguyen M, Gohl E, Mah JK, Sameshima G, Enciso R. Oropharyngeal airway changes after rapid palatal expansion evaluated with cone-beam computed tomography. Am J Orthodont Dentofac Orthoped 2010;137(4, Suppl 1):S71-S8.
152. Van Elslande D, Heo G, Flores-Mir C, Carey J, Major PW. Accuracy of mesiodistal root angulation projected by cone-beam computed tomographic panoramic-like images. American J Orthod and Dentofacial Orthopedic 2010;137(4, Suppl 1):S94-S9.
153. Stratemann SA, Huang JC, Maki K, Hatcher DC, Miller AJ. Evaluating the mandible with cone-beam computed tomography. Am J Orthodont Dentofac Orthoped 2010;137(4, Suppl 1):S58-S70.
154. Sherrard JF, Rossouw PE, Benson BW, Carrillo R, Buschang PH. Accuracy and reliability of tooth and root lengths measured on cone-beam computed tomographs. Am J Orthodont Dentofac Orthoped 2010;137(4, Suppl 1):S100-S8.
155. Ryckman MS, Harrison S, Oliver D, Sander C, Boryor AA, Hohmann AA et al. Soft-tissue changes after maxillomandibular advancement surgery assessed with cone-beam computed tomography. Am J Orthodont Dentofac Orthoped 2010;137(4, Suppl 1):S86-S93.
156. Peerlings RHJ. Treatment of a horizontally impacted mandibular canine in a girl with a Class II Division 1 malocclusion. Am J Orthodont Dentofac Orthoped 2010;137(4, Suppl 1):S154-S62.
157. Mostafa YA, El-Beialy AR, Omar GA, Fayed MS. Four curious cases of cone-beam computed tomography. Am J Orthodont Dentofac Orthoped 2010;137(4, Suppl 1):S136-S40.
158. Molen AD. Considerations in the use of cone-beam computed tomography for buccal bone measurements. Am J Orthodont Dentofac Orthoped 2010;137(4, Suppl 1):S130-S5.
159. Leung CC, Palomo L, Griffith R, Hans MG. Accuracy and reliability of cone-beam computed tomography for measuring alveolar bone height and detecting bony dehiscences and fenestrations. Am J Orthodont Dentofac Orthoped 2010;137(4, Suppl 1):S109-S19.
160. Kau CH, Richmond S, Zhurov A, Ovsenik M, Tawfik W, Borbely P et al. Use of 3-dimensional surface acquisition to study facial morphology in 5 populations. Am J Orthodont Dentofac Orthoped 2010;137(4, Suppl 1):S56.e1-S.e9.
161. Kau CH, Richmond S, Zhurov A, Ovsenik M, Tawfik W, Borbely P et al. Use of 3-dimensional surface acquisition to study facial morphology in 5 populations. Am J Orthodont Dentofac Orthoped 2010;137(4, Suppl 1):S56-S7.
162. El H, Palomo JM. Measuring the airway in 3 dimensions: A reliability and accuracy study. Am J Orthodont Dentofac Orthoped 2010;137(4, Suppl 1):S50-S2.
163. El H, Palomo JM. Measuring the airway in 3 dimensions: A reliability and accuracy study. Am J Orthodont Dentofac Orthoped 2010;137(4, Suppl 1):S50.e1-S.e9.
164. de Assis Ribeiro Carvalho F, Cevidanes LHS, da Motta ATS, de Oliveira Almeida MA, Phillips C. Three-dimensional assessment of mandibular advancement 1 year after surgery. Am J Orthodont Dentofac Orthoped 2010;137(4, Suppl 1):S53-S5.
165. de Assis Ribeiro Carvalho F, Cevidanes LHS, da Motta ATS, de Oliveira Almeida MA, Phillips C. Three-dimensional assessment of mandibular advancement 1 year after surgery. Am J Orthodont Dentofac Orthoped 2010;137(4, Suppl 1):S53.e1-S.e12.
166. Christie KF, Boucher N, Chung C-H. Effects of bonded rapid palatal expansion on the transverse dimensions of the maxilla: A cone-beam computed tomography study. Am J Orthodont Dentofac Orthoped 2010;137(4, Suppl 1):S79-S85.
167. Cevidanes LHC, Motta A, Proffit WR, Ackerman JL, Styner M. Cranial base superimposition for 3-dimensional evaluation of soft-tissue changes. Am J Orthodont Dentofac Orthoped 2010;137(4, Suppl 1):S120-S9.
168. Asensi JC. Mixed unilateral transposition of a maxillary canine, central incisor, and lateral incisor. Am J Orthodont Dentofac Orthoped 2010;137(4, Suppl 1):S141-S53.
169. Accorsi M, Velasco L. Diagnóstico 3D em Ortodontia – A Tomografia Cone-beam Aplicada. 1 ed. Nova Odessa: Napoleão; 2011, 364p.

Agradecimentos

Os dados originais foram obtidos nas seguintes instituições e o pós-processamento das imagens foi realizado no LABI-3D da FOUSP.
- Departamento de Imagem do Hospital do Câncer de São Paulo (Figs. 7 A-E).
- Tomografia Computadorizada da Face (TOMOFACE), João Pessoa, PB (Fig. 5).

Capítulo 10

Odontologia para Pacientes com Necessidades Especiais (Anomalias Craniofaciais de Desenvolvimento)

Marcelo Gusmão Paraiso Cavalcanti
Andréia Perrella
Denise Takehana dos Santos

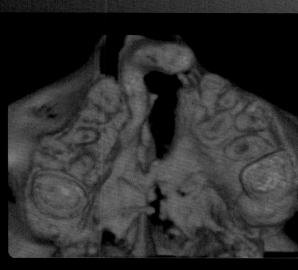

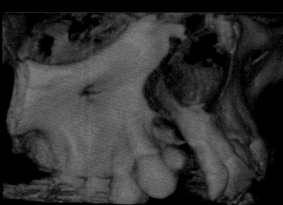

A denominação genérica de anomalias craniofaciais (ACF) pode incluir anomalias isoladas e quadros de dismorfias múltiplas, de etiologia genética ou não (Gorlin et al., 1990; Cohen et al., 1997; WHO, 2002a). Em geral, refere-se à situação em que o arcabouço craniano e/ou facial apresenta alterações de contorno. Dentre as anomalias de maior prevalência, destacam-se as fissuras orofaciais (especialmente as labiopalatinas e palatinas), as craniossinostoses, os defeitos do tubo neural, a holoprosencefalia e as anomalias otomandibulares (defeitos dos arcos branquiais).

De modo geral, os portadores de anomalias craniofaciais necessitam de tratamento por um tempo bastante prolongado com o acompanhamento de vários profissionais da área da saúde, como cirurgiões, pediatras, geneticistas, fonoaudiólogos, fisioterapeutas, nutricionistas, terapeutas ocupacionais e psicólogos, entre outros. O desenvolvimento normal da face depende da perfeita sincronia entre a atividade dos centros de crescimento e as estruturas associadas. Qualquer interferência pode modificar a ordem correta da progressão e causar defeitos ou deficiências no crescimento e nos padrões de desenvolvimento. Uma vez diagnosticada a presença de qualquer anomalia de desenvolvimento, tornam-se fundamentais um bom planejamento e acompanhamento do paciente, com o intuito de minimizar sequelas e melhorar a qualidade de vida do portador da disfunção.

Inúmeras características cranianas de pacientes com dismorfologias faciais têm sido estudadas por meio de técnicas radiográficas convencionais. No entanto, várias são as limitações destes exames, os quais apresentam sobreposição de imagens dos ossos da face[9]. A tomografia computadorizada (TC) contribui para um melhor estudo das alterações do complexo craniofacial, pois permite observar estruturas ósseas e tecidos moles, além de apresentar ótima resolução anatômica e a redução de possíveis artefatos que dificultariam o diagnóstico final. O uso de diferentes técnicas de reconstrução da imagem em três dimensões (3D) foram relatadas em relação às pesquisas relacionadas a anomalias craniofaciais com diversas aplicações para a região craniana, visando, principalmente, auxiliar no plano de tratamento e preservação dos pacientes afetados pelas anomalias craniofaciais. O uso de programas específicos permite que a partir de cortes axiais se obtenha a reconstrução em 3D, o que contribui para um melhor estudo das alterações do complexo maxilofacial, possibilitando a obtenção de diversas medidas lineares e volumétricas e tendo como referência pontos anatômicos, definindo um critério e um protocolo para o planejamento cirúrgico (Cavalcanti e Vannier, 1998; Cerovac et al., 2002; Cevidanes et al., 2005; Cohen e Kreiborg, 1990; Cohen et al., 1992).

Cabe ressaltar que o uso de computadores para o planejamento ortopédico craniofacial teve início há mais de dez anos. O diagnóstico e o planejamento do tratamento das desordens craniofaciais são baseados em informações obtidas nos exames por imagem, em especial a tomografia computadorizada (TC) e a ressonância magnética (RM). Reconstruções de imagem em 3D a partir da TC e mais recentemente a partir da RM são importantes ferramentas para a avaliação de algumas deformidades craniofaciais. O emprego de programas de computação gráfica aumentou dramaticamente a qualidade da imagem, com grande versatilidade e facilidade de uso, aumentando dessa forma as opções de tratamento. Na última década, houve grande redução nos custos desses sistemas, possibilitando o desenvolvimento de aparelhos modernos de TC e RM com algum tipo de programa de reconstrução em 3D em seu sistema. O significante aumento de estudos com imagens em 3D trouxe o desenvolvimento de protocolos para o estudo de mudanças da forma e do volume do crânio. A primeira aplicação real deste tipo de planejamento cirúrgico ocorreu em casos de Ortopedia; entretanto, rapidamente essa metodologia foi adotada para o planejamento de anomalias craniofaciais.

O principal objetivo da intervenção cirúrgica craniofacial é devolver a aparência de normalidade facial ao portador da disfunção, baseada na premissa de que devolvendo o padrão de normalidade esquelético, isso resultará em normalidade funcional, que por sua vez poderá devolver a normalidade facial (ou pelo menos aproximadamente) ao paciente (Vannier, 1992). A clara percepção dos ossos envolvidos, presença de agenesias, hipoplasias, defeitos na musculatura do paciente são fundamentais para o planejamento adequado às anomalias craniofaciais, seja envolvendo osteotomias, enxertos e/ou estímulos para a musculatura da região afetada. Daí a importância de se reunirem informações precisas e acuradas obtidas pelos exames de imagem, onde é possível, por meio de programas específicos de computação gráfica, a avaliação separadamente de componentes ósseos, vasculares, tegumentares e musculares, com a vantagem de se realizarem mensurações lineares, segmentação da imagem, rotação e translação da imagem, obtenção de volume e área da região de interesse (Santos et al., 2003; Katsumata et al., 2005).

Características clínicas e imaginológicas das anomalias craniofaciais serão descritas a seguir, sendo este conhecimento importante quanto à elaboração de um plano terapêutico apropriado.

Fendas orofaciais

Ao final da quarta semana do desenvolvimento humano, inicia-se a formação do centro da face, com o surgimento dos placoides nasais de cada lado da parte inferior do processo frontonasal. A proliferação do ectomesênquima em ambos os lados de cada placoide resulta na formação dos processos nasais (mediano e lateral). Entre cada par de processos existe uma depressão ou fossa nasal, que corresponde à narina primitiva. Durante a sexta e sétima semanas de desenvolvimento, forma-se o lábio superior, quando os processos nasais medianos se unem entre si e com os processos maxilares do primeiro arco branquial. Dessa forma, a parte média do lábio superior deriva-se dos processos nasais medianos e as partes laterais derivam-se dos processos maxilares. Os processos nasais laterais não são envolvidos na formação do lábio superior, mas dão origem à asa do nariz. A pré-maxila (estrutura óssea triangular que inclui os incisivos) é originada pelo segmento intermaxilar, que por sua vez é formado quando ocorre a união dos processos nasais medianos para formar o palato primário. Os processos maxilares do primeiro arco branquial formarão o palato secundário, que constitui 90% dos palatos duro e mole. Ainda neste período projeções bilaterais emergem das porções medianas dos processos maxilares para formar as placas palatinas, orientadas inicialmente em posição vertical em cada lado da língua. Com o crescimento da mandíbula, a língua desce, permitindo que as placas palatinas sofram rotação para a posição horizontal e cresçam uma em direção à outra. Essas placas palatinas também se fusionam com o palato primário e o septo nasal, iniciando essa fusão na porção anterior do palato, progredindo posteriormente, até a finalização, aproximadamente na décima semana de vida.

A fenda labial é resultante da falta de fusão do processo nasal mediano com o processo maxilar. A fenda palatina é resultante da falha na fusão das placas palatinas. Em 45% dos casos, isso ocorre associadamente, em 30% pode ocorrer apenas a fenda palatina e em 25% dos casos pode ocorrer isoladamente a fenda labial.

A etiologia é desconhecida, entretanto existem mais de 250 síndromes de desenvolvimento que podem estar associadas às fendas bucofaciais. As fendas não relacionadas a síndromes não seguem qualquer padrão mendeliano simples de hereditariedade, porém parece ser heterogênea. A propensão para desenvolver este tipo de anomalia pode estar relacionada ao número de genes (maior ou menor) e a fatores ambientais que podem estar combinados para ultrapassar um limiar de desenvolvimento.

As fendas palatinas estão entre as malformações mais frequentes do corpo humano, podendo causar deformidades ósseas faciais extensas, com implicações biopsíquicossociais marcantes (Albuquerque et al., 2011).

Outras fendas raras também podem ocorrer: fenda facial lateral (falha na fusão dos processos maxilar e mandibular); fenda facial oblíqua (estendendo-se do lábio superior ao olho); fenda mediana do lábio superior (falha na fusão dos processos nasais medianos); fendas medianas alveolares anteriores da maxila (podem causar um defeito ósseo na linha média da maxila entre os incisivos centrais).

As fendas labiais completas (estendendo-se através das narinas) envolvem os alvéolos em geral, e ocorrem entre o incisivo lateral e o canino. É comum os dentes (em especial o incisivo lateral) estarem ausentes na região comprometida. O defeito ósseo pode ser observado em radiografias panorâmicas, com a presença de dentes supranumerários. A fenda palatina pode envolver os palatos duro e mole, ou apenas o palato mole. Em alguns casos, desenvolve-se uma fenda palatina submucosa. A superfície mucosa apresenta-se intacta, porém existe um defeito na musculatura subjacente do palato mole. A anomalia de Pierre-Robin é uma condição caracterizada pela presença de fenda palatina, micrognatia mandibular e glossoptose (obstrução das vias aéreas causada pelo deslocamento posteroinferior da língua). Frequentemente, a fenda palatina apresenta forma de U e é mais larga que a fenda palatina isolada. O problema mais comum de o paciente portar essa síndrome é a aparência clínica, que pode levar a dificuldades psicossociais. As dificuldades na alimentação e na fala são inerentes à condição. Ausência de dentes, dentes supranumerários ou ambos ocasionam a má oclusão.

O planejamento terapêutico a ser seguido pode envolver a realização de enxertos ósseos na região afetada, facilitando, por vezes, a erupção do canino permanente. Para esta avaliação em pré e pós-operatórios, a literatura destaca o uso da TC e reconstruções da imagem em 3D (Figs. 1A-C a 8A-C). Por meio desses exames, é possível mensurar o volume ósseo na região de interesse, avaliar a presença de fístulas e realizar um planejamento mais adequado. Cabe lembrar que o paciente fará tratamento ortodôntico e/ou ortopédico e os exames de controle são importantes, em especial para avaliar possíveis perdas ósseas que possam comprometer o tratamento inicial.

A musculatura do paciente pode ser avaliada por meio da 3D-TC, particularmente quando as reconstruções em 3D forem obtidas em programas específicos de computação gráfica, verificando a necessidade de estimular músculos para que haja diminuição de assimetrias nestes pacientes (Feichtinger M et al., 2006; Arctander K et al., 2005; Tai C et al., 2000).

A avaliação da extensão desses defeitos ósseos, através de exames por imagem, tem sido feita com o objetivo de diagnosticar e planejar a terapêutica reabilitadora dos pacientes. Isto propicia um ganho no auxílio contra as sequelas dessa malformação, sendo que o aprimoramento das técnicas radiográficas tem repercussão direta no diagnóstico e planejamento terapêutico dos pacientes portadores de fissuras labiopalatinas (Albuquerque et al., 2011).

Diferentes métodos de exames por imagem têm sido utilizados com o objetivo de diagnosticar e avaliar a extensão das fissuras de rebordo alveolar e palato, bem como de preservar os tratamentos de enxertos ósseos utilizados na região das fissuras. O uso crescente da TC possibilitou um melhor entendimento morfológico das estruturas que compõem o complexo bucomaxilofacial, auxiliando o diagnóstico e o tratamento de diversos processos que acometem essa região. Especificamente com relação às fissuras orais, observa-se um ganho significativo na avaliação e no planejamento terapêutico desses pacientes, com a introdução da TC na rotina clínica de exames por imagem à disposição dos pacientes acometidos.

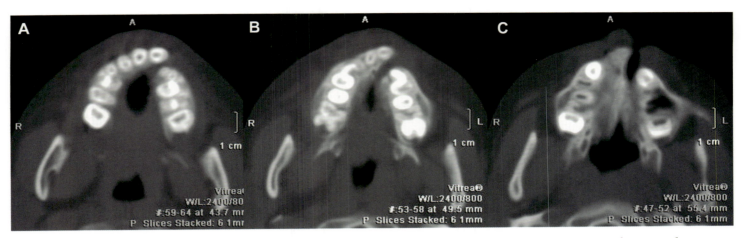

▲ **Figura 1** – Imagens axiais de TC de paciente com fenda palatina unilateral (esquerdo) anterior ao forame, observa-se o comprometimento do rebordo alveolar, em diferentes alturas: do corte mais inferior **(A e B)**, para o mais superior **(C)**, no qual se observa a integridade do palato pós-forame (placas palatinas bem coaptadas).

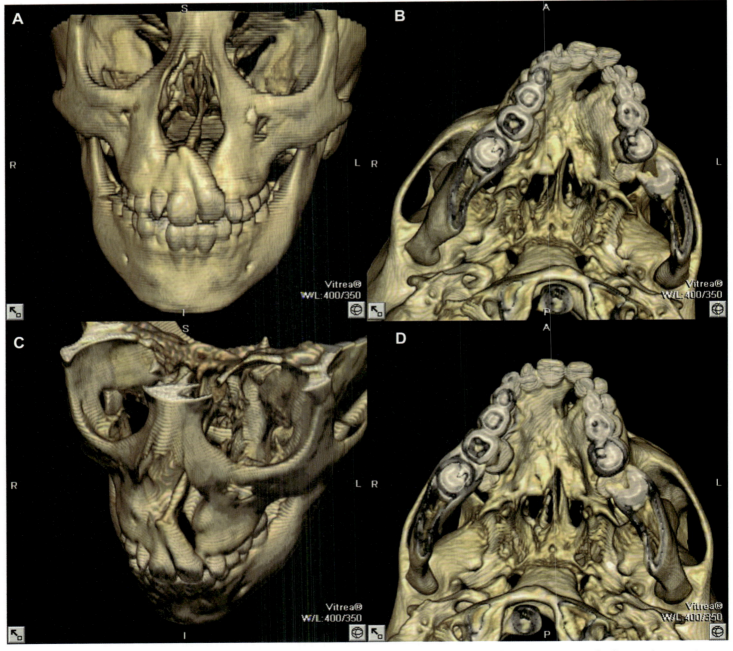

▲ **Figura 2** – Imagens em 3D-TC de paciente com fenda palatina unilateral esquerda, mesmo caso da figura 1, anterior ao forame, com comprometimento de rebordo alveolar e comunicação da cavidade bucal com a fossa nasal. Não se observa o incisivo lateral esquerdo. Vistas frontal **(A)**, superofrontal **(B)** e axial ligeiramente angulada **(C e D)**.

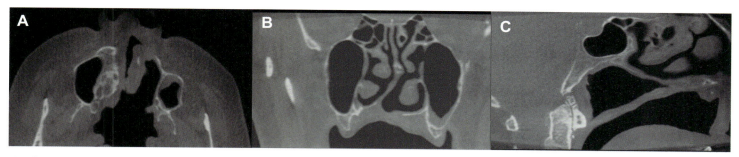

▲ **Figura 3** – Caso de fenda palatina unilateral (direita) transforame em paciente edêntulo. Imagens de-TC axial (A), coronal (B), sagital (C) em que se observam o comprometimento do rebordo e a comunicação buconasal.

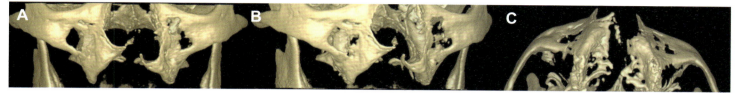

▲ **Figura 4** – Reconstruções em 3D-TC do caso de fenda palatina unilateral (direita), mesmo caso da figura 3, transforame do caso anterior em vista frontal (A), frontal girada para a esquerda (B) e axial (C), em que se observa a solução de continuidade no rebordo e entre as placas palatinas.

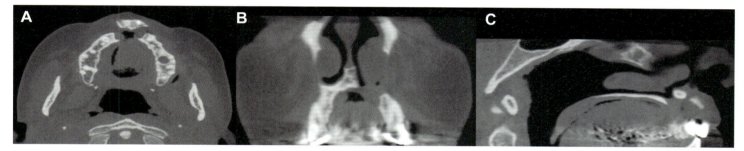

▲ **Figura 5** – Paciente com fenda palatina bilateral, anterior ao forame. Imagens axial (A), coronal (B) e sagital (C), em que se observam a solução de continuidade no rebordo alveolar (A e C) e a comunicação buconasal (B e C).

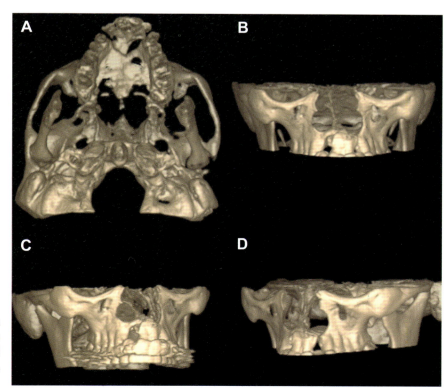

▲ **Figura 6** – Paciente com fenda palatina bilateral, anterior ao forame. Reconstruções em 3D-TC do caso apresentado na figura 5 em vistas axial (A), frontal (B), direita (C), esquerda (D).

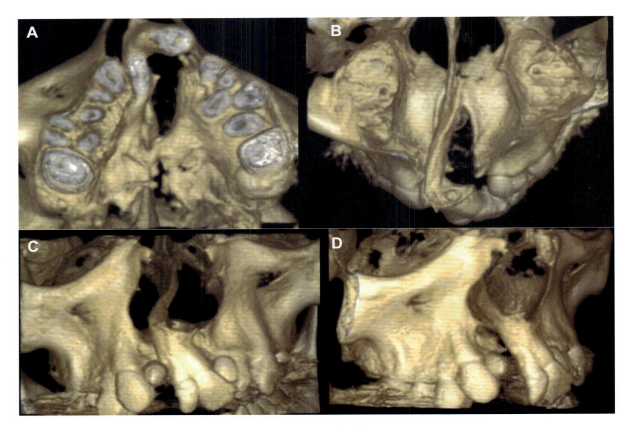

▲ **Figura 7** – Imagens em 3D-TC de paciente com fenda palatina do lado direito, com presença de dentes horizontalizados na região da fenda, em vista axial **(A)**, superior **(B)**, frontal **(C)** e direita **(D)**.

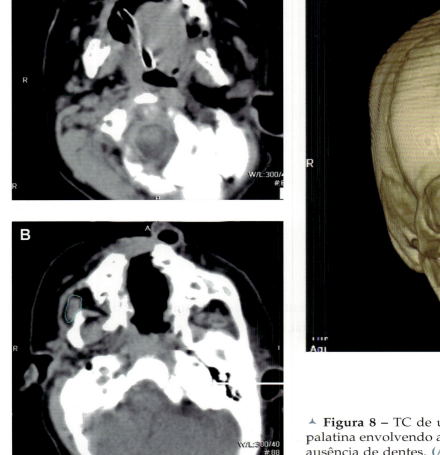

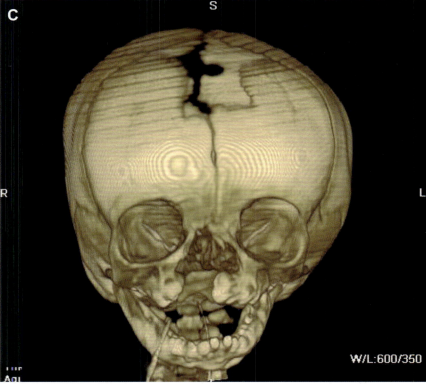

▲ **Figura 8** – TC de um caso de síndrome de Goldenhar com fenda palatina envolvendo alvéolo, palatos duro e mole do lado direito com ausência de dentes. **(A e B)** Cortes axiais em janela para tecido mole, em diferentes alturas. **(C)** Reconstrução em 3D.

O uso da TC utilizando imagens axiais, coronais, sagitais e reconstruções em 3D possibilita uma visualização nítida da arquitetura óssea pré-operatória, e tem sido aplicada como uma valiosa ferramenta na avaliação de deformidades craniofaciais em pacientes com malformações congênitas, dentre elas as fissuras de rebordo alveolar e palato. Embora a aplicabilidade da TC na avaliação de enxertos ósseos em região de fissura palatina tenha sido relatada frequentemente na literatura, a sua aplicação na avaliação pré-operatória do volume desses defeitos ainda tem sido pouco estudada. Com isso, foi desenvolvido um estudo pioneiro por Albuquerque et al. demonstrando que a TC pode ser aplicada como um valioso método de imagem na avaliação pré, trans e pós-cirúrgica dos pacientes portadores de fenda palatina.

Essa avaliação tomográfica torna-se de grande utilidade no melhor planejamento terapêutico do caso, otimizando o volume ideal a ser removido da fonte doadora para um fechamento adequado da área de fissura em rebordo alveolar e palato duro, reduzindo as eventuais complicações transoperatórias advindas de uma coleta inadequada de osso para o fechamento do defeito.

Craniossinostoses

As craniossinostoses são desordens do desenvolvimento do crânio envolvendo a fusão (prematura ou não) das suturas cranianas, levando ao crescimento e configurações anormais do crânio (é restrito na sutura afetada, enquanto há crescimento compensatório nas outras áreas). As consequências desta fusão são variáveis, podendo incluir assimetrias faciais, hipertensão intracraniana, diminuição de fluxo sanguíneo cerebral, obstrução de vias aéreas, diminuição de acuidade visual e auditiva, déficit de aprendizado e até mesmo distúrbios psicológicos (Gorlin, et al., 1990; Alonso, 1997; Cohen et al., 1997; Cohen e MacLean, 2000).

Elas podem ser simples (fusão de uma única sutura) ou compostas (fusão de duas ou mais suturas) e em geral ocorrem entre o período intermediário e o final da gestação ou no início do período neonatal. A deformidade subsequente pode variar de acordo com o tipo, intensidade, extensão, cronologia, agente etiológico e suscetibilidade do indivíduo. As alterações são observadas na infância. Dessa forma, assim que um formato anormal da calvária é observado, uma avaliação radiográfica se faz necessária para caracterizar a deformidade e guiar os procedimentos corretivos (cirúrgicos ou não).

Segundo a literatura, podem-se classificar as craniossinostoses da forma descrita a seguir.

- Primária craniana: quando ocorre o fechamento prematuro da sutura sem doença neurológica e sem envolvimento metabólico. Pode ser simples (isolada), que atinge uma ou duas suturas, sem anormalidade genética.
- Secundária craniana: nota-se o aumento do volume intracraniano (quando as suturas têm o crescimento contínuo) ou não ocorre o aumento do volume (hidrocefalia com redução), pois as suturas param de crescer, o que pode provocar fusão secundária das suturas.
- Sinostose de origem metabólica: ocasionada por doenças metabólicas, apresentando hipofosfatasia, podendo afetar múltiplos ossos.

As suturas mais comumente envolvidas nas craniossinostoses primárias são bilateral lambdoide, unilateral lambdoide, metópica, bilateral coronal, unilateral coronal e sagital. Assim, o crânio pode apresentar aspectos diferentes quanto à forma, dependendo da sutura fusionada, tais como os descritos em seguida.

- Sutura sagital – denominada escafocéfalo, sendo a mais comum (50%) dos casos; nota-se longa distância anteroposterior (crânio em forma de canoa), porém sem comprometimento da órbita ou esfenoide (Figs. 9A-C).
- Sutura metópica frontal – denominada trigocéfalo, onde se nota o crescimento do osso frontal (aumenta a altura da face), além de hipotelorismo e hipoplasia do etmoide (Figs. 10A-D).
- Suturas coronais/lambdoides (bilateral) – denominada braquicefalia, com estreita direção anteroposterior (Figs. 11A-C).
- Unicoronal ou unilambdoide (com ou sem fechamento prematuro das suturas) – denominada plagiocéfalo, onde podem ser observados aplainamento do lado atingido e assimetria facial e orbitária (Figs. 12A-D e 13A-D). A plagiocefalia sem o fechamento prematuro da sutura faz com que o indivíduo apresente assimetria facial, porém o tratamento de eleição não é cirúrgico, portanto, enfatiza-se a necessidade de um diagnóstico precoce e preciso, visando o mais adequado planejamento terapêutico (Figs. 14A-C).
- Associações (Figs. 15A-E).

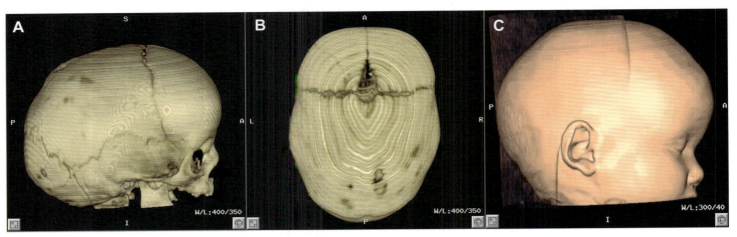

▲ **Figura 9** – Caso de craniossinostose da sutura sagital resultando em escafocefalia (crânio em forma de canoa). **(A e B)** Reconstrução em 3D, protocolo ósseo mostrando a sutura sagital fechada, em vistas lateral e superior. **(C)** 3D, protocolo tegumentar mostrando o aspecto escafocéfalo.

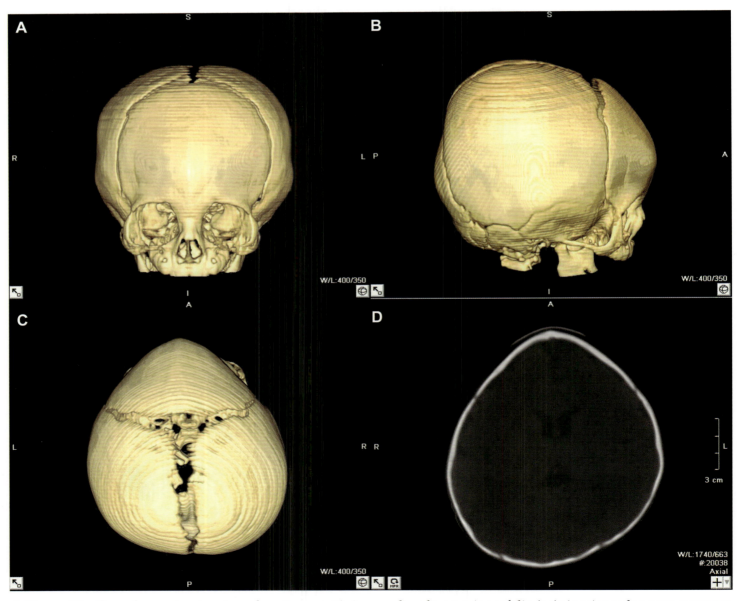

▲ **Figura 10** – Caso de craniossinostose da sutura metópica resultando em trigocefalia (crânio triangular, com aumento da altura do frontal. **(A a C)** Reconstruções em 3D, protocolo ósseo. **(D)** Corte axial mostrando a sutura metópica fechada e as coronais e lambdoides abertas.

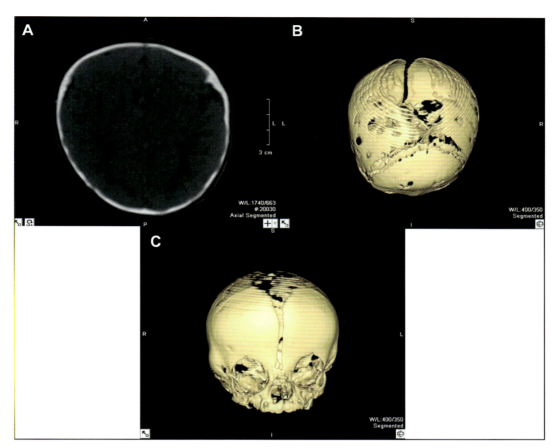

▲ **Figura 11** – Caso de craniossinostose bicoronal causando braquicefalia (diminuição da dimensão anteroposterior, trazendo um aspecto de face alargada). (A a C) Corte axial e reconstruções em 3D, respectivamente, demonstrando as suturas coronais fechadas e as lambdoides e metópica, abertas.

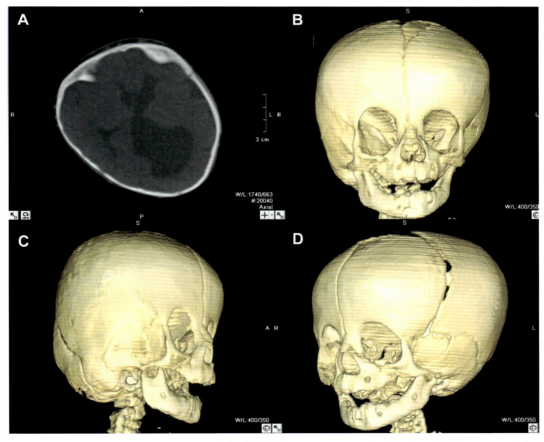

▲ **Figura 12** – Caso de craniossinostose unicoronal do lado direito, causando plagiocefalia, com aplainamento do lado atingido e assimetrias facial e orbitária. (A a D) Corte axial e reconstruções em 3D, respectivamente, mostrando a sutura coronal do lado direito fechada. Nota-se aumento da altura e diminuição da largura orbitária do lado direito nas reconstruções em 3D.

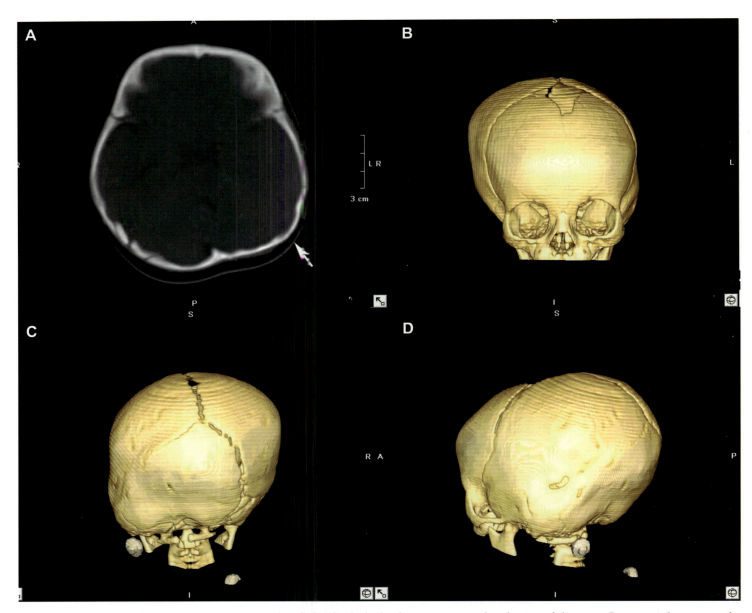

▲ **Figura 13** – Caso de craniossinostose unilambdoide do lado direito causando plagiocefalia. **(A)** Corte axial mostrando a sutura lambdoide do lado esquerdo fechada (seta). **(B a D)** Reconstruções em 3D.

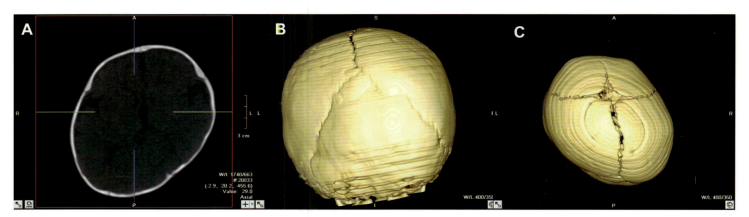

▲ **Figura 14** – Plagiocefalia sem craniossinostose. **(A a C)** Corte axial e reconstruções em 3D mostrando todas as suturas abertas, porém, causando plagiocefalia, com apainamento do lado esquerdo.

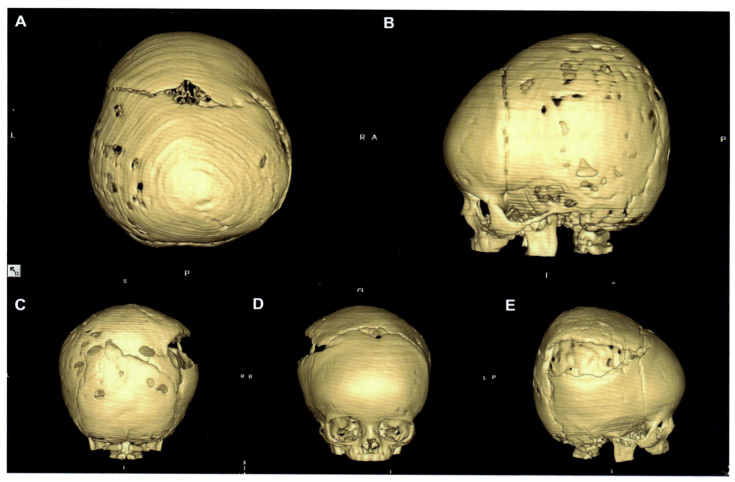

▲ **Figura 15** – **(A a E)** Associação de sinostose sagital e metópica.

As radiografias convencionais do crânio permitem identificar diferenças radiográficas nas suturas envolvidas, porém há grandes dificuldades na precisão do diagnóstico. A TC permite, sem dúvida, melhor avaliação das suturas da base do crânio e sincondroses, revelando distorções e malformação de estruturas cerebrais que contribuem para o desenvolvimento das anomalias craniofaciais. Por meio da TC pode-se observar a localização das suturas envolvidas e se há união fibrosa ou apenas óssea, com a obliteração total ou parcial de tal sutura. Avaliações quantitativas e qualitativas do crânio em pré e pós-operatório também podem ser realizadas a partir das reconstruções de imagem em 3D (Cavalcanti, 1998; Santos et al., 2002). Utilizando essa metodologia é possível detectar o envolvimento de ossos da base do crânio e avaliar a extensão da complexidade da anomalia. Muitas vezes, a assimetria facial observada em plagiocéfalos não envolve a fusão prematura das suturas, embora seja evidente a dismorfologia, a diferença de tamanho de estruturas como as órbitas, ou o globo ocular, por exemplo. Explorando os artifícios da reconstrução em 3D, torna-se mais fácil identificar e classificar os indivíduos plagiocéfalos, determinando o tratamento correto a ser seguido, lembrando que as assimetrias sem fusão das suturas não necessitam de cirurgia (Santos et al., 2002.).

Utilizando imagens da TC associadas às reconstruções multiplanares (RMP) e reconstruções em 3D, torna-se possível a identificação de disostoses craniofaciais, que podem ser definidas como craniossinostoses primárias relacionadas a síndromes, como as descritas a seguir.

Síndrome de Apert (acrocefalossindactilia tipo I)

É uma disostose craniofacial de caráter hereditário autossômico dominante. Caracteriza-se por distúrbio severo de desenvolvimento na região craniofacial, incluindo sinostose uni ou bilateral da sutura coronal, associada a hipoplasia maxilar, exoftalmia, hipertelorismo e sindactilia simétrica das mãos e pés. Pseudofenda na linha média do palato e hipoplasia da maxila são achados observados em todos os pacientes. A TC é útil para demonstrar a presença de craniossinostose bilateral das suturas coronais, defeito na linha média da calvária e redução na dimensão anteroposterior da fossa craniana anterior, média e posterior. A 3D-TC pode ser útil na avaliação das alterações observadas na síndrome de Apert, possibilitando melhoramento no estudo do paciente e promovendo informações importantes no diagnóstico, planejamento terapêutico e acompanhamento cirúrgico.

A TC tem se mostrado um método bastante sensível de avaliar anomalias craniofaciais, como a de Apert. O valor diagnóstico das imagens tridimensionais produzidas a partir da TC (3D-CT) são particularmente altos em indivíduos com deformidades craniofaciais complexas. Essas imagens são rotineiramente utilizadas para definir os aspectos individuais dos complexos anatômicos, planejar intervenções e preservação.

O crânio do indivíduo com síndrome de Apert é caracterizado ao nascimento por fusão prematura das suturas coronais e por um defeito amplo na linha média da calvária estendendo-se da glabela até a fontanela posterior. Outras anormalidades incluem redução significativa do comprimento craniano (braquicefalia), aumento de sua altura (turricefalia), enquanto a largura encontra-se nos limites normais ou apenas ligeiramente aumentada (Figs. 16A-F e 17A-I).

A cavidade bucal na síndrome de Apert também apresenta variações. Os achados incluem tamanho reduzido da maxila, em especial no sentido anteroposterior, resultando em apinhamento dental e mordida aberta anterior, a mandíbula mantém seu tamanho e forma normais, simulando um pseudoprognatismo. Palato mole fendido ou úvula bífida são encontrados em 75% dos casos. Anomalias dentais incluem dentes impactados, atraso na erupção, erupção ectópica, dentes supranumerários, agenesia e espessamento gengival. O palato pode apresentar forma de arco bizantino, com alargamento das laterais em quase todos os pacientes, e pode se tornar mais pronunciado com a idade. O alargamento bilateral do palato produz uma fenda mediana profunda que pode levar ao diagnóstico errôneo de fenda palatina.

Síndrome de Crouzon (disostose craniofacial)

A síndrome de Crouzon pode apresentar malformações cranianas como braquicefalia (cabeça curta), escafocefalia (cabeça em forma de navio) ou trigonocefalia (cabeça em forma triangular) em decorrência do fechamento prematuro das suturas cranianas (Figs. 18A-H). Os pacientes afetados mais acentuadamente podem apresentar o crânio em forma de folha de trevo. Podem ser observadas na TC as seguintes características: órbitas rasas (resultando na proptose ocular característica e consequente deficiência visual, avaliados clinicamente), maxila pouco desenvolvida resultando em hipoplasia do terço médio da face, dentes superiores apinhados, aumento palatino lateral, podendo produzir pseudofenda na linha média (as fendas palatinas são relativamente raras nesses pacientes).

Anomalia dos arcos branquiais

O primeiro arco branquial forma a cartilagem de Meckel, que desenvolve a mandíbula e os músculos da mastigação. O segundo arco branquial forma a cartilagem de Reichert, que posteriormente desenvolve os ossos hioide e estiloide e músculos da expressão facial. Ossos do ouvido também são derivados das duas cartilagens. Existe uma grande variação na extensão e no grau de deformidade facial quando da malformação desses arcos, onde podem ser notadas anormalidades auriculares ou periauriculares e/ou hipodesenvolvimentos isolados.

Síndrome de Goldenhar

O espectro oculo-auriculo-vertebral é uma síndrome complexa caracterizada pela associação de hipoplasia maxilomandibular, deformidades auriculares, anomalias vertebrais, oculares e formas severas de microssomia hemifacial. Esta síndrome também é conhecida como síndrome de Goldenhar-Gorlin, microssomia hemifacial, síndrome do primeiro e segundo arcos branquiais, displasia auriculobranquigênica.

Santos et al. (2003) descreveram as características de pacientes portadores dessa síndrome utilizando imagens em 3D-TC, revisando a etiologia, embriologia e as características radiográficas. A assimetria facial resultante da hipoplasia do ramo mandibular e cabeça da mandíbula foi uma característica comum aos pacientes estudados (Figs. 19A-D e 20A-H). Utilizando recursos de reconstrução multiplanar e programa de computação gráfica específico em 3D-TC, os autores demonstraram hipoplasia da asa maior do esfenoide, o que pode resultar em pouco desenvolvimento vertical da face. Maxilares, temporal e zigomático do lado envolvido também se apresentaram reduzidos. Hipoplasia do canal auditivo interno e distúrbios oculares foram

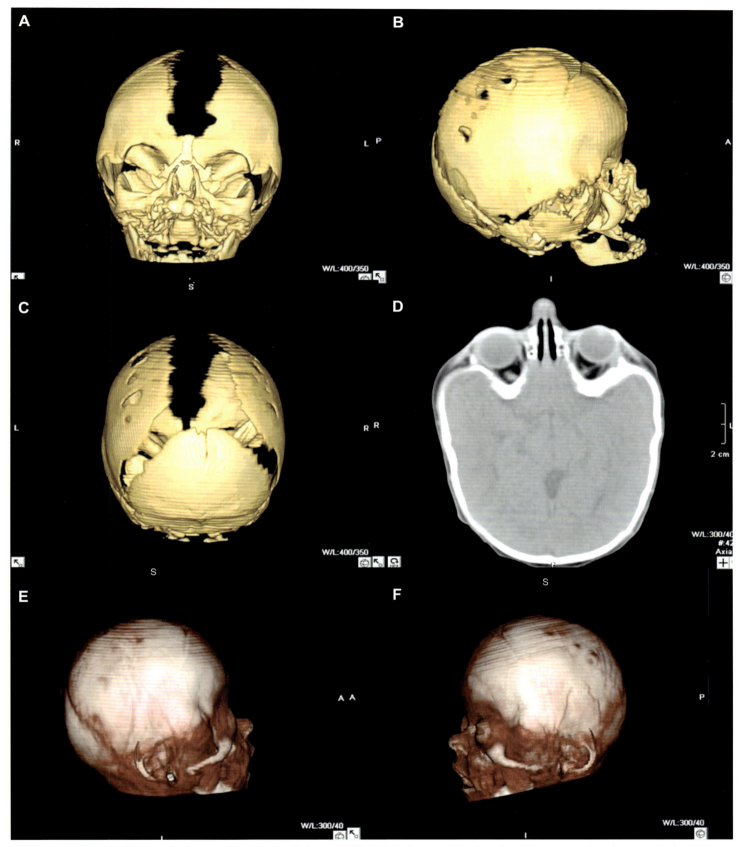

▲ **Figura 16** – Síndrome de Apert: imagem axial e em 3D-TC pelos protocolos ósseo e muscular de um paciente com síndrome de Apert apresentando sinostose bilateral da sutura coronal, associada a hipoplasia maxilar, exoftalmia, hipertelorismo. Ocorre defeito na linha média da calvária e redução na dimensão anteroposterior, redução do comprimento craniano (braquicefalia) e aumento de sua altura (turricefalia). **(A a C)** 3D-TC protocolo ósseo. **(D)** Imagem axial em janela P/A tecido mole na qual se observa hipertelorismo. **(E e F)** 3D-TC, protocolo muscular.

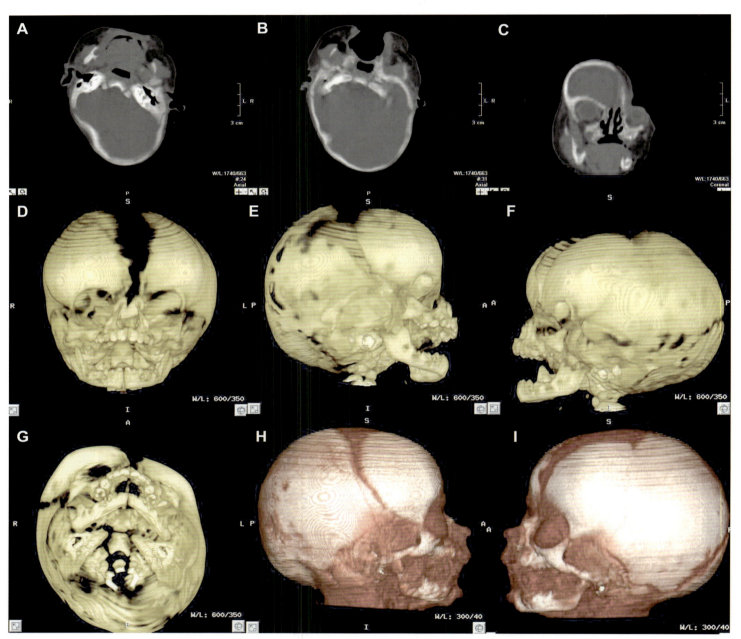

▲ **Figura 17** – Síndrome de Apert apresentando sinostose unilateral da sutura coronal, associada à hipoplasia maxilar, pseudofenda palatina, exoftalmia. Ocorre defeito na linha média da calvária e redução na dimensão anteroposterior, redução do comprimento craniano (braquicefalia) e aumento de sua altura (turricefalia), a mandíbula mantém seu tamanho e forma normais, simulando um pseudoprognatismo. **(A e B)** Cortes axiais em que se observam fechamento da sutura coronal do lado esquerdo, pseudofenda palatina e plagiocefalia. **(C)** Reconstrução coronal. **(D a G)** 3D-TC, protocolo ósseo. **(H e I)** 3D-TC, protocolo muscular.

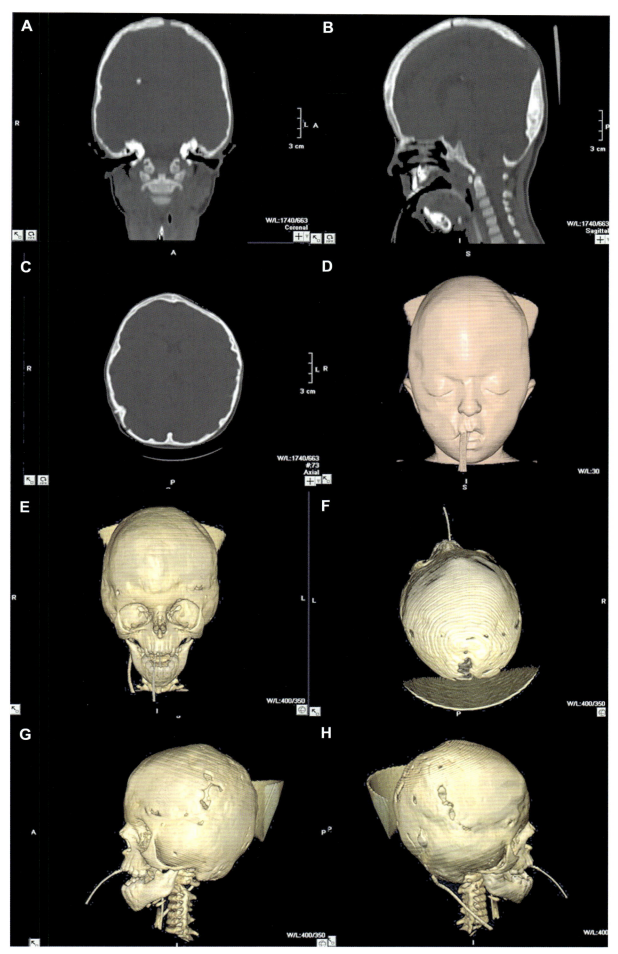

▲ **Figura 18** – Síndrome de Crouzon, com sinostose de todas as suturas cranianas em forma de folha de trevo, órbitas rasas e maxila pouco desenvolvida. **(A)** Reconstrução coronal. **(B)** Reconstrução sagital. **(C)** Corte axial. **(D)** 3D-TC, protocolo tegumentar. **(E a H)** 3D TC, protocolo ósseo.

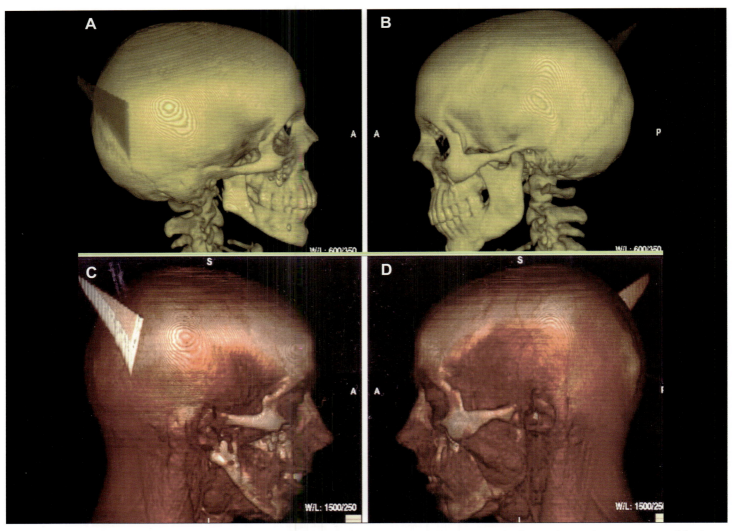

▲ **Figura 19** – Síndrome de Goldenhar. **(A e B)** 3D-TC, protocolo ósseo mostrando hipoplasia do ramo mandibular e cabeça da mandíbula, do esfenoide, do zigomático e atresia do canal auditivo externo, do lado direito (A) em relação ao lado esquerdo. **(C e D)** 3D-TC, protocolo muscular. Hipotrofia dos músculos masseter e temporal do lado direito (C) em relação ao lado esquerdo.

avaliados pelas imagens. Aplicando um protocolo específico do programa, foi possível observar a musculatura, as diferenças entre o lado normal e o afetado (atrofia muscular), em especial do músculo masseter. Dessa forma, foi possível melhorar as opções de tratamento para esses pacientes, auxiliando no planejamento do tratamento e controle.

Disostose mandibulofacial (síndrome de Treacher-collins; síndrome de Franceschetti-Zwahlen-Klein)

Pacientes apresentam face estreita (osso frontal estreitado) com depressão das bochechas (hipoplasia do maxilar e do malar) e fissuras palpebrais com inclinação oblíqua, um coloboma ou fenda pode aparecer na parte externa da pálpebra inferior. As orelhas podem apresentar algumas anomalias. Os pavilhões das orelhas mostram-se frequentemente deformados ou deslocados e podem ser vistas orelhas rudimentares acessórias, defeitos ósseos ou ausência do canal auditivo externo podem causar perda de audição. A mandíbula é pouco desenvolvida, podendo causar retrusão do mento.

Os achados em exames tomográficos são utilizados tanto para o diagnóstico quanto para o planejamento do caso. Em termos de diagnóstico, a alta qualidade das imagens permite um reconhecimento claro das estruturas envolvidas, diferenciando esta síndrome de outras (Magalhães et al., 2007).

As características evidenciadas em um exame de TC são: hipoplasia das cabeças da mandíbula e processos coronoides, com chanfradura antegonial acentuada (a boca é voltada para baixo e 15% dos pacientes apresentam macrostomia); as glândulas parótidas podem ser hipoplásicas ou não estarem presentes; pode haver hipoplasia de naso e orofaringe;

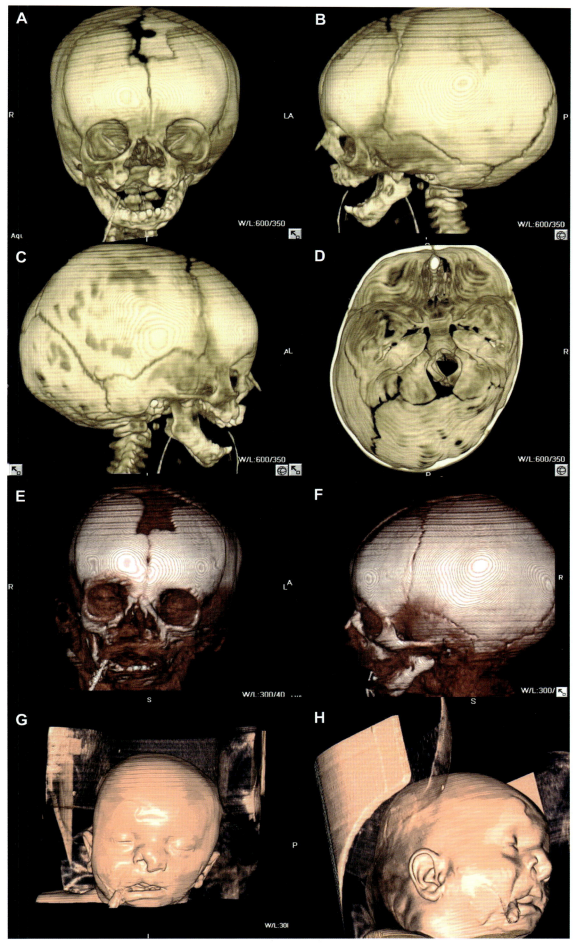

▲ **Figura 20** – Síndrome de Goldenhar mostrando hipoplasia maxilomandibular, deformidades oculares, microssomia hemifacial, fenda palatina, hipoplasia da asa maior do esfenoide e hipotrofia dos múculos masseter e temporal do lado esquerdo. **(A a D)** 3D-TC, protocolo ósseo. **(E e F)** 3D-TC, protocolo muscular. **(G e H)** 3D-TC, protocolo tegumentar.

atresia de coanas; hipertrofia de conchas; laringe e traqueia podem estar estreitadas; hipertrofia das paredes dos seios maxilares; fusão das vértebras cervicais – C1 e C2; hipotrofia dos músculos temporal, masseter e pterigóideo lateral (Figs. 21A-D).

Síndrome de Townes-Brocks

Displasia de orelha, apêndices pré-auriculares, surdez neurossensorial e anomalias dos polegares.

Síndrome braquiotorrenal

Malformação de orelha, surdez mista, fístulas branquiais, orifícios pré-auriculares e anomalias renais.

Sequência diGeorge

Defeito de timo, paratireoides, cardiovascular.

Holoprosencefalia

É defeito de linha média, decorrente de anomalias embrionárias do prosencéfalo, por falhas na separação sagital entre os hemisférios cerebrais, transversal entre diencéfalo e telencéfalo e horizontal entre os bulbos olfatórios e ópticos. De acordo com o grau de comprometimento encefálico, pode ser classificada em alobar, mais frequente no gênero feminino (3:1), semilobar e lobar (Gorlin et al., 1990; Hunter, 1993; Cohen et al., 1997).

Defeitos do tuboneural

Estão entre as mais comuns anomalias congênitas humanas e são responsáveis por mais de 50% das mortes devidas a esta causa (Gorlin et al., 1990; Hunter, 1993; Cohen, 1997). Os defeitos do tubo neural (DTN) são classificados de acordo com o sítio anatômico envolvido, interessando no contexto deste trabalho, apenas aqueles que acometem o polo cefálico, dentre os quais estão anencefalia, encefalocele, exencefalia, atelencefalia e iniencefalia. Estes defeitos podem ocorrer de maneira isolada ou associada a outras anomalias compondo quadros sindrômicos complexos. O risco de recidiva é variável, de acordo com a etiologia de cada caso, embora a maioria seja de ocorrência esporádica (Gorlin, et al., 1990; Hunter, 1993; Rosemberg, 1995; Tolmie, 1997).

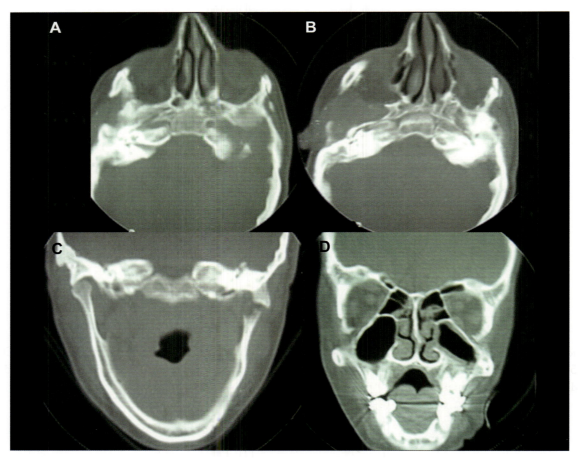

▲ **Figura 21** – Síndrome de Treacher Collins com hipoplasia das cabeças da mandíbula, hipertrofia das paredes dos seios maxilares, atresia de coanas, hipertrofia de conchas e fusão das vértebras cervicais – C1 e C2. **(A e B)** Corte axial. **(C e D)** Corte coronal.

Referências

1. Albuquerque MA, Cavalcanti MG. Computed tomography assessment of Apert syndrome. Braz Oral Res. 2004 Jan-Mar;18:35-9.
2. Albuquerque MAP, Gaia BF, Cavalcanti MG. Comparison between multislice CT and cone-beam CT in the volumetric assessment of cleft palate. Oral Surg Oral Med Oral Pathol Oral Radiol Endod 2011, 112:249-257.
3. Alder ME, Deahl T, Matteson SR. Clinical usefulness of two-dimensional reformatted and three-dimensionally rendered computerized tomographic images: literature review and a survey of surgeons' opinions. J Oral Maxillofac Surg 1995; 53:375-86.
4. Arctander K, Kolbenstvedt A, Aalokken TM et al. Compute tomography of alveolar bone grafts 20 years after repair of unilateral cleft lip and palate. Scand J Plast Reconstr Surg 2005; 39:11-4.
5. Benson, M. L. et al. Primary craniosynostosis: imaging features. Am J Roentgenol 1996; 166:697-703.
6. Binagui S, Gudinchet F, Rillffit B. Three-dimensional spiral CT of craniofacial malformation in children. Pediatr Radiol 2000; 30:856-860.
7. Boyle CM, Rosenblum JD. Three-dimensional CT for pre and post-surgical imaging of patients with craniosynostosis: correlation of operative procedures and radiologic imaging, Am J Roentgenol 1997;169:1173-1177.
8. Brodsky, L., Holt, L., Ritter-Schmidt, D. H. Craniofacial anomalies: an interdisciplinary approach. St. Louis: Mosby Year Book, 1992.
9. Cavalcanti MGP, Haller JW, Vannier MW. Three-dimensional computed tomography landmark measurements in craniofacial surgical planning: experimental validation in vitro. J Oral Maxillofac Surg 1999; 57:690-694.
10. Cavalcanti MG, Vannier MW. Quantitative analysis of spiral computed tomography for craniofacial clinical applications. Dentomaxillofacial Radiol 1998; 27:344-50.
11. Cerovac S, Neil-Dwyer JG, Rich P et al. Are routine preoperative CT scans necessary in the management of single suture craniosynostosis? Br J Neurosurg 2002; 16:348-54.
12. Cevidanes LHS, Bailey LJ, Trucker Jr, GR et al. Superimposition of 3D cone-beam CT models of orthognatic surgery patients. Dentomaxillofac Radiol 2005; 34:369-75.
13. Cohen MM Jr, Kreiborg S. The central nervous system in the Apert syndrome. Am J Med Genet 1990; 35:36-45.
14. Cohen MM Jr, Kreiborg S, Lammer EJ et al. Birth prevalence study of the Apert syndrome. Am J Med Genet 1992; 42:655-659
15. Cohen MM Jr, Kreiborg S. Cranial size and configuration in the Apert syndrome. J Craniofac Genet Dev Biol 1994; 14:153-162
16. Cohen Jr. MM. Perspective on craniofacial asymmetry - V. The craniosynostoses. IntJ Oral Maxillofac Surg, v. 24, n. 3, p. 191-194,June 1995.
17. Cohen Jr. MM. Problems in the definition of holoprosencephaly. Am J Med Genetics 2001;103: 183-7.
18. Craven CM et al. Multispiral three-dimensional computed-tomography in the investigation of craniosynostosis technique optimization. Br J Radiol 1995; 68: 724-730.
19. Feichtinger M, Moddböck R, Kärcher H. Evaluation of bone volume following bone grafting in patients with unilateral clefts of lip, alveolus and palate using a CT guided three-dimensional navigation system. J Craniomaxillofac Surg 2006;34:144-9.
20. Feichtinger M, Zemann W, Mossböck R, Kärcher H. Three-dimensional evaluation of secondary alveolar bone grafting using a 3D-navigation system based on computed tomography: a two-year follow-up. Br J Oral Maxilofac Surg 2008;46:278-82.
21. Gado MH et al. Craniosynostosis: diagnostic imaging with three-dimensional CT presentation. AJNR Am J Neuroradiol 1994; 15:1861-9.
22. Gaia BF, Perrella A, de Cara AC, Antunes JL, Cavalcanti MG. CT interpretation of craniofacial anomalies: a comparative analysis by undergraduate dental students. Braz Oral Res. 2005; 19:58-62.
23. Gil C, Miyazaki O, Cavalcanti MGP. Análise das anomalias craniofaciais por meio da computação gráfica utlizando a tomografia computadorizada em 3D. Rev Pós-Grad 2002, 9:20-26.
24. Gillespie JE et al. Three-dimensional CT reformations in the assessment of congenital and traumatic cranio-facial deformities. Br JOral Maxillofac Surg 1987; 25:171-177.
25. Glat PM et al. A classification of plagyocephaly utilizing a three-dimensional computer analysis of cranial base landmarks. Ann Plast Surg 1996;36:469-474.
26. Gorlin RJ, Choen MMJr, Levin LS. Syndromes of the Head and Neck. 3rd ed. New York: Oxford; 1990.p.649-51.
27. Hlldelbolt C, Vannier MW, Knapp R. Validation study of skull three-dimensional computerized tomography measurements. Am J Phys Anthropol 1990; 82: 283-294.
28. Hildebolt C, Vannier MW, Knapp RH. Three-dimensional measurement accuracy of skull surface landmarks. Am J Phys Anthropol 1988; 76: 498-503.
29. Holten IWR, Smith W, Isaacs JI, Moore MH, David DJ. Imaging of the Apert syndrome hand using three-dimensional CT and MRI. Plast Reconstr Surg 1997; 99:1675-1680.
30. Kane A. A. et al. Quantification of osseous facial dysmorphology in untreated unilateral coronal synostosis. Plast Reconstr Surg 2000;106: 251-258.
31. Kaplan SB, Kemp SS, Oh SK. Radiographic manifestation of congenital anomalies of the skull. Radiol Clin North Am 1991; 29:195-218.
32. Katsumata A, Fujishita M, Maeda M et al. 3D-CT evaluation of facial asymmetry. Oral Surg Oral Med Oral Pathol Oral Radiol Endod 2005;99:212-20.
33. Kreiborg S, Cohen MM Jr. The oral manifestations of Apert syndrome. J Craniofac Genet Dev Biol 1992; 12:41-48.
34. Kreiborg S, Marsh JL, Cohen MM Jr et al. Comparative three-dimensional analysis of CT-scans of the calvaria and cranial base in Apert and Crouzon syndromes. J Craniomaxillofac Surg 1993; 21:181-188.

35. Kreiborg S, Cohen MM Jr. Is craniofacial morphology in Apert and Crouzon syndromes the same? Acta Odontol Scand 1998; 56:339-341.
36. Leboucq N, Montoya P, Martinez Y, Castan P. Value of 3D imaging for the study of craniofacial malformations in children. J Neuroradiol 1991; 18(3):225-39
37. Levi D, Rampa F, Barbieri C, Pricca P, Franzini A, Fezzota S. True 3D reconstruction for planning of surgery on malformed skulls. Childs Nerv Syst 2002; 18(2):705-6.
38. Liu D, Zhang, W, Zhang Z, Wu Y, Ma X. Three-dimensional evaluations of supernumerary teeth using cone-beam computed tomography for 487 cases. Oral Surg Oral Med Oral Pathol Oral Radiol Endod 2007;103:407-11
39. Lo, L. J. et al. Plagiocephaly: differential diagnosis based on endocranial morphology. Plast Reconstr Surg v. 97, n. 2, p. 282-291, Feb.1996.
40. Magalhães MHCG, Silveira CB, Moreira CR, Cavalcanti MGP. Clinical and imaging correlations of Treacher Collins syndrome: Report of Two cases. Oral Surg Oral Med Oral Pathol Oral Radiol Endod 2007; 103:336-42.
41. Marsh JL, Vannier MW. Three-dimensional surface imaging from CT scans for the study of craniofacial dysmorphology. J Craniofac Genet Dev Biol 1989; 9:61-67.
42. Medina LS. Three-dimensional CT maximum intensity projections of the calvaria: a new approach for diagnosis of craniosynostosis and fractures. Am J Neuroradiol 2000; 21(10):1951-4.
43. Neumann K, Moegelin A, Temminghoff M, Radlanski RJ, Langford A, Unger M, et al. 3D-computed tomography: a new method for the evaluation of fetal cranial morphology. J Craniofac Genet Dev Biol 1997; 17(1):9-22
44. Ono I, Ohura T, Narumi E, Kawashima K, Matsuno I, Nakamura S et al. Three-dimensional analysis of craniofacial bones using three-dimensional computer tomography. J Craniomaxillofac Surg 1992; 20(2):49-60.
45. Ohman JC, Richstmeier JT. Perspectives on the craniofacial growth. Clin Plast Surg 1994; 21: 489-499.
46. Pilgram TK, Vannier MW, Hildebolt CF et al. Craniosynostosis: image quality, confidence, and correctness in diagnosis. Radiol 1989; 173:675-9.
47. Pavaratty RP, Ahsan A, Sebastian BT, Pai KM, Dayal PK. Apert syndrome: a case report with discussion of craniofacial features. Quintessence Int 1999; 30:423-26
48. Richtsmeier, J. T. et al. Precision, repeatability, and validation of the localization of cranial landmarks using computed tomography scans. Cleft Palate Craniofac J, v. 32, n. 3, p. 217-227, May 1995.
49. Santos DT, Romão M, Cavalcanti MGP. Avaliação da dismorfologia orbitária de pacientes com assimetria facial por meio da 3D-TC. Revista da Imagem 2002; 24:229-234.
50. Santos DT, Miyazaki O, Cavalcanti MGP. Clinical – embryological and radiological correlations of oculo-auriculo-vertebral spectrum using 3D-CT. Dentomaxillofac Radiol 2003, 32:8-14.
51. Sawamura T, Minowa K, Nakamura M.Impacted Teeth in the maxilla: usefulness of 3D Dental CT for Preoperative Evaluation. European J Radiology 2003; 47: 221-6.
52. Scarfe WC, Farman AG, Sukovic P. Clinical Applications of Cone-Beam Computed Tomography in Dental Practice. J Can Dent Assoc 2006; 72(1): 75-80.
53. Scheniderman ED, Xu H, Salyer KE. Characterization of the maxillary complex in unilateral cleft lip and palate using cone beam computed tomography: a preliminary study. J. Craniofac Surg 2009;20(2):1699-1710.
54. Tai CC, Sutherland IS, McFadden L. Prospective analysis of secondary alveolar bone grafting using computed tomography. J Oral Maxillofac Surg 2000; 58:1241-9.
55. Vannier MW, Hildebolt CF, Marsh JL et al. Craniosynostosis: diagnostic value of three-dimensional CT reconstruction. Radiol 1989; 173:669-73.
56. Vannier MW, Pilgram TK, Marsh JL et al. Craniosynostosis: Diagnostic imaging with three-dimensional CT presentation. Am J Neuroradiol 1994; 15:1861-9.
57. Vannier MW, Marsh JL. Three-dimensional imaging, surgical planning, and image-guided therapy. Radiol Clin North Am 1996; 34: 545-563.
58. Vannier MW et al. Craniosynostosis: diagnostic imaging with three-dimensional CT presentation. Am J Neuroradiol 1994; 15: 1861-69.
59. Ward RE, Jamison PL. Measurement precision and reliability in craniofacial anthropometry: implications and suggestions for clinical applications. J Craniofac Gen Dev Biol, v. 11, n. 3, p. 156-164,
60. Wötche R, Hassfeld S, Lux CJ et al. Clinical application of cone beam digital volume tomography in children with cleft lip and palate. Dentomaxillofac Radiol 2006; 35:88-94.

Agradecimentos

Os dados originais foram obtidos nas instituições descritas abaixo, e o pós-processamento das imagens foi realizado no LABI-3D da FOUSP:

- Radiologia Odontológica de Sorocaba (ROS) (Figs. 3 a 6).
- Revelação Imagens Orais, Radiologia Odontológica, Brasília (Fig. 7).
- Med Imagem do Hospital Beneficiência Portuguesa de São Paulo (Figs. 1 e 2).
- Departamento de Radiologia da Faculdade de Medicina da Universidade de Iowa, Iowa, EUA (Figs. 8 a 20).
- Setor de Imagem do Hospital Universitário da Universidade de São Paulo (Fig. 21).

Capítulo 11

Patologia – Lesões Benignas

Marcelo Augusto Oliveira Sales
Carla Ruffeil Moreira
Lucas Rodrigues Pinheiro
Marcelo Gusmão Paraiso Cavalcanti

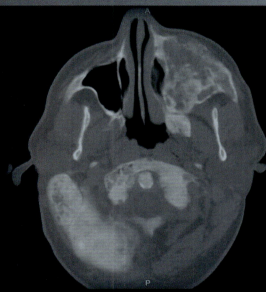

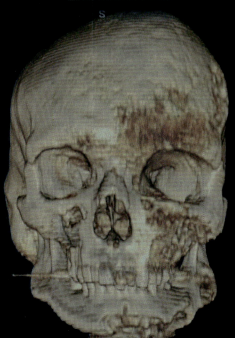

Os exames radiográficos, entre eles a tomografia computadorizada, possuem um papel importante no diagnóstico e planejamento terapêutico das lesões que acometem a região maxilofacial. Dessa forma, deve-se tentar obter o máximo de informação possível a partir dessas imagens. Alguns aspectos radiográficos devem ser cuidadosamente avaliados, como localização, formato, limites e densidade da lesão, expansão e destruição de corticais, rechaçamento e reabsorção dentária, presença de septos ósseos e calcificações intralesionais.

Geralmente, as lesões benignas são caracterizadas por crescimento indolor lento e expansivo com rechaçamento de dentes e manutenção da integridade da mucosa bucal. A diferença na morfologia cística entre maxila e mandíbula pode ser demonstrada através da análise da forma da lesão. Os cistos em maxila tendem a ter um aspecto arredondado, independentemente de sua natureza histológica. Isso está diretamente associado ao processo de expansão nos tecidos adjacentes. Em mandíbula, esse padrão morfológico tende a ser mais elíptico devido à existência de corticais ósseas mais espessas.

A diferenciação do estroma lesional pode ser realizada em cística ou sólida, de acordo com os valores de atenuação em unidades Hounsfield, somente presente na TC espiral. As lesões císticas apresentam-se hipodensas; já as sólidas, com maior atenuação.

A diferenciação da origem da lesão pode ser um dos parâmetros mais importantes no diagnóstico diferencial. Para a identificação de alterações e de deslocamento de paredes ósseas, características comuns às lesões benignas, a tomografia computadorizada (TC) é o exame de eleição por fornecer aspectos morfológicos importantes com maior acurácia. É o exame mais indicado também para a investigação de septos e calcificações intralesionais, detalhes importantes para o diagnóstico diferencial.

As relações entre as dimensões da lesão e a presença ou ausência de perfurações de corticais devem ser avaliadas. Entretanto, nas lesões císticas em maxila, a TC evidencia maior incidência de perfurações ósseas que em mandíbula. Nesta, a diferenciação entre os padrões císticos (Fig. 1) tem um papel importante no diagnóstico diferencial com outras doenças intraósseas.

As imagens de TC com reconstruções multiplanares propiciam uma análise mais detalhada em comparação com as técnicas convencionais na avaliação de lesões císticas e de reparo ósseo, o que se torna muito importante no acompanhamento pós-operatório. Adicionalmente, as reconstruções parassagitais (não só utilizadas em Implantodontia) são extremamente úteis por permitir a observação clara da relação entre o rebordo alveolar (paredes vestibular e palatina/lingual) e estruturas adjacentes (fossa nasal, seio maxilar, canal e base da mandíbula). Mesmo ficando em contato com as estruturas adjacentes em pontos de rompimento de corticais, as lesões benignas são perfeitamente delimitadas pela regularidade das margens do tecido mole além das corticais, empurrando os músculos ao invés de infiltrá-los. A preservação da base da mandíbula, mesmo com a expansão óssea, é outro achado importante e que denota um caráter benigno da lesão (Fig. 1).

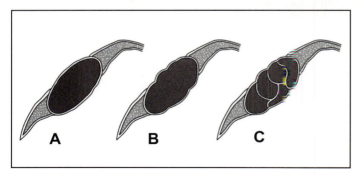

▲ **Figura 1** – Padrões de apresentação das lesões benignas em tomografia computadorizada. **(A)** Unilocular. **(B)** Lobulado. **(C)** Multilocular.

Cisto dentígero

O cisto dentígero é uma lesão comum e que está associada a dentes inclusos, em geral caninos e terceiros molares. Desenvolve-se devido ao acúmulo de fluido entre o epitélio reduzido do esmalte e a coroa do dente. Para o desenvolvimento dos cistos dentígeros, não é necessário o componente epitelial existente nos cistos de etiologia inflamatória. Os cistos dentígeros são mais comuns em pacientes jovens, do gênero masculino e até a segunda década de vida. As estruturas anatômicas adjacentes podem ser deslocadas em casos de lesões extensas.

A relação existente entre a coroa de um dente não erupcionado (junção cemento-esmalte) e o componente com hipodensidade da lesão pode não estar clara devido ao deslocamento e/ou crescimento da lesão. Na TC é visualizada imagem hiperdensa periférica, com corticais ósseas íntegras circundando a área hipodensa cística com imagem hiperdensa única no seu interior, correspondente a dente não irrompido (Figs. 2 a 4).

Na avaliação da densidade da lesão, pode ser mensurado fluido com baixo coeficiente de atenuação, refletindo a sua natureza cística. Em casos extensos, são observadas deformação da anatomia subjacente e invasão de cavidades, como o seio maxilar. Em casos de cistos dentígeros na mandíbula, expansões lingual e vestibular podem ser observadas (Fig. 2).

Cisto do ducto nasopalatino (cisto do canal incisivo)

O cisto do ducto nasopalatino é considerado o cisto não odontogênico mais comum da cavidade bucal. As suas características radiográficas em imagens convencionais incluem uma radiolucidez arredondada, ovoide ou em forma de coração, localizada na linha média da maxila. A ausência de sintomatologia é frequente, sendo a lesão descoberta em exames de rotina. A vitalidade dos dentes deve sempre ser verificada para a elaboração de diagnóstico diferencial com lesões odontogênicas associadas à necrose pulpar (cistos periapicais inflamatórios).

As imagens tomográficas revelam área hipodensa homogênea, delimitada, em geral com formato arredondado, localização característica em região anterior de maxila e tamanho variável, embora lesões de tamanho reduzido (< 2 cm) sejam mais comuns. Entretanto, lesões mais extensas podem existir e causar obstrução parcial da fossa nasal, sendo necessária a avaliação criteriosa das estruturas adjacentes para a elaboração do diagnóstico clínico e da conduta terapêutica (Figs. 5 e 6).

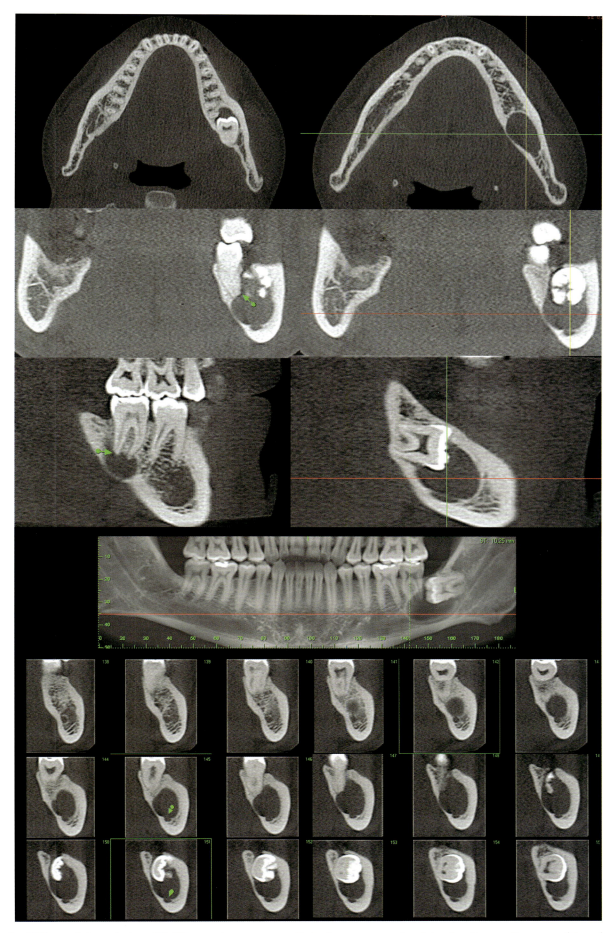

▲ **Figura 2** – TC por feixe cônico. RMP e cortes parassagitais de um caso de cisto dentígero. Imagem hipodensa na região do corpo da mandíbula, do lado esquerdo, envolvendo os dentes 37 (este com reabsorção da raiz distal) e 38 que se encontra impactado. Sua raiz está posicionada sobre a cortical lingual. Verifica-se abaulamento da cortical lingual, com reabsorção parcial desta, na região de base de mandíbula. Observa-se reabsorção da cortical superior do canal da mandíbula, desde a região que compreende a raiz mesial do dente 37 até a região correspondente à coroa do dente 38.

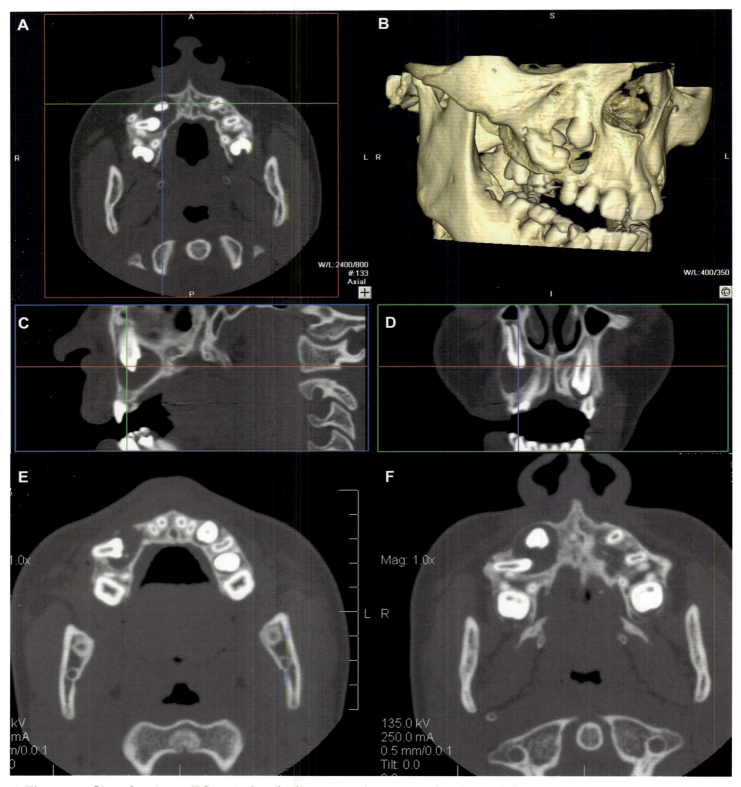

Figura 3 – Cisto dentígero. TC espiral *multislice* em janela para tecidos duros. **(A)** Corte axial, imagem hipodensa do lado direito da maxila associada aos dentes 13 e 15. Expansão das corticais com maior proeminência para vestibular. **(C e D)** Cortes sagital e coronal respectivamente evidenciando relação da área hipodensa com a coroa do dente 13 não irrompido. Na imagem coronal, observa-se a relação da região apical do dente com o assoalho do seio e não se verifica abaulamento da fossa nasal. **(B)** Reconstrução em 3D demonstrando relação da lesão com os dentes adjacentes a esta. **(E e F)** Cortes axiais demonstrando rompimento e abaulamento da cortical vestibular na região mais inferior do processo alveolar, assim como a relação entre os dentes 14 e 15 (este em posição transversa em relação à maxila).

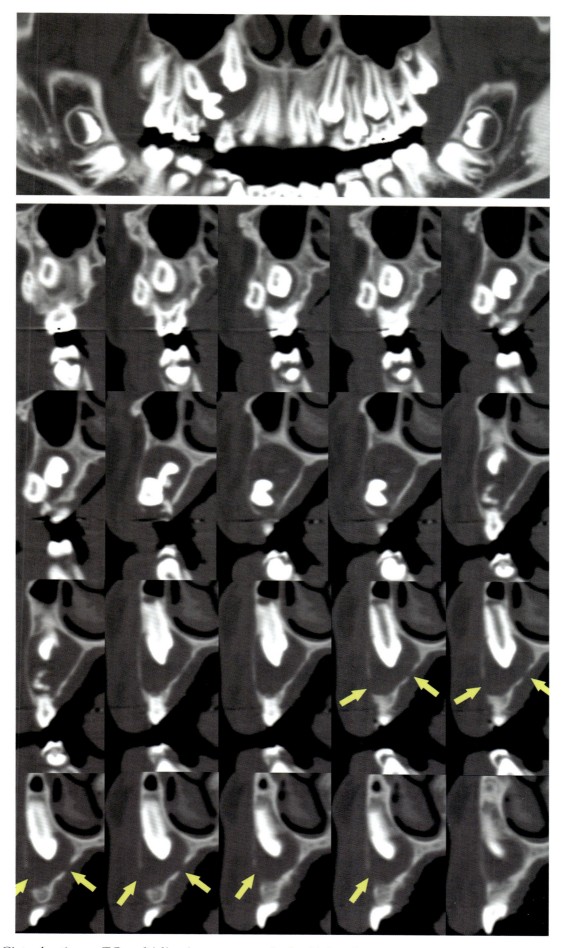

Figura 4 – Cisto dentígero. TC *multislice* (mesmo caso da fig. 3), janela para tecido ósseo. Corte coronal panorâmico. Sequência de cortes parassagitais evidenciando a relação do cisto com os dentes envolvidos e com as estruturas adjacentes (corticais vestibular e palatina, seio maxilar e fossa nasal). Além de mostrar o rompimento das corticais vestibular e palatina na região do dente 13 (setas).

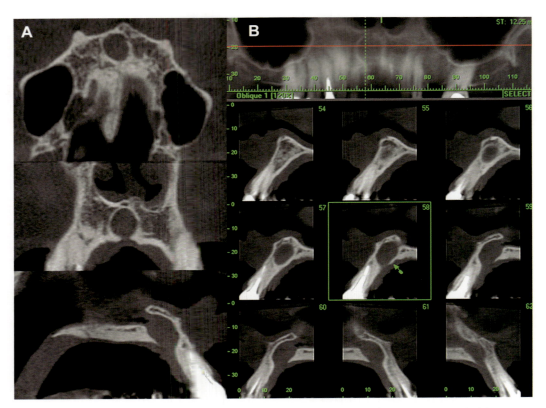

▲ **Figura 5** – Cisto do ducto nasopalatino. Tomografia computadorizada por feixe cônico. **(A)** Imagens axial, coronal e sagital evidenciando área hipodensa em linha média com contiguidade ao forame incisivo. Nota-se um discreto abaulamento na parede anterior do processo alveolar e superiormente no assoalho da fossa nasal do lado direito. **(B)** Corte coronal panorâmica e cortes parassagitais, estes demonstrando abertura acentuada do forame incisivo (seta).

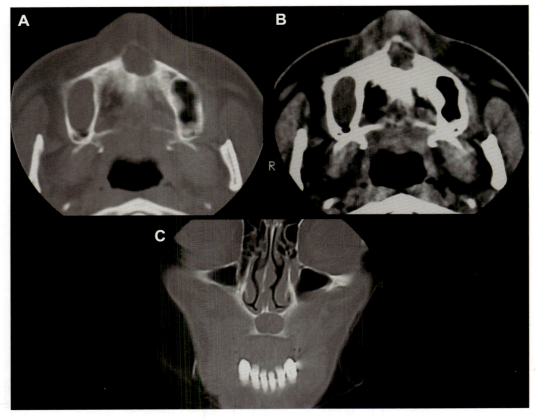

▲ **Figura 6** – Cisto do ducto nasopalatino. Tomografia computadorizada espiral *single slice*. **(A)** Corte axial (janela para tecido ósseo) com área hipodensa homogênea, delimitada, com formato arredondado e localização na região anterior da maxila evidenciando destruição da cortical óssea. **(B)** Corte axial (janela para tecido mole) demonstrando isodensidade em relação às estruturas moles adjacentes. **(C)** Corte coronal (janela para tecido ósseo) demonstrando expansão de corticais ósseas na região do canal incisivo.

Cisto ósseo aneurismático

Lesão com patogênese incerta, etiologias cogitadas como formação vascular reativa pós-traumática e malformação genética que predisporia à formação de tumores ósseos. Estudos genéticos recentes e imuno-histoquímicos propõem que o cisto ósseo aneurismático seja um tumor, e não uma lesão reativa simulando um tumor. Cerca de 2-12% dos casos de cistos ósseos aneurismáticos são encontrados na região de cabeça e pescoço, sendo a maioria dos casos relatados em ossos longos (tíbia e fêmur). A maior incidência dessa lesão ocorre em mandíbula (região de corpo), havendo maior casuística em pacientes jovens (até a segunda década de vida) e do gênero feminino.

Os sinais precoces do cisto ósseo aneurismático correspondem a uma lesão subperióstea excêntrica que eleva o periósteo e progressivamente provoca erosão na cortical óssea, causando um aspecto de insuflação ou expansão balonizante. A área osteolítica frequentemente contém septos e espículas ósseas simulando um padrão próximo a favo-de-mel. Uma cortical óssea periférica delgada é frequentemente vista perifericamente. Em ossos longos, resposta perióstea em forma de lâminas concêntricas é vista com frequência. A separação dos tecidos moles adjacentes pode ser feita por apenas uma camada de periósteo que não mineralizou o suficiente para produzir tecido osteoide visível radiograficamente.

O diagnóstico entre cisto ósseo aneurismático e cisto simples é, muitas vezes, difícil de ser realizado apenas com radiografias convencionais. Um critério adicional sugestivo para o diagnóstico do cisto ósseo aneurismático é a presença dos septos intralesionais (particularmente em lesões com padrão de bolhas de sabão) dentro da lesão.

Um aspecto importante a ser avaliado na TC corresponde à presença de fluido dentro da cavidade. A existência de nível fluido-fluido (dupla densidade) dentro da lesão pode sugerir fortemente a hipótese diagnóstica de cisto ósseo aneurismático. O nível fluido-fluido ocorre devido à deposição dos componentes sólidos do sangue dentro da lesão, resultando em áreas com diferentes coeficientes de atenuação, o que é visto frequentemente, embora não seja patognomônico. Nesses casos, o diagnóstico diferencial deve ser realizado com lesões, como lesão central de células gigantes e cisto ósseo simples.

Cisto ósseo simples (solitário ou traumático)

É um cisto não odontogênico que corresponde a cerca de 1% dos cistos dos maxilares. São assintomáticos e afetam especialmente a região de pré-molares e molares inferiores de indivíduos entre 10-20 anos de idade. Em radiografias convencionais, apresentam-se como uma lesão radiolúcida arredondada ou oval bem definida e com margens recortadas entre as raízes dos dentes. Afinamento e expansão das corticais são raramente observados nessas radiografias.

Entretanto, a aparência na TC corresponde a uma área hipodensa com afinamento cortical e expansão moderada. Uma cavidade preenchida por sangue ou conteúdo líquido não necessariamente caracteriza a presença da lesão. A presença de gás dentro da loja cística não é comum. Adicionalmente, embora com menos incidência, o nível fluido-fluido possa ser visualizado através da manipulação da janela de visualização tomográfica, sendo nestes casos o diagnóstico diferencial com cisto ósseo aneurismático difícil de ser realizado (Figs. 7 e 8).

Cisto nasolabial

O cisto nasolabial (CNL) caracteriza-se como uma lesão rara de tecido mole que ocorre clinicamente como aumento de volume na projeção do sulco nasogeniano. A sua frequência corresponde a cerca de 0,7% das lesões císticas dos maxilares e 2,5% dos cistos não odontogênicos. A existência de deformação progressiva da face, associada ao risco de infecção e suas sequelas, tornam obrigatória a retirada cirúrgica da lesão. O CNL ocorre em tecido mole e apresenta como importantes manifestações clínicas a assimetria e a deformidade faciais (protrusão do lábio superior, elevação da asa do nariz, obstrução nasal e abaulamento do sulco nasolabial), crescimento lento, podendo em casos de infecção estar associado à dor (50% dos casos) e drenar para a cavidade bucal ou para o vestíbulo nasal. O diagnóstico diferencial do CNL inclui lesões intraósseas de caráter benigno, doenças inflamatórias (furúnculos do assoalho do vestíbulo nasal) ou lesões neoplásicas sólidas de menor incidência em tecido mole e prognóstico ruim (carcinoma espinocelular e tumores de glândulas salivares menores).

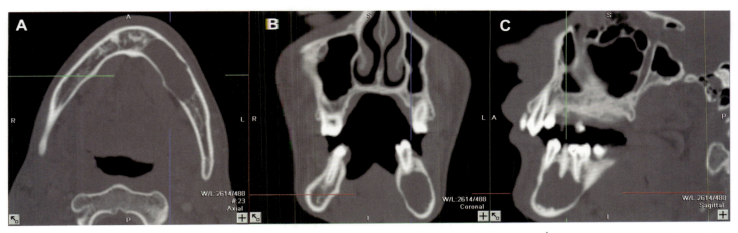

▲ **Figura 7** – Cisto ósseo simples. Tomografia computadorizada, janela para tecido ósseo. Área hipodensa com destruição da medular e expansão das corticais vestibular e lingual, sem destruição destas. **(A)** Corte axial evidenciando limites anteroposteriores da lesão, no lado esquerdo do corpo da mandíbula. **(B)** Imagem coronal mostrando adelgaçamento das corticais ósseas até a base da mandíbula. **(C)** Imagem sagital da lesão ocupando os espaços interdentais.

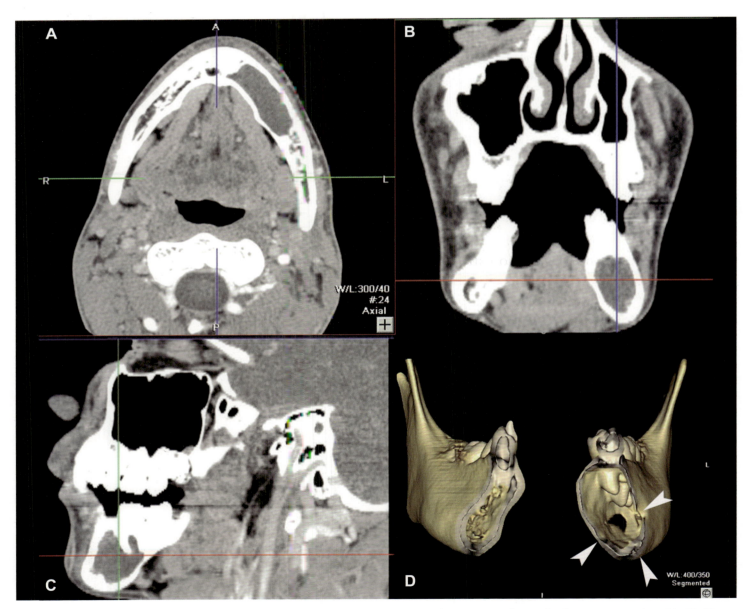

▲ **Figura 8** – Cisto ósseo simples. Tomografia computadorizada, janela para tecido mole do caso anterior. **(A-C)** Corte axial e imagens coronal e sagital evidenciando menor atenuação em HU do que os tecidos adjacentes, compatível com conteúdo cístico. **(D)** Reconstrução em 3D, protocolo ósseo, ressaltando a ausência de osso medular e afinamento das corticais ósseas vestibular, lingual e da base da mandíbula (cabeças de setas).

Apesar de outros métodos diagnosticarem com precisão o CNL, a radiografia oclusal de maxila tende a ser o primeiro exame realizado na suspeita clínica. Rarefação óssea e inversão dos limites anterior e lateral do assoalho da fossa nasal do lado afetado são observadas. No diagnóstico por imagem, a IRM fornece informações adicionais para lesões de tecido mole. A TC possibilita o delineamento perfeito da lesão avaliada, sendo importante para o estabelecimento preciso das dimensões císticas, bem como para a análise do conteúdo da lesão, fornecendo informações importantes para as hipóteses de diagnóstico. O fluido contido nos cistos é produzido pelas células caliciformes que compõem o revestimento epitelial da lesão e pode ser avaliado através de mensuração de unidades Hounsfield (Fig. 9).

Cisto odontogênico glandular

O cisto odontogênico glandular representa uma lesão extremamente rara e que possui ocorrência de aproximadamente 0,04% entre os cistos odontogênicos. Possuem maior incidência em região anterior dos maxilares, com maior ocorrência na mandíbula. O perfil de acometimento está relacionado a pacientes na quarta década de vida e do gênero masculino. Os sinais clínicos não são específicos, embora crescimento lento e assintomático seja relatado.

Locularidade, coeficiente de atenuação e características das bordas das lesões são extremamentes importantes na diferenciação dos cistos odontogênicos glandulares, devido à sua semelhança com lesões como granuloma central de células gigantes, ameloblastomas e queratocistos. Em casos de lesão na região anterior e em pacientes adultos, a possibilidade de cisto odontogênico glandular deve ser cogitada.

Apesar de o diagnóstico diferencial ser difícil, a TC está indicada em casos onde a existência de lesões extensas e com envolvimento de estruturas extragnáticas como seios paranasais, assoalho da fossa nasal e assoalho orbitário (Fig. 10).

Ameloblastoma

O ameloblastoma é uma neoplasia odontogênica benigna localmente invasiva e que recidiva com frequência. É o tumor odontogênico mais frequente, excluindo-se os odontomas.

O tumor normalmente aparece na quarta e quinta décadas de vida, e é ligeiramente mais comum em homens que em mulheres. Mais de 80% são encontrados na mandíbula, principalmente na região posterior. Quando na maxila, é encontrado mais na região de molares e pré-molares e do seio maxilar. Clinicamente, o paciente em geral apresenta tumefação assintomática de crescimento lento.

Três tipos de ameloblastomas são identificados: intraósseo (sólido ou multicístico), circunscrito unilocular e periférico (extraósseo). Os achados radiográficos do ameloblastoma podem estar relacionados ao tipo do tumor. O unicístico é mais comum como uma área radiolúcida unilocular; já o sólido ou multicístico aparece como uma lesão multilocular.

Nas radiografias convencionais, lesões expansivas uni ou multiloculares com os padrões de bolha de sabão ou favo-de-mel são frequentemente observados, sendo o primeiro predominante. Expansão vestibulolingual e reabsorção das raízes dos dentes envolvidos pela lesão são observadas em mais de 90% e 80% dos casos respectivamente. Esclerose marginal discreta, margens crenadas, perda de lâmina dura, dentes rechaçados e assimetria facial também são relatados. À medida que o tumor cresce, expansão e afinamento de corticais tornam-se mais marcantes, mas parestesia em geral não é relatada.

Cistos e lesões císticas dos maxilares, como cisto dentígero, residual e aneurismático, queratocisto odontogênico e mixoma que são expansivos e osteolíticos, podem ser incluídos no diagnóstico diferencial. A importância da diferenciação entre o ameloblastoma e os outros tumores odontogênicos está no prognóstico de cada tumor e nas diferentes condutas a serem adotadas.

As características radiográficas dos ameloblastomas podem interferir na conduta e no tratamento. O tipo multilocular recidiva mais que o unilocular, independentemente de a abordagem cirúrgica ter sido radical ou mais conservadora. Os ameloblastomas multiloculares precisam de um planejamento cirúrgico minucioso, e o papel da TC é fundamental.

A TC normalmente é útil na delimitação da extensão, conteúdo, destruição de corticais e expansão para os tecidos moles. Reabsorção dentária é mais bem observada nas radiografias periapicais. Nas imagens em TC, o ameloblastoma aparece como uma lesão bem delimitada, cística com áreas hipo e isodensas, o que mostra a composição sólida do tumor. Alguns casos que aparecem como lesão uniloculares em radiografias panorâmicas podem ser multiloculares na TC. Isso se dá pelo surgimento de trabéculas e septos discretos que não estavam visíveis nas radiografias convencionais, sendo então um achado bem específico da TC. A expansão e a destruição das corticais lingual e vestibular são mais bem observadas na TC. Normalmente, não ocorre captação de contraste em áreas císticas. No ameloblastoma, podem ser notadas regiões hiperdensas de partes moles.

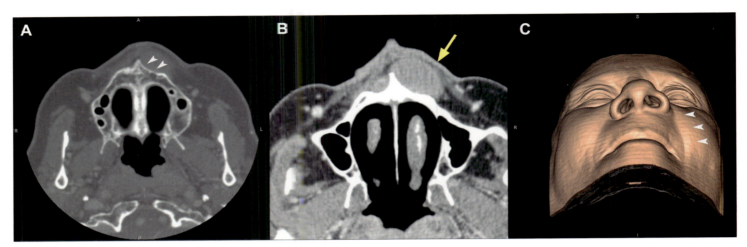

▲ **Figura 9** – Cisto nasolabial. TC espiral *multislice*. **(A)** Janela para tecido ósseo, corte axial evidenciando integridade e remodelagem da cortical óssea, do lado esquerdo da maxila (cabeças de seta). **(B)** Janela para tecido mole, corte axial demonstrando realce homogêneo pelo contraste confirmando composição da lesão (seta). **(C)** Reconstrução em 3D-TC (protocolo tegumentar) com vista inferossuperior demonstrando assimetria facial, levantamento da asa do nariz e apagamento de sulco nasolabial (cabeças de seta).

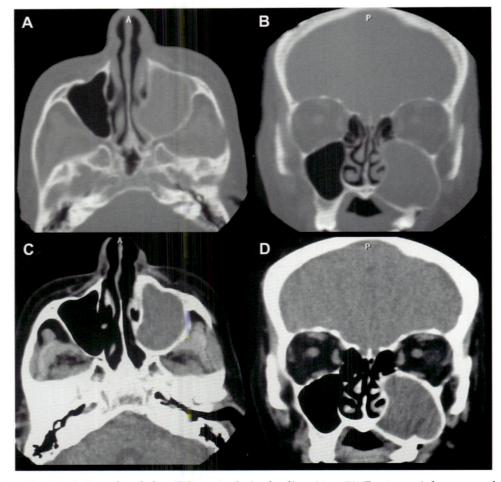

▲ **Figura 10** – Cisto odontogênico glandular. TC espiral *single slice*. **(A e B)** Cortes axial e coronal (janela para tecido ósseo), lesão extensa com envolvimento de seio maxilar evidenciando deslocamento das paredes do seio maxilar esquerdo e assoalho da órbita. **(C e D)** Cortes axial e coronal (janela para tecido mole) evidenciando hiperdensidade de tecido mole intrassinusal.

Em casos mais extensos ou de recidivas severas, a avaliação da extensão do tumor para os tecidos moles adjacentes também é muito importante. Há captação significativa do contraste pelo tumor, que, mesmo não sendo como em uma neoplasia maligna, resulta em hiperdensidade maior em relação aos tecidos normais.

Os achados radiográficos não são patognomônicos, mas a TC e a IRM podem contribuir para diferenciar o ameloblastoma de outras lesões dos maxilares. A IRM mostra um padrão misto de componentes císticos e sólidos, espessamento irregular das paredes dos componentes císticos e projeções papilares (nódulos murais). A presença destes nódulos na variante unicística pode ser útil no diagnóstico diferencial entre o ameloblastoma e o cisto dentígero (Figs. 11 a 19).

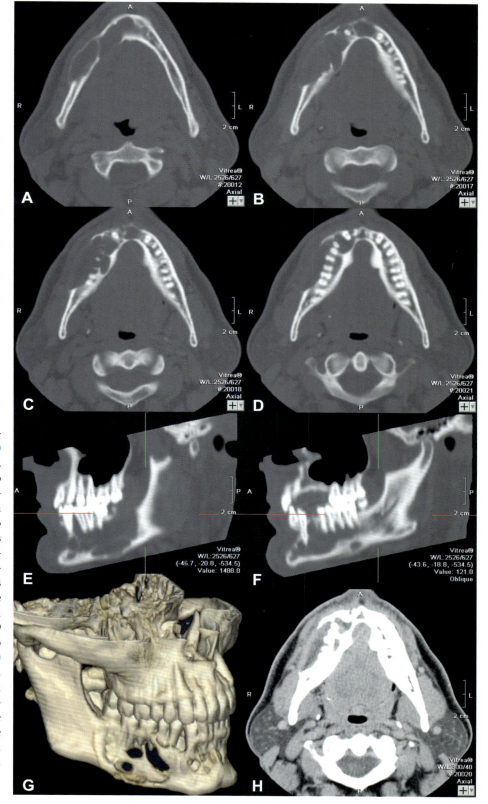

▲ **Figura 11** – Ameloblastoma. Tomografia computadorizada espiral. **(A-D)** Cortes axiais, janela para tecidos duros, mostrando lesão multilocular do lado direito da mandíbula, envolvendo a região de sínfise até o corpo. Afinamento da cortical lingual e expansão e rompimento da cortical vestibular e presença de tórus mandibular bilateral. **(E e F)** Reconstruções sagitais nas quais se observam a relação da lesão com os dentes envolvidos sem provocar reabsorção destes, além de comportamento osteolítico na base da mandíbula. **(G)** A reconstrução em 3D em protocolo ósseo evidencia a extensão e o aspecto multilocular da lesão. **(H)** Corte axial, janela para tecidos moles, sem comportamento infiltrativo para tecidos moles adjacentes e com densidade semelhante às estruturas normais de partes moles. Isto mostra o aspecto de lesão benigna de natureza mais sólida do que cística, o que pode ser compatível com tumor benigno.

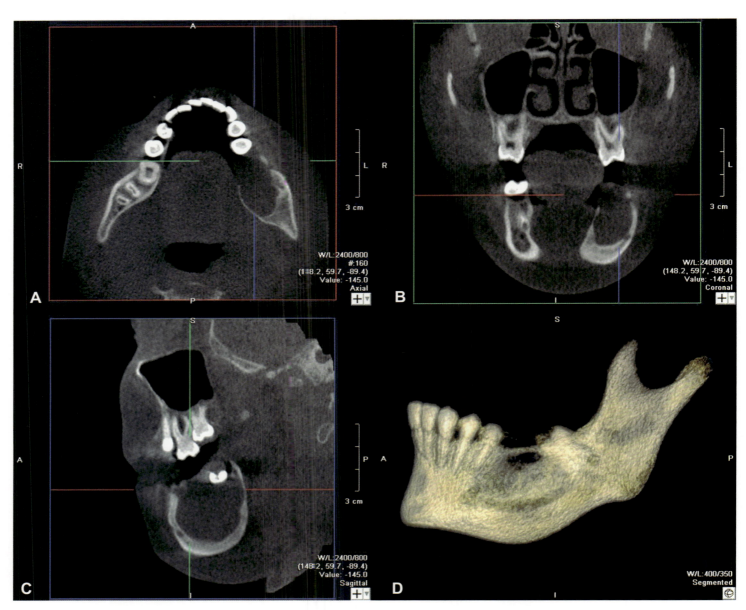

▲ **Figura 12** – Ameloblastoma. Tomografia computadorizada por feixe cônico. **(A)** A imagem axial demonstra lesão unilocular do lado esquerdo da mandíbula causando expansão e rompimento das corticais vestibular e lingual. Nas reconstruções coronais e sagitais, observa-se o deslocamento do canal mandibular pela lesão para cortical vestibular **(B e C)**. **(D)** A reconstrução em 3D com transparência evidencia a extensão e a relação da lesão com os dentes e com o canal mandibular.

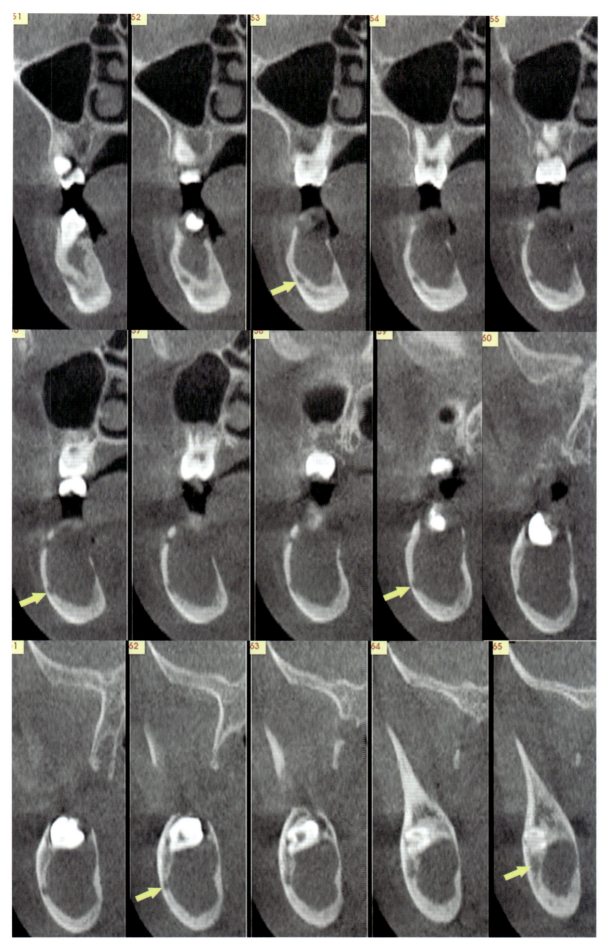

▲ **Figura 13** – Ameloblastoma. Sequência para a obtenção dos cortes parassagitais do caso da figura 12 com TC por feixe cônico. O mapeamento parassagital da lesão permite uma melhor avaliação das corticais vestibular e lingual e da relação com os dentes e com o canal mandibular deslocado para vestibular (setas). Não se verifica reabsorção dos dentes 35 e 47.

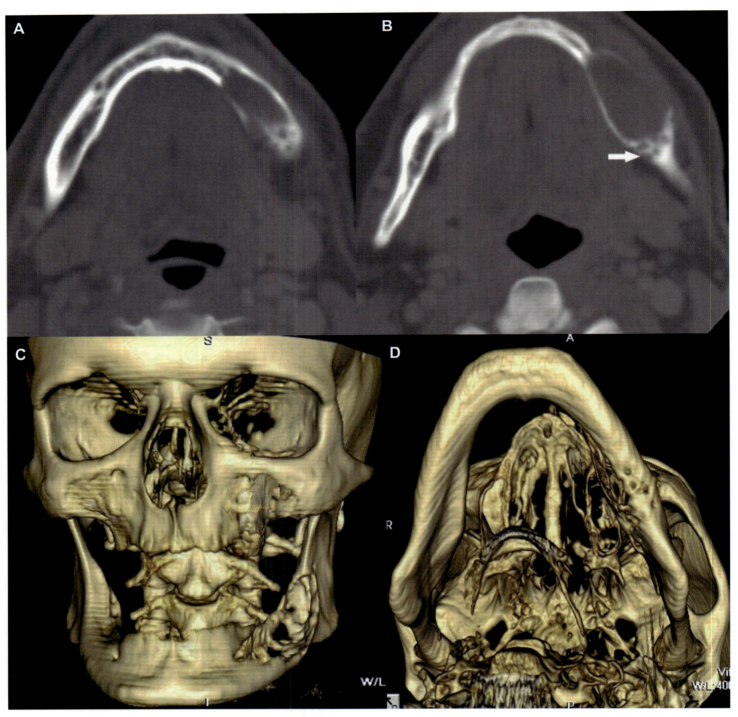

▲ **Figura 14** – Ameloblastoma. Cortes axiais (janela para osso) **(A** e **B)** demonstrando imagem hipodensa no corpo da mandíbula, no lado esquerdo, desde a base até o processo alveolar, com comportamento multilocular na região mais posterior (seta). Na reconstrução em 3D **(C** e **D)** observamos as lojas estendendo-se para base da mandíbula.

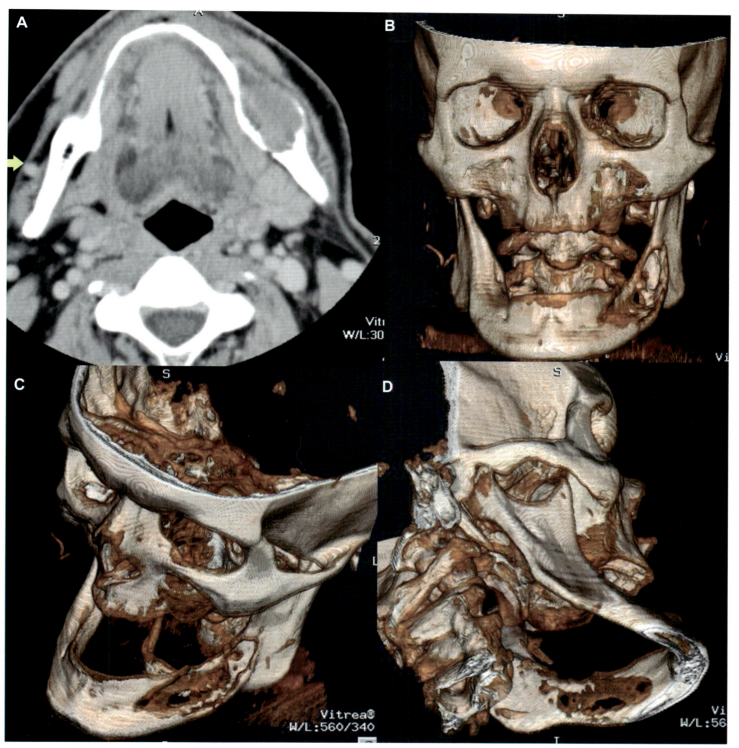

▲ **Figura 15** – Janela para tecido mole (A) demonstrando hiperdensidade de partes moles (mesmo caso da figura 14), porém com um aspecto de isodenso em relação às estruturas de tecidos moles adjacentes. Também nesta imagem verificam-se discreta expansão do músculo bucinador do lado esquerdo e linfonodo no lado direito (seta). Reconstrução em 3D aplicando o protocolo vascular (B, C e D) mostrando a vascularização do ameloblastoma. Por estas imagens podemos concluir que esta lesão apresenta vascularização maior do que cisto, por ser uma lesão de natureza mais sólida e menos vascularizada que outras lesões benignas, com maior vascularização como lesão central de células gigantes.

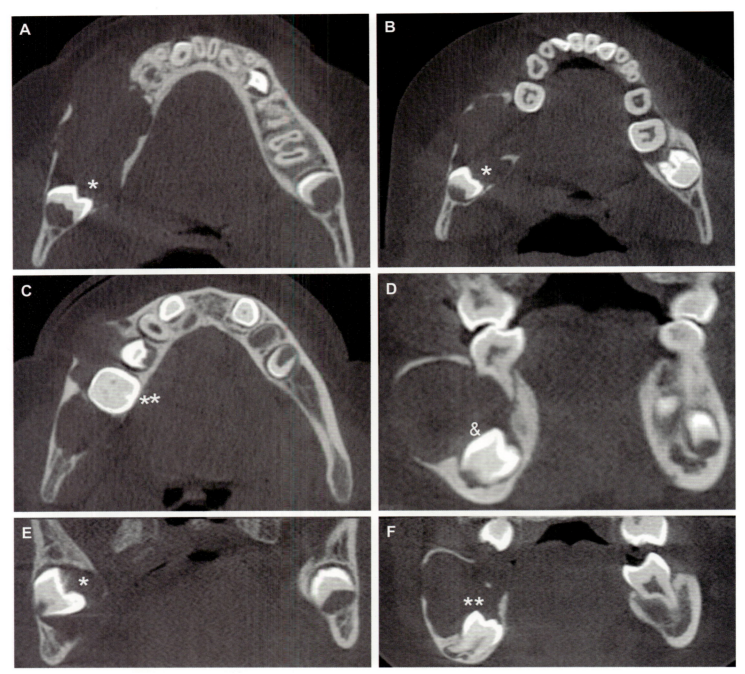

▲ **Figura 16** – Ameloblastoma (A-F) pré-tratamento. Cortes axiais e coronais. Imagem hipodensa no lado direito da mandíbula, estendendo-se anteroposteriormente da região de ângulo até a distal do dente 44 (&). Superoinferiomente, envolve a base da mandíbula ao processo alveolar. Expansão severa das corticais lingual e vestibular com rompimento destas. A lesão envolve o dente 46, provocando afastamento para base da mandíbula (**), como também o dente 47 para região posterior (*). Diagnóstico por meio da TCFC: lesão expansiva e osteolítica envolvendo o corpo e ângulo da mandíbula do lado direito, característica de uma lesão de origem odontogênica.

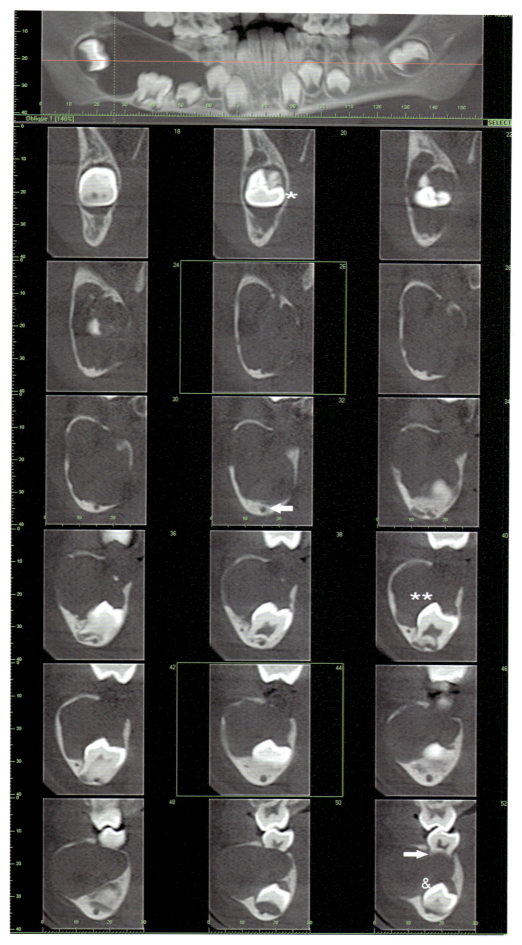

Figura 17 – Ameloblastoma. Pré-tratamento, mesmo caso da figura 16. Corte coronal panorâmico e cortes parassagitais. Nas imagens parassagitais, observam-se o deslocamento do canal mandibular para base da mandíbula e reabsorção radicular do primeiro molar decíduo, assim como a relação dos dentes 44 (&), 46 (**) e 47 (*) com as corticais vestibular e lingual.

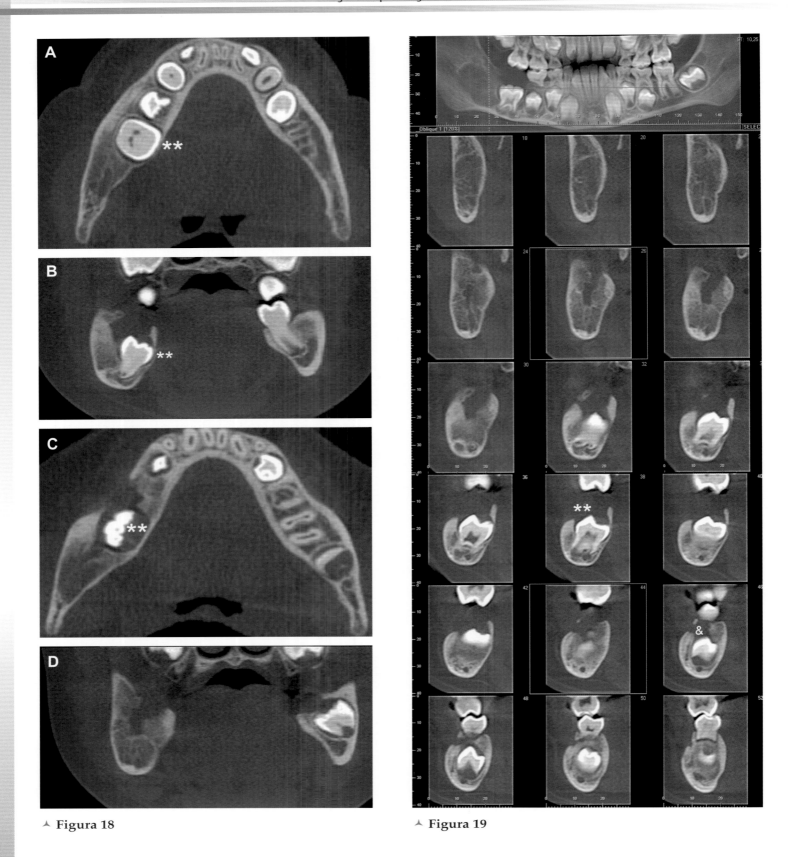

▲ Figura 18

▲ Figura 19

▲ **Figura 18** – Ameloblastoma. Pós-tratamento, mesmo caso das figuras 16 e 17. Imagens axiais e coronais mostrando hiperdensidade na região da mandíbula onde se localizava a lesão, denotando a calcificação de acordo com o tratamento conservador. Ainda se verifica imagem hipodensa adjacente ao dente 46 (**).

▲ **Figura 19** – Ameloblastoma. Pós-tratamento mesmo caso das figuras 16 e 17. Corte coronal panorâmico e cortes parassagitais. Nas imagens parassagitais, observam-se a calcificação do trabeculado em relação às corticais nas regiões dos dentes envolvidos, 44 (&) e 46 (**). O dente 47 foi removido.

Tumor odontogênico queratocístico

Corresponde a cerca de 8-10% de todos os cistos odontogênicos. Na classificação publicada em 2005, pela Organização Mundial da Saúde, foi incluído no grupo dos tumores odontogênicos e denominado tumor odontogênico queratocístico. Dois terços deles ocorrem na mandíbula, sendo a maioria na região de terceiro molar, ângulo e ramo da mandíbula. Afeta principalmente as segunda e terceira décadas de vida, com frequência ligeiramente maior em homens.

Clinicamente, os achados mais comuns são tumefação e drenagem intrabucais, mas dor e desconforto também são relatados. Radiograficamente, apresenta-se como uma lesão radiolúcida uni ou multilocular, principalmente na região posterior da mandíbula. Em radiografias convencionais, expansão e perfuração de corticais estão presentes em 25% dos casos.

No queratocisto, expansão e perfuração ocorrem principalmente na cortical vestibular e, em média, 60% dos casos são uniloculares. A diferenciação do queratocisto de outros cistos e lesões dos maxilares é importante devido ao seu índice de recidiva em torno de 30%. O diagnóstico diferencial é feito principalmente com cisto dentígero, residual e ameloblastoma. A diferenciação entre o queratocisto e o ameloblastoma é difícil devido à semelhança clínica e radiográfica. Ambos podem causar reabsorção dentária e expansão da cortical lingual.

A extensão mesiodistal desta lesão é atribuída à proliferação do seu epitélio e resulta em um crescimento em osso medular característico. Assim, a assimetria facial ausente ou discreta pode ser incompatível com o tamanho da lesão observada radiograficamente. As características na TC também estão relacionadas a este comportamento biológico. Expansão discreta das corticais é observada na maioria dos casos.

A TC mostra a extensão do cisto e fornece detalhes da expansão óssea e afinamento e/ou rompimento de cortical. Em lesões de maxila, possibilita melhor identificação da relação com o seio maxilar. No caso das lesões multiloculares, lojas e septos são mais bem identificados com uma TC. A IRM é melhor para demonstrar a composição interna dos queratocistos. Entretanto, áreas de atenuação aumentada em queratocistos com grande quantidade de queratina têm sido relatadas em TC. Estudos de TC comparando a captação de contraste do queratocisto com o ameloblastoma mostraram maior atenuação dos ameloblastomas, fato atribuído à maior vascularização deste tumor (Figs. 20 a 22).

Síndrome do carcinoma nevoide basocelular (SCNB) – síndrome de Gorlin-Goltz

Acredita-se que em torno de 6% dos pacientes que apresentam queratocisto sejam portadores da SCNB. É uma doença autossômica dominante, caracterizada por múltiplos carcinomas basocelulares, queratocistos, depressões puntiformes (*pits*) palmoplantares, calcificação da foice cerebral, anomalias na coluna vertebral e nas costelas, fibromas no ovário e retardo mental em variados graus. Hipertelorismo ocular, bossas temporoparietal e frontal e prognatismo mandibular moderado também têm sido relatados.

Os queratocistos são a segunda característica mais comum associada à SCNB. Nas crianças e em adolescentes, o cisto pode deslocar os germes dentários e atrasar o desenvolvimento dentário. Nos pacientes com a SCNB, os queratocistos tendem a formar mais cistos satélites, o que justifica o acompanhamento rígido destes pacientes.

A calcificação da foice cerebral é a característica radiográfica mais frequente na TC de crânio, estando presente em 79% dos pacientes com mais de 20 anos e em 37% daqueles com menos de 20 anos de idade. Calcificação do tentório do cerebelo, alteração na morfologia da sela e na densidade do seio frontal também podem ser observados. IRM e TC de crânio podem revelar ventrículos assimétricos ou dilatados, atrofia cerebral, disgenesia ou agenesia dos corpos calosos e meningioma.

A importância da combinação de diferentes modalidades de imagem no diagnóstico da SCNB tem sido demonstrada na literatura. Monitorar periodicamente os pacientes afetados é fundamental para avaliar as recidivas dos cistos, formação de novas lesões e identificação de outras alterações associadas à síndrome (Fig. 23).

Mixoma odontogênico

O mixoma odontogênico é um tumor benigno localmente invasivo que corresponde em torno de 2% de todos os tumores odontogênicos. Afeta uma faixa etária ampla, mas preferencialmente indivíduos com cerca de 30 anos, de ambos os sexos.

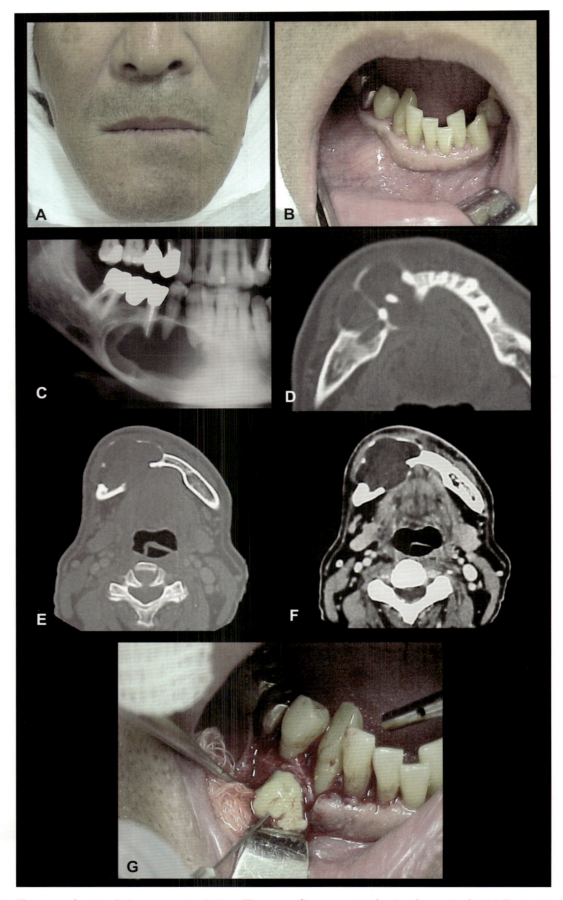

▲ **Figura 20** – Tumor odontogênico queratocístico. Tomografia computadorizada espiral. **(A)** Paciente com assimetria facial causada por tumefação do lado direito da mandíbula. **(B)** A lesão deforma o fundo de sulco e o rebordo alveolar do lado afetado, empurrando os dentes da região. **(C)** Na radiografia panorâmica, observa-se lesão radiolúcida bem delimitada expandindo a base da mandíbula. **(D e E)** Cortes axiais de TC em janela para tecidos duros mostram lesão multilocular, com finos septos no seu interior **(D)** causando expansão e rompimento das corticais vestibular e lingual **(E)**. **(F)** O corte axial em janela para tecidos moles mostra lesão com hipodensidade de tecidos moles compatível com o componente cístico do tumor. **(G)** Transoperatório evidenciando queratina dentro da lesão.

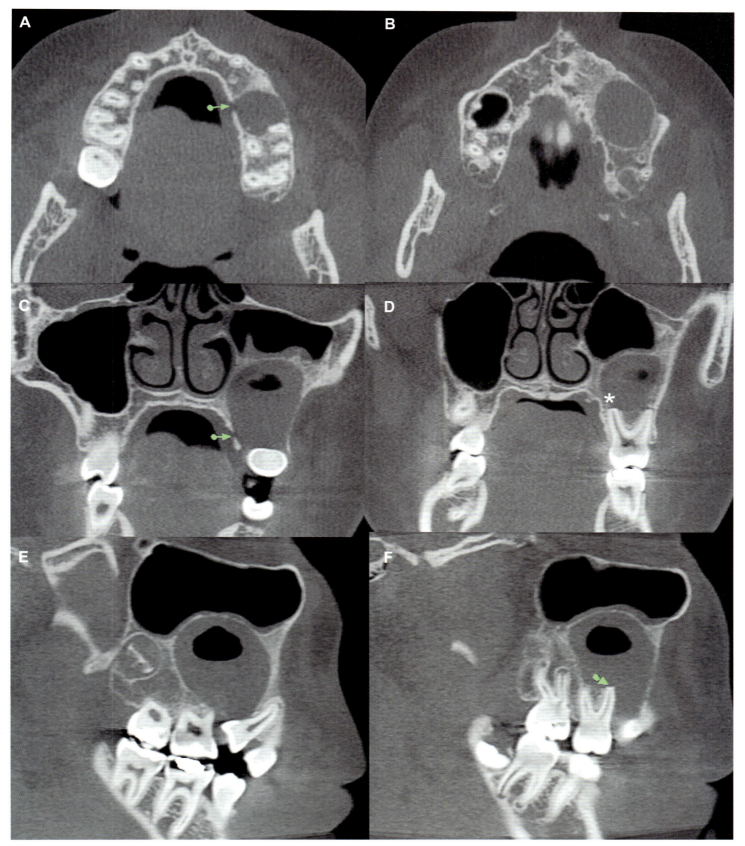

▲ **Figura 21** – Queratocisto. Imagem hipodensa no lado esquerdo da maxila na região dos dentes 24, 25 e 26 (A e B). A lesão provoca expansão das corticais vestibular e discreta palatina, com rompimento desta cortical. Devido a essa discreta expansão e pelo fato do conhecimento da natureza da lesão, este rompimento pode representar uma biópsia incisional (envolve a crista óssea alveolar na região do dente 25, assim como provoca expansão superior acentuada do assoalho do seio maxilar correspondente, sem provocar o rompimento da cortical do assoalho (C, D, E e F). Nesta região, observa-se uma área de esclerose reacional com espessamento da mucosa sinusal. Verifica-se uma imagem compatível com ar, sugerindo manipulação cirúrgica da lesão (o que pode representar uma biópsia na região). Observa-se reabsorção das raízes palatina (*) e mesiovestibular (seta) do dente 26 (D e F) e deslocamento do dente 25 (E).

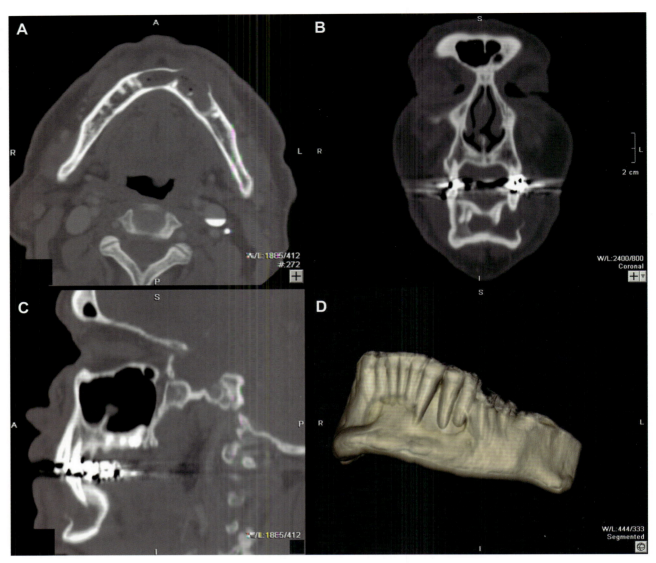

▲ **Figura 22** – Tumor odontogênico queratocístico. Tomografia computadorizada espiral. Janela para tecido ósseo. **(A)** Corte axial mostrando lesão lobulada expansiva na região anterior da mandíbula com rompimento da cortical vestibular. **(B e C)** Nas reconstruções coronal e sagital, também se observa o rompimento da cortical vestibular. **(D)** A reconstrução em 3D (protocolo ósseo com transparência) realça os limites da lesão e seu crescimento medular.

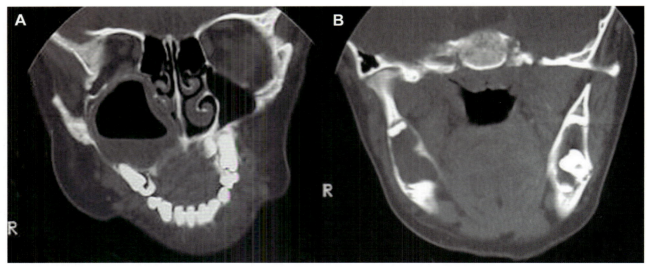

▲ **Figura 23** – Síndrome de Gorlin-Goltz. Tomografia computadorizada em janela para tecidos duros **(A e B)**. Cortes coronais mostrando a lesão expansiva e osteolítica envolvendo o seio maxilar direito **(A)** e lesões bilaterais na região do ramo da mandíbula.

Nas radiografias convencionais, apesar de poderem se apresentar também como lesões radiolúcidas uniloculares, a característica típica dessa doença é a formação delicada de trabéculas em um padrão conhecido como "raquete de tênis", que mostra uma lesão multilocular separada por septos finos e retos que formam espaços quadrados, retangulares e/ou triangulares. Múltiplas áreas arredondadas e ovais compostas por trabéculas curvas formando os padrões de bolha de sabão ou favo-de-mel também podem ser observadas. Alteração na posição dentária e reabsorções externas são observadas em grande parte dos casos. Devido à bidimensionalidade, nas radiografias convencionais, os septos podem ser projetados e dar a aparência de lesão multilocular. Entretanto, a aparência multilocular é tridimensional e ocorre apenas quando os septos separam totalmente a lesão. Septos delicados podem não aparecer neste tipo de radiografia.

Na TC, estes podem ser observados principalmente na periferia da lesão e, raramente, no centro do tumor. Assim, a descrição de uma lesão hipodensa com trabéculas no interior é frequente. Estes septos podem não separar totalmente a lesão em múltiplas lojas verdadeiras. Os septos não estão situados apenas na periferia. Podem estar presentes na direção da expansão anteroposterior da lesão. Isto pode ser muito bem interpretado na TC pelas imagens axiais. Expansão, afinamento e rompimento de corticais ou das paredes sinusais são observados com frequência na TC. Muitos tumores na mandíbula expandem e afinam corticais, preservando-as, enquanto, quando atingem a maxila, a maioria dos tumores acaba se expandindo para o seio maxilar.

Em exames sem o uso do contraste, os tumores costumam apresentar densidade homogênea, exceto pela presença dos septos intralesionais, demonstrados em sua maioria pela TC. A maioria das lesões apresenta-se hipodensa em relação aos músculos, mas pode apresentar isodensidade (Figs. 24 e 25).

Tumor odontogênico adenomatoide (TOA)

É um tumor benigno que corresponde a 2,2-7,1% de todos os tumores odontogênicos. Estudos mostram que a queixa mais frequente é uma tumefação assintomática, seguida de ausência dentária, assimetria facial, dor à palpação, com raros casos de reabsorção radicular, perfuração de cortical e invasão para o seio maxilar. Possui crescimento lento e pode ser assintomático. Dois terços dos casos são diagnosticados na segunda década de vida e mais da metade em pessoas jovens, sendo mais comum em mulheres.

Radiograficamente, o TOA é classificado em três tipos: folicular, associado à coroa de um dente não irrompido semelhante a um cisto dentígero; periférico, que raramente produz alterações radiográficas; e o extrafolicular, que simula cistos residual, periodontal lateral ou radicular, dependendo da sua localização. A descrição mais comum do TOA é uma área radiolúcida com flocos radiopacos envolvendo um canino superior de pacientes jovens.

Na TC, inúmeros focos de estruturas hiperdensas, em um arranjo circular, podem ser notadas a uma determinada distância das margens da lesão. Expansão vestibulolingual e afinamento de cortical podem ser observados. Calcificações são encontradas em 78% dos casos de TOA.

O diagnóstico diferencial na radiografia inclui os tumores odontogênicos calcificantes (TOEC), o fibro-odontoma ameloblástico e os odontomas. Quando da ausência de calcificações, ameloblastoma, queratocisto, cistos radicular, residual e periapical também compõem o diagnóstico diferencial (Fig. 26).

Tumor odontogênico cístico calcificante (TOEC) – cisto de Gorlin

O tumor odontogênico cístico calcificante (TOEC), anteriormente denominado cisto odontogênico calcificante, foi incluído entre os tumores odontogênicos na classificação publicada em 2005 pela Organização Mundial da Saúde. É uma lesão rara, com crescimento lento e indolor. Afeta a maxila e a mandíbula, principalmente na região anterior de pacientes das segunda e terceira décadas de vida, sem predileção por gênero. Um dente não irrompido pode estar associado em até um terço dos casos.

Radiograficamente, apresenta-se uni ou ocasionalmente multilocular, com áreas calcificadas focais ou semelhantes a dentes. A indução de formação de tecido dentário dentro da lesão pelo revestimento epitelial produz imagem tomográfica com alto grau de atenuação. A formação de calcificações lineares próximas às paredes da lesão pode indicar um elemento importante para o diagnóstico diferencial.

Na ausência de calcificações intralesionais, nas lesões uniloculares, o diagnóstico diferencial pode ser feito com cistos radiculares, dentígeros ou residuais, enquanto lesões multiloculares apresentam padrão semelhante aos ameloblastomas e queratocistos odontogênicos. Quando há calcificações intralesionais, o diagnóstico diferencial deve ser feito com o tumor de Pindborg, tumor odontogênico adenomatoide e fibrodontoma ameloblástico.

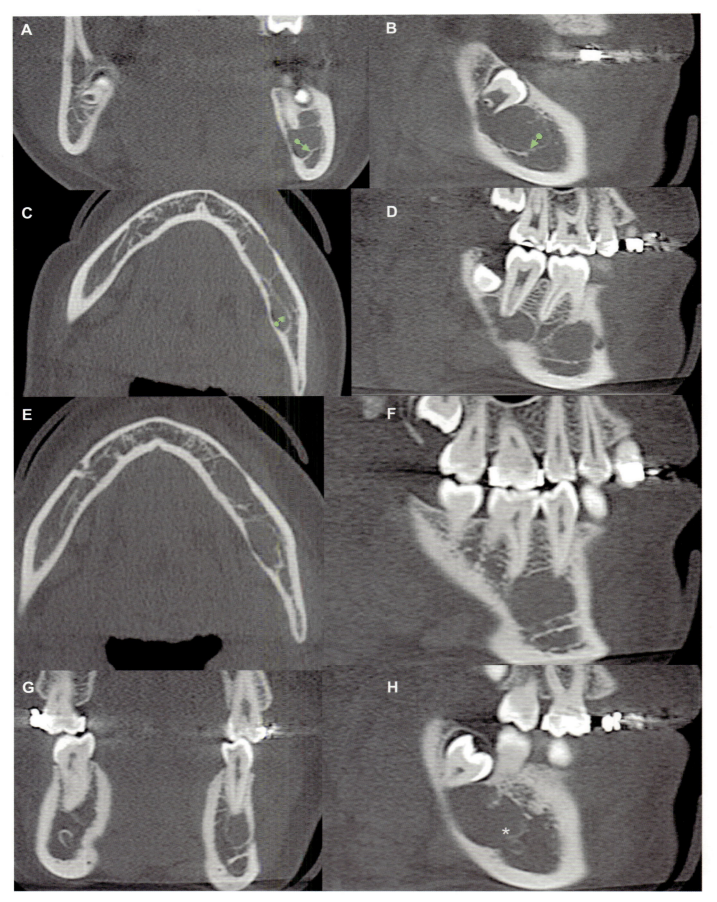

▲ **Figura 24** –Mixoma: imagens coronais (A e G), axiais (C e E) e sagitais (B, D, F e H). Verifica-se imagem hipodensa, com septos demonstrando as trabecula finas localizadas longitudinalmente (setas) na região mais inferior, da região mesial do dente 35 até o dente 38 (A, B, C, D e E). Nas imagens axiais, observamos os septos alinhados na direção da expansão da lesão. Inferiormente, estende-se até a base da mandíbula, sem causar abaulamento nem rompimento do canal mandibular (F, H). Na região do dente 37, a lesão provoca abaulamento discreto da cortical interna da mandíbula, entretanto sem provocar seu rompimento (A, E). Não há evidencia de reabsorção radicular dos dentes envolvidos (D, E, F). Lesão multilocular, sem comportamento de destruição e expansão de corticais.

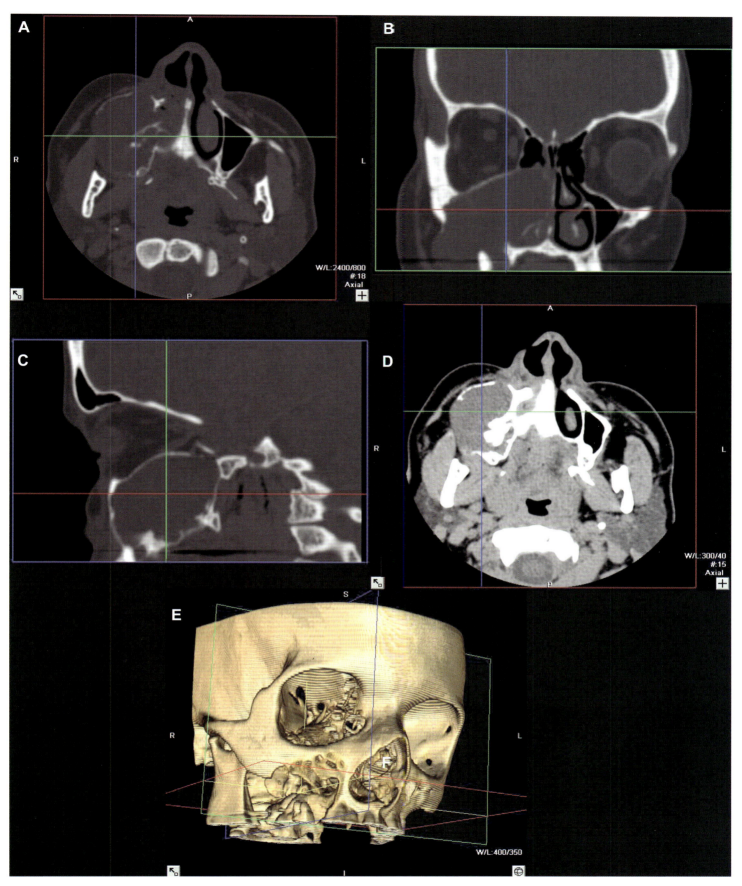

▲ **Figura 25** – Mixoma odontogênico. Tomografia computadorizada espiral. **(A)** O corte axial em janela para tecidos duros evidencia a lesão causando expansão, afinamento e rompimento das paredes sinusais e da fossa nasal. Estes achados também ficam evidentes nas reconstruções coronais e sagitais **(B e C)**. **(D)** No corte axial em janela para tecidos moles, observa-se lesão hipodensa e homogênea bem delimitada. **(E)** Na reconstrução em 3D, o protocolo ósseo mostra o aspecto geral da destruição da maxila.

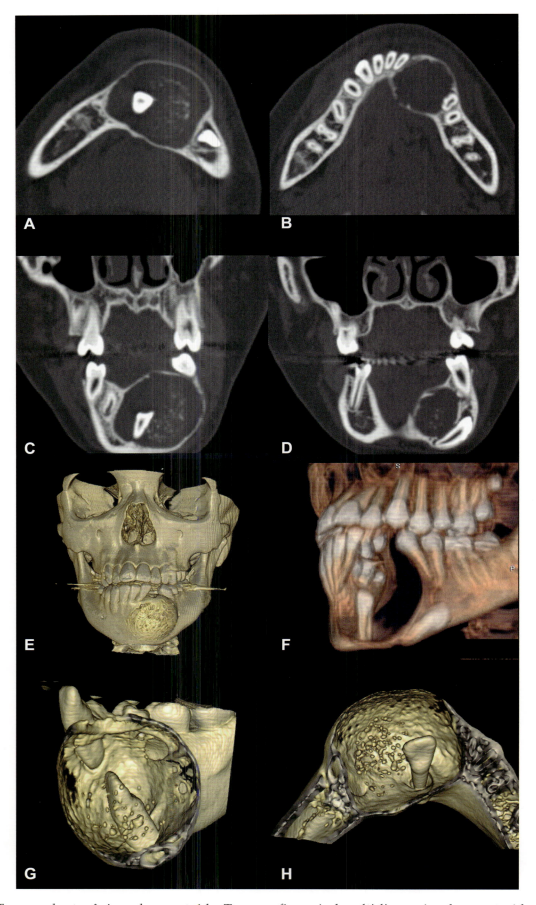

▲ **Figura 26** – Tumor odontogênico adenomatoide. Tomografia espiral *multislice* em janela para tecidos duros. **(A e B)** Imagens axiais e coronais **(C e D)** mostrando grande abaulamento das corticais vestibular e lingual e expansão da base da mandíbula. Notam-se pontos hiperdensos dentro da lesão característicos de calcificação, expressando o comportamento deste tumor. Observa-se também o dente 32 dentro da lesão e o dente 33 impactado e deslocado pela lesão para a base da mandíbula. **(E-H)** Reconstruções em 3D evidenciando o aspecto expansivo da lesão, com deslocamento dos dentes 31 e 34, e a localização do dente 32 dentro da lesão, correlacionando com as calcificações, e a relação do dente 33 com a base da mandíbula.

A presença de septos dentro da lesão é um achado incomum. Nesses casos, a formação de septos convertendo a lesão unilocular em multilocular seria oriunda do processo de desenvolvimento desta, no qual septos fibrosos calcificariam-se posteriormente, caracterizando lesões maduras. Nestes casos, o uso da TC em janela para tecido ósseo (algoritmo para osso) pode ser útil na detecção de pequenos focos sutis de calcificação dentro das lesões recentes. A despeito das características descritas anteriormente, esta lesão deve ser incluída no diagnóstico diferencial de outras lesões císticas ocorrendo anterior ao primeiro molar.

Associação de imagens com janelas para osso e partes moles, pode ajudar na diferenciação de calcificações sutis e áreas de alta atenuação óssea, tornando a avaliação do lúmen da lesão mais precisa, evidenciando as áreas de maior indução e formação de tecido dentário hiperdenso (Fig. 27).

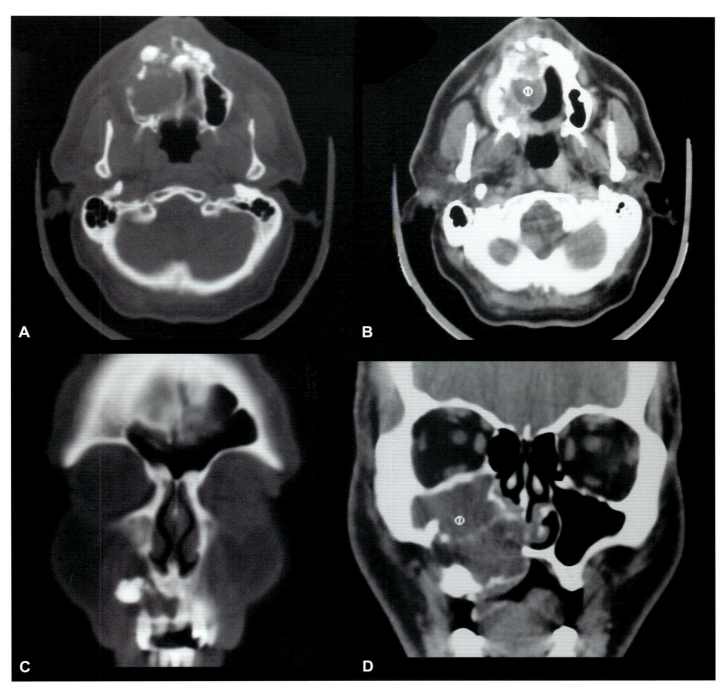

▲ **Figura 27** – Tumor odontogênico cístico calcificante. Tomografia computadorizada espiral *single slice*. **(A)** Corte axial (janela para tecido ósseo) evidenciando hipodensidade multilocular com áreas calcificadas focais ou semelhantes a dentes na região do rebordo alveolar do lado direito da maxila. **(B)** Corte axial (janela para tecido mole) evidenciando o componente tecidual mole da lesão. **(C e D)** Cortes coronais, janela para tecidos ósseo e mole respectivamente, demonstrando destruição das corticais ósseas e envolvimento de fossa nasal.

Tumor odontogênico epitelial calcificante (TOEC) – tumor de Pindborg

É um tumor benigno que corresponde a cerca de 1% de todos os tumores odontogênicos. Alguns estudos mostraram predileção pelo gênero feminino e pico nas quarta e quinta décadas de vida. Normalmente, atinge a região de pré-molares e molares, principalmente na mandíbula. Em 52% dos casos, está associado a um dente não irrompido ou a um odontoma. Reabsorção de raiz é observada em 4% dos pacientes. Cerca de 13% dos pacientes apresentam dor e desconforto.

A lesão normalmente apresenta um dente circundado por estruturas calcificadas e tecido mole na periferia, podendo ser multilocular. Pode aparecer também como uma lesão mista sem associação a dente não irrompido.

Na TC, a lesão é uma massa isodensa bem circunscrita com expansão anteroposterior e laterolateral contendo estruturas hiperdensas irregulares. Erosão de corticais e calcificações intralesionais também podem ser mais bem observadas na TC. A presença de espaços multiloculares é outra característica importante que pode não ser detectada nas radiografias convencionais. Devido à vascularização, pode haver captação de contraste em algumas áreas da lesão.

A relação de achados radiográficos na TC com os encontrados na peça cirúrgica, como cavidades císticas preenchidas por sangue, estruturas calcificadas, rompimento de corticais, espaços multiloculares e vascularização, foi descrita na literatura.

Tanto a TC quanto a IRM facilitam o planejamento cirúrgico delineando a extensão do tumor e demonstrando agressividade local. A visualização do conteúdo e da relação com as estruturas adjacentes é útil para o diagnóstico e plano de tratamento.

A identificação das calcificações intralesionais é essencial para guiar o diagnóstico diferencial entre tantas outras lesões hipodensas expansivas dos maxilares. A presença destas calcificações exclui a hipótese de ameloblastoma. O ameloblastoma normalmente apresenta grande multilocularidade com um padrão misto de componentes sólidos e císticos, com grande captação nas partes sólidas do tumor. O diagnóstico diferencial torna-se extremamente difícil em lesões pequenas e sem calcificações.

A diferenciação do TOEC e do tumor odontogênico adenomatoide (TOA) pode se dar pela faixa etária de ocorrência e localização. O TOA ocorre na região anterior da maxila de pacientes mais jovens. O TOEC, por sua vez, incide na região posterior da mandíbula. Outras lesões com padrão radiográfico misto também devem ser considerados no diagnóstico diferencial, como o fibroma cemento-ossificante (Fig. 28).

Fibrodontoma ameloblástico

É um tumor odontogênico benigno bastante raro que apresenta características mistas do odontoma complexo e do fibroma ameloblástico. Clinicamente, possui crescimento lento e é assintomático na maioria dos casos. A média de idade do diagnóstico é 9 anos. Assim, é predominante em crianças e adolescentes e está normalmente associado a um dente em desenvolvimento, principalmente na região de molares inferiores. Em muitos casos, as lesões são encontradas em radiografias de pacientes com queixa de atraso na erupção de um dente.

Radiograficamente, aparece como uma lesão radiolúcida bem delimitada, com focos radiopacos com forma e tamanho irregulares. Expansão de cortical e dentes deslocados podem ser observados. Na TC, é uma lesão hipodensa bem circunscrita, com imagens hiperdensas compatíveis com estruturas calcificadas, que podem assumir padrões de nódulos ou estriações radiadas a partir do centro do tumor. Em lesões mais antigas, estas estriações podem se fundir dando origem a uma massa homogênea (Fig. 29).

Cementoblastoma

É um tumor benigno que corresponde a 0,8-2,6% dos tumores odontogênicos. Afeta principalmente as segunda e terceira décadas de vida. Os dentes mais acometidos são os primeiros molares inferiores, mas ocorre na região de pré-molares e molares, mais na mandíbula que na maxila.

A característica clínica principal é uma tumefação dura, de crescimento lento. A dor está presente em 50% dos casos. Pode ser totalmente assintomático, identificado apenas por meio de radiografia. O dente pode apresentar resposta alterada ao teste de vitalidade pulpar, mas a polpa está viva na maioria dos casos. Normalmente, está associado a apenas um dente permanente erupcionado. Entretanto, há relatos em dentes decíduos, não irrompidos e de mais de um dente afetado pela lesão. Neste último caso, é mais comum na maxila.

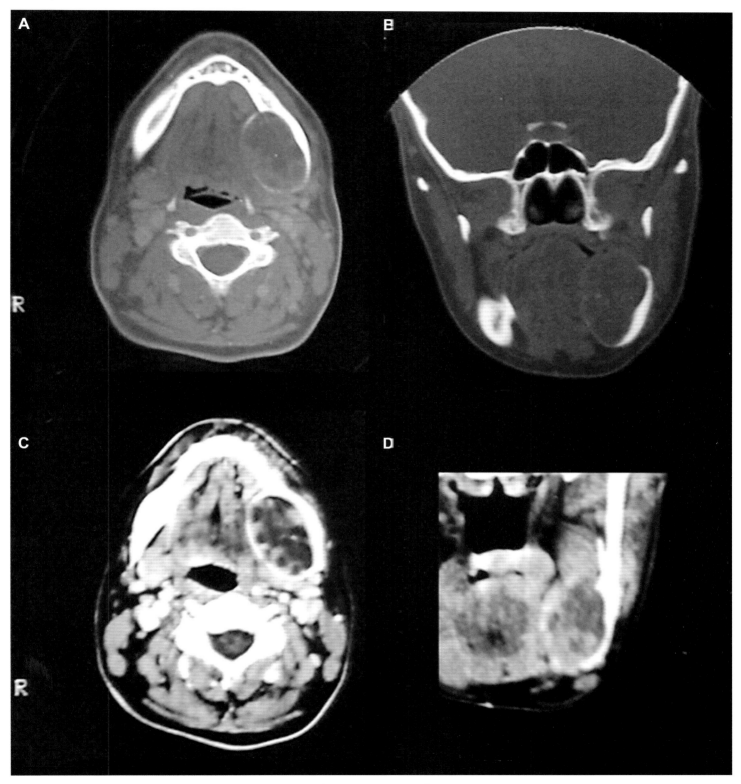

▲ **Figura 28** – Tumor odontogênico epitelial calcificante. Tomografia computadorizada com injeção de contraste intravenoso. (A e B) Cortes axial e coronal em janela para tecidos duros mostrando lesão unilocular expansiva na região posterior do lado esquerdo da mandíbula. Há rompimento da cortical lingual e calcificações intralesionais discretas. (C e D) Cortes axial e coronal em janela para tecidos moles. A presença de espaços multiloculares e vascularização da lesão são evidenciadas pela captação de contraste.

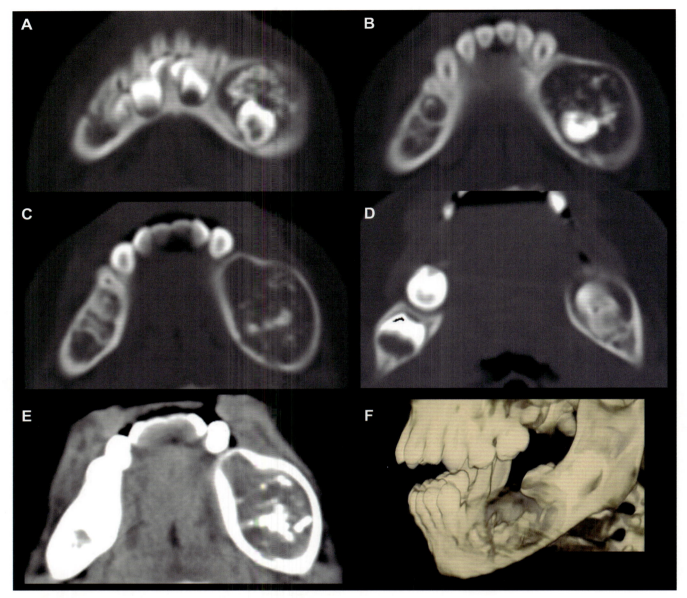

▲ **Figura 29** – Fibro-odontoma ameloblástico. Tomografia computadorizada espiral em janela para tecidos duros. **(A-D)** Cortes axiais mostrando lesão expansiva na região posterior esquerda da mandíbula. Observam-se imagens hiperdensas compatíveis com estruturas mineralizadas em toda a extensão da lesão e próximas à coroa de um dente envolvido pela lesão. As imagens evidenciam a expansão das corticais, porém preservando a integridade delas. **(E)** Imagem axial em janela para tecidos moles demonstrando o conteúdo da lesão com áreas de hipodensidade em relação às estruturas moles adjacentes denotando a pouca vascularização desta lesão. **(F)** Protocolo ósseo da reconstrução em 3D evidenciando a extensão da lesão no corpo da mandíbula, assim como as estruturas mineralizadas e a relação com o dente.

Radiograficamente, há lesão radiopaca bem delimitada contígua ao ápice dentário e circunscrita por um halo radiolúcido, que representa os tecidos periféricos não-mineralizados. Dependendo do estágio de maturação, a aparência radiográfica pode variar. Raramente estas lesões são puramente radiolúcidas. À medida que a lesão torna-se madura, a radiopacidade aumenta. Alguns casos exibem sinais de agressividade local, como expansão e perfuração de cortical e alterações nos dentes adjacentes como reabsorção das raízes, fusão com a lesão e deslocamento.

As radiografias convencionais são bastante utilizadas para o diagnóstico, e a maioria dos casos não necessita de outros exames por imagem. Na TC, aparece como uma massa hiperdensa delimitada por uma imagem hipodensa. A massa pode possuir hiperdensidade bastante heterogênea.

O diagnóstico diferencial na radiografia pode ser feito com osteoma, osteíte condensante, hipercementose, displasia cementária periapical e odontoma complexo (Fig. 30).

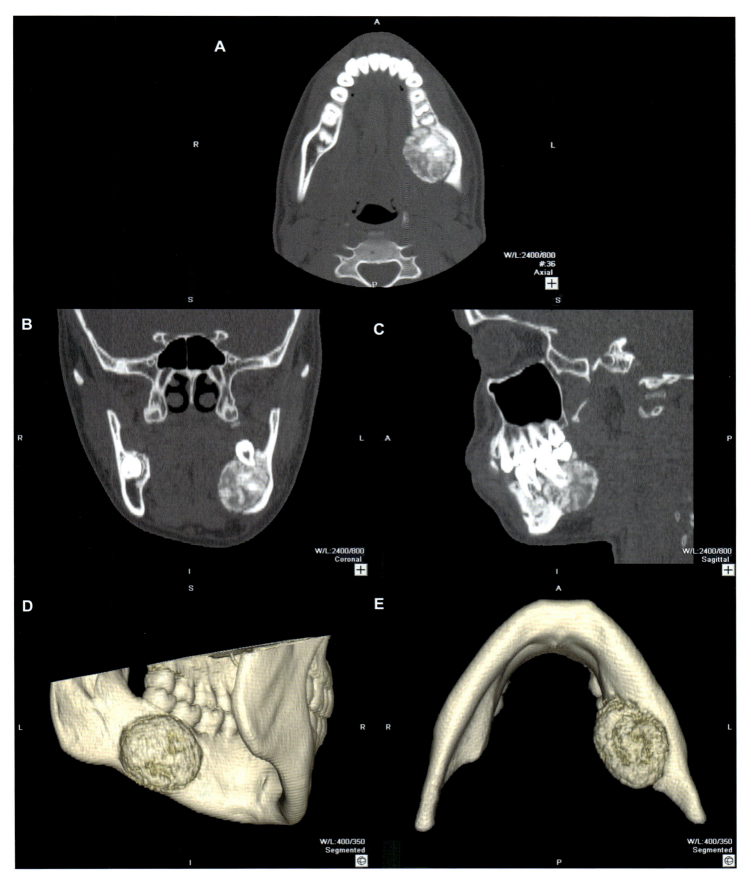

▲ **Figura 30** – Cementoblastoma. Tomografia computadorizada espiral *multislice* em janela para tecidos duros. (A) Corte axial mostrando lesão hiperdensa e heterogênea circunscrita por um halo hipodenso na região posterior esquerda da mandíbula. (B e C) Nas reconstruções coronal e sagital, nota-se que a lesão é contígua ao ápice dentário. (D e E) As extensões mesiodistal e vestibulolingual ficam evidentes nas imagens de reconstrução em 3D.

Fibroma ossificante

O fibroma ossificante é um tumor pouco comum dos maxilares, e que apresenta um dilema diagnóstico importante aos profissionais. Apresenta crescimento lento e expansivo, envolvendo principalmente os ossos da face e crânio, sendo a mandíbula mais afetada que a maxila. Há sintomatologia discreta e assimetria facial. É referido aumento de volume assintomático em mandíbula. Nas radiografias convencionais, possui aspecto variado, indo desde áreas radiolúcidas uniloculares até multilocularidade intensa, circundada por halo radiopaco fino, com radiopacidades dentro da lesão, causando reabsorção ou deslocamento dos dentes na região. Ocorre em geral da 2ª à 4ª década de vida, de preferência em mulheres.

O comportamento biológico e a composição histológica destes tumores produzem quadros radiográficos diferentes durante a evolução da doença e que devem ser diferenciados criteriosamente quando da realização do diagnóstico diferencial com outras lesões do grupo das doenças fibro-ósseas. A presença de áreas heterogêneas com hiper e hipodensidades dispersas dentro da lesão (septos ósseos e presença de multilocularidade), associada a expansão e rompimento de corticais com características de agressividade, são fortes características dos fibromas ossificantes; entretanto, estes aspectos radiográficos são comuns a várias outras lesões do complexo maxilofacial.

Um recurso excelente para o diagnóstico diferencial dos fibromas ossificantes em relação às doenças fibro-ósseas, como a displasia fibrosa, é o uso do protocolo vascular em TC.

Devido ao componente histopatológico caracterizado por amplo metabolismo tumoral (angiogênese), os fibromas ossificantes possuem grande quantidade de vasos sanguíneos. Dessa forma, o acúmulo de contraste intensifica o realce tecidual, não só dentro da lesão, mas também em sua periferia, resultando em um padrão de atenuação característico quando comparado com os tecidos adjacentes. Através da reconstrução em 3D-TC e colorização seletiva baseada no coeficiente de atenuação dos tecidos, a visualização das lesões é amplamente facilitada, e o diagnóstico diferencial pode ser realizado de maneira mais clara. A visualização em janela óssea demonstra a presença de grande expansão cortical; entretanto, a associação com o protocolo vascular deve ser feita para melhor diagnóstico dos fibromas ossificantes. Uma forma mais agressiva desta lesão e que apresenta predileção de ocorrência pela maxila é o fibroma ossificante juvenil, que ocorre em pacientes jovens, e deve ser considerado como diagnóstico diferencial em lesões fibro-ósseas (Figs. 31 e 32).

Lesão central de células gigantes

É mais comum em mulheres até a terceira década de vida, na região anterior da mandíbula, cruzando a linha média. Uma correlação importante deve ser feita entre o diagnóstico por imagem e o comportamento biológico desta lesão. Na maioria das vezes, um padrão agressivo de destruição óssea é visualizado, com igual ocorrência entre lesões hipo e hiperdensas, e mesmo padrão entre lesões uni e multiloculares. Em 50% dos casos, existe deslocamento de raízes dentárias. Não possui aparência radiográfica patognomônica e pode ser confundido com várias outras lesões dos maxilares, como o tumor marrom do hiperparatireoidismo, cisto ósseo aneurismático, displasia fibrosa e outras lesões fibro-ósseas.

Um adjunto importante no diagnóstico é o uso de protocolos específicos e reformatações das imagens axiais originais dando origem a reconstruções multiplanares. O uso de contraste intravenoso também auxilia no diagnóstico diferencial das lesões centrais de células gigantes. O uso do protocolo ósseo define a grande destruição óssea e possibilita a visualização mais precisa do deslocamento dos dentes, bem como o grau de expansão em sentido anteroposterior e laterolateral. O protocolo vascular demonstra a dimensão e intensidade da vascularização, o que no caso das lesões centrais de células gigantes mostra uma excelente correspondência com o exame histopatológico, e com a atividade osteoblástica e osteolítica do tumor (Figs. 33 a 38).

Querubismo

O querubismo está associado a disordens genéticas e hereditárias, e não ocorre em outras partes do corpo ou em ossos longos. O diagnóstico é efetuado em geral na infância devido às características clínicas peculiares relacionadas à doença. O envolvimento da mandíbula é mais referido que o de maxila, e a doença envolve mais pacientes do gênero masculino que do feminino. Envolvimento da maxila é referido em 20-60% dos casos. Clinicamente, erupção retardada dos dentes permanentes e alterações oclusais são comuns em pacientes com querubismo.

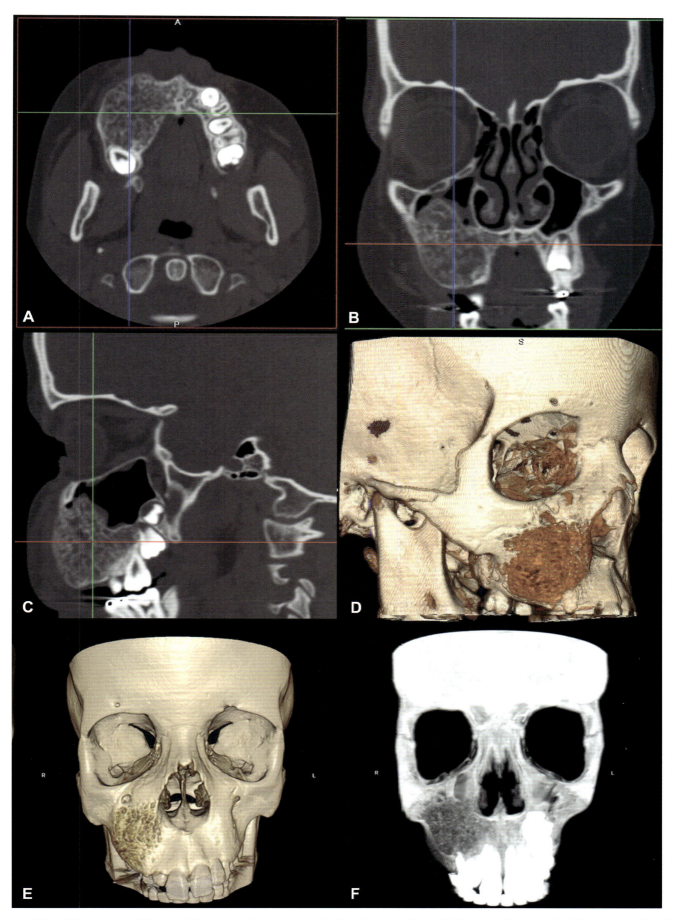

▲ **Figura 31** – Fibroma ossificante. Tomografia computadorizada espiral *multislice*. Janela para tecidos duros. **(A)** Corte axial mostrando lesão expansiva no lado direito da maxila. **(B e C)** As reconstruções coronais e axiais demonstram que a lesão expande e rompe as corticais, afetando o seio maxilar. **(D)** O protocolo vascular da reconstrução em 3D evidencia a intensa vascularização do fibroma ossificante. **(E)** Na reconstrução em 3D, o protocolo ósseo mostra o caráter expansivo da lesão causando assimetria, comparado com o lado oposto. **(F)** MIP mostrando a diferença de densidade óssea na região afetada.

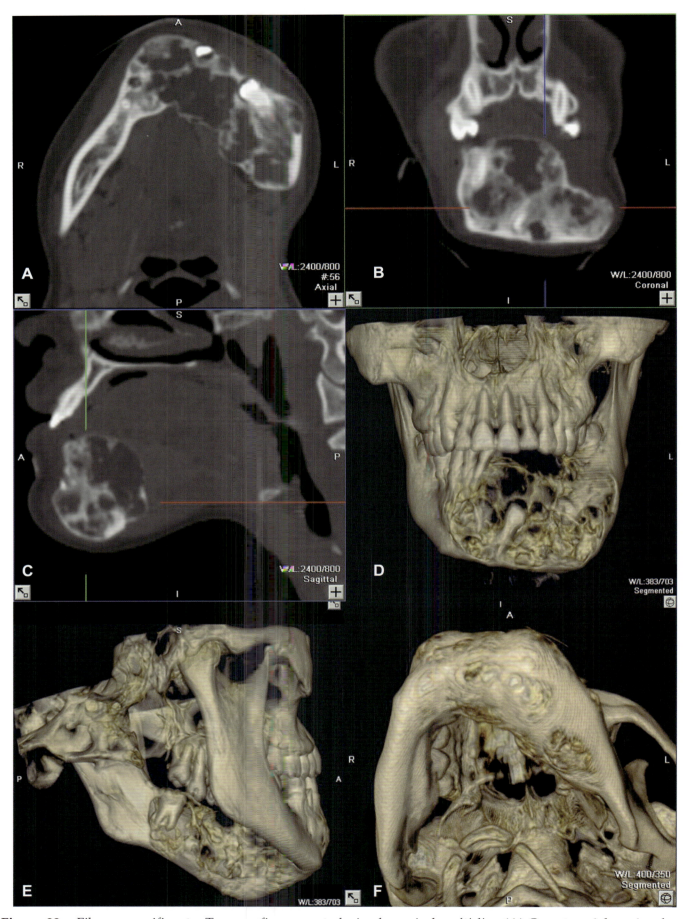

▲ **Figura 32** – Fibroma ossificante. Tomografia computadorizada espiral *multislice*. **(A)** O corte axial em janela para tecidos duros evidencia a lesão heterogênea na mandíbula causando expansão e afinamento das corticais vestibular e lingual. Na reconstrução coronal, notam-se a expansão da base da mandíbula, e rompimento das corticais vestibular e lingual na imagem sagital **(B e C)**. **(D-F)**. A reconstrução em 3D mostra o aspecto geral da lesão e suas extensões vestibulolingual e mesiodistal. Nota-se também a agressividade da lesão, que não desloca o molar envolvido e expande a base da mandíbula.

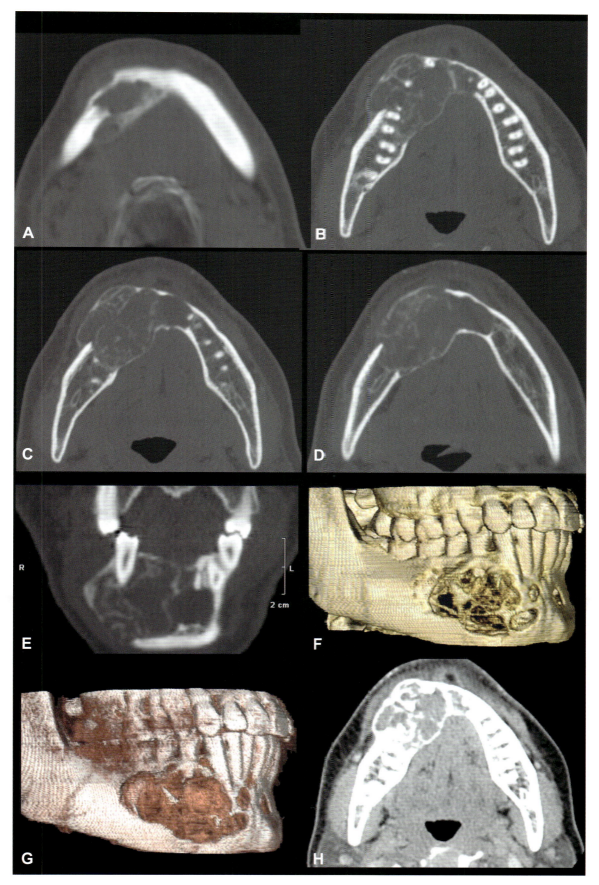

▲ **Figura 33** – Lesão central de células gigantes. Tomografia computadorizada espiral. Imagens axiais (A-D) e imagem coronal (E) evidenciando padrão agressivo de destruição óssea, demonstrando aspecto multilocular da lesão, com áreas lesões hipodensas desde a base da mandíbula ao rebordo alveolar do lado direito e envolvendo desde a região de incisivos até molares. A lesão ultrapassa a linha media e estende-se para o lado esquerdo até a região do canino. (F e G). Reconstrução em 3D pelos protocolos ósseo e vascular mostrando os septos característicos da lesão e a sua localização pela vascularização. (H) Imagem axial em janela para partes moles demosntrando hiperdensidade de partes moles, compatíveis com uma lesão bem vascularizada, entretanto com expansão do tecido mole adjacente sem aspecto infiltrativo deste, sendo compatível com lesão benigna.

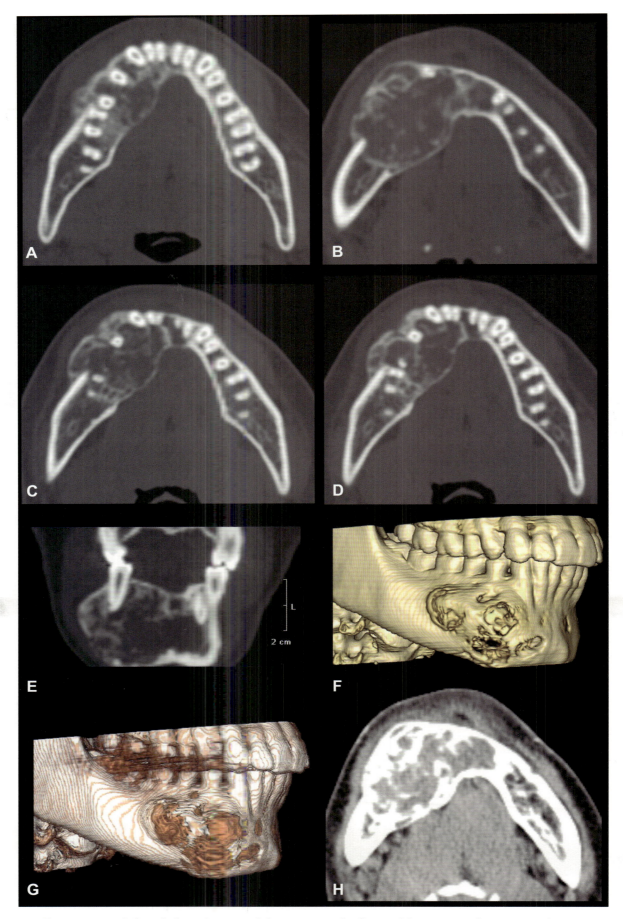

▲ **Figura 34** – Lesão central de células gigantes. Mesmo caso da figura 33; acompanhamento pós-tratamento. **(A-E)**. Cortes axiais e coronal evidenciando imagens hiperdensas compatíveis com calcificação. A lesão ainda ultrapassa a linha média, porém com menos extensão. **(F e G)**. Reconstrução em 3D pelos protocolos ósseo e vascular mostrando a reparação óssea da lesão e diminuição de sua extensão, de acordo com sua vascularização. **(H)** Imagem axial janela para partes moles demonstrando hiperdensidade menor de partes moles, denotando o comportamento regressivo dos componentes de partes moles da lesão.

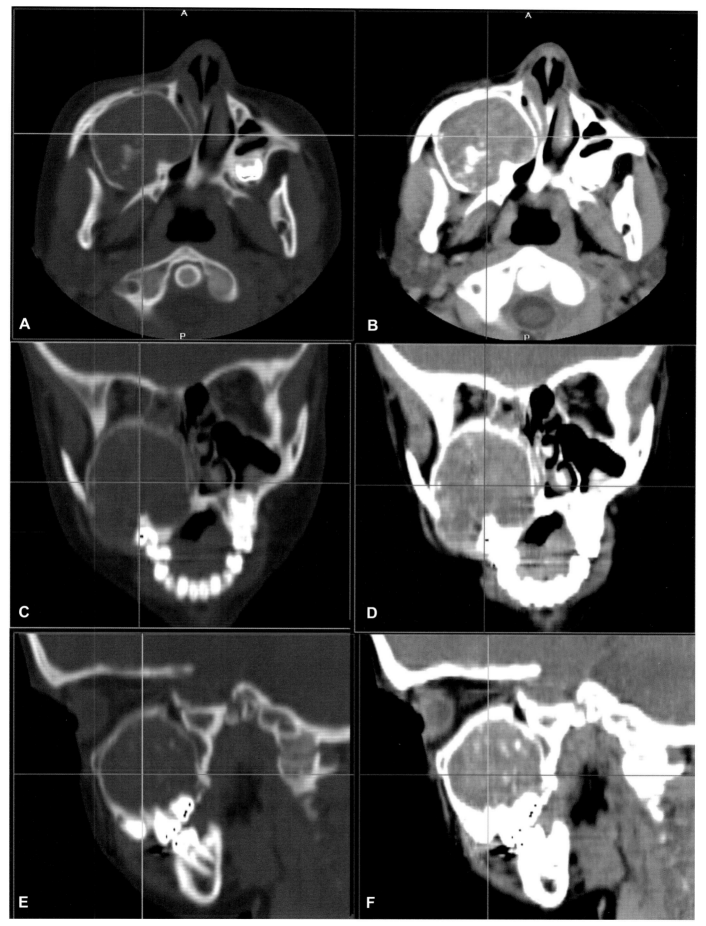

▲ **Figura 35** – Lesão central de células gigantes. Tomografia computadorizada espiral. (A) Imagem axial demonstrando grande expansão óssea e envolvimento de seio maxilar direito. (B) Janela para tecido mole – contraparte mole da lesão. (C e D) Visualização do grau de expansão em sentido superoinferior e laterolateral, janelas para tecidos ósseo e mole mostrando o comprimento da cortical do assoalho do seio maxilar. (E e F) Visualização do grau de expansão em sentido anteroposterior, janelas para tecidos ósseo e mole.

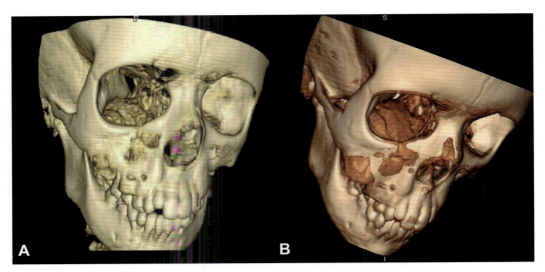

▲ **Figura 36** – Lesão central de células gigantes. Mesmo caso da figura 35. Reconstrução em 3D pelos protocolos ósseo (**A**) e vascular (**B**) mostrando a invasão óssea na maxila e na região de assoalho da órbita no lado direito.

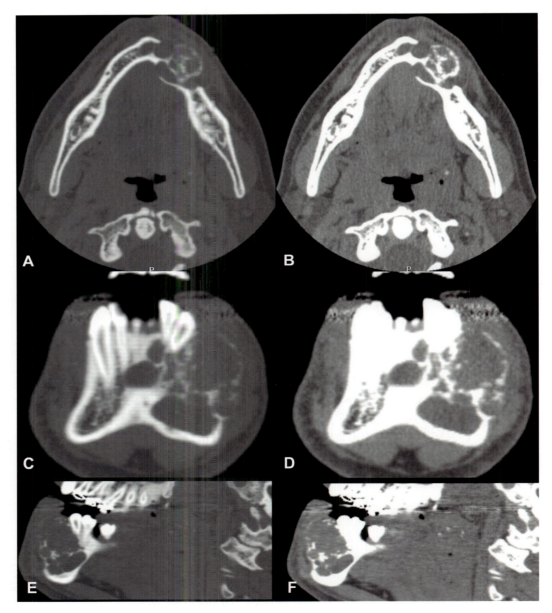

▲ **Figura 37** – Lesão central de células gigantes. Tomografia computadorizada espiral. (**A**) Imagem axial de lesão multilocular em região de sínfise mentual evidenciando o caráter destrutivo da lesão – janela para tecido ósseo. (**B**) Mesma região – janela para tecido mole demonstrando rechaçamento da musculatura adjacente. (**C**) Corte coronal – aspecto multilocular com expansão e destruição de corticais ósseas. (**D**) Janela para tecido mole – corte coronal. (**E**) Limite anteroposterior da lesão com preservação da basilar mandibular.

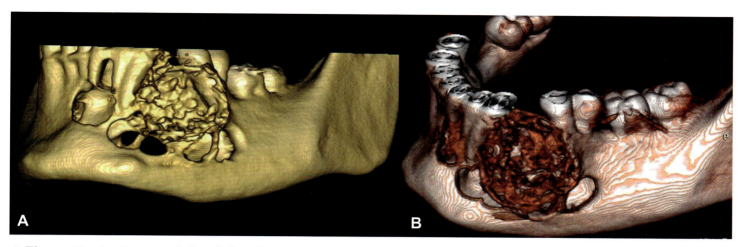

▲ **Figura 38** – Lesão central de células gigantes. Tomografia computadorizada espiral. Reconstruções em 3D do caso da figura 37 – técnica de volume. **(A)** Protocolo ósseo demonstrando rechaçamento dos dentes envolvidos e destruição óssea, enfatizando o grau de destruição e expansão óssea em região de sínfise mentoniana. **(B)** Vista lateral em protocolo vascular evidenciando a intensa vascularização da lesão.

A avaliação por imagem nos casos de querubismo deve ser realizada criteriosamente. Apesar de o aspecto clínico ser extremamente importante na conclusão do diagnóstico, o aspecto tomográfico deve ser determinado com cuidado, pois casos agressivos e com envolvimento de estruturas importantes (nervo óptico) podem levar ao surgimento de sequelas e deformidades severas.

Em relação aos achados na TC, estas lesões exibem aumento simétrico de maxila e mandíbula, com imagens heterogêneas (hiper e hipodensidade) multiloculares definidas e com margens escleróticas associadas ao constante processo de lise e substituição óssea, de preferência em região de ramo e ângulo mandibulares; entretanto, em alguns casos, a região de cabeça da mandíbula não é afetada pela doença. A preservação da base da mandíbula mesmo com a expansão óssea visualizada é um achado importante e que denota o caráter benigno da lesão. O envolvimento do terço médio da face pode ocorrer, apresentando o mesmo aspecto tomográfico e também de maneira bilateral. Nesses casos, a massa óssea invade o seio maxilar causando desorganização total das estruturas ósseas e referenciais anatômicos. São observadas áreas de perfuração óssea e relação com o tecido mole adjacente. Observam-se septos hiperdensos dispersos de maneira aleatória dentro da massa com hiperdensidade de tecido mole.

A extensão das lesões em sentido superoinferior ocorre desde o processo alveolar indo, muitas vezes, até o assoalho orbitário, causando o deslocamento do globo ocular, o que caracteriza o aspecto clínico da doença. Verificam-se desorganização e alteração da posição dos dentes presentes, tanto decíduos quanto permanentes. Em imagens coronais, são visualizadas alterações nos ossos palatinos, resultando em quadro clínico de palato ogival (atrésico). Através da TC pode ser visualizado com detalhes o comprometimento da região de mastoide, o que pode estar associado a distúrbios de audição nesses pacientes. Na avaliação clínica associada, deve ser excluída a presença da síndrome de Noonan (baixa estatura, hipertelorismo ocular, lesão de células gigantes dos ossos, articulações e tecidos moles, estenose pulmonar) e síndrome de Ramon (retardo mental, baixa estatura, fibromatose gengival, epilepsia e hipertricose).

Quando realizada a avaliação tomográfica com o auxílio de meio de contraste, não é verificado realce importante nas áreas afetadas. Na avaliação clínica concomitante, linfoadenopatia importante é relatada principalmente na região cervical.

O diagnóstico diferencial deve ser criteriosamente realizado com doenças como displasia fibrosa, tumor marrom do hiperparatireoidismo, fibroma ossificante e mixoma (Fig. 39).

Displasia fibrosa

Dependendo da sua localização, pode ser classificada em monostótica (envolvimento de um único osso), poliostótica ou craniofacial. O diagnóstico ocorre geralmente durante a segunda década de vida e não há predileção por gênero, sendo ambos envolvidos com igual frequência. Nos casos de displasia fibrosa,

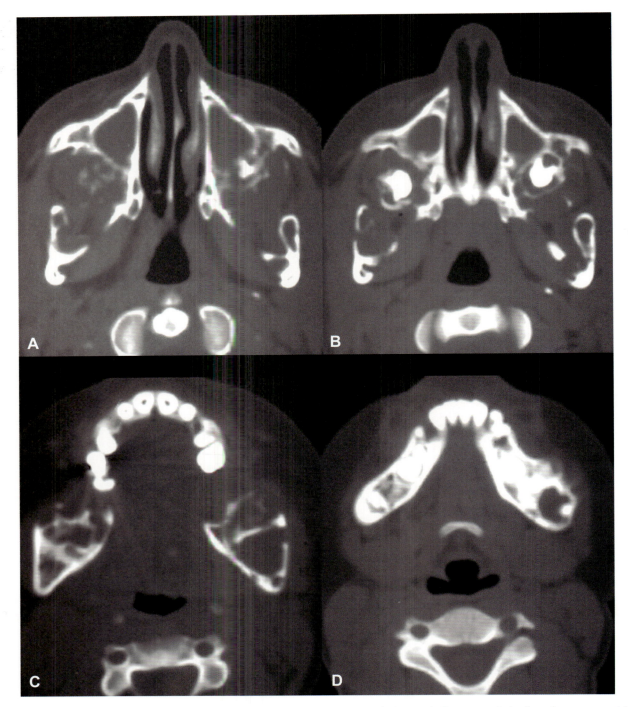

▲ **Figura 39** – Querubismo. Tomografia computadorizada em espiral. **(A e B)** Cortes axiais (janela para tecido ósseo) evidenciando aumento simétrico de maxila, com imagens heterogêneas (hiper/hipodensidade) multiloculares definidas e com margens escleróticas associadas ao processo constante de lise e substituição óssea. **(C e D)** Cortes axiais (janela para tecido ósseo) demonstrando envolvimento mandibular bilateral com a presença de septos hiperdensos dispersos de maneira aleatória.

é referido crescimento lento e indolor, com expansão óssea subjacente. A maxila apresenta maior envolvimento que a mandíbula.

Na displasia fibrosa, a TC é a modalidade de escolha para avaliar o envolvimento craniofacial. A localização mais comum das lesões é na base do crânio, nos ossos frontal e da face. Em caso de ocorrência de lesões em calvária (o que é raro), o diagnóstico diferencial deve ser feito com outras lesões benignas, como hemangiomas, cisto leptomeníngeos e doença de Paget.

A doença é caracterizada por deformidades ósseas e, em alguns casos, a presença de sintomatologia é referida. Em suas várias formas, a displasia fibrosa envolve o crânio e a face com presença de assimetria secundária ao envolvimento ósseo. Em casos de envolvimento craniofacial, é observado aumento da maxila com envolvimento de seios maxilares, cavidades nasais e base do crânio. A avaliação através da TC é fundamental em casos de envolvimento orbitário e da base do crânio, visto a possível ocorrência de cegueira, disfunção hipofisária e comprometimento neurovascular.

A aparência da doença é variável e depende do grau de osso (hiperdensidade) presente na lesão. As lesões podem ser uni ou multiloculares, sendo as primárias hipodensas com bordas bem definidas. O rompimento de corticais é raro. Imagens de trabéculas hiperdensas esparsas dentro das áreas hipodensas conferem um aspecto heterogêneo à imagem. Concomitantemente, há aumento de densidade óssea que reflete o quadro histológico composto por tecido ósseo entremeado por tecido fibroso.

As lesões podem exibir um tamanho considerável, causando expansão sem perfuração da cortical óssea, sem formação de resposta perióstea. Em casos de TC com contraste, o estroma fibroso pode apresentar realce considerável (Figs. 40 a 43).

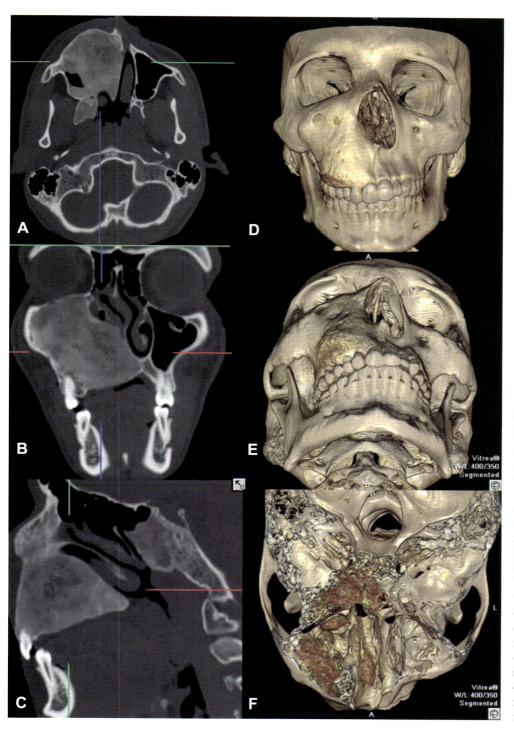

▲ **Figura 40** – Displasia fibrosa. Tomografia computadorizada em espiral *multislice*. Janela para tecido ósseo. **(A)** Corte axial evidenciando aumento da maxila com envolvimento do seio maxilar, fossa nasal, processo pterigoide e base do crânio do lado direito. **(B)** Imagem coronal com aumento de densidade óssea com característica homogênea, com envolvimento do assoalho orbitário. **(C)** Imagem sagital demonstrando comprometimento dos seios maxilar e esfenoidal – hiperdensidade homogênea característica da displasia fibrosa. Reconstrução em 3D (técnica de volume, protocolo ósseo). **(D)** Vista frontal evidenciando o envolvimento de maxila e fossa nasal esquerda, com alteração do plano oclusal. **(E)** Vista inferossuperior demonstrando aumento das estruturas do terço médio da face. **(F)** Imagem segmentada demonstrando mudança do padrão de trabeculado ósseo na base do crânio e lado direito da maxila – vista superoinferior.

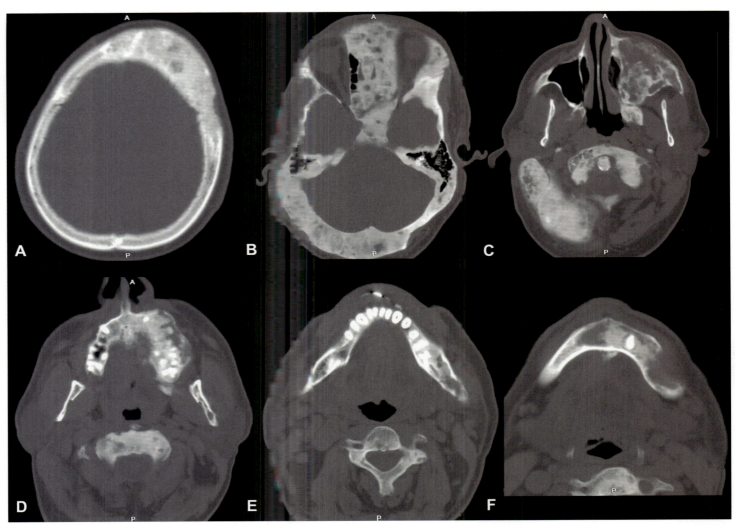

▲ **Figura 41** – Displasia fibrosa craniofacial. Tomografia computadorizada em espiral *singleslice* (janela para tecido ósseo). Sequência de cortes axiais em sentido craniocaudal demonstrando envolvimento **(A)** de ossos frontais, **(B)** etimoide, esfenoide, temporal e envolvimento da base de crânio, **(C e D)** maxila, seio maxilar, processo alveolar da maxila, vértebra atlas e processo odontoide **(E e F)** processo alveolar e base da mandíbula.

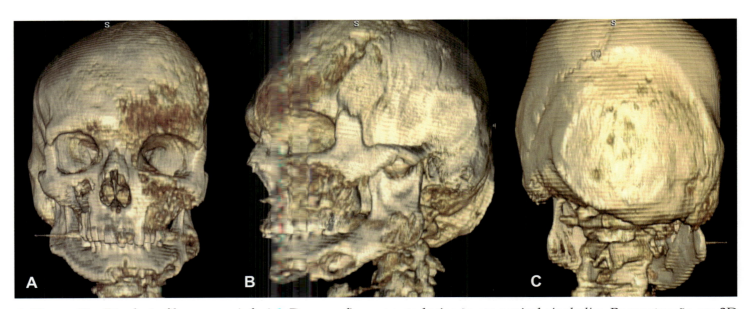

▲ **Figura 42** – Displasia fibrosa craniofacial. Tomografia computadorizada em espiral *singleslice*. Reconstrução em 3D do caso da figura 41 evidenciando as alterações ósseas (técnica de volume, protocolo ósseo). Vistas frontal **(A)**, lateral **(B)** e posterior **(C)** mostrando o envolvimento da face e do crânio, o lado esquerdo, inclusive do osso occipital.

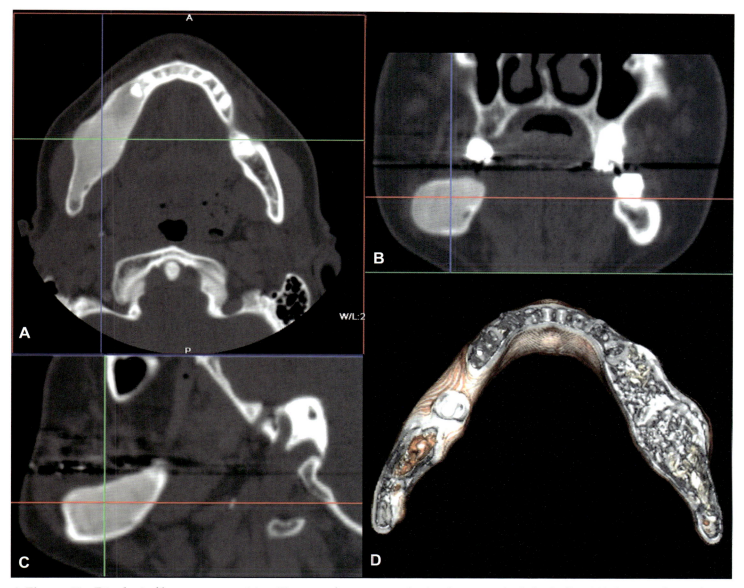

▲ **Figura 43** – Displasia fibrosa monostótica. Tomografia computadorizada em espiral *singleslice*. **(A)** Aspecto hiperdenso homogêneo em corpo mandibular direito, corte axial. **(B)** Imagem coronal evidenciando aumento de volume ósseo e alteração de padrão trabecular medular, sem o rompimento das corticais ósseas. **(C)** Imagem sagital. **(D)** Reconstrução segmentada em 3D (protocolo ósseo – técnica de volume) demonstrando alteração de padrão ósseo medular.

Displasia óssea periapical

É um processo reativo ou displásico (lesão fibro-óssea). Envolve a região periapical dos dentes anteriores inferiores, sendo que estes são quase invariavelmente vitais e não possuem restaurações. Pode ocorrer isoladamente ou múltiplas lesões.

Esse tipo de displasia é assintomático, sendo encontrada por achados radiográficos. Na TC, as lesões iniciais apresentam-se como áreas hipodensas envolvendo região apical de um dente. Estudos radiográficos revelam que as lesões tendem a se maturar, criando uma aparência mista (imagens hipo e hiperdensas) (Fig. 44). Já no estágio final, as lesões mostram calcificação densa e circunscrita, demonstrando imagens hiperdensas. As lesões podem não ser autolimitantes e provocar expansão das corticais, facilmente observado nas imagens axiais e coronais. Um crescimento muito progressivo raramente ocorre.

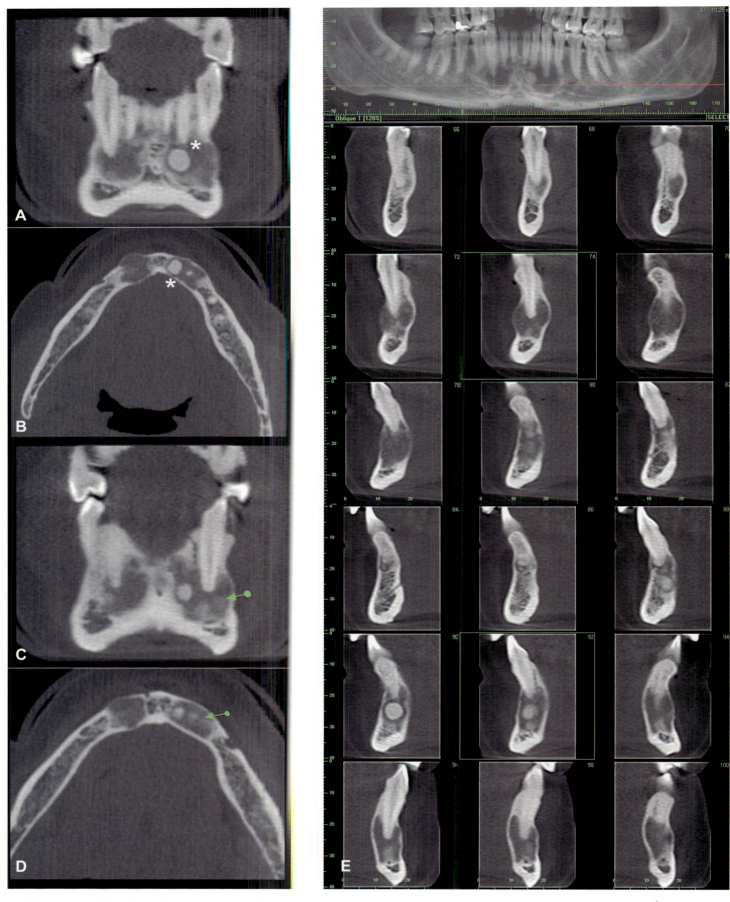

▲ **Figura 44** – Displasia óssea periapical. Imagens coronais (**A** e **C**) e axiais (**B** e **D**) e parassagitais (**E**). Áreas hipo e hiperdensas nas regiões apicais dos dentes 34 ao 44 (setas), características de estágio intermediário de uma displasia óssea periapical. Na região apical do dente 32, verifica-se imagem mais hiperdensa circular (*). Observa-se expansão das corticais vestibular e lingual em toda a extensão e não há reabsorção radicular nos dentes envolvidos.

Displasia óssea florida

Surge com o envolvimento multifocal. A maioria dos casos é descrita na região posterior de maxila; entretanto, muitos casos revelam envolvimento da região anterior da mandíbula.

Esse tipo de lesão tendem à bilateralidade com envolvimento simétrico. Envolve áreas com dentes e edêntulas. Como na displasia óssea periapical, é assintomática, sendo encontrada por meio de métodos radiográficos para outros propósitos. Em alguns casos, o paciente pode relatar dor intensa, pela exposição do osso avascular na cavidade bucal.

Na TC, a lesão apresenta um padrão de maturação igual ao da displasia óssea periapical. Inicialmente, conotam aspectos de hipodensidade da imagem, mas progressivamente se tornam mistas (imagens hipo e hiperdensas) e, por fim, predominantemente hiperdensas com contorno hipodenso. Algumas lesões podem apresentar aspecto totalmente hiperdenso (Fig. 45). Podem provocar expansão das corticais, como também rompimento destas, aspectos estes claramente detectados na TC.

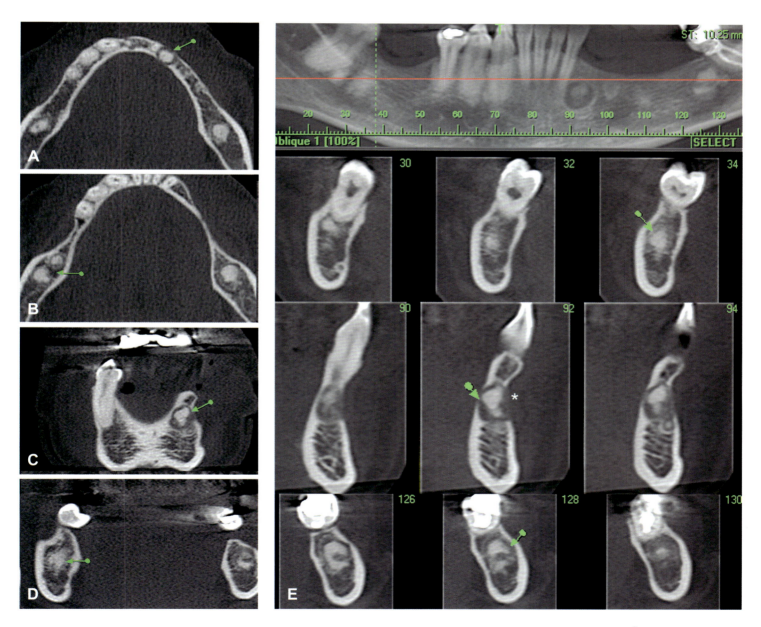

▲ **Figura 45** – Displasia óssea florida. Imagens axiais (A e B) e coronais (C e D) e parassagitais (E). Áreas hiperdensas com contorno hipodenso nas regiões dos dentes 37, 35, 34, 33 e 47 compatíveis com diagnóstico tomográfico de displasia óssea florida, envolvendo a mandíbula bilateralmente (aspecto multifocal) (setas). Na região correspondente ao dente 33 verifica-se rompimento da cortical vestibular (A, C e E) e abaulamento da cortical lingual (A e E) (setas e *).

Doença de Paget

É uma doença crônica progressiva caracterizada por destruição óssea inicial seguida por um processo de reparação. Afeta principalmente homens brancos a partir da quinta década de vida. A doença de Paget deve ser criteriosamente avaliada. Em geral, o radiologista não dispõe de dados clínicos e/ou laboratoriais para cruzar com as informações radiográficas. Nessa situações, o diagnóstico diferencial com displasia fibrosa deve ser cogitado.

Um achado importante em radiografias periapicais de pacientes portadores da doença de Paget é a hipercementose generalizada. Entretanto, na TC, outras informações relevantes podem ser consideradas para o estabelecimento do diagnóstico da doença de Paget. Na TC em janela para osso, observa-se simetria do envolvimento ósseo diferentemente da displasia fibrosa, onde o envolvimento tende a ser assimétrico. A aparência clássica de "vidro despolido" descrito nas radiografias convencionais de portadores de displasia fibrosa não é característica das alterações pagetoides, tendo estas um aspecto mais heterogêneo com áreas hiperdensas que apresentam aspecto variado, de acordo com a fase da doença.

No primeiro estágio (vascular), existe o alargamento do crânio, com progressão para o segundo estágio (esclerose avançada) no qual ocorre espessamento da cortical óssea externa e sua perfuração por inúmeros defeitos vasculares. Neste estágio bifásico, o processo reparativo leva a alterações escleróticas que afetam a tábua óssea interna e díploe, formando áreas com desmineralização subjacente, criando o aspecto clássico descrito como "bola de algodão".

Na fase tardia, toda a diferenciação entre a díploe e os ossos cranianos é perdida, tendo nesses casos o osso um aspecto descrito como semelhante a marfim. Outra característica visualizada tomograficamente são áreas de osteoporose circunscrita, vistas em fase tardia da doença, originando imagens semelhantes a cistos dentro dos ossos (áreas hipodensas delimitadas dentro do trabeculado ósseo).

Geralmente, os ossos da base do crânio estão envolvidos e apresentam espessamento considerável em casos de doença de Paget, sendo este um sinal importante para o diagnóstico em relação à displasia fibrosa, que mesmo em casos de envolvimento craniofacial não apresenta espessamento das corticais ósseas, estando estas na maioria das vezes reduzida em relação ao padrão de normalidade óssea.

Uma característica cogitada como importante para o diagnóstico em relação à displasia fibrosa é o cruzamento da linha média, entretanto, tal característica é comum às duas doenças e não configura diferencial crítico. Nesses casos, a não visualização das suturas cranianas deve-se mais à ossificação própria em pacientes mais idosos que ao envolvimento da doença em si (Figs. 46 e 47).

Odontoma

O odontoma é um tumor odontogênico misto composto por tecido dentário mineralizado, de origem epitelial e mesenquimal. Dos tumores odontogênicos, é o mais comum, sendo a sua prevalência maior do que a soma de todos os outros tumores odontogênicos combinados.

Quando totalmente calcificados, consistem principalmente de esmalte e dentina associados a quantidades variáveis de cemento e polpa. Os odontomas podem assumir duas configurações: composto e complexo. O primeiro é formado por múltiplas pequenas estruturas semelhantes a dentes rudimentares ou em miniatura, já os odontomas complexos são formados por uma massa conglomerada e amorfa de tecido mineralizado (esmalte e dentina) sem qualquer semelhança anatômica com dentes.

Acometem mais maxila do que a mandíbula, sendo mais prevalentes na região anterior. Em geral, são tumores assintomáticos, sendo diagnosticados em exames radiográficos de rotina ou em investigações clínico-radiográficas para determinar a causa do atraso no processo eruptivo. Os sinais clínicos associados aos odontomas incluem anodontia, apinhamentos, ausência ou retardo na erupção dentária e edema do rebordo alveolar adjacente à ausência dentária.

Os exames de imagem são fundamentais no auxílio diagnóstico. Na TC, o odontoma composto apresenta imagem compatível com zona hiperdensa envolta por discreta zona hipodensa semelhante à estrutura dentária. São facilmente identificados por meio da TC devido à presença de estruturas semelhantes a dentículos contendo diferentes formatos e tamanhos. Já o odontoma complexo apresenta imagem hiperdensa difusa e amorfa, onde não é possível observar qualquer estrutura que lembre um dente, circundado por área hipodensa semelhantes a lesões ósseas altamente calcificadas, como osteomas, fibroma ossificante e cementoblastoma.

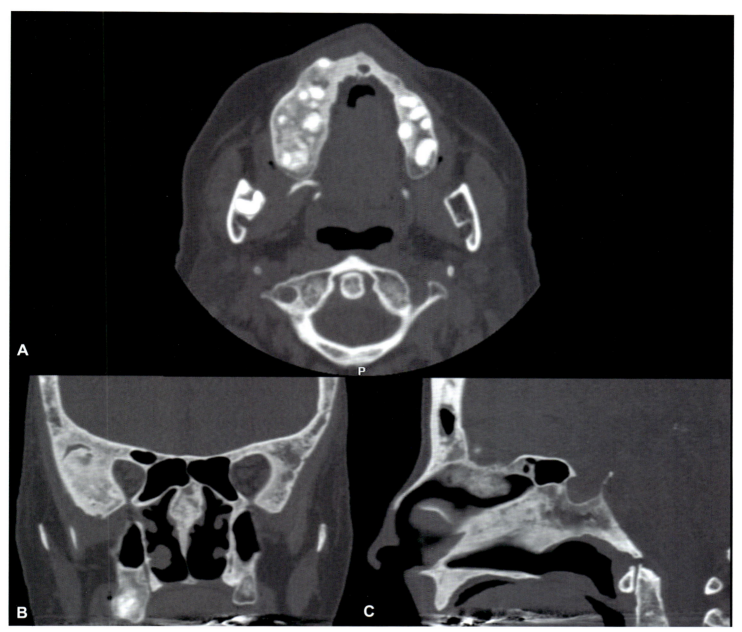

▲ **Figura 46** – Doença de Paget. **(A)** Aspecto pagetoide característico em região de hemimaxila, imagem axial. **(B)** Envolvimento bilateral de estruturas ósseas faciais, imagem coronal. **(C)** Aspecto heterogêneo (hipo/hiperdenso) do osso afetado pela doença de Paget, imagem sagital.

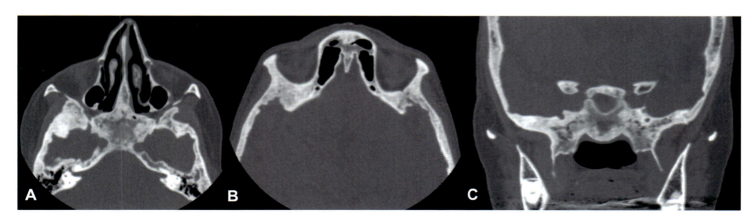

▲ **Figura 47** – Doença de Paget. Aspecto hiperdenso e espessamento do osso esfenoide e órbitas. **(A e B)** Cortes axiais. **(C)** Esfenoide e processos clinoides envolvidos – imagem coronal.

Entretanto, de acordo com seus componentes, na TC a imagem do odontoma complexo aparece com uma densidade mais acentuada que essas lesões. Para isto, a TC apresenta grande valia no auxílio diagnóstico diferencial. A TC também permite a localização tridimensional destas lesões, estabelecendo, a relação correta destes com as estruturas anatômicas adjacentes, como seios maxilar, fossa nasal, canal mandibular e raízes dentárias (Figs. 48 e 49). É importante também ressaltar a importância da TC na interpretação da possível relação do odontoma com outras afecções dos maxilares, como cisto dentígero[77] e tumor odontogênico calcificante. Por meio da TC, os limites entre as lesões são bem demarcados, assim como a definição do comportamento distinto entre elas.

Osteoma

Tumor benigno geralmente formado por osso compacto. É encontrado na superfície do osso como massas polipoides ou sésseis (osteoma periósteo) ou na região medular (endósteo). No complexo maxilofacial, ocorrem geralmente em mandíbula (região de corpo). Não há predileção por gênero. Em casos de osteomas múltiplos, é importante a avaliação sistêmica para a exclusão da síndrome de Gardner, em virtude do desenvolvimento de adenocarcinomas de cólon associados a esta. Nestes casos, osteomas dos maxilares podem ser o sintoma inicial ou achado clínico da síndrome de Gardner, e essa entidade deve sempre ser incluída no diagnóstico diferencial.

A TC dos osteomas demonstra claramente a localização e relação das massas ósseas em relação às estruturas adjacentes. Em janela para tecido ósseo, podem ser visualizadas imagens hiperdensas definidas com formato ovalado, dispersas pelo complexo maxilofacial, localizando-se não só na superfície interna da cortical mandibular como também dentro de cavidades como o seio maxilar e seios etmoidal e/ou esfenoidal, embora a localização preferencial seja na região de corpo e ramo mandibulares. A existência simultânea de massas hiperdensas compatíveis com odontomas (com localização em região de dentes) deve ser também criteriosamente avaliada. Tais massas hiperdensas podem estar ligadas à cortical óssea adjacente, simulando um aspecto pediculado em relação ao osso. Alterações no padrão do trabeculado ósseo são visualizadas com propriedade através da TC. A existência de invasão de estruturas nobres, como o nervo mandibular deve ser avaliada criteriosamente. É essencial para o profissional o uso de reconstruções multiplanares (RMP) para um planejamento terapêutico perfeito. Em janela para tecido mole, o deslocamento e a deformidade de estruturas musculares podem ser perfeitamente delimitados, bem como através de reconstrução em 3D deve ser mensurada a existência de deformidade facial, através de protocolos ósseo e tegumentar (Figs. 50 e 51).

Lesões vasculares – hemangioma

O termo hemangioma continua a ser usado como descrição clínica para vários tipos de anomalias vasculares. São as lesões mais comuns da infância, que surge nas primeiras semanas de vida, principalmente na região de cabeça e pescoço (60%). As alterações vasculares apresentam-se como doenças de diagnóstico difícil e controverso. O uso de ferramentas de computação gráfica através de protocolos específicos e injeção de contraste intravenoso são adjuntos importantes para a diferenciação diagnóstica.

Na TC, apresentam-se com hipodensidade variável, afinamento de corticais e áreas de expansão, remodelagem ou erosão ósseas. As bordas da lesão tendem a ser mal definidas, com margens irregulares e áreas heterogêneas quando comparadas com os tecidos adjacentes. Um aspecto adicional é descrito com trabéculas ósseas irradiando do centro da lesão, lembrando o aspecto de uma roda nas lesões intraósseas. Pode simular doenças císticas; entretanto, o realce através do meio de contraste é prolongado devido à natureza vascular da lesão. Um aspecto importante é a semelhança das imagens com lesões fibro-ósseas, entre elas, a displasia fibrosa e o fibroma ossificante. As lesões vasculares podem ser avaliadas de acordo com alguns parâmetros, como o fluxo sanguíneo (alto e baixo), o material dentro da lesão (sangue, linfa ou flebólitos) e invasão óssea.

O advento da aquisição através de tomógrafos *multislice* e o uso de angiotomografia têm permitido a melhor avaliação das lesões vasculares. A sincronização entre a aquisição e o uso de bombas injetoras de contraste possibilita a melhor evidenciação das fases arteriais, venosa e tardia do exame. Através da mudança do protocolo do exame, a identificação da morfologia vascular, extensão e tamanho dos vasos que nutrem a lesão pode ser realizada com mais acurácia, assim como o envolvimento ósseo associado. A análise multiplanar deve sempre ser realizada para melhor mapeamento da lesão e das estruturas moles e ósseas envolvidas (Figs. 52 e 53).

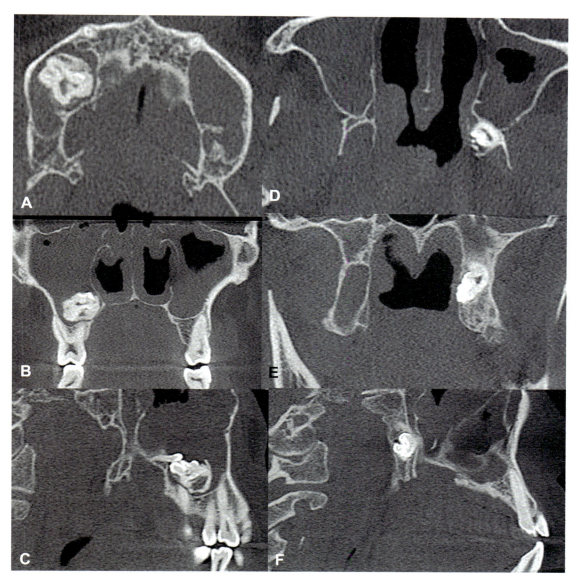

▲ **Figura 48** – Odontoma. Imagens axiais (A e D), coronais (B e E) e sagitais (C e F) Presença de imagens hiperdensas localizadas na região do assoalho do seio maxilar (mais localizada na cortical palatina, com abaulamento desta), do lado direito, com densidades compatíveis com dentes, podendo representar o dente 17, mais um supranumerário associados ao odontoma. Não se verificam reabsorções dentárias nos dentes adjacentes. No lado esquerdo, observa-se outra imagem compatível com odontoma, localizada na parede posterior do seio maxilar, posicionado adjacente ao túber da maxila e ao processo pterigoide do esfenoide. Extensa sinusopatia maxilar bilateral envolvendo também as cavidades nasais.

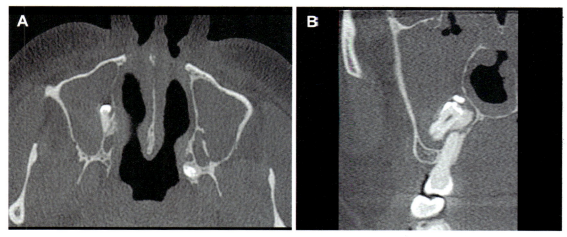

▲ **Figura 49** – Odontoma. Mesmo caso da figura 48. Na imagem axial (A), observa-se outro dente na parede medial do seio maxilar mais superior ao assoalho do lado direito. A imagem coronal (B) demonstra a imagem compatível com odontoma no assoalho do seio maxilar, do lado direito, em proximidade da cortical da fossa nasal e associado a um dente supranumerário. Conclusão do exame: presença de imagens características de odontomas situados na maxila bilateralmente.

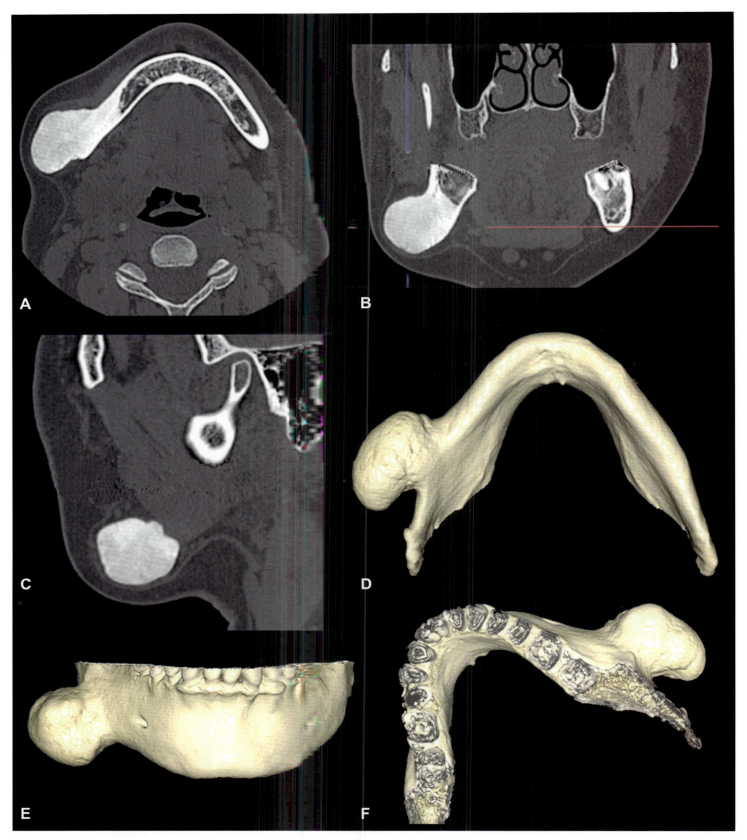

▲ **Figura 50** – Osteoma. Tomografia computadorizada espiral *multislice*. Janela para tecido ósseo. **(A)** Massa hiperdensa homogênea ligada à cortical óssea adjacente – corte axial. **(B e C)** Alteração no padrão ósseo em relação à região medular adjacente – imagem coronal. **(D-F)** Reconstrução em 3D da lesão simulando um aspecto pediculado em relação ao osso.

Patologia – Lesões Benignas

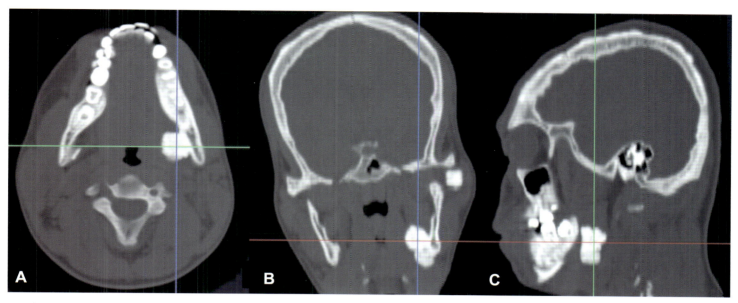

▲ **Figura 51** – Osteoma. Tomografia computadorizada espiral. **(A)** Corte axial, aspecto hiperdenso homogêneo na superfície da cortical mandibular. **(B e C)** Cortes coronal e sagital, aspecto pediculado em relação ao osso.

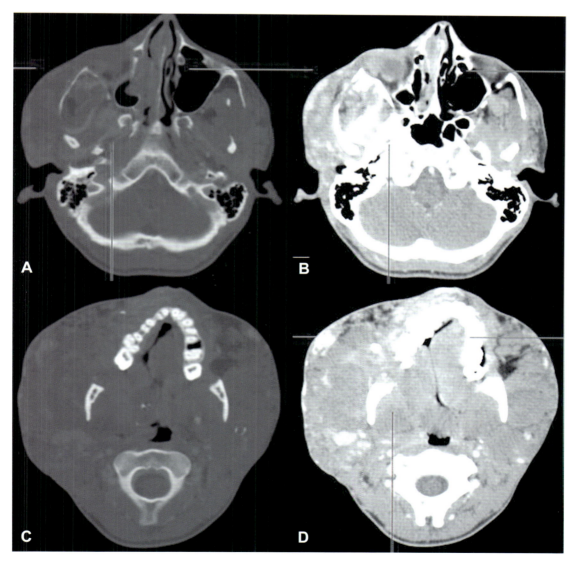

▲ **Figura 52** – Hemangioma. Tomografia computadorizada espiral. **(A)** Corte axial – janela para tecido ósseo áreas de expansão óssea e adelgaçamento cortical, remodelagem e erosão. **(B)** Corte axial, janela para tecido mole realçando as bordas da lesão, com margens irregulares e áreas heterogêneas quando comparadas com os tecidos adjacentes. **(C)** Corte axial, janela para tecido ósseo na região do processo alveolar maxilar demonstrando alteração da conformação da maxila pela lesão. **(D)** Corte axial, janela para tecido mole evidenciando o realce heterogêneo da lesão por meio do contraste intravenoso – envolvimento dos músculos temporal e masseter.

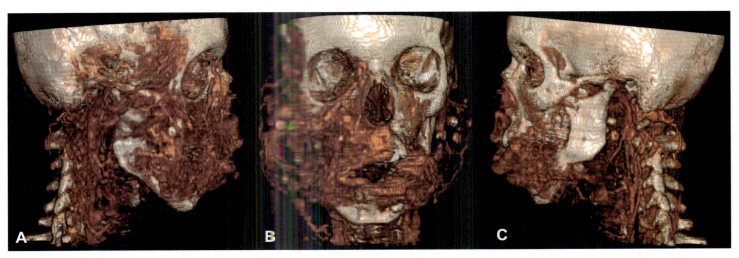

▲ **Figura 53** – Hemangioma. Reconstrução em 3D do caso da figura 52, protocolo vascular após a injeção de contraste intravenoso evidenciando a natureza e a intensa vascularização da lesão com flebólitos dispersos e vasos cervicais alterados. **(A)** Vista lateral direita. **(B)** Vista frontal. **(C)** Vista lateral esquerda.

Fibroma ossificante periférico

O fibroma ossificante periférico (FOP) é uma lesão com etiologia relacionada a traumatismo e fatores irritantes que ocorrem na gengiva, principalmente na região anterior da maxila de mulheres jovens. Apresenta-se como uma massa gengival séssil ou pediculada e de consistência firme. A despeito da nomenclatura similar, NÃO corresponde à contraparte em tecido mole do fibroma ossificante central de maxila e mandíbula, mas sim uma lesão reativa em tecido gengival. Como na maioria dos casos são lesões pequenas, com até 1,5 cm, outros exames de imagem adicionais às radiografias convencionais não costumam ser necessários. Lesões maiores em TC possuem aspecto bem circunscrito, com presença de calcificações dispersas perifericamente e demonstram realce moderado após a injeção de contraste intravenoso (Fig. 54).

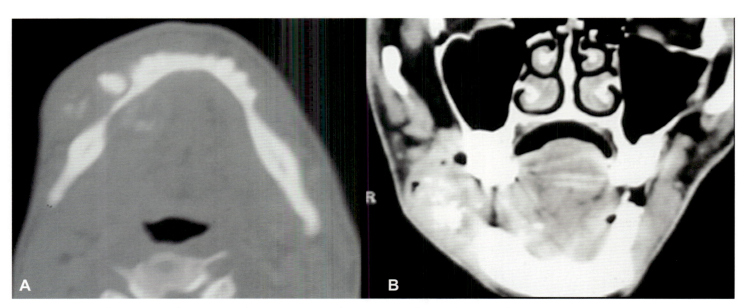

▲ **Figura 54** – Fibroma ossificante periférico. Tomografia computadorizada espiral. **(A)** Imagem axial (janela para tecido ósseo) com presença de calcificações dispersas perifericamente. **(B)** Imagem coronal (janela para tecido mole) evidenciando realce tecidual com massas de hiperdensidade intralesionais.

Lesões inflamatórias dos seios maxilares

Os seios maxilares (SM) são duas cavidades pneumáticas do esqueleto facial dentro do osso maxilar bilateralmente, em geral segmentado por septos ósseos. Assemelham-se a uma pirâmide com a base formando a parede mesial e o ápice aponta para o processo zigomático da maxila, as paredes anterior e posterior são formadas pelas paredes anterior e posterior da maxila. O teto é composto pelo assoalho da órbita e abriga o canal e nervo infraorbitários. Os assoalhos dos seios estão em contato perfeito com os molares superiores, não sendo raro as raízes projetaram através dos assoalhos. Os fluidos produzidos dentro dos seios maxilares são drenados para a cavidade nasal por um complexo osteomeatal estreito que se obstruídos podem causar uma série de alterações, como o espessamento de mucosa, mucocele, pólipos, cistos de retenção e sinusite. Tumores e cistos odontogênicos também podem acometer os seios maxilares, sendo os mais frequentes o cisto radicular, cisto dentígero, ameloblastoma, odontoma e tumor odontogênico queratocístico. Tumores malignos são mais raros, mas também podem acometer os seios maxilares, sendo os mais frequentes o carcinoma de células escamosas e carcinoma adenoide cístico.

A TC é o exame mais indicado para o diagnóstico de alterações no seio maxilar, planejamento de implante e pré-cirúrgico; com os aparelhos mais modernos consegue-se uma excelente resolução e definição de tecidos ósseos e de tecidos moles. A tomografia computadorizada por feixe cônico (TCFC) é uma alternativa interessante para a visualização de tecidos ósseos devido ao seu menor custo e maior disponibilidade na rotina odontológica. As avaliações dos cortes axiais (originais da aquisição), coronais e sagitais (reconstruções multiplanares) em conjunto são muito importantes para um diagnóstico correto. O corte axial revela com detalhes as paredes anteriores e posteriores dos seios. O corte sagital mostra detalhes do teto e assoalho dos SM no sentido anteroposterior. O corte coronal revela a relação dos SM com as fossas nasais, e mostra detalhes das paredes dos seios no sentido laterolateral.

Apesar de a TC ser o exame mais indicado para se avaliar os seios maxilares, alguns pequenos vícios dos cirurgiões-dentistas clínicos e radiologistas no momento de planejar um implante ou cirurgia na maxila como analisar somente os cortes parassagitais e a preocupação excessiva em realizar medidas, esquecendo-se de avaliar todo o volume adquirido podem ter consequências graves, portanto, é necessário muito cuidado no momento de laudar e planejar. A análise das imagens de TC do seio maxilar precisa ser criteriosa, independentemente da razão do exame, quando os seios maxilares estiverem presentes na aquisição, devem ser analisados. Nas lesões inflamatórias mais comuns, deve-se prestar muita atenção na localização, nos componentes e na densidade da imagem, espessura e integridade das corticais das paredes dos seios. Pequenos detalhes como esses podem direcionar o diagnóstico a lesões mais simples que necessitam apenas de um acompanhamento, como espessamento de mucosa, pólipos e cisto mucoso de retenção ou a lesões que precisem de uma intervenção, como sinusite crônica, sinusite fúngica e mucocele.

Espessamento de mucosa

O espessamento de mucosa é um achado comum em TC. É possível encontrá-lo em cerca de 20 a 40% da população, e não possui nenhuma manifestação clínica. Normalmente, é causado por alergia ou efeito da poluição das grandes cidades, é um estágio inicial da sinusite, porém sem sintomatologia.

Na TC é caracterizado por uma imagem hiperdensa que contorna as paredes do seio maxilar (Fig. 55).

Sinusite

A sinusite do seio maxilar é divida em aguda e crônica, observando-se diferenças na sintomatologia e nas imagens de TC.

A sinusite aguda é caracterizada por mal-estar, dor facial irradiada até a região da bochecha e região alveolar que, muitas vezes, é confundida com dor de origem pulpar.

Na TC observa-se imagem hiperdensa que pode acometer o seio maxilar na sua totalidade, com possibilidade de invadir outros seios paranasais. Dependendo da intensidade, podem surgir erosões e até rompimento das corticais das paredes do seio. Podem ser observadas também imagens hipodensas características de bolhas de ar (Figs. 56 a 59).

A sinusite crônica possui sintomatologia variada, sendo mais leve que a aguda, apresenta cefaleias e dores faciais esporádicas. Cerca de 20% de todos os casos têm origem odontológica, como um cisto ou abscesso periapical (Figs. 60 a 64).

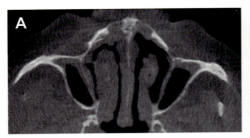 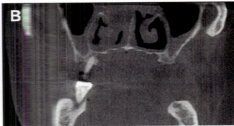 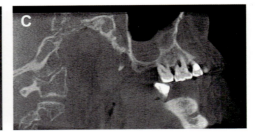

▲ **Figura 55** – Espessamento de mucosa. Tomografia computadorizada por feixe cônico: Cortes axial **(A)**, coronal **(B)** e sagital **(C)** mostrando imagem hiperdensa no assoalho, paredes anterior, posterior, mesial e lateral dos seios maxilares, característica de espessamento da mucosa sinusal. Observa-se também hipertrofia de corneto do lado direito.

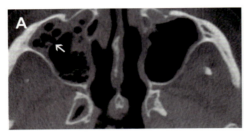 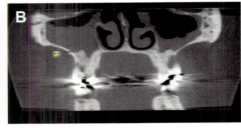 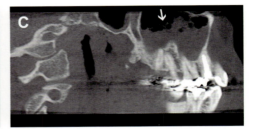

▲ **Figura 56** – Sinusite crônica. Tomografia computadorizada por feixe cônico. Cortes axial **(A)**, coronal **(B)** e sagital **(C)** mostrando imagem hiperdensa no seio maxilar bilateralmente. No lado direito, observa-se a presença de imagem hipodensa característica de bolhas de ar (setas brancas) e espessamento da cortical do assoalho do seio (seta amarela). Estes achados sugerem sinusite crônica.

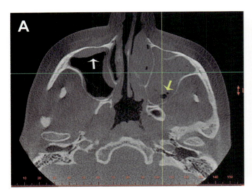 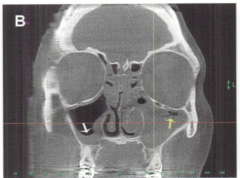 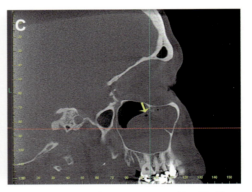

▲ **Figura 57** – Espessamento de mucosa e sinusite crônica. Tomografia computadorizada por feixe cônico. **(A-C)** Cortes axial, coronal e sagital respectivamente mostrando imagem hiperdensa, compatível com espessamento de mucosa, contornando as paredes do seio maxilar direito. No seio maxilar esquerdo observa-se imagem hiperdensa ocupando grande parte do seio, envolvendo todas as paredes deste. Nota-se a presença de imagem hipodensa característica de bolhas de ar (setas amarelas) e espessamento da cortical do assoalho do seio, sugerindo assim diagnóstico de sinusite crônica. Observou-se também espessamento de mucosa no lado direito (setas brancas).

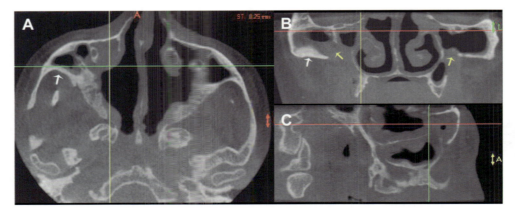

▲ **Figura 58** – Sinusite Crônica. Tomografia computadorizada por feixe cônico. Cortes axial **(A)**, coronal **(B)** e sagital **(C)** mostrando imagens hiperdensas em ambos os seios maxilares, compatíveis com osso reacional (espessamento da cortical do assoalho do seio) devido à intervenção cirúrgica (seta branca no corte coronal) e rompimento da cortical das paredes mesial e lateral de ambos os seios maxilares (seta amarela).

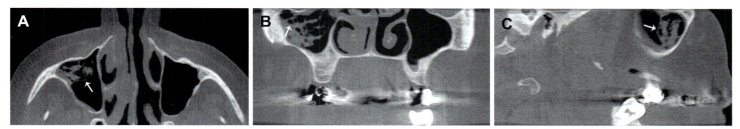

▲ **Figura 59** – Sinusite crônica. Tomografia computadorizada por feixe cônico. Cortes axial **(A)**, coronal **(B)** e sagital **(C)** mostrando imagem hiperdensa no seio maxilar direito e imagens hipodensas sugestivas de bolhas de ar (setas), caracterizando sinusite bacteriana em tratamento.

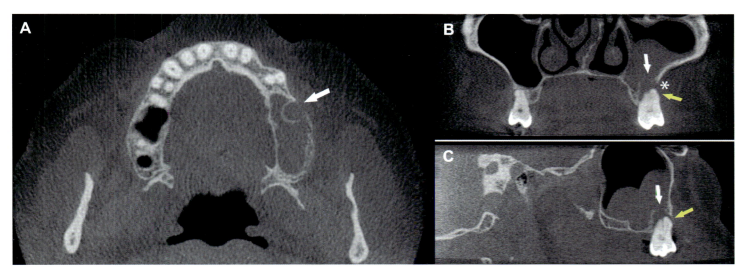

▲ **Figura 60** – Sinusite causada por cisto radicular. Tomografia computadorizada por feixe cônico. Cortes axial **(A)**, coronal **(B)** e sagital **(C)** evidenciando imagem hiperdensa em relação ao aspecto de normalidade dentro do seio maxilar esquerdo associada a um cisto radicular no periápice do dente 26. Notam-se rompimento da cortical do assoalho do seio (setas brancas), rompimento da cortical vestibular do processo alveolar (*) e reabsorção da raiz do dente envolvido (setas amarelas).

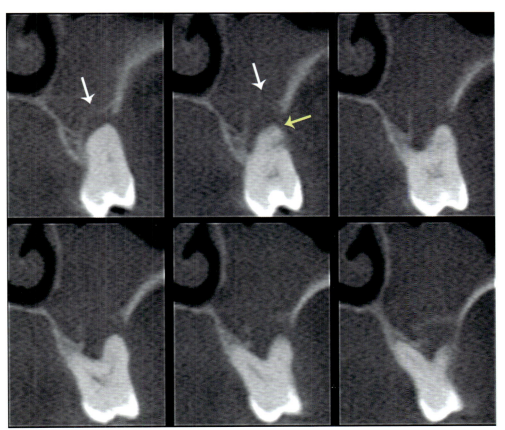

▲ **Figura 61** – Sinusite causada por cisto radicular. Tomografia computadorizada por feixe cônico (mesmo caso da fig. 60). Cortes parassagitais mostrando imagem hipodensa no periápice do dente 26 compatível com cisto de radicular. Observam-se também rompimento da cortical do assoalho do seio e rompimento da cortical vestibular do processo alveolar.

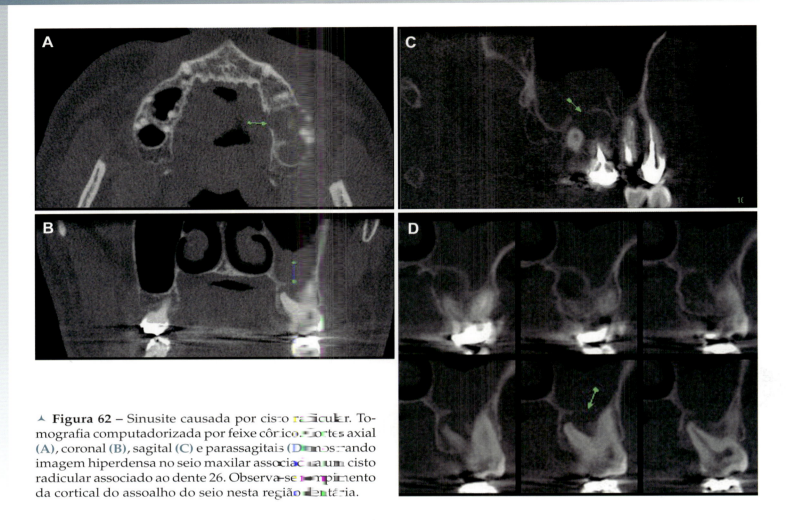

▲ **Figura 62** – Sinusite causada por cisto radicular. Tomografia computadorizada por feixe cônico. Cortes axial **(A)**, coronal **(B)**, sagital **(C)** e parassagitais **(D)** mostrando imagem hiperdensa no seio maxilar associada a um cisto radicular associado ao dente 26. Observa-se rompimento da cortical do assoalho do seio nesta região dentária.

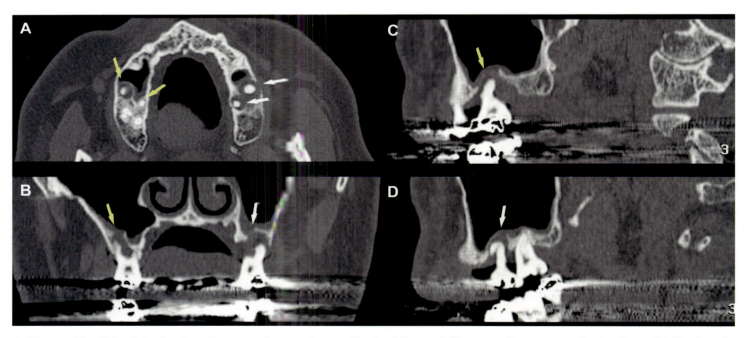

▲ **Figura 63** – Princípio de sinusite causada por cisto radicular bilateral. Tomografia computadorizada *multislice* (janela para tecido ósseo). Cortes axial **(A)**, coronal **(B)**, sagital **(C e D)** mostrando imagens características de lesão periapical nos dentes 16 (setas amarelas) e 26 (setas brancas) causando rompimento de cortical do assoalho do seio maxilar. Observa-se espessamento de mucosa compatível com princípio de sinusite.

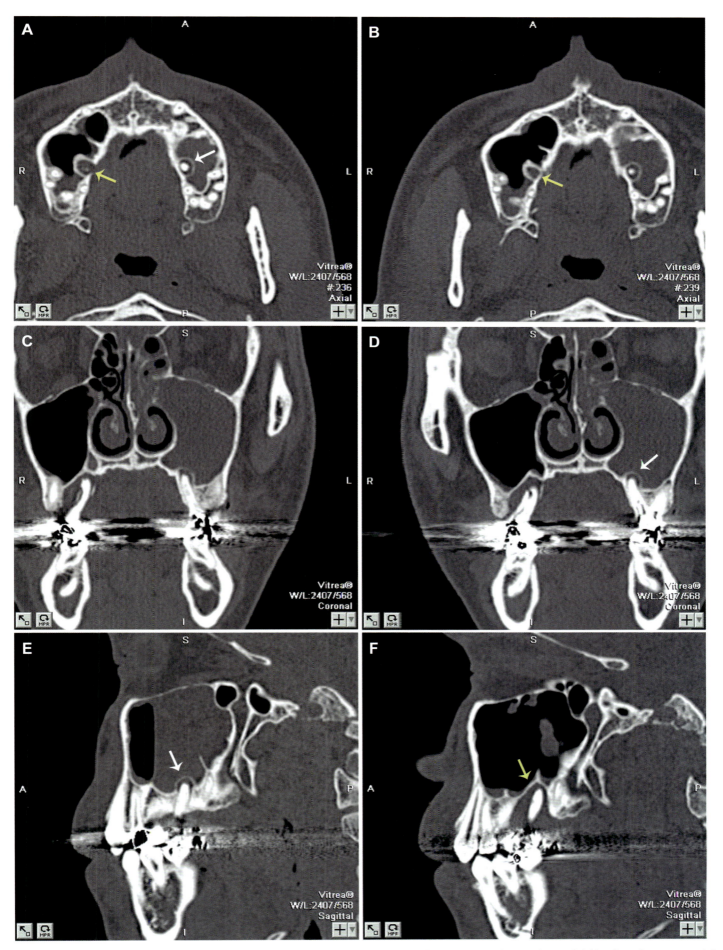

▲ **Figura 64 – (A-F)** Sinusite causada por abscesso radicular. Tomografia computadorizada *multislice* (janela para tecido ósseo). Cortes axiais, coronais e sagitais mostrando imagem hiperdensa no seio maxilar esquerdo associada a imagem hipodensa no periápice do dente 26 (setas brancas). Observa-se também imagem hipodensa semelhante no periápice do dente 16 (setas amarelas) associada a um pequeno espessamento de mucosa no seio maxilar direito.

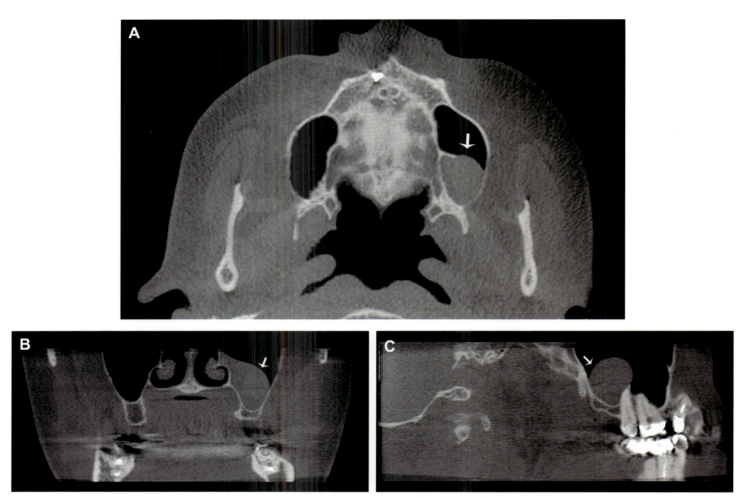

▲ **Figura 65** – Cisto mucoso de retenção. Tomografia computadorizada por feixe cônico. Cortes axial **(A)**, coronal **(B)** e sagital **(C)** mostrando imagem hiperdensa no seio maxilar esquerdo, formato arredondado no assoalho, estendendo-se até a parede mesial do seio.

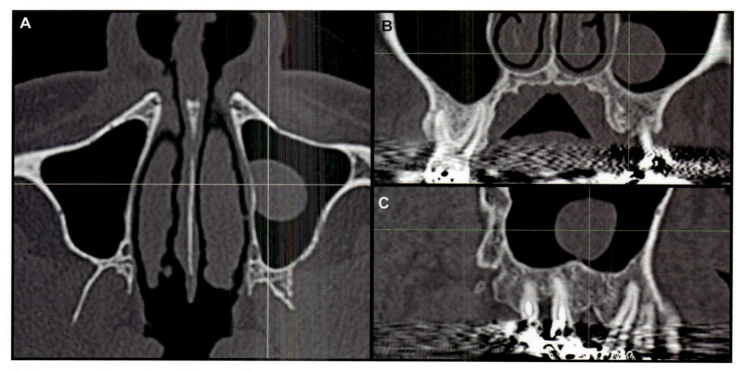

▲ **Figura 66** – Pólipo sinusal. Tomografia computadorizada *multislice*. Cortes axial **(A)**, coronal **(B)** e sagital **(C)** evidenciando imagem hiperdensa, em relação ao aspecto de normalidade do seio maxilar, na parede medial do seio maxilar esquerdo perto do assoalho deste na região correspondente ao dente 26 (setas), característica de pólipo sinusal. Não se verifica abaulamento das corticais adjacentes ao pólipo.

Patologia – Lesões Benignas

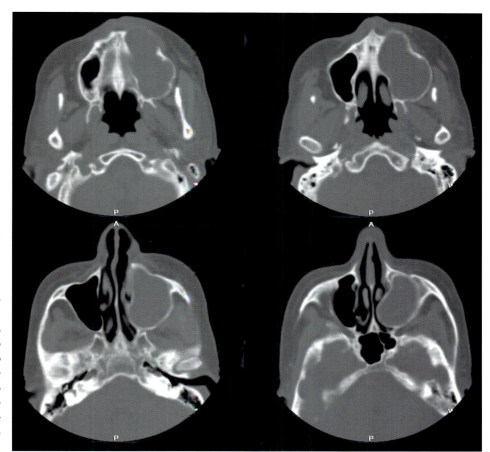

▲ **Figura 67** – Mucocele sinusal. Tomografia computadorizada *singleslice*. Janela para tecido ósseo. Cortes axiais mostrando imagem hiperdensa no seio maxilar esquerdo, causando expansão das paredes lateral, medial, posterior e destruição no processo alveolar, palato duro, parede anterior do seio maxilar e expandindo a cortical da fossa nasal e estendendo-se lateralmente ao processo zigomático do lado esquerdo.

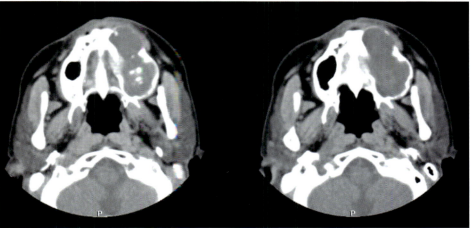

▲ **Figura 68** – Mucocele sinusal. Tomografia computadorizada *singleslice* (janela para tecido mole) (mesmo caso da fig. 67). Cortes axiais mostrando hiperdensidade de partes moles dentro do seio maxilar direito, causando expansão do músculo orbicular da boca. A lesão não infiltra no tecido mole adjacente, apenas se expande, afastando assim a hipótese de lesão maligna.

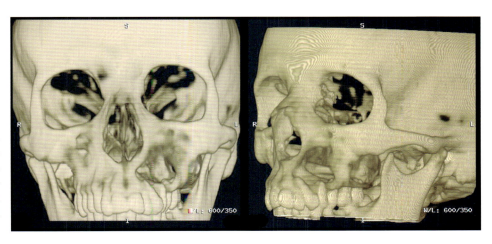

▲ **Figura 69** – Mucocele sinusal (mesmo caso das figs. 67 e 68). Tomografia computadorizada *singleslice*. Reconstrução em 3D por meio da técnica de volume ilustrando a destruição óssea causada pela lesão nas paredes anterior, lateral do seio, palato duro e túber.

Na TC se caracteriza por espessamento mucoso que, com o tempo, pode causar fibrose com proliferação polipoide. As secreções que ficam retidas podem causar opacificação total da cavidade dos seios maxilares na TC. É comum observar neoformação óssea nas paredes da cavidade sinusal em resposta a inflamação no local, o que causa espessamento das paredes e diminuição de sua cavidade. As inflamações podem causar pequenas erosões, em especial na parede medial do seio maxilar.

Sinusite fúngica

A sinusite crônica fúngica normalmente é diagnosticada quando um paciente com sinusite crônica não responde ao tratamento com antibióticos, suspeita-se então de uma infecção fúngica. Apesar de acometer pacientes sadios, é mais comum em indivíduos imunodeprimidos. A TC pode confirmar esse diagnóstico, pois é comum surgirem em meio à obliteração do seio maxilar, pequenos focos de densidade semelhante a tecido calcificado. Pode se observar também espessamento da cortical das paredes do seio em resposta a essa infecção.

Cisto mucoso de retenção

Os cistos mucosos de retenção são comumente fatores secundários a traumatismo, infecção ou alergia. São originados pela obstrução de glândulas submucosas produtoras de muco. Normalmente, são assintomáticos e encontrado apenas em achados radiográficos. Raramente é necessário tratamento.

Na TC observa-se imagem hiperdensa, com formato arredondado, originada ao longo do assoalho do seio maxilar. Os aspectos para diferenciação do cisto de retenção mucoso para a mucocele é o formato da imagem hiperdensa. Em relação ao pólipo, a diferenciação é mais complicada, porém como são benignos e possuem a mesma indicação de tratamento isso não chega a ser um problema (Fig. 65).

Pólipo Sinusal

O pólipo sinusal é uma lesão de origem inflamatória crônica, tem etiologia variada, mas pode ser causada por sinusite recorrente.

Na TC observa-se uma imagem muito semelhante a do cisto mucoso de retenção, porém a imagem hiperdensa de partes moles no interior do seio maxilar tem formato menos arredondado e usualmente está localizado nas paredes lateral ou medial do seio. Normalmente não causa expansão das corticais ósseas das paredes do seio maxilar (Fig. 66).

Mucocele sinusal

A mucocele é a lesão expansiva mais comum nos seios paranasais, porém no seio maxilar é relativamente rara (cerca de 10% dos casos), ocorre quando a via de drenagem do seio é obstruída, impedindo que o muco claro, espesso e não infectado produzido pela mucosa de revestimento do seio escape. Esse acúmulo gradual de muco provoca uma pressão nas paredes do seio causando expansão e comumente rompimento das corticais ósseas das mesmas.

Na TC é difícil distinguir a imagem de uma mucocele de seio maxilar em estágio inicial de uma lesão inflamatória ou alergia. Com o aumento contínuo da lesão observa-se uma imagem mais característica, primeiramente com expansão óssea e posteriormente com erosões e rompimento das corticais das paredes do seio maxilar (Figs. 67 e 68). Nesse estágio uma mucocele pode ser facilmente confundida com uma lesão maligna, porém na tomografia computadorizada espiral com contraste, nota-se somente expansão do tecido mole adjacente e não se observa infiltração, facilitando assim sua diferenciação (Fig. 69).

Referências

1. Araki M, Matsumoto K, Matsumoto N, Honda K, Ohki H, Komiyama k. Unusual radiographic appearance of ossifying fibroma in the left mandibular angle. Dentomaxillofac Radiol. 2010 Jul: 39(5):314-9.
2. Ariji Y, Morita M, Katsumata A, Sugita Y, Naitoh M, Goto M, Izumi M, Kise Y, Shimozato K, Kurita K, Maeda H, Ariji E. Imaging features contributing to the diagnosis of ameloblastomas and keratocystic odontogenic tumours: logistic regression analysis. Dentomaxillofac Radiol. 2011 Mar;40(3):133-40.
3. Barnes L, Eveson JW, Reichart P, Sidransky D. Pathology & Genetics. Head and neck tumors. WHO Classification of Tumors. Lyon: IARC press, 2005.
4. Baykul T, Heybeli N, Oyar O, Dogru H. Multiple huge osteomas of the mandible causing disfigurement related with Gardner's syndrome: case report. Auris Nasus Larynx 2003;30(4):447-51.
5. Bhattacharyya N. Cancer of the nasal cavity: survival and factors influencing prognosis. Arch Otolaryngol Head Neck Surg. 2002 Sep;128(9):1079-83.

6. Böttcher PZeissler M, Grevel V, Oechtering G. Computer simulation of the distal aspect of the femur for assessment of donor core size and surface curvature for autologous osteochondral transplantation in the canine stifle joint. Vet Surg. 2010 Apr;39(3):371-9.
7. Brannon RB, Fowler CB, Carpenter WM, Corio RL. Cementoblastoma: an innocuous neoplasm? A clinicopathologic study of 44 cases and review of the literature with special emphasis on recurrence. Oral Surg Oral Med Oral Pathol Oral Radiol Endod 2002;93:311–20.
8. Brannon RB. The odontogenic keratocyst. A clinicopathologic study of 312 cases. Part I. Clinical features. Oral Surg Oral Med Oral Pathol. 1976 Jul;42(1):54-72.
9. Bush CH, Adler Z, Drane WE, Tamurian R, Scarborough MT, Gibbs CP. Percutaneous radionuclide ablation of axial aneurysmal bone cysts AJR Am J Roentgenol. 2010 Jan;194(1):W84-90.
10. Cavalcanti MG, Ruprecht A, Vannier MW. 3D-CT vascular setting protocol using computer graphics for the evaluation of maxillofacial lesions. Pesqui Odontol Bras 2001;15(3):229-36.
11. Cavalcanti MG, Ruprecht A, Vannier MW. Evaluation of an ossifying fibroma using three-dimensional computed tomography. Dentomaxillofac Radiol. 2001 Nov;30(6):342-5.
12. Caylakli F, Yavuz H, Cagici AC, Ozluoglu LN. Endoscopic sinus surgery for maxillary sinus mucoceles. Head Face Med. 2006 Sep 6;2:29.
13. Chang H, Precious DS, Shimizu MS. Ameloblastic fibro-odontoma: a case report. J Can Dent Assoc. 2002 Apr;68(4):243-6.
14. Chen HJ, Chen HS, Chang YL, Huang YC.Complete unilateral maxillary sinus opacity in computed tomography. J Formos Med Assoc. 2010 Oct;109(10):709-15.
15. Chindasombatjaroen J, Kakimoto N, Akiyama H, Kubo K, Murakami S, Furukawa S, Kishino M. Computerized tomography observation of a calcifying cystic odontogenic tumor with an odontoma: case report. Oral Surg Oral Med Oral Pathol Oral Radiol Endod. 2007 Oct 15; [Article in press].
16. Chinellato LE, Damante JH. Contribution of radiographs to the diagnosis of naso-alveolar cyst. Oral Surg Oral Med Oral Pathol. 1984 Dec;58(6):729-35.
17. Ching AS, Pak MW, Kew J, Metreweli C. CT and MR imaging appearances of an extraosseous calcifying epithelial odontogenic tumor (Pindborg tumor). AJNR Am J Neuroradiol. 2000 Feb;21(2):343-5.
18. Ching AS, Pak MW, Kew J, Metreweli C. CT and MR imaging appearances of an extraosseous calcifying epithelial odontogenic tumor (Pindborg tumor). AJNR Am J Neuroradiol 2000;21(2):343-5.
19. Chirapathomsakul D, Sastravaha P, Jansisyanont P. A review of odontogenic keratocysts and the behavior of recurrences. Oral Surg Oral Med Oral Pathol Oral Radiol Endod. 2006 Jan;101(1):5-9.
20. Chrcanovic BR, Jaeger F, Freire-Maia B. Two-stage surgical removal of large complex odontoma. Oral Maxillofac Surg. 2010 Dec;14(4):247-52.
21. Cihangiroglu M, Akfirat M, Yildirim H. CT and MRI findings of ameloblastoma in two cases. Neuroradiology. 2002 May;44(5):434-7.
22. Cohen A, Laviv A, Berman P, Nashef R, Abu-Tair J. Mandibular reconstruction using stereolithographic 3-dimensional printing modeling technology. Oral Surg Oral Med Oral Pathol Oral Radiol Endod. 2009 Nov;108(5):661-6. Epub 2009 Aug 28.
23. Cottalorda J, Bourelle S. Modern concepts of primary aneurysmal bone cyst. Arch Orthop Trauma Surg 2007;127(2):105-14.
24. Crusoé-Rebello I, Oliveira C, Campos PS, Azevedo RA, dos Santos JN. Assessment of computerized tomography density patterns of ameloblastomas and keratocystic odontogenic tumors. Oral Surg Oral Med Oral Pathol Oral Radiol Endod. 2009 Oct;108(4):604-8. Epub 2009 May 22.
25. Damante JH, Da S Guerra EN, Ferreira Jr O. Spontaneous resolution of simple bone cysts. Dentomaxillofac Radiol. 2002 May;31(3):182-6.
26. Dare A, Yamaguchi A, Yoshiki S, Okano T. Limitation of panoramic radiography in diagnosing adenomatoid odontogenic tumors. Oral Surg. Oral Med. Oral Pathol. 1994 Jun;77(6):662-8.
27. Deboni MC, Naclerio-Homem M da G, Pinto Junior DS, Traina AA, Cavalcanti MG. Clinical, radiological and histological features of calcifying epithelial odontogenic tumor: case report. Braz Dent J. 2006;17(2):171-4.
28. Devenney-Cakir B, Dunfee B, Subramaniam R, Sundararajan D, Mehra P, Spiegel J, Sakai O. Ameloblastic carcinoma of the mandible with metastasis to the skull and lung: advanced imaging appearance including computed tomography, magnetic resonance imaging and positron emission tomography computed tomography. Dentomaxillofac Radiol. 2010 Oct;39(7):449-53.
29. Durbec M, Bienvenu AL, Picot S, Dubreuil C, Cosmidis A, Tringali S. Maxillary sinus fungal infection by Acremonium. Eur Ann Otorhinolaryngol Head Neck Dis. 2011 Jan;128(1):41-3.
30. Erasmus JH, Thompson IO, van Rensburg LJ, van der Westhuijzen AJ. Central calcifying odontogenic cyst. A review of the literature and the role of advanced imaging techniques. Dentomaxillofac Radiol 1998;27(1):30-5.
31. Ethunandan M, Mellor TK. Haemangiomas and vascular malformations of the maxillofacial region--a review. Br J Oral Maxillofac Surg 2006;44(4):263-72.
32. Ferreira Júnior O, Damante JH, Lauris JR. Simple bone cyst versus odontogenic keratocyst: differential diagnosis by digitized panoramic radiography. Dentomaxillofac Radiol. 2004 Nov;33(6):373-8.
33. Fonseca LC, Kodama NK, Nunes FC, Maciel PH, Fonseca FA, Roitberg M, et al. Radiographic assessment of Gardner's syndrome. Dentomaxillofac Radiol 2007;36(2):121-4.
34. Gomes MF, de Souza Setúbal Destro MF, de Freitas Banzi EC, dos Santos SH, Claro FA, de Oliveira Nogueira T. Aggressive behaviour of cherubism in a teenager: 4-years of clinical follow-up associated with

radiographic and histological features. Dentomaxillofac Radiol 2005;34(5):313-8.
35. Hayashi K, Tozaki M, Sugisaki M, Yoshida A, Fukuda K, Tanabe H. Dynamic multislice helical CT of ameloblastoma and odontogenic keratocyst: correlation between contrast enhancement and angiogenesis. J Comput Assist Tomogr. 2002 Nov-Dec;26(6):922-6.
36. Holst AI, Hirschfelder U, Holst S. Diagnostic potential of 3D-data-based reconstruction software in analysis of the rare disease pattern of cherubism. Cleft Palate Craniofac J. 2009 Mar;46(2):215-9. Epub 2007 Nov 15.
37. Infante-Cossio P, Hernandez-Guisado JM, Acosta-Feria M, Carranza-Carranza A. Cementoblastoma involving the maxillary sinus. British Journal of Oral and Maxillofacial Surgery (2007) article in press
38. Isler SC, Demircan S, Soluk M, Cebi Z. Radiologic evaluation of an unusually sized complex odontoma involving the maxillary sinus by cone beam computed tomography. Quintessence Int. 2009 Jul-Aug;40(7):533-5.
39. Kakimoto N, Tanimoto K, Nishiyama H, Murakami S, Furukawa S, Kreiborg S. CT and MR imaging features of oral and maxillofacial hemangioma and vascular malformation. Eur J Radiol 2005;55(1):108-12
40. Kaplan I, Buchner A, Calderon S, Kaffe I. Radiological and clinical features of calcifying epithelial odontogenic tumour. Dentomaxillofac Radiol 2001;30:22-8.
41. Karahasanoglu R, Otcu H, Selcuk T, Ucar A, Kiris A. Focal nodular hyperplasia vs. hemangioma: Computed tomography and magnetic resonance imaging findings. Ann Hepatol. 2011 Apr 1;10(2):218-20.
42. Keenan S, Bui-Mansfield LT. Musculoskeletal lesions with fluid-fluid level: a pictorial essay. J Comput Assist Tomogr 2006;30(3):517-24.
43. Kimonis VE, Mehta SG, Digiovanna JJ, Bale S, Pastakia B. Radiological features in 82 patients with nevoid basal cell carcinoma (NBCC or Gorlin) syndrome. Genet. Med. 2004 Nov-Dec;6(6):495-502.
44. Kivrak AS, Koc O, Emlik D, Kiresi D, Ozer H, Balkan E. Differential diagnosis of dumbbell lesions associated with spinal neural foraminal widening: imaging features. Eur J Radiol. 2009 Jul;71(1):29-41. Epub 2008 May 16.
45. Knowles MR, Durie PR. What is cystic fibrosis? N Engl J Med. 2002. 8;347(6):439-42.
46. Konouchi H, Asaumi J, Yanagi Y, Hisatomi M, Kishi K. Adenomatoid odontogenic tumor: correlation of MRI with histopathological findings. Eur J Radiol. 2002 Oct;44(1):19-23.
47. Koseki T, Kobayashi K, Hashimoto K, Araki Y, Tsuchimochi M, Toyama M, Araki M, Igarashi C, Koseki T, Ariji E. Computed tomography of odontogenic myxoma. Dentomaxillofac Radiol. 2003 May;32(3):160-5.
48. Lehrman BJ, Mayer DP, Tidwell OF, Brooks ML. Computed tomography of odontogenic keratocysts. Comput Med Imaging Graph. 1991 Sep-Oct;15(5):365-8.
49. Leon JE, Mata GM, Fregnani ER, Carlos-Bregni R, de Almeida OP, Mosqueda-Taylor A, Vargas PA. Clinicopathological and immunohistochemical study of 39 cases of adenomatoid odontogenic tumour: a multicentric study. Oral Oncol. 2005 Sep;41(8):835-42.
50. López-Arcas Calleja JM, Cebrián Carretero JL, González Martín J, Burgueño M. Aneurysmal bone cyst of the mandible: case presentation and review of the literature.. Med Oral Patol Oral Cir Bucal. 2007 Sep 1;12(5):E401-3.
51. Macanovic M, Gangidi S, Porter G, Brown S, Courtney D, Porter J. Incidental bony pathology when reporting trauma orthopantomograms. Clin Radiol. 2010 Oct;65(10):842-9. Epub 2010 Jul 29.
52. MacDonald-Jankowski DS, Yeung R, Lee KM, Li TK. Ameloblastoma in the Hong Kong Chinese. Part 2: systematic review and radiological presentation. Dentomaxillofac Radiol. 2004 May;33(3):141-51.
53. MacDonald-Jankowski DS, Yeung RW, Li T, Lee KM. Computed tomography of odontogenic myxoma. Clin Radiol. 2004 Mar;59(3):281-7.
54. Mafee MF, Tran BH, Chapa AR. Imaging of rhinosinusitis and its complications: plain film, CT, and MRI. Clin Rev Allergy Immunol. 2006 Jun;30(3):165-86.
55. Manor R, Anavi Y, Kaplan I, Calderon S. Radiological features of glandular odontogenic cyst. Dentomaxillofac Radiol 2003;32(2):73-9.
56. Marques YM, Botelho TD, Xavier FC, Rangel AL, Rege IC, Mantesso A. Importance of cone beam computed tomography for diagnosis of calcifying cystic odontogenic tumour associated to odontoma. Report of a case. Med Oral Patol Oral Cir Bucal. 2010 May 1;15(3):e490-3.
57. Martin-Duverneuil N, Roisin-Chausson MH, Behin A, Favre-Dauvergne E, Chiras J. Combined benign odontogenic tumors: CT and MR findings and histomorphologic evaluation. AJNR Am J Neuroradiol. 2001 May;22(5):867-72.
58. Martin-Duverneuil N, Roisin-Chausson MH, Behin A, Favre-Dauvergne E, Chiras J. Combined benign odontogenic tumors: CT and MR findings and histomorphologic evaluation. AJNR Am J Neuroradiol 2001;22(5):867-72.
59. Matsumura S, Murakami S, Kakimoto N, Furukawa S, Kishino M, Ishida T, et al. Histopathologic and radiographic findings of the simple bone cyst. Oral Surg Oral Med Oral Pathol Oral Radiol Endod 1998; 85: 619–625.
60. Melo ES, Kawamura JY, Alves CA, Nunes FD, Jorge WA, Cavalcanti MG. Imaging modality correlations of an odontogenic keratocyst in the nevoid basal cell carcinoma syndrome: a family case report. Oral Surg Oral Med Oral Pathol Oral Radiol Endod. 2004 Aug;98(2):232-6.
61. Meng XM, Yu SF, Yu GY. Clinicopathologic study of 24 cases of cherubism. Int J Oral Maxillofac Surg 2005;34(4):350-6.
62. Moon WJ, Choi S, Chung E, Kwon K, Chae S. Peripheral ossifying fibroma in the oral cavity: CT and MR findings. Dentomaxillofac Radiol 2007;36(3):180-2.
63. Myoung H, Hong SP, Hong SD, Lee JI, Lim CY, Choung PH, Lee JH, Choi JY, Seo BM, Kim MJ. Odontogenic keratocyst: Review of 256 cases for recurrence and clinicopathologic parameters. Oral Surg Oral Med Oral Pathol Oral Radiol Endod. 2001 Mar;91(3):328-33.

64. Neville BW, Damm DD, Allen CM, Bouquot JE. Patologia oral e maxilofacial. 3ª edição. 960 p. Elsevier, 2009.
65. Oghli AA, Scuto I, Ziegler C, Flechtenmacher C, Hofele C. A large ameloblastic fibro-odontoma of the right mandible. Med Oral Patol Oral Cir Bucal. 2007 Jan 112(1):E34-7.
66. Ohki K, Kumamoto H, Nitta Y, Nagasaka H, Kawamura H, Ooya K. Benign cementoblastoma involving multiple maxillary teeth: report of a case with a review of the literature. Oral Surg Oral Med Oral Pathol Oral Radiol Endod 2004;97:53–8.
67. Oliveira JX, Santos KC, Nunes FD, Hiraki KR, Sales MA, Cavalcanti MG, Marcucci M. Odontogenic glandular cyst: a case report. J Oral Sci 2009; 51(3):467-70.
68. Ozkan Y, Varol A, Turker N, Aksakalli N, Basa S. Clinical and radiological evaluation of cherubism: a sporadic case report and review of the literature. Int J Pediatr Otorhinolaryngol 2003;67(9):1005-12.
69. Palacios E, Serou M, Restrepo S, Rojas R. Odontogenic keratocysts in nevoid basal cell carcinoma (Gorlin's) syndrome: CT and MRI evaluation. Ear Nose Throat J. 2004 Jan;83(1):40-2.
70. Penarrocha M, Bonet J, Minguez JM, Bagan JV, Vera F, Minguez I. Cherubism: a clinical, radiographic, and histopathologic comparison of 7 cases. J Oral Maxillofac Surg 2006;64(6):924-30.
71. Perkins JA, Sidhu M, Manning SC, Ghioni V, Sze R. Three-dimensional CT angiography imaging of vascular tumors of the head and neck. Int J Pediatr Otorhinolaryngol 2005;69(3):319-25.
72. Piattelli A, Di Alberti L, Scarano A, Piattelli M. Benign cementoblastoma associated with an unerupted third molar. Oral Oncol 1998;34:229–31.
73. Reichart PA, Philipsen HP, Sciubba JJ. The new classification of Head and Neck Tumours (WHO)--any changes? Oral Oncol. 2006 Sep;42(8):757-8.
74. Reichart PA, Philipsen HP, Sonner S. Ameloblastoma: biological profile of 3677 cases. Eur J Cancer B Oral Oncol. 1995 Mar;31B(2):86-99.
75. Rodrigues CD, Freire GF, Silva LB, Fonseca da Silveira MM, Estrela C. Prevalence and risk factors of mucous retention cysts in a Brazilian population. Dentomaxillofac Radiol. 2009 Oct;38(7):480-3.
76. Rushton VE, Horner K. Calcifying odontogenic cyst--a characteristic CT finding. Br J Oral Maxillofac Surg 1997;35(3):196-8.
77. Sales MA, Cavalcanti MG. Complex odontoma associated with dentigerous cyst in maxillary sinus: case report and computed tomography features. Dentomaxillofac Radiol. 2009 Jan;38(1):48-52.
78. Shankar L, Evans K. Atlas de imagem dos seios paranasais. 2ª edição. Rio de Janeiro : Revinter, 2006.
79. Singer SR, Mupparapu M, Philipone E. Cone beam computed tomography findings in a case of plexiform ameloblastoma. Quintessence Int. 2009 Sep;40(8):627-30.
80. Sobol SE, Christodoulopoulos P, Manoukian JJ, Hauber HP, Frenkiel S, Desrosiers M, Fukakusa M, Schloss MD, Hamid Q. Arch Otolaryngol Head Neck Surg. 2002 Nov;128(11):1295-8.
81. Stavropoulos F, Katz J. Central giant cell granulomas: a systematic review of the radiographic characteristics with the addition of 20 new cases. Dentomaxillofac Radiol 2002;31(4):213-7.
82. Suei Y, Taguchi A, Tanimoto K. A comparative study of simple bone cysts of the jaw and extracranial bones. Dentomaxillofac Radiol 2007;36(3):125-9.
83. Suei Y, Taguchi A, Tanimoto K. Simple bone cyst of the jaws: evaluation of treatment outcome by review of 132 cases. J Oral Maxillofac Surg 2007;65(5):918-23.
84. Sugiyama M, Miyauchi M, Suei Y. Lesion in the maxilla with a multicystic appearance. J Oral Maxillofac Surg. 2004 Oct;62(10):1264-8.
85. Sumer AP, Celenk P, Sumer M, Telcioglu NT, Gunhan O. Nasolabial cyst: case report with CT and MRI findings. Oral Surg Oral Med Oral Pathol Oral Radiol Endod. 2010 Feb;109(2):e92-4.
86. Tehranzadeh J, Fung Y, Donohue M, Anavim A, Pribram HW. Computed tomography of Paget disease of the skull versus fibrous dysplasia. Skeletal Radiol 1998;27(12):664-72.
87. Theodorou SJ, Theodorou DJ, Sartoris DJ. Imaging characteristics of neoplasms and other lesions of the jawbones Part 1. Odontogenic tumors and tumorlike lesions. Clinical Imaging 31 (2007) 114–119.
88. Theodorou SJ, Theodorou DJ, Sartoris DJ. Imaging characteristics of neoplasms and other lesions of the jawbones Part 1. Odontogenic tumors and tumorlike lesions. Clinical Imaging 31 (2007) 114–119.
89. Tozaki M, Hayashi K, Fukuda K. Dynamic multislice helical CT of maxillomandibular lesions: distinction of ameloblastomas from other cystic lesions. Radiat Med. 2001 Sep-Oct;19(5):225-30.
90. Tan S, Kurt A, Okutan O, Keskin S. CT findings of a thoracic vertebral hemangioma presenting with acute neurological symptoms. Turk Neurosurg. 2011 Jan;21(1):113-5.
91. Tozaki M, Hayashi K, Fukuda K. Dynamic multislice helical CT of maxillomandibular lesions: distinction of ameloblastomas from other cystic lesions. Radiat Med 2001;19(5):225-30.
92. Terkawi AS, Al-Qahtani KH, Baksh E, Soualmi L, Mohamed Ael-B, Sabbagh AJ. Fibrous dysplasia and aneurysmal bone cyst of the skull base presenting with blindness: a report of a rare locally aggressive example. Head Neck Oncol. 2011 Mar 11;3:15.
93. Utumi ER, Chojniak R, Dib LL, Cavalcanti MGP. Avaliação de hemangioma intra-ósseo pela tomografia computadorizada. Revista da Pós-Graduação da FOUSP, Sao Paulo, v. 10, n. 1, p. 37-46, 2003.
94. Valvassori GE, Mafee MF, Carter BL. Imaging of the head and neck. 1ª edição. Nova York: Thieme, 1995.
95. Van Rensburg LJ, Nortje CJ, Thompson I. Correlating imaging and histopathology of an odontogenic keratocyst in the nevoid basal cell carcinoma syndrome. Dentomaxillofac Radiol 1997 May; 26(3): 195-199.

96. Vogl TJ, Balzer J, Mack M, Steger, W. Differential diagnosis in head and neck imaging. 1ª edição. Nova York: Thieme, 1999
97. Whyte A, Chapeikin G. Opaque maxillary antrum: a pictorial review. Australas Radiol 2005;49(3):203-13.
98. Wong WK, Matsuwaki Y, Omura K, Moriyama H. Role of intraoperative CT-updates during image-guided endoscopic sinus surgery for sinonasal fibro-osseous lesions. Auris Nasus Larynx. 2011 Oct;38(5):628-31.
99. Worth HM, Stoneman DW. Radiology of vascular abnormalities in and about the jaws. Dent Radiogr Photogr 1979;52(1):1-19, 23.
100. Yoshiura K, Higuchi Y, Araki K, Shinohara M, Kawazu T, Yuasa K, et al. Morphologic analysis of odontogenic cysts with computed tomography. Oral Surg Oral Med Oral Pathol Oral Radiol Endod 1997;83(6):712-8.
101. Yoshiura K, Higuchi Y, Araki K, Shinohara M, Kawazu T, Yuasa K, Tabata O, Kanda S. Morphologic analysis of odontogenic cysts with computed tomography. Oral Surg Oral Med Oral Pathol Oral Radiol Endod. 1997 Jun;83(6):712-8.
102. Yoshiura K, Higuchi Y, Ariji Y, Shinohara M, Yuasa K, Nakayama E, Ban S, Kanda S. Increased attenuation in odontogenic keratocysts with computed tomography: a new finding. Dentomaxillofac Radiol. 1994 Aug;23(3):138-42.
103. Yoshiura K, Tabata O, Miwa K, Tanaka T, Shimizu M, Higuchi Y, et al. Computed tomographic features of calcifying odontogenic cysts. Dentomaxillofac Radiol 1998;27(1):12-6.
104. Zinreich SJ, Kennedy DW, Malat J, Curtin HD, Epstein JI, Huff LC, Kumar AJ, Johns ME, Rosenbaum AE. Fungal sinusitis: diagnosis with CT and MR imaging. Radiology. 1988 Nov;169(2):439-44.

Agradecimentos

Os dados originais foram obtidos nas instituições descritas em seguida, e o pós-processamento das imagens foi realizado no LABI-3D da FOUSP.

- Departamento de Radiologia da Faculdade de Medicina da Universidade de Iowa, Iowa City, EUA (Figs. 10, 11, 14, 15, 22, 29, 35, 36, 51, 67-69).
- Med Imagem do Hospital Beneficência Portuguesa de São Paulo (Figs. 3, 4, 9, 25, 30, 31, 37, 38, 41-43, 46, 47, 50, 63 e 64).
- Hospital Universitário da Universidade de Brasília HUB/UnB (Figs. 7, 8, 32 e 40).
- Departamento de Imagem do Hospital do Câncer de São Paulo (Figs. 52 e 53).
- Byoimagem Tomografia Computadorizada da Face (Figs. 12 e 13).
- Setor de Imagem do Hospital Universitário da USP (Figs. 6, 20, 23, 27, 28, 39 e 54).
- Hospital das Clinicas da FMUSP (Fig. 54).
- Radiologia Odontológica de Sorocaba (ROS), Sorocaba, SP. (Figs. 2, 5, 16-19, 21, 24, 44, 45, 48, 49, 56-59 e 62).
- Hospital Geral de Roraima, Dr. Marco Antonio Portela Albuquerque (Figs. 26, 33 e 34).
- Voxel, Tomografia Computadorizada da Face, Belém, PA (Figs. 55, 60, 61 e 65).
- Tomovale – Centro de Diagnóstico por Imagem, São José dos Campos, SP (Fig. 66).

Capítulo 12

Patologia – Lesões Malignas

Marco Antônio Portela Albuquerque
Rubens Chojniak
Marcelo Gusmão Paraiso Cavalcanti

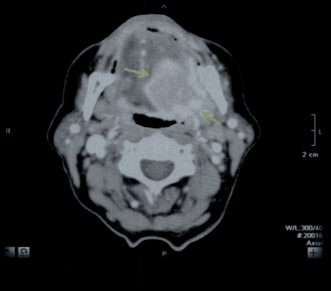

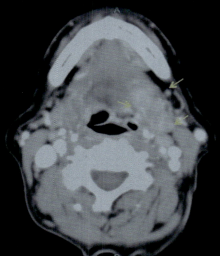

A introdução da TC modificou a prática da Cirurgia de cabeça e pescoço, possibilitando a avaliação pré-operatória da relação de tumores desta região com as estruturas dos espaços craniocervicais profundos. Essa qualidade fez com que a TC fosse rapidamente estudada e incorporada na rotina da avaliação de tumores da região de cabeça e pescoço, sendo utilizada para detecção, caracterização de invasividade das neoplasias, auxiliando na definição de ressecabilidade, escolha de melhor abordagem cirúrgica, definição de volume tumoral para radioterapia, avaliação de resposta a tratamentos não cirúrgicos e para monitorização pós-terapêutica de recidivas.

Avanços técnicos nas últimas três décadas refinaram as informações fornecidas pela TC. Equipamentos ultrarrápidos com cortes de espessura bastante finos fornecem imagens com mais fidelidade anatômica, com mais conforto para o paciente, permitindo, ainda, o entendimento e melhor aproveitamento da dinâmica de realce ao meio de contraste intravenoso de vários tumores. A incorporação de ferramentas sofisticadas de computação gráfica permitem reconstruções multiplanares e em 3D tornando muitas vezes a interpretação mais fácil e intuitiva.

A TC ocupa hoje um papel fundamental na avaliação dos tumores de cabeça e pescoço, sendo geralmente utilizada como forma única e suficiente de avaliação dessas neoplasias.

Introdução

Tumores de cabeça e pescoço

O dicionário Aurélio da língua Portuguesa define a palavra câncer como: [do latim *cancer*, 'caranguejo'] Substantivo masculino.

4. Doença. Designação genérica de qualquer tumor maligno [q. v.]; blastoma maligno, neoplasma maligno.

De acordo com a União Internacional Contra o Câncer (1999) – UICC, câncer é um conjunto de mais de 200 doenças distintas, com múltiplas histórias e causas, bem como diferentes formas de manifestação e tratamento. Segundo recente relatório da Agência Internacional para Pesquisa em Câncer (IARC)/OMS (*World Cancer Report 2008*), o impacto global do câncer mais que duplicou em 30 anos. Estimou-se que, no ano de 2008, ocorreriam cerca de 12,4 milhões de casos novos de câncer e 7,6 milhões de óbitos. O contínuo crescimento populacional, bem como seu envelhecimento, afetará de forma significativa o impacto do câncer no mundo. No Brasil, o Instituto Nacional do Câncer (INCA), estimou para o ano 2010, sendo estes dados válidos também para o ano 2011, 489.270 novos casos de câncer, sendo o câncer de boca o sétimo mais frequente, com 14.670 casos[10]. O Instituto Nacional do Câncer (NCI) americano define o câncer de cabeça e pescoço como o tipo da doença que acomete cavidade nasal, seios da face, lábios, boca, glândulas salivares, orofaringe e nasofaringe. O câncer de cabeça e pescoço, geralmente representado pelos carcinomas epidermoides do trato aerodigestivo, podem ser subclassificados em dois grandes grupos: câncer de boca e faringe, e câncer de laringe. Os tumores de boca correspondem às lesões localizadas em lábio, língua, assoalho bucal, palato, glândulas salivares, gengiva e rebordo alveolar, enquanto os tumores de faringe compreendem as lesões originárias da orofaringe, nasofaringe e hipofaringe. Eles representam de 2 a 8% de todas as neoplasias malignas do corpo humano (Kalavrezos et al., 1996; Rumboldt, 2006). É uma alteração de caráter agressivo e em geral se expande invadindo os tecidos adjacentes e canais linfáticos, produzindo metástases à distância (Pereira et al., 2001). O prognóstico desta doença é perceptivelmente influenciado pelo tamanho e localização do tumor, o seu grau de diferenciação histológica, sua vascularidade e drenagem linfática (metástases), resposta imune individual, idade, gênero e fator socioeconômico do paciente acometido.

O estudo das neoplasias malignas de boca, orofaringe e estruturas anexas é fundamental em Odontologia, uma vez que o cirurgião-dentista desempenha um papel relevante, tanto no diagnóstico como no planejamento terapêutico e reabilitação dos pacientes acometidos. Embora estas alterações não representem o universo das doenças observadas, com frequência, pelos cirurgiões-dentistas, são de grande significado clínico, pois podem pôr em risco a saúde e a longevidade do paciente. O diagnóstico precoce é decisivo na conduta terapêutica a ser seguida e na morbidade dos pacientes.

Métodos de diagnóstico por imagem

Embora tenha havido avanço significativo nas técnicas cirúrgicas, na rádio/quimioterapia como medidas terapêuticas para os pacientes acometidos por tumores malignos de cabeça e pescoço, não houve crescimento proporcional na sobrevida destes pacientes, sendo que a maioria dos casos é diagnosticada em estágios avançados da doença (Zumbold, 2006; Albuquerque, 2004). Os métodos de imagem de última geração permitem, por meio de novos princípios, o estudo mais eficaz das neoplasias malignas da região de cabeça e pescoço, proporcionando uma avaliação inicial adequada e auxiliando na preservação dos casos tratados. A associação do exame clínico a uma variedade de exames complementares por imagem, como radiografia convencional, tomografia computadorizada (TC), ultrassonografia, imagem por ressonância magnética (RM), cintilografia óssea e PET-CT (*Positron Emission Tomography – Computed Tomography*) têm sido utilizada para avaliar a localização primária, extensões do tumor e invasão para estruturas adjacentes (King et al., 2004; King et al., 2004; Huntley et al., 1996; Kalavrezos et al., 1996; Nakayama et al., 2003; Pereira et al., 2001; Haberal et al., 2004).

Os exames imaginológicos mais utilizados atualmente apresentam aplicabilidade variável, de acordo com o caso a ser estudado. A radiografia convencional pode ser utilizada em casos de lesões de desenvolvimento intraósseo ou lesões extraósseas extensas, com visível invasão para o tecido ósseo (Figs. 1A e B), porém, é limitada nos casos de pequenas invasões na superfície cortical da mandíbula, sendo, nestes casos, interpretadas melhor pela TC (Pereira et al., 2001). A ultrassonografia (US) tem sido bastante utilizada para o estadiamento de neoplasias malignas da região de cabeça e pescoço, principalmente no diagnóstico de linfonodos cervicais metastáticos (Shikui et al., 2004; Sihoe et al., 2004). O uso de transdutores de alta frequência e alta resolução no exame ultrassonográfico tem permitido a obtenção de imagens, cada vez com melhor definição das estruturas de tecidos moles da região cervical (Millesi et al., 1990), bem como possibilitando a localização exata e o tamanho de tumores

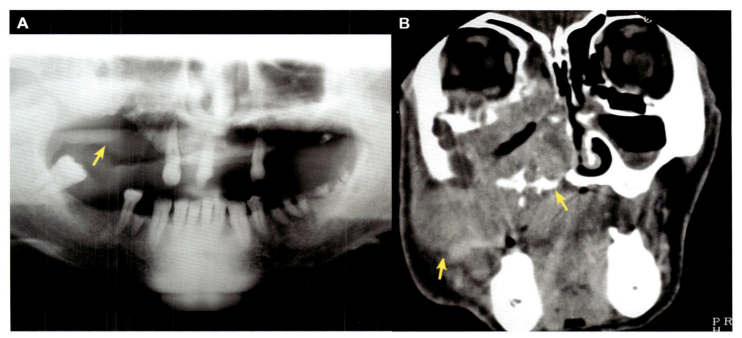

▲ **Figura 1** – **(A)** No exame de radiografia panorâmica observa-se em região posterior de maxila direita extensa imagem radiolúcida de limites mal-definidos e irregulares, correspondendo à destruição óssea provocada por um carcinoma epidermoide de seio maxilar ipsilateral (seta amarela). **(B)** TC corte coronal com janela para tecidos moles, com o uso de contraste radiográfico endovenoso. Observa-se uma massa de realce acentuado localizada em região de seio maxilar direito, e infiltrando-se na fossa nasal, seios etmoidais e assoalho de órbita (seta amarela).

nesta região, sua extensão para a musculatura adjacente, correlação com os vasos sanguíneos e com os tecidos ósseos, principalmente a mandíbula. O uso da cintilografia óssea na avaliação de neoplasias malignas de cabeça e pescoço, e especificamente no potencial de infiltração para o tecido ósseo de tais lesões, deve-se à alta sensibilidade deste exame em detectar aumento da atividade osteoclástica e osteoblástica, porém, tem-se relatado baixa especificidade, mostrando um grande número de resultados falso-positivos, decorrentes de processos infecciosos odontogênicos, osteomielites e fraturas ósseas. A PET-CT tem sido extensamente utilizada no diagnóstico de neoplasias de cabeça e pescoço, principalmente nos casos onde a localização do tumor primário é descohecida (Fig. 2) (Santos et al., 2006; Santos et al., 2005). O seu uso também tem sido aplicado no controle pós-operatório dos casos tratados, diferenciando recidivas dos tumores de alterações pós-tratamento, bem como na avaliação da presença de metástases cervicais (Myers, 1998). A PET-CT, entretanto, tem demonstrado sensibilidade reduzida no diagnóstco de linfonodos com necrose e tumores de baixa atividade metabólica, como é o caso de neoplasias de glândulas salivares (Rumboldt, 2006).

A RM é indicada para avaliar a extensão do tumor para os tecidos moles, porém apresenta pouca sensibilidade na avaliação de destruição óssea cortical por lesões malignas ou benignas (Brown et al., 1994). Estudos mais recentes, entretanto, têm demonstrado aumento da acurácia da RM na avaliação de infiltração neoplásica para o osso. Bolzoni et al. (2004) demonstraram que a RM apresenta uma acurácia de 93% quanto ao envolvimento ósseo por tumores malignos de boca e orofaringe, sendo uma técnica superior à TC no diagnóstico do envolvimento medular pelo tumor (Figs. 3A-C). A RM tem sido considerada o exame de escolha para avaliar os tumores de língua e lesões com invasão perineural (Rumboldt et al., 2006).

O uso da tomografia computadorizada (TC) tem se tornado um valioso exame complementar na semiologia das neoplasias malignas de cabeça e pescoço (Cavalcanti et al., 2005; Albuquerque et al., 2005). É uma técnica radiográfica que oferece conjuntos de cortes que possibilitam a interpretação de imagens conjugadas, apresentando alta aplicabilidade na determinação de modificações morfológicas resultantes de doenças malignas ou benignas da região de cabeça e pescoço, assim como alta qualidade de imagens com resoluções anatômicas excelentes. A TC proporciona resultados mais direcionados com relação ao delineamento do tumor, infiltração para os tecidos moles e ósseos, observação de linfonodos metastáticos e metástases à distância (Pereira et al., 2001; Santos, Cavalcanti, 2002). Este exame ainda possibilita a obtenção de janelas, tanto para tecidos moles quanto para tecidos duros, promovendo a visualização e a interpretação de lesões que acometem os tecidos separadamente ou em conjunto (Close et al., 1986).

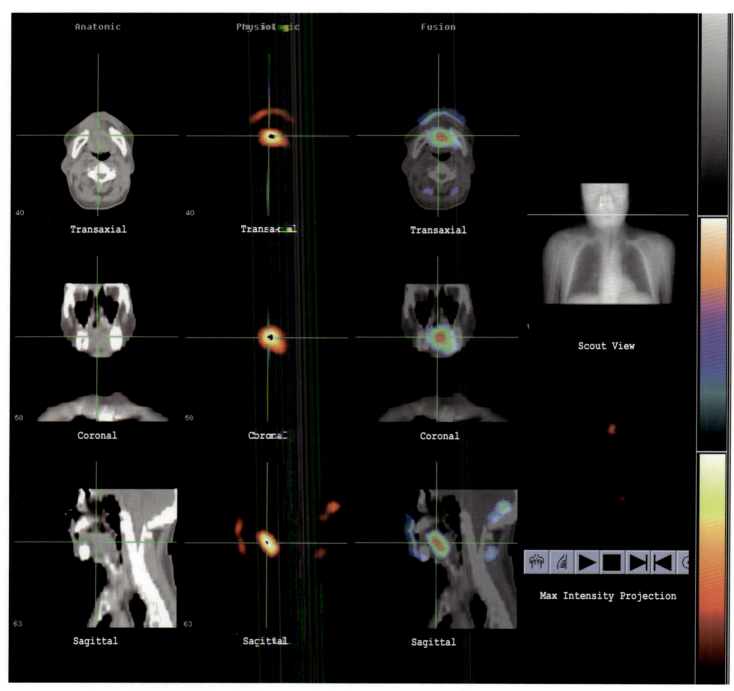

▲ **Figura 2** – PET-CT: observa-se a presença de um carcinoma epidermoide localizado em língua nas projeções axial, coronal e sagital, havendo a fusão de PET com a TC para melhor interpretação do tumor.

Patologia – Lesões Malignas

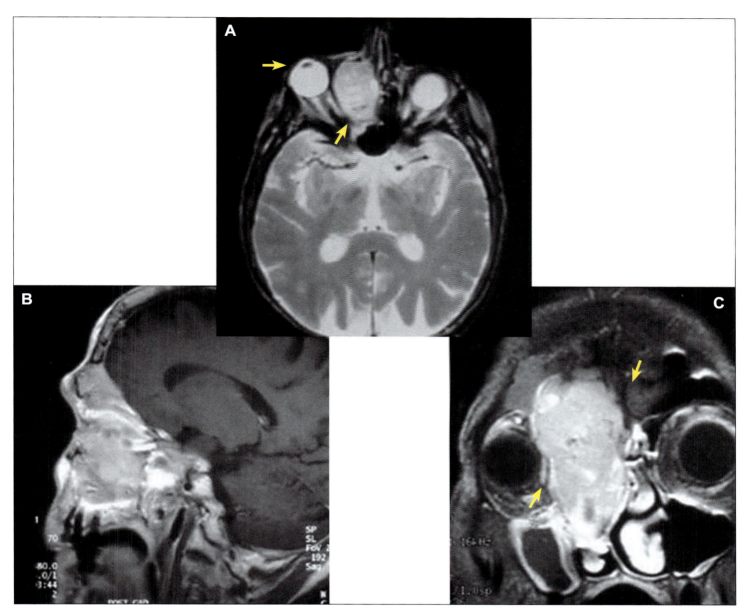

▲ **Figura 3** – Neste exame de ressonância magnética, observa-se inicialmente no plano axial imagem ponderada em T1 **(A)** uma massa de realce hiperintenso localizada em região de seio etmoidal e fossa nasal direita, deslocando lateralmente e protuindo o globo ocular direito (setas). Na imagem sagital **(B)** ponderada em T2 observa-se lesão com intensidade acentuada localizada medialmente e estendendo-se posterior e superiormente em direção à fossa craniana anterior. **(C)** Imagem coronal, também ponderada em T2, observa-se lesão extensa localizada em fossa nasal direita, ocupando todo o seio esfenoidal e crescendo em direção à fossa craniana anterior (setas amarelas). O estudo anatomopatológico da lesão revelou ser um fibrossarcoma de seio maxilar direito.

Aspectos técnicos da TC

Protocolos de exames da TC

A obtenção de imagens axiais e coronais na TC para a avaliação dos tumores malignos de cabeça e pescoço é recomendada para avaliação total de todas as estruturas em diferentes planos. É necessária a "leitura" de todas as imagens para um entendimento espacial tridimensional do exame, possibilitando a interpretação correta das estruturas envolvidas no processo patológico, e minimizando os erros decorrentes de interpretação de imagens não conjugadas. O diagnóstico não deve ser baseado na visualização de uma única imagem, mas sim no somatório de informações que todas as imagens disponibilizam.

O protocolo utilizado para o exame tomográfico de neoplasias malignas de cabeça e pescoço varia de acordo com o tipo de tomógrafo disponível, a localização do tumor e do serviço radiológico onde está sendo realizado o exame. Para a realização de um exame de face e pescoço em um *tomógrafo conven-*

cional o protocolo utilizado em geral é a obtenção de imagens axiais com 5 mm de espessura de corte e 5 mm de intervalo de reconstrução. Cortes coronais com o mesmo protocolo podem ser utilizados no estudo de tumores localizados em língua, assoalho de órbita e seios maxilares. Nos casos de dúvidas, podem ser realizados cortes adicionais na área de interesse, com 3 mm de espessura e 3 mm de intervalo de reconstrução. Como a obtenção das imagens neste tipo de tomógrafo é sequencial e demorada, é necessária a realização de cortes mais espessos para que o contraste radiográfico utilizado não se perca durante a realização do exame. Nestes casos, devido à grande espessura de corte, há a formação de um artefato de imagem denominado *efeito de volume parcial*. Segundo Seeram (2001), o fenômeno efeito de volume parcial define-se como um artefato de imagem causado por cortes tomográficos espessos, onde se tem a sobreposição indesejada de estruturas de diferentes densidades em uma mesma imagem. Esses artefatos diminuem o detalhamento do exame e dificultam a interpretação das imagens com perda da definição. Nos casos em que se investiga a presença de comprometimento ósseo, este artefato de imagem prejudica a sua identificação, levando a um aumento dos resultados falso-negativos. Outra limitação que este artefato de imagem pode provocar é a subnotificação de linfonodos metastáticos cervicais, acarretando em subestadiamento destes tumores. Os *tomógrafos computadorizados espirais (helicoidais)* foram inicialmente introduzidos em 1990 com o objetivo de desfazer diversas limitações da TC convencional, como o grande tempo de aquisição e processamento das imagens, diminuição dos artefatos de imagem e da quantidade de contraste radiográfico utilizado para a realização dos exames. Na TC espiral, a aquisição e o processamento das imagens ocorrem em tempo real e simultâneo, propiciando a obtenção de exames com espessura de cortes mais finos. O protocolo mais frequentemente utilizado nestes aparelhos para o exame de cabeça e pescoço é 3 mm de espessura de corte com 3 mm ou 1,5 mm de intervalo de reconstrução. Imagens no plano coronal podem ser obtidas através de reconstruções multiplanares processadas no próprio console do tomógrafo ou em uma estação de trabalho independente (*workstation*). A TC espiral possibilita o estadiamento mais preciso do tumor, propiciando mais acurácia no delineamento da lesão, na avaliação da presença de metástases cervicais e infiltração óssea neoplásica (Albuquerque, 2004).

Com relação ao uso de contrastes radiográficos endovenosos para o estudo destas neoplasias, tem-se que com a introdução da TC espiral houve redução de 1/3 no uso deste contraste, sendo que os tumores apresentam-se, ainda, com um realce mais acentuado. Os *tomógrafos computadorizados espirais multslice* possibilitaram uma redução drástica no tempo de realização dos exames tomográficos. Estes aparelhos já se encontram em sua 6ª geração, e possibilitam a aquisição de até 320 cortes por 0,35s. Esta nova evolução dos aparelhos tomográficos também possibilitou a redução da espessura dos cortes, proporcionando exames mais acurados e precisos. O protocolo utilizado nestes tomógrafos é de 1 mm de espessura de corte com 0,5 mm de intervalo de reconstrução. Trabalhos experimentais têm realizado cortes de até 0,1 mm de espessura para o diagnóstico de linfonodos cervicais metastáticos. Para exemplificar a evolução dos tomógrafos computadorizados, com relação ao tempo necessário para a realização de um exame, temos que uma TC convencional utiliza de 10 a 15 minutos para a realização de um exame de face e pescoço. Com o uso da TC *multslice* este mesmo exame pode ser realizado em poucos segundos.

Reconstruções multiplanares e 3D-TC

O uso de reconstruções multiplanares e da 3D-TC vem gradativamente ocupando destaque na avaliação de tumores malignos da região de cabeça e pescoço. Alguns *softwares* que utilizam a reconstrução em 3D pela técnica de volume, permitem obter medidas lineares e volumétricas, implementando a análise qualitativa e quantitativa através de um refinamento do processamento das imagens adquiridas pelo tomógrafo (Cavalcanti, Ruprecht, Quets, 1999a,b; Cavalcanti, Ruprecht, Quets, 2000). Diferentes protocolos em reconstrução em 3D têm sido utilizados para o diagnóstico destes tumores, principalmente quanto à sua localização topográfica e às estruturas adjacentes envolvidas (Figs. 4A e B) (Cavalcanti, Vannier, 1998; Cavalcanti, Vannier, 2000). O protocolo ósseo, por exemplo, permite a rotação, segmentação da imagem e aplicação de transparência para melhor identificar pequenas destruições corticais. A aplicação do protocolo vascular é fundamental para a localização topográfica de neoplasias malignas e lesões hipervasculares (p. ex.: hemangiomas, linfangiomas, lesão central de células gigantes), principalmente quando se utilizam os constrastes radiográficos. Outros protocolos permitem, ainda, a segmentação do tumor e a determinação de seu volume e área (Figs. 4A-C). Este protocolo é de grande valia no acompanhamento de pacientes tratados por rádio ou quimioterapia e para avaliar a resposta do paciente frente ao tratamento antineoplásico (Figs. 5A-I).

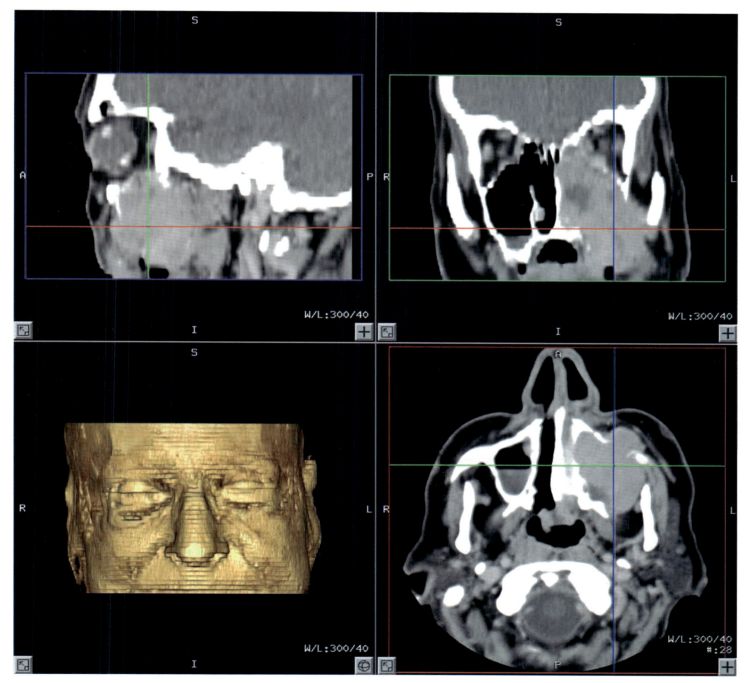

▲ **Figura 4A** – Visualização das imagens axial, coronal e sagital com janela para tecidos moles com o uso de contraste radiográfico endovenoso de um linfoma no seio maxilar esquerdo. Observa-se infiltração da lesão para a cavidade orbitária, fossa nasal e seios etmoidais ipsilaterais, bem como extensão anterior e póstero-lateral do tumor além dos limites da cavidade sinusal. Neste protocolo de segmentação de imagem foi selecionado o maior diâmetro da lesão nos três planos de visualização.

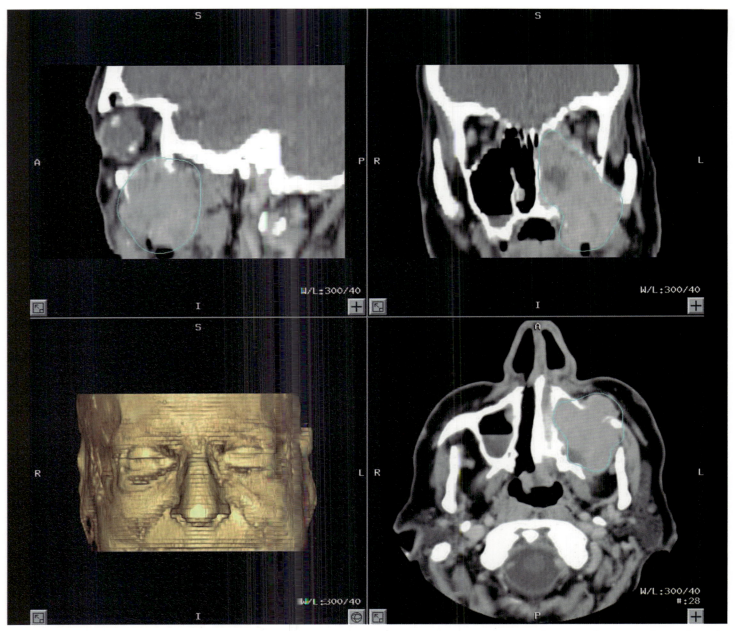

▲ **Figura 4B** – Posteriormente realizamos o delineamento do tumor nas imagens axial, coronal e sagital, tendo sido escolhido o maior diâmetro das lesões nas três imagens.

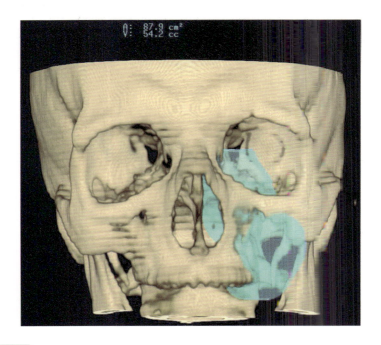

▲ **Figura 4C** – 3D-TC: protocolo ósseo. O programa disponibiliza automaticamente a área (87,9 cm²) e o volume (54,2 cc) da massa tumoral e sua disposição topográfica no crânio.

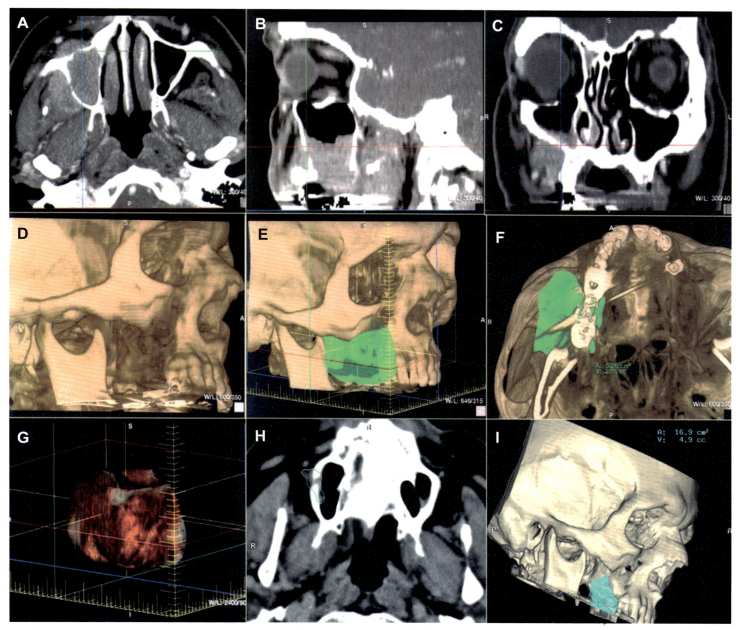

▲ **Figura 5** – Visualização das imagens axial, coronal e sagital com janela para tecidos moles com o uso de contraste radiográfico endovenoso de um outro caso de linfoma (diagnóstico histopatológico) no seio maxilar direito **(A a C)**. Foi novamente utilizado o protocolo de obtenção da área e do volume da doença (volume inicial = 27,5 cc), para melhor visualização da disposição do tumor no esqueleto craniofacial **(D a F)**. Na imagem G, observa-se a lesão segmentada. Observa-se, ainda, nesta imagem, a presença de áreas esbranquiçadas compatíveis com tecido ósseo, caracterizando a presença de destruição óssea causada pelo tumor. O paciente foi então submetido a tratamento quimioterápico, onde se observa redução significativa do tumor quando se aplica o mesmo protocolo de obtenção de área e volume do tumor **(H e I)** (volume final = 4,9 cc) indicando boa resposta terapêutica da neoplasia.

Artefatos de imagens

As restaurações metálicas dentárias, amplamente usadas no passado e ainda presentes nos indivíduos; dispositivos de fixação óssea metálicos ou mesmo a presença de implantes osseointegrados, que são um avanço no tratamento de ausências dentárias, são verdadeiros problemas no tocante ao exame de TC. Para pacientes que possuem esses elementos na cavidade bucal e necessitam se submeter ao exame de TC, as imagens obtidas serão difíceis de interpretar, devido aos artefatos de imagens provocados por estas estruturas (Vannier et al., 1997; Kamel et al., 2003). Os números atômicos altos dos metais que constituem as restaurações de amálgama e os implantes osseointegrados provocam maior atenuação dos fótons de raios X quando comparados com os tecidos do organismo. O resultado na imagem é a presença de pronunciadas faixas radiopacas e brilhantes, e gradientes marginais não lineares (Suojanen e Regan, 1995) (Figs. 6A-C e 7A-C). Adicionalmente, a forte atenuação dos coeficientes lineares dos metais resulta em dados errados no que diz respeito à atenuação na escala de Hounsfield. Os números na TC dos implantes metálicos estão na faixa de 8.000 a 50.000 Unidades Hounsfield (UH), mas como o limite superior da maioria dos aparelhos médicos é em torno de 3.000 UH, isso causa pequenos cortes das imagens reconstruídas. Em trabalho realizado por nós no LABI-3D da FOUSP, analisamos a interferência dos artefatos metálicos na interpretação de tumores malignos maxilofaciais comparando imagens axiais com coronais. No resultado do trabalho, observa-se que a presença dos artefatos metálicos dentários não foi considerada um fator suficiente para impedir a localização de neoplasias em tecidos moles, quando o conjunto de imagens são interpretadas, embora as imagens coronais tenham sofrido maior interferência destes artefatos quando comparadas com as imagens axiais (Fig. 8) (Oliveira et al., 2005).

Outro trabalho realizado no LABI-3D por Perrella (2005) analisou-se a interferência dos artefatos metálicos na avaliação da presença de comprometimento ósseo mandibular, utilizando diferentes protocolos de TC. Foram utilizadas 15 mandíbulas previamente preparadas, onde foram realizadas perfurações programadas nas corticais lingual e vestibular para mimetizar a destruição óssea provocada pelos tumores malignos durante a infiltração neste osso. Posteriormente, as mandíbulas foram escaneadas em um tomógrafo espiral (HiSpeed, GE Medical Systems, Milwalkee, WI, USA) no departamento de Imagem do Hospital do Câncer A. C. Camargo, na cidade de São Paulo. Os protocolos utilizados foram: protocolo 1: 1 mm de espessura de corte com 1 mm de intervalo de reconstrução; protocolo 2: 3 mm de espessura de corte com 3 mm de intervalo de reconstrução. As mandíbulas foram escaneadas 2 vezes, com e sem a presença de artefatos metálicos. Os examinadores não encontraram dificuldade no diagnóstico das lesões mandibulares nos dois protocolos com e sem a presença de artefatos metálicos. Em todas as quatro análises observaram-se sensibilidade e especificidade de 100%. Com relação ao envolvimento medular, observou-se que o exame sem artefato apresentou sensibilidade superior (75% protocolo 1, e 64% protocolo 2) quando comparado com o exame com a interferência dos artefatos metálicos (64% protocolo 1 e 58% protocolo 2). Tem-se que a interferência dos artefatos metálicos dentários prejudica a interpretação das lesões ósseas mandibulares, principalmente na avaliação do envolvimento medular, sendo estas interferências minimizadas com a diminuição da espessura de corte dos exames.

Contrastes radiográficos

Angiogênese ou neovascularização é o processo em que há a formação de novos vasos sanguíneos (Petruzzelli, 1996). Tumores malignos são capazes de estimular a formação de novos vasos sanguíneos através da produção de fatores de angiogênese α-FGF, β-FGF, TGF-α, TGF-β e angiotropina (Lamer et al., 1996). Os carcinomas epidermoides da região de boca e orofaringe induzem uma resposta angiogênica através da produção de fatores de angiogênese indefinidos. Este evento angiogênico ocorre de forma independente durante diferentes fases da progressão do tumor. A angiogênese contribui para o surgimento de metástases pela facilitação do carregamento de células do tumor para locais distantes (Penfold et al., 1996). Existem evidências *in vivo* e *in vitro* de que o crescimento tumoral é angiogênico-dependente. Folkman et al. (1972) determinaram que qualquer crescimento na população de células do tumor deve ser precedido pelo aumento do número de vasos para aquela neoplasia. O metabolismo do câncer depende da neovascularização que proverá oxigênio e glicose em quantidades suficientes para promover o crescimento do tumor.

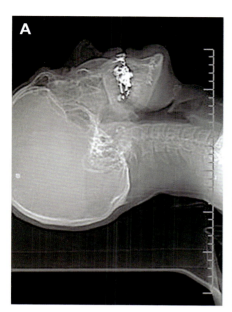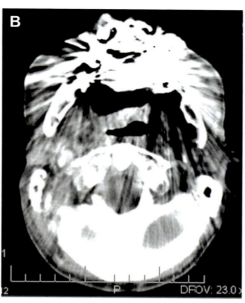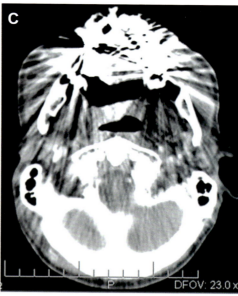

▲ **Figura 6** – **(A)** Observa-se no escanograma inicial a presença de inúmeras restaurações e incrustações metálicas nos dentes superiores e inferiores. Foram, então, realizados cortes axiais com janela para tecidos moles com o uso de contraste radiográfico endovenoso **(B e C)**, para a visualização de um carcinoma epidermoide em borda lateral de língua do lado esquerdo. O exame da lesão foi dificultado pela presença de inúmeros artefatos de imagens ocasionados pelos dispositivos metálicos.

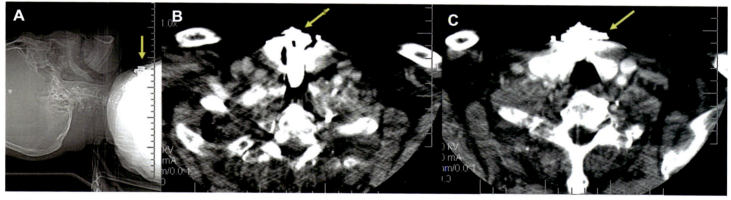

▲ **Figura 7** – TC cortes axiais com janela para tecidos moles com o uso de contraste radiográfico endovenoso para controle pós-operatório de paciente submetido à laringectomia parcial. O paciente durante a realização do exame apresentava-se com uma cânula de traqueostomia metálica. **(A)** Observa-se no escanograma a presença de um traqueóstomo de metal (seta amarela). Os artefatos de imagem provocados pelo traqueóstomo metálico interferem na interpretação da presença de recidiva tumoral na porção da laringe próximo a este dispositivo **(B e C)**.

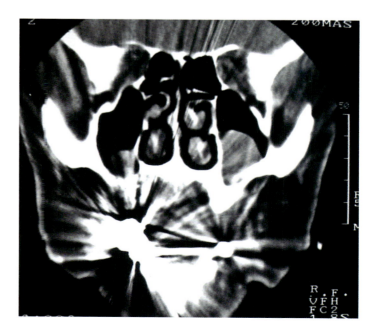

▲ **Figura 8** – TC, corte coronal com janela para tecidos moles. Observa-se a interferência das restaurações metálicas prejudicando a visualização de um carcinoma epidermoide em assoalho bucal.

Esta característica de neoformação vascular das neoplasias malignas justificou o uso dos contrastes radiográficos durante os exames tomográficos. A ação da neoplasia na angiogênese dos tecidos adjacentes ao tumor faz com que haja mais concentração de contraste em áreas de maior atividade metabólica, com rica vascularização, possibilitando melhor visualização dos tecidos moles envolvidos, permitindo, assim, o delineamento da lesão (Chikui et al., 2000; Cavalcanti; Ruprecht, Quets, 2001). A avaliação do realce da imagem, provocado pela injeção de contrastes radiográficos nos exames de TC, possibilita inúmeras informações sobre o padrão do fluxo sanguíneo e na determinação da atenuação vascular em neoplasias malignas (Tateishi et al., 2002). A dinâmica de funcionamento dos contrastes reflete a vascularização da lesão, pois o realce da imagem depende da concentração média de contraste no sangue (Som et al., 1985). Os processos em que o uso de contraste radiográfico está indicado são as lesões hipervasculares (p. ex., hemangioma, linfangioma, lesão central de células gigantes) e lesões que promovem angiogênese (tumores malignos).

Os contrastes radiográficos nos exames de TC são utilizados há mais de 30 anos. Durante esse período, houve evolução considerável nos protocolos utilizados, porém alguns conceitos básicos permanecem: injeção rápida do contraste é preferida à injeção lenta, e o realce da imagem é diretamente proporcional à quantidade de contraste administrado. Os contrastes mais utilizados atualmente na TC para o estudo de neoplasias malignas de cabeça e pescoço são os iodados. A opacificação característica promovida pelos contrastes iodados ocorre devido ao alto número atômico deste elemento ($Z = 53$). Atualmente, os contrastes iodados não iônicos são preferíveis por apresentarem baixa osmolalidade e menos efeitos adversos, quando comparados com os contrastes iônicos, sendo menos cardiotóxicos e neurotóxicos e mais bem tolerados pelos pacientes. Estes contrastes são solúveis em água, apresentam alto índice de segurança e são facilmente administrados endovenosamente. Estas características possibilitam a administração de doses de contraste mais altas com uma ampla margem de segurança (Silverman, 1995).

O uso destes contrastes, entretanto, deve ser realizado de forma criteriosa, sabendo as suas indicações e as contraindicações que restrinjam o seu uso. Para a realização de uma TC com contraste, é necessário que o paciente apresente jejum (sólidos e líquidos) de pelo menos 6 horas, a fim de minimizar a possibilidade de vômito e aspiração da secreção durante a realização do exame. Embora o jejum seja recomendado, é necessário que o paciente encontre-se perfeitamente hidratado. As contraindicações para o uso de contraste intravenoso são: nível sérico de creatina aumentado (1,5 ml/dl), insuficiência renal, diabetes mellitus não compensado, mieloma múltiplo, hepatopatias, insuficiência renal, insuficiência cardíaca ou circulatória, realização de TC com contrastes nos últimos 7 dias e alergia ao meio de contraste iodado (Schaefer et al., 1982). O contraste necessita estar na mesma temperatura corpórea (37ºC) para minimizar os efeitos adversos. Os afeitos adversos mais frequentemente relatados são: náusea, vômito, eritema, sensação geral de calor e dor, cefaleia, hipotensão, taquicardia reflexa, dispneia, cianose e perda da consciência.

Os fatores relacionados ao potencial de realce dos contrastes radiográficos endovenosos dependem da técnica de aplicação do contraste, incluindo forma de infusão do contraste (bôlus ou bifásico), volume, *delay* aplicado (tempo utilizado do início da aplicação do contraste ao início do escaneamento do paciente) e de fatores fisiológicos do paciente como idade, peso, hemodinâmica e função renal. Os parâmetros utilizados na obtenção das imagens também influenciam nos padrões de realce do tumor (Choi et al., 2000). A homogeneidade no realce do contraste é maior quando um tomógrafo espiral é utilizado. A obtenção de imagens imediatamente após a injeção do contraste e com espessura de cortes mais finos permitem a obtenção multifásica do tumor pela possibilidade de escaneamento da lesão repetidas vezes sem a necessidade de aplicação adicional do contraste (Choi et al., 2000) (Figs. 9A e B). A TC espiral tem auxiliado na melhora do realce provocado pelos contrastes radiográficos na avaliação das neoplasias malignas de cabeça e pescoço.

Com relação à técnica de aplicação do contraste radiográfico, a técnica monofásica (em bôlus) é a mais utilizada nos exames tomográficos de cabeça e pescoço, pela sua simplicidade, pela menor quantidade de contraste necessário para a realização do exame e pelo realce ideal obtido de forma rápida (Silverman, 1995). A aplicação endovenosa do contraste radiográfico pode ser realizada manualmente ou através de uma bomba injetora. Neste último caso, os parâmetros utilizados na injeção do contraste são estabelecidos no console do tomógrafo, sem a necessidade de interrupção do exame para a aplicação de outro volume de contraste. Em geral, a dose utilizada de contraste não iônico é 0,5 a 2 ml/kg com aplicação endovenosa.

A captação do contraste por tumores malignos de cabeça e pescoço é bastante heterogênea, devido aos diferentes tecidos que compõem estas estruturas (tecidos muscular, glandular e ósseo, vasos sanguíneos e nervos). Nos tecidos parenquimais (fígado, pâncreas, pulmão, etc.), a captação do contraste radiográfico ocorre de maneira mais uniforme. Esta heterogeneidade no realce das imagens é acentuada nas lesões mais avançadas nos tumores de cabeça e pescoço, devido ao surgimento de áreas de necrose (Rumboldt et al., 2006). De forma geral, a atuação dos contrastes radiográficos divide-se em duas fases: a vascular (fase em bôlus e desequilíbrio) e a parenquimal (fase de equilíbrio). Para os exames de cabeça e pescoço, o melhor realce das imagens é obtido na fase vascular, sem a aplicação de *delay*. Esta fase promove ótima visualização dos vasos sanguíneos e ótimas delineação e diferenciação entre o tecido normal e o patológico (Figs. 10 e 11).

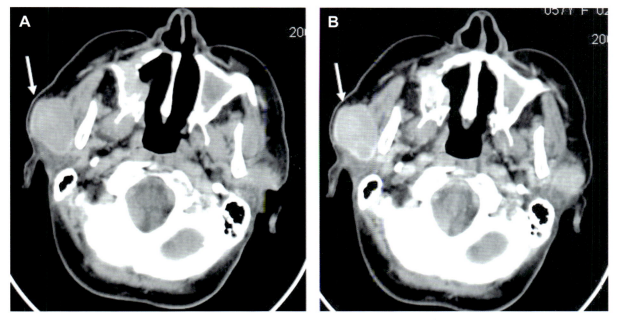

▲ **Figura 9** – TC cortes axiais com janela para tecidos moles com o uso de contraste radiográfico endovenoso. Paciente apresentava manifestação disseminada de paraganglioma maligno. As imagens evidenciam os diferentes realces provocados pelos tumores em diferentes fases de escaneamento do paciente. **(A)** Imagem obtida com um *delay* de 30 segundos e **(B)** com um *delay* de 120 segundos. Observou-se que a imagem escaneada na fase mais tardia proporcionou um maior realce da lesão do que na fase inicial de escaneamento, facilitando o delineamento da lesão e diferenciação com os tecidos moles adjacentes.

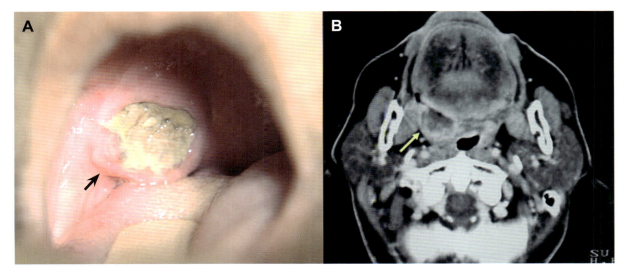

▲ **Figura 10** – **(A)** Observa-se o aspecto clínico ulcerativo de um adenocarcinoma polimorfo de baixo grau localizado em região de palato mole do lado direito. As margens da lesão encontravam-se bastantes endurecidas e infiltradas (seta). **(B)** TC: corte axial com janela para tecidos moles, com contraste, onde se observa uma massa de densidades de partes moles, com realce acentuado e heterogêneo, com imagem hipodensa central sugestiva de área de necrose, localizada em região de palato mole e diminuindo o espaço da orofaringe.

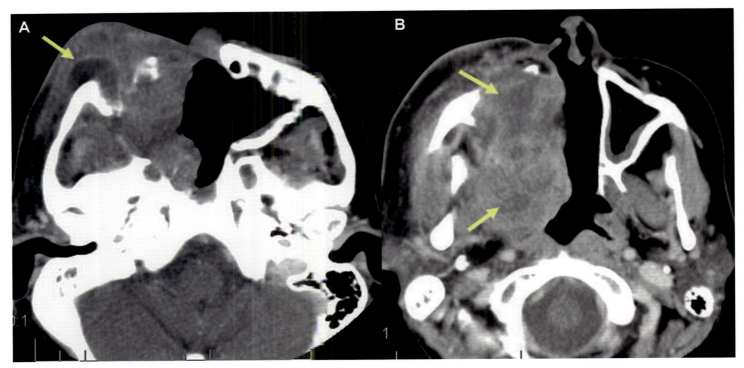

Figura 11 – TC: cortes axiais com janela para tecidos moles, com contraste radiográfico. Paciente com carcinoma epidermoide recidivado de seio maxilar direito. Observam-se áreas de necrose (setas) distribuídas pela massa tumoral localizada em região de seio maxilar e fossa nasal ipsilateral (A e B).

Avaliação dos tumores malignos através da TC

Detecção, caracterização e extensão local

A depender da localização da neoplasia de cabeça e pescoço, o uso da TC poderá ter diferentes finalidades. Em espaços cervicais profundos, os sinais e sintomas poderão ser inespecíficos, e a TC poderá ter um papel inicial como forma de detecção de uma neoplasia e caracterização de sua natureza. Ainda nestes casos e naqueles tumores de vias aerodigestivas detectados e caracterizados através da visualização direta ou de exames endoscópicos, a TC desempenha, muitas vezes, um outro papel importante como forma de avaliar a extensão profunda, submucosa da lesão, auxiliando na definição de prognóstico e conduta. Neste contexto, o conhecimento da anatomia seccional regional, conhecimento das neoplasias mais comuns de cada espaço anatômico craniofacial e de suas características radiológicas serão úteis como forma de estimar a origem, a extensão local e a agressividade da neoplasia, mesmo que em muitos casos observemos o envolvimento, por continuidade, de mais de um destes espaços anatômicos. Neste segmento, descrevemos as referências anatômicas de cada espaço cervical, as estruturas contidas e as neoplasias mais comuns em cada um desses compartimentos (Fig. 12).

Espaço sublingual

O espaço sublingual é localizado no assoalho da boca e circundado lateral e anteriormente pela mandíbula, posteriormente pelo osso hioide, a mucosa bucal superior e inferiormente pela musculatura do milo-hioide. Os tecidos que compõem este espaço e que podem dar origem a diferentes doenças são: tecidos muscular, glandular (glândula sublingual), vasos sanguíneos, nervos e tecido epitelial de recobrimento do assoalho bucal. Os principais tumores malignos que se desenvolvem no espaço sublingual podem ser carcinomas originados a partir da mucosa do assoalho bucal (Figs. 13A-D) e adenocarcinomas (principalmente o carcinoma adenoide cístico e o carcinoma mucoepidermoide) originários de glândulas salivares menores ou da sublingual. Estes tumores podem ter origem primária no espaço sublingual ou envolvê-lo secundariamente a partir de outros sítios de desenvolvimento. O crescimento de doenças neste espaço tendem facilmente a invadir o espaço submandibular, pela ausência de barreiras mecânicas que dificultem esta propagação, havendo, ainda, a possibilidade de infiltração neoplásica para a mandíbula quando o crescimento ocorre em sentido mais anterior.

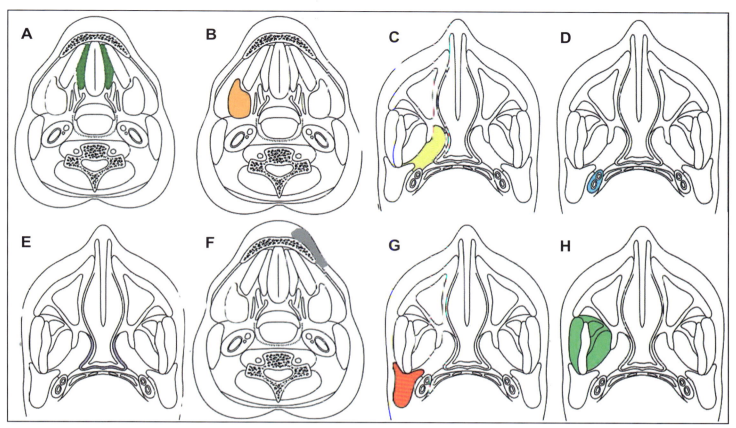

▲ **Figura 12A-H** – Os desenhos representam os espaços faciais na seguinte ordem: espaços **(A)** sublingual, **(B)** submandibular, **(C)** parafaríngeo, **(D)** carotídeo, **(E)** mucofaríngeo, **(F)** bucal, **(G)** parotídeo e **(H)** mastigatório.

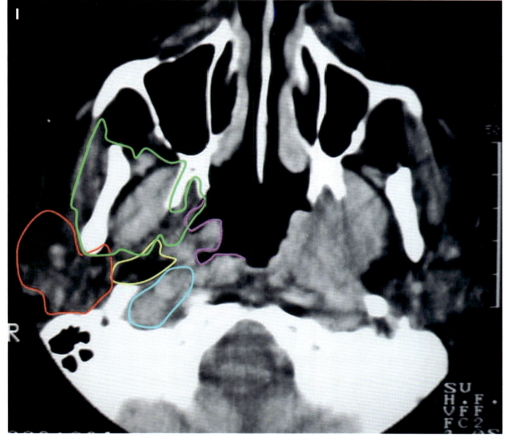

▲ **Figura 12I** – TC em corte axial com janela para tecidos moles, em que se observam as delimitações dos espaços anatômicos. Em vermelho destaca-se o espaço parotídeo, em verde o mastigatório, em amarelo o parafaríngeo, em azul o carotídeo e em roxo, o espaço mucofaríngeo.

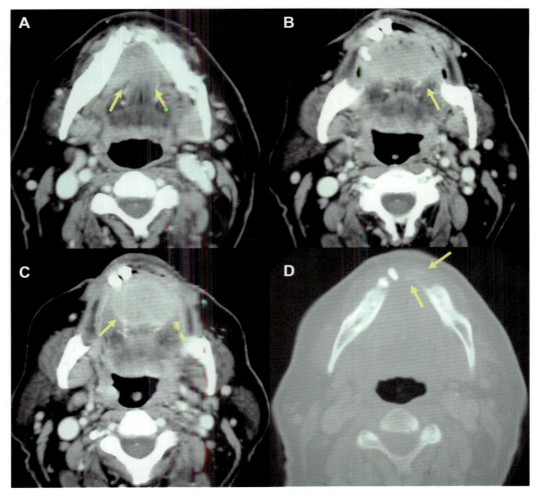

▲ **Figura 13 –** (A a C) Observa-se a TC em cortes axiais com janela para tecidos moles com o uso de contraste radiográfico endovenoso, a presença de uma massa de realce acentuado e uniforme localizado em região de assoalho bucal e crescendo anteriormente em direção à mandíbula. (D) Corte axial com janela para tecidos duros, em que se observam infiltração neoplásica para a mandíbula e destruição das corticais lingual, vestibular e medular óssea. Carcinoma epidermoide de assoalho bucal.

Espaço submandibular

O espaço submandibular localiza-se posterolateralmente ao espaço sublingual, mantendo livre comunicação entre estes dois compartimentos. O desenvolvimento de tumores envolvendo os dois espaços é bastante comum, sendo difícil de determinar a real origem primária da lesão. O que se observa com bastante frequência é o desenvolvimento de tumores na região de assoalho de boca e base de língua, que invadem este espaço secundariamente, por vezes causando infiltração para a base da mandíbula. Os tecidos que compõem este espaço podem dar origem a diferentes doenças são: tecido glandular (glândula submandibular), linfonodos, vasos sanguíneos e nervos, tecido epitelial de recobrimento e remanescentes epiteliais do ducto tireoglosso. As neoplasias malignas mais frequentemente observadas neste espaço são o carcinoma epidermoide, carcinoma adenoide cístico e o carcinoma mucoepidermoide, estes dois últimos originários da glândula submandibular e glândulas salivares menores da boca. Os linfonodos submandibulares são importantes sentinelas na drenagem de tumores que se desenvolvem no assoalho bucal, mento, lábios, porção anterior da língua e glândula submandibular (Figs. 14A e B).

Espaço bucal

O espaço bucal compreende uma pequena região localizada anterior ao músculo masseter e lateral ao bucinador. Os tecidos que formam este espaço e podem dar origem às afecções são: tecido muscular, tecido adiposo, vasos sanguíneos e nervos. O desenvolvimento de tumores malignos neste espaço é relativamente raro, sendo mais frequente o seu envolvimento a partir de lesões originárias de outros sítios anatômicos (espaço parotídeo e mastigatório) que o invadem secundariamente. A infiltração do espaço bucal pode ocorrer, também, a partir de cânceres de pele (Fig. 15).

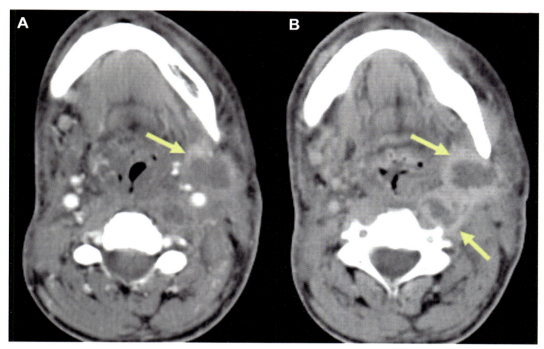

▲ **Figura 14** – TC: cortes axiais com janela para tecidos moles com o uso de contraste radiográfico endovenoso. Observam-se massas com realce acentuado e heterogêneo (setas) localizadas em região submandibular esquerda, com imagem de menor densidade ao centro compatível com áreas de necrose (A e B). (B) Evidência da extensão do tumor em direção ao espaço parafaríngeo, provocando diminuição da luz da hipofaringe O resultado do exame anatomopatológico revelou ser um carcinoma mucoepidermoide de glândula submandibular.

Espaço mastigatório

O espaço mastigatório é um espaço facial bem delimitado, circundado superficialmente pela fáscia cervical profunda, sendo formada pelo ramo mandibular, pelos músculos da mastigação e pelo ramo mandibular do nervo trigêmeo, bem como pelos nervos lingual, bucal e alveolar inferior. A existência desta fáscia circundando o espaço mastigatório funciona como um importante barreira mecânica na disseminação de processos infecciosos e neoplásicos para os tecidos adjacentes (Hariya et al, 2003). Este espaço é localizado anteromedialmente ao espaço parotídeo, anteriormente ao espaço parafaríngeo, lateralmente ao espaço mucofaríngeo e medialmente ao espaço bucal. Os tecidos que compõem esta estrutura são: tecido muscular, tecido ósseo, tecido adiposo, vasos sanguíneos e nervos. As neoplasias malignas que se formam a partir do espaço mastigatório podem ser sarcomas de tecidos moles (rabdomiossarcoma) e ósseo (osteossarcoma) e tumores originários do epitélio bucal e glândulas salivares menores, que por continuidade envolvem secundariamente este compartimento (Figs. 16.1, 16.2 e 17). Clinicamente, a manifestação mais frequentemente observada nos tumores que acometem este espaço é o trismo mandibular.

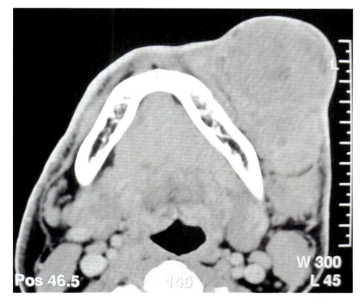

▲ **Figura 15** – TC: corte axial com janela para tecidos moles com o uso de contraste radiográfico endovenoso. Observa-se massa tumoral expansiva em espaço bucal do lado esquerdo, apresentando densidade de partes moles permeadas por imagens hipodensas sugestivas de áreas de necrose. O resultado anatomopatológico foi de um adenocarcinoma de células acinares.

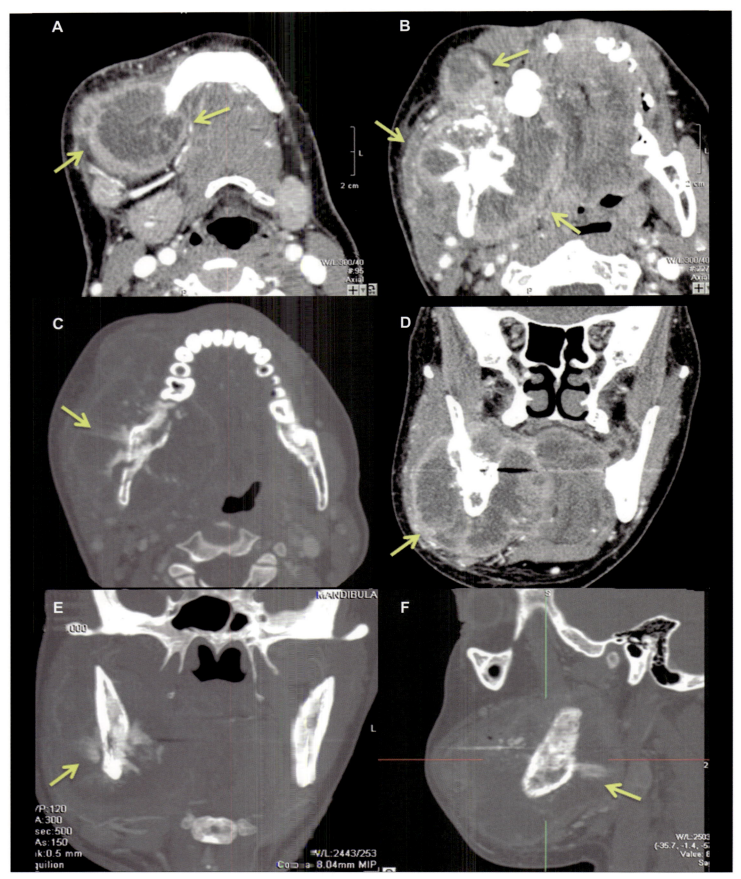

▲ **Figura 16.1** – Osteossarcoma de mandíbula. TC: cortes axiais com janela para tecidos moles com o uso de contraste radiográfico endovenoso (A e B). Observa-se uma massa de realce acentuado e heterogêneo, localizada em espaço mastigatório do lado direito e crescendo para medial em região de orofaringe, causando diminuição de seu espaço. (C) Corte axial com janela para tecido ósseo, sendo observada uma lesão mista (osteolítica e osteoblástica) causando a formação de espículas ósseas radiais com aspecto de raios de sol compatível com sarcoma ósseo. (D) Observa-se um corte coronal com janela para tecidos moles, sendo visualizado o envolvimento do espaço mastigatório direito. (E e F) Corte coronal e reconstrução sagital com janela para tecido ósseo, em que se evidencia a formação de tecido ósseo radial a partir da região periósstea de ramo mandibular, perfazendo o aspecto clássico de raios de sol.

Patologia – Lesões Malignas

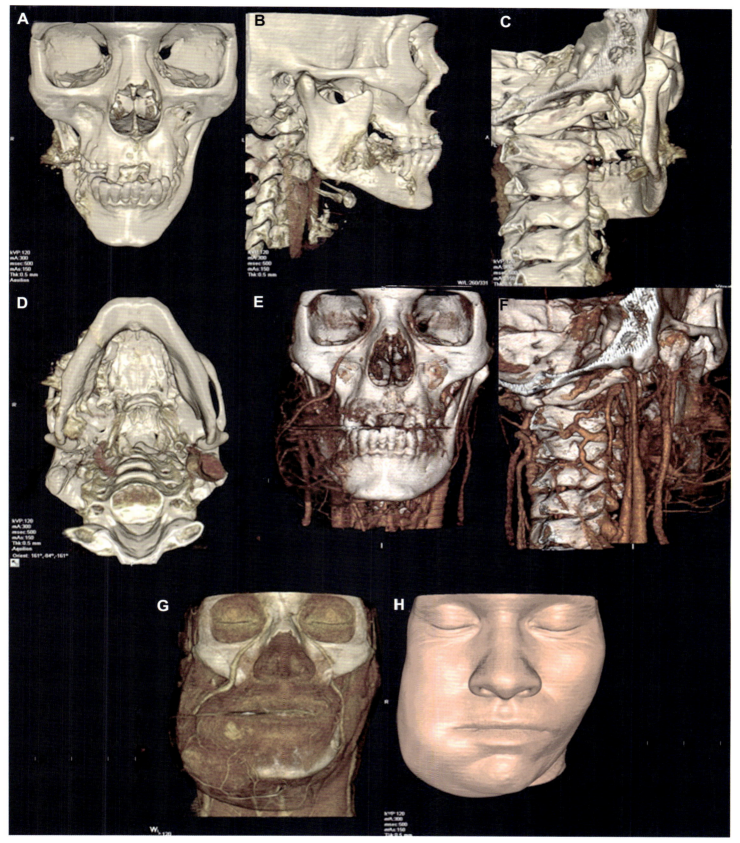

▲ **Figura 16.2 – (A a H)** Diferentes projeções de reconstruções tridimensionais (3D-TC) com protocolo ósseo. Observa-se o aspecto misto da doença, com áreas de lise e neoformação óssea radial em forma de espícula na região de ramo mandibular direito. O protocolo vascular aplicado nas imagens **E** e **F** evidenciam o aspecto hipervascular da lesão, com a formação de inúmeros vasos sanguíneos (comparar com o lado contralateral). **(G e H)** Reconstruções tridimensionais com protocolo muscular e tegumentar, respectivamente, evidenciando a assimetria facial por aumento de volume provocada pelo osteossarcoma com invasão para os tecidos moles adjacentes.

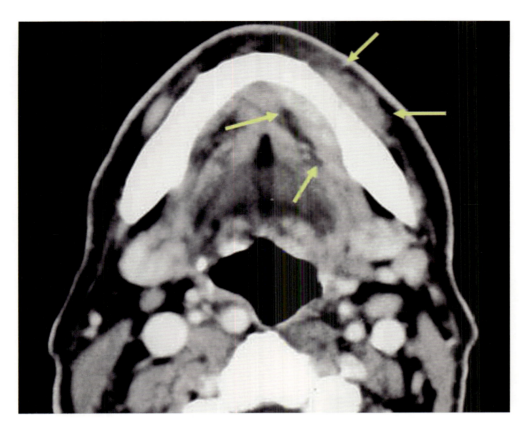

Figura 17 – TC: corte axial com janela para tecidos moles, com contraste radiográfico. Observa-se massa com densidade de partes moles, realce acentuado e homogêneo, localizada em espaço mastigatório, sobre a mandíbula do lado esquerdo (setas amarelas), correspondendo a um carcinoma epidermoide em gengiva.

A presença de tumores metastáticos para a região de cabeça e pescoço tem sido relatada principalmente para a mandíbula, sendo os sítios primários geralmente localizados em mama, próstata e pulmão (Figs. 18 e 19). Estas lesões metastáticas muitas vezes podem apresentar um aspecto osteogênico ao invés de osteolítico, ocasionando a formação de osso neoplásico em forma de osso displásico ou como espículas ósseas na região periférica do osso semelhante a "raios de sol". Uma característica importante do espaço mastigatório é que lesões que nele se desenvolvem podem invadir a fossa craniana média através do forame oval por onde passa o ramo mandibular do trigêmeo.

Espaço parotídeo

O espaço parotídeo encontra-se localizado lateral ao espaço parafaríngeo e posterolateralmente ao espaço mastigatório. As estruturas que fazem parte deste compartimento são: glândula parótida, ducto de Stenson, nervo facial, veia retromandibular, linfonodos intraparotídeos e vasos sanguíneos. Os principais tumores malignos que se desenvolvem neste espaço são os carcinomas mucoepidermoide e carcinoma adenoide cístico que se formam a partir da glândula parótida. Este último apresenta tendência a espalhar-se ao longo do nervo facial, acarretando em aumento das recidivas

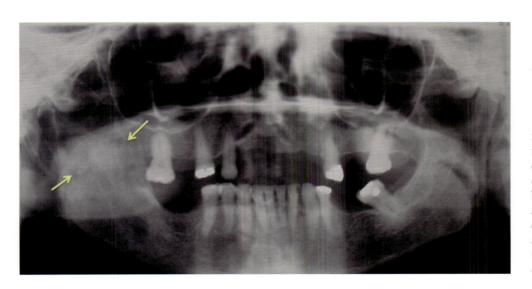

Figura 18.1 – Radiografa panorâmica: observa-se uma imagem mista com áreas de radiopacidade e áreas de lise óssea de limites difusos em região de ramo mandibular direito e processo coronoide, apresentando-se este com reabsorção extensa (setas). O diagnóstico anatomopatológico indicou ser um adenocarcinoma metastático de mama.

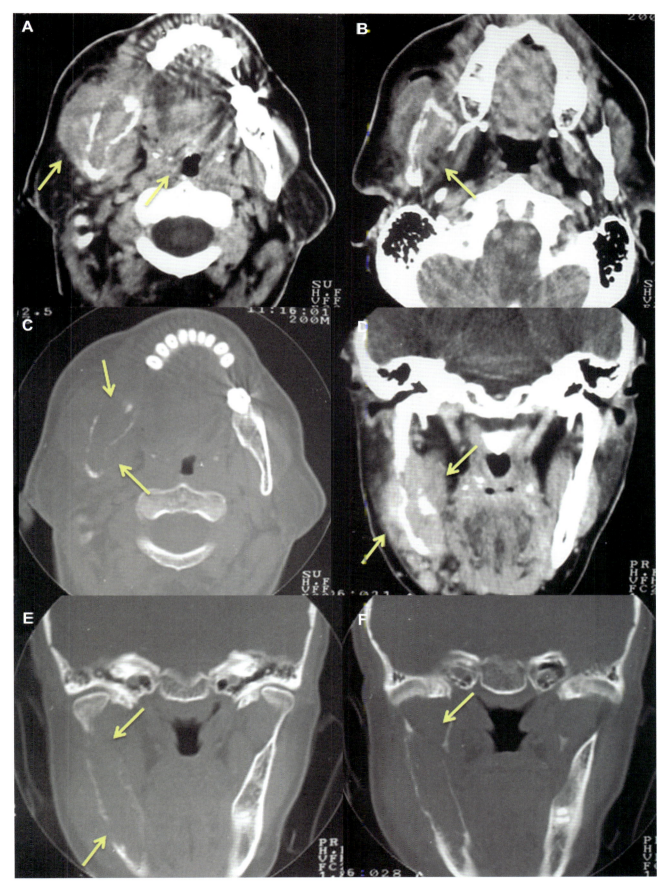

▲ **Figura 18.2** – Adenocarcinoma de mama com metástase em mandíbula. TC: cortes axiais com janela para tecidos moles com o uso de contraste radiográfico endovenoso; em **(A e B)** observa-se uma massa com realce acentuado e homogêneo localizada em espaço mastigatório direito, infiltrando lateralmente para o masseter e crescendo medialmente em direção à musculatura pterigóidea e ao espaço da orofaringe. **(C)** Corte axial com janela para tecido ósseo, em que se evidenciam a destruição óssea em região de ramo mandibular direito com perfuração da cortical lingual e vestibular e reabsorção da medular óssea. **(D)** Corte coronal com janela para tecidos moles, em que se mostra a lesão localizada em espaço mastigatório direito e a sua relação com os tecidos moles adjacentes. **(E e F)** Cortes coronais com janela para tecido ósseo, em que se evidenciam a destruição óssea provocada pelo tumor e a sua extensão no sentido inferossuperior.

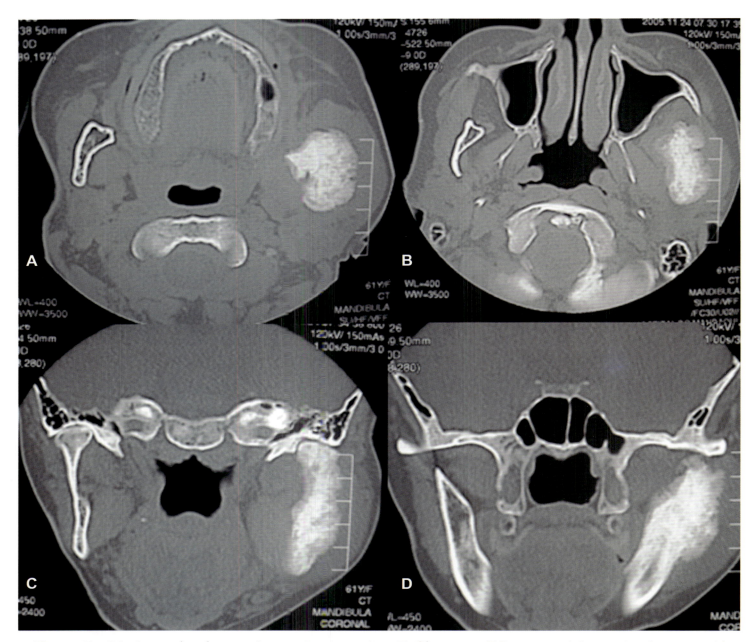

▲ **Figura 19** – Metástase de adenocarcinoma de mama. **(A e B)** Observa-se TC: cortes axiais com janela para tecidos duros com presença de imagem de aspecto hiperdenso de densidade óssea em região de ramo mandibular esquerdo. **(C e D)** Demonstram o mesmo aspecto da lesão em cortes coronais. (Imagens cedidas pelo Prof. Dr. Elio Shinohara, cirurgião bucomaxilofacial do Hopital Israelita Albert Einstein - São Paulo.)

pós-tratamento. O diagnóstico de massas localizadas no espaço parotídeo inicia-se na determinação se as lesões são de desenvolvimento intra ou extraparotídeo. Quando 50% ou mais do tamanho da lesão se encontra dentro do espaço parotídeo, e o seu epicentro está localizado lateral ao espaço parafaríngeo, o tumor é considerado intraparotídeo. Essas massas tumorais durante o seu crescimento tendem a deslocar a gordura parafaríngea para medial, proporcionando o apagamento deste espaço. Lesões extensas localizadas no espaço parotídeo são de difícil distinção com tumores primários do espaço parafaríngeo. No exame tomográfico, as lesões que aparecem como massas com as margens bem definidas tendem a ser tumores benignos, enquanto massas com os limites difusos são mais sugestivas de neoplasias malignas ou processos inflamatórios. Os tumores menores geralmente apresentam homogeneidade regular, enquanto tumores extensos tendem a apresentar heterogeneidade na TC, devido ao surgimento de áreas de necrose, fibrose, hemorragias e matriz mucoide (Figs. 20 e 21). Com relação ao realce tumoral, Choi et al. (2000) observaram que os tumores apresentam um realce diferenciado quando escaneados em diferentes *delays* (30 segundos iniciais e 120 segundos tardios). Eles observaram que o tumor de Warthin apresenta realce mais acentuado na fase inicial que na tardia. Diferentemente, os adenomas pleomorfos e os tumores malignos glandulares apresentam realce mais acentuado na fase tardia de escaneamento.

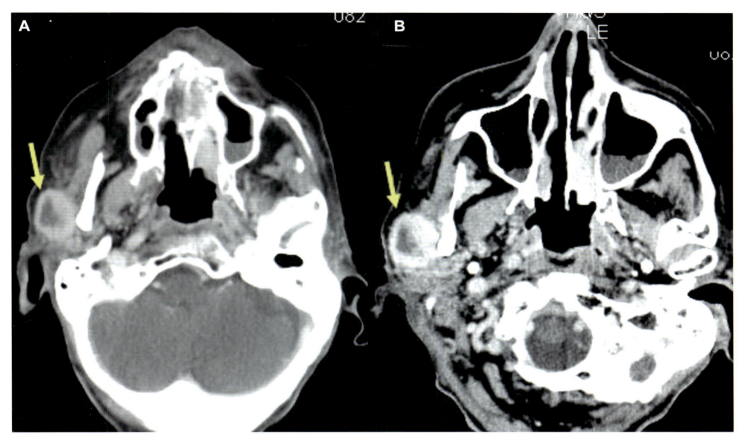

▲ **Figura 20** – TC: cortes axiais com janela para tecidos moles, com contraste radiográfico. Observa-se massa tumoral de densidade de partes moles, com realce acentuado e heterogêneo, localizado em espaço parotídeo, posterolateral ao músculo masseter. Neste exame, o paciente foi escaneado duas vezes utilizando-se o mesmo protocolo, mas com *delay* do contraste diferentes. **(A)** Imagem obtida com um *delay* de 30 segundos e **(B)** com um *delay* de 120 segundos. Observa-se que a imagem **B** promoveu um contraste mais acentuado e heterogêneo que o observado na imagem **A**. O resultado anatomopatológico indicou ser um rabdomiossarcoma.

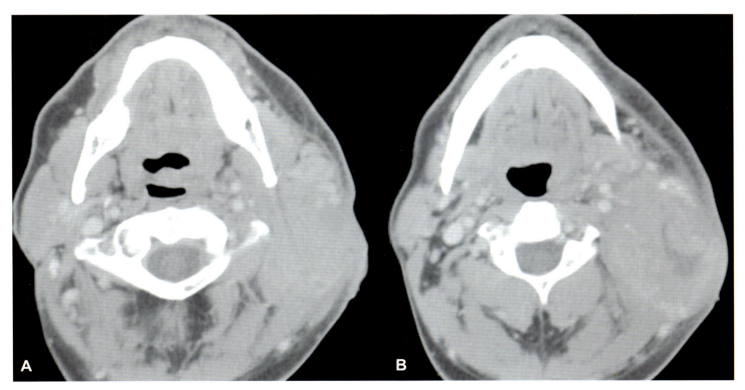

▲ **Figura 21** – Adenocarcinoma de glândula parótida. Cortes axiais com janela para tecidos moles evidenciando massa de densidade de partes moles envolvendo toda a glândula parótida do lado esquerdo, invadindo anteriormente o espaço mastigatório, medialmente o espaço parafaríngeo e posteromedialmente o espaço carotídeo. Observa-se na imagem **B** uma região mais hipodensa compatível com área de necrose tecidual.

Espaço parafaríngeo

O espaço parafaríngeo apresenta um formato de pirâmide invertida e estende-se da base do crânio até o osso hioide. Localiza-se medial à maioria dos espaços. Posteriormente, encontra-se o espaço carotídeo, medialmente o espaço mucofaríngeo, lateralmente o espaço parotídeo e anteriormente o espaço mastigatório. Este compartimento é formado por tecido adiposo, glândulas salivares menores, nervos e vasos sanguíneos. O desenvolvimento de neoplasias benignas é mais frequente que o de tumores malignos. No exame tomográfico lesões que se desenvolvem no espaço parafaríngeo apresentam-se circundadas por um halo hipodenso correspondente à gordura que o circunscreve. Essa característica promove a diferenciação com os tumores que se desenvolvem principalmente no espaço parotídeo. Outra característica observada em neoplasias malignas que se desenvolvem neste compartimento é a assimetria ou obliteração do espaço desenvolvida com a progressão do tumor. Os tumores originários de glândulas salivares menores tendem a promover o deslocamento da artéria carótida e veia jugular para posterior, enquanto tumores neurogênicos deslocam a artéria carótida interna para uma posição anteromedial (Tom et al., 1991). A progressão dos tumores localizados no espaço parafaríngeo podem provocar destruição do osso mandibular, principalmente no ramo mandibular (Figs. 22A e B).

Espaço carotídeo

O espaço carotídeo estende-se da base do crânio até o arco aórtico, estando localizado posteriormente ao espaço parafaríngeo. Na região supra-hióidea, também recebe a denominação *espaço pós-estiloide parafaríngeo*. O espaço carotídeo é circundado posteriormente pelo espaço pré-vertebral, anteromedialmente pela faringe e anterolateralmente pelo espaço pré-estiloide parafaríngeo. As estruturas que compõem este compartimento que podem dar origem a diferentes doenças são: artéria carótida, veia jugular interna, nervo glossofaríngeo, vago, espinhal acessório, hipoglosso e linfonodos cervicais profundos. Esses linfonodos podem apresentar metástases de tumores localizados principalmente na base de língua e orofaringe ou podem dar origem a linfomas (Fig. 23). A principal doença que se desenvolve no espaço carotídeo é o paraganglioma do corpo carotídeo, que apresenta origem na bifurcação da carótida interna com a externa, e clinicamente se apresenta como uma massa indolor com crescimento lento, localizado abaixo do ângulo da mandíbula. No exame tomográfico, esta lesão apresenta-se como uma massa com realce acentuado, principalmente quando se aplica um *delay* superior a 180 segundos, podendo apresentar manifestações multifocais. Um comportamento bimodal, por vezes com características benignas e outras malignas, é esperado neste tipo de tumor. Com o crescimento, os paragangliomas deslocam-se

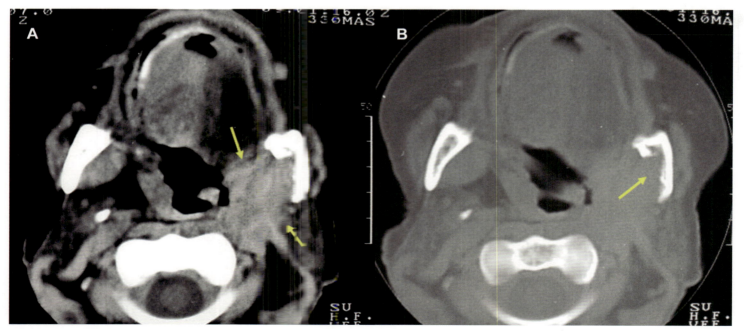

▲ **Figura 22** – **(A)** Uma TC: corte axial com janela para tecidos moles, com contraste radiográfico endovenoso. Observa-se massa com densidade de partes moles localizada, inicialmente, em espaço parafaríngeo e invadindo secundariamente os espaços mastigatório (anteriormente) e carotídeo (posteriormente). **(B)** TC: corte axial com janela para tecidos duros, em que se observam destruição da cortical lingual e osso medular de ramo mandibular esquerdo, devido à progressão do tumor em direção ao espaço mastigatório. Carcinoma epidermoide de orofaringe.

para posterior, podendo provocar destruição óssea da base do crânio e da coluna cervical (Figs. 24, 25 e 26). Mesmo após o tratamento, é comum a visualização na TC de massas residuais e destruição óssea persistente.

Os schwanomas diferentemente dos paragangliomas apresentam um realce mais homogêneo na TC, sendo esta uma característica importante na diferenciação destas duas neoplasias.

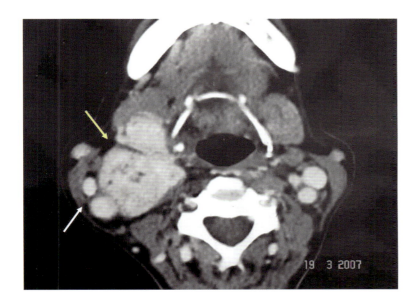

▲ **Figura 23** – TC em corte axial com janela para tecidos moles com o uso de contraste radiográfico endovenoso. Observa-se massa com realce acentuado, permeado por áreas de necrose hipodensas centrais, localizada em espaço carotídeo, promovendo o deslocamento lateroposterior da veia jugular interna (posterior) e artéria carótida interna (anterior). Metástase cervical de um carcinoma epidermoide da base da língua.

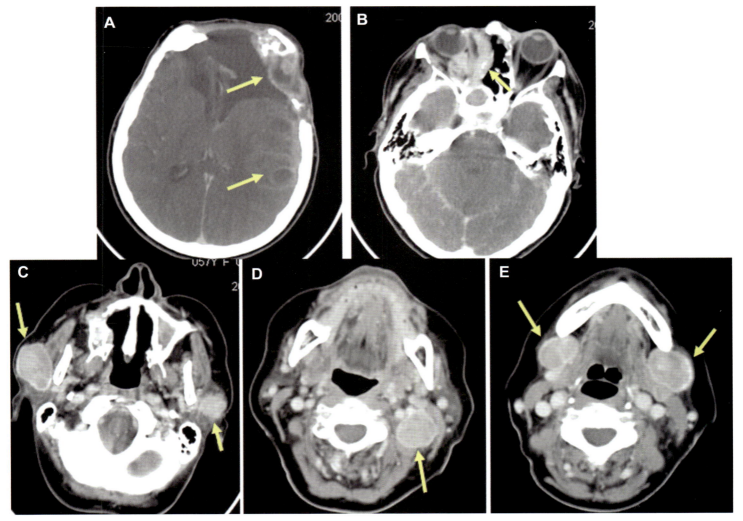

▲ **Figura 24** – TC em cortes axiais com janela para tecidos moles com o uso de contraste radiográfico endovenoso. Observa-se de um paraganglioma maligno disseminado, sendo observadas: **(A)** lesões no crânio; **(B)** em região medial ao globo ocular direito; **(C)** lateralmente ao músculo masseter e ramos mandibulares direito e esquerdo; **(D)** lesão em região carotídea esquerda e **(E)** submandibular bilateral.

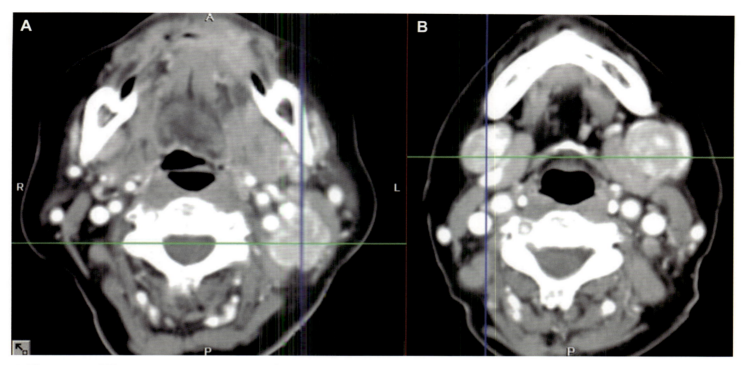

▲ **Figura 25** – TC em cortes axiais com janela para tecidos moles com o uso de contraste radiográfico endovenoso. Utilização da ferramenta de *crosshair* (**A** e **B**) para visualizar o centro da lesão e posterior identificação deste segmento na 3D-TC. (**A**) Observa-se uma lesão localizada atrás do espaço carotídeo e (**B**) outra localizada em região submandibular direita.

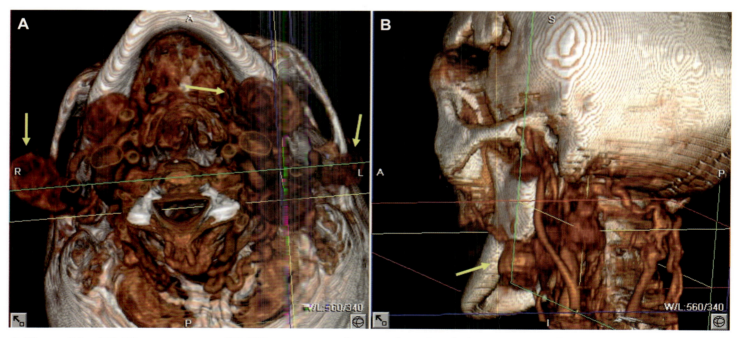

▲ **Figura 26** – (**A**) Observa-se uma 3D-TC com protocolo vascular, vista inferossuperior, destacando massas tumorais (setas amarelas) em região submandibular (bilateral), no espaço parotídeo esquerdo e uma última imagem localizada posterior ao espaço carotídeo esquerdo (*crosshair*). (**B**) 3D-TC utilizando protocolo vascular, vista posteroanterior inclinada lateralmente, visualiza-se massa tumoral em região submandibular (seta amarela) e na região carotídea (*crosshair*).

Espaço mucosofaríngeo

O espaço mucosofaríngeo compreende a mucosa e submucosa de revestimento da nasofaringe, orofaringe, boca e hipofaringe, estando localizado medialmente ao espaço parafaríngeo. Os tecidos que formam este espaço são: tecido linfoide (anel de Waldeyer), glândulas salivares menores, tecido adiposo e tecido muscular. Anatomicamente, a porção nasofaríngea do espaço mucosofaríngeo estende-se do limite posterior da cavidade nasal até a divisão palato mole-duro. A orofaringe localiza-se entre a margem inferior da nasofaringe até a prega glossoepiglótica. A boca é formada pelo assoalho bucal, 2/3 anteriores da língua, gengiva, palato duro, mucosas jugal e labial e trígono retromolar. A neoplasia maligna que mais frequentemente acomete o espaço mucosofaríngeo é o carcinoma epidermoide, sendo os principais fatores de risco responsáveis pela sua gênese, o álcool e o tabaco. A TC é um exame de grande utilidade na avaliação da extensão do tumor, que muitas vezes é subestimado durante o exame clínico (Figs. 27, 28 e 29). Tumores extensos podem invadir o espaço carotídeo e provocar hemorragias difíceis de controlar. Lesões localizadas no anel de Waldeyer devem ser bem analisadas, principalmente em pacientes jovens com história de infecções respiratórias recentes, pois nestes casos o tecido linfoide pode apresentar-se hipertrofiado, mimetizando massas tumorais. O desenvolvimento de linfoma não Hodking a partir deste tecido linfoide do anel de Waldeyer também é relatado com bastante frequência. Outro tumor maligno que se desenvolve com frequência no espaço mucosofaríngeo são os adenocarcinomas (principalmente o carcinoma adenoide cístico), originados das glândulas salivares menores que revestem o espaço. Rabdomiossarcomas que envolvem a nasofaringe

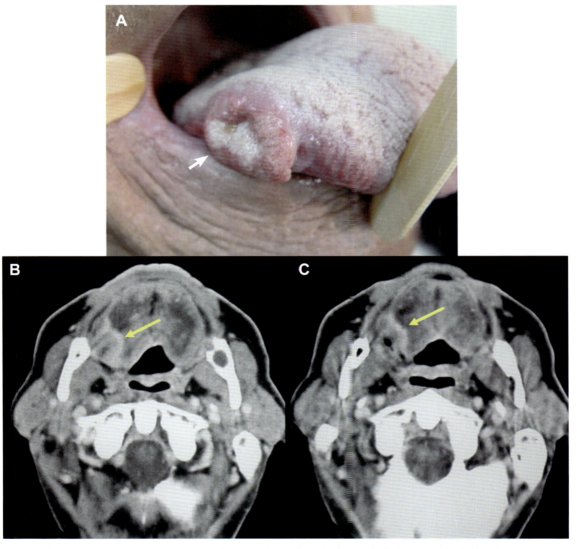

▲ **Figura 27** – **(A)** Observa-se um carcinoma epidermoide na borda lateral de língua do lado direito, com aspecto infiltrativo e ulcerado (seta). **(B e C)** TC: cortes axiais, com janela para tecidos moles, com contraste radiográfico. Observa-se uma massa de densidades de partes moles, com realce acentuado e heterogêneo, localizada em musculatura da língua, do lado direito (setas amarelas).

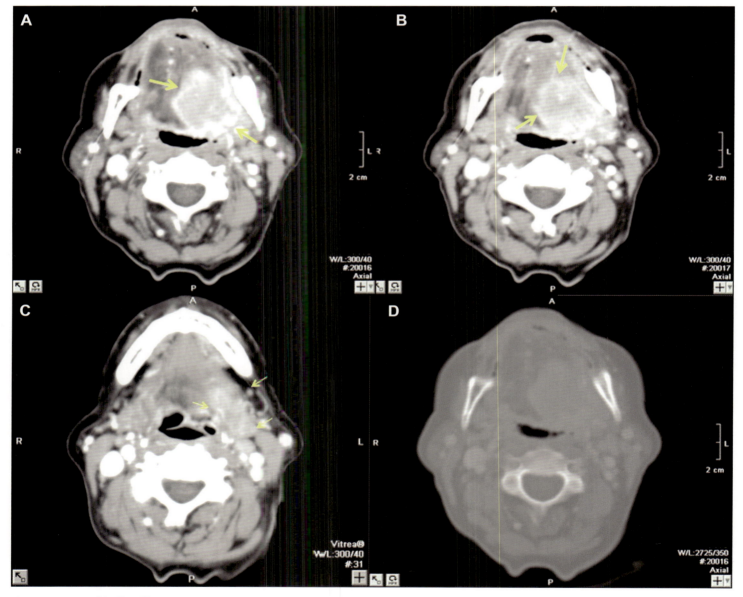

▲ **Figura 28** – TC em cortes axias com janela para tecidos moles com o uso de contraste radiográfico. **(A e B)** Presença de uma massa com realce acentuado e homogêneo, limites pouco definidos, localizada na região de assoalho bucal e na musculatura lateral da língua do lado esquerdo (setas amarelas).

▲ **Figura 29** – **(A, B e C)** TC em cortes axiais com janela para tecidos moles com o uso de contraste radiográfico. Observa-se nas imagens a presença de uma massa de realce acentuado e homogêneo localizado assoalho bucal do lado esquerdo, envolvendo superiormente a musculatura intrínseca da língua e a região do músculo pterigoideo lateral. Na figura C verifica-se a extensão do tumor para posterior e inferior envolvendo a glândula submandibular. Presença de linfonodos nas 3 imagens. **(D)** Corte axial de TC com janela para tecidos duros no mesmo plano das imagens anteriores. Neste caso, embora haja uma proximidade da lesão com a mandíbula, não se evidencia a presença de destruição óssea.

são mais frequentemente observados em crianças. O carcinoma nasofaríngeo é uma das doenças mais comuns localizadas no espaço mucosofaríngeo. Eles surgem a partir do epitélio de revestimento da nasofaringe, sendo também encontrados na tonsila palatina e base de língua. O crescimento do tumor pode envolver a tuba de Eustáquio e causar sintomas otológicos, como perda de audição e otalgia. O apagamento da fonseta de Rosenmuller é uma alteração frequentemente observada nos tumores que se desenvolvem nos espaços mucofaríngeo e parafaríngeo (Fig. 30). A progressão do tumor para o tubo auditivo, canal pterigoide e através da gordura do espaço parafaríngeo possibilita a infiltração da neoplasia para a base do crânio e cavidade intracraniana. O envolvimento da mandíbula e da maxila através da infiltração neoplásica a partir deste espaço é outra característica facilmente observada na TC.

Seios maxilares

Outra localização comumente observada no desenvolvimento de tumores maxilofaciais é a região de seios maxilares. A neoplasia maligna mais frequente é o carcinoma epidermoide derivado da mucosa de revestimento das cavidades sinusais. O tabaco parece atuar como um agente causal importante na gênese destes tumores. O uso da TC na avaliação dos tumores sinusais possibilita determinar a extensão do comprometimento sinusal e a invasão neoplásica para os tecidos moles faciais adjacentes (Figs. 31 a 33).

Avaliação de infiltração óssea por meio da TC

Outro fator prognóstico muito importante nos tumores malignos de cabeça e pescoço é a presença de infiltração neoplásica para os tecidos ósseos adjacentes (Ogura et al., 2002). Lesões inicialmente estadiadas como T1 e que durante o exame tomográfico demonstram comprometimento do osso adjacente são necessariamente estadiadas como T4, aumetando a morbidade do paciente. Isto ocorre principalmente nas lesões que se desenvolvem na região de boca e orofaringe (gengiva, trígono retromolar, palato mole, assoalho bucal e base de língua) pela sua proximidade com o osso, aumentando as chances de infiltração neoplásica pelo contato direto, com a progressão da doença (Fig. 34). Uma avaliação criteriosa do envolvimento ósseo em cânceres de boca e orofaringe é importante não só para o estabelecimento de um diagnóstico preciso, como também para o planejamento terapêutico adequado do paciente. Dessa forma, evita-se a realização de um sobretratamento, dificultando a sua reabilitação, e também de um subtratamento, o que levaria à recidivas e diminuição da sobrevida do paciente. Segundo Ogura et al. (2002), o comprometimento do osso está altamente relacionado ao prognóstico dos pacientes portadores de doença maligna de boca e orofaringe, e a presença de invasão mandibular, principalmente quando ela se estende além do canal mandibular, acarreta em um prognóstico ruim para a maioria dos casos.

Gilbert, Tzadik e Leonard (1986) reportaram que a presença de invasão neoplásica para os tecidos ósseos está mais relacionada à proximidade da lesão com o osso do que com o tamanho desta. Por outro lado, temos que quanto maior a lesão, maior será a área de superfície em contato com os tecidos adjacentes, aumentando as chances de observarmos infiltração óssea pelo câncer (O'Brien et al., 1986). De acordo com Kalavrezos et al. (1996), a localização do tumor apresenta forte correlação com a presença de infiltração óssea por neoplasias malignas de boca, sendo que 88% das lesões de trígono retromolar e gengiva apresentaram invasão óssea (Tsue et al., 1994).

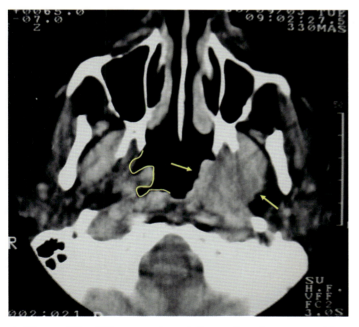

Figura 30 – TC em corte axial com janela para tecidos moles com o uso de contraste radiográfico endovenoso. Observa-se massa com realce acentuado (carcinoma adenoide cístico), localizada em espaço mucosofaríngeo e provocando o apagamento da fonseta de Rosenmuller e tórus tubarus (setas amarelas).

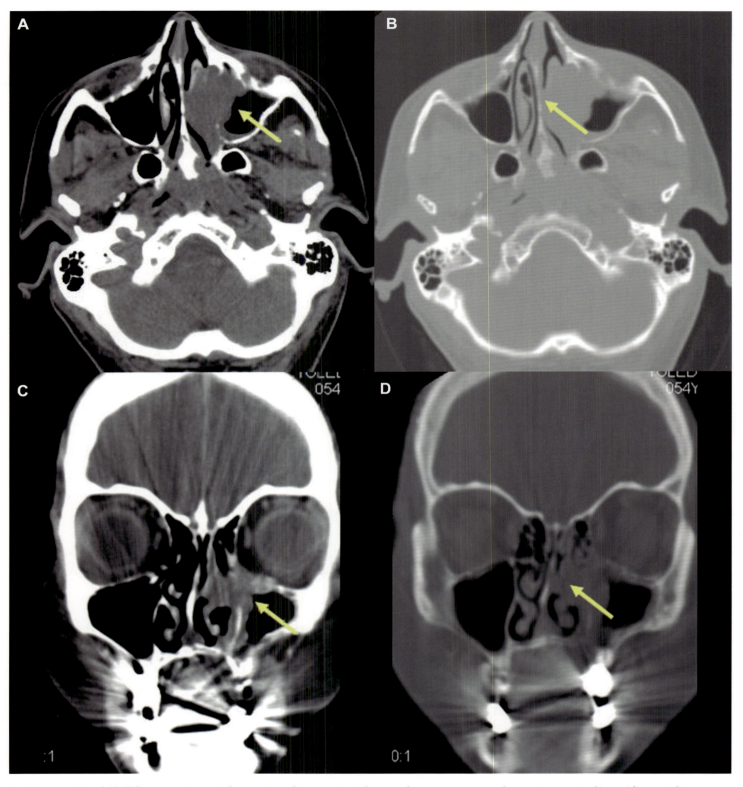

▲ **Figura 31** – **(A)** TC em corte axial com janela para tecidos moles, com o uso de contraste radiográfico endovenoso (carcinoma epidermoide de seio maxilar). Observa-se uma massa de densidade de partes moles localizada na parede lateral do seio maxilar esquerdo e na fossa nasal ipsilateral. **(C)** No corte coronal com janela para tecidos moles fica também evidente a extensão da lesão para seios etmoidais e assoalho de órbita. **(B)** Corte axial de TC com janela para tecidos duros, onde é possível visualizar a destruição da parede lateral do seio maxilar esquerdo e da concha nasal inferior, destruições estas que, também, são observadas no corte coronal representado pela imagem D.

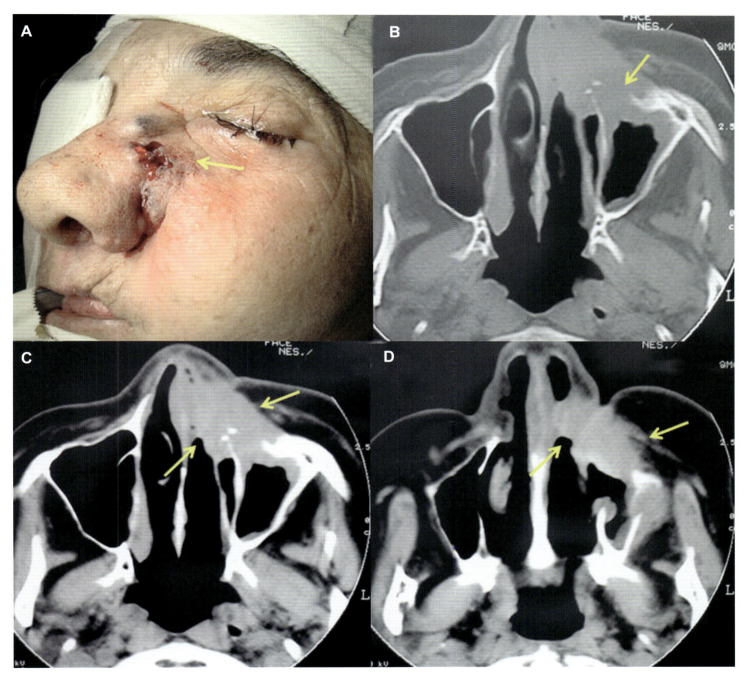

▲ **Figura 32 – (A)** Aspecto clínico ulcerativo de um carcinoma epidemoide de seio maxilar com invasão para os tecidos moles da face. As margens da lesão encontravam-se bastantes endurecidas e infiltradas. **(B)** Imagem axial com janela para tecidos duros que demonstra uma destruição óssea na parede anterior do seio maxilar esquerdo (seta amarela). **(C e D)** TC corte axial com janela para tecidos moles – observa-se uma massa de realce homogêneo localizado em tecido mole do terço médio do nariz do lado esquerdo (setas marelas).

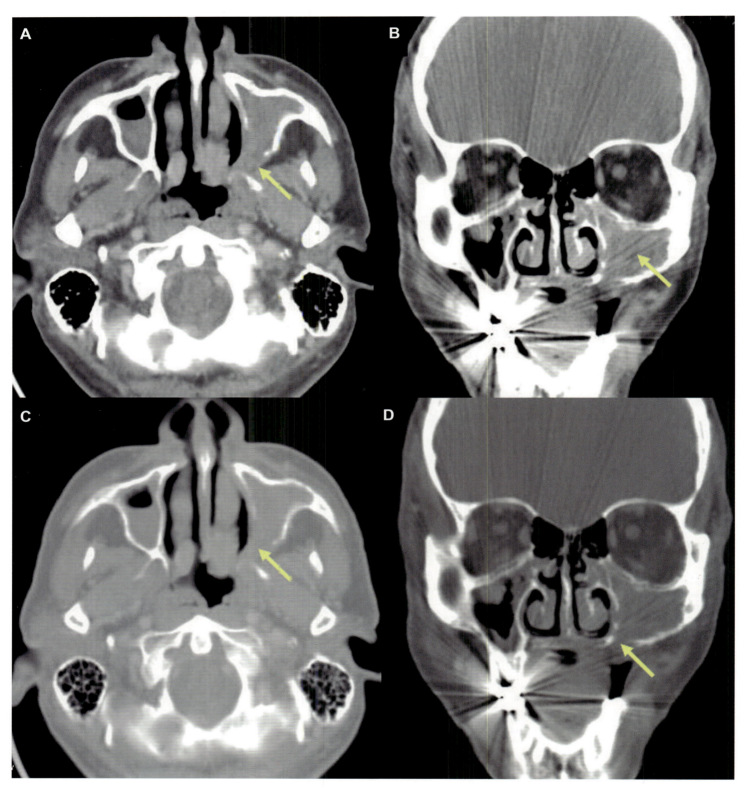

▲ **Figura 33** – TC com janela para tecidos moles com o uso de contraste radiográfico endovenoso. **(A)** TC: corte axial em que observa-se uma massa ocupando o interior do seio maxilar esquerdo (seta amarela), com realce homogêneo ao contraste e crescendo em direção posterior para a fossa pterigopalatina. Observa-se, ainda, velamento parcial do seio maxilar direito sugestivo de sinusite maxilar. **(B)** TC: corte coronal, em que também se observa a extensão do tumor ocupando todo o seio maxilar esquerdo (seta amarela). **(C e D)** Cortes axiais e coronais, respectivamente, com janela para tecidos duros, onde ficam evidentes a destruição óssea da parede posterior do seio maxilar esquerdo **(A)** e a destruição do assoalho do seio maxilar esquerdo **(D)**. Carcinoma epidermoide de seio maxilar esquerdo.

Em trabalho realizado no Departamento de Estomatologia da FOUSP, observamos que a maior ocorrência de infiltração óssea ocorria em neoplasias localizadas na região de trígono retromolar e palato duro (100% de infiltração óssea) e gengiva (75%). Este fato deve-se à pequena quantidade de tecido mole (2 a 3 mm) sobreposta ao osso. Estes dados nos levam a concluir, conforme relatado pelos trabalhos anteriores, que o local de desenvolvimento dos tumores apresenta estreita relação com a presença de infiltração neoplásica para o osso (Albuquerque et al, 2009).

Segundo Byars (1955), são quatro as principais vias de invasão tumoral para a mandíbula.

- Pelo contato direto com o osso, no local de desenvolvimento primário da lesão.
- Através da superfície superior da mandíbula (crista do rebordo).
- Pela região de mucosa vestibular do lábio inferior através do forame mentual.
- Cânceres secundários na região do pescoço através da borda inferior da mandíbula.

Outras possíveis vias de invasão óssea são: através do forame mandibular, defeitos ósseos da cortical do rebordo de pacientes edêntulos, através da membrana periodontal em regiões dentadas ou do ponto de contato (Brown; Browne, 1995). Ainda segundo estes autores, a membrana periodontal é a via de invasão óssea preferencial das lesões que se desenvolvem próximo a dentes. O periósteo funciona como uma verdadeira barreira de proteção contra a invasão tumoral para o tecido ósseo. Nos pacientes edêntulos, a via de acesso para a infiltração óssea mandibular é a crista alveolar, sendo uma zona com menos resistência, em geral não recoberta por periósteo facilitando a difusão do tumor pelos espaços medulares (Sigal et al., 1996).

Com relação ao diagnóstico da presença de infiltração tumoral para os tecidos duros adjacentes, inúmeros trabalhos foram viabilizados com o objetivo de determinar qual o exame imaginológico (radiografia convencional, TC, ressonância magnética, cintilografia óssea) que melhor possibilita esta análise (Heppt; Issing, 1993; Huntley et al., 1996; Kalavrezos et al., 1996; Nakayama et al., 1999; Nakayama et al., 2003; Schaefer et al., 1985; Talmi et al., 1996; Van Den Brekel et al., 1998). Diversos trabalhos têm utilizado a TC na avaliação da presença de infiltração óssea

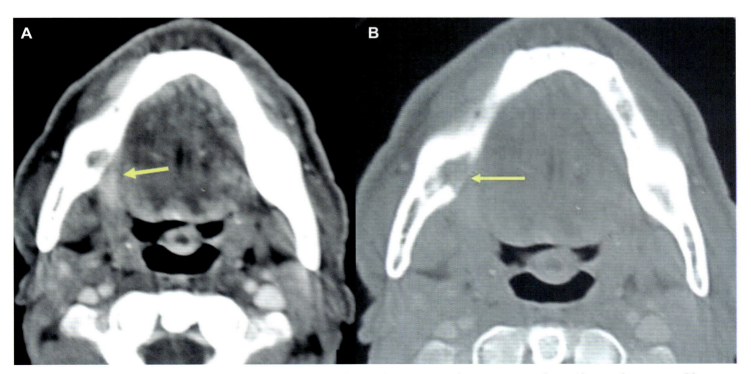

▲ **Figura 34** – **(A)** TC em corte axial com janela para tecidos moles com uso de contraste radiográfico endovenoso. Observa-se massa de realce homogêneo em região de musculatura milo-hióidea do lado direito (seta amarela). **(B)** TC em corte axial com janela para tecidos duros. Observa-se destruição da cortical lingual e tecido ósseo medular do ramo mandibular do lado direito (seta amarela), decorrente da infiltração óssea por carcinoma epidermoide em assoalho bucal.

pelos tumores de cabeça e pescoço (Figs. 31 a 34). Pereira et al. (2001) determinaram uma sensibilidade de 100% da TC na avaliação de destruição óssea por tumores malignos maxilofaciais. Close et al. (1986) também demonstraram que a TC é uma técnica que apresenta altas sensibilidade (100%) e especificidade (91,7%) no diagnóstico de envolvimento ósseo tumoral. Outros trabalhos, entretanto, têm demonstrado acurácia baixa da TC na avaliação da destruição óssea provocada por cânceres de boca e orofaringe. Saha (1991) relatou acurácia de apenas 63% da TC, com especificidade de 86,6% e sensibilidade de 81,6%. Esses resultados inferiores podem ser justificados pelo protocolo utlizado nos exames tomográficos destes pacientes. No trabalho de Saha (1991), foram realizados cortes muito espessos (5 mm), onde naturalmente há redução na acurácia do exame.

Em trabalho recente realizado por Perrella (2005), foi avaliada a acurácia da TC espiral no diagnóstico de perfuração mandibular utilizando-se dois diferentes protocolos de aquisição de imagens. Foram utilizadas 15 mandíbulas maceradas, previamente preparadas, onde foram realizadas perfurações programadas nas corticais lingual e vestibular para minimizar a destruição óssea provocada pelos tumores malignos durante a infiltração para este osso. Depois as mandíbulas foram escaneadas em um tomógrafo espiral (HiSpeed, GE Medical Systems, Milwaukee, WI, EUA), no departamento de Imagem do Hospital do Câncer A. C. Camargo, na cidade de São Paulo. Os protocolos utilizados foram os seguintes:

Protocolo 1: 1 mm de espessura de corte com 1mm de intervalo de reconstrução; Protocolo 2: 3 mm de espessura de corte com 3 mm de intervalo de reconstrução. As imagens axiais foram analisadas por dois observadores, em dois momentos distintos. Os resultados demonstram que em ambos os protocolos houve sensibilidade e especificidade de 100% quanto ao diagnóstico da presença das perfurações. Com relação ao grau de envolvimento da medular óssea, observou-se que os dois protocolos também apresentaram 100% de especificidade, sem nenhum resultado falso-positivo, porém apresentaram sensibilidade reduzida com 64% no protocolo 1 e 58% no protocolo 2. Isso demonstra que, apesar de a TC ser um exame bastante acurado na avaliação da presença de destruição óssea mandibular (100%), apresenta grandes limitações na avaliação real do envolvimento medular.

O uso da TCFC na avaliação e no diagnóstico de neoplasias malignas da região de cabeça e pescoço ainda tem sido bastante discutido. A sua grande limitação reside no fato da impossibilidade de visualização dos tecidos moles não permitindo, dessa forma, o diagnóstico da infiltração tumoral aos tecidos moles adjacentes ao tumor. A TCFC possibilita identificar os componentes ósseos da lesão. Aspectos osteoclastos (imagens hiperdensas como no osteossarcoma). Também a TCFC permite a identificação de infiltração óssea dos tumores (mostrando destruição e/ou abaulamento das estruturas ósseas adjacentes) ou destruição óssea causada por tumores metastáticos de outras origens (Fig. 35).

Diferenciação entre processos neoplásicos e infecciosos pela TC

A diferenciação de processos infecciosos de tecidos moles craniofaciais com neoplasias malignas da região de cabeça e pescoço com invasão mandibular por vezes torna-se uma atividade de difícil realização, tanto clinicamente como através da TC. A identificação de alguns parâmetros tomográficos como padrão de destruição óssea, expansão da cortical, alterações osteoescleróticas difusas, resposta perióstea, aumento de volume e atenuação dos músculos craniofaciais, podem ser utilizadas como ferramentas valiosas na diferenciação destes duas entidades patológicas distintas.

Clinicamente, os processos infecciosos faciais, representados em sua maioria por processos inflamatórios odontogênicos, manifestam-se como edema facial, dor e trismo (Hardin et al, 1985). A extensão da infecção para o espaço mastigatório é uma característica comum, com o envolvimento dos tecidos moles adjacentes à mandíbula. Como este espaço é bem delimitado pela fáscia cervical profunda, a extensão dos processos infecciosos e neoplásicos normalmente ocorrem tanto para superior, em direção ao espaço temporal e base do crânio, onde não há recobrimento pela fáscia, quanto inferiormente, rompendo a fáscia e estendendo-se em direção ao espaço submandibular. O envolvimento dessas doenças nos tecidos musculares do espaço mastigatório pode ser facilmente identificado através da TC. O aumento de volume e atenuação dos músculos masseter e pterigóideo medial são características observadas tanto nas neoplasias malignas quanto nas infecções, sendo que nos tumores malignos tais parâmetros são identificados tanto no músculo masseter quanto no pterigóideo medial e nas osteomielites mandibulares este aumento de volume restringe-se em sua maioria apenas ao músculo masseter (Hariya et al, 2003). Tem-se, entretanto, observado que o aumento de volume dos tecidos moles faciais e o aumento da sua atenuação no exame tomográfico, por si só, não devem ser utilizados como fator diferencial entre neoplasias e infecções.

O envolvimento mandibular das neoplasias malignas manifestam-se no exame tomográfico como uma destruição óssea permeativa, com expansão do osso mandibular. Em contrapartida, a identificação de resposta perióstea e esclerose óssea mandibular podem ser utilizadas na caracterização de processos infecciosos com envolvimento ósseo (Figs. 36 e 37) (Ida et al., 1997; Hariya et al., 2003). Alterações osteoescleróticas na mandíbula também têm sido relatadas como uma característica observada na maioria dos casos de processos infecciosos e pouco observadas nos processos neoplásicos. Embora estes indícios possam ser utilizados para a diferenciação entre estes dois processos, em alguns casos o diagnóstico pode ser bastante difícil (Fig. 38).

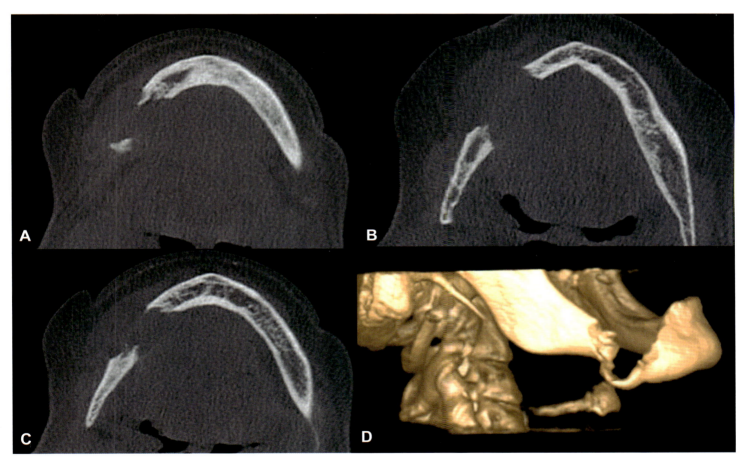

▲ **Figura 35** – **(A, B e C)** Lesão em região de corpo mandibular do lado direito. Nestas imagens axiais por meio da TCFC, observa-se destruição de corpo mandibular direito desde sua base até por toda sua extensão. **(D)** Reconstrução em 3D-TCFC utilizando protocolo ósseo, observa-se destruição óssea estendendo-se do processo alveolar à base da mandíbula, evidenciando o abaulamento e deformidade da base.

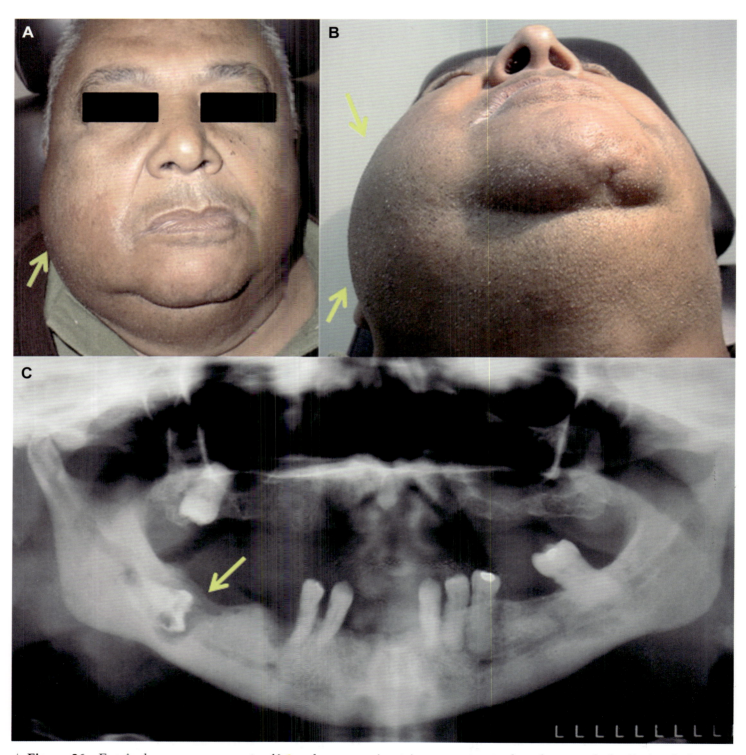

▲ **Figura 36** – Em **A** observa-se o aspecto clínico de uma assimetria por aumento de volume no lado direito da face em vistas frontal e inferossuperior **(B)**. **(C)** Radiografia panorâmica com uma radiolucidez unilocular com limites difusos associado a um dente incluso com imagem radiolúcida na coroa sugestiva de processo carioso em região posterior direita de mandíbula. Anteriormente a esta radiolucidez observa-se uma área de maior condensação óssea.

Continua.

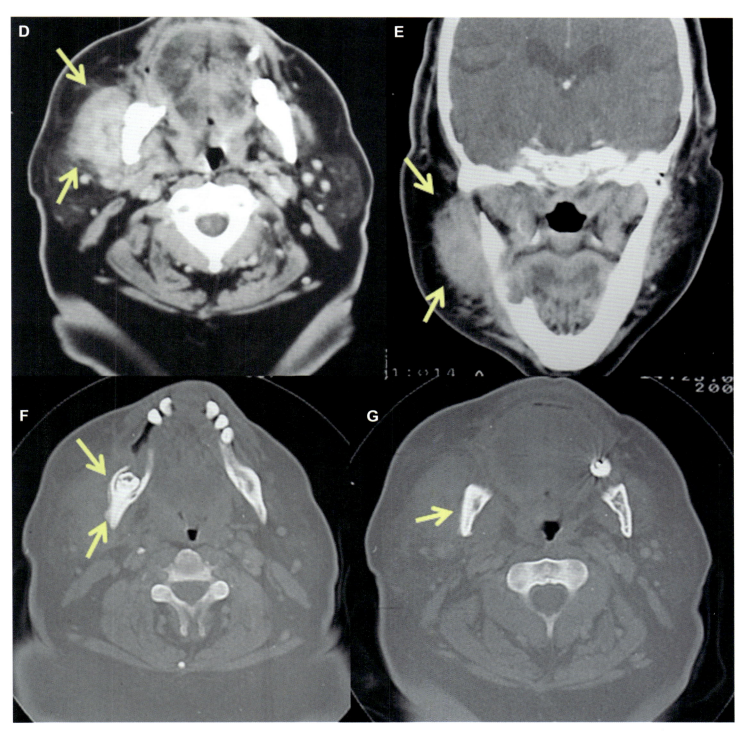

▲ **Figura 36** – *Continuação.* (D e E) TC: cortes axial e coronal, respectivamente, com janela para tecidos moles com o uso de contraste radiográfico endovenoso, em que se observam aumento de volume e atenuação do músculo masseter do lado direito. (F e G) Destaca-se a presença de resposta perióstea na região vestibular da mandíbula, compatível com um processo infeccioso.

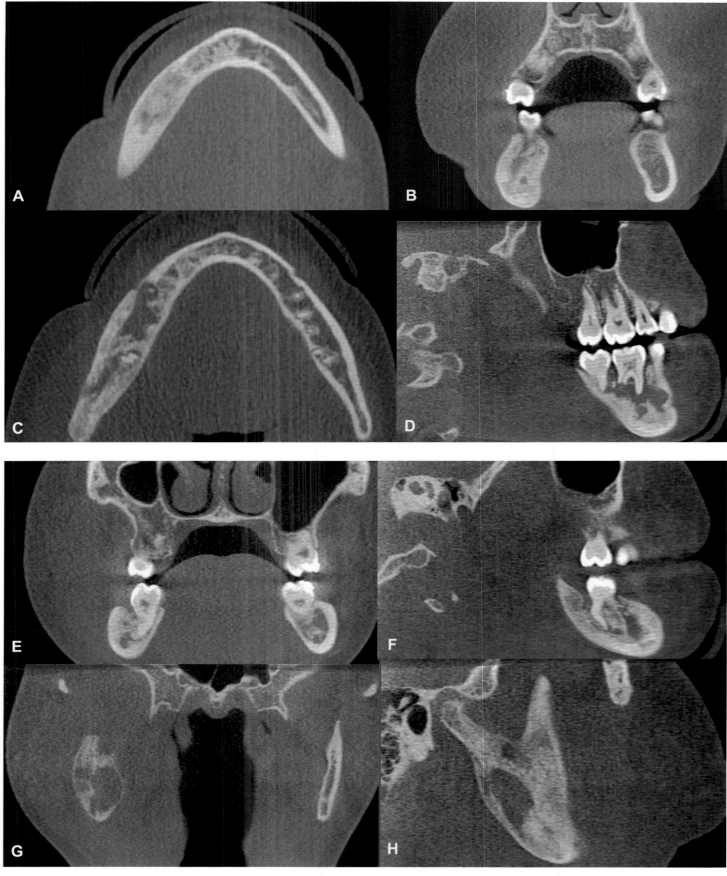

▲ Figura 37 – A a H.

Continua.

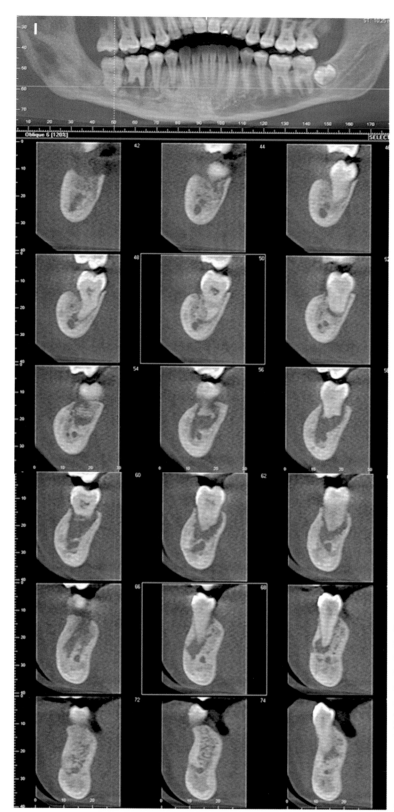

▲ **Figura 37** – *Continuação.* Osteomielite mandibular. (A-H) Nas reconstruções multiplanares (axial, coronal e sagital), observa-se resposta perióstea com aumento da espessura da cortical óssea no lado do processo infeccioso em relação à cortical contralateral. Além disso, verifica-se a reabsorção apical da raiz do dente 46 e extensão da lesão inferossuperiormente da base da mandíbula ao processo alveolar e posteirormente até ramo ascendente, com imagens compatíveis de destruição (hipodensidade) e alteração de densidade do trabeculado (hiperdensidade). (I) Corte coronal panorâmico e cortes parassagitais demonstrando a extensão da lesão em relação aos dentes, desde o 44 ao 47. Os cortes parassagitais evidenciam a presença de imagem hipodensa associada à região periapical do 46 causando reabsorção óssea e dentária. Nesta mesma região dentária observa-se destruição do teto do canal mandibular. Por grande parte da extensão observam-se estas áreas hipodensas circundadas de imagem hiperdensas denotando a alteração do trabeculado ósseo. (Caso gentilmente cedido pela Dra. Márcia Gabriela Lima de Barros, Odonto-Scan, ES.)

Avaliação de comprometimento dos linfonodos cervicais

A disseminação metastática dos cânceres de cabeça e pescoço se dá, na maioria das vezes, através dos vasos linfáticos para a cadeia de linfonodos cervicais. O comprometimento destes linfonodos é um fator prognóstico importante, levando à redução da probabilidade do controle regional da doença e diminuição de 50% na sobrevida de 5 anos (Freire et al., 2002). Em média, 40% dos linfonodos do corpo humano estão localizados em região supraclavicular. Estas estuturas são responsáveis por manter o equilíbrio dos fluidos intra e extravascular, sendo também

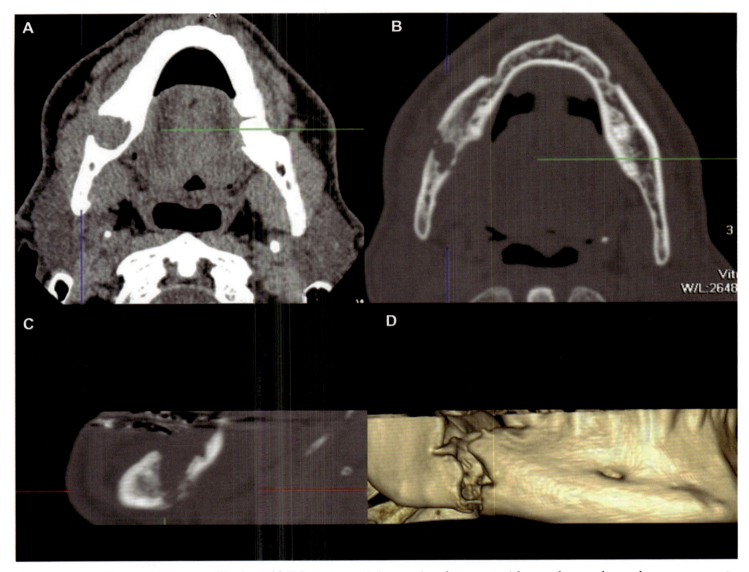

▲ **Figura 38** – Osteomielite mandibular. **(A)** TC cortes axiais com janela para tecidos moles, onde se observa aumento de volume do músculo masseter do lado direito, associado à destruição óssea na região adjacente de corpo mandibular. **(B e C)** TC: cortes axiais e reconstrução sagital com janela para tecidos duros, em que se observa lesão osteolítica com aspecto erosivo e infiltrativo, com imagem característica de osteomielite, sem resposta perióstea associada. **(D)** Reconstrução em 3D com protocolo ósseo evidencia o traço de destruição óssea na região de corpo mandibular direito estendendo-se do processo alveolar à base da mandíbula.

responsáveis pela drenagem de processos inflamatórios e neoplásicos. A drenagem tumoral ocorre de maneira específica, no sentido craniocaudal, sendo cada cadeia de linfonodos responsável pela drenagem de uma determinada região (Mukherji; Armao; Joshi, 2001). Toda a drenagem linfática cervical passa por pelo menos um linfonodo, que é composto por 10 diferentes grupos que formam uma estrutura anelar sentinela ao redor da base do crânio. Deste grupo, as cadeias submandibular, submental, retrofaríngea e cervical lateral desempenham uma função importante na drenagem de tumores de cabeça e pescoço. Os linfonodos submentais estão localizados bem abaixo da sínfise mandibular e acima do músculo do milo-hióideo. Esses linfonodos drenam a região de mento, lábio inferior, mucosa jugal e assoalho de boca. Os linfonodos submandibulares localizam-se no espaço submandibular e são responsáveis pela drenagem de mento, lábios, mucosa jugal, nariz, região anterior da língua, assoalho da boca e glândula submandiblar. Os linfonodos sublinguais captam a linfa da região de língua e assoalho bucal. Os linfonodos parotídeos estão intrinsecamente aderidos à glândula parótida, sendo observados apenas em estados patológicos associados a esta glândula. A cadeia cervical lateral é normalmente dividiva em cervical superficial e profunda. Os linfonodos cervicais laterais superficiais são facilmente observados durante a palpação do pescoço. Já os linfonodos cervicais profundos são mais bem avaliados pelos exames imaginológicos.

A *American Joint Committee on Cancer* (AJCC) dividiu a cadeia linfonodal cervical em sete grupos, de acordo com a sua localização e estruturas envolvidas, sendo esta divisão considerada uma ferramenta importante na determinação do prognóstico do caso (Fig. 39). Temos, então:

- **Nível I** – Formado pelos linfodos submentais e submandibulares.
- **Nível II** – Formado pela cadeia jugular profunda, estendendo-se da base do crânio até a bifurcação da carótida.
- **Nível III** – Formado pela cadeia jugular profunda, estendendo-se da bifurcação da carótida até o músculo omo-hióideo.
- **Nível IV** – Formado pela cadeia jugular profunda, estendendo-se do músculo omo-hióideo até a clavícula.
- **Nível V** – Formado pelos linfonodos localizados posterior ao músculo esternocleidomastóideo das cadeias cervical transversa e espinhal acessória.
- **Nível VI** – Composto pelos linfodos pré-traqueal, pré-laríngeo e paratraqueal.
- **Nível VII** – Linfonodos do mediastino e traqueo-esofágico.

A TC é considerada um exame de alta acurácia na identificação de linfonodos cervicais metastáticos e no estadiamento do caso (Costa et al., 2002; Freire et al., 2002; Leslie et al., 1999; Madison et al., 1994; Mukherji; Armao; Joshi, 2001; Schaefer et al., 1982; Stern et al., 1990). Muitos casos subestadiados clinicamente são avaliados melhor através do exame tomográfico, que considera o tamanho do linfonodo, a sua forma, a heterogeneidade e a presença de agrupamentos linfonodais, para caracterizá-los como normais ou patológicos. Um linfonodo com mais de 5 mm com área de necrose central e realce periférico do contraste é certamente um linfonodo metastático, sendo que esta área de necrose manifesta-se na TC como uma imagem hipodensa (Figs. 40 e 41), embora possa também se manifestar como uma massa de realce homogêneo aumentado de tamanho (Fig. 42) (Madison et al., 1994). A heterogeneidade interna dos linfonodos é um critério bastante utilizado na determinação de metástase linfonodal. Na TC, quando normais, estas estruturas apresentam-se como uma pequena massa de densidade de partes moles homogêneas. O desenvolvimento de áreas hipodensas com realce periférico acentuado são altamente sugestivas de metástase no linfonodo (Fig. 43). Estas imagens hipodensas indicam necrose linfo-

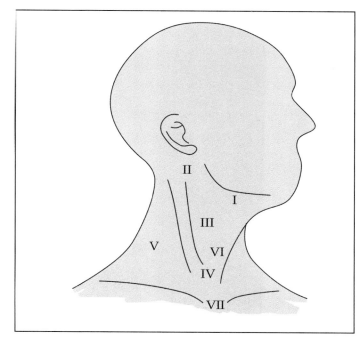

▲ **Figura 39** – Divisão das cadeias de linfonodos cervicais, de acordo com a *American Joint Committee on Cancer.*

nodal, embora em alguns casos possam ser representativa de depósito de gordura normofisiológico presente nestas estruturas (Madison et al., 1994). Outro critério utilizado é a forma do nodo. Linfonodos arredondados geralmente apresentam neoplasia envolvida, enquanto linfonodos elípticos ou ovais indicam ausência da doença. A identificação da infiltração extracapsular acarreta em redução de 50% na sobrevida dos pacientes em 2 anos. Esta infiltração apresenta-se como uma massa com realce acentuado, limites mal-definidos, edema e espessamento dos tecidos adjacentes.

Um linfonodo cervical que possui um depósito metastático irá se apresentar, invariavelmente, com consistência endurecida, superfície irregular e com tamanho aumentado. Com a progressão da doença, as células malignas podem perfurar a cápsula do linfonodo e se infiltrar nos tecidos adjacentes, promovendo a característica de um linfonodo fixo e sem mobilidade. Embora a frequência deste envolvimento extranodal da neoplasia seja mais comum em linfonodos com grande aumento de volume (3 cm ou mais), estudos anatomopatológicos têm demonstrado que este envolvimento também pode ser encontrado em linfonodos com até 1 cm de diâmetro ou menos (Madison et al., 1994). O critério mais difundido e aceito é que em tumores de cabeça e pescoço os linfonodos submandibulares e jugulocarotídeos não devem ultrapassar 15 mm de diâmetro, e linfonodos em outros sítios anatômicos não devem ter mais de 10 mm de diâmetro (Rumboldt et al., 2006).

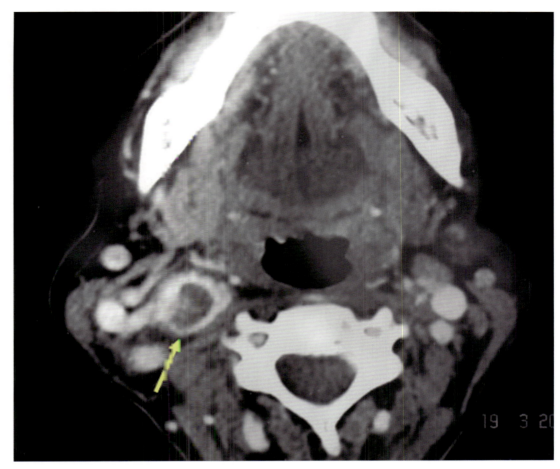

▲ **Figura 40** – TC: corte axial com janela para tecidos moles com o uso de contraste radiográfico endovenoso. Observa-se linfonodo metastático da cadeia jugular profunda (nível II) do lado esquerdo, com realce acentuado e heterogêneo, com área de necrose central (seta amarela), sendo oriundo de carcinoma epidermoide na base da língua do lado ipsilateral.

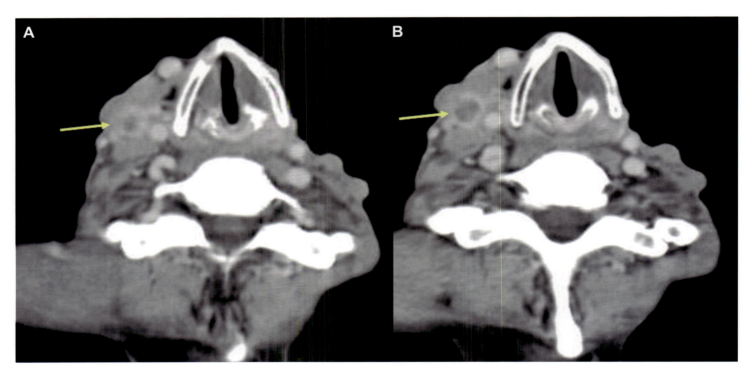

▲ **Figura 41** – TC: cortes axiais com janela para tecidos moles com o uso de contraste radiográfico endovenoso. **(A e B)** Evidência da presença de uma massa na cadeia linfonodal cervical do lado direito (nível VI) (setas amarelas) com realce periférico acentuado e hipodensidade central, sugestivo de linfonodo metastático. A lesão primária era um carcinoma epidermoide em laringe.

Patologia – Lesões Malignas

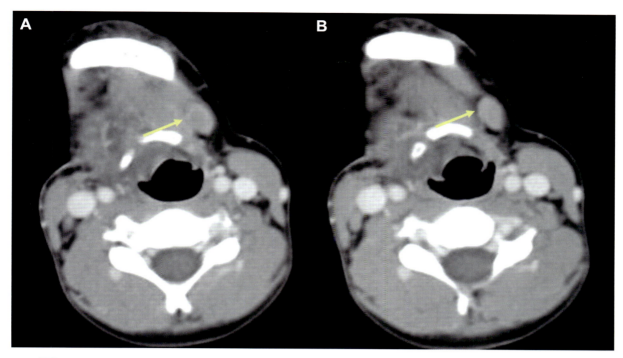

▲ **Figura 42** – TC: cortes axiais com janela para tecidos moles com o uso de contraste radiográfico endovenoso. **(A e B)** Massa de realce homogêneo na cadeia linfonodal (nível III) do lado esquerdo proveniente de um carcinoma epidermoide de língua do lado ipsilateral.

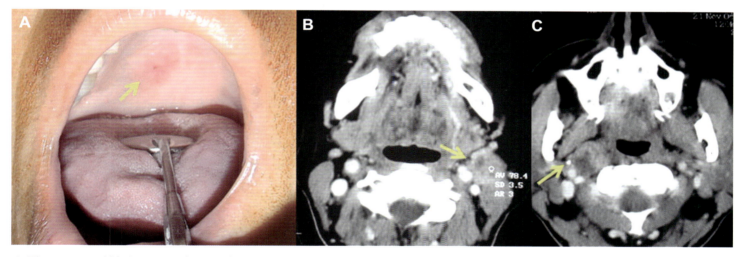

▲ **Figura 43** – **(A)** Aspecto clínico de uma lesão nódulo-ulcerativa de um carcinoma mucoepidermoide em região de palato mole, apresentando as margens bastantes endurecidas e infiltradas. **(B e C)** Cortes axiais com janela para tecidos moles com o uso de contraste radiográfico endovenoso que evidenciam massas de realce heterogêneo e hipodensidade central, compatível com necrose, localizadas em nível II (setas amarelas).

Shingaki et al. (1995) comparando a acurácia da TC com relação ao exame clínico no estadiamento linfonodal em pacientes com neoplasias malignas de cabeça e pescoço observaram que a TC proporciona ganhos significativos frente ao exame clínico no diagnóstico de linfonodos cervicais metastáticos apresentando acurácia de 91% e 74% respectivamente. Xu et al. (1998) demonstraram que a TC apresenta acurácia de 92,3% no diagnóstico de linfonodos metastáticos cervicais, sendo possível determinar áreas de necrose nestas estruturas em 88,9% dos casos. A TC também tem demonstrado acurácia mais alta quando comparada com a ultrassonografia e a ressonância magnética no estudo de metástases cervicais, de acordo com diferentes trabalhos recentes (Akoglu et al., 2005; King et al., 2004; King et al., 2004; Youssem et al., 2002).

Avaliação pós-terapêutica (resposta/recidiva)

O tratamento do câncer de cabeça e pescoço requer um planejamento multidisciplinar e multimodal. A principal preocupação continua a ser o controle locorregional do tumor, em especial, devido à incidência de metástases locais e à distância (UICC, 1999). O prognóstico de pacientes com câncer de cabeça e pescoço é seriamente afetado pela presença de linfonodos cervicais metastáticos, pelo tamanho do tumor, pelo seu grau de diferenciação celular e pela presença de metástases à distância (UICC, 1999).

As principais formas terapêuticas para estas neoplasias são: cirurgia (radical ou conservadora), radioterapia, quimioterapia, imunoterapia ou a combinação de mais de uma técnica terapêutica, de acordo com o tipo de neoplasia presente e o seu estágio de desenvolvimento (Rumboldt et al., 2006). Conforme Shaha (1991), deve-se sempre ter em mente que o tratamento de pacientes portadores de lesões malignas de cabeça e pescoço deve ser norteado pela erradicação total da doença, e preservação, se possível, dos aspectos funcionais e estéticos da região.

A avaliação da região de cabeça e pescoço através da TC após o tratamento de neoplasias malignas nesta região é um grande desafio, pois muitas estruturas anatômicas que serviam de referência para a análise do exame, apresentam-se distorcidas ou ausentes (Figs. 44 a 46) (Hermans et al., 2000). Contudo, o exame tomográfico continua sendo uma ferramenta diagnóstica importante na confirmação de recidiva da doença, demonstrando a extensão da lesão e funcionando como instrumento-guia para a realização de biópsias confirmatórias.

O esvaziamento cervical está indicado nos casos em que se observa o comprometimento linfonodal cervical estadiado a partir do tumor primário ou nos casos em que clinicamente não se observam linfonodos comprometidos, mas que o tumor apresenta tendência acentuada causar metástases cervicais. Nestes cirurgias, geralmente, processa-se a remoção da cadeia linfonodal ipsilateral, juntamente com a glândula submandibular e o tecido muscular envolvido. Estas alterações morfológicas em nível cervical dificultam sobremaneira a interpretação desta região por meio da TC. O crescimento de linfonodos residuais na região da cirurgia é sinal indicativo de recidiva da doença. Na TC, a visualização da região cervical após o esvaziamento cervical apresenta-se grosseiramente distorcida com proeminente tecido adiposo.

Retalhos para auxiliar na restauração funcional e estética dos pacientes são bastante utilizados nas cirurgias de cabeça e pescoço. Estes retalhos são geralmente constituídos de pele, tecidos subcutâneo e muscular, sendo originados principalmente da musculatura peitoral. No exame de TC, o retalho miocutâneo utilizado para reconstrução apresenta-se como uma massa de tecido de densidade de partes moles, que pode ser facilmente confundida com recidiva da doença (Fig. 47). Hematomas e abscessos nestes retalhos apresentam-se como massas na TC, dificultando sobremaneira o diagnóstico do caso. A recidiva tumoral no retalho cirúrgico manifesta-se na TC como massas focais com densidade aumentada permeada por áreas de necrose. O diagnóstico de massa residual com volume maior que 50% do tumor original é altamente sugestivo de falha no tratamento (Hermans et al., 2000). Com o tempo, a aparência volumosa de tecido adiposo do retalho vai desaparecendo, sofrendo atrofia, até virar uma cicatriz. Os tecidos moles da região vão se tornando mais definidos, embora permaneçam com definição reduzida quando comparados com o lado contralateral não operado.

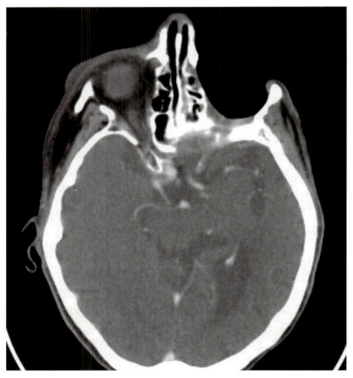

▲ **Figura 44** – TC em corte axial com janela para tecidos moles com o uso de contraste radiográfico endovenoso. Observa-se evisceração do globo ocular esquerdo como consequência do tratamento cirúrgico de um retinoblastoma.

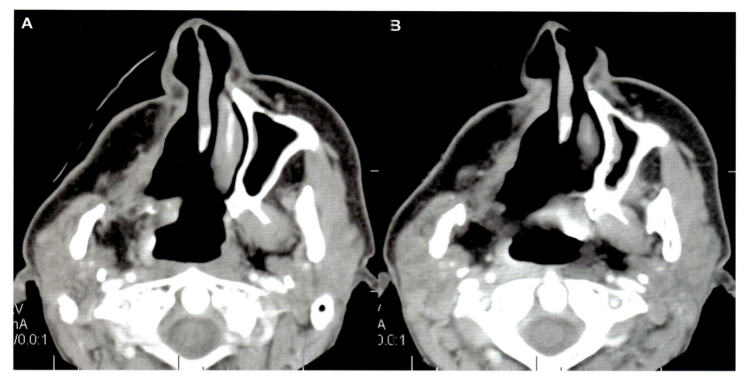

▲ **Figura 45** – TC: cortes axiais com janela para tecidos moles com o uso de contraste radiográfico endovenoso. Alteração da anatomia da região facial direita em decorrência de hemimaxilectomia para a exérese de um carcinoma epidermoide em região de seio maxilar. **(A e B)** Não se observa essas estruturas.

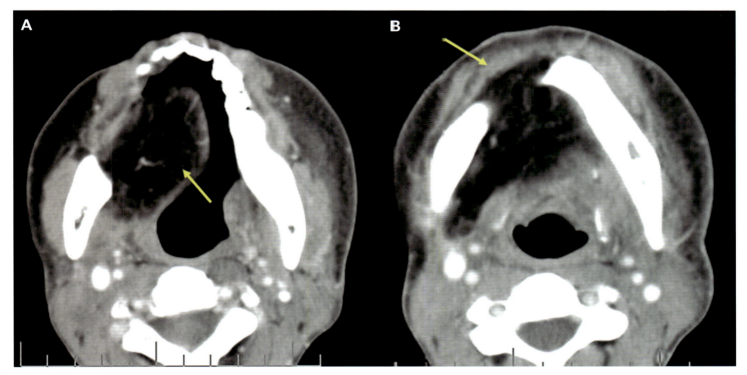

▲ **Figura 46** – TC em cortes axiais com janela para tecidos moles com o uso de contraste radiográfico endovenoso. Observa-se alteração da anatomia da região em consequência do tratamento de um carcinoma epidermoide de língua e assoalho bucal, onde foram realizadas glossectomia total, hemimandibulectomia e rotação de retalho miocutâneo. **(A)** Observa-se a ausência da língua e presença de retalho miocutâneo (seta amarela). **(B)** Evidencia-se a ausência de um segmento mandibular (seta amarela).

Como consequência do procedimento cirúrgico, edema e hemorragia são geralmente evidenciados durante os exames tomográficos pós-operatórios, persistindo por períodos de 4 a 6 semanas. Nestes casos, é indicado que o exame tomográfico seja realizado em média um mês após a cirurgia para minimizar possíveis erros diagnósticos devido à confusão destes artefatos com recidiva do câncer.

Quando o tratamento radioterápico está indicado, observam-se alterações teciduais visíveis na TC, principalmente quando a dose do tratamento atingiu de 6500 a 7000 cGy. No exame tomográfico, o músculo platisma e a pele apresentam-se espessados. O aumento da permeabilidade capilar contribui para a formação de edema intersticial, o que ocasiona aumento da densidade do tecido adiposo subcutâneo. As glândulas salivares (principalmente a parótida e a submandibular) são tecidos bastantes sensíveis à radiação, que sofrem alterações estruturais quando a radiação alcança de 1000 a 2000 cGy. Na TC, estas glândulas apresentam-se inicialmente com o realce acentuado, sofrendo atrofia com a progressão do tratamento.

Uma grande variedade de materiais aloplásticos tem sido utilizada para restaurar a forma e a função de pacientes operados por cirurgias de cânceres de cabeça e pescoço. Cânulas para pacientes que sofreram laringectomia, *stents* nos casos de estenose da laringe, válvulas e tubos que facilitam a fonética em pacientes com laringectomia e placas de reconstrução nos casos onde foi necessário realizar remoção de parte da mandíbula (Fig. 48) são algumas destas estruturas observadas no exame tomográfico. No caso de exames em que o paciente não menciona procedimentos cirúrgicos pregressos, estes materiais podem ser erroneamente interpretados como massas ou corpos estranhos introduzidos traumaticamente (Figs. 49 e 50).

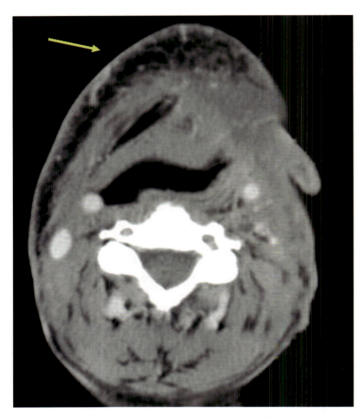

▲ **Figura 47** – TC em corte axial com janela para tecidos moles com o uso de contraste radiográfico endovenoso. Observa-se a presença de um retalho miocutâneo da musculatura peitoral em decorrência do tratamento cirúrgico de um carcinoma epidermóide em laringe.

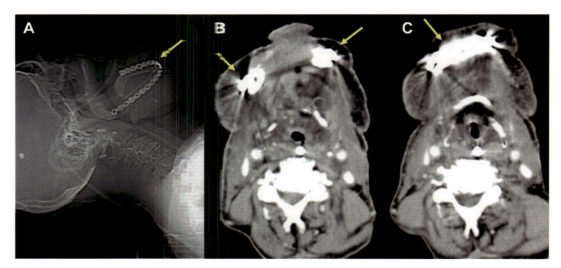

▲ **Figura 48** – **(A)** Observa-se no escanograma uma placa metálica de reconstrução mandibular. Paciente com carcinoma epidermoide de assoalho bucal, onde foi realizada hemimandibulectomia devido à presença de infiltração neoplásica no osso. **(B e C)** TC em cortes axiais com janela para tecidos moles com o uso de contraste radiográfico endovenoso, observam-se a placa de reconstrução metálica e os artefatos de imagem por ela provocados.

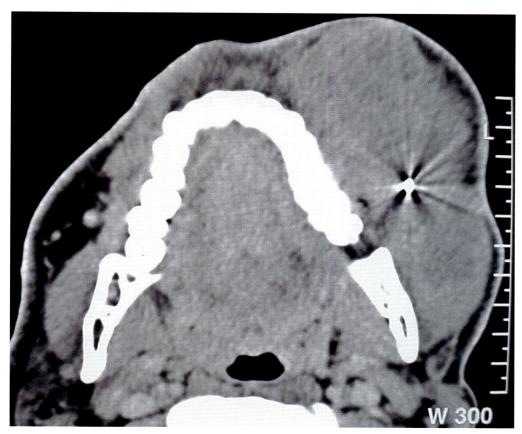

▲ **Figura 49** – TC em cortes axiais com janela para tecidos moles com o uso de contraste radiográfico endovenoso. Observa-se imagem de artefato metálico inserido em massa tumoral em espaço bucal do lado esquerdo (adenocarcinoma de células acinares). Este artefato corresponde a sementes de iodo radioativo inseridas no tumor para tratamento radioterápico (braquiterapia).

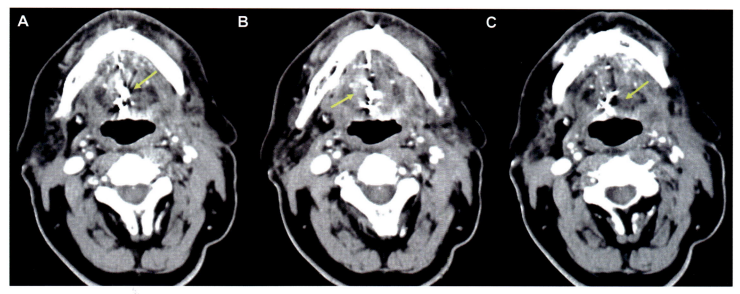

▲ **Figura 50** – Paciente com carcinoma epidermoide de língua, que não desejava realizar tratamento cirúrgico por meio de glossectomia. Foi preconizada a inserção de sementes de iodo radioativo no tumor. TC em cortes axiais com janela para tecidos moles com o uso de contraste radiográfico endovenoso. **(A a C)** Observam-se artefatos metálicos inseridos no tumor (setas).

Referências

1. Abd El-Hafez YG, Chen CC, Ng SH, Lin CY, Wang HM, Chan SC, Chen IH, Huan SF, Kang CJ, Lee LY, Lin CH, Liao CT, Yen TC. Comparison of PET/CT and MRI for the detection of bone marrow invasion in patients with squamous cell carcinoma of the oral cavity. Oral Oncol. 2011 Apr;47(4):288-95.
2. Ahmad M, Freymiller E. Cone beam computed tomography: evaluation of maxillofacial pathology. J Calif Dent Assoc. 2010 Jan;38(1):41-7.
3. Akoglu E, Dutipek M, Bekis R, Degirmenci B, Ada E, Guneri A. Assessment of cervical lymph node metastasis with different imaging methods in patients with head and neck squamous cell carcinoma. J Otolaryngol. 2005;34(6):384-94.
4. Albuquerque MA, Kuruoshi ME, Oliveira IR, Cavalcanti MG. CT assessment of the correlation between clinical examination and bone involvement in oral malignant tumors. Braz Oral Res. 2009 Apr-Jun;23(2):196-202.
5. Albuquerque MAP, Migliari DA, Sugaya NN, Kuruoshi ME, Capuano AC, Sousa SOMC, Cavalcanti MGP. Adult T-cell leukemia/lymphoma with predominant bone involvement initially diagnosed by its oral manifestation: A case report. Oral Surg Oral Med Oral Pathol Oral Radiol and Endodont 2005, 100:315-320.
6. Albuquerque MAP. Correlação entre os aspectos clínicos e a tomografia computadorizada na avaliação da destruição óssea provocada por neoplasias malignas de boca e orofaringe. [Dissertação de Mestrado]. São Paulo: Faculdade de Odontologia da USP; 2004.
7. Andersen JB, Mortensen J, Bech BH, Hojgaard L, Borgwardt L. First experiences from Copenhagen with paediatric single photon emission computed tomography/computed tomography. Nucl Med Commun. 2011 May;32(5):356-62.
8. Blazak JK, Fiumara F. Autoimmune adrenal insufficiency mimicking bilateral adrenal metastases from adenocarcinoma of the lung on PET/CT. Clin Nucl Med. 2011 May;36(5):409-10.
9. Bolzoni A, Cappiello J, Piazza C et al. Diagnostic accuracy of magnetic resonance imaging in the assessment of mandibular involvement in oral-oropharyngeal squamous cell carcinoma: a prospective study. Arch Otolaryngol Head Neck Surg 2004;130(7):837-43.
10. Brasil. Ministério da Saúde. Secretaria de Atenção à Saúde. Instituto Nacional de Câncer. Coordenação de Prevenção e Vigilância de Câncer. Estimativas 2010: Incidência de Câncer no Brasil. Rio de Janeiro: INCA, 2011.
11. Brown JS, Browne RM. Factors influencing the patterns of invasion of the mandible by oral squamous cell carcinoma. Int J Oral Maxillofac Surg 1995;24:417-26.
12. Brown JS, Griffith JF, Phelps PD, Browne RM. A comparison of different imaging modalities and direct inspection after periosteal stripping in predicting the invasion of the mandible by oral squamous cell carcinoma. Br J Oral Maxillofac Surg 1994; 32:347-59.
13. Cavalcanti MGP, Veltrini VC, Ruprecht A, Vincent SD, Robinson RA. Squamous cell carcinoma arising from an odontogenic cyst – the importance of computed tomography in the diagnosis of malignancy. Oral Surg Oral Med Oral Pathol Oral Radiol and Endodont 2005, 100:365-368.
14. Cavalcanti MGP, Ruprecht A, Quets J. 3D-CT vascular setting protocol using computer graphics for the evaluation of maxillofacial lesions. Pesqui Odontol Bras 2001;15:229-36.
15. Cavalcanti MGP, Vannier MW. Measurement of the volume of oral tumors by three-dimensional spiral computed tomography. Dentomaxillofac Radiol 2000, 29:35-40.
16. Cavalcanti MGP, Ruprecht A, Yang J. Radiological findings of in an unusual osteosarcoma in the maxilla. Dentomaxillofac Radiol 2000, 29:180-4.
17. Cavalcanti MGP, Ruprecht A, Quets J. Evaluation of maxillofacial fibrosarcoma using computer graphics and spiral computed tomography. Dentomaxillofac Radiol 1999, 28:145-51.
18. Cavalcanti MGP, Ruprecht A, Quets J. Progression of maxillofacial squamous cell carcinoma evaluated using computer graphics with spiral computed tomography. Dentomaxillofac Radiol 1999, 28:238-44.
19. Cavalcanti MGP, Vannier MW. The role of three-dimensional computed tomography in oral metastases. Dentomaxillofac Radiol 1998, 27:203-8.
20. Choi DS, Na DG, Byun HS et al. Salivary gland tumors: evaluation with two-phase helical CT. Radiology 2000; 214: 231-236.
21. Clavel S, Charron MP, Bélair M, Delouya G, Fortin B, Després P, Soulières D, Filion E, Guertin L, Nguyen-Tan PF. The Role of Computed Tomography in the Management of the Neck After Chemoradiotherapy in Patients with Head-and-Neck Cancer. Int J Radiat Oncol Biol Phys. 2011 Feb 9.
22. Close LG, Merkel M, Burns DK, Schaefer SD. Computed tomography in the assessment of mandibular invasion by intraoral carcinoma. Ann Otol Rhinol Laryngol 1986;95:383-8.
23. Chikui T, Yuasa K, Inagaki M, Ohishi M, Shirasuna K, Kanda S. Tumor recurrence criteria for postoperative contrast-enhanced computed tomography after surgical treatment of oral cancer and flap repair. Oral Surg Oral Med Oral Pathol Oral Radiol Endod 2000;90:369-76.
24. Costa ALP, Pereira JC, Nunes AAF, Arruda MLS. Correlação entre a classificação TNM, gradação histológica e localização anatômica em carcinoma epidermóide oral. Pesqui Odontol Bras 2002;16:216-20.
25. Dang CJ, Li YJ, Li W. PET/CT Appearance of Appendiceal Adenocarcinoma. Clin Nucl Med. 2011 Jun;36(6):484-6.
26. Deron P, Mertens K, Goethals I, Rottey S, Duprez F, De Neve W, Vermeersch H, Van de Wiele C. Metabolic tumour volume. Prognostic value in locally advanced squamous cell carcinoma of the head and neck. Nuklearmedizin. 2011 May 19;50(4).
27. Desai D, Pandith S, Jeergal PA, Arathi K, Saini R. Fibroblastic variant of osteosarcoma: a challenge in diagnosis & management. Open Dent J. 2010 Oct 21;4:211-7.

28. Folkman J, Merler E, Albernathy C, WILLIAMS G. Isolation of a tumor factor responsible for angiogenesis. J Exp Med 1971:355-388.
29. Freire ARS, Lima ENP, Almeida OP, Kowalski LP. Estudo da drenagem linfática e eficácia as tomografia computadorizada na detecção de metástases linfonodais em pacientes clinicamente N0 com carcinoma espinocelular de boca e orofaringe. Radiol Bras 2002;35:77-80.
30. Fruehwald-Pallamar J, Czerny C, Mayerhoefer ME, Halpern BS, Eder-Czembirek C, Brunner M, Schuetz M, Weber M, Fruehwald L, Herneth AM. Functional imaging in head and neck squamous cell carcinoma: correlation of PET/CT and diffusion-weighted imaging at 3 Tesla. Eur J Nucl Med Mol Imaging 2011, 38(6):1009-19.
31. Gilbert S, Tzadik A, Leonard G. Mandibular involvement by oral squamous cell carcinoma. Laryngoscope 1986;96:96-101.
32. Goo JM, Park CM, Lee HJ. Ground-glass nodules on chest CT as imaging biomarkers in the management of lung adenocarcinoma. AJR Am J Roentgenol. 2011 Mar;196(3):533-43.
33. Haberal I, Celik H, Gocmen H, Akmansu H, Yoruk M, Ozeri C. Which is important in the evaluation of metastatic lymph nodes in head and neck cancer: palpation, ultrasonography, or computed tomography? Otolaryngol Head Neck Surg 2004; 130(2):197-201.
34. Haerle SK, Schmid DT, Ahmad N, Hany TF, Stoeckli SJ. The value of (18) F-FDG PET/CT for the detection of distant metastases in high-risk patients with head and neck squamous cell carcinoma. Oral Oncol 2011; 47(7):553-9.
35. Hardin CW, Harnsberge HR, Osborn AG, Doxey GP, Davis RK, Nyberg DA. Infection and tumor of the masticator space: CT evaluation. Radiology 1995; 157:413-7.
36. Hariya Y, Yuasa K, Nakayama E, Kawazu T, Okamura K, Kanda S. Value of computed tomography findings in differentiating between intraosseous malignant tumors and osteomyelitis of the mandible affecting the masticator space. Oral Sur Oral Med Oral Pathol Oral Radiol Endod 2003; 95(4):503-9.
37. Hasanoğlu HC, Karalezli A, Tanrıverdio E, Gumus M, Aydın M. A mass of myxofibrosarcoma in the lung. Tuberk Toraks. 2011 Mar;59(1):73-6.
38. Heppt WJ, Issing WJ. Assessment of tumorous mandibular involvement by transcutaneous ultrasound and flexible endosonography. J Craniomaxillofac Surg 1993; 21:107-12.
39. Hermans R, Pameijer FA, Mancuso AA, Parsons JT, Mendenhall WM. Laryngeal or Hypopharyngeal Squamous Cell Carcinoma: Can Follow-up CT after Definitive Radiation Therapy Be Used to Detect Local Failure Earlier than Clinical Examination Alone? Radiology 2000; 214(3):683-7.
40. Hsu PK, Lin KH, Wang SJ, Huang CS, Wu YC, Hsu WH. Preoperative positron emission tomography/computed tomography predicts advanced lymph node metastasis in esophageal squamous cell carcinoma patients. World J Surg. 2011 Jun;35(6):1321-6.
41. Huntley TA, Busmanis I, Desmond P, Wiesenfeld D. Mandibular invasion by squamous cell carcinoma: a computed tomographic and histological study. Br J Oral Maxillofac Surg 1996;34:69-74.
42. Ida M, Tetsumura T, Sasaki T. Periosteal reaction new bone formation in the jaw. A computed tomographic study. Dentomaxillofac Radiol 1997; 26(3):169-76.
43. Kadom N, Egloff A, Obeid G, Bandarkar A, Vezina G. Juvenile mandibular chronic osteomyelitis: multimodality imaging findings. Oral Surg Oral Med Oral Pathol Oral Radiol Endod. 2011 Mar;111(3):e38-43.
44. Kalavrezos ND, Grätz KW, Sailer HF, Stahel WA. Correlation of imaging and clinical features in the assessment of mandibular invasion of oral carcinomas. Int J Oral Maxillofac Surg 1996;25:439-45.
45. Kamel EM, Burger C, Buck A, von Schlthess GK, Goerres GW. Impact of metallic dental implants on CT-based attenuation correction in a combined PET/CT scanner. Eur Radiol. 2003;13:724-8.
46. Kawabata M, Yoshifuku K, Sagara Y, Kurono Y. Ewing's sarcoma/primitive neuroectodermal tumour occurring in the maxillary sinus. Rhinology. 2008 Mar;46(1):75-8.
47. King AD, Tse GM, Ahuja AT, Yuen EH, Vlantis AC, To EW. et al. Necrosis in metastatic neck nodes: diagnostic accuracy of CT, MR imaging, and US. Radiology 2004; 230(3):720-6.
48. King AD, Tse GM, Yuen EH, To EW, Vlantis AC, Zee B, et al. Comparison of CT and MR imaging for the detection of extranodal neoplastic spread in metastatic neck nodes. Eur J Radiol 2004; 52(3):264-70.
49. Lamer S, Sigal R, Lassau N, Bosq J et al. Radiologic assessment of intraoral vascularity in head and neck squamous cell carcinoma. Correlation with histologic vascular density. Invest Radiol 1996; 31: 673-679.
50. Leslie A, Fyfe E, Guest P, Goddard P, Kabala JE. Staging of squamous cell carcinoma of the oral cavity and oropharynx: a comparison of MRI and CT in T- and N-staging. J Comp Assist Tomogr 1999;23:43-9.
51. Lv P, Mahyoub R, Lin X, Chen K, Chai W, Xie J. Differentiating pancreatic ductal adenocarcinoma from pancreatic serous cystadenoma, mucinous cystadenoma, and a pseudocyst with detailed analysis of cystic features on CT scans: a preliminary study. Korean J Radiol. 2011 Mar;12(2):187-95. Epub 2011 Mar 3.
52. Macison MT, Remley KB, Latchaw RE, Mitchell SL. Radiologic diagnosis and staging of head and neck squamous cell carcinoma. Radiol Clin of North America 1994;32:163-81.
53. Makimoto Y, Yamamoto S, Takano H, Motoori K, Ueda T, Kazama T, Kaneoya K, Shimofusa R, Uno T, Ito H, Hanazawa T, Okamoto Y, Hayasaki K. Imaging findings of radiation-induced sarcoma of the head and neck. Br J Radiol. 2007 Oct;80(958):790-7. Epub 2007 Oct 1.
54. Makis W, Stern J. Chronic vascular graft infection with fistula to bone causing vertebral osteomyelitis, imaged with F-18 FDG PET/CT. Clin Nucl Med. 2010 Oct;35(10):794-6.
55. Malcius D, Jonkus M, Kuprionis G, Maleckas A, Monastyreckiene E, Uktveris R, Rinkevicius S, Barauskas V. The

accuracy of different imaging technique in diagnosis of acute hematogenous osteomyelitis. Medicina (Kaunas). 2009;45(8):624-31.

56. Millesi W, Prayer L, Helmer M, Gritzmann N. Diagnostic imaging of tumor invasion of the mandible. Int J Oral Maxillofac Surg 1990;19:294-8.

57. Mukherji SK, Armao D, Joshi VM. Cervical nodal metastases in squamous cell carcinoma of the head and neck: what to expect. Head&Neck 2001;23:995-1005

58. Myers LL, Wax MK. Positron emission tomography in the evaluation of the negative neck in patients with oral cavity cancer. J Otolaryngol 1998;27(6) 342

59. Nakayama E, Yoshiura K, Yuasa K, Tabata O, Araki K, Sanda S et al. Detection of bone invasion by gingival carcinoma of the mandible: a comparison of intraoral and panoramic radiography and computed tomography. Dentomaxillofac Radiol 1999;28:352-6.

60. Nakayama E, Yoshiura K, Ozeki S, Nakayama H, Yamaguchi T, Yoshikawa H et al. The correlation of histologic features with a panoramic radiographic pattern and a computed tomography pattern of bone destruction in carcinoma of the mandibular gingiva. Oral Surg Oral Med Oral Pathol Oral Radiol Endod 2003;96:774-82.

61. Napel SA. Basic principles of spiral CT. In: Fishman EK, Jeffrey RB. Spiral CT: techniques and clinical applications. New York :Raven Press Ltd, 1995. p.1-9.

62. Ng SH, Chan SC, Yen TC, Liao CT, Lin CY, Tung-Chieh Chang J, Ko SF, Wang HM, Chang KP, Fan EH. PET/CT and 3-T whole-body MRI in the detection of malignancy in treated oropharyngeal and hypopharyngeal carcinoma. Eur J Nucl Med Mol Imaging. 2011 Jun;38(6):996-1008. Epub 2011 Feb 15.

63. O'Brien CJ, Carter RL, Soo KC, Barr LC, Hamlyn PJ, Shaw HJ. Invasion of the mandible by squamous carcinomas of the oral cavity and oropharynx. Head & Neck Surg 1986;8:246-56.

64. Ogura I, Kurabayashi T, Okada N, Sasaki T. Mandibular bone invasion by gingival carcinoma on dental CT images as an indicator of cervical lymph node metastasis. Dentomaxillofac Radiol 2002;31:339-43.

65. Oliveira SP, Albuquerque MAP, Oliveira JX, Cavalcanti MGP. Avaliação da interferência de artefatos metálicos dentários na tomografia computadorizada de lesões malignas dos maxilares. RPG Rev Pós-Grad 2005;12(4):466-73.

66. Penfold CN, Partridge M, Rojas R, Langdon JD. The role of angiogenesis in the spread of oral squamous cell carcinoma. Br J Oral Maxillofac Surg 1996;34:37-41.

67. Pereira AC, Cavalcanti MGP, Tossato PS, Guida FJ, Duaik MCA, Kuruoishi M. Análise de carcinomas epidermóides por meio de radiografia panorâmica e tomografia computadorizada. Pesqui Odontol Bras 2001;15:320-26.

68. Perrella A. Avaliação da eficácia dos protocolos de tomografia computadorizada na identificação de lesões na mandíbula com interferência de artefatos metálicos dentários [Dissertação de Mestrado]. São Paulo: Faculdade de Odontologia da USP; 2006.

69. Petruzzelli GJ. Tumor angiogenesis. Head & Neck 1996; 18:283-291.

70. Prasad R, Verma N, Mishra OP, Srivastava A. Osteomyelitis of Skull with Underlying Brain Abscess. Indian J Pediatr. 2011 Feb 23.

71. Rivelli V, Luebbers HT, Weber FE, Cordella C, Grätz KW, Kruse AL. Screening recurrence and lymph node metastases in head and neck cancer: the role of computer tomography in follow-up. Head Neck Oncol 2011 Mar 25;3:18.

72. Rosevear HM, Williams H, Collins M, Lightfoot AJ, Coleman T, Brown JA. Utility of (18)F-FDG PET/CT in identifying penile squamous cell carcinoma metastatic lymph nodes. Urol Oncol 2011 Mar 9.

73. Rumboldt Z, Day TA, Michel M. Imaging of oral cavity cancer. Oral Oncol 2006; 42(9):854-65.

74. Santos DT, Lima ENP, Chojniak R, Cavalcanti MGP. Topographic metabolic map of head and neck squamous cell carcinoma using 18F – FDG PET and CT image fusion. Oral Surg Oral Med Oral Pathol Oral Radiol and Endodont 2005; 100:619-25.

75. Santos DT, Lima ENP, Chojniak R, Cavalcanti MGP. Fusão de imagens PET-TC na avaliação do carcinoma espinocelular de cabeça e pescoço. Radiol Bras 2006, 39:401-405.

76. Santos DT, Cavalcanti MGP. Osteosarcoma of the temporomandibular joint. Report of two cases. Oral Surg Oral Med Oral Pathol Oral Radiol and Endod 2002, 94:641-7.

77. Schaefer SD, Merkel M, Dielh J, Maravilla K, Anderson R. Computed tomographic assessment of squamous cell carcinoma of oral and pharyngeal cavities. Arch Otolaryngol 1982;108:688-92.

78. Seeram E. Computed tomography. Physical principles, clinical applications, and quality control. 2ª ed. Philadelphia: WB Saunders; 2001. 430 p.

79. Shaha AR. Preoperative evaluation of the mandible in patients with carcinoma of the floor of the mouth. Head & Neck 1991;13:398-402.

80. Shikui T, Yuasa K, Tokumori K, Kanda S, Kunitake N, Nakamura K, et al. Necrosis in metastatic neck nodes: diagnostic accuracy of CT, MR imaging, and US. Radiology 2004;230(3):720-6.

81. Shingaki S, Suzuki I, Nakajima T, Hayashi T, Nakayama H, Nakamura M. Computed tomographic evaluation of lymph node metastasis in head and neck carcinomas. J Craniomaxillofac Surg 1995; 23(4):233-7.

82. Shintaku WH, Venturin JS, Langlais RP, Clark GT. Imaging modalities to access bony tumors and hyperplasic reactions of the temporomandibular joint. J Oral Maxillofac Surg 2010 Aug;68(8):1911-21.

83. Sigal R, Zagdanski AM, Schwaab G, Bosq J, Auperin A, Laplanche A, et al. CT and MR imaging of squamous cell carcinoma of the tongue and floor of the mouth. Radiographics 1996;16(4):787-810.

84. Sihoe AD, Lee TW, Ahuja AT, Yim AP. Should cervical ultrasonography be a routine staging investigation for lung cancer patients with impalpable cervical lymph nodes? Eur J Cardiothorac Surg 2004;25(4):486-91.

85. Silverman PM. Pharmacokinetics of contrast enhancement in body CT: implications for spiral (helical) scanning.

In: Fishman EK, Jeffrey RB. Spiral CT: techniques and clinical applications. New York :Raven Press Ltd. 1995. p.11-24.
86. Som PM, Lanzieri CF, Sacher M, Lawson W, Biller HF. Extracranial tumor vascularity: determination by dynamic CT scanning. Radiology 1985; 154: 407-412.
87. Stephan KH, Sandro JS. SPECT/CT for Lymphatic Mapping of Sentinel Nodes in Early Squamous Cell Carcinoma of the Oral Cavity and Oropharynx. Int J Mol Imaging 2011;2011:106068. In Press.
88. Stern WBR, Silver CE, Zeifer BA, Persky MS, Heller KS. Computed tomography of the clinically negative neck. Head & Neck 1990;12:109-13.
89. Stoeckli SJ, Haerle SK, Strobel K, Haile SR, Hany TF, Schuknecht B. Initial staging of the neck in head and neck squamous cell carcinoma: A comparison of CT, PET/CT, and ultrasound-guided fine-needle aspiration cytology. Head & Neck 2011; 20. In Press.
90. Suojanen JN, Regan F. Spiral CT Scanning of the Paranasal Sinuses. AJNR 1995;16:787-9.
91. Talmi YP, Bar-ziv J, Yahalom R, Teicher S, Eyal A, Stehtman I, et al. DentaCT for evaluating mandibular and maxillary invasion in cancer of the oral cavity. Ann Otol Rhinol Laryngol 1996;105:431-7.
92. Tateishi U, Kusumoto M, Nishihara H, Nagashima K, Morikawa T, Moriyama N. Contrast-enhanced dynamic computed tomography for the evaluation of tumor angiogenesis in patients with lung carcinoma. Cancer 2002;95:835-42.
93. Tom BM, Rao VM, Guglielmo F. Imaging of the parapharyngeal space: anatomy and pathology. Crit Rev Diagn Imaging 1991;31(3-4):315-56.
94. Tsue TT, McCulloch TM, Girod DA, Couper DJ, Vermuller EA, Glenn M. Predictors of carcinomatous invasion of the mandible. Head & Neck 1994;16:116-26.
95. União Internacional Contra o Câncer - UICC. Manual de oncologia clínica. 6a ed. São Paulo: Springer-Verlag; 1999.
96. Van den Brekel MW, Runne RW, Smeele LE, Tiwari RM, Snow GB, Castelijns JA. Assessment of tumour invasion into the mandible: the value of different imaging techniques. Eur Radiol 1998;8:1552-7.
97. Vannier, MW, Hildebolt, CF, Conover, G, Knapp, RH et. al. Three-dimensional imaging by spiral CT. A progress report. Oral Surg Oral Med Oral Pathol Oral Radiol Endod 1997; 84(5):561-70.
98. Xu W, Liu D, Lu Z. CT scanning of the cervical lymph node metastases: compared with histologic sections. Lin Chuang Er Bi Yan Hou Ke Za Zhi 1998; 12(3):99-102.
99. Yousem DM, Som PM, Hackney DB, Schwaibold F, Hendrix RA. Central nodal necrosis and extracapsular neoplastic spread in cervical lymph nodes: MR imaging versus CT. Radiology 1992;182(3):753-9.
100. Zeng C, Luo Q, He W. Clinical and pathological observation and treatment of chronic orbital osteomyelitis. Ophthalmologica 2010;224(3):162-6.

Agradecimentos

Os dados originais foram obtidos nas instituições descritas abaixo e o pós-processamento das imagens foi realizado no LABI-3D da FOUSP:

- Departamento de Radiologia da Faculdade de Medicina da Universidade de Iowa, Iowa City, EUA (Figs. 3-5, 13, 14 e 29).
- Med Imagem do Hospital Beneficência Portuguesa de São Paulo (Figs. 16.1, 16.2, 38).
- Departamento de Imagem do Hospital do Câncer de São Paulo (Figs. 2, 6, 7, 9, 20, 21, 23-26, 28, 31-33, 40-44, 45-48).
- Setor de Imagem do Hospital Universitário da USP (Fig. 1, 8, 10-12, 15, 17, 18, 22, 27, 30, 34, 36 e 49).
- Voxel, Tomografia Computadorizada da Face, Belém, PA (Fig. 35).

Capítulo 13
Odontologia Legal

Mauricio Adriano de Olivério Accorsi
Patrícia de Medeiros Loureiro Lopes
Marcelo Gusmão Paraiso Cavalcanti

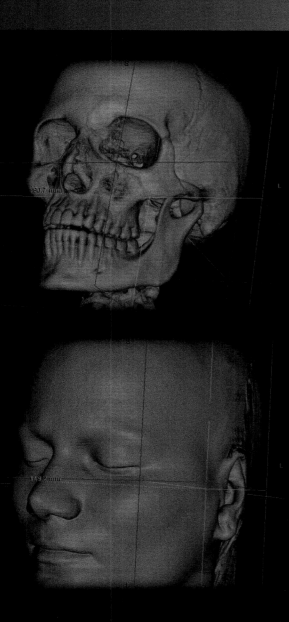

A necessidade de identificar uma pessoa remonta desde a Antiguidade. O código Hamurabi escrito a cerca de 2.000 a.C. já continha esses preceitos. Por volta da década de 1970, os antropologistas começaram a utilizar a reprodução facial, por meio da qual registros médicos e dentários poderiam ser utilizados como um meio de produzir indícios de investigação. Com estes indícios a identidade de uma pessoa desconhecida ou perdida poderia então ser estabelecida. Assim surgia a Odontologia Forense.

No que concerne à aplicação da radiologia em ciência forense, esta foi iniciada em 1896, após um ano da descoberta dos raios X por Roentgen, por meio da demonstração da presença de balas de chumbo na cabeça de uma vítima[15]. Para fins de identificação, em 1921, Schüller propôs a possibilidade de se utilizarem imagens radiológicas dos seios faciais. Assim sendo, os procedimentos radiológicos são utilizados em Odontologia Forense como uma ferramenta não invasiva para avaliação do complexo maxilofacial. É o que acontece, por exemplo, quando autópsias convencionais não podem ser realizadas por razões religiosas ou ainda pela presença de infecção bacteriana ou viral.

Este capítulo tem como objetivo fornecer uma visão geral sobre as aplicações e as inovações dos métodos tomográficos e das imagens craniofaciais tridimensionais na área da Odontologia Legal no que diz respeito à identificação do indivíduo.

A Odontologia Forense, também conhecida como Odontologia Legal, é o campo da Odontologia que colabora na identificação médico-legal, realizando ou complementando exames específicos, no que diz respeito à arcada dentária e anexos que, em muitos casos, são os únicos elementos com que se conta. Engloba o correto gerenciamento, exame, avaliação e apresentação de evidências dentárias em procedimentos jurídicos criminais ou civis que possibilitem a identificação de remanescentes humanos.

Desde os procedimentos iniciais de identificação humana *post-mortem*, tais como estimativa de gênero e idade, determinação da etnia, diagnóstico de líquidos ou manchas provenientes da cavidade bucal, até a incontrastável possibilidade de identificação individual, a Odontologia Legal se faz presente[32].

As características anatômicas, como anatomia pulpar, posição e forma da crista óssea alveolar, tamanho e forma das coroas e as mudanças causadas por cáries e restaurações realizadas por cirurgiões-dentistas resultam em características únicas e individuais que são valiosas no processo de identificação.

Assim sendo, o cirurgião-dentista, especializado em Odontologia Forense, vem sendo frequentemente requisitado para colaborar no processo de identificação de corpos individuais e de desastres em massa.

O Odontolegista realiza seu trabalho por meio da coleta e análise de amostras, como sinais de mordida, saliva ou documentação odontológica (radiografias e tratamentos realizados). Estes recursos são utilizados com frequência em casos de agressões sexuais, maus-tratos infantis, defesa pessoal, processos trabalhistas e até em casos de desastres de grandes proporções.

Em 1932, a Odontologia Legal tornou-se obrigatória na grade curricular da graduação, sendo também obrigatória a atuação de qualquer cirurgião-dentista nesta área, se este for intimado judicialmente para dar seu parecer profissional.

O estudo das características antropométricas, entre elas as craniométricas, é fundamental na solução de problemas relacionados à área de identificação humana. Na Odontologia forense as características craniofaciais são utilizadas para ajudar na identificação de um indivíduo a partir de um crânio desarticulado do esqueleto. Raça, estatura e gênero podem ser determinados, e a idade estimada por meio de caracteres craniométricos.

As análises craniométricas são realizadas por meio da localização de pontos e mensurações antropométricas, as quais já foram estabelecidas na literatura mundial. É necessário que esses pontos e medidas sejam determinados com a maior precisão e acurácia possíveis.

As medidas antropométricas podem ser determinadas diretamente no sujeito vivo mediante radiografias e fotografias padronizadas ou indiretamente, no crânio seco através de aparelhos simples como réguas, compassos e fitas, bem como outros aparelhos mais sofisticados, a exemplo de paquímetros digitais, goniômetros e alguns aparelhos computadorizados. A dimensão das medidas deve ser considerada, pois sabe-se que medidas reduzidas (≤ 6 cm) possuem menos acurácia e precisão.

Nos últimos anos, um recurso que vem se apresentando como ferramenta precisa e confiável na craniometria é a tomografia computadorizada (TC).

A tomografia computadorizada, tanto os seus cortes originais como as suas reconstruções multiplanares (RMP) e em terceira dimensão (3D), tem sido estudada com frequência cada vez mais crescente, no que concerne aos seus recursos quantitativos e qualitativos de análises, e utilizada de maneira significativa em diversas aplicações clínicas na área da Odontologia.

A ampla utilização atual das imagens em 3D-TC, com fins de quantificação, para planejamento cirúrgico e aplicações craniofaciais, é o resultado de avanços recentes de programas de computação gráfica para planejamento cirúrgico computadorizado. Estas pesquisas têm implicações em variadas disciplinas, incluindo antropometria, cirurgias plásticas e reconstrutivas, neurocirurgia, cirurgia oral e maxilofacial e, finalmente, a ciência forense, na qual as dimensões faciais são importantes.

A obtenção de informações suficientes com relação ao tamanho e à forma de um objeto é a chave para ser capaz de reproduzi-lo. Estas informações podem ser conseguidas a partir dos dados de TC, isso quando a representação de um crânio a ser reproduzido for desejada. Inúmeros autores têm reportado a reconstrução tridimensional de dados tomográficos, por meio da visualização em um monitor de computador, onde estes dados são trabalhados e processados. Inicialmente, tais procedimentos eram aplicados no campo de cirurgias médicas, como as ortopédicas, e na área de traumatismos, cranioencefálico e corporal.

O diagnóstico por meio da TC é capaz de fornecer informações de tecidos duros e moles, distinguir estruturas anatômicas menos atenuantes das mais atenuantes, adquirir imagens no plano axial ou coronal e reformatar os dados originais nos planos bi e/ou tridimensional a partir de projeções e incidências diferentes.

Outras vantagens dessa modalidade de imagem são a qualidade da imagem, o fato de estas estarem sem o problema de superposição de estruturas além do plano de interesse, a acurácia geométrica, a possibilidade de isolar regiões anatômicas, a capacidade de desarticular imagens na tela do computador e de produzir modelos em 3D, bem como determinar, com precisão, relações espaciais das raízes e das estruturas de suporte dos dentes. Todos esses recursos são imprescindíveis e simplificam quando da necessidade de avaliação e apresentação de evidências dentárias em procedimentos jurídicos criminais e civis.

Esta abordagem virtual em 3D é uma ponte entre os métodos tradicionais de identificação e as técnicas de imagens craniofaciais modernas, promovendo alta qualidade, acurácia e confiabilidade quantitativa dos dados em 3D.

Quando comparadas com as imagens radiográficas convencionais, as imagens em 3D-TC não apresentam sobreposição das estruturas craniofaciais adjacentes, permitindo visualizações até anteriormente impossíveis, como do aspecto interno craniano (importante quando pontos internos devem ser observados), da vista inferior da base do crânio e subsequente remoção da mandíbula ou da cabeça da mandíbula, quando requisitada.

Em uma perspectiva de aplicabilidade dessa tecnologia no campo da Odontologia Legal, vale referir que a identificação individual forense passa a ser confirmada através de uma metodologia de imagem inovadora e recursos modernos de computação gráfica que permitem a união de achados morfológicos e antropométricos, sendo um adicional nos processos de identificação (Silva et al. 2011).

A partir de exames de TC, Tatlisumak et al. (2008) afirmaram que o tamanho dos seios frontais está relacionado à idade ao gênero, e que as características morfométricas diferem significativamente de acordo com o gênero, a idade e a região geográfica.

Em casos de desastres em massa, os exames tomográficos fornecem informações prévias para a autópsia, incluindo, por exemplo, a identificação de achados de remanescentes não humanos. Já, durante a autópsia, auxilia na localização das características de identificação em corpos muito desfigurados e após a autópsia, permitem rever retrospectivamente as imagens com o intuito de esclarecer questões que possam surgir no momento da revisão dos casos pelos patologistas. Fornecem, ainda, excelente avaliação da anatomia corpórea e localização de corpos estranhos.

Uma outra aplicação da TC é o seu auxílio na técnica de reconstrução facial, muito utilizada na área forense. A partir de dados tomográficos, a reconstrução facial pode ser obtida no próprio console do tomógrafo ou por meio da transferência dos dados para uma estação de trabalho independente, utilizando-se recursos de computação gráfica que, por sua vez, permitem a visualização de cortes axiais, reconstruções multiplanares e imagens em 3D simultaneamente (Fig. 1).

Os programas de computação gráfica também oferecem diversos recursos para o processamento, manipulação e análise do objeto sob investigação. Estes programas possibilitam mover a imagem obtida em vários planos e direções, realizar a identificação colorida e a exibição seletiva dos diferentes tecidos e superfícies, modificar o campo de visão e desarticular o crânio. Estes segmentos separados podem ser movidos independentemente. Salienta-se, ainda, que as mensurações anatômicas craniofaciais podem ser determinadas nessas imagens tridimensionais, tanto nos tecidos duros como nos moles, utilizando-se programas específicos. A localização de pontos em reconstruções faciais tridimensionais a partir de TC, ao invés das imagens dos cortes, facilita a análise e diminui o erro.

O valor da computação gráfica na manipulação das imagens craniofaciais e a importância da 3D-TC, nas análises quantitativa e qualitativa, as quais promovem mais informações acerca do complexo craniofacial, são claramente reconhecidos. A tecnologia da computação gráfica e suas ferramentas permitem uma melhor visualização e segmentação das imagens, o que torna possível obter mensurações craniométricas lineares e angulares, tanto em protocolo ósseo como no protocolo tegumentar, onde se tem a reconstrução facial do tecido mole do indivíduo (Figs. 2 e 3). Por exemplo, o artifício de segmentação da imagem é muito importante quando for necessária a avaliação de pontos internos. Já a manipulação rápida da imagem pode ser requerida quando da localização de um ponto frontal e outro lateral na determinação de uma medida. As reconstruções em 3D podem ser obtidas pela técnica de superfície e de volume. Esta última trabalha com recursos mais modernos de computação gráfica, como a aplicação de escala de cores e transparência, permitindo a aquisição de uma imagem final com alta resolução, o que supera a técnica de superfície.

A reconstrução em 3D, obtida por meio da técnica de volume, permite um melhor arquivamento dos dados, tornando mais fácil sua análise. No âmbito da Odontologia Legal, isso se reflete em uma melhor visualização dos pontos antropométricos. A escala de transparência permite inclusive mais facilidade na localização de determinados pontos craniométricos (Fig. 4). Além disso, é possível, rapidamente, trabalhar na imagem com movimentos de rotação ou translação, alterar o zoom ou até segmentar áreas que não estão sendo estudadas ou que impedem a visualização do local de interesse, além de possibilitar a análise de estruturas e pontos endocranianos (Quatrehomme et al., 2011).

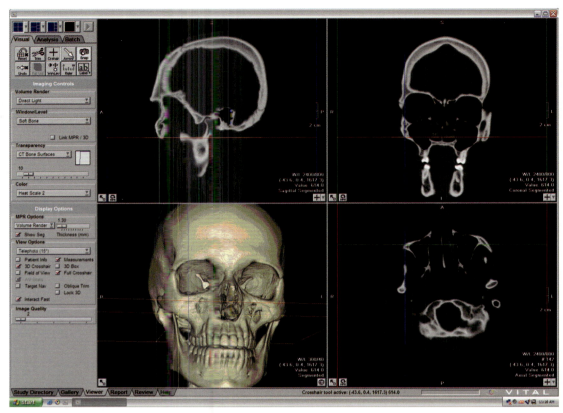

▲ **Figura 1 –** Imagens axial, sagital, coronal e em 3D-TC no protocolo ósseo com o ponto zigomaticomaxilar indicado por meio de um guia, o qual automaticamente localiza qualquer estrutura nas 4 imagens simultaneamente.

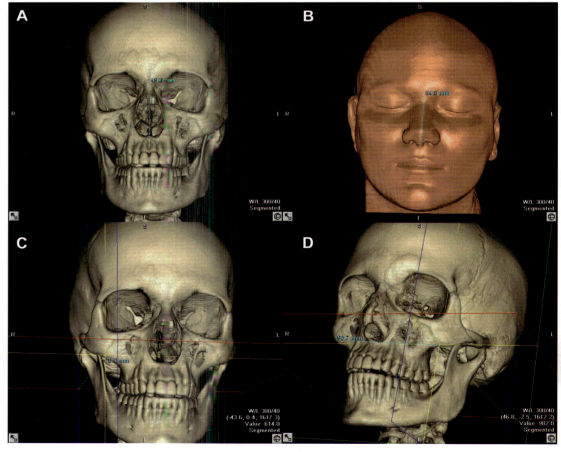

▲ **Figura 2 – (A)** Protocolo ósseo em 3D-TC: medida N-NS (násio-nasoespinhal, altura do nariz) de 49,30 mm. **(B)** Protocolo tegumentar em 3D-TC da mesma medida de 54,80 mm, **(C)** ponto craniométrico Zm (zigomaticomaxilar, ponto mais inferior na sutura entre os ossos zigomático e maxilar) do lado direito. **(D)** O mesmo ponto do lado esquerdo obtendo então o valor de 90,70 mm para a medida Zm-Zm (representa a largura maxilar).

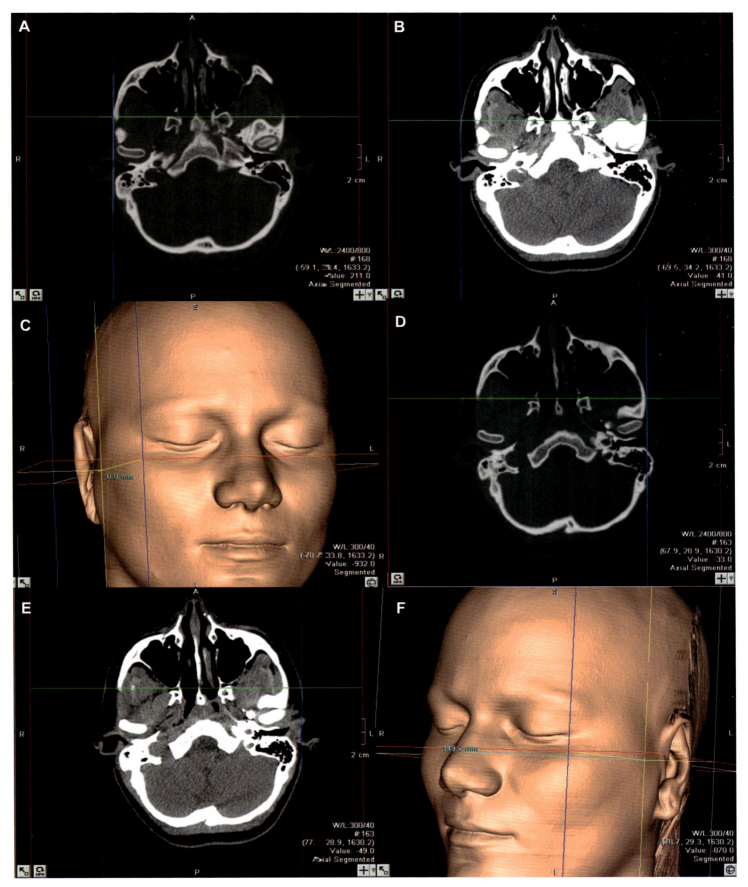

▲ **Figura 3 – (A-C)** Corte axial em janela de tecido ósseo, tecido mole em 3D-TC pelo protocolo tegumentar, respectivamente, demonstrando a localização do ponto Zy (zigomático) do lado esquerdo. **(D-F)** Corte axial em janela de tecido ósseo, tecido mole em 3D-TC pelo protocolo tegumentar, respectivamente, demonstrando a localização do mesmo ponto do lado direito e de acordo com as propriedades do programa, obtendo-se a medida Zy-Zy (largura máxima da face) de 149,20 mm.

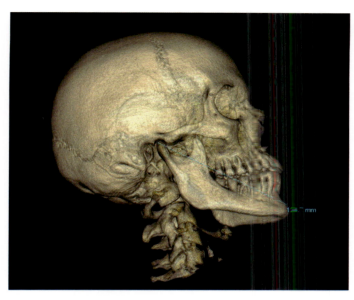

Figura 4 – Reconstrução em 3D-TC no protocolo ósseo (técnica de transparência) da medida Co (condílio)-Pg (pogônio) (determina o comprimento efetivo da mandíbula).

A imagem em 3D apresenta, comprovadamente, mais precisão na determinação de medidas antropométricas em relação àquelas realizadas diretamente nas imagens originais e em RMP (Cavalcanti e Vannier, 1998 e Cavalcanti et al., 2004).

A facilidade de localizar pontos antropométricos também é maior nas reconstruções em 3D. Nos cortes de TC axiais, por exemplo, pontos como bregma, astério ou aqueles localizados em intersecções ósseas são mais difíceis de serem identificados.

Inúmeros trabalhos vêm sendo desenvolvidos com relação à validação de métodos de imagem por meio da TC no campo da Medicina e Odontologia Legal, como, por exemplo, os trabalhos de Cavalcanti e Vannier (1998), Rocha (2002), Cavalcanti et al. (2004) e Uthman et al. (2010), Sakuma et al. (2011), os quais afirmam que medidas em 3D-TC são precisas e acuradas e aplicáveis para diversas avaliações do complexo craniofacial, proporcionando informações que podem ser utilizadas na produção de uma réplica *post-mortem*.

Esse tipo de reconstrução em 3D torna a identificação de medidas craniométricas na imagem uma tarefa mais fácil e direta, dando margem a um delineamento preciso de procedimentos para o tratamento ou a identificação craniofacial, pois apresenta como principal vantagem a capacidade de assimilar todas as informações dos cortes originais da TC, melhorando a qualidade da imagem reconstruída, além de prover informações que, muitas vezes, estão indisponíveis nas reconstruções coronal e sagital e nos cortes axiais.

Comparando-se a TC em espiral com a convencional verificamos que a primeira apresenta um tempo de escaneamento muito mais rápido, o que permite um aperfeiçoamento da reconstrução em 3D-TC, com melhor detalhe e visualização das estruturas anatômicas. Parâmetros como espessura de corte e intervalo de reconstrução também influenciam na resolução da imagem.

Rocha e colaboradores estudaram, em 2003, a eficácia da TC em espiral com visualização em 3D na área da identificação individual forense. Medidas antropométricas ósseas e tegumentares foram determinadas com alta precisão, porém, as tegumentares apresentaram um índice de precisão um pouco inferior, quando comparadas com as ósseas. Isto pode ser compreendido pela dificuldade de localização de alguns pontos nos tecidos moles, como, por exemplo, os pontos N (násio), Me (mentual) e Zy (zigomático). Nestes casos, recomenda-se o uso combinado dos cortes axiais e das reconstruções sagitais para a fixação dos pontos Me e Zy, utilizando a ferramenta "crosshair" de um determinado programa para análise de imagens volumétricas transferindo estes pontos para as imagens em 3D.

Recentemente, uma outra geração de sistemas de imagens está sendo explorada no campo da Odontologia Legal, ou seja, a tomografia computadorizada por feixe cônico (TCFC), que já trouxe grandes contribuições para a área de imagens.

Apesar de seus princípios estarem em uso por quase duas décadas, somente agora (com o desenvolvimento de tubos de raios X mais baratos, sistemas de detectores de alta qualidade e computadores pessoais potentes) os sistemas começaram a se tornar econômicos e comercialmente viáveis.

Os aparelhos de TCFC são de instrumentação relativamente simples e com baixa dose de radiação. São compactos, podendo ser instalados no consultório do profissional, onde espaço, equipe, medidas de proteção radiológicas e custos de manutenção são frações pequenas daquelas incorridas pelos tomógrafos *multislice*.

Nos dias atuais, o desenvolvimento da tecnologia da TCFC permitiu uma avaliação quantitativa detalhada da arcada dentária a partir de uma perspectiva tridimensional de cada componente, em especial do esmalte, da dentina e cavidade pulpar.

As técnicas de reconstruções volumétricas em 3D podem discernir a anatomia craniofacial precisamente, tanto nos protocolos de tecidos moles quanto nos ósseos, acrescentando fontes importantes para análises antropométricas. Além disso, permitem alta resolução qualitativa das imagens em 3D, graças ao desenvolvimento de programas de computação gráfica cada vez mais modernos e interativos.

É o caso, por exemplo, do programa computadorizado em 3D relatado por Yang, Jacobs e Willems (2006) para estimar a idade dentária a partir de imagens de TCFC, avaliando a proporção entre canal pulpar e volume dentário e, a partir daí, estimar a idade em indivíduos adultos, de maneira não invasiva.

Neste contexto, mensurações em 3D dos incisivos inferiores a partir da TCFC foram realizadas para investigar a estimativa de idade considerando o gênero e a proporção volume do esmalte, da dentina e da cavidade pulpar. Diferenças nos gêneros foram observadas. Em relação à idade, o gênero feminino tendeu a resultados da proporção volume dente/polpa mais reduzidos e a maior acurácia quando comparados com o masculino[38].

A utilização da TCFC para estimar a idade dentária humana, e a partir daí predizer a idade cronológica de indivíduos, por meio da proporção volume/polpa dentária já foi estabelecida na literatura. Star et al. (2011) citam que, em dentes monorradiculares escaneados, há maior correlação com os incisivos.

Deve-se salientar que, mesmo com a evolução rápida pela qual estão passando, as TCFC ainda produzem imagens com ruídos e definição espacial inferiores às imagens produzidas por tomógrafos *multislice*.

Assim, a indicação no uso desta tecnologia deve ser bem definida, pois, como afirma Von See et al. (2009), em casos de imagens forenses de projétis, a TCFC é menos severamente afetada por artefatos metálicos quando comparada com a TC *multislice*, mas esta permite uma avaliação mais detalhada dos tecidos moles. Ainda, a TCFC é superior para a visualização de destruição óssea nas áreas anatômicas superpostas aos projétis e na localização exata destes no corpo.

As limitações atuais da TCFC na área da antropometria são devido a características inerentes ao próprio aparelho. É importante ressaltar que, quanto mais pesquisas inerentes à síntese e otimização dos algoritmos de reconstrução em 3D da TCFC e no pós-processamento de suas imagens forem realizadas, mais completas será a exploração do potencial deste tipo de imagem na área de identificação humana.

Logo, espera-se que as mensurações antropométricas, realizadas a partir da TCFC, em um futuro próximo, serão capazes de se tornarem um procedimento de rotina nos centros de Odontologia forense, principalmente em virtude da dose de radiação reduzida, quando comparada com a TC espiral, pela acessibilidade desta tecnologia e pela relação custo/benefício favorável, uma vez que o potencial completo da TCFC em Odontologia forense ainda não foi explorado. Porém, não devemos nos esquecer que a TC *multislice* é, atualmente, o exame de imagem soberano, em termos de qualidade e resolução de imagem e em acurácia e confiabilidade quantitativa dos dados das imagens.

A introdução dessas novas metodologias e tecnologias representa uma grande inovação na área da Odontologia Forense para fins de identificação humana, principalmente nos grandes centros urbanos onde o número de pessoas é alto e a rapidez e objetividade do método são fatores fundamentais.

As técnicas de reconstruções em 3D podem discernir a anatomia craniofacial acuradamente, tanto nos protocolos de tecidos moles quanto nos ósseos, por isso se tornaram uma ferramenta fundamental nos processos de identificação, acrescentando fontes importantes para análises antropológicas e craniométricas, uma vez que estes tipos de análises requerem que a fixação dos pontos seja realizada com precisão e as mensurações, determinadas de forma acurada. Permitem, ainda, alta resolução qualitativa das imagens em 3D, graças ao desenvolvimento dos programas de computação gráfica, cada vez mais rápidos, modernos e interativos.

Dessa forma, cabe ao cirurgião-dentista escolher o método de diagnóstico por imagem que melhor se aplique as particularidades necessárias para o êxito da identificação, respeitando a técnica e interpretando com exatidão. A qualidade da imagem, o refinamento e os avanços tecnológicos e a diminuição da exposição à radiação direcionam a TCFC para o uso mais abrangente na área odontológica forense.

Referências

1. Accorsi MA de O. Comparação de grandezas cefalométricas obtidas por meio de telerradiografias e tomografias computadorizadas *multislice* em crânio secos humanos. [Dissertação de Mestrado]. Faculdade de Odontologia da USP; 2007
2. Araki K, Maki K, Sakamaki K, Harata Y, Sakaino R, Okano T, Seo K. Caracteristics of a newly developed dentomaxillofacial X-ray cone-beam CT scanner (CB Mercuray™): system configuration and physical properties. Dentomaxillofac Radiol 2004;33:51-9.
3. Cavalcanti MGP. Tomografia computadorizada: reconstruções em 2D e em 3D. In: Freitas A, Rosa JE Souza IF. Radiologia odontológica. 5ª ed. São Paulo: Artes Médicas; 2000. p.681-726.
4. Cavalcanti MGP, Vannier MW. Measurement of the volume of oral tumors by three-dimensional spiral computed tomography. Dentomaxillofac Radiol 2000a; 29: 35-40.
5. Cavalcanti MGP, Vannier MW. Three-dimensional spiral computed tomography for maxillofacial tumors: quantitative assessment by a computer graphics-aided system. RPG 2000b; 7: 199-204.
6. Cavalcanti MGP, Vannier MW. Quantitative analysis of spiral computed tomography for craniofacial clinical applications. Dentomaxillofac Radiol 1998; 27: 3-4-50.
7. Cavalcanti MGP, Haller JW, Vannier MW. Three-dimensional computed tomography landmark measurement in craniofacial surgical planning: experimental validation in vitro. J Oral Maxillofac Surg 1999a; 57: 690-4.
8. Cavalcanti MGP, Rocha SS, Vannier MW. Craniofacial measurements based on 3D-CT volume rendering: implications for clinical applications. Dentomaxillofac Radiol 2004; 33: 170-176.
9. Cavalcanti MGP, Ruprecht A, Quets J. Evaluation of maxillofacial fibrosarcoma using computer graphics and spiral computed tomography. Dentomaxillofac Radiol 1999b; 28: 145-51.
10. Cavalcanti MGP, Ruprecht A, Vannier MW. 3D volume rendering using multislice CT for dental implants. Dentomaxillofac Radiol 2002; 31: 218-23.
11. Carvalho SPM, Silva RHA, Lopes-Júnior C, Peres AS. A utilização de imagens na identificação humana em Odontologia Legal. Radiol Bras 2009; 42(2): 125 – 130.
12. Covino SW, Mitnick RJ, Shprintzen RJ, Cisneros GJ. The accuracy of measurements of three-dimensional computed tomography reconstructions. J Oral Maxillofac Surg 1996; 54: 982-90.
13. Curry S. et al. Integrated three-dimensional craniofacial mapping at the Craniofacial Research Instrumentation Laboratory/University of the Pacific. Semin Orthod 2001; 7(4):258-265.
14. Danforth RA, Dus I, Mah J. 3-D volume imaging for dentistry: a new dimension. J Calif Dent Assoc 2003; 31(11):817-23.
15. Eckert WG. The history of the forensic applications in radiology. Am J Forensic Med Pathol 1984; 5(1):53-56.
16. Enciso R. Memon A. Mah J. Three-dimensional visualization of the craniofacial patient: volume segmentation, data integration and animation. Orthod Craniofac Res 2003; 6(1):66-71.
17. Farkas LG. Anthropometry of the head and face. 2nd ed. New York: Raven Press; 1994.
18. Farman AG. Fundamentals of image acquisition and processing in the digital era. Orthod Craniofacial Res 2003; 6(1):17-22.
19. Fishman E. Clinical 3D Imaging- Has Its Time Finally Arrived? Disponível em: URL: http://www.ctisus.org/ct_angio_2003/syllabus/general/Clinical_3D.html
20. George RM. Anatomical and artistic guidelines for forensic facial reconstruction. In: Iscan MY, Helmer RP. Forensic analysis of the skull. New York : Wiley-Liss; 1993. p. 215-27.
21. Gruner O. Identification of skulls: a historical review and practical applications. In: Iscan MY, Helmer RP. Forensic analysis of the skull. New York: Wiley-Liss; 1993. p. 29-45.
22. Hildebolt CF, Vannier MW. Three-dimensional measurement accuracy of skull surface landmarks. Am J Phys Anthropol 1988; 76: 497-503.
23. Hildebolt CF, Vannier MW, Knapp RH. Validation study of skull three-dimensional computerized tomography measurements. Am J Phys Anthropol 1990; 82: 283-94.
24. Jung H. et al. Quantitative Analysis of Three-Dimensional Rendered Imaging of the Human Skull Acquired from Multi-Detector Row Computed Tomography. J of Digital Imaging 2002; 15(4):232-39.
25. Kim DO, Kim HJ, Jung H, Jeong HK, Hong SI, Kim KD. Quantitative evaluation of acquisition parameters in three-dimensional imaging with multidetector computed tomography using human skull phantom. J Digit Imaging 2002; 15 (1): 254-7.
26. Kitaura H. Yonetsu K. Kitamori H. Kobayashi K. Nakamura T. Standardization of 3-D CT Measurements for Length and Angles by Matrix Transformation in the 3-D Coordinate System. Cleft Palate Craniofac J 2000; 37(4):349-56.
27. Kragskov J, Bosch C, Gyldensted C, Sindet-Pedersen S. Comparison of the reliability of craniofacial anatomic landmarks based on cephalometric radiographs and three-dimensional CT scans. Cleft Palate Craniofac J 1997; 34: 111-6.
28. Lascala CA, Panella J, Marques MM. Analysis of the accuracy of linear measurements obtained by cone beam computed tomography (CBCT-NewTom). Dentomaxillofac Radiol 2004; 33(5):291-94.
29. Lopes PML. Validação de medidas ósseas crânio-faciais por meio da tomografia computadorizada *multislice* em 3D. [Tese de Doutorado]. Faculdade de Odontologia da USP; 2006.
30. Lopes PML, Perrella A, Moreira CR, Rino Neto J, Cavalcanti MGP. Aplicação de medidas cefalométricas em 3D-TC. Rev Dental Press Ortodon Ortop Facial 2007; 12:99-106.
31. O´Donnell C, Lino M, Mansharan K, Leditscke J, Woodford N. Contribution of postmortem multidetector CT

scanning to identification of the deceased in a mass disaster: experience gained from the 2009 victorian bushfires. J Forensic Sci 2011; 205: 15-28.
32. Oliveira RN, Daruge E, Galvão LCC, et al. Contribuição da odontologia legal para a identificação "post-mortem". Rev Bras Odontol 1998; 55: 117-22.
33. Papadopoulos MA, Christou PK, Athanasiou AE, Boettcher P, Zeilhofer HF, Sader R, et al. Three-dimensional craniofacial reconstruction imaging. Oral Surg Oral Med Oral Pathol Oral Radiol Oral Endod 2002; 93: 382-393.
34. Park SH, Yu HS, Kim KD, Lee KJ, Baik HS. A proposal for a new analysis of craniofacial morphology by 3-dimensional computed tomography. Am J of Orthod and Dentofacial Orthoped 2006: 129 (5): 23-34.
35. Quatrehomme G, Ponsaillé J, Jardin P, Leccia C, Alunni V. Methodology for estimating endocranial capacity in a modern European population. Forensic Sci Int 2011 20; 206(1-3): 213.e1-6.
36. Rocha SS, Ramos DL de P, Cavalcanti, MGP. Applicability of 3D-CT facial reconstruction for forensic individual identification. Pesqui Odontol Bras 2003; 17 (1): 24-28.
37. Rocha SS. Avaliação da acurácia e presisão das medidas crânio-faciais realizadas na 3D-TC para identificação antropológica. [Dissertação de Mestrado]. Faculdade de Odontologia da USP; 2002.
38. Sakuma A, Ishii M, Yamamoto S, Shimofusa R, Kobayashi K, Motani H, Hayakawa M, Yajima D, Takeichi H, Iwase H. Application of postmortem 3D-CT facial reconstruction for personal identification. J Forensic Sci 2010 ; 55(6): 1624-9.
39. Silva RF, Botelho TL, Prado FB, Kawagushi JT, Daruge Júnior E, Bérzin F. Human identification based on cranial computed tomography scan: a case report. Dentomaxillofac Radiol 2011 ; 40(4): 257-61.
40. Schüller A. Das Röntgenogram der stirnhöle: ein hilfsmittel für die identitatsbestimmung von schadeln. Monatschrift Ohrenheilkunde 1921; 55: 1617-1620.
41. Someda H, Saka H, Matsunaga S, Ide Y, Nakahara K, Hirata S, Hashimoto M. Age estimation based on three-dimensional measurement of mandibular central incisors in Japanese. J Forensic Sci 2009; 185:110-14.
42. Star H, Thevissen P, Jacobs R, Fieuws S, Solheim T, Willems G. Human dental age estimation by calculation of pulp-tooth volume ratios yielded on clinically acquired cone beam computed tomography images of monoradicular teeth. J Forensic Sci 2011; 56(1):S77-82.
43. Swennen GRJ, Schutyser F. Three-dimensional cephalometry: spiral multi-slice vs cone-bean computed tomography. Americ J of Orthod and Dentofac Orthop 2006; 130 (3): 410-416.
44. Tatlisumak E, Yilmaz Ovali G, Aslan A, Asirdizer M, Zeyfeoglu Y, Tarhan S. Identification of unknown bodies by using CT images of frontal sinus 2007; 166(1): 42-8.
45. Uthman AT, Al-Rawi NH, Al-Naaimi AS, Tawfeeq AS, Suhail EH. Evaluation of frontalo sinus and skull measurements using spiral CT scanning: an aid in unknown person identification. Forensic Sci Int 2010; 197(1-3):124.e1 – 124.e7.
46. Vannier MW. Craniofacial computed tomography scanning: technology, applications and future trends. Orthod Craniofacial Res 2003; 6(1):23-30.
47. Vannier MW, Conroy GC, Marsh JL, Knapp RH. Three-dimensional cranial surface reconstructions using high-resolution computed tomography. Am J Phys Anthropol 1985; 67: 299-311.
48. Von See C, Bormann K-H, Schumann P, Goetz F, Gellrich N-C, Rücker M. Forensic imaging of projectiles using cone-beam computed tomography. Forensic Sci Int 2009; 190: 38-41.
49. Yang F, Jacobs R, Willems G. Dental age estimation through volume matching of teeth imaged by cone-beam CT. Forensic Sci Int 2006; 159S: S78-S83.

Agradecimentos

- Departamento de Imagem do Hospital do Câncer de São Paulo, onde os dados originais foram obtidos. O pós-processamento das imagens foi realizado no LABI-3D da FOUSP.
- Agradecemos a Oséas Santos Júnior, aluno de mestrado do programa de Patologia Bucal da FOUSP, bolsista CAPES.

Capítulo 14

Critérios de Interpretação em Tomografia Computadorizada

Marcelo Gusmão Paraiso Cavalcanti

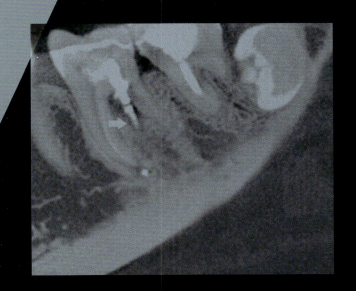

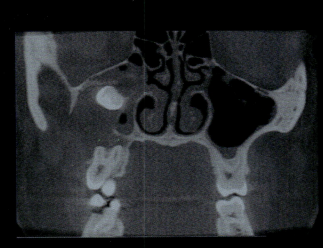

Sendo uma tecnologia nova na Odontologia, a TCFC traz muita animosidade, nova perspectiva para os pesquisadores e grandes expectativas para os usuários (sejam eles radiologistas ou clínicos).

Tal entusiasmo é consequência dos recursos de uma modalidade que traz efetivamente o paradigma tridimensional para a Odontologia, que até o final da década de 1990 só era possível pela TC espiral (da forma pouco acessível, por vários motivos: custo do aparelho, tecnologia disponível e pouco conhecimento técnico). O conhecimento bidimensional foi formado ao longo de séculos, com base nas radiografias (sejam elas analógicas ou digitais) periapicais, interproximais, panorâmicas, oclusais e nas telerradiografias. Diferentemente das imagens radiográficas que são projeções únicas, a imagem de tomografia computadorizada por feixe cônico (TCFC) resulta de várias projeções, cujos dados são processados por um algoritmo de reconstrução.

A TCFC adquire várias projeções, que vão compor os seus dados brutos (dados brutos - *raw data*). O volume adquirido e reconstruído permite que se obtenham cortes finos em qualquer direção, proporcionando a melhor perspectiva para avaliar as estruturas de interesse.

A TCFC não é melhor nem pior do que as imagens planas, é apenas uma modalidade diferente. Além disso, a TCFC não foi estabelecida para substituir nenhuma destas técnicas radiográficas, mas, sim, para acrescentar novas informações que não eram possíveis de serem adquiridas anteriormente pelas outras radiografias.

As indicações e vantagens das radiografias ainda são inúmeras.
- Baixa dose de radiação empregada.
- Resolução das imagens (definida pelo tamanho dos sais de prata nas radiografias analógicas e pelo número de pares de linha por milímetro – PL/mm – nas radiografias digitais). Nas imagens digitais, a dimensão dos pixels varia entre 20 e 40 mícrons.
- Facilidade e rapidez de execução do exame.
- Baixo custo (tanto dos aparelhos envolvidos quanto dos próprios exames).

A principal contribuição das imagens tomográficas é a visualização das estruturas em cortes finos, a ausência de sobreposição de estruturas e avaliação em perspectivas que não eram possíveis nas radiografias (p. ex., as imagens parassagitais na Implantodontia).

Entretanto, apesar de ser uma tecnologia mais recente e avançada, a TCFC também tem suas imperfeições.

- A interferência de artefatos metálicos, que prejudicam a interpretação de várias estruturas que estiverem próximas ao metal em questão.
- A radiação espalhada, inerente à técnica, gera inconsistência nos tons de cinza, deixando a imagem com muito ruído. Para uma boa relação sinal/ruído, a maioria dos aparelhos trabalha com voxels de 200 a 400 mícrons.
- A resolução, mesmo tendo aumentado de forma significativa, ainda não é suficiente para a avaliação de algumas estruturas e alterações de interesse odontológico (imagens com voxels excessivamente pequenos pioram a relação sinal/ruído).

Por se basear em uma aquisição volumétrica, qualquer das técnicas tomográficas computadorizadas (incluindo a TCFC) deve seguir critérios rígidos para a interpretação e elaboração de relatórios (laudos) pelo profissional.

Primeiramente, é importante conhecer o princípio de formação de imagem de uma técnica volumétrica como é a tomografia computadorizada por feixe cônico (TCFC) e depois seus critérios de interpretação. Este conhecimento é fundamental para usufruto dos benefícios relativos ao diagnóstico, planejamento e acompanhamento do tratamento.

Baseado na premissa que todo o volume é adquirido, é obrigatório que todas as imagens contidas neste sejam analisadas, independentemente de quantidade e parâmetros de aquisição (espessura de corte, intervalo de reconstrução, espaçamento entre os cortes, tamanho do voxel, tamanho do FOV). A abordagem necessária e a linguagem utilizada para os laudos são inerentes à técnica tomográfica, o que diferencia a TCFC das radiografias convencionais (panorâmica, periapicais, telerradiografias, tomografias lineares, etc.), exigindo do profissional treinamento específico para tal. Logo, não devemos confundir uma radiografia panorâmica ou telerradiografia com imagens coronais panorâmicas e sagitais provenientes de uma TCFC.

Deve-se ressaltar a importância do advento da TCFC e sua repercussão na Radiologia odontológica, porém não podemos confundi-la com tomografias lineares que produzem imagens bidimensionais onde se analisam cortes. É necessário enfocar os critérios de interpretação, bem como a abordagem e linguagem corretas para um laudo descritivo bem executado de um volume adquirido.

TC por feixe cônico é uma tomografia computadorizada e a interpretação das imagens **deve sempre** seguir os critérios de interpretação de uma TC espiral. A descrição do relatório deverá ser dirigida com a mesma abordagem e linguagem de uma TC espiral.

Podemos até citar alguns exemplos da radiografia periapical e panorâmica, somente, é claro, com uma abordagem bidimensional: uma radiografia de molares inferiores com o objetivo de avaliar uma lesão de cárie no dente 36. Entretanto, o radiologista observa uma lesão periapical no dente 37. Acredita-se que ele deva relatar esta afecção independentemente da razão do exame se tratar da avaliação do dente 36, visto que, de acordo com os critérios de interpretação desta técnica, a radiografia é de molares inferiores, o que inclui o 36 e 37. E na radiografia panorâmica? Devemos analisar um quadrante, apenas a maxila ou somente a mandíbula? De acordo com os critérios e com o princípio de interpretação, toda a imagem deve ser analisada.

Acredita-se que o profissional que submete o paciente a uma TCFC (uma aquisição volumétrica) possua algum subsídio para o entendimento de dose de radiação ionizante. Ora, então ele submete o paciente a este exame e lauda apenas alguns "cortes"? E o restante do volume que foi adquirido? Isto é responsabilidade profissional, ou melhor, competência. E os efeitos da dose nas estruturas biológicas irradiadas?

O mesmo raciocínio segue em relação à TC: apesar de o seu princípio de formação de imagem ser diferente, é de uma aquisição volumétrica e com isto sempre devemos analisar o volume e não por plano, corte ou algumas únicas imagens. Muito claro e simples. Devemos primeiramente analisar a razão do exame e, por conseguinte, as estruturas contidas no volume adquirido, com objetivo de detectarmos ou não alguma afecção. Em caso afirmativo, também avaliamos tridimensionalmente, de acordo com os critérios de interpretação pertinentes.

Obviamente, isto dependerá do tamanho do FOV referente a um tomógrafo por feixe cônico e a região de interesse de uma TC espiral. Se a aquisição do tomógrafo por feixe cônico envolver um determinado FOV, ou seja, o que for incluído neste volume é que deverá ser analisado. Um FOV menor, menor o volume e consequentemente menor a região a ser avaliada, entretanto os critérios de interpretação não mudam.

E quanto à impressão? Aí vem a pergunta: laudando todo o volume tenho que imprimi-lo todo? Claro que não. Primeiramente, a imagem nem deve ser impressa, pois é um exame digital. Porém, como o mercado ainda exige material impresso em sua maioria, até concordo em compartilhar (momentaneamente) com este subsídio, seguindo critérios e abordagem corretos de uma aquisição volumétrica. Entretanto, só deve ser impressa a região a ser questionada pelo colega, assim como alterações mais significativas que devem sempre constar no relatório do radiologista. Resumindo, é obrigatório observar e laudar todo o volume adquirido, mas não necessariamente imprimir todas as imagens nele contidas. Outro ponto fundamental em relação aos critérios de interpretação em TC é referente à abordagem do relatório pelos radiologistas. Não se lauda fisicamente nenhum exame, a não ser que ele seja todo disposto em filmes ou folhas, o que atualmente é inviável e desnecessário. No passado, com a TC espiral *singleslice*, isto até era realizado, visto que, de acordo com os protocolos de aquisição desta técnica tomográfica, todas as imagens eram impressas.

Atualmente, os avanços tecnológicos da TC *multislice* e da TCFC (com cortes mais finos, detectores com matriz maior, e voxels de tamanho reduzido) trazem uma quantidade de informação que é inviável de se reproduzir em filmes. Paralelamente, os recursos de informática disponíveis atualmente (*hardware* e *software*) permitem a visualização, o compartilhamento e gerenciamento das imagens de forma acessível, o que será mostrado no capítulo seguinte. Diante de tantas ferramentas disponíveis para a manipulação de dados crescentes, a avaliação eletrônica das imagens mostra-se mais completa, tornando o relatório da TC muito mais eficaz, permitindo ao radiologista avaliar todo o volume, em vez de laudar em filme onde apenas algumas imagens (volume parcial) serão analisadas. Com isto haverá perda substancial de informações e consequentemente o erro no relatório final será inerente.

Para a avaliação completa do volume adquirido, é obrigatório o uso das reconstruções multiplanares. Nessas imagens, é possível a visualização simultânea nos três planos originais (axial, coronal e sagital).

As imagens parassagitais ou ortorradiais são perpendiculares ao longo eixo do processo alveolar, permitindo a avaliação quantitativa necessária para o planejamento de implantes dentários. Nestas imagens é possível avaliar a altura, largura e anatomia do rebordo ósseo, além de localizar os limites de estruturas adjacentes (teto do canal mandibular, cortical do assoalho do seio maxilar e da fossa nasal).

Entretanto, as imagens parassagitais não representam todo o volume adquirido e apresentam as limitações descritas em seguida.

- Os parâmetros (espessura e espaçamento) podem ser variáveis e definidos pelo usuário.
- Dimensões (altura e largura) limitadas.
- Sempre a mesma orientação (perpendiculares ao rebordo ósseo).

Diversas alterações podem ser muito difíceis de serem detectadas ou avaliadas nas imagens parassagitais.

- Fraturas dentoalveolares: por serem alterações discretas e por vezes submilimétricas, podem ficar "ocultas" no espaço entre os cortes parassagitais. Ou, ainda, podem ocorrer exatamente no mesmo plano do corte parassagital, o que também dificultaria a sua detecção.
- Lesões endodônticas e periodontais: a detecção destas lesões nas imagens parassagitais depende do tamanho das lesões e da incidência do corte. Uma lesão endodôntica pequena ou uma lesão periodontal na face proximal do dente pode não ser identificável nos cortes parassagitais.
- Reabsorções dentárias: além de serem alterações pequenas que poderiam não ser detectadas nos cortes parassagitais, estas imagens também podem induzir falsas rebasorções, dependendo da incidência do corte no dente.
- Lesões dos maxilares: estas doenças indicam a aquisição de volumes maiores, permitindo a comparação entre estruturas bilaterais. As dimensões reduzidas das imagens parassagitais limitam a comparação com as estruturas contralaterais, não permitem a avaliação total da estrutura acometida (dificulta a delimitação da lesão), além de poder ocultar alterações e componentes importantes da lesão no espaço entre os cortes.
- Dentes inclusos: curvaturas e dilacerações no terço apical de dentes posicionados horizontalmente com frequência ficam ocultas nas imagens parassagitais. Em casos indicados para exodontia, a anatomia da raiz deve ser descrita, podendo ser um fator complicador para este procedimento.

Apesar da utilidade das imagens parassagitais para a Implantodontia, elas não devem ser as primeiras, muito menos as únicas a serem analisadas. Independentemente da razão do exame e do protocolo de aquisição, a interpretação das imagens deve ser realizada de forma metódica e criteriosa. Dessa forma, o laudo final do exame apresentará o máximo de informações possíveis, o que é responsabilidade do radiologista.

Devemos buscar qualidade em nossas imagens, em nossos profissionais que estão analisando os exames por meio da TC, de acordo com seus princípios e critérios e consequentemente estabelecer padrões de honorários e custos que suportem o verdadeiro laudo tomográfico. Não devemos nos limitar à análise de cortes de uma estrutura tridimensional já que o aparelho nos fornece imagem volumétrica e não plana. Nosso objetivo é passar ao colega as melhores informações contidas nos relatórios radiográficos de maneira profissional e coerente. A oportunidade desta tecnologia está ao nosso alcance, só nos resta fazer a lição de casa com coerência, responsabilidade e competência.

Inúmeros pontos são necessários para um entendimento completo da TC e, por conseguinte, um conhecimento de seus critérios de interpretação.

Primeiramente, assim como em qualquer exame por imagem, devemos conhecer a anatomia por meio de imagens tomográficas axiais, coronais e sagitais, já mostrado no capítulo 5.

- Tomografia computadorizada como método de obtenção de imagem.
    - espessura de corte: região de interesse;
    - intervalo de reconstrução: para RMP e 3D;
    - incremento de mesa: velocidade do paciente/cortes;
    - tamanho do voxel;
    - tamanho do FOV;
    - tempo: da obtenção da aquisição e/ou das reconstruções;
    - Kvp;
    - mA;
    - geração da TC (tomografia espiral singleslice, multislice (quantidade de canais) e por feixe cônico).
- Aplicação da reconstrução multiplanar e em 3D.
- Seus recursos como aquisição tridimensional.

Em relação ao princípio de aquisição das imagens devemos ter em mente:
- volume anatômico a ser investigado;
- *hardware* para a aquisição dos dados originais (fonte de radiação ionizante e sistema de detectores);
- *workstation* para o pós-processamento das imagens;
- *softwares* com determinados algoritmos para as reconstruções das imagens;
- armazenamento e comunicação;
- tecnologias derivadas da TC;
- interpretação e laudo.

Mesmo com todo este conhecimento, os artefatos dentários metálicos, provenientes de material restaurador e implantes dentários, têm provocado muitas dúvidas na interpretação tomográfica. Devido ao número atômico alto dos metais, estes atenuam os raios X, muito mais que os tecidos moles e o osso. O efeito mais severo dos metais na imagem é a perda de dados. O feixe de raios X é atenuado tão fortemente que os fótons quase não chegam aos detectores. O resultado da imagem realizada em pacientes com trabalhos metálicos é a presença de pronunciadas faixas radiopacas e brilhantes, gradientes marginais não lineares e erros nas amostras da superfície de um implante ou uma restauração. O artefato mais comumente encontrado na TC é o *Beam hardening*, ou efeito de "endurecimento" do raio, que faz com que, ao ser examinado, a borda do objeto tenha a aparência mais brilhante que o seu centro. O artefato é causado devido ao aumento da energia dos raios X ou "endurecimento" quando passa pelo objeto metálico examinado. Em objetos irregulares, é comumente difícil a diferenciação entre o *Beam hardening* e as variações do material metálico.

Nestes contextos mencionados, ilustraremos alguns casos abordando a maneira mais objetiva de interpretação frente a inúmeras situações.

Implantes

Interpretação referente à tomografia computadorizada para planejamento de implantes (Fig. 1) e para avaliação de enxerto ósseo (Fig. 2), de acordo com seus critérios, os quais obrigatoriamente compreendem análise de todo o volume adquirido:

Descrição do exame:
- analisar todas as imagens originais axiais, sagitais e coronais (todo o volume adquirido – estruturas anatômicas);
- alteração de normalidade no volume adquirido;
- anatomia do rebordo (superoinferior, vestibulolingual e/ou vestibulopalatino);
- anatomia e localização de estruturas vitais para a colocação de implantes (forame mentual, canal nasopalatino, canal mandibular, fossa nasal e seio maxilar) em relação ao rebordo alveolar correspondente;

- localização de implantes (pós-operatório) em relação a estas estruturas e entre as corticais;
- localização anatômica do enxerto nas regiões doadores (quando exisitir) e receptoras. Análise tridimensional do preenchimento do enxerto na área receptora. Avaliação da integridade e regularidade das corticais na região.

Para medidas, devemos indicar os pontos de referência anatômicas, como por exemplos:

- mensurações do teto do canal mandibular até a cortical interna/externa da crista óssea (medida da altura);
- mensurações do assoalho do seio maxilar/fossa nasal até a cortical interna/externa da crista óssea (medida da altura);
- mensurações entre as corticais internas/externas (medida da espessura – neste caso, não há referência anatômica).

As mensurações na TC para implantes são de caráter anatômico, servindo apenas como guia de referência quantitativa. Não representam necessariamente o tamanho e a inclinação do implante.

Expressamos ainda a opinião de que a TC não fornece dados sobre a qualidade óssea do trabeculado ósseo, exceto para alguma afecção patológica na região (p. ex., displasia, tumor, cisto ou condensação reacional).

Quanto à aquisição das imagens:

Se a região de interesse for a mandíbula ou maxila, procura-se mostrar nas imagens parassagitais a coroa do antagonista, para que o implantodontista possa ter mais uma referência para a inclinação do implante.

Nas imagens parassagitais de pacientes edêntulos (tanto de maxila quanto de mandíbula), procura-se abranger a região do túber e do trígono retromolar respectivamente. A análise volumétrica destas regiões pode ser imprescindível, pois elas podem ser áreas doadoras de enxerto.

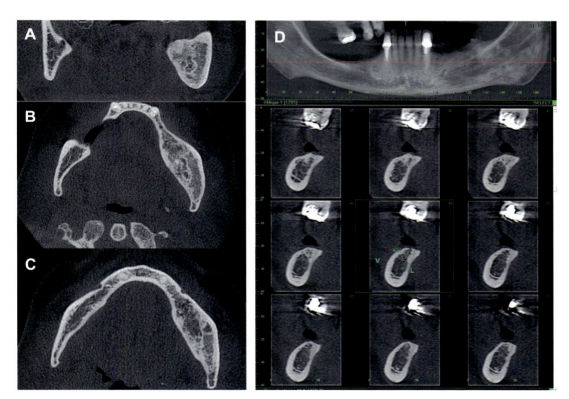

▲ **Figura 1** – Razão do exame: avaliação da região edêntula da mandíbula para implantes.
Região de aquisição: mandíbula.
Descrição do exame:
- imagem hiperdensa de caráter heterogêneo, com alguns pontos de maior densidade no corpo, ângulo e ramo ascendente da mandíbula, do lado esquerdo. Lesão expansiva em ambas as corticais, com mais intensidade na cortical lingual, porém sem provocar o rompimento destas. Verifica-se deslocamento do canal da mandíbula em direção à cortical lingual, à medida que a lesão se estende para posterior. Imagem característica de lesão fibro-óssea na mandíbula, do lado esquerdo, podendo representar displasia fibrosa;
- as estruturas ósseas da região edêntula do lado direito da mandíbula encontram-se dentro dos limites e normais. Foi obtida uma medida do teto do canal mandibular até a cortical interna do rebordo ósseo correspondente. As medidas obtidas são anatômicas e não necessariamente representam o tamanho e a inclinação do implante.

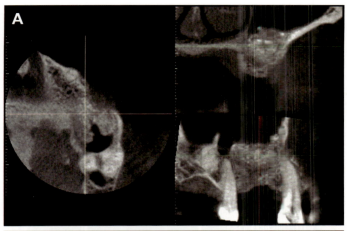
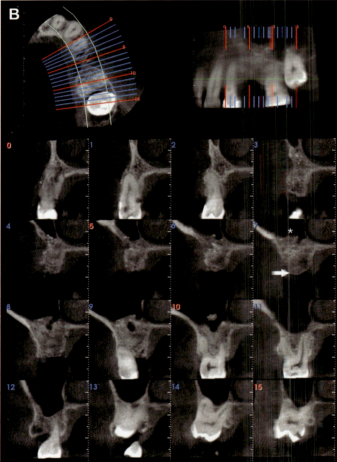

Articulação temporomandibular

Descrição do exame:
- analisar todas as imagens originais (todo o volume adquirido – estruturas anatômicas);
- avaliar ambas as ATM (estruturas ósseas, anatomia, morfologia) em todas as imagens.
- Relação com a fossa mandibular e o espaço articular.

Dentes inclusos e corpos estranhos

Descrição do exame:
- analisar todas as imagens originais (todo o volume adquirido – estruturas anatômicas);
- localizar estruturas envolvidas (por anatomia).
- Relação com estruturas ósseas (seio maxilar, fossa nasal, canais nasopalatino e mandibular, corticais vestibular/palatina/lingual) e dentárias adjacentes (reabsorções) (Figs. 3A-D a 5).

Traumatismo e fraturas dentoalveolares e faciais

Descrição do exame:
- imagens originais e reconstruções;
- localização de estruturas envolvidas (por anatomia). Pontos da fratura (ossos, paredes do seio maxilar). Avaliação de seios (alteração de densidade em relação ao aspecto normal).
- fratura dentoalveolar. Extensão e localização da fratura (alveolar e/ou dentaria) vestibulolingual ou palatina (se há envolvimento dentário e das corticais);
- analisar todas as imagens axiais e coronais e não apenas as parassagitais (Figs. 6 a 9).

▲ **Figura 2** – Imagens de um caso para a avaliação de enxerto e o planejamento de implante dentário na maxila. Neste caso, foi realizada uma TCFC, em um aparelho com FOV reduzido. A aquisição do volume foi realizada com dimensões de 5 cm x 3,7 cm e com voxel de 0,2 mm. Todavia, independente deste tamanho do FOV, todo o volume por meio das imagens axiais, coronais e sagitais **(A)** foi analisado, assim como a localização do enxerto em relação ao processo alveolar, seio maxilar e estruturas adjacentes. **(B)** Corte coronal panorâmico com 10 mm de espessura. Corte axial, com referências do corte panorâmico e dos cortes parassagitais. Cortes parassagitais com espessura 0,2 mm, com espaçamento de 2 mm entre estes.

Análise:
Com base nas imagens axiais, coronais, sagitais e parassagitais, temos:
- imagem hiperdensa, homogênea, compatível com material de enxerto na região edêntula correspondente aos dentes 25 e 26. O enxerto preenche a região superior ao processo alveolar, envolvendo o assoalho do seio maxilar do lado esquerdo, em toda a sua extensão lateromedial. Verifica-se rompimento da cortical vestibular nesta região;
- hipodensidade na face palatina do terço cervical do dente 24. O processo alveolar na região dos dentes 25 e 26 apresenta dimensões normais. O dente 28 encontra-se parcialmente irrompido, adjacente ao assoalho do seio maxilar;
- em caso de obtenção de medidas, sempre inserir a seguinte frase: as mensurações obtidas são de caráter anatômico, sem significado de inclinação e/ou dimensões do implante;
- as mensurações podem ser realizadas diretamente nas imagens, seguindo as escalas milimétricas situadas ao lado de cada corte parassagital.

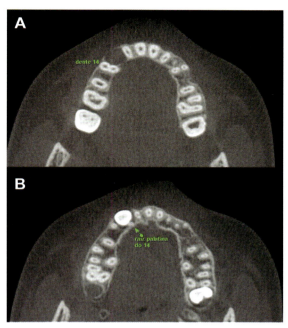
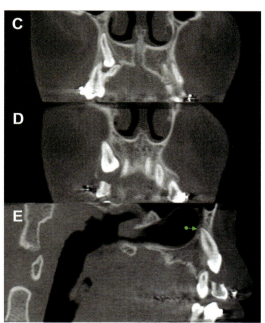

▲ **Figura 3**
Razão do exame: avaliação do dente 13.
Região de aquisição: maxila.
Descrição do exame:
- o dente 13 encontra-se impactado, com sua raiz em perfeito contato com a parede anterolateral da fossa nasal e com sua coroa entre as raízes do dente 14, porém sem provocar reabsorção deste. O dente 14 encontra-se com sua raiz palatina dilacerada. Verifica-se imagem hipodensa adjacente à coroa do dente 13, provocando expansão e rompimento da cortical vestibular e expansão da palatina **(A-D)**;
- reabsorção radicular externa no dente 53 **(E)**.

Conclusão: imagem característica de cisto dentígero adjacente ao dente 13 (aumento do folículo dentário correspondente ao dente 13 não pode ser descartado). Sugere-se a confirmação da hipótese de diagnóstico por meio de laudo histológico.

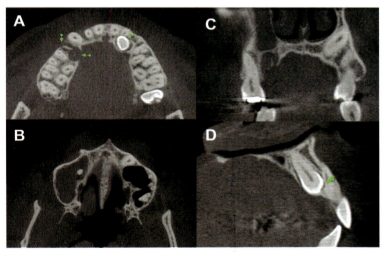
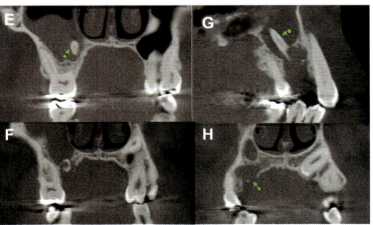

▲ **Figura 4**
Razão do exame: avaliação da maxila.
Região de aquisição: maxila.
Descrição do exame:
- verifica imagem compatível com raiz residual provavelmente correspondente ao dente 15 dentro do seio maxilar com rompimento da cortical do seu assoalho, e fragmentos dentários na região do alvéolo. Observa-se rompimento das corticais vestibulares e palatinas adjacentes à região dos dentes 14 e 15. Obliteração parcial do seio maxilar na região do assoalho estendendo por todas as paredes;
- presença de dente 23 incluso e com sua coroa mais voltada para a cortical palatina, provocando reabsorção dentária no dente 22. Sua raiz encontra-se junto à cortical vestibular, tangenciando a cortical lateral da fossa nasal e à cortical do assoalho do seio maxilar (com sua projeção para anterior).

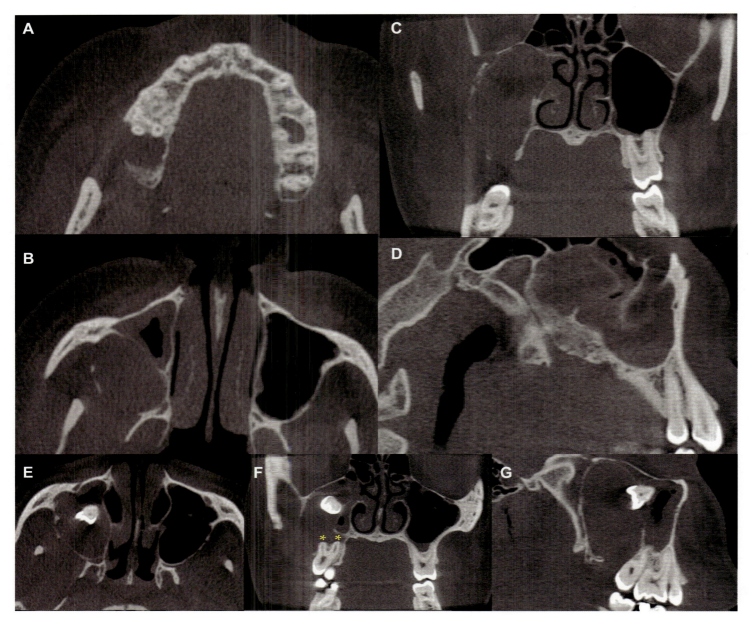

▲ **Figura 5**
Razão do exame: avaliação do terceiro molar na região superior do seio maxilar direito.
Região de aquisição: maxila.
Descrição do exame:
- verifica-se imagem hipodensa no processo alveolar compatível com lesão com comportamento expansivo e destrutivo severo desde o processo alveolar na região do dente 18, estendendo superiormente para o seio do seio maxilar do lado direito provocando destruição da parede lateral até o seu terço médio. Entretanto, a expansão continua superiormente, nesta altura provoca abaulamento da parede medial do seio maxilar (contato com a cortical lateral da fossa nasal), porém sem provocar assimetria na parede superior do seio maxilar (assoalho da órbita). No sentido anteroposterior, a lesão localiza-se desde a região do processo alveolar correspondente ao dente 14 até o seio etmoidal, em sua porção mais posterior e lateral. Reabsorção da porção apical das raízes vestibulodistal e palatina do dente 17 **(F)**(**).

Observa-se o dente 18 localizado no seio maxilar, no seu terço superior, em posição oblíqua e com a raiz em proximidade com a fossa nasal. Dentro da lesão nota-se imagem hipodensa característica de ar.
Conclusão:
- lesão expansiva e destrutiva desde o processo alveolar, envolvendo todo o seio maxilar do lado direito, podendo representar um cisto ou tumor odontogênico, com o dente 18 no interior da lesão.

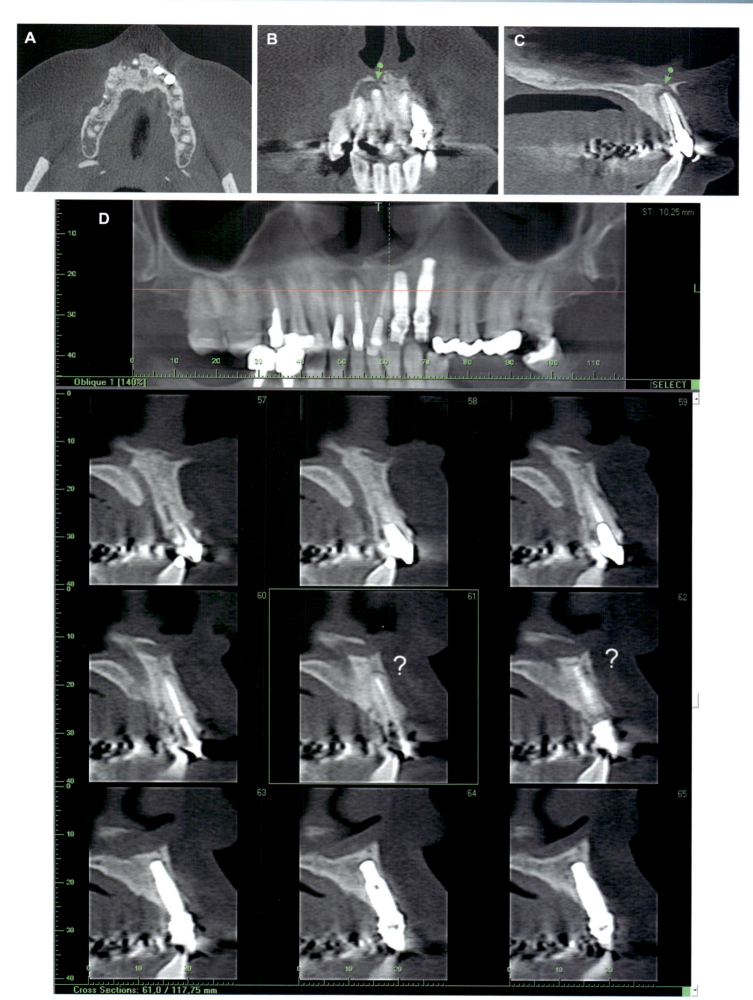

▲ Figura 6

Continua.

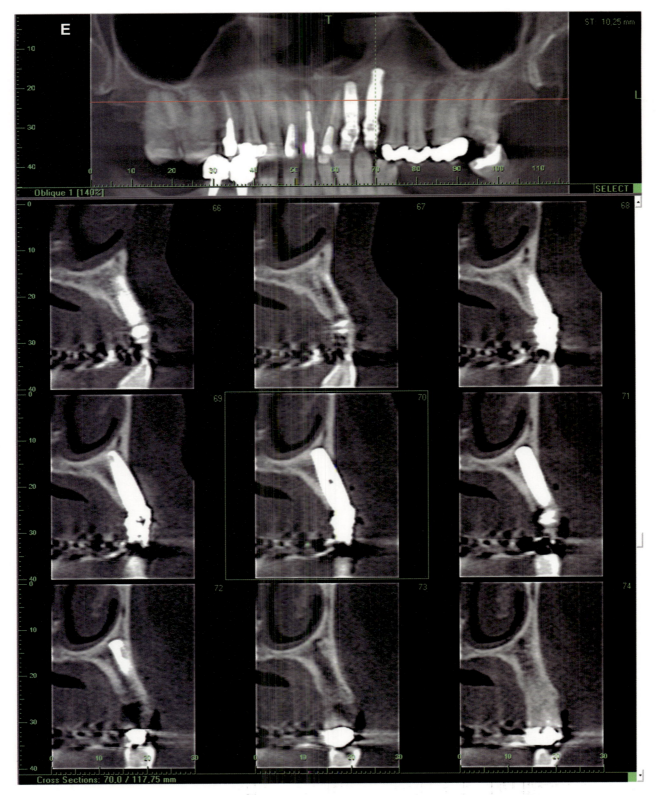

▲ **Figura 6** – *Continuação*.
Razão do exame: verificar fratura radicular nos dentes 11 e 21.
Região de aquisição: maxila.
Foram obtidas imagens axiais, coronais e sagitais com voxel de 0,25 mm. Posteriormente, foram realizados cortes parassagitais com 1mm e 1mm de espaçamento.
Descrição do exame:
- imagem hipodensa na região apical do dente 11, provocando reabsorção severa da cortical vestibular, compatível com lesão apical, com rompimento discreto de cortical do assoalho da fossa nasal adjacente (setas) **(A, B e C)**. Observa-se a mesma reabsorção no dente 12. Não se observa fratura nos dentes 11 e 21. Presença de imagem compatível com artefato metálico (cuja imagem é semelhante a fratura) proveniente do pino na raiz do dente 21 (seta) **(D)**;
- presença de implantes dentários referentes aos dentes 22 e 23 sobre a cortical vestibular e respeitando os limites com a cortical do assoalho da fossa nasal **(E)**. O implante correspondente ao dente 22 encontra-se em contato com a raiz do dente 21 (* nota-se nas imagens axial, coronal e sagital). Entretanto, nas imagens parassagitais, isto não foi possível interpretar.

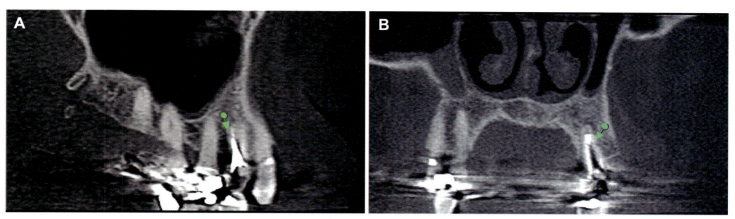

▲ **Figura 7**
Razão do exame: avaliação de fratura no dente 24.
Região de aquisição: maxila.
Descrição do exame:
- verifica-se discreta imagem hipodensa transversal na raiz palatina do dente 24, podendo ser compatível com fratura (seta). A presença de artefatos metálicos dentários (pino intrarradicular) nesta região dificulta a interpretação.

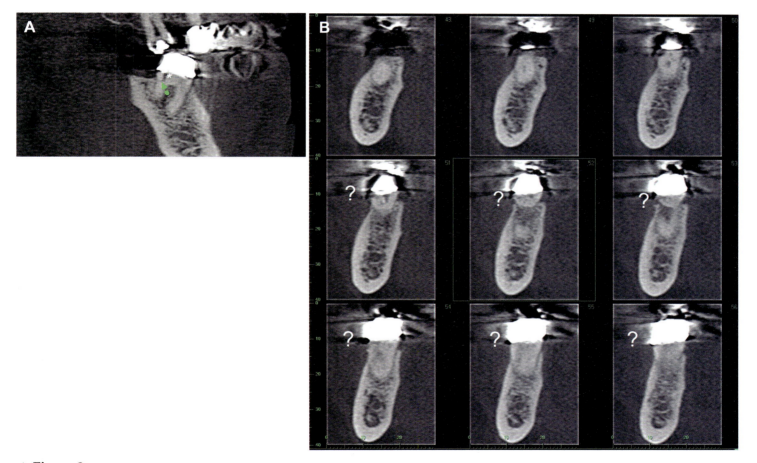

▲ **Figura 8**
Razão do exame: suspeita de fratura no dente 47.
Região de aquisição: mandíbula.
Descrição do exame:
- imagem hipodensa na raiz distal do dente 47, próxima à região cervical característica de fratura (*). Presença de artefatos metálicos dentários (material restaurador na coroa do mesmo dente) que dificultam a interpretação (*) **(A)**. Entretanto, esta interferência é bem menor que a do caso da figura 7A e B, o que nos leva a definir esta imagem como característica de fratura. Salientamos que nas imagens parassagitais não é possível observar esta fratura, demosntrando a grande limitação destas imagens, pois não mostram o volume total obtido, levando a um falso-negativo **(B)**.

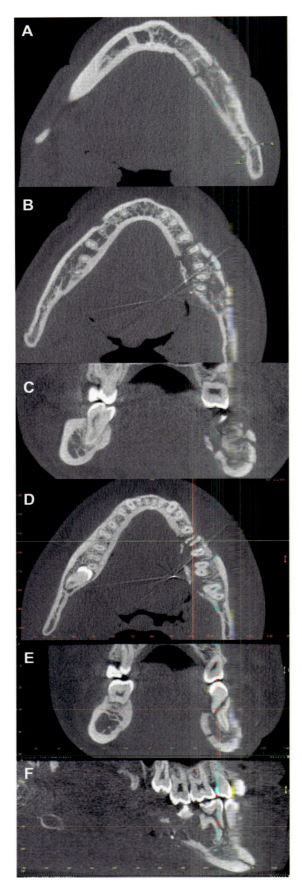
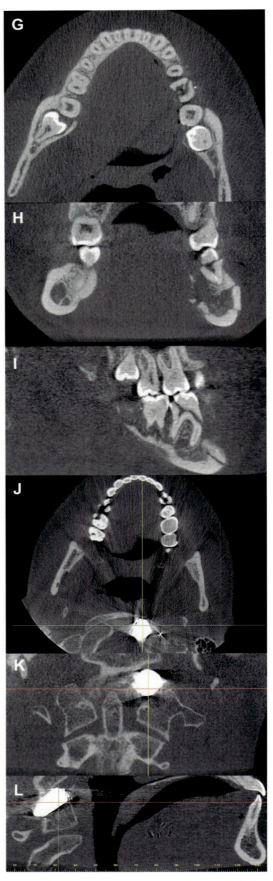

▲ **Figura 9**
Razão do exame: avaliação da fratura na mandíbula e da região cervical.
Região de aquisição: mandíbula.
Descrição do exame:
- verifica-se fratura na mandíbula, no lado esquerdo, desde a sua base na região de ângulo e corpo, estendendo-se pelo processo alveolar, inclusive provocando fratura do dente 37 **(A-I)**;
- verifica-se imagem hiperdensa de dimensão acentuada localizada entre a região cervical 1 e 2. Outras imagens de densidades semelhantes são observadas medial à mandíbula, na região do dente 37, podendo estar no tecido mole. Todas estas imagens são características de presença de projétil **(J-L)**.

Endodontia/Periodontia

Indicações da TCFC:

- Em casos onde a sobreposição das estruturas anatômicas nas radiografias periapicais dificulta a avaliação de reabsorções ósseas extensas (lesão endodôntica-periodontal) e lesões na furca.
- Casos onde o exame convencional não tenha detectado alteração no periápice, contradizendo os testes clínicos.
- Planejamento e acompanhamento de cirurgias paraendodônticas.
- Análise radiográfica de tratamentos endodônticos com sintomatologia persistente (fraturas, canais acessórios, possíveis perfurações) (Figs. 10 e 11).
- Relação de periapicopatias com estruturas nobres adjacentes.

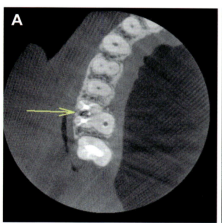
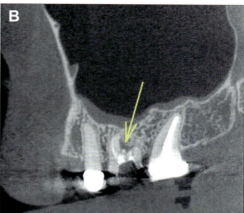
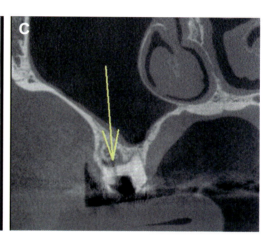

▲ **Figura 10**
Razão do exame: avaliação do dente 16.
Região de aquisição: maxila, com FOV reduzido de 5 cm x 5 cm.
Descrição do exame:
- foram obtidas imagens axiais, coronais e sagitais com voxel de 0,10 mm por meio de uma TCFC. Observam-se imagem hipodensa na região de furca do dente 16 e fratura na região (imagem coronal), podendo representar lesão endoperiodontal (setas). Observada nas imagens axial **(A)**, sagital **(B)** e coronal **(C)**.

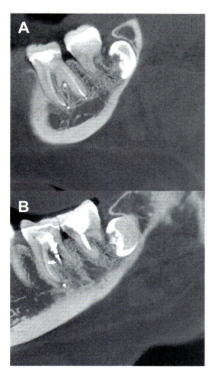
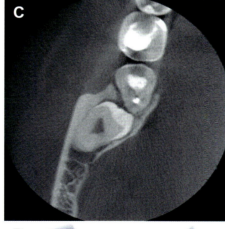
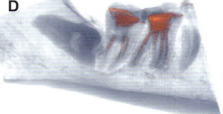

▲ **Figura 11**
Razão do exame: avaliação do dente 46.
Região de aquisição: mandíbula, com FOV reduzido de 5 cm x 5 cm.
Descrição do exame:
- foram obtidas imagens axiais, coronais e sagitais com voxel de 0,10 mm por meio de uma TCFC. Observam-se imagem hipodensa na região de furca do dente 46 e presença de material obturador na região **(A, B e C)**, podendo representar lesão endodôntica-periodontal com perfuração na furca. Neste mesmo dente observa-se uma raiz supranumerária situadas entre as raízes mesial e distal (*). Presença do dente 48 impactado, com sua coroa em contato com a raiz distal do dente 47, entretanto sem provocar reabsorção deste dente.

A imagem em 3D-TCFC **(D)** é ilustrativa e o relatório foi baseado nas imagens axiais, coronais e sagitais.

Patologia

Critérios de interpretação

Imagens axiais, coronais e sagitais, para a avaliação da lesão. Posteriormente, caso haja necessidade, pode-se obter cortes parassagitais apenas para verificar a relação com dentes. A reconstrução em 3D pode ser eventualmente requerida para uma evidência ilustrativa do caso.

Ressaltando que por meio da TCFC é possível analisar somente estruturas ósseas, enquanto na TC espiral pode-se avaliar tanto estas, quanto estruturas de partes moles.

- Janela para osso (TCFC e TCE (Tomografia Computadorizada Espiral)) exclusivamente para analisar lesões ósseas, componentes ósseos e destruição e/ou expansão óssea.
- Janela para tecido mole (TCE) exclusivamente para analisar lesões de tecidos moles.
- Localização.
- Determinação do estágio de desenvolvimento.
- Determinação do tamanho da lesão.
- Nível de envolvimento ósseo.
- Limite da lesão.
- Relação com estruturas adjacentes.
- Visualização de tecidos duros (TCFC e TCE) e moles (TCE).
- Critérios de interpretação (TCFC = TCE).
- Escala de HU (*Hounsfield Unit*) (TCE).
- Contraste (substância) visível na TC (TCE). Em lesão benigna, verifica-se expansão das estruturas de partes moles pela lesão. Em neoplasias malignas, verifica-se infiltração das estruturas de partes moles pela lesão.
- Detecção, caracterização de invasividade das lesões.
- Escolha de melhor abordagem cirúrgica.
- Definição do volume da neoplasia para radioterapia.
- Avaliação de resposta a tratamentos não cirúrgicos.
- Monitorização pós-terapêutica de recidivas.

O que a TC fornece

- Lesão óssea e/ou de tecido mole.
- Localização anatômica.
- Destruição e/ou expansão óssea (cortical lingual, palatina, vestibular) medular.
- Hiperdensa/hipodensa/isodensa/mista.
- Unilocular/multilocular.
- Componentes da lesão.
- Comportamento da lesão.
- Grau de infiltração (lesão maligna).

Descrição do exame

- Localização da lesão e em relação às estruturas envolvidas (por anatomia).
- Comportamento da lesão (expansiva, ostetolítica) e extensão da lesão tridimensionalmente.
- Componentes da lesão.
- Envolvimento das estruturas adjacentes (ósseas e dentárias), assim como o seio maxilar, a fossa nasal, o canal nasopaltino, o forame mentual, o canal mandibular, as corticais (Figs. 12 a 16).

Neoplasias malignas

Janela para tecido mole: Lesão tecido mole (componentes de tecido mole).

Janela para osso. Fornece o grau ou não de invasão óssea, que sempre é bem definido. Mostra os componentes de tecido ósseo.

Realce na imagem

- Tipo de tomógrafo (geração do tomógrafo, *single* ou *multislice* e quantos canais).
- Quantidade de contraste injetado.
- Atraso na aquisição das imagens originais.
- Fatores relacionados ao paciente (idade, peso, hemodinâmica e função renal).

Quando devemos substituir a TC pela IRM

Segundo Lenz et al. (2000), a IRM pode fornecer informações mais corretas que a TC.

- Quando o contraste entre a lesão e os tecidos moles normais adjacentes for insuficiente para localizar a expansão das neoplasias (é considerada por Lenz et al.[13] entre 12 e 15% dos casos).
- Quando os artefatos metálicos dentários interferem na interpretação das neoplasias nas imagens da TC.
- Quando a extensão craniocaudal das neoplasias não pode ser avaliada por meio da TC. Nestes casos a reconstrução sagital e coronal por meio da IRM pode ser mais útil.

A TC permite determinar a localização anatômica, o grau de invasão e metabolismo, mensurações de volume e a visualização de todas as estruturas envolvidas pela neoplasia. Porém, deve-se salientar que deve haver interação entre histórico, avaliação clínico-cirúrgica, o exame histopatológico, e a análise de imagens para um diagnóstico e planejamento mais adequados. Por conseguinte, o uso de diferentes protocolos da TC pode ser um fator diferencial importante para aumentar as opções quanto ao planejamento e acompanhamento do tratamento.

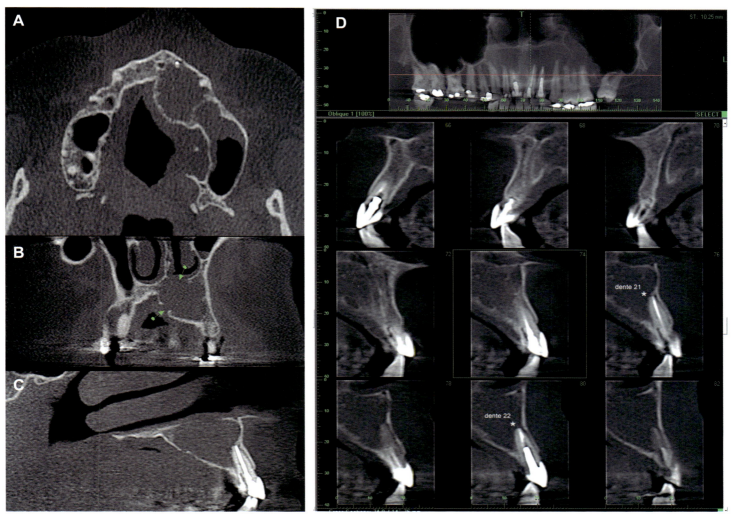

▲ **Figura 12**
Razão do exame: avaliação de lesão no palato.
Região de aquisição: maxila.
Descrição do exame:
- extensa imagem hipodensa envolvendo o palato, na região dos dentes 21 ao 24, podendo representar uma lesão periapical, com reabsorção apical dos dentes 21 e 22 **(A-D)**. Verifica-se abaulamento severo da cortical palatina com discreto rompimento desta. Observa-se também rompimento da cortical do assoalho da fossa nasal na região do dente 24. O limite mesial da lesão encontra-se com a cortical do canal nasopalatino, entretanto respeitando seus limites.

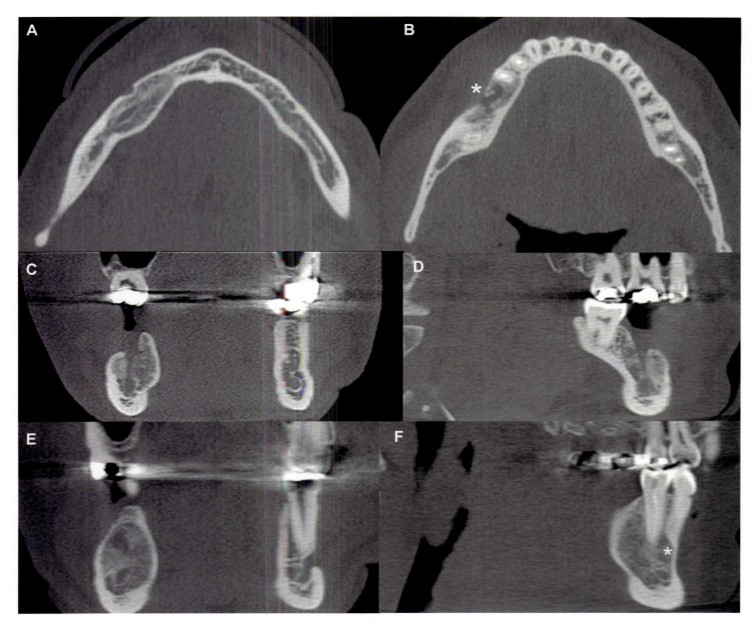

▲ **Figura 13**
Razão do exame: avaliação pós-cirúrgica da região do dente 44 ao 47.
Região de aquisição: maxila.
Descrição do exame:
- foram obtidas imagens axiais, coronais e sagitais com voxel de 0,25 mm **(A-F)**. Posteriormente, foram realizados cortes parassagitais com 0,2 mm e 0,2 mm de espaçamento entre estes;
- verifica-se imagem hiperdensa homogênea na região entre os dentes 44 e 47, com reabsorção do ápice do dente 44 (*) **(F)**. Envolve desde a base da mandíbula, sem comprometimento da cortical desta, até o rebordo alveolar na área edêntula. Nota-se abaulamento das corticais lingual e vestibular em toda a extensão correspondente aos dentes citados, com rompimento discreto da cortical vestibular na região do dente 46 (*) **(B)**. Esta imagem pode ser considerada regeneração óssea e material referente ao tratamento cirúrgico. Observa-se também uma área hipodensa discreta do rebordo ao canal mandibular, com comunicação entre estes na região do dente 46.

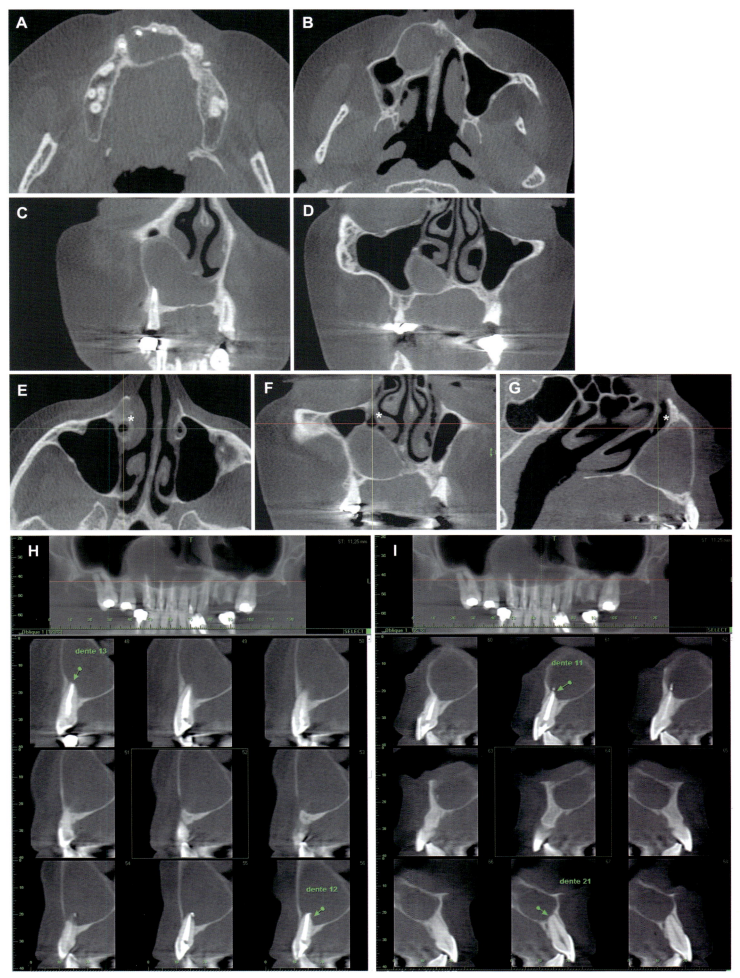

▲ Figura 14

Continua.

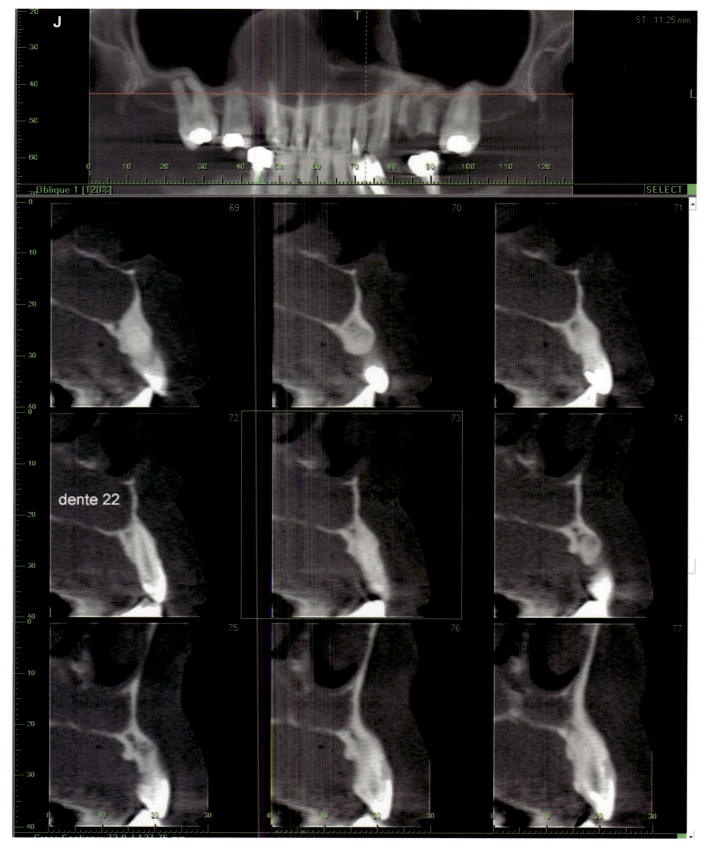

▲ **Figura 14** – *Continuação*.
Razão do exame: avaliação de cisto.
Região de aquisição: maxila.
Descrição do exame:
- verifica-se imagem característica de cisto apical que compreende do dente 14 ao 23, no sentido anteroposterior. A lesão possui um aspecto muito expansivo. No sentido inferossuperior, estende-se do palato até o canal nasolacrimal (*), provocando abaulamento da parede lateroanterior do seio maxilar, entretanto sem provocar rompimento desta. Lateralmente, verifica-se abaulamento da cortical da fossa nasal para a linha média, com rompimento e observa-se expansão severa das corticais vestibular e palatina **(A-G)**. Em relação às estruturas dentárias, verifica-se reabsorção radicular nos dentes 13, 12, 11 e 21 **(H-J)**.

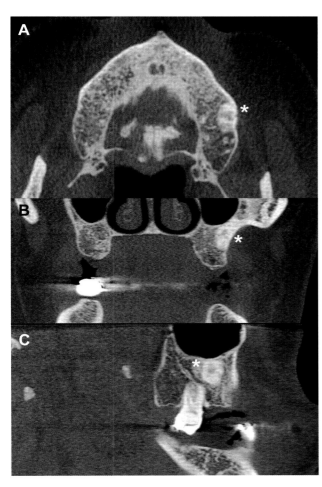

▲ **Figura 15**
Razão do exame: avaliação do dente 26.
Região de aquisição: maxila.
Descrição do exame:
- na região correspondente ao dente 26, observa-se uma imagem característica de raiz residual situada na cortical vestibular e em contato perfeito com o assoalho do seio maxilar (*). Analisando todo o volume e não apenas a região do dente 26, verifica-se imagem hiperdensa, homogênea, localizada em toda a maxila. Aspecto compatível com lesão fibro-óssea, mais especificamente displasia fibrosa na maxila bilateralmente. Sugere-se TC da mandíbula e da face para análise das outras estruturas que possam estar comprometidas.

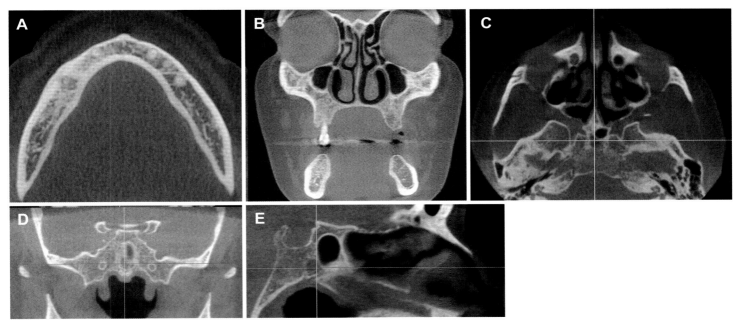

▲ **Figura 16**
Razão do exame: avaliação dos ossos face.
Região de aquisição: face.
Foram obtidas imagens axiais, coronais e sagitais com voxel de 0,25 mm.
- verifica-se imagem hiperdensa, homogênea, localizada em toda a maxila, estendendo-se para o osso zigomático, bilateralmente, provocando abaulamento discreto do assoalho da órbita do lado direito. Na mandíbula, no lado direito, nota-se imagem semelhante. Outras estruturas encontram-se envolvidas como o esfenoide referente ao corpo e à asa maior, o que corresponde à parede laterossuperior da órbita. Imagem com aspecto compatível com lesão fibro-óssea, mais especificamente displasia fibrosa craniofacial na maxila, zigomático, esfenoide e mandíbula. Seios maxilares de tamanho reduzido, porém dentro dos seus limites de normalidade.

Referências

1. Barrett JF, Keat N. Artifacts in CT: recognition and avoidance. Radiographics. 2004 Nov-Dec;24(5):1679-91.
2. Benington PC, Khambay BS, Ayoub AF. An overview of three-dimensional imaging in dentistry. Dent Update. 2010 Oct;37(8):494-6, 9-500, 3-4 passim.
3. Bornstein MM, Lauber R, Sendi P, von Arx T. Comparison of periapical radiography and limited cone-beam computed tomography in mandibular molar for analysis of anatomical landmarks before apical surgery. J Endod. 2011 Feb;37(2):151-7.
4. Bueno MR, Estrela C, De Figueiredo JA, Azevedo BC. Map-reading strategy to diagnose root perforations near metallic intracanal posts by using cone beam computed tomography. J Endod. 2011 Jan;37(1):85-90.
5. Carter L, Farman AG, Geist J, Scarfe WC, Angelopoulos C, Nair MK, et al. American Academy of Oral and Maxillofacial Radiology executive opinion statement on performing and interpreting diagnostic cone beam computed tomography. Oral Surg Oral Med Oral Pathol Oral Radiol Endod. 2008 Oct;106(4):561-2.
6. Draenert FG, Coppenrath E, Herzog P, Muller S, Mueller-Lisse UG. Beam hardening artefacts occur in dental implant scans with the NewTom cone beam CT but not with the dental 4-row multidetector CT. Dentomaxillofac Radiol. 2007 May;36(4):198-203.
7. Hassan B, Metska ME, Ozok AR, van der Stelt P, Wesselink PR. Comparison of five cone beam computed tomography systems for the detection of vertical root fractures. J Endod. 2010 Jan;36(1):126-9.
8. Katsumata A, Hirukawa A, Noujeim M, Okumura S, Naitoh M, Fujishita M et al. Image artifact in dental cone-beam CT. Oral Surg Oral Med Oral Pathol Oral Radiol Endod. 2006 May;101(5):652-7.
9. Lenz M et al. Oropharynx, oral cavity, floor of the mouth: CT and MRI. Eur J Radiol 2000,33:203-2 5.
10. Miles DA. The future of dental and maxillofacial imaging. Dent Clin North Am. 2008 Oct;52(4):917-23, viii.
11. Ozer SY. Detection of vertical root fractures by using cone beam computed tomography with variable voxel sizes in an in vitro model. J Endod. 2011 Jan;37(1):75-9.
12. Rugani P, Kirnbauer B, Arnetzl GV, Jakse N. Cone beam computerized tomography: basics for digital planning in oral surgery and implantology. Int J Comput Dent. 2009;12(2):131-45.
13. Schulze R, Heil U, Grobeta D, Bruellmann D, Dranischnikow E, Schwanecke U et al. Artefacts in CBCT: a review. Dentomaxillofac Radiol. 2011 Jul;40(5):265-73.
14. Tohnak S, Mehnert AJ, Mahoney M, Crozier S. Dental CT metal artefact reduction based on sequential substitution. Dentomaxillofac Radiol. 2011 Mar;40(3):184-90.
15. White SC, Heslop EW, Hollender LG, Mosier KM, Ruprecht A, Shrout MK. Parameters of radiologic care: an official report of the American Academy of Oral and Maxillofacial Radiology. Oral Surg Oral Med Oral Pathol Oral Radiol Endod. 2001 May;91(5):498-511.
16. [Anon]. Use of cone-beam computed tomography in endodontics Joint Position Statement of the American Association of Endodontists and the American Academy of Oral and Maxillofacial Radiology. Oral Surg Oral Med Oral Pathol Oral Radiol Endod. 2011 Feb;111(2):234-7.

Agradecimentos

Os dados originais foram obtidos nas instituições citadas a seguir, e o pós-processamento das imagens realizado no LABI-3D da FOUSP.

- Radiologia Odontológica de Sorocaba, Sorocaba, (SP) (Figs. 1, 3-9, 12-16).
- Dr. Felipe Ferreira Costa, ODT Digital, Rio de Janeiro, RJ (Figs. 10 e 11).
- Dr. Otavio Shoiti Umetsubo, Cedeco Diagnósticos Médicos, Suzano – SP (Fig 2).

Parte IV

Tecnologia Aplicada a Imagens Volumétricas

Capítulo 15

Imagem Digital e Telerradiologia

Otavio Shoiti Umetsubo
Marcelo Gusmão Paraiso Cavalcanti

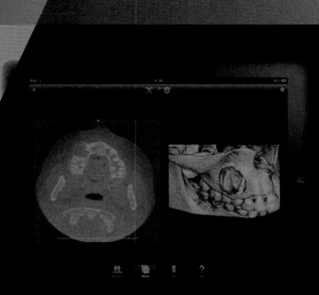
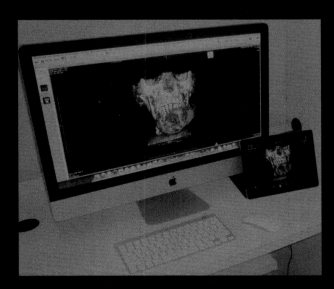

Cada vez mais a Radiologia interage com a Tecnologia da Informação (TI), tornando-se mais dependente dos recursos de computação. O conhecimento dos diversos programas (*softwares*), das técnicas envolvidas para a manipulação das imagens e dos componentes físicos (*hardware*) dos computadores é importante ao radiologista e/ou profissional que avalia e manipula as imagens tomográficas, não só por questões próprias à visualização do exame e emissão de hipóteses diagnósticas, mas também por questões relacionadas ao custo de aquisição e longevidade de uso do equipamento em si.

Devido à alta demanda de processamento e espaço de armazenagem, os computadores utilizados para pós-processamento de imagens tomográficas devem possuir requisitos mínimos que proporcionem reformatações em tempo real e alta produtividade. Devido a esse alto grau de complexidade, o custo das estações de trabalho não é baixo para o consumidor final. Entretanto, a produtividade obtida no fluxo de trabalho e o volume de exames realizados torna a sua aquisição extremamente vantajosa para o serviço de radiologia, caracterizando uma relação custo/benefício altamente favorável.

PACS, DICOM e padrões

Em 1982, o ACR (*American College of Radiology*) e a NEMA (*National Electric Manufactures Association*) formaram o comitê ACR-NEMA para desenvolver um padrão e promover um formato genérico de comunicação de imagem digital, permitindo a criação de bases de dados para acesso remoto e ajudar a garantir o uso de novos equipamentos com sistemas existentes e facilitar o desenvolvimento de PACS (*Picture Archiving and Communication System*). O PACS é um sistema voltado ao diagnóstico por imagem que permite o pronto acesso às imagens médicas em formato digital. O conceito de PACS foi definido por uma associação entre a NEMA, a RSNA (*Radiology Society of North America*) e um conjunto de empresas e universidades dos EUA. Em um hospital ou centro de diagnóstico por imagem, a radiologia sem filme (*filmless*) é sustentada pelo PACS, integrada com o RIS (*Radiology Information System*) e com o HIS (*Hospital Information System*).

No ambiente radiológico digital, a informação transmitida entre os componentes deve ser consistente. Ela é propagada pelo sistema de informação mais geral (HIS), passando pelo intermediário (RIS) até atingir o mais específico (PACS). Este processo requer uma rede adequada e padrões de comunicação bem definidos.

No início das imagens digitais na Radiologia a maioria dos centros radiológicos possuía equipamentos de imagens provenientes de diversos fornecedores. Cada fabricante considerava-se proprietário do formato dos dados digitais gerados pelo equipamento. Enquanto esta perspectiva podia ser justificável no âmbito competitivo, ela tornava difícil para o usuário extrair os dados do equipamento e inseri-los no PACS. Assim, cada equipamento precisava de uma interface exclusiva para entender os dados do fabricante em uma das extremidades da conexão e proporcionar o que a rede esperava na outra extremidade. Uma interface-padrão que pudesse ser utilizada por qualquer fabricante reduziria bem este problema.

A versão 1.0 do padrão ACR-NEMA, publicada em 1985, especificava uma interface de *hardware* sustentando uma transmissão de imagem ponto a ponto (não sendo rede), um dicionário de dados (um conjunto de regras para a codificação das informações) e uma série de comandos para iniciar as transações. Apesar de potencialmente muito rápida na transferência de dados, operava em uma distância limitada.

A versão 2.0, publicada em 1988, também se dirigia à transmissão de imagem ponto a ponto e fornecia regras significativas para a organização das mensagens (fluxos de *bits* representando informação transitando de um aparelho a outro). As propriedades da versão 2.0 já o tornavam desejável para determinadas aplicações. Um exemplo é a conexão direta com aparelhos para fins especiais, como *workstations* gráficas (estações de trabalho), para processamento de imagem e sistemas de telerradiologia. O uso da versão 2.0 nestas aplicações permitia que os usuários conectassem estes aparelhos a qualquer equipamento de imagem, independentemente do fabricante.

O PACS precisava de uma interface-padrão que pudesse conectá-lo diretamente às redes. A versão 3.0, também mencionada como DICOM (*Digital Imaging and Communications in Medicine*) foi finalizada em 1992. A versão 3.0 do padrão ACR-NEMA dirige-se a estas necessidades especificando os itens necessários para a interface com a rede que suporta o padrão TCP-IP (*Transmission Control Protocol – Internet Protocol*). O padrão DICOM incentiva a interconexão de sistema aberto de equipamentos de imagem em uma rede padronizada, ao mesmo tempo que mantém compatibilidade com os padrões anteriores de conexão ponto a ponto. Usuários do DICOM podem prover serviços de Radiologia em diferentes localizações geográficas, aproveitar os recursos da tecnologia de informação e manter custos baixos pela compatibilidade e interoperabilidade de novos equipamentos e sistemas. O padrão DICOM está totalmente de acordo com a ISORM (*International Sandards Organization Reference Model*) para comunicações em rede. Atualmente, um comitê multidisciplinar internacional mantém e atualiza o DICOM, que é estruturado de forma que contém "classes de objetos". Estes objetos representam dados e atributos do exame, como, por exemplo, o nome do paciente, a data e os parâmetros do exame.

Além do DICOM, outros dois padrões garantem a consistência dos dados e o fluxo automático de informação na Radiologia digital: o HL7 (*Health Level Seven*) e o IHE (*Integrating the Healthcare Enterprise*). O HL7 garante a interoperabilidade entre sistemas de informação em saúde. O IHE otimiza o fluxo de informação nas instituições de saúde, baseando-se em padrões de comunicação como o DICOM e o HL7.

De forma geral, um PACS é composto por equipamentos e sistemas voltados a aquisição, arquivamento e apresentação de dados e imagens médicas e odontológicas. Cada componente é integrado por meio de redes e aplicações computacionais compatíveis com o padrão DICOM. O servidor do PACS pode ser dividido em dois componentes principais: o controlador PACS (controla a comunicação e o fluxo de dados) e o servidor de arquivamento de imagens (responsável também pela segurança e integridade dos dados recebidos).

O PACS pode apresentar duas formas básicas de arquitetura: a centralizada (ou sob demanda) e a descentralizada (ou roteada). A arquitetura centralizada envia os exames diretamente aos servidores de arquivamento e, a partir destes, às estações de trabalho. Sua vantagem é a facilidade de gerenciamento e organização, além da flexibilidade, porém depende muito da infraestrutura da rede e dos equipamentos de armazenagem. A arquitetura descentralizada envia os exames diretamente às estações de trabalho, e, a partir delas, aos servidores de arquivamento.

Essa abordagem não exige tanto da infraestrutura da rede e acelera o acesso aos dados, entretanto, é mais complexa em relação ao seu gerenciamento e sincronização (Fig. 1).

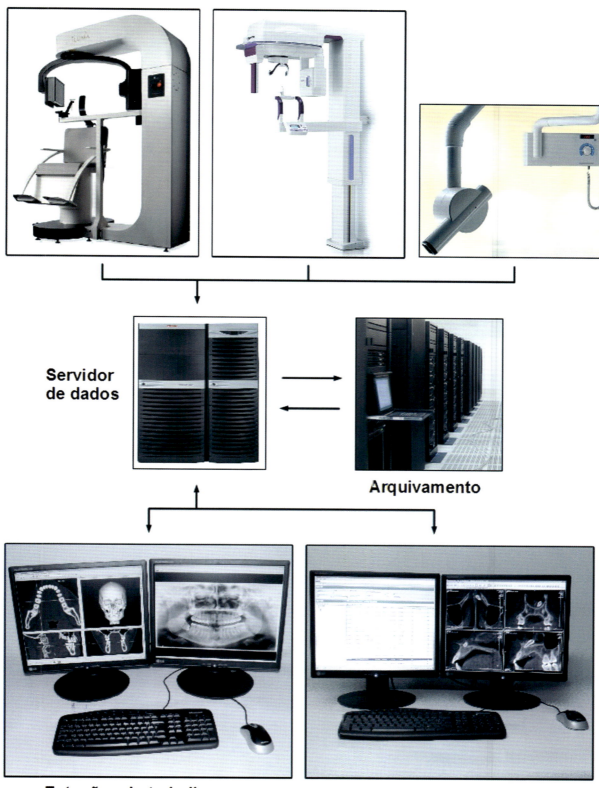

▲ **Figura 1** – Arquitetura do PACS. Qualquer modalidade de exame que seja digital pode enviar os dados ao servidor central, que disponibiliza as imagens nas estações de trabalho. Os exames também são arquivados no centro de dados e podem ser acessados futuramente para outros propósitos.

Na Radiologia odontológica todos os exames digitais (radiografias periapicais, panorâmica, telerradiografia, tomografia computadorizada por feixe cônico – TCFC) devem ser armazenados e analisados no formato DICOM. Neste formato todos os dados (nome do paciente, data do exame, parâmetros de aquisição) continuam preservados, além de permitir o uso de recursos gráficos (manipulação de brilho, contraste e filtros). Estes atributos não existem em uma imagem impressa ou em qualquer outro formato comum de imagem (JPEG, TIFF, BMP). Além disso, analisando os exames em formato DICOM de imagens, a qualidade destas é muito superior quando comparados com a imagem convertida em outros formatos, pois no formato DICOM todos os dados brutos (tons de cinza) são integralmente preservados. Isto vale tanto para imagens bidimensionais como radiografias intrabucais, panorâmicas e telerradiografias (pixel) quanto para imagens volumétricas como a tomografia computadorizada (TC) (voxels). Aos cirurgiões-dentistas solicitantes, existem *viewers* gratuitos, para que possam usufruir dos recursos das imagens digitais. Esses *viewers* podem ser provenientes dos próprios equipamentos ou mesmo da Internet, sendo *softwares* independentes.

Telemedicina, teleodontologia e telerradiologia

A telerradiologia – termo que abrange muitos conceitos, desde a simples transferência eletrônica de imagens médicas compactadas até a interpretação final das imagens médicas com o acesso do radiologista aos exames anteriores e à história clínica do paciente – tem sido explorada nos últimos 50 anos e é parte integrante do conceito cada vez mais amplo de "telemedicina" - a prestação de serviços de saúde à distância. Sendo uma das primeiras iniciativas práticas bem-sucedidas da telemedicina, a telerradiologia foi originalmente implementada como uma solução à demanda de serviço de cobertura noturna e à própria prática radiológica (dificuldades de recrutamento de radiologista, casos difíceis que exigiam interpretação mais especializada).

Os sistemas de telerradiologia já se tornaram comercialmente disponíveis nos anos 1980, porém de forma ainda muito limitada quanto à qualidade e escalabilidade. Os primeiros sistemas incluíam *scanners* planos ou câmeras para películas. Nesta época as radiografias convencionais eram digitalizadas e as imagens de TC e ressonância magnética, convertidas para sinais de vídeo. A partir disso surgiram questionamentos sobre a degradação das imagens transmitidas, recursos de compressão e de compactação de dados.

Até a primeira metade dos anos 1990 vários fatores ainda dificultavam a adoção difundida da telerradiologia: baixo desempenho e alto custo dos sistemas de computador e da transmissão de dados, além da falta de sistemas práticos e acessíveis para a aquisição de imagens digitais (incluindo estações de trabalho de alta resolução nos locais de origem e nos locais receptores). Nesta época o interesse na comunicação de longa distância e de alta velocidade já era crescente, para suporte da telerradiologia, programas educacionais e de pesquisa.

Paralelos à Medicina os avanços na telecomunicação também trouxeram novas perspectivas à Odontologia e à Radiologia odontológica. Em 1996, Hayakawa e cols. testaram a transmissão de radiografias intrabucais, sem a perda de detalhes na imagem. O desempenho do sistema de telerradiologia demonstrou o potencial como um recurso efetivo e de baixo custo para a Odontologia. No mesmo ano, Eraso e cols. tentaram estabelecer protocolos para a transmissão de radiografias digitalizadas da articulação têmporo-mandibular (ATM).

Na última década, os fatores tecnológicos mudaram dramaticamente com a redução dos custos e o aumento no desempenho: sistemas de comunicação e Internet de alta velocidade, computadores com capacidade de processamento cada vez maior, além da crescente adoção do PACS na prática radiológica. Ao mesmo tempo, a Radiologia passou por uma mudança na aquisição e visualização das imagens em todas as modalidades, de películas para a captura digital e visualização em estações de trabalho. Juntos estes avanços proporcionaram uma plataforma prática e acessível para a implementação da telerradiologia. Sem dúvida os pacientes esperam a mesma evolução na comunicação entre os profissionais de saúde, incluindo cirurgiões-dentistas.

O PACS sempre teve alcance limitado na Radiologia odontológica, pois tanto a digitalização em si quanto a demanda por exames digitais em Odontologia ocorreram de forma mais lenta. Ainda assim, em Odontologia, o PACS só passou a ter mais aplicabilidade com o advento de exames de alta complexidade, como a TC e a imagem por ressonância magnética (IRM). Foi nestas modalidades que o PACS mostrou-se um recurso realmente diferenciado, por meio das ferramentas gráficas (reconstrução multiplanar, e em 3D), além das funções de arquivamento e distribuição das imagens.

Vários fatores têm favorecido a adoção do PACS na Odontologia.

- Com o tempo, mais pessoas vêm sendo incluídas no mundo digital, e cada vez mais cientes e exigentes quanto às suas facilidades.
- Os serviços de diagnóstico por imagem em Medicina tornaram-se mais ágeis. Com isso, aumentaram também as expectativas nos serviços de Radiologia odontológica.
- O advento da tomografia computadorizada por feixe cônico (TCFC), que é um exame inerentemente digital e tridimensional.
- Clínicas de Radiologia onde as radiografias intrabucais, panorâmicas e telerradiografias são de aquisição digital e que também possuem um tomógrafo computadorizado. A armazenagem de todas as imagens no formato DICOM permitirá a intercambialidade destas imagens simultaneamente via um servidor.
- Com indicações médicas da TCFC (avaliação dos seios da face, ouvido, mastoides), os serviços de Radiologia que já tinham o PACS estão adquirindo equipamentos de TCFC e fornecendo exames odontológicos.

Armazenagem e envio de dados

Muita atenção deve ser dada ao tráfego e à armazenagem de dados oriundos dos exames tomográficos. O aumento na disponibilidade, acessibilidade e na demanda dos exames, em modalidades de resolução e complexidade crescentes, geraram uma necessidade de espaço de memória muito grande nos computadores. Com a quantidade crescente de dados digitais produzidos durante a prática clínica, é fundamental ao profissional o conhecimento a respeito dos sistemas de armazenagem e disponibilização das imagens. O uso de servidores dedicados e sistemas de armazenagem são obrigatórios. Neste contexto devem ser analisadas soluções que proporcionem alta velocidade de comunicação, como o uso de *switchs* com interfaces de alta velocidade e sistemas de armazenagem dedicado. Para ambientes profissionais é necessária a infraestrutura que permita armazenagem, proteção e compartilhamento dos dados dos pacientes, bem como a possibilidade de virtualização de *hardware*, com o objetivo de reduzir custos e otimizar o conjunto de computadores disponíveis. Recursos como os dispositivos de armazenagem em rede (NAS – *network attached storage*) devem ser avaliados em preferência às unidades externas de disco com interface USB. Nestes dispositivos, são disponibilizados serviços como *backup* automático do conteúdo dos servidores, criação de máquinas virtuais para uso de suítes de pós-processamento em rede, escalabilidade e redução de recursos energéticos. A integração com sistemas de PACS e HIS é também um quesito importante para a perfeita integração entre as informações administrativas e clínicas do serviço de Radiologia.

Os desafios na armazenagem, indexação e compartilhamento de dados são múltiplos e requerem várias ferramentas, que podem não estar no mesmo local físico da instituição. Tais desafios na armazenagem de dados começarão a exigir habilidades crescentes em TI. Pela perspectiva administrativa, um serviço de Radiologia (com recursos humanos e tecnológicos ainda ajustados à realidade analógica, que não é muito distante cronologicamente) pode ser melhor atendido com uma abordagem terceirizada.

A complexidade da administração de TI encontrada pelos serviços de Radiologia está crescendo implacavelmente, impulsionada por regulamentação governamental, concessões e avanços tecnológicos. A atualização científica já requer tempo e esforço por parte dos radiologistas, e o conhecimento gerado a todo instante é tão grande que pode ser dividido em subespecialidades. Na Medicina podemos citar: Neurorradiologia, Cardiovascular, Cabeça e Pescoço, Músculo Esquelético, etc. Paralelamente, há uma quantidade crescente de pesquisa da TCFC nas especialidades odontológicas (Cirurgia, Implantodontia, Endodontia, Periodontia, etc), retomando diversos questionamentos que estagnaram nos conceitos bidimensionais. Para a maioria dos radiologistas, pode não ser razoável nem sustentável dedicar parte do seu tempo para adquirir também conhecimentos aprofundados em TI.

Na última década, múltiplas tecnologias têm ocasionado coletivamente o conceito de "computação em nuvem" (do inglês *cloud computing*). A computação em nuvem pode ser definida como um modelo no qual a computação (processamento, armazenagem e *softwares*) está em algum lugar da rede e é acessada remotamente, via Internet.

Entretanto, é muito provável que em uma realidade breve empresas terceirizadas assumam a responsabilidade pelos serviços de TI. Os consumidores em geral não precisarão saber como funciona nem como os seus dados são armazenados; eles simplesmente usarão os recursos quando necessário.

Atualmente, existem fornecedores de serviços de PACS na nuvem. Imagens médicas podem ser renderizadas em 2D ou 3D, remotamente ao computador em que são geradas. Esta técnica, chamada *remote rendering* (renderização remota) ou *server-side rendering* (renderização no servidor remoto), permite que as imagens sejam processadas em um servidor que então envia apenas os *bits* necessários para representar a imagem atual no monitor do usuário. A renderização remota também tem o benefício de que as imagens ficam armazenadas no servidor, permanecem lá e apenas as imagens visualizadas vão para a área de trabalho temporariamente. Uma segunda tecnologia que possibilita o PACS na nuvem é o *desktop virtualization* (virtualização de *desktop*). O computador-cliente pode ser tão "compacto" quanto um computador comum ou mesmo um dispositivo móvel. Neste caso, a rede conecta-se com o computador, que se comporta como se estivesse conectado com uma estação de trabalho. Entretanto, a "estação de trabalho" é uma máquina virtual funcionando remotamente. Na virtualização de *desktop*, todos os dados estarão mais seguros, uma vez que permanecem no servidor.

Existem ainda outros serviços não direcionados exclusivamente à Radiologia, em que os dados também podem ser acessados de qualquer lugar, a qualquer momento, sem a necessidade de armazenagem. O uso desse modelo também pode ser mais viável do que o uso de unidades físicas. Dependendo do espaço requerido ou do tamanho dos arquivos a serem enviados, estes serviços podem ser gratuitos. Para o envio de arquivos, podemos exemplificar o Pando e o YouSendIt; alguns exemplos para a armazenagem dos dados: Dropbox, WingedBox, Gmail Drive, entre outros.

Isso tem sido utilizado na Radiologia odontológica como alternativa em termos de custo–benefício, mantendo a qualidade e resolução das imagens para fins de diagnóstico (Fig. 2).

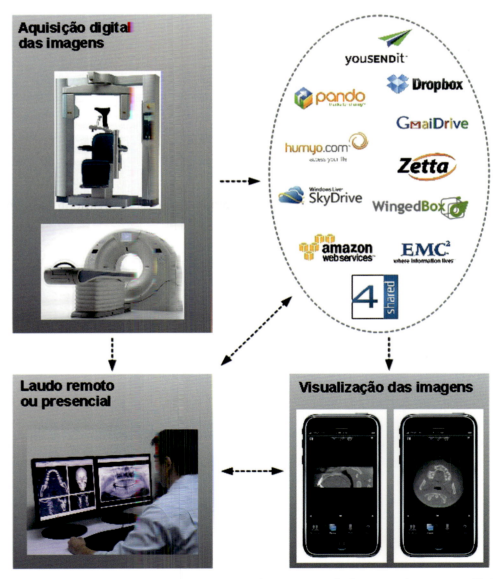

▲ **Figura 2** – As imagens em formato digital podem ser enviadas para o radiologista e/ou para o clínico que encaminhou o paciente para o exame, devido aos recursos tecnológicos atuais como *softwares*, *hardware* e Internet.

A computação em nuvem pode apresentar várias vantagens.

- O usuário tem melhor controle dos gastos ao usar os aplicativos, pois a maioria dos sistemas de computação em nuvem fornece aplicações gratuitamente. Quando não gratuitas, são pagas apenas pelo tempo de uso dos recursos. Não é necessário pagar por uma licença integral de uso de *software*.
- A capacidade pode sempre se redimensionar ou mesmo ser interrompida, de acordo com a demanda (a memória não será "perdida" nem "descartada", simplesmente será repassada a outro cliente).
- Diminui a necessidade de manutenção de infraestrutura física de redes locais cliente/servidor, pois esta fica a cargo do provedor do *software* em nuvem.
- Uma vez que os dados deixam as fronteiras físicas da instituição surgem novas complicações. Primeiro, a privacidade do paciente deve ser protegida. Isto pode ser realizado criptografando os dados antes de serem enviados para a nuvem. O *site* deve ter uma rede de banda larga confiável para se conectar com o provedor de rede.

A computação em nuvem ainda não está consolidada, fato evidenciado pela pouca atuação dos vendedores neste mercado. Entretanto, pode se tornar uma ferramenta indispensável para os radiologistas à medida que a demanda computacional e de memória aumente. Apesar de muito interessante para a Radiologia, os assuntos fundamentais não são puramente técnicos. Alguns fatores ainda argumentam contra a computação em nuvem: latência dos dados, propriedade dos arquivos, custo-benefício e segurança das informações devem ser considerados.

Softwares – Visualizadores de imagens, dispositivos móveis

Desde a aquisição dos exames até a liberação do laudo, todo o processo está abandonando os filmes e os papéis, graças ao uso dos sistemas RIS, PACS e às estações de trabalho. Além disso, houve popularização e democratização da informática na Odontologia, com *notebooks*, computadores pessoais e Internet, cada vez mais rápidos e potentes.

Assuntos legais à parte, a digitalização dos exames permite que os profissionais tenham acesso remoto e imediato às imagens, mesmo de formas simples, como *e-mails* ou servidores virtuais.

Eventualmente, existe a necessidade do uso das imagens para arquivo de casos, aulas, conferências, reuniões científicas, entre outras finalidades. A dificuldade é que as imagens em formato DICOM não podem ser visualizadas em programas comuns encontrados nos computadores pessoais. O PACS também não é financeiramente viável para todos, mas o formato DICOM requer o uso de programas específicos, dentre os quais existem opções gratuitas e de código aberto (*open source*).

O código aberto não apenas fornece uma boa alternativa em termos de custo-benefício, mas também por ser aperfeiçoado e compartilhado por uma comunidade de desenvolvedores da área. Dessa forma, o *software* pode ser personalizado para atender a outras necessidades específicas do radiologista. O código aberto tem menos restrição no fornecimento de ferramentas que respondam à demanda dos usuários, antes mesmo que essas novas tendências sejam identificadas por fornecedores comerciais.

Certificações médicas como a FDA (*Food and Drug Administration* – órgão governamental dos EUA que controla os equipamentos médicos, além de outros assuntos relacionados à saúde) e a CE (*Conformité Européene*) não se aplicam aos *softwares* de código aberto. Entretanto, é importante salientar que estas certificações não são garantia de qualidade ou exatidão de um *software*. Apenas asseguram que há um processo e fluxo de documentos de forma adequada, assim como boas práticas de desenvolvimento do *software*, com acompanhamento e documentação de suas falhas e melhorias, notificando os usuários registrados. Ao contrário de medicamentos, produtos de *software* não são obrigados a serem validados em ensaios clínicos. Além disso, os *softwares* de código aberto são mais amplamente examinados pelos usuários e desenvolvedores, que podem testar e avaliar o código-fonte e os algoritmos.

As características existentes nos diversos programas tornam os programas cada vez mais direcionados para a realização de tarefas específicas a cada especialidade da área da saúde, tais como planejamento de implantes dentários, planejamento de cirurgias assistidas por computador ou mensuração do diâmetro de artérias coronarianas em Cardiologia.

Apesar da especificidade de cada programa, características como a visualização das imagens DICOM, manipulação de janelas, exibição de imagens em RMP, segmentação e magnificação (zoom), produção de relatórios são comuns a todos os programas de visualização de imagens médicas. Dependendo da quantidade de recursos e do refino proporcionado às imagens por esses programas, seu custo pode ser variável, de acordo com as necessidades clínicas. Neste contexto, para as diversas peculiaridades de cada área, são criados programas específicos, como, por exemplo: Anatomical Models (Materialise – Belgium), Invivo (Anatomage – San Jose/EUA), Vitrea (Vital Images, Plymouth, MN, EUA). Esses programas são instalados em sistema operacional Windows XP ou mais recentemente Windows 7 (Plataforma PC).

O programa gratuito considerado padrão ouro dentre os visualizadores DICOM é o OsiriX (www.osirix-viewer.com – Pixmeo – Geneva, Suíça), sendo o programa com maior número de funções e ferramentas dentre os existentes, porém disponível apenas para o sistema operacional MacOS X (Barra FR, Barra RR, Barra Sobrinho A. Radiol Bras. 2010) (Figs. 3 e 4). De acordo com seus criadores o *software* foi desenvolvido para a navegação e visualização de imagens multiplanares com opção de visualização em 2D, 3D e 4D (séries com envolvimento de sequências temporais – TC cardíaca), e também análise funcional (TC cardíaca com o uso de PET). Nos EUA e na Europa, pode-se usar o OsiriX apenas para fins de pesquisa ou ensino. Para finalidade diagnóstica, existe a versão Osirix MD, que é aprovada pela FDA, mas não é gratuita. Este *software* possui características excelentes, proporcionando ao usuário amplo controle na visualização de imagens, com características como alta velocidade de reconstrução, integração perfeita com sistemas de PACS, fusão de imagens com PET-CT. No OsiriX o usuário pode optar por visualização multiplanar (RMP), reconstrução em 3D por volume ou superfície e MIP. Todos estes modos suportam fusão de imagens de diferentes séries. Adicionalmente, o desenvolvimento de complementos (*plug-ins*) é estimulado e funções adicionais são incorporadas a cada nova versão, por meio de atualizações constantes. Neste *software* é possível também a conformação de servidores para gerenciamento de imagens no padrão DICOM (armazenagem, impressão, *query and retrieve*, conversão de formatos, integração com servidores de PACS) (Fig. 5). No laboratório de imagem em 3D da FOUSP, este *software* é rotineiramente utilizado para estudos de fraturas radiculares, lesões periodontais, defeitos ósseos peri-implantares, planejamento para cirurgia ortognática, assim como na análise de interferência de artefatos metálicos. As imagens avaliadas são provenientes de TCFC e TC helicoidais, sempre em formato DICOM em plataforma iMAC, utilizando o programa OsiriX MD.

O AmbiVU (www.ambivu.com – AmbiVU – Oxford, Inglaterra) é um visualizador DICOM que inclui reconstruções multiplanares e em 3D, podendo ser instalado tanto em plataforma Windows, Apple Mac ou Linux. Apresenta as ferramentas de manipulação de imagem, gera vídeos em formato.avi, além de poder se conectar a um RIS. A versão gratuita deste *software* permite armazenar apenas cinco pacientes (Figs. 6 e 7).

A versão gratuita do ClearCanvas Workstation (www.clearcanvas.ca – ClearCanvas – Toronto, Canadá) faz parte de um pacote de código aberto que também inclui um servidor de imagens PACS e um RIS. Possui certificação do *Health Canada Medical Devices Regulations* (Departamento de Saúde do Canadá). Possibilita adicionar comentários aos exames e torná-los anônimos para posterior pesquisa, sendo muito útil para o arquivamento de casos. Possui o certificado ISO 13485:2003, que é um padrão internacional para equipamentos médicos (Figs. 8 e 9).

O Evorad (www.evorad.com – Evorad S.A. – Atenas, Grécia) é um sistema integrado RIS-PACS, que permite visualizar imagens e inserir dados no prontuário eletrônico do paciente (Fig. 10). Pode conectar-se com outras unidades RIS-PACS Evorad ou PACS Evorad. Por ser possível trabalhar com mais de um monitor, pode-se ter acesso às informações do paciente sem deixar a janela de imagem. Outra facilidade ao se trabalhar com mais de um monitor é comparar exames (p. ex., um exame contrastado e o outro sem; ou, ainda, avaliar a progressão de um paciente, em exames com datas diferentes) (Fig. 11).

O Onis (www.onis-viewer.com – DigitalCore – Tóquio, Japão) também apresenta uma versão gratuita com uma interface simples e agradável. Uma limitação é o número reduzido de pacientes no banco de dados (até 15); a partir disso, deve-se excluir um paciente para que seja possível inserir um novo. Além disso, não torna os dados dos exames anônimos. Permite a visualização do exame sem que este tenha que ser baixado do servidor, não requerendo muito espaço de armazenagem. Gera um modelo 3D-MIP e cria CD com visualizador (Figs. 12 e 13).

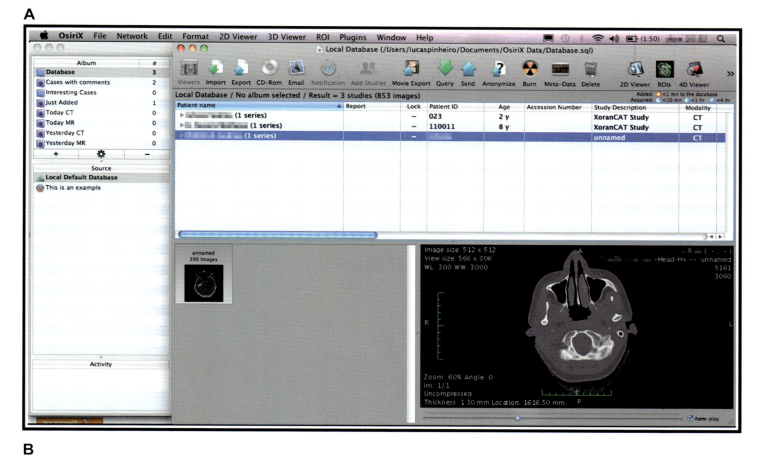

▲ **Figura 3** – *Software* OsiriX. A tela inicial apresenta também um visualizador prévio **(A)**. Reconstrução multiplanar **(B)** proveniente de imagens de TC *multislice*.

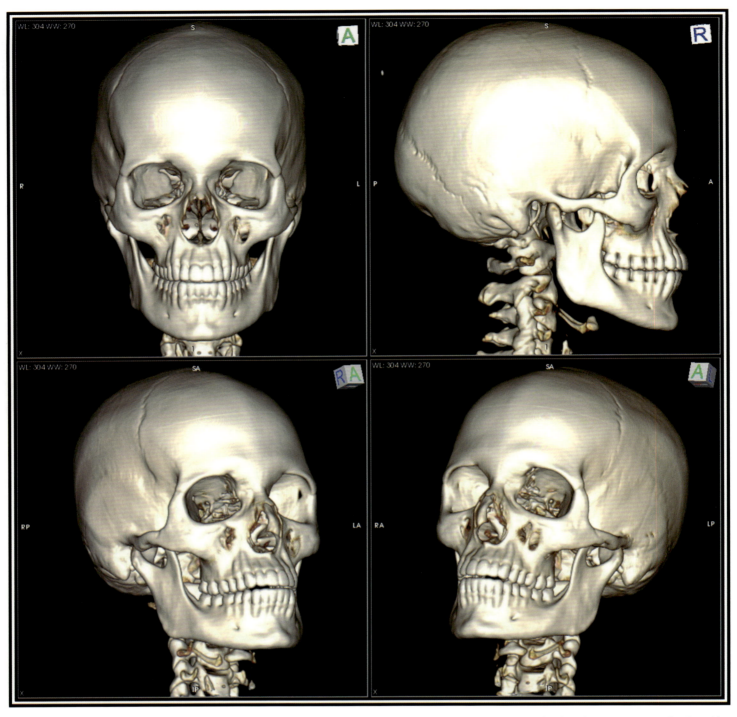

▲ **Figura 4** – *Software* OsiriX. Reconstruções em 3D provenientes de imagens de TC *multislice* (mesmo caso da Fig. 3).

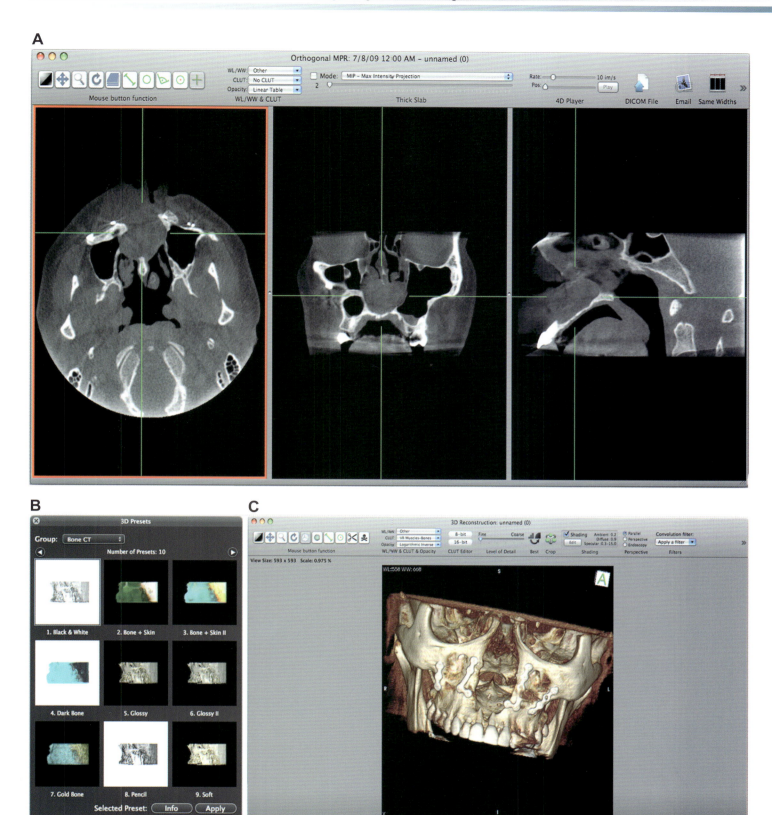

▲ **Figura 5** – *Software* OsiriX. (A) Visualização multiplanar com exibição dos planos anatômicos axial, coronal e sagital simultaneamente. (B) Opções de protocolos de reconstrução em 3D disponíveis. (C) Reconstrução em 3D por meio da técnica de volume.

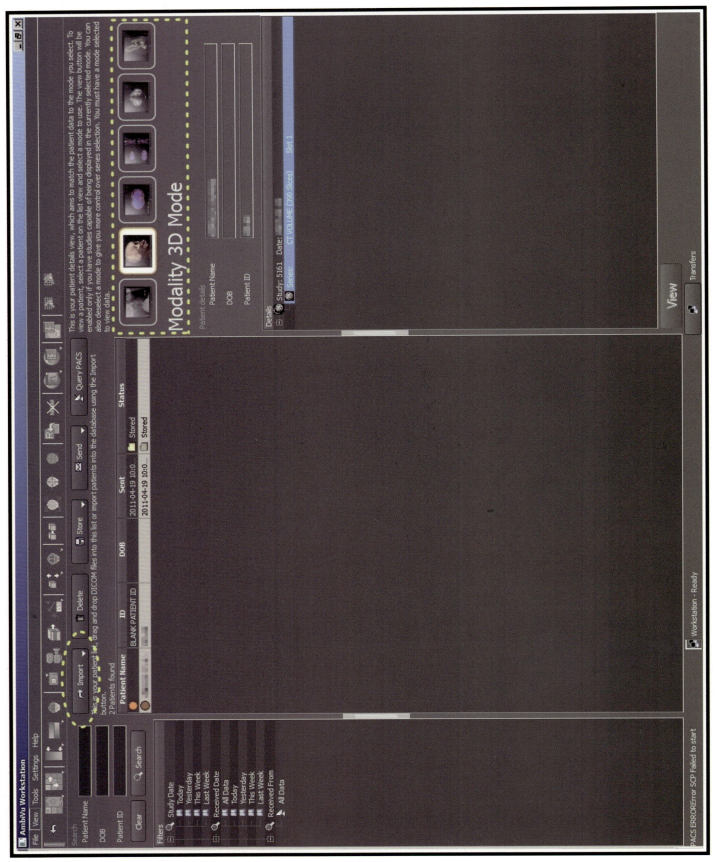

▲ **Figura 6** – Tela inicial do *software* AmbiVU, onde é possível importar os dados DICOM e escolher a modalidade de visualização.

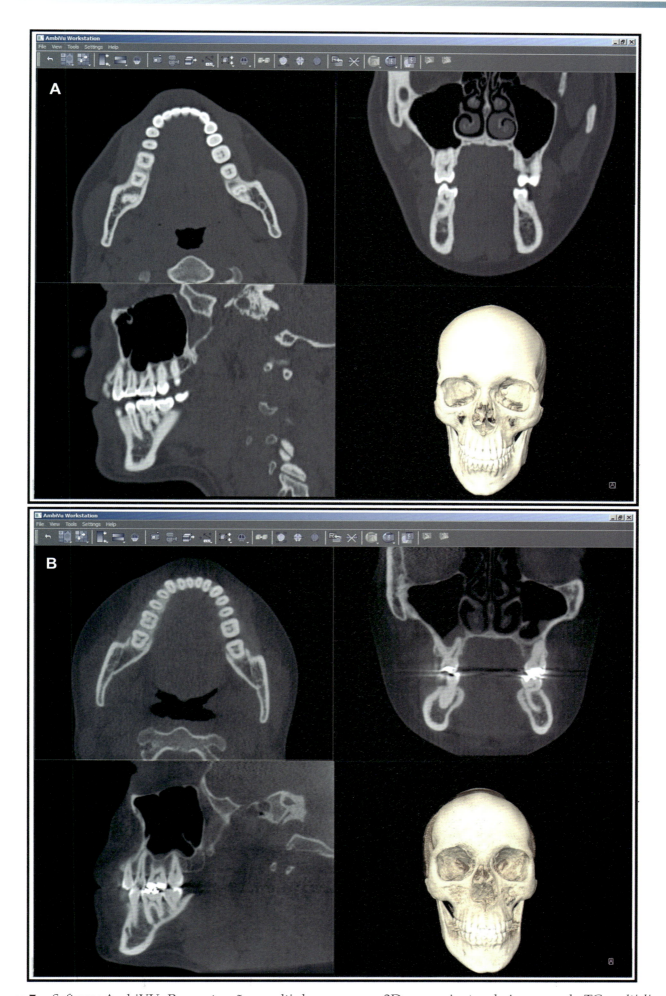

▲ **Figura 7** – *Software* AmbiVU. Reconstruções multiplanares e em 3D provenientes de imagens de TC *multislice* **(A)** e TCFC **(B)**.

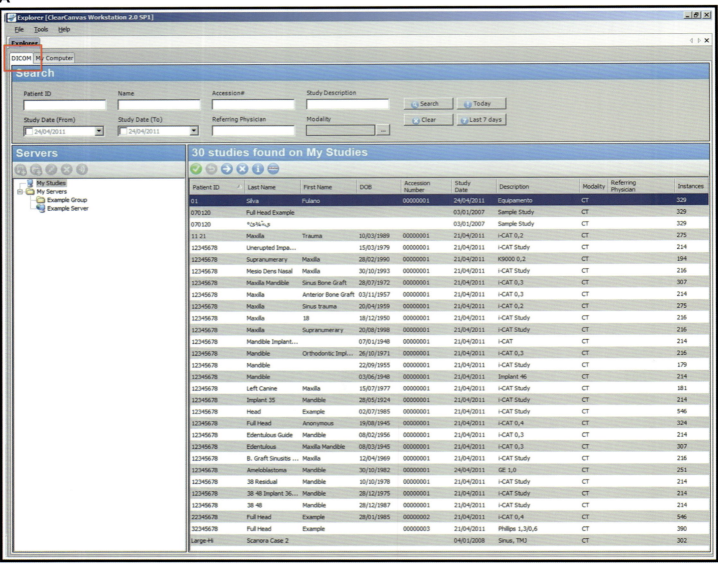

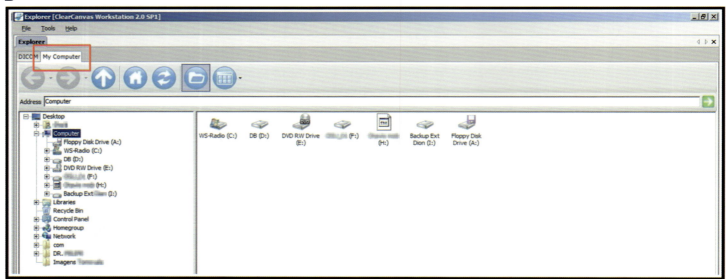

▲ **Figura 8** – *Explorer* do *software* ClearCanvas mostrando a aba DICOM com a lista de exames que já estão inseridos **(A)** e a aba *My Computer* para inserir novos exames **(B)**.

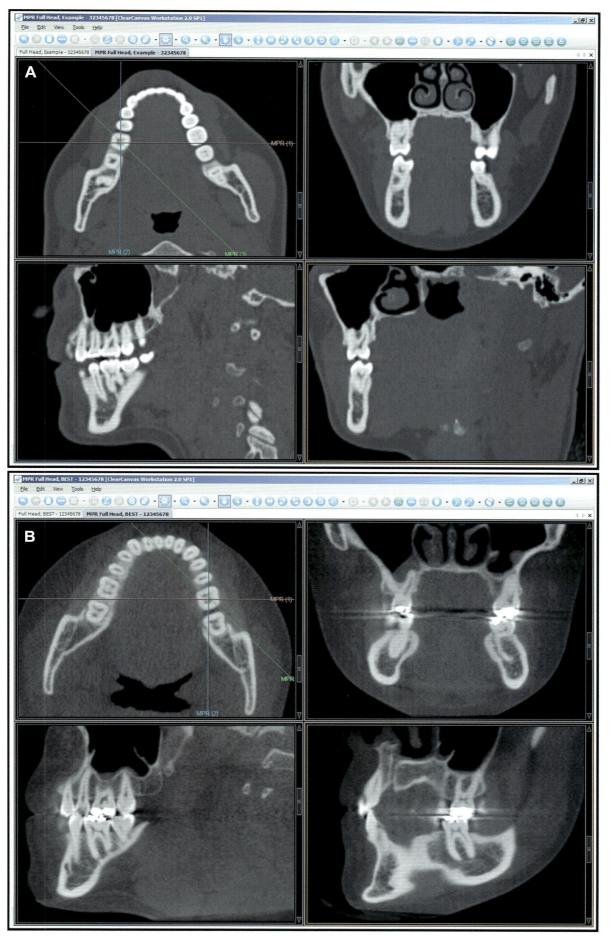

Figura 9 – *Software* ClearCanvas. Reconstruções multiplanares provenientes de imagens de TC *multislice* **(A)** e TCFC **(B)**. A versão gratuita do ClearCanvas não realiza a reconstrução em 3D, mas permite um quarto corte oblíquo (além das imagens axiais, coronais e sagitais). Este corte pode ser modificado arbitrariamente, de acordo com a necessidade do usuário.

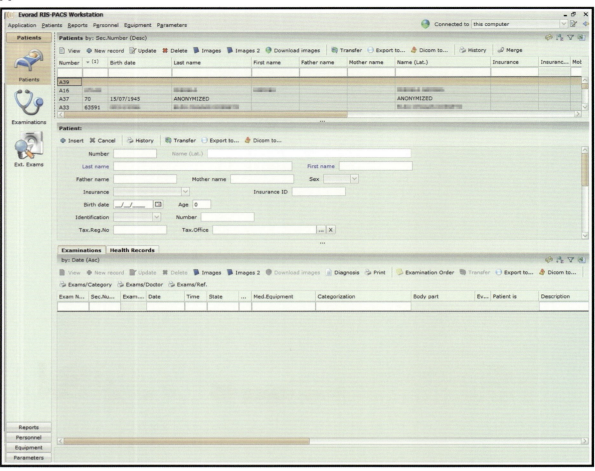
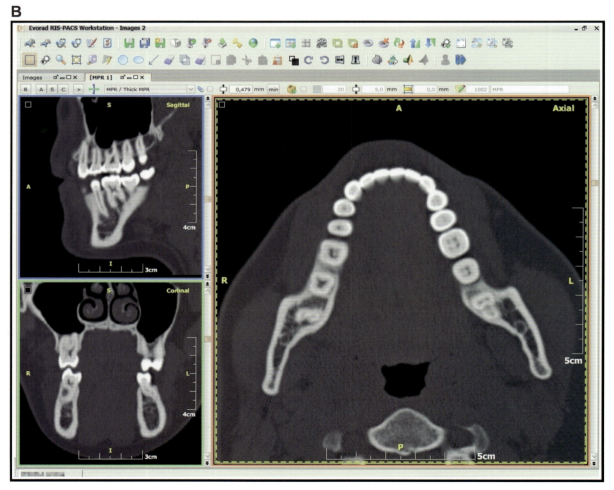

▲ **Figura 10** – *Software* EvoRad, baseado na plataforma Java. Gerenciador RIS **(A)** e reconstrução multiplanar **(B)**.

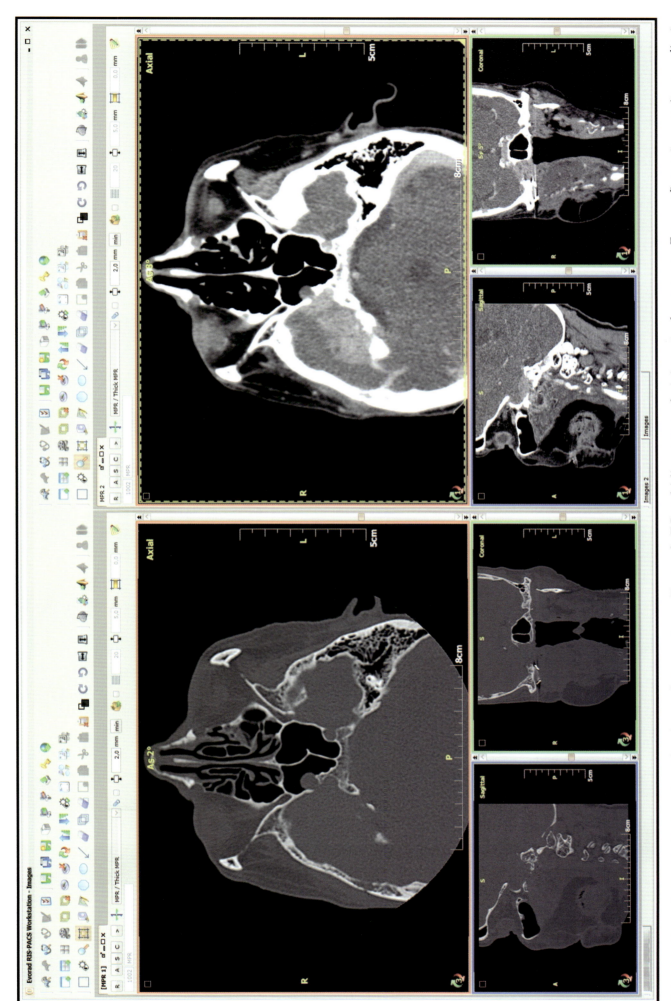

▲ **Figura 11** – *Software* EvoRad sendo utilizado em dois monitores. Exame de TC *multislice*, com a administração de contraste. Esta configuração permite a avaliação simultânea nas janelas para osso e partes moles. Observar a maior atenuação das imagens de partes moles pelo contraste no lado direito da fossa média do crânio.

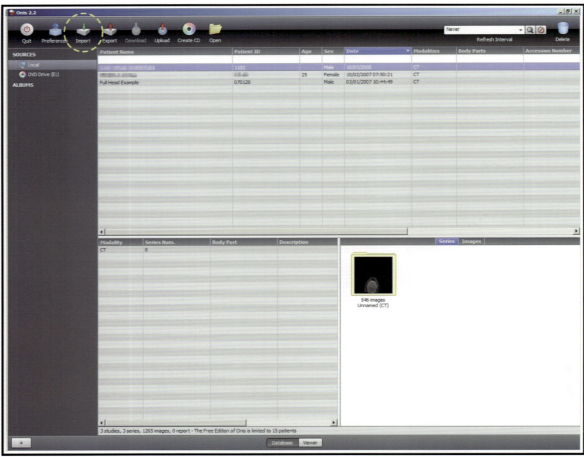
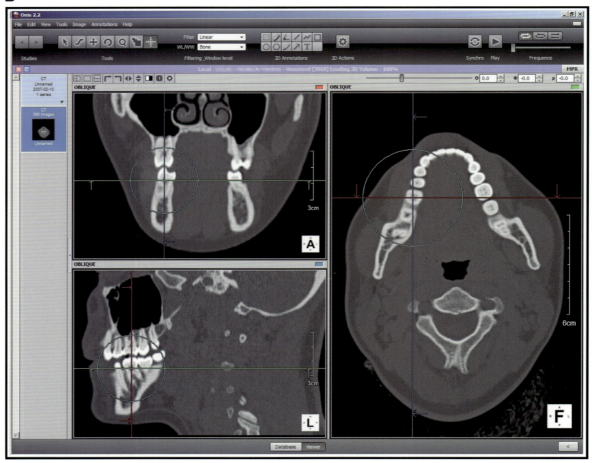

▲ **Figura 12** – *Software* Onis. Tela inicial para a importação de novos dados DICOM e apresentando os exames qua já estão inseridos **(A)**. Reconstrução multiplanar com as guias de localização, proveniente de imagens de TC *multislice* **(B)**.

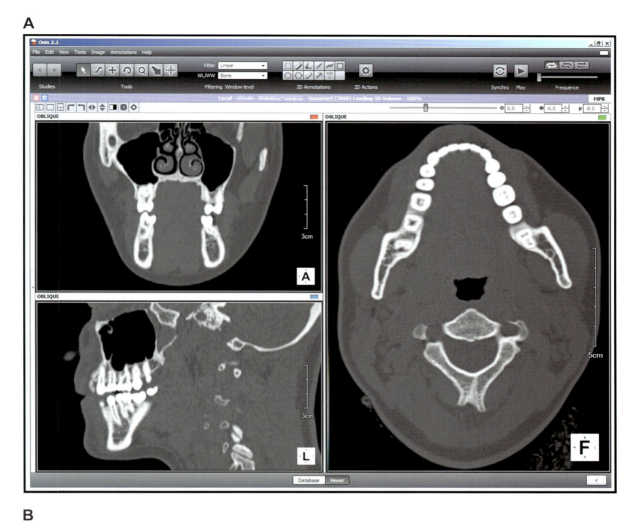
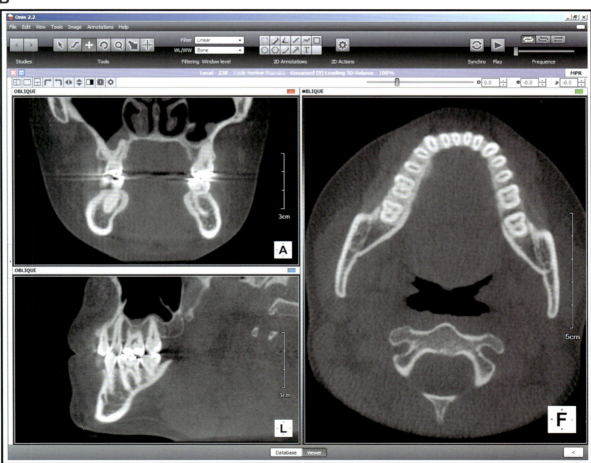

Figura 13 – *Software* Onis. Reconstruções multiplanares provenientes de imagens de TC *multislice* **(A)** e TCFC **(B)**.

Estes *softwares* permitem o pós-processamento de qualquer volume adquirido de tomógrafos computadorizados (por feixe cônico e helicoidal), desde que em formato DICOM. Eles também permitem converter as imagens DICOM em extensões comuns de imagem (JPEG, TIFF, BMP), o que facilita o envio e a visualização com fins ilustrativos, destinados ao cirurgião-dentista. Para finalidade diagnóstica, apenas o formato DICOM é válido, pois as extensões comuns de imagem apresentam perdas de dados, que não são reproduzidos com exatidão e fidelidade.

Uma importante modalidade de visualização de imagens médicas está emergindo nos dias atuais com o uso de telefones celulares avançados (*Smartphones*) ou dispositivos móveis de computação (*Tablets*). Por intermédio de aplicativos específicos, o profissional tem acesso por meio de redes sem fio (*Wi-Fi*) ou redes telefônicas (3G/4G) aos dados dos exames armazenados em computadores remotos, tornando possível a prática da telerradiologia em ambientes físicos como hospitais (próximo a leitos) ou centros cirúrgicos, sem a necessidade de estações de trabalho independentes como anteriormente (Fig. 14). Um cirurgião, com o laudo emitido pelo radiologista em mãos, pode utilizá-lo para auxílio durante um procedimento, usufruindo das ferramentas que estiverem disponíveis na versão mais compacta do *software*.

O primeiro aplicativo aprovado pela FDA é o Mobile MIM, para ser utilizado no iPhone e no iPad (www.apple.com – Apple Inc. – Cupertino, CA, EUA). O OsiriX Mobile também é voltado a dispositivos móveis, mas não apresenta certificação da FDA (Figs. 15 e 16).

Diversos estudos estão sendo desenvolvidos no sentido de avaliar o impacto que estes dispositivos têm no processo de diagnóstico e na tomada de decisões durante o tratamento de pacientes na rotina clínica. Apesar de o iPad apresentar resolução suficiente (1024 x 768 *pixels*), ainda não está claro sobre a fidelidade das imagens representadas. Aplicativos DICOM *viewer* também estão disponíveis para o sistema operacional Android, da Google. Segundo a FDA, aplicativos móveis (mesmo o Mobile MIM, que tem certificação da FDA) não substituem uma estação de trabalho, mas auxiliam no diagnóstico quando um radiologista não pode acessar uma estação de trabalho.

No Brasil, o uso de visualizadores DICOM é algo controverso, pois a ANVISA (Agência Nacional de Vigilância Sanitária) não possui regulamentação específica. Dessa forma, os radiologistas brasileiros baseiam-se na regulamentação de órgãos estrangeiros, como a FDA e a CE.

Ergonomia e tecnologias de suporte associadas à telerradiologia

Na última década, a Radiologia tem sido transformada pela digitalização e pelas estações de trabalho, substituindo películas e negatoscópios. A produtividade dos radiologistas aumentou e o tempo necessário para a interpretação das imagens diminuiu. O problema do deslocamento de películas foi resolvido, além de melhorar o processo do laudo. A transição da película para o PACS resultou em acurácia diagnóstica e satisfação de trabalho, principalmente quando associada à otimização do fluxo de trabalho.

Serviços de Radiologia digital, programas de reconhecimento de voz, solicitação eletrônica e telerradiologia são alguns dos recentes desenvolvimentos que aumentaram substancialmente o tempo despendido pelo radiologista em frente a um monitor de computador.

A mudança para o meio digital não é uma simples questão de substituir os negatoscópios pelas estações de trabalho, ela envolve vários aspectos ergonômicos. A adequação do local de trabalho pode aumentar a produtividade, eficiência e satisfação. Iluminação ambiente ajustada, temperatura apropriada e mínimo ruído de fundo reduzirão a exaustão e aumentarão a eficácia. O uso do computador causa tensão no corpo humano; por isso, a cadeira deve proporcionar bom suporte lombar, e mesa, teclado e monitores devem ter distância e altura adequadas para maximizar conforto e eficiência.

Com o surgimento do PACS, percebeu-se também a importância dos monitores utilizados para a visualização das imagens. Entretanto, os primeiros monitores não apresentavam a qualidade necessária em comparação com a de um filme radiológico. O uso de monitores inadequados também pode causar cansaço, fadiga e consequentemente aumentar a tendência a cometer erros. A radiação proveniente de monitores não é prejudicial ao cristalino humano, mas o uso de monitores em Radiologia é uma tarefa visualmente exigente e envolve períodos prolongados de trabalho intensivo. Os primeiros monitores apresentavam uma série de deficiências: nível de brilho, contraste, distorção espacial e latência.

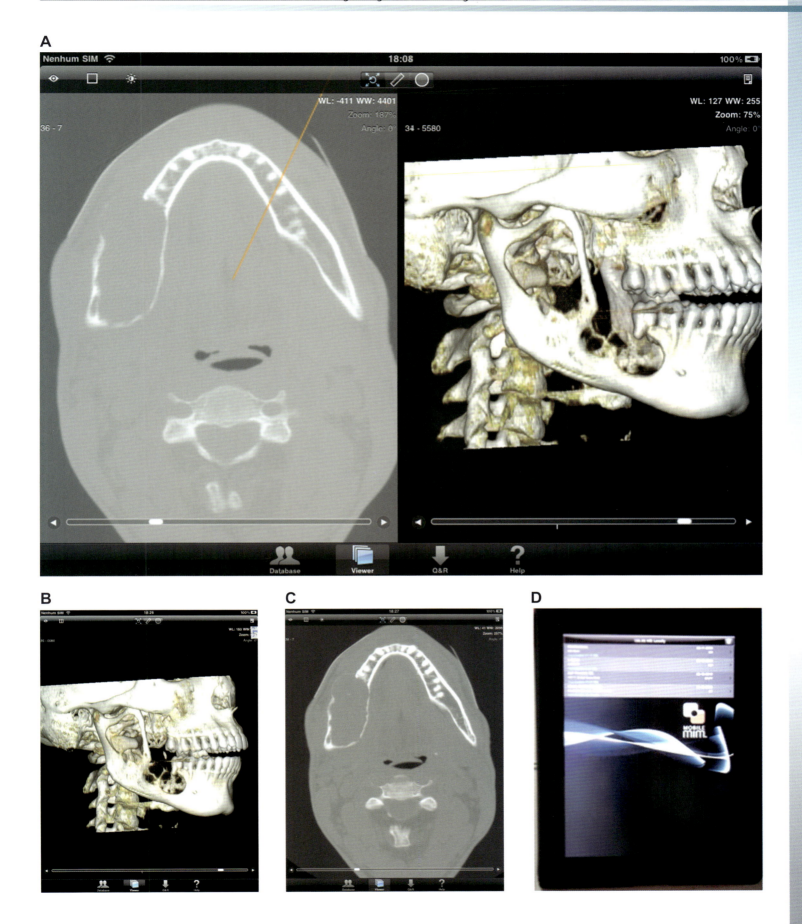

▲ **Figura 14** – Aplicativos para dispositivos móveis como iPAD utilizando o *software Osirix Mobile* em imagens por tomografia computadorizada por feixe cônico. Caso de um ameloblastoma na mandíbula do lado direito: **(A)** imagem axial e reconstrução em 3D; **(B)** reconstrução em 3D; **(C)** imagem axial; o aplicativo Mobile MIM **(D)**.

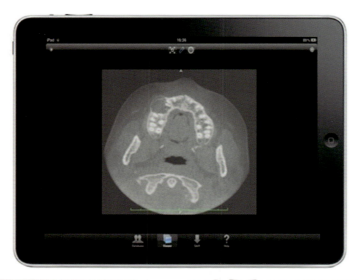
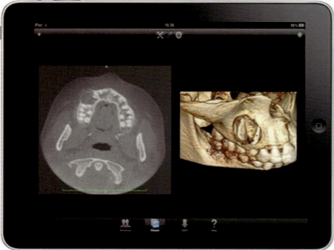
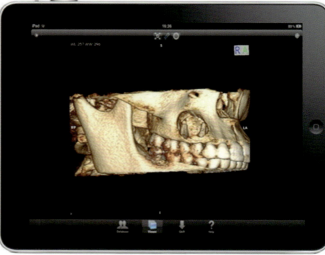

▲ **Figura 15** – Programa de visualização de imagens OsiriX Mobile – Desenvolvido para uso em dispositivos móveis. Contém imagens variadas, com iPAD variando também o aplicativo com a presença do Mobile MIM. Imagens multiplanares, axiais e reconstrução em 3D por meio da TC de uma lesão expansiva e osteolítica no lado direito da maxila.

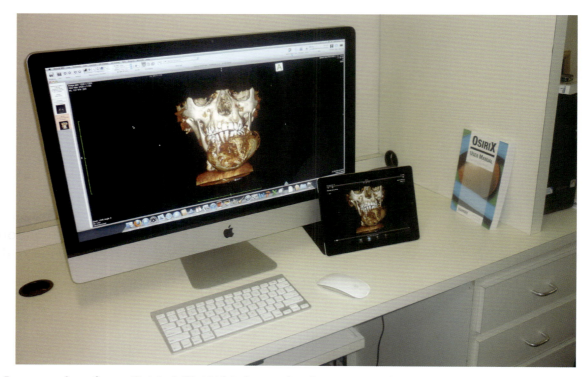

▲ **Figura 16** – Imagens do *software* Osirix MD (64 bits) nas plataformas iMAC 10.7 e no *tablet* iPAD (64MB) presentes no LABI-3D, mostrando a interatividade do *software* entre os dois *hardwares* em um mesmo caso.

Um dos pontos importantes para o pós-processamento das imagens tomográficas é a visualização destas. Durante o processo de aquisição tomográfica os dados são codificados em uma escala variável de bits (10 a 16 bits), que impactará na quantidade de tons de cinza disponíveis para visualização. Nesse momento, entra em cena um dos mais negligenciados elementos na cadeia produtiva da imagem: o dispositivo de visualização, que é fundamental. Como as imagens tomográficas possuem alta resolução e grande alcance dinâmico, é necessário o emprego de dispositivos que permitam a exibição dos tons de cinza em toda a sua plenitude, tornando possível a diferenciação entre áreas sutis de densidade que são importantes para a realização de diagnóstico diferencial entre as doenças. Nesses casos, o uso de monitores com características de calibração específica é obrigatório para o processo de diagnóstico. Isto é feito por meio de dispositivos físicos regidos por regras específicas do protocolo DICOM que certificam periféricos como monitores e impressoras. Nesses periféricos, a existência de sistemas de calibração internos (LUT – *lookup table*) permite a correspondência entre o que é visualizado na tela e o que será impresso. Estes procedimentos tornam o diagnóstico mais preciso e com fidelidade, evitando assim erros no diagnóstico.

A seguir, são mencionadas as características desejáveis para os dispositivos de visualização.

- Capacidade de orientação em formato "retrato" ou "paisagem": permite ao radiologista a visualização de imagens com altas resoluções (2048 x 2560) sem recortes ou uso excessivo de ferramentas de aproximação. Os monitores devem apresentar resolução compatível com a matriz da modalidade em questão. Monitores voltados a modalidades de matriz pequena (p. ex., TC, RM, ultrassonografia) têm performace diferente dos monitores necessários para modalidades de matriz larga (radiografia digital, mamografia).
- Alcance de luminância: característica que permite a exibição de intensidades de luz e é medida em candelas por metro quadrado (cd/m^2). Em monitores comuns, essa medida é geralmente de 250-300 cd/m^2. Nos monitores específicos para diagnóstico são exibidos mais que 1000 cd/m^2. De acordo com a norma DICOM, maior luminância resulta em maior espectro de tons de cinza que podem ser discernidos pelo olho humano (JND – *Just noticeable differences*). Dessa forma, lesões sutis serão mais facilmente diagnosticadas em monitores específicos para diagnóstico.
- Contraste: partindo da premissa de que o contraste é inerente às imagens radiográficas, a exibição deste é, muitas vezes, mais importante que a própria luminância. Monitores com melhores níveis de contraste (*medical displays*) são mais eficientes que monitores comuns.
- Ângulo de visão: tecnologias como IPS (*In plane switching*) permitem a visualização da imagem em ângulos mais amplos que os monitores de LCD, permitindo ao radiologista melhor diagnóstico e capacidade de diagnóstico por mais profissionais simultaneamente.
- Exibição de tons de cinza: para um diagnóstico perfeito, é essencial a exibição do maior número de tons de cinza. Monitores comuns exibem apenas 8 bits de tons de cinza, o que não está de acordo com as normas AAPM (*American Association of Physicists in Medicine*) e EUREF (*European Reference Organisation for Quality Assured Breast Screening and Diagnostic Services*).
- Consistência da imagem: dispositivos comuns não possuem mecanismos compensatórios para a calibração da imagem, de acordo com o tamanho do monitor, temperatura e luz ambiente. Essas especificações devem ser contempladas de acordo com as normas estabelecidas pelo padrão DICOM 3.14.
- Uniformidade de luminância: nos monitores de LCD, existe discrepância entre a imagem no centro e nas bordas. Essas variações possuem influência no diagnóstico e devem ser evitadas. Em monitores comuns, tais variações podem chegar a 30%. De acordo com a AAPM e EUREF, estas não podem exceder 10%, o que contraindica o uso de monitores comuns para diagnóstico radiográfico.
- Calibração DICOM: em geral, monitores comuns apresentam um número limitado de tons de cinza (256, ou 8 bits). As especificações DICOM recomendam a exibição de valores superiores; monitores radiológicos podem representar quase todos os tons de cinza; os mais modernos chegam a 4096 (12 bits). Os monitores coloridos também têm uma escala de tons de cinza mais limitada (Fig. 17).

Neste contexto, cabe ao radiologista a opção por dispositivos que garantam fidelidade e qualidade da imagem, tornando o processo de diagnóstico o mais acurado possível. Em Radiologia odontológica, a qualidade do monitor é um diferencial na

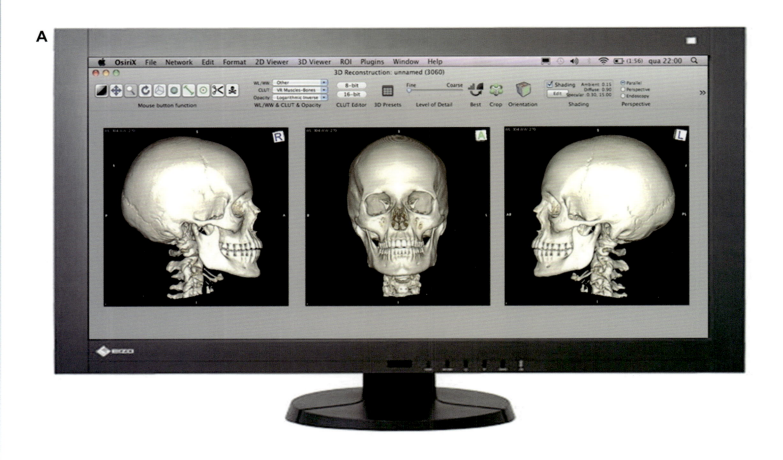
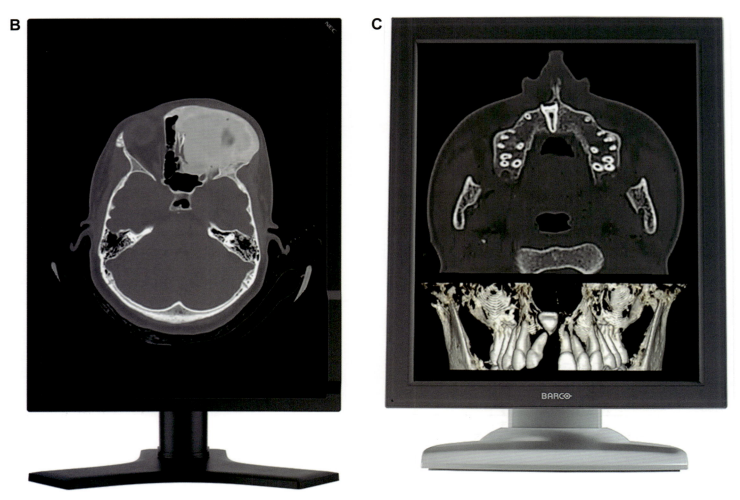

▲ **Figura 17** – Monitores de alta resolução para radiologia. Eizo RadiForce RX 430 (4 megapixels – exibição de imagens monocromáticas e coloridas) **(A)**, NEC **(B)** e Barco **(C)**.

identificação de fraturas radiculares, perfurações de corticais, lesões de furca incipientes e doença peri-implantar precoce.

O limite superior do monitor não deve ser mais alto do que o nível dos olhos do usuário. Com os atuais monitores de alta resolução, a iluminação do ambiente torna-se mais importante, pois a visualização é mais sensível à interferência de outras fontes de luz. O equilíbrio entre a iluminação externa e o monitor é importante na determinação da fadiga do radiologista, assim como a eficiência e acurácia (Fig. 18).

Outra questão importante é o número de monitores por estação de trabalho. Dois monitores atendem à maioria das situações e, em muitas vezes, representam a melhor configuração. Uma configuração com três monitores também é amplamente aceita, sendo o terceiro monitor de baixa resolução para acessar listas de trabalho, RIS (*Radiology Information System*) e outros documentos.

Estações de trabalho e monitores aumentam a temperatura e tornam o ar mais seco na sala de laudos, resultando em irritação de olhos, nariz e garganta. A temperatura mais confortável para o trabalho sedentário é entre 20 e 24º C, com umidade relativa entre 40 e 60%. Além do desgaste do radiologista, o calor excessivo pode diminuir a vida útil dos equipamentos. Para isso, um sistema de ar condicionado também deve ser incluído no planejamento de uma sala de laudos.

Os avanços na Radiologia não ocorrem apenas no desenvolvimento de novos equipamentos e técnicas, mas também no suporte tecnológico. Com isso, além do PACS, a elaboração de laudos radiológicos é outra etapa que foi agilizada nos serviços de Radiologia. O laudo constitui a comunicação formal dos resultados

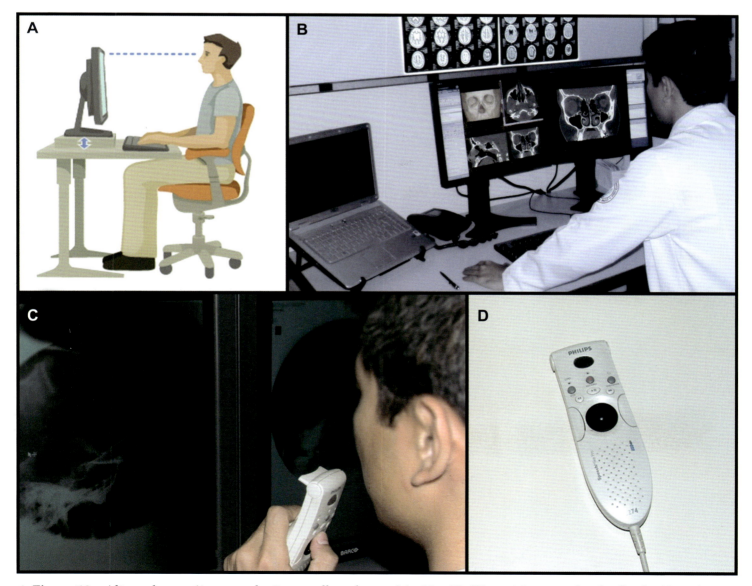

▲ **Figura 18** – Altura do monitor em relação aos olhos do usuário **(A e B)**. Dispositivo para laudo ditado **(C e D)**.

de um exame, além de ser o componente mais crítico do serviço oferecido pelo radiologista. Após a análise e interpretação das imagens, o laudo pode ser feito por dois métodos principais: o convencional (pode ser digitado pelo próprio radiologista; ou manuscrito, enviado para a digitadora, e devolvido para assinatura), ou ditado (em fita cassete ou gravado eletronicamente, enviado para a digitadora e devolvido para assinatura). Diversos trabalhos confirmaram a melhoria no fluxo de trabalho com o PACS e o laudo ditado. O laudo gravado eletronicamente ainda possibilita o reconhecimento de voz, sugerido já em 1997 por Seltzer et al., como medida para melhorar a qualidade do serviço de Radiologia. Autores recentes afirmam que o reconhecimento de voz ainda é "menos confiável e mais demorado" que o sistema ditado. Entretanto, há várias ressalvas, no fator humano e tecnológico. Deve-se levar em conta o treinamento dos usuários, que com mais experiência e tempo de uso errarão cada vez menos e gastarão menos tempo no procedimento. As limitações no equipamento ou no programa poderão ser solucionadas ou minimizadas com o desenvolvimento natural da tecnologia.

Telerradiologia na educação e na prestação de serviços

Em muitos locais o volume de trabalho pode ser insuficiente para sustentar um radiologista, mas um radiologista pode razoavelmente e de forma rentável cobrir múltiplas instituições. Quando bem utilizada por profissionais dedicados a serviços de alta qualidade, a telerradiologia oferece a oportunidade de simultaneamente melhorar o desempenho e a qualidade de vida dos radiologistas.

O uso da telerradiologia elimina a necessidade de deslocamento da casa ao hospital e pode ser utilizada para atender chamadas em múltiplos locais. É uma estratégia que muitos radiologistas têm adotado para atender às suas necessidades práticas, em constante mudança.

Em Medicina, a interpretação de imagens provenientes de exames fora do horário convencional tem continuado a crescer, devido, em parte, a empresas fundadas especificamente para fornecer cobertura fora do horário para os serviços de Radiologia, mas também devido a algumas práticas acadêmicas e privadas que começaram a fornecer serviços similares. O mesmo pode ser aplicado em Odontologia, seguindo os padrões e critérios já discutidos neste capítulo (abordagem e interação de imagens em DICOM, *hardware* e *softwares* compatíveis para tais procedimentos). Hospitais e grupos radiológicos têm tomado vantagem dos serviços terceirizados para fornecer e manter cobertura radiológica conveniente, fazendo melhor uso de sua mão-de-obra e mantendo uma carga de trabalho razoável. Pode-se também empreender com a responsabilidade de cobertura de serviços radiológicos com equipe pequena ou sem experiência de subespecialidade. Em Odontologia, a telerradiologia poderia auxiliar os serviços de Cirurgia e Traumatologia Bucomaxilofacial, que nos casos de emergência nem sempre podem contar com o auxílio do radiologista.

É provável que a aplicação da telerradiologia à rotina diária cresça rapidamente agora, uma vez que permite uma distribuição mais eficaz do trabalho para os radiologistas. Assim, um radiologista pode potencialmente cobrir um número de locais onde não haja trabalho suficiente para um radiologista de tempo integral. Além disso, o mesmo subespecialista pode fornecer serviço em muitos locais.

Como a tendência é de que a Radiologia seja mais praticada remotamente, será promovida e facilitada por grupos de radiologistas ou empresas comerciais. O uso da telerradiologia também pode facilitar colegas no trabalho em conjunto, em que uns revisam os trabalhos de outros.

As instituições acadêmicas podem visualizar e interagir remotamente com apresentadores em aulas ou videoconferências de revisão de casos. Mesmo aulas internacionais têm sido conduzidas de forma bem-sucedida.

Com o avanço nos meios de comunicação a educação transformou-se em um processo mais dinâmico, em todas as disciplinas. Novamente, a Radiologia é líder devido à fidelidade e flexibilidade na administração de imagens digitais. Os arquivos de aula (palestras, apresentações de casos clínicos, conferências) ficam disponíveis em fontes nacionais e internacionais na Internet. A tele-educação falha na orientação com contato humano, que proporciona importantes benefícios tangíveis e intangíveis. No entanto, em alguns aspectos, pode não ser mais necessário viajar para oportunidades excepcionais de aprendizado. A telerradiologia pode ser uma ferramenta de ensino importante, que propicia discussões aprofundadas sobre o diagnóstico de várias doenças. É possível que os alunos passem a não depender de uma visita ou de um estágio para manter contato com os meios de diagnóstico e suas imagens, principalmente em universidades que disponham de um complexo hospitalar integrado, como nos hospitais universitários. A telerradiologia permite levar imagens à sala de aula ou utilizá-las como ferramentas de educação *online*, com *softwares* que criam um ambiente no qual os alunos podem se sentir em uma sala de interpretação. Os alunos poderão contar com uma ampla estrutura que organize todas as imagens dos mais variados métodos de diagnósticos em um servidor único. Nestes casos, os exames poderiam ser agrupados de acordo com cada especialidade, de modo que todos os professores passassem a utilizá-los como ferramenta didática e instrumento de discussão, interação e, certamente, de construção de conhecimento.

Paralelamente à prática clínica a pesquisa também está sendo transformada pela telerradiologia. O desenvolvimento da telerradiologia possibilita que profissionais de diversas especialidades, muitas vezes em regiões distantes, interajam e participem de cursos de capacitação. O desempenho de sistemas de saúde depende diretamente da capacitação dos profissionais, e as dificuldades encontradas neste processo podem ser contornadas pelo uso de um meio mais flexível no tempo e no espaço. Nos ambientes virtuais deste cenário globalizado, os profissionais podem atuar construindo conhecimento pelo contato com grandes centros de pesquisa. Diante da realidade brasileira, em que os grandes centros de pesquisa encontram-se nas regiões Sul e Sudeste, a educação à distância surge como possibilidade de difusão de conhecimento pelo país.

A Radiologia é uma especialidade interdisciplinar, pois todas as outras especialidades solicitam exames de imagem. Portanto, todos devem ter conhecimento aprofundado pelo menos das imagens relacionadas aos exames de sua especialidade. Por esta razão, a telerradiologia não se aplica apenas ao ensino de diagnóstico, e, sim, poderá envolver a formação de qualquer aluno, independentemente da especialidade.

A *segunda opinião* é outra atividade que foi privilegiada pela facilidade nos meios de comunicação. Os centros de diagnósticos centralizados podem emitir segundas opiniões ou revisões de especialistas para os profissionais de saúde, de forma mais rápida e com melhor qualidade, interferindo na assistência ao paciente.

Em Medicina este ato consiste na busca de conselhos ou informações médicas a um profissional à distância. Tal comunicação pode ser entre profissionais da mesma especialidade ou de especialidades diferentes, podendo auxiliar no processo de investigação do problema de saúde de um paciente e na definição da conduta terapêutica. Em Radiologia, pressupõe-se a avaliação de imagens médicas, por isso se deve garantir que os arquivos utilizados apresentem qualidade adequada. A resposta recebida do radiologista pode auxiliar o solicitante na investigação do problema, assim como na definição de uma conduta terapêutica ao paciente. No Brasil, existem experiências de *segunda opinião* remota, com atividades na área de Medicina, Enfermagem e Odontologia.

A telerradiologia oferece a promessa de melhorar a qualidade na prestação de serviços na saúde para os pacientes e os clínicos que encaminham. Os radiologistas podem ter mais suporte à tomada de decisão e a possibilidade de acesso à *segunda opinião*. Ao mesmo tempo, aumenta a eficiência dos serviços de saúde, a produtividade e a qualidade do trabalho dos radiologistas (Skelton-Macedo et al.).

Limitações, aspectos legais e riscos da telerradiologia

Deve-se ressaltar a necessidade de procedimentos de certificação de sistemas e serviços, buscando-se garantir os aspectos de confidencialidade, interoperabilidade e consistência nos processos de arquivamento e distribuição de imagens, em nível local ou remoto. Entretanto, no Brasil, ainda não existe regulamentação sobre a telerradiologia nos serviços odontológicos. Para isso, pode-se tomar como ponto de partida alguns pontos de fontes externas, e que podem ser aplicados à Odontologia. Alguns exemplos são: a ACR (*American College of Radiology*), o CFM (Conselho Federal de Medicina) e o CBR (Colégio Brasileiro de Radiologia).

A começar pela segurança dos dados, a *segunda opinião* traz questões novas e relevantes. A princípio, a relação do paciente com o profissional envolve pressupostos de sigilo, individualidade, propriedade intelectual e delegada. Cuidados apropriados devem ser observados na relação do profissional que executa o tratamento com aquele que emite a *segunda opinião*. Os dados transmitidos podem constituir arquivo próprio do profissional que os recebe a fim de emitir uma *segunda opinião* (Skelton-Macedo et al.).

No início dos anos 2000, a telerradiologia ainda apresentava uma série de limitações. Era difícil integrar os sistemas PACS com outros sistemas de informação em saúde, como o RIS e o HIS na transmissão de dados entre instituições diferentes ou entre uma instituição de provedores externos com sistemas de informação distintos.

Atualmente, a integração do PACS com o RIS ou com o HIS é comum. Os problemas associados com os serviços de telerradiologia não são mais técnicos ou associados aos equipamentos. A maioria das dificuldades está relacionada a regulamentação governamental, licença estadual ou federal, credenciamento institucional, assuntos legais e financeiros.

Antes da década de 1990, as aplicações da telerradiologia eram relativamente sem importância e ignoradas pela prática estadual dos estatutos de Medicina e sociedades profissionais. Na primeira versão da *ACR Standard for Teleradiology* em 1994 (posteriormente revisada em 1996, 1998 e 2002), a ACR declarou que os radiologistas dos EUA que atuavam com métodos de telerradiologia deveriam manter licença em ambos os lugares emissor e receptor, além de possuir credenciais do corpo clínico se o local de origem do exame fosse um hospital. As sociedades médicas estaduais têm pressionado cada vez mais restrições à telemedicina e provavelmente vê tais serviços como uma ameaça econômica.

Com isso os pacientes sofrem no acesso ao serviço dos especialistas de outros estados, o que vai contra a realidade da era da informação. Na prática atual, os radiologistas americanos normalmente obtêm uma licença médica para cada estado do qual eles recebem imagens. Para estar de acordo com os padrões apresentados pela ACR, eles também têm licença no estado em que as interpretações são feitas presencialmente e por meio da telerradiologia.

Nos EUA, os equipamentos utilizados nos sistemas de telerradiologia e disponíveis comercialmente devem receber aprovação da FDA. A ACR também propõe a manutenção da integridade dos dados e a visualização das imagens em resolução igual ou maior comparada à resolução utilizada na aquisição das imagens originais, fato este que ainda ocorre na maioria das práticas de telerradiologia.

Também é importante prevenir a atuação de prestadores não regulamentados. A qualidade dos serviços de telerradiologia terceirizados é outra área de risco que qualquer grupo ou instituição de Radiologia deve se atentar. A terceirização pode ser um risco à reputação dos radiologistas. Uma questão ativa continua entre os radiologistas apoiando adoção mais difundida da telerradiologia com a inevitável "comoditização" da Radiologia e outros que adotam uma visão mais tradicional dos radiologistas como clínicos e não apenas como especialistas em interpretação de imagens. Um estudo de Lester et al., comparando relatórios de médicos locais e internacionais, mostrou que os clínicos preferem os relatórios emitidos pelos médicos locais, a menos que os fatores tempo e custo sejam altamente desfavoráveis para os serviços locais. Os radiologistas locais têm vantagens substanciais, mas que podem ser perdidas se não fornecerem serviço de alta qualidade.

Os grupos de radiologistas que não mantiverem a competência e o conhecimento estarão inquestionavelmente em risco de perderem espaço para a telerradiologia. Empresas e grupos estão se desenvolvendo para uma interpretação mais específica. Em Medicina, os clínicos encaminhantes que são especialistas – por exemplo, neurocirurgiões, ortopedistas ou oncologistas – estão se dirigindo nesta tendência particular. Isto está ocorrendo pelo nível de interpretação, a familiaridade com os problemas clínicos e o conhecimento das imagens correlacionadas.

Em Odontologia o mesmo caminho não está distante: além do conhecimento na Radiologia propriamente dita, será necessário estabelecer uma conexão com as outras especialidades, indicando a aplicação da Radiologia em cada uma delas. Dessa forma, os radiologistas também deverão assumir o papel de consultores, orientando seus colegas encaminhantes sobre cada modalidade radiológica, bem como as limitações, vantagens e desvantagens.

Conclusões

Muitos fatores incluindo a distribuição não uniforme de radiologistas no Brasil, o crescente uso de métodos avançados de imagem, a consolidação de hospitais nos sistemas regionais de prestação de serviços e o aumento das expectativas dos pacientes e clínicos por serviços mais ágeis têm promovido o crescente uso da telerradiologia. Estes fatores também ajudaram a assegurar a criação de novos e potencialmente perturbadores modelos de negócios para a prestação de serviços que podem ser vistos como ameaças, oportunidades ou ambos, mas que não podem ser ignorados.

Antes da telerradiologia os radiologistas eram protegidos por determinadas barreiras à competição: geográfica, econômica e profissional. A telerradiologia está reposicionando a Radiologia como um campo de atuação mais aberto no qual as necessidades e expectativas (em termos de qualidade e agilidade do serviço) dos pacientes, clínicos encaminhantes e hospitais podem ser prontamente atendidas por meio da escolha entre os provedores de Radiologia.

Provavelmente, a maior consolidação na prática radiológica será estimulada por meio da telerradiologia para atingir benefícios de escala, conveniência de tempo e acesso à experiência subespecializada. Os radiologistas podem ser os iniciadores desta consolidação e conhecer muitos benefícios próprios, incluindo a preservação e valorização da especialidade. Para isso, devem primeiro reconhecer e aceitar que as mudanças na estrutura organizacional e nas expectativas de serviço estão ganhando espaço no sistema de serviços de saúde por meio da telerradiologia.

No Protocolo Brasileiro de Treinamento em Radiologia e Diagnóstico por Imagem do CBR (Colégio Brasileiro de Radiologia e Diagnóstico por Imagem), a Comissão de Ensino recomenda que os residentes/especializandos adquiram os conhecimentos necessários sobre ciências básicas, incluindo o PACS, RIS e HIS.

O avanço tecnológico na Radiologia odontológica está se desenvolvendo rapidamente, e muitos recursos estão disponíveis hoje: tomógrafos computadorizados com ótima resolução, estações de trabalho avançadas, *hardwares* potentes, inúmeros *softwares* de interfaces abertas e interativos, Internet de alta velocidade e monitores de alta resolução. Entretanto, não se pode esquecer que o fator humano sempre foi e continuará sendo o mais importante. Para que o potencial tecnológico possa ser explorado ao máximo, é fundamental que o radiologista esteja corretamente treinado, capacitado e reciclado no conhecimento da Radiologia e das outras áreas conexas. O ótimo desempenho resulta da interdependência entre o recurso humano e o tecnológico, e o desenvolvimento de um deles não pode compensar a deficiência do outro.

Os aspectos técnicos da imagem digital e da telerradiologia agora são bem compreendidos, e detalhes tecnológicos não são mais o fator limitante primário para telerradiologia. Política, licenciamento, contratos e aspectos legais são as principais barreiras a serem ulrapassadas. Apesar desses entraves, os órgãos responsáveis estão atentos à nova realidade. Preservar o estado atual das coisas não é uma opção viável em muitas situações, e se os radiologistas não tomarem a iniciativa para usar a telerradiologia de forma criativa a seu favor, outros o farão. A telerradiologia e a comunicação aberta no meio digital já são realidade e estão em um versátil e próspero caminho sem volta.

Referências

1. ACR – American College of Radiology. www.acr.org
2. Andrus WS, Dreyfuss JR, Jaffer F, Bird KT. Interpretation of roentgenograms via interactive television. Radiology. 1975 Jul;116(1):25-31.
3. Azevedo-Marques PM, Salomão SC. PACS: Sistemas de Arquivamento e Distribuição de Imagens. Revista Brasileira de Física Médica. 2009;3(1):131-9.
4. Barra FB, Barra RR, Barra Sobrinho A. Visualizadores de imagens médicas gratuitos: é possível trabalhar apenas com eles? Radiol Bras 2010;43(5):313-318.
5. Benjamin M, Aradi Y, Shreiber R. From shared data to sharing workflow: merging PACS and teleradiology. Eur J Radiol. 2010 Jan;73(1):3-9.
6. Benn DK, Bidgood WD Jr, Pettigrew JC Jr. An imaging standard for dentistry. Extension of the radiology DICOM standard. Oral Surg Oral Med Oral Pathol. 1993 Sep;76(3):262-5.
7. Benson BW. Teleradiology. Dent Clin North Am. 2000 Apr;44(2):359-70.
8. Bidgood WD Jr, Horii SC. Introduction to the ACR-NEMA DICOM standard. Radiographics. 1992 Mar;12(2):345-55.
9. Boletim CBR – Agosto 2010 p. 7 e 39. www.cbr.org.br/pdf/boletim/2010/boletim_08.pdf
10. CBR – Colégio Brasileiro de Radiologia. www.cbr.org.br
11. Chen J, Bradshaw J, Nagy P. Has the Picture Archiving and Communication System (PACS) become a commodity? J Digit Imaging. 2011 Feb;24(1):6-10.
12. CFM – Conselho Federal de Medicina. www.cfm.org.br
13. CREMESP – Conselho Regional de Medicina o Estado de São Paulo. Resolução CFM 1.890, de 15/1/2009 (Define e Normatiza a Telerradiologia). www.cremesp.org.br
14. Doukas C, Pliakas T, Maglogiannis I. Mobile healthcare information management utilizing Cloud Computing and Android OS. Conf Proc IEEE Eng Med Biol Soc. 2010;2010:1037-40.
15. Dwyer SJ 3rd, Stewart BK, Sayre JW, Honeyman JC. PACS mini refresher course. Wide area network strategies for teleradiology systems. Radiographics. 1992 May;12(3):567-76.
16. Eraso FE, Scarfe WC, Hayakawa Y, Goldsmith J, Farman AG. Teledentistry: protocols for the transmission of digitized radiographs of the temporomandibular joint. J Telemed Telecare. 1996;2(4):217-23.
17. Faggioni L, Neri E, Castellana C, Caramella D, Bartolozzi C. The future of PACS in healthcare enterprises. Eur J Radiol. 2010 Jul 13.
18. Farman AG, Farag AA. Teleradiology for dentistry. Dent Clin North Am. 1993 Oct;37(4):669-81.
19. Goyal N, Jain N, Rachapalli V. Ergonomics in radiology. Clin Radiol. 2009 Feb;64(2):119-26.
20. Hayakawa Y, Farman AG, Eraso FE, Kuroyanagi K. Low-cost teleradiology for dentistry. Quintessence Int. 1996 Mar;27(3):175-8.
21. Horii SC, Bidgood WD Jr. PACS mini refresher course. Network and ACR-NEMA protocols. Radiographics. 1992 May;12(3):537-48.

22. Indrajit IK, Verma BS. Monitor displays in radiology: Part 1. Indian J Radiol Imaging. 2009 Feb;19(1):24-8.
23. Indrajit IK, Verma BS. Monitor displays in radiology: Part 2. Indian J Radiol Imaging. 2009 May;19(2):94-8.
24. James JJ, Grabowski W, Mangelsdorff AD. The transmission and interpretation of emergency department radiographs. Ann Emerg Med. 1982 Aug;11(8):404-8.
25. Johnson ND. Teleradiology 2010: technical and organizational issues. Pediatr Radiol. 2010 Jun;40(6):1052-5.
26. Kagetsu NJ, Zulauf DR, Ablow RC. Teleradiology in the emergency room. Appl Radiol. 1989 Jun;18(6):33-5.
27. Langer SG. Challenges for data storage in medical imaging research. J Digit Imaging. 2011 Apr;24(2):203-7.
28. Ferreira DM, Cohrs FM, Lederman HM, Pisa IT. Comparação dos tempos de geração e digitação de laudos radiológicos entre um sistema eletrônico baseado em voz sobre IP (VoIP) e um sistema tradicional baseado em papel. Radiol Bras. 2010 Jan/Fev;43(1):7-12.
29. Neira RAQ, Puchnick A, Cohrs FM, Lopes PRL, Lederman HM, Pisa IT. Avaliação de um sistema de segunda opinião em radiologia. Radiol Bras. 2010 Mai/Jun;43(3):179-83.
30. NEMA – National Electric Manufactures Association. www.nema.org.
31. Philbin J, Prior F, Nagy P. Will the next generation of PACS be sitting on a cloud? J Digit Imaging. 2011 Apr;24(2):179-83.
32. Prabhu SP, Gandhi S, Goddard PR. Ergonomics of digital imaging. Br J Radiol. 2005 Jul;78(931):582-6.
33. Ratib O, Rosset A, Heuberger J. Open Source software and social networks: Disruptive alternatives for medical imaging. European Journal of Radiology. 2011 Mar Epub ahead of print.
34. Santos AASMD. Radiologia digital: como fica o laudo radiográfico? Radiol Bras. 2010 Jan./Feb.;43(1):IX-X.
35. Santos AN, Mercado LPL. Arquivamento e Comunicação de Imagens Radiológicas na Formação Médica Online. Revista Brasileira de Educação Médica. 2010;34(4):525-34.
36. Shih G, Lakhani P, Nagy P. Is Android or iPhone the platform for innovation in imaging informatics. J Digit Imaging. 2010 Feb;23(1):2-7.
37. Skelton-Macedo MC, Antoniazzi JH. Inovações na comunicação profissional: benefícios somados a novas condutas necessárias. Editorial BOR. Maio 2009.
38. Skelton-Macedo MC, Jacob CH, Haddad AE, Ramos DLPR, Cardoso RJA, Antoniazzi JH. Contribuição para a regulamentação da conduta ética na utilização de Registros Eletrônicos Odontológicos (REO). http://sbpqo.org.br/arquivos/REGULAMENTACAO%20versao%207%20BOR.pdf.
39. Stewart BK. PACS mini refresher course. Local area network topologies, media, and routing. Radiographics. 1992 May;12(3):549-66.
40. Szafran AJ, Kropf R. Strategic uses of teleradiology. Radiol Manage. 1988 Spring;10(2):23-7.
41. Thrall JH. Teleradiology. Part I. History and clinical applications. Radiology. 2007 Jun;243(3):613-7.
42. Thrall JH. Teleradiology. Part II. Limitations, risks, and opportunities. Radiology. 2007 Aug;244(2):325-8.
43. Wilson AJ. Is teleradiology the solution to after-hours emergency radiology coverage? Radiographics. 1996 Jul;16(4):939-42.
44. Wodajo FM. The iPad in the Hospital and Operating Room. Journal of Surgical Radiology. 2011 January T01.

Agradecimentos

- Cedeco Diagnósticos Médicos. Suzano, SP.
- Dr. Luis Fernando Seabra, médico residente de Radiologia.
- Profa. Dra. Mary Caroline Skelton-Macedo, da Teleodontologia da FOUSP.
- Tomovale Centro de Diagnósticos por Imagem. São José dos Campos, SP.
- Prof. Dr. Marcelo Augusto Oliveira Sales, prof. Adjunto da Disciplina de Radiologia da UFPB, pela colaboração na discussão do texto.

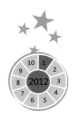

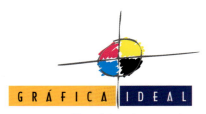

www.graficaideal.com.br
Fone: (19) 3729-3030

Capítulo 5 — Anatomia em Tomografia Computadorizada

Estruturas anatômicas

1. Adenoide (tonsila faríngea)
2. Ângulo da mandíbula
3. Arco zigomático
4. Artéria basilar
5. Artéria carótida
5a. externa
5b. interna
6. Artéria facial
7. Artéria lingual/ramos
8. Artérias vertebrais
9. Asa maior do osso esfenoide
10. Asa menor do osso esfenoide
11. Cabeça da mandíbula
12. Canal auditivo externo
13. Canal carotídeo
14. Canal do hipoglosso
15. Canal incisivo
16. Canal infraorbital
17. Canal mandibular
18. Canal nasolacrimal
19. Canal óptico
20. Canal palatino maior
21. Canal vidiano
22. Células etmoidais
23. Clivo
24. Coana
25. Coluna vertebral
26. Concha nasal inferior
27. Concha nasal média
28. Côndilo do occipital
29. Corno superior da cartilagem tireóidea
30. Crista galli
31. Epiglote
32. Espaço aéreo nasal (via aérea nasal)
33. Espaço parafaríngeo
34. Espinha nasal anterior
35. Extensão alveolar do seio maxilar
36. Fissura orbital inferior
37. Fissura orbital superior
38. Fissura pterigomaxilar
39. Forame espinhoso
40. Forame estilomastóideo
41. Forame incisivo
42. Forame infraorbitário
43. Forame jugular
44. Forame lácero
45. Forame magno
46. Forame mandibular
47. Forame mentual
48. Forame oval
49. Forame palatino maior
50. Forame redondo
51. Forame zigomaticofacial
52. Fossa mandibular
53. Fossa nasal
54. Fossa pterigoide
55. Fossa pterigopalatina
56. Glândula parótida
57. Glândula sublingual
58. Glândula submandibular
59. Globo ocular
59a. Cristalino
60. Hâmulo do pterigoide
61. Incisura mandibular
62. Lâmina cribiforme do osso etmoide
63. Lâmina lateral do processo pterigóideo
64. Lâmina medial do pterigóideo
65. Lâmina papirácea do etmoide (parede medial da órbita)
66. Lâmina perpendicular do etmoide
67. Linfonodo
68. Língua (porção bucal)
69. Linha milo-hióidea
70. Linha oblíqua externa
71. Linha temporal
72. Mandíbula
73. Maxila
74. Meato/canal auditivo interno
75. Músculo bucinador
76. Músculo digástrico
77. Músculo esternocleidomastóideo
78. Músculo extensor longo do pescoço
79. Músculo genioglosso
80. Músculo gênio-hióideo
81. Músculo hioglosso
82. Músculo masseter
83. Músculo milo-hióideo
84. Músculo oblíquo inferior

© 2008 Livraria Santos Editora Ltda. Encarte do livro *Diagnóstico por Imagem da Face* – Marcelo Cavalcanti

85. Músculo oblíquo superior
86. Músculo orbicular da boca
87. Músculo platisma
88. Músculo pterigoídeo lateral
89. Músculo pterigoídeo medial
90. Músculo reto inferior
91. Músculo reto lateral
92. Músculo reto medial
93. Músculo reto superior
94. Músculo temporal
95. Músculo trapézio
96. Nasofaringe
97. Nervo óptico
98. Órbita
99. Orofaringe
100. Osso esfenoide
101. Osso frontal
102. Osso hioide
103. Osso lacrimal
104. Osso nasal
105. Osso occipital
106. Osso parietal
107. Osso temporal
107a. Porção petrosa do osso temporal
108. Osso zigomático
109. Óstio faríngeo da tuba auditiva
110. Palato duro
111. Palato mole
112. Parte basilar do occipital
113. Plexo pterigoídeo
114. Processo alveolar maxilar
115. Processo alveolar mandibular
116. Processo clinoide anterior
117. Processo clinoide posterior
118. Processo coronoide
119. Processo estiloide
119a. Mineralização do processo estiloide
120. Processo frontal da maxila
121. Processo geniano da mandíbula
122. Processo mastoide
122a. Células mastoideas
123. Processo odontoide da vértebra áxis
124. Processo pterigoide do osso esfenoide
125. Processo zigomático do temporal
126. Protuberância mentual
127. Ramo mandibular
128. Recesso faríngeo (fosseta de Rosenmüller)
129. Seio cavernoso
130. Seio esfenoidal
130a. Septo do seio esfenoidal
131. Seio frontal
131a. Septo do seio frontal
132. Seio maxilar
132a. Parede anterior
132b. Parede inferior
132c. Parede lateral
132d. Parede medial
132e. Parede posterior
132f. Parede superior
133. Sela turca
134. Septo do seio maxilar
135. Septo lingual
136. Septo mole (nasal)
137. Septo nasal
138. Sutura coronal
139. Sutura escamosa
140. Sutura esfenofrontal
141. Sutura esfenotemporal
142. Sutura esfenozigomática
143. Sutura frontonasal
144. Sutura frontotemporal
145. Sutura frontozigomática
146. Sutura lambdoide
147. Sutura nasomaxilar
148. Sutura occipitomastóidea
149. Sutura palatina mediana
150. Sutura palatina transversa
151. Sutura parietomastóidea
152. Sutura sagital
153. Sutura zigomaticomaxilar
154. Tecido adiposo
155. Tecido adiposo (bola gordurosa)
156. Tonsila palatina
157. Tórus tubário
158. Traquéia
159. Trígono retromolar
160. Tuba auditiva (tuba de Eustáquio)
161. Túber da maxila
162. Tubérculo anterior da vértebra átlas
163. Tubérculo articular do osso temporal
164. Úvula
165. Valécula epiglótica
166. Veia facial
167. Veia jugular
167a. externa
167b. interna
168. Veia retromandibular
169. Vértebra
169a. Forame do processo transverso
170. Vértebra átlas (C1)
171. Vértebra áxis (C2)
172. Vômer